# 专科技能培训教程

## 医学影像与介入分册

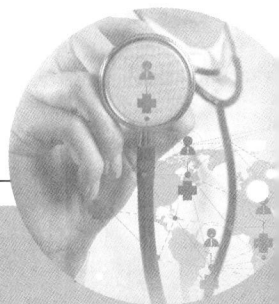

总主编　陈　翔　吴　静　陈俊香

主　编　廖伟华　周　平　胡　硕

副主编　张子曙　石亮荣　容鹏飞　赵永峰

　　　　赵　敏　周　晖

编　者（按姓氏笔画排序）

| | | | | | |
|---|---|---|---|---|---|
| 马　聪 | 马小倩 | 王　峰 | 王天明 | 邓　金 | 邓子龙 |
| 邓豪余 | 石　峰 | 石光清 | 石亮荣 | 龙学颖 | 龙婷婷 |
| 叶玲娟 | 田双明 | 冯馨乐 | 朱　芳 | 朱文晖 | 伍晓敏 |
| 刘　凡 | 刘　飞 | 刘　文 | 刘　慧 | 刘进言 | 刘妙妙 |
| 刘稳刚 | 严岳琼 | 李　刚 | 李　建 | 李玉来 | 李知晓 |
| 李海平 | 李新辉 | 杨方雪 | 肖　丽 | 肖巨雄 | 肖际东 |
| 肖煜东 | 吴　静* | 吴永港 | 何建军 | 张子曙 | 张声旺 |
| 陈　伟 | 陈常勇 | 陈登明 | 陈睿婷 | 欧洁琳 | 易小平 |
| 罗声娟 | 周　平 | 周　明 | 周　晖 | 周春晖 | 房智慧 |
| 孟　莉 | 赵　敏 | 赵永锋 | 赵琳枚 | 赵雅洁 | 胡　硕 |
| 柳　茵 | 高　峰 | 唐永祥 | 容鹏飞 | 黄　金 | 章　燕 |
| 梁　琪 | 彭　洪 | 彭畅立 | 彭娴婧 | 曾飞跃 | 裴贻刚 |
| 廖伟华 | 熊　曾 | 熊玲静 | 黎　格 | | |

*：相同姓名

人民卫生出版社

·北京·

图书在版编目（CIP）数据

专科技能培训教程. 医学影像与介入分册 / 廖伟华，周平，胡硕主编. —北京：人民卫生出版社，2022.7
ISBN 978-7-117-32594-3

I.①专… Ⅱ.①廖…②周…③胡… Ⅲ.①医学摄影 —技术培训 —教材②介入性治疗 —技术培训 —教材 Ⅳ.①R

中国版本图书馆 CIP 数据核字（2021）第 268559 号

| | | |
|---|---|---|
| 人卫智网 | www.ipmph.com | 医学教育、学术、考试、健康，购书智慧智能综合服务平台 |
| 人卫官网 | www.pmph.com | 人卫官方资讯发布平台 |

**专科技能培训教程**
**医学影像与介入分册**
Zhuanke Jineng Peixun Jiaocheng
Yixue Yingxiang yu Jieru Fence

主　　编：廖伟华　周　平　胡　硕
出版发行：人民卫生出版社（中继线 010-59780011）
地　　址：北京市朝阳区潘家园南里 19 号
邮　　编：100021
E - mail：pmph @ pmph.com
购书热线：010-59787592　010-59787584　010-65264830
印　　刷：人卫印务（北京）有限公司
经　　销：新华书店
开　　本：787×1092　1/16　　印张：38
字　　数：925 千字
版　　次：2022 年 7 月第 1 版
印　　次：2022 年 7 月第 1 次印刷
标准书号：ISBN 978-7-117-32594-3
定　　价：129.00 元
打击盗版举报电话：010-59787491　E-mail: WQ @ pmph.com
质量问题联系电话：010-59787234　E-mail: zhiliang @ pmph.com

# 序

中南大学湘雅医学院自创立以来就一直影响着我国的西医教育并培养了一代代医学名家。新时代下，国家全面推行住院医师规范化培训并开始试行专科医师规范化培训，中南大学湘雅医学院敢为人先、顺势而行编写本套主要面向住院医师及专科医师规范化培训的系列教材——《专科技能培训教程》。本书是该系列教材中的一个分册。

本分册涵盖医学影像诊断和介入治疗两部分内容。众所周知，医学影像诊断学已经由大体形态影像向功能、代谢甚至分子成像等方向发展。影像新技术层出不穷，从事影像诊断的医生不仅要掌握影像诊断也需掌握影像检查技术，本书侧重影像检查的关键技术、图像后处理等，可以弥补影像诊断医生以往相对忽视的非常重要的知识点。介入放射学自 20 世纪 70 年代引入我国之后，蓬勃发展，一度成为继内科学、外科学之后的第三大临床治疗学科，但仍存在诊疗水平参差不齐、适应证和禁忌证把控不严、技术操作欠规范等现象。本分册内容包括介入诊疗技术的适应证、禁忌证及术前、术中、术后等的处理方法，将有助于从事介入诊疗工作的住院医师及专科医师的知识合理化和技术规范化。

中南大学湘雅医学院一直以"公勇勤慎，诚爱谦廉，求真求确，必邃必专"为院训，以"治学严谨"而著称，我相信这套丛书及这本侧重于医学影像和介入治疗的临床技能培训分册能成为广大住院医师、专科医师及高等医学院校专科技能教学的指导用书，将有助于我国医学影像和介入诊疗事业的发展，为广大人民群众的身心健康服务！

据此，欣然应邀作序，赞誉之意，不言而喻！

2021 年 10 月

# 丛书前言

2020年,国务院办公厅《关于加快医学教育创新发展的指导意见》明确提出要"深化住院医师培训和继续医学教育改革"。临床医师在完成住院医师规范化培训后,需要进一步完成专科医师规范化培训,才能成为能独立从事某一专科临床医疗工作的专科医师。而专科技能作为临床实践能力的一环,在专科医师规范化培训及医护人员的继续医学教育中尤为重要。

中南大学湘雅医学院是久负盛名的老校,创办于1914年,是我国第一所中外合办的医学院,具备医学本科生、研究生、进修生、住院医师规范化培训等完整的学位教育和继续教育教学体系。中南大学湘雅医学院素来治学严谨,坚持把培养具有扎实的临床实践能力和高尚的职业精神作为教学的根本任务;各附属医院历来重视住院医师规范化培训,尤其在专科医师规范化培训上投入大量的人力和物力,培养了一大批专科高端人才,积累了丰富的专科培训经验。

目前尚无一套涵盖临床医学各专科的专科技能培训教材,为了更好地帮助医护人员提高专科技能操作水平,中南大学湘雅医学院召集各附属医院的临床专科教师,讨论需要撰写的专科技能培训项目和内容,编写了这套《专科技能培训教程》系列教材。

《专科技能培训教程》系列教材涵盖范围广、系统性强,综合了各专科的临床技能培训内容。丛书包括临床各专科和护理共12分册,是一套系统的临床专科技能培训教材。内容不但包括常见的各专科技能操作的规范流程、评估标准及操作易犯错误分析,还列出了目前常用的训练方法和相关知识测试题。每一个分册均附有操作视频等数字化资源,生动直观地将专科技能操作全方位多角度展示给学员,让学员有更加身临其境的感受。

本丛书汇聚了湘雅医学院各附属医院临床专家的智慧,紧跟各专科新技术的前沿,对提高各专科医师的专业技能水平有很大的帮助。适用于住院医师及专科医师规范化培训,亦可以用作高等医学院校的专科技能教学的指导用书。

本套丛书由于首次编写,难免有遗漏或错误之处,敬请读者及同仁不吝赐教,予以斧正,以资完善。

陈　翔　吴　静　陈俊香

2021年10月

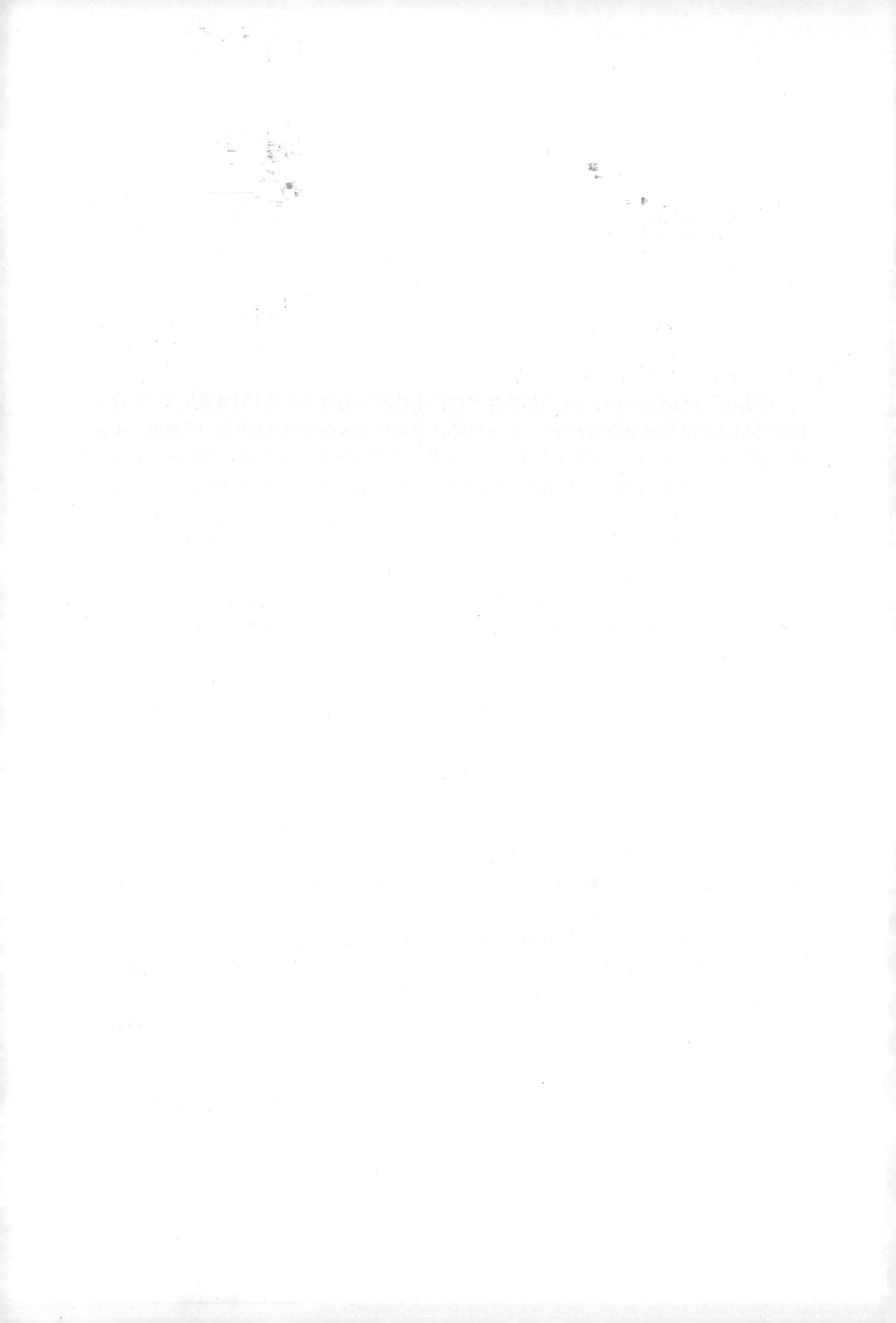

# 前　言

　　医学影像学是近 30 年发展迅速的临床医学学科之一,已经由传统单一的放射诊断学发展成涵盖 X 线成像、CT、MRI、超声成像、核医学及侧重于治疗的介入放射学等多个亚学科。

　　随着成像设备和软件的发展,各类成像新技术层出不穷,而新技术的合理使用和标准化操作将有助于图像质量的提高和图像信息采集。在此背景下,要求从事影像诊断的医生不能仅掌握疾病的影像特征和影像诊断等读片技能,而且要了解图像信息采集的基本原理、图像获得方式等基本知识和技能。关于读片技能的书籍浩如烟海,而侧重医学图像采集基本技能的书籍却很少,本书的重要内容之一就是关于影像检查技术的适应证、禁忌证及检查前准备、检查关键技术、图像后处理和解读等介绍。

　　介入放射学是在医学成像设备引导下应用导管、导丝等介入器材对疾病进行微创性诊断与治疗的医学学科,是临床医学的重要组成部分,也随着临床需求和技术的提高迅速发展,但仍存在技术参差不齐、适应证把控不严、基础知识薄弱等问题。本书的另一重要内容就是关于介入诊疗技术的适应证、禁忌证及术前准备、术中操作、术后并发症及处理等介绍。

　　本书将为从事医学影像诊断和介入诊疗的医生提供临床技能培训:针对从事影像诊断的医生和从事影像检查的技术人员,重点介绍各种影像检查技术,尤其是新技术的原理、操作规范等;针对从事介入诊疗的医生,重点介绍基本介入操作方法。本书将有助于上述从业医生知识结构和技能的进一步提高和完善。

　　本书分放射专科技能、超声专科技能、核医学专科技能、放射介入专科技能,共四篇二十二章。各位编者在编写过程中倾注了大量心血,为广大读者呈现了一本侧重医学影像学和介入诊疗临床技能培训的用书。在此对各位编者的辛勤付出表示感谢!

　　本书从临床技能出发介绍医学影像学检查方法和介入诊疗技术,存在不足在所难免,诚恳期望各位同道批评指正。

廖伟华　周　平　胡　硕

2021 年 11 月

# 目　录

## 第一篇　放射专科技能

## 第二篇　超声专科技能

## 第三篇　核医学专科技能

# 第四篇　放射介入专科技能

# 第一篇　放射专科技能

# 第一章

## 普通放射操作精粹

## 第一节　消化道X线造影（含肠套叠灌肠整复）

### 一、概述

由于消化道为软组织管道，与周围软组织之间缺乏自然对比，因此平片的诊断价值有限，需要通过造影检查来观察其解剖、功能及对疾病进行诊断。消化道因其自然的出入口，非常方便经口吞服或经肛门插管灌注导入各类对比剂来行消化道X线造影，具有无创伤性，观察范围广，且可同时观察并了解消化道的位置、形态、功能等优势。消化道X线造影是一项最早应用于消化道疾病诊断的影像学手段，早在1897年即有学者开始应用铋剂行胃肠造影，后经反复试验，最终选择硫酸钡用于胃肠造影，并沿用至今。胃肠造影技术经逐渐改进，方法上由最初的单对比造影（single contrast radiography）发展到气钡双对比造影（double contrast radiography）。

消化道X线造影作为一项非常有价值的诊断方法，曾经是消化道疾病的首选影像学手段，但随着消化道内镜的广泛普及和计算机断层扫描（computed tomography，CT）、磁共振成像（magnetic resonance imaging，MRI）在消化道疾病诊断中的推广，其在很多疾病诊断中的首选地位逐渐被取代。近20年来，消化道X线造影的临床应用逐渐减少。据调查显示，当前临床医生对消化道X线造影要求解决的问题主要已不是溃疡、肿瘤、炎症等结构性病变的诊断，因为这类病变均可由内镜诊断并在内镜下获取组织行病理诊断，而更多的是需要评估功能性、动力性病变及术后并发症。因此，放射科医生应扬长避短，一方面发挥造影检查相对于其他影像学而言在一些结构性病变（如憩室、食管裂孔疝、瘘管、梗阻性病变、术后并发症）诊断上的优势，另一方面要多开展一些能提供消化道功能方面的检查。

动态造影（dynamic radiology）在直观了解器官功能方面具有独到优势，需要大力开展。动态造影是指用X线透视录像（video fluoroscopy）、快速点片、电影成像等方法记录对比剂通过胃肠道某段时，该段的运动与蠕动等动态变化的技术。针对内镜及断层成像检查在吞咽障碍及胃肠功能或动力性疾病评估中的不足，开展咽部及胃肠动态造影非常重要。目前，动态造影已广泛用于临床，以美国为例，在胃肠道造影检查整体患者数量下降的同时，食管

1

及咽部造影检查,尤其是动态造影检查数量却增加。

胃肠道造影检查可直观地显示胃肠道的大体解剖及其部位,并可进行动态观察,了解胃肠道功能状况,可与内镜检查形成很好的互补关系,而高质量的双对比胃肠道造影图像对疾病的检出可以与内镜检查相媲美。

胃肠道钡剂造影检查是一项对技能要求很高且具有高度操作者依赖性的项目,其质量直接影响疾病的诊断,这需要放射科医生对操作技能进行训练并积累经验。

胃肠道造影检查的种类及技术复杂,根据所采用的方式和方法可进行不同的分类。

1. 按采用的对比剂及技术分类

(1)单对比造影:单一使用医用硫酸钡(barium sulfate)或碘水(iodinated contrast agents)的造影方法。

硫酸钡中钡的原子序数高,显影清晰;医用硫酸钡不含可溶性钡化物,性状稳定,不溶于水,不被消化道吸收,一般加入适量的黏附剂(如阿拉伯胶或羧甲基纤维素),可根据需要配制成合适浓度和黏度的混悬液。医用硫酸钡干混悬剂可分为Ⅰ型和Ⅱ型:Ⅰ型硫酸钡为细而均匀型,颗粒直径<2μm,比重较轻,沉降慢且一致;Ⅱ型硫酸钡为颗粒不均匀型;二者均适用于食管、胃、小肠、结肠的单对比与双对比造影,但Ⅰ型最佳显影浓度低,对胃小区、胃小沟等微皱襞显示不如Ⅱ型好。

碘水一般采用静脉注射用碘对比剂(水溶性有机碘对比剂,离子型或非离子型),根据需要加入水稀释至合适浓度。

与碘水相比,硫酸钡混悬液更经济,其显影更清晰,且具有良好的黏膜黏附能力,更有利于病变的显示,而碘水的黏附性能差,故除非存在钡剂使用禁忌证,否则尽量选择钡剂。

(2)气钡双对比造影:是指先后引入硫酸钡和气体(空气或二氧化碳)进行造影的方法。与单对比造影相比,双对比造影有利于细微病变的显示,对黏膜的观察更满意。其中气体的引入可有多种方式:上消化道造影一般采用口服产气粉(一般由碳酸氢钠和酒石酸或枸橼酸各1.5g组成,使用方便,但易产生较多小气泡,必要时需加服消泡剂,如二甲硅油)的方法;也可通过胃管注入气体,其量可控,但操作相对烦琐且不易被患者接受;食管造影可采用口服产气粉的方法,也可通过呃气的方法,但后者有赖于患者的密切配合;小肠、结肠内气体一般采用插管的方式注入。

2. 按检查器官与部位对比剂的引入方式分类

(1)咽部动态造影。

(2)食管吞钡造影。

(3)上消化道钡餐。

(4)小肠钡剂造影。

(5)小肠灌肠造影。

(6)钡灌肠造影。

(7)气钡双对比结肠造影。

(8)排粪造影。

3. 按是否使用辅助药物分类

(1)低张造影检查:使用低张药物可使胃肠道张力减低,管壁松弛,管腔扩张,蠕动减弱或停止,管腔可充分展开,有利于细微病变的显示,也有利于微皱襞的显示;在低张状况下也有利于括约肌松弛,有助于结肠灌肠造影时同时观察回肠末段;低张造影还可解除胃肠道的痉挛,使某些病变得以显示(如溃疡常使局部痉挛而不能显示龛影),也有助于鉴别狭窄是痉挛性还是器质性。此外,在低张状况下消化道管壁可与周围邻近器官更密切接触(对显示十二指肠有较大帮助)。低张造影可用于胃双对比精细造影、十二指肠低张造影、结肠双对比精细造影。

通常使用的低张药物肌内注射山莨菪碱 10~20mg 或胰高血糖素注射液 0.5~1mg,在我国通常采用肌内注射山莨菪碱的方法。山莨菪碱为拮抗 M 胆碱受体的抗胆碱药,临床上主要用于解除平滑肌痉挛、胃肠绞痛、胆道痉挛、急性微循环障碍及有机磷中毒等。肌内注射山莨菪碱后 5min 内起效,5~15min 达到最强低张效果,持续 20~30min。使用山莨菪碱应注意观察其不良反应,常见的有口干、面红、视物模糊等,少见的有心跳加快、排尿困难等,上述症状多在 1~3h 内消失。

静脉注射 1mg 胰高血糖素可有山莨菪碱的类似作用,通常在 1min 内起效,可持续产生 10~20min 低张效果。

(2)快速胃肠道造影检查:使用甲氧氯普胺(胃复安),20mg 口服(片剂)或肌内注射(注射液),药物通过拮抗多巴胺受体而起到中枢性镇吐和促进胃肠排空的作用。在胃肠道造影检查中,如需快速观察胃肠道或促进胃潴留液排空可酌情使用。甲氧氯普胺的毒副作用极少,较常见的不良反应有昏睡、烦躁不安、倦怠无力,少见的反应有乳腺肿痛、恶心、便秘、皮疹、腹泻、睡眠障碍、眩晕、严重口渴、头痛、容易激动。用药期间受检者可出现乳汁增多,是由于催乳素的刺激所致。

应该根据患者具体临床状况及检查目的、检查适应证、禁忌证等综合考虑,合理选择各种检查方法。以结肠灌肠造影检查为例:如患者活动受限或难以配合(如年老体弱者、术后患者),或检查目的仅为观察瘘管、憩室,可仅采用单对比钡灌肠而不必追求双对比造影;如临床提示有肠穿孔可能,或为术后评估吻合口情况及结肠梗阻者,则选择碘水灌肠造影而避免采用钡剂。

## 二、操作规范流程

### (一) 适应证

1. 咽食管造影

(1)观察咽食管的位置、形态及黏膜细节。适用于咽食管各种结构性病变的检出与初步定性诊断,包括食管癌、黏膜下肿瘤、溃疡、食管炎症、食管静脉曲张等。

(2)了解吞咽功能、食管运动功能方面的信息。适用于咽食管各种功能性病变的诊断与评估,如脑卒中康复期吞咽困难者行咽部动态造影用于指导吞咽功能训练,各种食管肌肉神经病变(如硬皮病、胡桃夹食管)所致动力性障碍。

(3)咽食管造影在以下疾病的诊断中有优势,包括吞咽困难原因不明、食管狭窄而内镜通过困难,以及怀疑食管裂孔疝、Zenker's 憩室、贲门失弛缓症和胃食管反流性疾病(gastroesophageal reflux disease,GERD)。其中咽食管动态造影被认为是吞咽障碍检查的"理想方法"和诊断的"金标准"。随着老年人口增加,影响正常吞咽的疾病及治疗措施(如气管插管、颈部放疗)增多,吞咽障碍的发病率日渐增加,吞咽障碍的检查与治疗将成为现代医学一个新的热点。

(4)在检查方法的选择上,"理想"的食管造影是双相(biphasic)造影检查,即气钡双对比造影(使用浓钡)＋单对比吞钡造影(使用稀钡),但检查流程稍显复杂。单纯的单对比吞钡造影简便易行,适用于老年人、虚弱患者、肥胖、术后患者及不能很好地配合双对比技术的患者。怀疑食管穿孔或食管术后患者则选择碘水造影,如反呛入气管现象明显者,建议使用非离子型碘对比剂;对于咽部功能紊乱所致吞咽困难者,必要时可在碘水中加入增稠剂,更利于咽部动态观察。

2. 胃及十二指肠造影

(1)适用于胃及十二指肠各种结构性病变的检出与初步定性诊断,如胃癌、消化性溃疡、胃炎。

(2)适用于胃及十二指肠功能性病变的检出与评估,如术后胃瘫。

(3)在以下疾病诊断上有优势,如十二指肠淤滞症、术后并发症等。

(4)在检查方法的选择上,胃及十二指肠气钡双对比造影是首选方法;观察十二指肠可采用低张十二指肠造影;术后并发症的评估可采用碘水造影。

3. 小肠造影

(1)适用于空回肠各种结构性病变的检出与初步定性诊断,如小肠癌、小肠克罗恩病、肠结核、憩室等。

(2)适用于小肠功能性病变的检出与评估,如小肠动力性病变。

(3)在以下疾病诊断上有优势,如肠梗阻、憩室、术后并发症、瘘管、肠瘘等。

(4)对于插管困难、插管失败者或全身状况差,不能耐受插管者,以及主要目的是了解小肠位置、走行和功能状况者,通常可首选常规的小肠钡剂造影,尤其是怀疑功能性病变者。其优点是简便易行,辅以压迫法检查,可以了解小肠的可动性,有助于观察有无肠粘连,缺点是检查时间长,钡剂涂布不均,肠袢相互重叠,小肠未能很好扩张,对于小的病灶的检出率不高。怀疑克罗恩病者可选择小肠气钡双对比灌肠造影。肠梗阻、肠道术后并发症及瘘管、肠瘘的评估可采用碘水造影,其中对于肠梗阻,碘水造影不仅可明确梗阻大致部位、类型(机械性、麻痹性)及程度(部分性、完全性),而且有治疗的价值。

4. 结肠灌肠造影检查

(1)适用于结肠各种结构性病变及功能性病变的检出与初步定性诊断,如结肠肿瘤及息肉的筛查(尤其是内镜检查不能耐受者或失败者)。

(2)在以下疾病诊断上有优势,如结肠狭窄或梗阻、不宜行内镜检查或内镜不能通过狭窄者,憩室、瘘管,小儿肠套叠的诊断及灌肠整复(其适应证、禁忌证见本节后文)。

(3)在检查方法的选择上,气钡双对比造影是首选方法。术后并发症的评估可采用碘水造影。

5. 排粪造影　主要适用于排便障碍的患者,包括直肠、肛门部器质性和功能性病变所致的便秘。

(二)禁忌证

1. 不适宜行消化道造影检查

(1)不能耐受或配合所需体位要求。

(2)不能按要求完成胃肠道准备。

(3)存在不宜接受X线辐射的人群,如孕早期或近期将受孕者。

(4)有误吸高风险者,慎重选择口服造影检查。

(5)通常极少有对钡剂(或其内组成分)过敏者,但先前曾有过敏反应者应慎重选择。

2. 禁忌或不适宜钡剂造影检查

(1)消化道穿孔或吻合口破裂为使用钡剂造影的绝对禁忌证(钡剂可能通过穿孔进入腹腔或胸腔,加重腹腔或胸腔污染与粘连),此情况下可改为碘水造影。

(2)结肠梗阻或严重小肠梗阻者禁忌口服钡剂造影(钡剂滞留肠管内,并可在结肠内脱水、结块,加重肠梗阻),此情况下可改为碘水造影。

(3)中毒性巨结肠禁忌行钡灌肠造影;严重的缺血性结肠炎因有破裂高风险,在急性期应慎重行钡灌肠造影。

(4)怀疑食管闭锁者禁忌口服钡剂造影。

(5)近期(10d 内)行内镜下结肠息肉切除、套扎术或大块活检者,应暂缓钡灌肠检查。

(6)严重便秘患者(尤其是老年人)或先天性巨结肠患者,口服钡剂可滞留于结肠内,逐渐干燥形成坚硬的粪块,可加重症状甚至引起粪块性肠梗阻,应慎重或禁忌行口服钡剂造影。

3. 禁忌或不适宜碘水造影检查

(1)对碘对比剂过敏者,应避免使用离子型碘对比剂。

(2)对于有误吸高风险患者或存在气管食管瘘时应慎重选择碘水造影,因高浓度碘水的渗透压高,进入肺内因理化反应或过敏反应,可能导致急性肺水肿。

4. 使用低张药物山莨菪碱时,应注意其使用禁忌证,包括颅内压增高、脑出血急性期、青光眼、幽门梗阻、肠梗阻及前列腺肥大者禁用;反流性食管炎、重症溃疡性结肠炎慎用。

5. 使用甲氧氯普胺时,应注意其使用禁忌证。禁用的情况:①对普鲁卡因或普鲁卡因胺过敏;②癫痫发作的频率与严重性均可因用药而增高、加重;③胃肠道出血、机械性肠梗阻或穿孔,可因用药使胃肠道的动力增加,病情加重;④嗜铬细胞瘤,可因用药出现高血压危象;⑤因行化疗和放疗而呕吐的乳腺癌患者。慎用的情况:①肝功能衰竭时,丧失了与蛋白结合的能力;②重症慢性肾衰竭使锥体外系反应危险性增加,用量应减少。

(三)检查前准备

1. 告知患者检查主要流程(最好是事先使用文字、图片或动画等方式对患者进行宣教),指导患者或家属签署相关知情同意书(含《X 线检查知情同意书》《检查前注意事项告知书》,使用碘剂者需要签署《碘对比剂使用患者知情同意书》)。

2. 检查前 3d 尽量避免使用含有铁、铋、钙等不透 X 线元素的药物。

3. 行上消化道造影检查前禁食至少 8h。

4. 行钡灌肠者需做好肠道准备。对于大多数患者可采用标准的 1d 方案,即在检查前 1d 晚服用轻泻剂(如 50% 硫酸镁液 40ml),检查当日行清洁灌肠做肠道准备;但对于结肠动力差的患者,如甲状腺功能减退、糖尿病患者,以及服用麻醉剂或具有抗胆碱能副作用药物的患者,非自动体位的患者可能很难做好肠道准备,可采用其他方案,如 3d 低渣饮食 + 清洁灌肠。但灌肠后可有大量残余液体,影响钡剂的黏附,应尽量排尽。

5. 有幽门梗阻者,最好在检查前置入胃管抽吸胃内容物。

6. 行钡剂造影的患者,近期如需同时行腹部 CT 扫描,尽量安排在 CT 扫描后进行,或待钡剂排空后再行 CT 扫描。

7. 行钡灌肠者最好准备一套干净的内衣、内裤,尤其是肛门括约肌松弛、大便失禁的患者,以备更换。

（四）检查前准备

1. 引导患者进入检查间,向其简要介绍检查的主要目的及流程,指导其配合医生的指令。

2. 根据检查项目不同,指导患者做好相应准备,包括去除衣物等;如患者不能配合,需有人陪同,注意做好陪同人员的放射防护。

3. 仔细阅读申请单,必要时亲自询问病史,如有无手术史及术式、主要症状、自觉疼痛部位及梗阻部位等,查看内镜、CT等检查结果或其他临床资料。了解临床检查目的,以便在检查过程中采用相应技术(包括对比剂的选择与调制、检查方位、体位设计)显示可能的病变,回答临床问题。

4. 根据检查方法与技术,现场配制对比剂,参考的配制浓度如下。

（1）碘水造影(口服碘水造影):一般在静脉注射用的碘对比剂中加入适量清水配制成30%~40%的稀释碘液。如果行吞咽功能障碍检查者,必要时可在碘水中添加增稠剂。

（2）食管钡餐:钡剂浓度250%(W/V)。

（3）上消化道双对比钡餐:钡剂浓度200%~250%(W/V)。

（4）小肠双对比造影:钡剂浓度50%~80%。

（5）结肠双对比灌肠造影:钡剂浓度110%~150%(W/V)。

5. 正式造影检查前,常规胸腹透视(通常采用立位,不能站立者采用仰卧位)。主要目的:胸部透视了解有无严重的心肺疾病;腹部透视了解有无不透X线致密影,有无肠梗阻(肠管扩张、积气积液伴气液平面)或胃肠道穿孔(膈下游离气体)。

6. 可根据检查目的,在检查开始前使用辅助药物(应注意药物的禁忌证和不良反应),如低张药物,肌内注射山莨菪碱10~20mg;促排空药物,口服甲氧氯普胺20mg。

（五）操作步骤

造影方法与技术种类繁多,不同单位也均有其技术规范。总体而言,应遵循以下原则:①在检查过程中,摆位既要考虑到病变的显示,也要考虑到患者的耐受性和舒适性;②重视吞咽第一口、第二口对比剂的观察,此时胃肠道张力适中,分泌少,患者配合度好,且无多余对比剂干扰观察;③按解剖分部全面观察,重点部位(好发部位、可疑病变处、难查部位,如重叠处、贲门部)反复查;④适当使用压迫器,作用包括可推开多余的钡剂或相互重叠的肠管以利于更好地显示与观察有无病变,了解肠管的可动性,了解有无肿块,有无压痛等;⑤透视与点片相结合,最好在透视中发现的可疑病变均有摄片记录并便于观察细节;⑥尽量减少辐射,方法包括控制透视时间,让影像增强板尽可能靠近患者,连续透视时减少帧频,当不需要点片时使用"保存图像"功能获取透视下的静态帧图像。

1. 单对比造影技术　该技术虽然目前已逐渐被双对比造影所取代,但它简便易行,可在较短时间内快速完成检查,也能对大多数胃肠疾病作出诊断,仍有其实用之处。单对比造影作为消化道造影的基础,虽然较少对体位、方位进行规范化与标准化,但也有很强的技巧性,对操作手法的依赖程度也较高,掌握一定的操作方法,可提高诊断准确率。同时,鉴于双对比造影技术由单对比造影技术发展而来,双对比造影技术中借鉴了很多单对比造影技术的方法(如手法按压),加深对单对比造影技术的理解,对提高双对比造影技术也有很大的帮助。

单对比造影的基本技术要点包括黏膜像、充盈像、加压像、简单双对比像。下面以上消化道和结肠的单对比钡剂造影为例简要说明。

(1)上消化道单对比钡剂造影

1)钡剂浓度一般为60%~100%（W/V）。

2)服用少量钡剂并利用体位转动和手法按压,以显示胃黏膜皱襞。

3)使用全量钡液,使胃充盈,获取充盈像,以显示胃的位置、轮廓、形态、张力,并观察其蠕动。

4)利用手法或使用压迫器(俯卧位可用小垫子垫在需要压迫的部位),对充盈的胃适当压迫,推开过多的钡剂,以更好地显示病变。

5)利用咽下的空气及胃内存留的部分气体产生的双对比作用,配合不同体位,以更好地观察,尤其对某些易被钡剂掩盖的病变,以及不易加压的部位的显示。

6)可供参考的上消化道单对比钡剂造影流程、方法与摄片体位如下。①右前斜位(透视或数字动态摄像):评估食管动力;②右前斜位:食管充盈相(舒张时)或黏膜皱襞相(收缩时);③右前斜位:在胃完全充盈前行十二指肠球部压迫相;④俯卧位:在胃完全充盈前行胃窦压迫相;⑤俯卧位:胃、十二指肠圈充盈相;⑥右侧位:胃底、胃后间隙、十二指肠球部充盈相;⑦右后斜位:胃小弯侧上部压迫相;⑧仰卧位:胃窦简单双对比像;⑨左后斜位:胃窦下部简单双对比相、十二指肠圈;⑩转为立位:前后位下观察角切迹,左后斜位下观察胃窦及十二指肠球部,右后斜位下观察十二指肠球部侧位相。

(2)结肠单对比钡灌肠造影

1)对比剂:一般使用稀钡,浓度25%~100%（W/V）,黏度100cPa.s左右,具有较好的混悬性。

2)先灌入钡剂使全部大肠充盈,即充盈相(图1-1-1A)。

3)检查中利用手法或压迫器,对充盈的结肠进行适当压迫,配合转动体位使各段肠管显示良好,并摄片记录。

4)将钡剂大部分排出(排空相),以显示黏膜皱襞(图1-1-1B)。

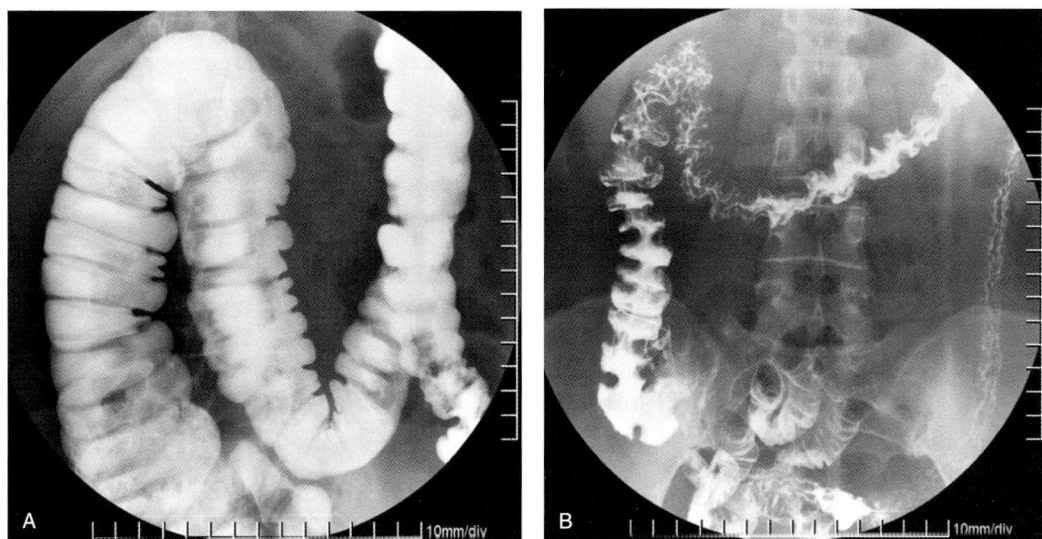

图1-1-1 结肠单对比钡灌肠造影
A.充盈相;B.排空相。

2. 双对比造影技术 该技术目前已被广泛应用于消化道各个部位的造影检查。与单对比造影相比,双对比造影时病变不易被过多的钡液掩盖,也可更好地显示黏膜及黏膜皱襞,可提高诊断的准确性。该技术早已成熟应用于临床,并逐渐形成了一整套标准化的操作流程与检查方法。目前,虽然各单位的具体技术方法与规范可能存在差异,但总体的原则与要求大致相同,包括以下几点:①动态观察,透视与点片结合;②充钡相与充气相结合;③分区分段显示;④不同体位、不同方位观察;⑤形态与功能并重;⑥触诊与压迫法的适当应用。

以下对各部位的双对比造影检查的规范方法进行阐述,其中部分程序与内容可根据实际的临床需要进行必要的增减。虽然有"标准化"检查技术,但检查过程中,也仍然需要根据患者的具体情况选择个体化方法,尤其检查时患者体位及方位的设计,以充分展示各个部位解剖及其病变为目的,同时要考虑到患者的安全、舒适度与配合程度。

(1)咽食管动态造影:主要方法是利用 X 线透视录像或快速点片,在吞咽过程中对钡液通过咽部的动态变化予以记录。

1)对比剂:使用高浓度硫酸钡混悬液(250%,W/V),以利于黏附。

2)咽部检查:患者含一大口钡液(约 20ml),一次咽下,称为"咽钡一口",于正位、侧位、左前斜位或右前斜位下分别进行 X 线透视录像或快速点片。

3)食管检查:患者取仰卧右前斜位,分别吞咽 5 次,摄取点片或录像。注意须待"咽钡一口"的钡液完全通过食管后或未完全通过但食管已不再发生蠕动时,方可再进行下一次吞咽,以免干扰前次吞钡引发的蠕动或动力。

(2)咽部双对比造影:咽部双对比造影能全面了解咽部解剖结构及病变的细节,可与纤维咽镜检查互为补充。

1)对比剂:使用高浓度硫酸钡混悬液(250%,W/V),以利于黏附。

2)程序及体位:含一大口钡液(约 20ml),一次全部咽下;吞钡后,分别在站立位正位及侧位摄取静息态相及发音相,发音相包括依次用力高声发"E""O""A"3 个长音,在发声时分别摄取点片。发"E"音时,咽腔扩张最大,显示解剖和病变的细节最清楚;发"O""A"音时,可观察咽部有关解剖结构位置的相应变化。

摄片后再嘱患者在同一体位作不吞钡的吞咽动作(空咽)3 次,正常者会厌谷及梨状窝内存留的钡液应排空。如患者颈部较短,可采用站立位 30° 左前斜位或右前斜位下观察咽下部情况。侧位对于舌底、咽后壁、会厌、杓会厌皱襞、下咽前壁和环咽肌的轮廓观察最为有利,且在发音时扩张最好。下咽和颈段食管在吞咽时扩张最好。正位片在静息态(屏气)下摄取,或改良的瓦尔萨尔瓦动作(Valsalva 动作)(如紧闭嘴唇吹气或吹口哨)下观察,头部抬起,位置以下颌骨、硬腭与枕骨重叠为宜。

(3)食管双对比造影:食管吞钡造影为评估吞咽功能、食管形态、运动功能及术后并发症非常好的手段。其检查方法可有多种,各单位可有其方案。以下介绍通常对评估食管较为全面的多相检查法(适用于自动体位且能良好配合者),包括站立位双对比像(浓钡)+俯卧位单对比像(稀钡),或黏膜像(浓钡、稀钡均可)。

1)检查前了解患者相关病史,必要时亲自询问,包括确定最近或以往是否做过相关外科手术或内镜检查;有无吞咽困难,如有,在进食流质食物时发生还是固体食物时发生。

2)患者吞服产气粉 3g,以少量水送服。

3)患者以直立位的左后斜位(此斜位可避免食管与脊柱等骨骼结构的重叠投影)快速

吞咽一口浓钡,观察并摄取食管双对比像(图 1-1-2),摄片过程中可嘱患者多做几次吞咽动作。食管扩张时,正常食管内腔显示为薄而均匀、光滑的白色管腔轮廓(腔壁线)(图 1-1-2A),而食管收缩或部分收缩时显示黏膜皱襞(图 1-1-2B),即黏膜皱襞像(mucosal-relief views),正常的食管黏膜皱襞呈宽度 1~2mm 的连续、纤细的纵向透亮条纹结构。

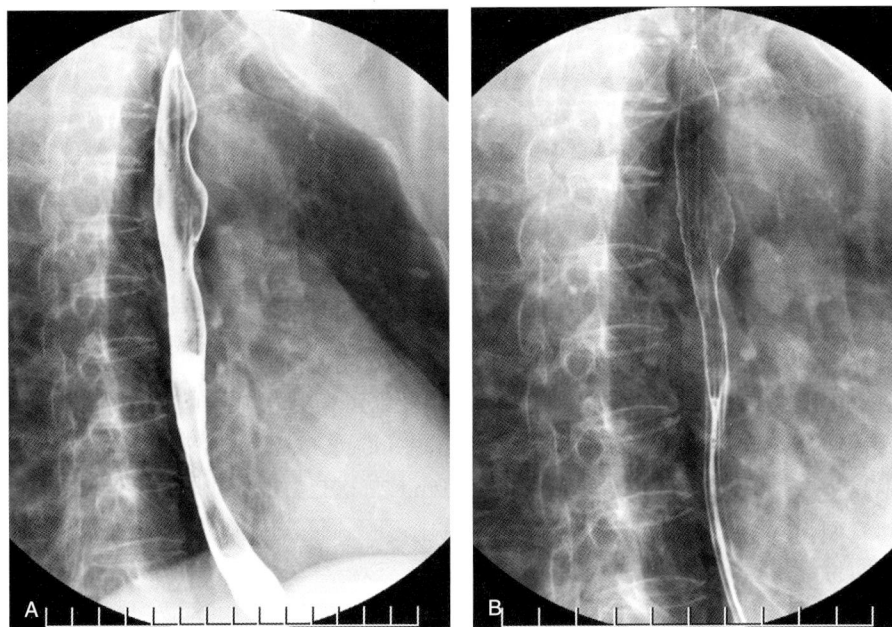

图 1-1-2　食管双对比像

A. 站立左后斜位,食管扩张时,显示腔壁线;B. 站立左后斜位,食管收缩时,显示黏膜皱襞。

4)将检查床放平,嘱患者在检查床上以圆圈方式翻转 360°,使胃底涂布钡剂,仰卧位右后斜位观察并摄取贲门和胃底的双对比像。

5)嘱患者在俯卧位右前斜位下,分次(至少 5 次)小口吞咽稀钡以评估食管运动。如 5 次吞咽中有 2 次或 2 次以上检测到异常蠕动,则认为存在食管运动障碍。

6)再嘱患者连续大口吞咽稀钡,获得最佳食管扩张状态,以更好地显示下食管环(esophageal ring)、狭窄或裂孔疝。

7)患者从仰卧位转为右后斜位和右侧位,以评估有无自发性胃食管反流或在增加腹内压(瓦尔萨尔瓦动作)时观察有无反流。

8)将检查床立起,吞钡后于站立位前后位及侧位分别观察并摄取咽部及颈段食管双对比像。此步骤也可在检查开始即进行。如检查目的还包括咽食管吞咽功能障碍的评估,则还需观察发音相(大声发"E"音、"O"音、"A"音),或改良的瓦尔萨尔瓦动作(如紧闭嘴唇吹气或吹口哨)下,可采用快速系列摄片或保存透视图像的方法获取咽食管动态造影。

(4)上消化道双对比造影

目前,上消化道造影包括食管、胃、十二指肠和范围不限的部分空肠,必要时可增加咽部造影。双对比造影目前已推荐为上消化道造影的常规技术。

1)患者吞服产气粉 3g,以少量水送服,随后口服 250%(W/V)硫酸钡混悬液(一般选用颗粒不均匀型钡剂)。

2) 于站立位左后斜位,观察患者吞钡后食管双对比像。

3) 如患者有吞咽硬食物困难,则再于站立位右后斜位再次观察食管双对比像。

4) 将检查床放平,患者于检查床上以 360° 翻转 1 圈以上,若胃小弯侧腔壁线显影清晰或胃小区显示,说明已钡剂涂布良好,否则再继续翻转 1~2 圈。

5) 转动体位,分别在以下方位观察胃的各部位。①仰卧位(图 1-1-3A):观察胃体远端、胃窦近端的双对比像;②右侧位:观察胃底、胃体上部双对比像;③左后斜位:观察胃窦远端双对比像;④右后斜位:观察胃小弯侧上部双对比像;⑤俯卧位(图 1-1-3B):观察胃底双对比像、十二指肠降段双对比像;⑥左后斜位:观察十二指肠球部双对比像;⑦左侧位或右前斜位(图 1-1-3C):观察十二指肠球部双对比像;⑧仰卧位、右后斜位:观察十二指肠水平段、升段。

6) 立起检查床,于左后斜位观察胃大弯侧上部双对比像、十二指肠球部双对比像;于前后位观察胃底、胃体上部双对比像(图 1-1-3D)。

7) 观察所显影的空回肠;如有必要时补充咽部造影。

(5) 小肠钡剂造影:小肠钡剂造影通常和上消化道钡餐一起完成,即在上消化道造影完成后继续观察钡剂通过小肠情况(small bowel follow through,SBFT)。如单独行小肠钡剂造影,则宜选择稀钡(50% 硫酸钡混悬液,W/V),用量 500~600ml,使小肠有均匀一致的透光性。

1) 单独行小肠钡剂造影者在口服钡剂后 30min 首次摄片,采用仰卧位正位片。

2) 此后每 30min 观察一次并仰卧位正位摄片,直至回盲部显影良好。

3) 若回盲部显影,采用压迫法对回盲部进行重点观察。

4) 如检查中透视观察或摄片发现可疑病变,采用压迫法对可疑区域观察并点片。

5) 如肠袢重叠影响观察时,除采用压迫法推开相互重叠的肠袢外,必要时还可采用斜位(左后斜位或右后斜位)或俯卧位、站立位观察并摄片。

(6) 小肠灌肠造影:该技术是通过小肠插管,灌入对比剂进行小肠造影的一种检查方法。如单纯采用稀钡则称为单对比小肠灌肠造影;如先后引入稀钡与气体,则称为双对比小肠灌肠造影。该技术因需要插管,其临床应用目前相对较少,但其方法与技术却逐渐演变并发展为 CT 或 MR 小肠灌肠造影(enteroclysis)技术。以下简要介绍小肠稀钡(或气钡双对比)灌肠造影技术。

1) 造影前行鼻空肠置管(该技术的关键),一般在透视监视下完成。

插管前再次确认患者前日晚餐后已禁食。向患者简要介绍方法流程并取得其书面同意书。

患者仰卧于检查床。嘱其轮换捏住一个鼻孔吸气的方法,来确定鼻孔通畅性更好的侧别,插管时将优先选择该侧。

插管前的表面麻醉。用 5ml 注射器抽取 2% 利多卡因注射液,将 4ml 2% 利多卡因注入下鼻甲上方。嘱患者吸气,使液体到达口咽后部,询问患者有无口咽肿胀的感觉(局部麻醉效应)。在拟插管侧的口咽表面再注入 1ml 2% 利多卡因注射液,并嘱患者吞咽。操作过程中如有需要,最多可再使用 5ml 的 2% 利多卡因。

经鼻部以 4L/min 的流率吸氧。给予镇静麻醉剂(咪达唑仑 1~2mg 静脉注射或芬太尼 100mg 静脉注射均可,推荐采用后者,因后者有镇痛作用,而镇静作用轻,更有利于患者配合)。

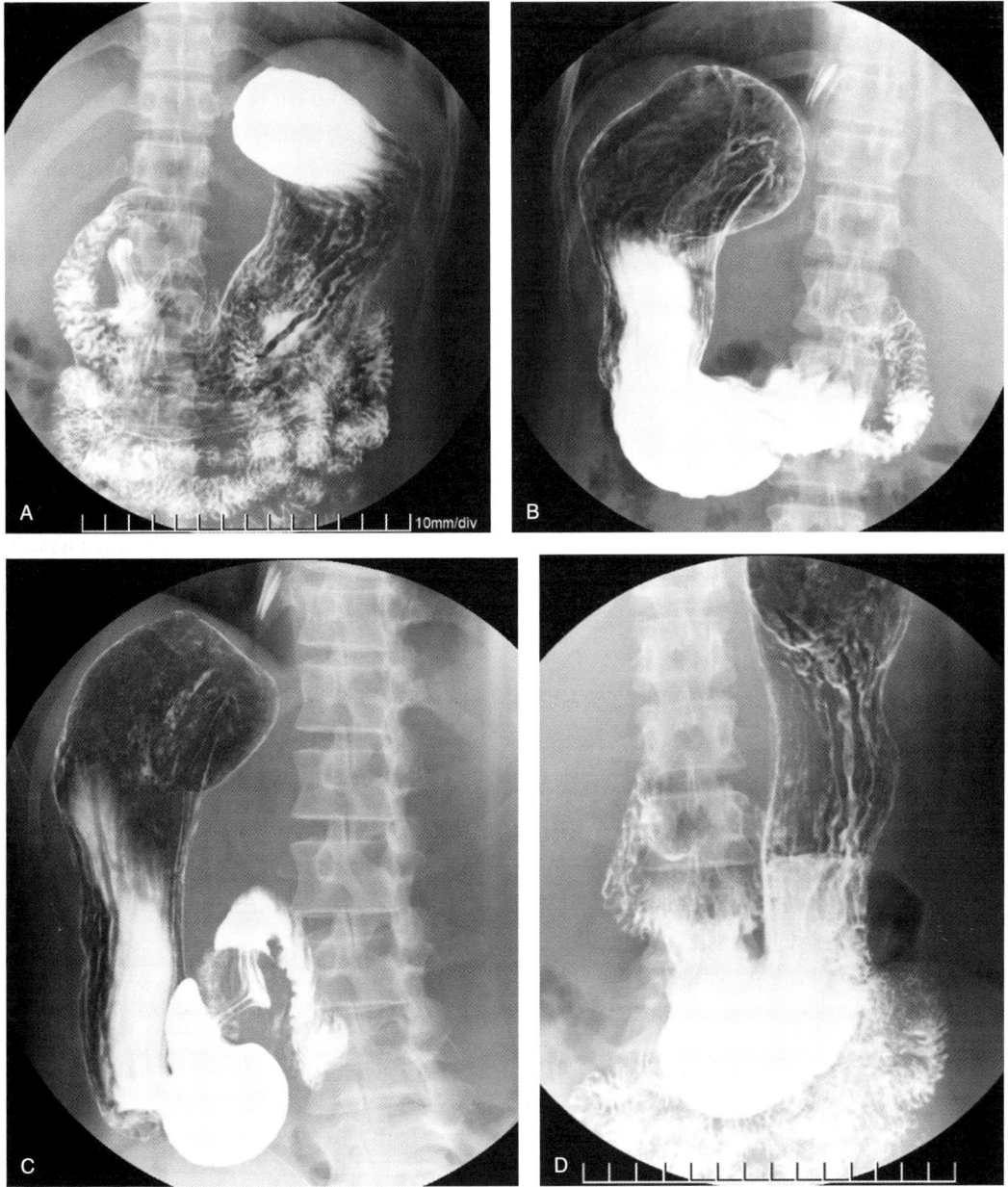

图 1-1-3 上消化道双对比造影不同体位与不同方位
A. 仰卧前后位片；B. 俯卧后前位片；C. 俯卧右前斜位；D. 站立前后位片。

经鼻腔置入鼻空肠管。在插入鼻空肠管的过程中，需要有经验的医生来指导并执行操作。应在 5~10min 内完成，如果仍不成功，应终止插管。插管操作过程及要点如下。

A. 患者俯卧位右前斜位，下颌贴于胸前。在该体位下，气道被压迫，便于导管通过，这也是之后每个阶段的起始位置。若患者抬起下颌，头后仰（这是鼻咽部插管后的自然反应），则有可能误入气管。

B. 当鼻空肠管通过鼻腔、口咽和食管时，嘱患者吞咽 3 次，并在透视监视下将其推进食管。如果鼻咽部通过困难，可以嘱患者仰卧，下颌靠近胸前，并在插管时吞入小冰块以利于导管通过。

C. 到达胃后,将导管推向幽门。若导管在胃底部盘绕,将其收回至胃食管交界处,将患者转为仰卧位,顺时针方向扭转导管,使其绕过胃底;若未成功,可将检查床慢慢立起,使胃部拉直,然后送管,使导管通过胃底,再将检查床放平,嘱患者俯卧位左前斜位,使胃内气体上升至胃窦部将胃伸直。若仍未成功,则将患者置于俯卧位。在送达幽门前,可使导管在胃底形成一个环(可在通过胃窦后再用扭力将导管拉直)。

D. 将导管送达幽门和十二指肠球部。再次将患者置于俯卧位右前斜位,下颌贴于胸前位置。在内脏的压迫效应下,送管可使导管进入十二指肠。若不成功,则尝试以下操作:在送管前,患者仰卧,并在30°左后斜位下经导管注入空气,使十二指肠球部充气;若仍不成功,先嘱患者俯卧,后嘱患者俯卧位左前斜位。

E. 导管通过十二指肠圈,送达胃十二指肠韧带下方空肠起始部。导管通过十二指肠圈时,将导丝保持在幽门处,并用顺时针扭力将导管向下送。必须将导管推进至胃十二指肠韧带以下,以减少对比剂反流和误吸的风险。胃十二指肠韧带是一种生理性括约肌,它也可能导致导管难以通过。若导管被卡于十二指肠水平段,可嘱患者由仰卧到俯卧位右前斜位快速变换体位。如果导管未下行,可尝试给气囊部分充气,嘱患者在等候区等待,有时导管可能自行通过。可随时在透视下通过导管充气检查导管所在位置。

一旦导管位置满意,并确认导管尖在胃十二指肠韧带下方约5cm处,抽出气囊内气体,向气囊内注入17~20ml的水使气囊膨胀,以防止钡剂反流,并用胶带将鼻空肠管固定于鼻部。

2)单对比造影采用稀钡(50% 硫酸钡混悬液,W/V),用量 500~600ml,如行双对比造影,则在稀钡灌肠后再灌入气体(空气或二氧化碳)约 600ml。

3)连接灌肠泵,设置稀钡灌肠流率 100~120ml/min。

4)仰卧位下灌肠,并在透视下实时观察灌入的钡柱头部,直至到达回肠末端。

5)必要时采用压迫器对感兴趣区及回盲部进行加压。

6)一旦钡剂进入结肠即可终止稀钡灌肠。

7)如行双对比造影,则继续通过导管缓慢灌入气体。患者体位改为俯卧位右前斜位,检查床向下倾斜10°,灌入气体过程中需在透视下监测,并需根据情况随时调整灌入速度,以小肠能均匀一致扩张为宜。当气体到达空肠远端时暂时终止气体的灌入。患者转为仰卧位,检查床转为水平位,并摄取十二指肠的点片。患者取俯卧位左前斜位,继续灌入气体,直至右侧腹区小肠充气。终止灌肠,患者转为仰卧位,摄取小肠远段点片。

8)灌肠完成后,去除连接管,抽空气囊,拔除鼻空肠管。在拔管过程中,患者需取俯卧位右前斜位的体位以避免胃食管反流;拔管过程中导管退回至胃内时注意观察,如过多钡液进入胃,可通过导管抽吸。

9)摄片:灌肠过程中随钡柱头顺序观察并点片,或在感兴趣区及回盲部重点观察与点片;在拔除导管前,应摄取仰卧位正位、俯卧位正位、30° 斜位片(左前 / 后斜位或右前 / 后斜位)。

(7)结肠双对比灌肠造影:结肠双对比造影为目前结肠的常规检查技术。

1)先常规腹部透视,观察有无异常密度影,必要时摄片,并大致评估结肠内肠内容物的量,量太多则应重新洗肠。

2) 配制硫酸钡混悬液,浓度 100%(W/V),并不断搅动避免钡剂沉淀结块。将盛有钡液的灌肠筒放于灌肠架,调节至合适高度。

3) 嘱患者取左侧卧位,经肛门将灌肠导管插入至直肠并固定,必要时在透视下观察确定导管位置。

4) 松开灌肠筒连接橡胶管的夹子,开始灌肠。嘱患者转为左前斜位,充盈乙状结肠和降结肠;再转为俯卧位,充盈横结肠,如有必要,可旋转床板至头低足高位(Trendelenburg 体位);再转为右前斜位以充盈结肠肝曲。

5) 将检查床稍立起至头高足低位,经同一导管引流掉多余的钡液,夹紧导管。

6) 患者取俯卧右前斜位,缓慢向结肠内泵入空气;再嘱患者转至右后斜位,直至钡柱进入升结肠;嘱患者依次转为仰卧位、左侧卧位、俯卧位,使得结肠均匀涂布钡剂。

7) 若有钡剂残留在直肠,将其引流,并再次用空气扩张直肠。

8) 依次摄取各个部位点片,通常包括直肠俯卧位正位及右侧位,乙状结肠左后斜位(抬起床板至稍有坡度和大坡度分别摄片),立起床板左后斜位观察结肠肝曲,立起床板右后斜位观察观察结肠脾曲,仰卧位观察盲肠。

9) 大范围投照,包括右侧卧位、左侧卧位、仰卧位后前位、俯卧位前后位。

10) 患者排便后的排空相摄片不列为常规,但在观察憩室炎、瘘管时排空相有利于显示憩室及瘘管内钡剂的滞留。此外,排便后可能有利于阑尾及末段回肠的充盈。

11) 注意事项:①患有痔疮或直肠肛门炎症患者使用含有盐酸利多卡因的润滑剂;②如果有直肠炎、直肠癌,或怀疑有瘘管或窦道,不要给气囊充气;③用胶带将灌肠管固定于适当的位置;④在透视监视下进行肠管充气,避免过度扩张;⑤若患者身体条件不允许,可考虑转为单对比钡灌肠检查,并减少翻滚。

(8) 小儿急性肠套叠灌肠整复术:急性肠套叠是婴幼儿的常见急腹症之一,临床表现为急性发作的腹痛、血便、腹部扪及包块。其多见于 2 岁以内,男女比例(2~3):1,多发生于肥胖的男童,其中以回结型肠套叠(回肠套入结肠)多见。空气灌肠或钡灌肠造影不仅能够确定诊断,还可通过灌肠对套叠进行复位治疗,成功率可达 90%~95%。单纯从诊断方面考虑,钡灌肠的表现较气体灌肠显示更清晰。但如果考虑通过灌肠复位,则以气体灌肠更为合适。与钡灌肠相比,气体灌肠的优点是安全、清洁、效果更好。

1) 肠套叠的诊断:结肠空气/稀钡灌肠后,气体/钡剂上行至套叠处受阻,受阻处局部见类圆形软组织块影,呈典型"杯口征"(其凹面朝向近侧);手法触诊局部可扪及肿块;气体/钡剂可进入鞘部与套入部之间的间隙,呈"弹簧状"影。加压灌注后,软组织块可逐渐向近端逐渐退缩,甚至消失,气体/钡剂充盈全部结肠,并可进入小肠。

2) 复位的适应证:病程不超过 48h;全身一般状况良好,无明显脱水及电解质紊乱;无明显腹胀、肠坏死及腹膜炎表现。

3) 复位禁忌证:病程超过 48h,全身状况不良,有明显脱水、精神差、高热、休克;腹胀明显或出现腹膜炎临床表现;反复发生的套叠,高度怀疑继发性肠套叠;小肠型肠套叠。

4) 复位前准备:复位前应行腹部透视或摄片,了解肠气的分布及量;备好带气囊的双腔球囊导管(Foley 管)、注射器及针头;做好充分沟通,告知家属可能发生的意外及并发症,并签署知情同意书;备好出现并发症的急救设施,并做好紧急手术的准备。

5) 复位可能发生的并发症及应急预案:复位可能发生的并发症为消化道穿孔、腹膜炎。

当发生穿孔时,可见腹腔内大量游离气体,此时在卧位透视下可见腹部突然异常透明,肠壁清晰可见,立位可见膈下游离气体;患儿腹部膨隆、呼吸困难、心跳加快、面色苍白,病情恶化。出现此并发症应立即停止复位,腹胀显著者,可用消毒后的穿刺针头在剑突与脐部中间穿刺,排出腹腔内气体,紧急送往手术室手术治疗。

6)复位方法与流程:使用带气囊的双腔球囊导管,以便于堵住肛门保证肠管内有一定的压力;最好采用空气灌肠机进行复位,使用带气囊的双腔球囊导管(Foley 管),在插入直肠后注入 5~8ml 空气将气囊充气避免导管脱出。空气灌肠时应缓慢,逐渐增加压力,一般压力维持在 60~100mmHg(1mmHg=0.133kPa)。复位时可辅以手法按摩套叠处包块,提高复位成功率。

7)复位成功的标志:灌肠后杯口状充盈缺损消失;透视下大量气体涌入小肠;患儿症状消失,血便消失,安静入睡;拔出肛管后排出大量气体、黏液血便和粪水;查体腹部柔软,腹部包块消失。

(9)直肠排粪造影

1)检查前准备:检查前 1d 做好肠道准备,口服容积性泻药,如 50% 硫酸镁、甘露醇,或检查前 0.5~1h 清洁灌肠,以清除积粪;检查前 2~3h 口服钡剂以显示小肠。

2)直肠内对比剂的制备:一般用浓度为 75%~100%(W/V)的硫酸钡混悬液,制成半固态糊状钡剂。将 100%(W/V)硫酸钡混悬液 150ml 稀释于 400m 饮用水中,加热并逐渐与 100g 马铃薯淀粉混合,充分搅动以免结块,直至形成光滑稠厚的糊状对比剂,将其灌入 300ml 宽头注射器,冷却变硬,近于固态。通过一个宽而扁的肛门导管,用注射枪注入直肠。此法制作的对比剂有可塑性,黏稠度与正常粪便相似,有利于观察排粪生理,但不能很好地涂布黏膜。

3)检查用设备:①坐桶。选择专用的坐桶非常重要。要求对筒壁密度、升降、转动、测量尺、排出物收集和卫生等问题均能很好地解决,使所摄影像清晰、标志清楚、便于测量。②对机器的要求。X 线管焦点 0.6~1.2mm,电压 90~115kV,胶片大小 25cm×30cm 或 20cm×25cm。在透视下选择性摄取点片,如有条件进行录像更好。

4)操作步骤:检查前应与患者沟通,取得患者的充分理解与主动配合。检查中仔细观察,摄取优质图像。此外,还要尊重患者的排粪习惯姿势。

先行钡灌肠,一般灌至降结肠,需钡剂 300~400ml。如需同时显示大肠,则先检查大肠再行排粪造影。拔管时留少许钡剂以显示肛管。

患者坐于排粪桶上,调整高度使左右股骨重合,显示耻骨联合。在躯干与大腿成钝角的情况下,分别摄取静坐(rest)、提肛(lifting;肛门紧闭上提)、力排(defecation;用力排粪、肛门开大)时的直肠侧位像。力排包括开始用力时(初排)充盈相和最大用力相。也有单位做强忍相(straining;向下用力做排粪动作,但肛门紧闭),但因动作配合较难,且诊断价值不大,现已弃用。

需注意摄片要包括耻骨联合、骶尾骨和肛门。另外,还需加摄正位片以显示直肠情况及其与小肠、结肠的关系。

5)测量:采用特制的含角度仪、米尺、放大尺、缩小尺的四合一测量尺。由于该尺是经纬线相互垂直的坐标式,测量时只需定点,无须画线和换算,即可得出实际数值。使用该测量尺既快又准,用途广,使排粪造影诊断达到计量化标准,临床治疗与疗效判定有了量化依据。

测量项目:①肛直角(anorectal angle,ARA),肛管轴线与直肠轴线或近似直肠轴线

(按 Mahieu 提出的画平行于直肠壶腹远端后缘、末端在耻骨直肠肌压迹处的线作为直肠轴线)的夹角,前法为前角,后法为后角,后角易画且准确,ARA 反映盆底肌群(主要是耻骨直肠肌)的活动情况;②耻尾线肛上距(the distance between the anorectal junction and the pubococcygeal line),耻尾线为耻骨联合下缘与尾骨尖之间的连线,基本上代表盆底位置,肛管上部即肛管直肠连接部,正常平静状况下位于耻尾线下缘 1cm 左右,肛上距为肛管上部中点至耻尾线的垂直距离。该点在耻尾线上为负值,在耻尾线以下为正值;③耻尾线乙状结肠距(the distance between the sigmoid colon and the pubococcygeal line)和耻尾线小肠距(the distance between the small bowel and the pubococcygeal line),分别为充钡的乙状结肠、小肠最下缘与耻尾线的垂直距离,与耻尾线肛上距一样也是上负下正;④肛管长度(the length of the anal canal),为肛管上部中点至肛门的距离;⑤骶骨直肠间距(the distance between the sacrum and the rectum),为充钡的直肠后缘至骶骨前缘的距离,分别测量 $S_2$、$S_3$、$S_4$、骶尾关节和尾骨尖 5 个位置。

### (六) 检查后指导

1. 常规指导　造影检查完成,技师及诊断医师确认无明显异常情况后,应告知患者简要注意事项:①行钡剂造影者在近期内避免做 CT 检查,以免钡剂所致的伪影影响检查结果;②建议注意观察大便情况,近几日内大便为白色为正常现象;③无特殊情况,一般在检查后即可恢复正常饮食;④由于钡剂易在结肠内结块,建议注意保持大便通畅等。

2. 造影后可能出现的不良反应及处理

(1)钡剂呛入气管:在行口服钡剂造影时,可能会发生钡剂呛入气管的现象。少量钡剂呛入气管一般可以随痰液、黏液自行咳出,无须特殊处理;但如一次大量钡剂溢入气管,进入支气管、肺内,可能引起吸入性肺炎或在肺泡内沉积,此时应及时终止检查,体位引流促进其排出。

(2)钡阻塞:部分患者(尤其是老年人、胃肠动力差者)在钡剂造影后,钡剂在结肠内形成干燥坚硬的粪块,排出困难,如存在肠道狭窄者更容易发生。因此,造影后如果不能自行排便,应及时通过灌肠法促使其尽快排出。

### (七) 图像后处理

目前,数字化摄片在各医院及基层医院均已成为常规,已取代了以往的胶片记录模式。检查完成后,将检查中所摄取的点片及动态图像上传至医学影像存储与传输系统(picture archiving and communication systems,PACS)存档;应注意在图像上对患者体位及方位给予标注,尤其对于一些特殊体位及动作,如不及时予以标注,事后往往难以判断,如俯卧位、半卧位、头高足低位、发音相、瓦尔萨尔瓦动作。如需给患者或临床医生提供胶片,需按照检查时的先后顺序依次拍片。打印胶片时,适当对图像进行缩放、调节窗宽和窗位,以达到最佳显示;适当对多幅图像进行排版,如在一张(14×17)英寸(1 英寸 = 2.45cm)的胶片上,以 2×3 或 3×4 的排列较为合适。

### (八) 诊断要点

消化道造影需要透视与点片相结合,在检查过程中密切观察。造影检查需观察的内容包括消化道的位置及其可动性、形状、大小、管腔轮廓、黏膜及黏膜皱襞、管壁柔软度、功能状况(蠕动、排空、张力、分泌)、有无受阻、反流或异常交通等。应重点关注有无以下异常。

1. 轮廓的改变　正常情况下,消化道轮廓光滑,腔壁线连续。轮廓异常如下。

(1)凹陷性病变：消化道管壁内表面局限性溃烂，达到一定深度后，凹陷处可被钡剂充填，于切线位表现为龛影(局限性外突的影像)，正面观表现为局限性存钡区或浓钡点，可见于消化性溃疡、癌、结核或克罗恩病等。以下特征提示恶性：溃疡较大，位于轮廓线之内；形态不规则；边缘不光滑，有"尖角征""指压迹"；局部管壁僵硬，蠕动消失；局部黏膜皱襞破坏、中断。

(2)隆起性病变：表现为充盈缺损，主要见于肿瘤性病变(癌或息肉等)。以下特征提示恶性：形态不规则，可呈分叶状；边缘不光滑，表面不平，可以伴有溃疡；局部管壁僵硬，蠕动消失；局部黏膜皱襞破坏、中断。

(3)憩室：憩室可发生于消化道的任何部位，可以是消化道黏膜经管壁局限性薄弱区向外膨出而形成的囊腔，也可以是管壁外邻近病变的粘连牵拉而使管壁各层向外膨出、袋样突起。憩室内及附近的黏膜及黏膜皱襞正常，有时可见黏膜皱襞通入憩室内，可有舒缩，形态可变，是与龛影的主要鉴别点。

2. 管腔大小的改变　超过正常范围的持久性管腔缩小为狭窄，反之为扩张。扩张一般发生于狭窄上方或为管壁张力降低所致，除管腔扩大外，还可有积气和积液。痉挛造成的管腔狭窄，形态可以变化，且并非持久性，在痉挛解除后即可恢复正常。炎性病变、良恶性肿瘤均可能导致管腔狭窄。肿瘤所致狭窄的特点：范围多较局限；与正常区域的过渡明显，呈"肩样征"；边缘多不整齐；局部管壁僵硬；黏膜皱襞中断、破坏。

3. 黏膜及黏膜皱襞改变

(1)黏膜破坏：局部正常的黏膜皱襞消失，代之以杂乱的钡剂涂布，一般见于恶性肿瘤侵蚀。

(2)黏膜皱襞平坦：黏膜皱襞条纹状影像变得不明显、消失，可见于以下情况。①黏膜或黏膜下层被恶性肿瘤侵蚀，特点为形态固定、僵直，与正常组织的分界较为明显；②黏膜或黏膜下层炎性水肿，特点为与正常组织逐渐移行，无锐利分界。

(3)黏膜皱襞增宽与迂曲：由黏膜或黏膜下层炎性浸润、肿胀和结缔组织增生所致，表现为黏膜皱襞条纹状影增宽、迂曲、扭曲，常见于慢性炎症，也可见于黏膜下静脉曲张。

(4)黏膜皱襞纠集：黏膜皱襞从四周向病变区域集中，呈放射状、"车辐状"，常由慢性溃疡所致纤维结缔组织增生所致，有时硬癌(浸润型癌)也可有类似表现，但较为僵硬且不均匀。

(5)微皱襞改变：微皱襞的显示有助于诊断黏膜异常。胃的微皱襞包括胃小区与胃小沟。中度和重度萎缩性胃炎可出现胃小沟增宽、密度增高，胃小区扩大，且相邻胃小区之间大小不一；炎性糜烂使局限性胃小区和胃小沟破坏、消失，可见不规则钡剂存留；良性溃疡周围存在胃小区、胃小沟，但大小粗细不均匀；癌瘤局部胃小区与胃小沟被完全破坏、消失，其周围可见极不规则沟纹。

4. 位置及可动性改变　外压与推移可使消化道位置发生改变；推移常使某处比较拥挤而另一处相对空虚，外压常使消化道轮廓出现弧形压迹，触诊可扪及肿块。粘连与牵拉除可造成位置改变外，还可引起移动性受限，压迫时粘连处可相对固定，并可有牵拉变尖的形态改变。先天异常(如肠旋转不良、内脏反位)可导致位置及分布的异常，如盲肠位置过高或过低、空肠位于右上腹，升结肠位于左侧，甚至全内脏反位。

5. 功能性改变

(1)张力改变：张力由神经系统调节与平衡，迷走神经兴奋使得张力增高，交感神经兴奋或迷走神经麻痹使得张力减低。高张力表现为管腔小,低张力表现为管腔大。

(2)蠕动的改变:可为蠕动波的多少、波的深浅、运动速度和方向的改变。蠕动增强表现为蠕动波增多、加深、加快;蠕动减弱表现为蠕动波的减少、变浅、缓慢;与正常运行方向相反者为逆蠕动,可发生于梗阻上方。

(3)运动力的改变:胃肠道输送食物的能力即运动力,具体表现为到达和离开某部位的时间。如服钡4h后胃尚未排空可认为胃动力减弱或胃排空延迟;服钡6h后仍未达到盲肠,则认为小肠动力减弱。胃肠道内钡剂的排空与张力、蠕动、括约肌功能、是否存在梗阻等有关。

(4)分泌功能改变:胃分泌增加可造成空腹状况下胃液增多,立位可见液平面;胃肠道分泌增加可因腔内液体增多而钡剂不能均匀涂布于胃肠内表面,钡剂附壁不良,呈絮片状沉降与分布不均,黏膜皱襞显影模糊,轮廓模糊。

### 三、图像质量评价标准

消化道X线造影的方法技术繁多,其中以双对比造影技术最为复杂且最为重要,故下文以双对比造影图像质量的评价进行阐述。在评价方法上主要以主观评价为主,客观评价指标较少。

1. 影响双对比图像质量的技术要点

(1)良好的胃肠道准备:良好的胃肠道准备是双对比造影检查成功的关键与前提。胃内食物残渣或结肠内的粪便均有可能被误认为病灶或掩盖病灶;而胃内潴留液(如禁食的时间不够或存在幽门梗阻等)或结肠内过多的水分残留(尤其行灌肠法肠道清洁者)均不利于钡剂的黏附。

(2)消化道管腔适宜的扩张:消化道是一类容受性非常好的管道,管腔的充分扩张有利于病变的显示,也可使黏膜皱襞充分展平,更利于对黏膜面细节的观察。管腔的扩张主要靠气体的膨胀作用实现,气体的引入可经导管灌入(气钡双对比灌肠造影)或使用产气粉(上消化道双对比钡餐,一般用量为3g,10ml温开水送服,可产生约300ml气体)。使用低张药物(如肌内注射山莨菪碱10~20mg)降低管壁的张力,有利于管腔的扩张。

(3)硫酸钡混悬液的配制及合适浓度与合适量的选择:调配的硫酸钡混悬液浓度越大,则密度越高,黏稠度越大,黏附性越强,流动性越差,更易于沉降;反之则需要根据观察的器官及目的选择。一般而言,上消化道钡剂采用胃肠双对比专用硫酸钡,浓度200%~250%(W/V),结肠双对比造影的钡剂宜采用颗粒均匀型钡剂,浓度110%~150%(W/V)。钡液量也应合适,太少则涂布不均,呈斑驳状;钡液太多则形成大量钡池,因密度太高可能掩盖钡池内或位于胃肠道前壁病变的显示。对于气钡双对比结肠造影,钡剂的用量主要与肠管的长度、扩张度等有关,通常使管腔的1/4充满钡液即可,可经灌肠管将多余的钡液引流出体外。

(4)良好的钡剂涂布:钡剂有良好的黏附性能,在重力作用下,钡液可在腔内流动、冲洗和涂布。检查时需嘱患者变换体位(如360°翻滚2圈以上),反复多次冲洗可除去黏膜表面黏液,使钡剂在消化道黏膜表面良好涂布,形成连续、均匀、光滑的薄层涂布层,从而显示消化道黏膜面的情况。

(5)多方位、多体位观察,分区、分段显示并摄片:胃肠道管腔形态多变,管腔宽大,跨度长,单一投照方位或体位不可能完整显示整个器官,需要全面地显示各区域。在重力作用下,气体上浮,钡液下行,通过设计不同体位,可实现各部位的充气相及充钡相(钡池),二者可互补,有利于病变的检出与诊断。此外,胃肠道位置变化大,部分区域走行盘曲,肠袢之间可能相互重叠,且过多的钡液也可掩盖病变的显示,因此除可采用不同方位观察与投照外,必要时可使用压迫器,推开多余的钡液和相互重叠的肠袢以全面显示。

2. 双对比造影图像质量要求与评价

(1) 双对比造影区域的大小:被检查的单个器官(如胃)应有 2/3 以上面积为双对比造影区域。

(2) 腔壁线:双对比造影区域的胃肠道内壁涂布钡剂呈光滑线状轮廓,称为腔壁线。腔壁线应连续无中断、均匀、清晰、纤细(<1mm)。腔壁线是评价双对比造影质量的最重要因素。如同一器官腔壁线的粗细差异明显或出现非病理性中断,视为质量不合格,易产生误诊。

(3) 管腔扩张度:所观察的胃肠腔应借助气体的膨胀作用而有适度地扩张。胃壁及黏膜皱襞充分展平,钡液可在腔内随体位变化而自由流动是扩张度适当的标志。

(4) 微皱襞的显示:在高质量的双对比造影片上,当胃肠腔充分扩张时,条状的黏膜皱襞消失,代之以微皱襞。微皱襞包括胃小区、胃小沟和结肠的无名沟。微皱襞的显示有助于评价黏膜的细微改变。因老年患者通常较年轻患者微皱襞显示率高,故通常不将该项指标作为双对比质量的主要标志。

(5) 伪影:双对比区域应无或仅有极少量气泡,无大量钡液形成的钡池掩盖对病变的显示,钡剂涂布无皲裂、结块。胃肠道内容物存留可导致充盈缺损的假象,严重影响诊断。运动伪影可导致图像模糊,细节不能显示,在摄片时应嘱患者配合(如暂时屏气、保持身体静止),因呼吸急促不能配合者可提高摄片条件以缩短曝光时间。

(6) 检查部位显示的完整性:消化道跨度长,需要分区分段显示。不同检查对其需要显示的部位有不同的要求。如食管吞钡造影需要显示咽部、食管各部及贲门、胃底部;胃十二指肠造影需要显示食管、胃、十二指肠球部、十二指肠圈及空肠上段;小肠造影需要显示空肠和回肠各段,因小肠跨度长,应根据蠕动情况每 0.5~1h 观察一次,直至观察到钡剂到达升结肠为止;钡灌肠需要顺序显示直肠、结肠各段,直至盲肠良好显示,必要时应注意阑尾及回肠末段的显示。

(7) 其他:如检查时间、曝光时间及辐射剂量。一般每次胃肠道造影检查时间应控制在 10~15min。时间太长可发生钡液沉淀、皲裂而涂布不均匀;时间太短则可能观察不完全。此外,检查时间过长,钡液及气体经胃肠蠕动下行(气体还可经食管嗳出),不利于对受检部位的观察;而过多的透视及点片则会增加辐射剂量。

## 四、常见操作错误及分析

### (一) 检查失败

1. 未了解临床目的及要求,检查时遗漏重要内容。

2. 检查前准备不充分。如行上消化道钡剂检查时未按要求进行禁食,胃内容物严重干扰对图像的观察;行钡灌肠时未严格按照要求进行肠道准备,大量肠内容物存留,导致检查失败。

3. 未按照标准操作规范进行检查。

4. 未事先与患者进行良好沟通,导致患者不能很好地配合。

### (二) 避免检查失败,改善图像质量的方法

1. 在预约时应充分告知患者,并嘱其提前做好相应准备,检查前再次确认检查前准备

工作的完成情况。

2. 检查前应仔细阅读检查申请单,必要时询问患者病史,并与临床医生进行充分沟通。

3. 按照标准操作规范进行检查。

4. 如以评估结构性病变为主要目的,可考虑采用低张造影以利于提高细节的显示。

## 五、相关知识测试题

1. 下列关于上消化道钡剂造影禁忌证说法中**错误**的是
   A. 胃肠道穿孔为绝对禁忌证
   B. 有严重便秘的患者应慎重选择
   C. 结肠梗阻不属于检查禁忌证
   D. 小肠梗阻为相对禁忌证
   E. 当存在使用钡剂禁忌证时,可考虑改用碘水造影

2. 与内镜相比较,采用钡剂造影诊断更有优势的疾病是
   A. 胃溃疡      B. 胃癌
   C. 糜烂性胃炎      D. 贲门失弛缓症
   E. 胃息肉

3. 下列关于上消化道双对比造影检查技术中**错误**的是
   A. 分区分段动态观察      B. 透视与点片结合
   C. 形态与功能并重      D. 充盈相与黏膜相结合
   E. 应追求显示胃的微皱襞

4. 结肠双对比灌肠造影检查完成后,再嘱患者排便复查,以下说法**错误**的是
   A. 应列为检查的常规      B. 可能有助于阑尾的显影
   C. 可能有利于憩室炎的诊断      D. 可能有利于瘘管的显示
   E. 可能有助于回肠末段的显影

5. 下列关于小儿肠套叠灌肠整复适应证中**不包括**
   A. 病程不超过 48h      B. 全身状况良好
   C. 无明显脱水及电解质紊乱      D. 无明显腹胀及腹膜炎表现
   E. 无明显血便

   **答案:**1. C 2. D 3. E 4. A 5. E

(龙学颖)

## 推荐阅读资料

[1] 梁长虹,胡道予. 中华影像医学:消化道卷. 3 版. 北京:人民卫生出版社,2019.

[2] DISANTIS D J, LEWIS J I, MENIAS C O, et al. Imaging tips for performing a perfect barium swallow. Radiographics, 2019, 39 (5): 1325-1326.

[3] HAMM B, ROS P R. Abdominal imaging. Berlin: Springer, 2013.

[4] LEVINE M S, RUBESIN S E, LAUFER I. Barium studies in modern radiology: do they have a role? Radiology, 2009, 250 (1): 18-22.

[5] MAGLINTE D D, KOHLI M D, ROMANO S, et al. Air ($CO_2$) double-contrast barium enteroclysis. Radi-

ology, 2009, 252 (3): 633-641.

[6] RUBESIN S E, LEVINE M S, LAUFER I. Double-contrast upper gastrointestinal radiography: a pattern approach for diseases of the stomach. Radiology, 2008, 246 (1): 33-48.

[7] RUBESIN S E, MAGLINTE D D. Double-contrast barium enema technique. Radiol Clin North Am, 2003, 41 (2): 365-376.

# 第二节 胆道系统成像

## 一、概述

胆道系统由胆囊、胆囊管及肝内外胆管组成,是将肝细胞分泌的胆汁输送到肠道的唯一通路,主要功能是将脂肪变成脂肪微粒,便于小肠进一步消化吸收。胆道系统的某一部位发生病变可导致胆汁引流不畅,导致胆汁的淤积,临床表现为黄疸,严重者可对人体造成极大伤害,甚至危及生命。胆道系统的某些疾病(胆管结石、胆囊癌、化脓性胆管炎等)有一定的复发率和死亡率,且胆道系统解剖结构复杂并与肝脏关系密切,因此胆道系统疾病在临床诊疗中有一定困难。随着科学技术的发展,胆道疾病的影像学诊断、治疗方法日益增多,包括经皮胆道引流术(percutaneous transhepatic biliary drainage,PTBD)、T 管造影、经内镜逆行性胰胆管造影术(endoscopicretrograde cholangiopancreatography,ERCP)、计算机断层扫描(computed tomography,CT)及磁共振成像(magnetic resonance imaging,MRI),它们为胆道系统的诊断、治疗提供了不同的方法。

## 二、操作规范流程

### (一) T 管造影

1. 适应证

(1)凡带有 T 管引流的患者,1~2 周内均可进行。

(2)无严重胆道系统感染,出血或胆汁清亮不浑浊者。

(3)观察有无残留结石、胆管下端有无狭窄或梗阻,决定是否拔除 T 管。

2. 禁忌证

(1)严重的胆道系统感染和出血,造影可引起炎症扩散或大出血。

(2)碘过敏。

(3)心、肺功能严重损害。

3. 手术方式

(1)肝叶(段)切除、T 管引流术:①局限性肝叶萎缩;②伴多发肝脓肿或严重胆道出血;③术前诊断胆管癌或术中探查高度怀疑胆管癌;④纤维化并伴有该段内胆管严重狭窄等肝实质严重损毁性疾病。

(2)胆总管空肠 Roux-en-Y 吻合:①胆总管下端梗阻(结石或其他性质占位);②括约肌功能异常(病理性或医源性括约肌损伤致肠内容物反流);③肝门部及主干胆管狭窄须解除狭窄;④肝叶切除、T 管引流术组中如出现此类适应证亦一并行胆总管空肠 Roux-en-Y 吻合术。

(3)高位胆管切开取石 +T 管引流术:适用于急诊,病程短、结石数目少、无胆管狭窄的患者。

4. 术前准备　造影前准备好消毒包、注射器、对比剂等,做好碘过敏试验。

5. 操作步骤

(1)常规消毒 T 管后,用注射器吸尽 T 管及胆道内的胆汁、气体以减轻胆道内压力。

(2)经 T 管反复低压慢速推注入碘剂(如 50% 泛影葡胺)20~40ml,嘱患者变换体位,多方位进行透视、摄片、观察,清晰显示胆总管是否有结石、肿瘤等。

6. T 管拔管指征　①炎症消退,体温正常,胆汁清亮;② T 管造影,胆总管内无病变且末端通畅;③胆总管末端通畅,胆汁每日流出量减少,黄疸消退。符合以上特征,闭管24~48h,无腹痛、黄疸、发热症状,即可拔管。

7. 术后观察指标　①黄疸消退情况;②是否出现感染;③是否出现腹部不适。

**(二)经内镜逆行性胰胆管造影术**

经内镜逆行性胰胆管造影术(ERCP)是在透视监视下,经十二指肠乳头向胆总管导入导管并注入对比剂使胰胆管显影的方法。ERCP 除能清晰地显示胆道系统的全貌外,还可经内镜行胆管组织活检、刷检及脱落细胞检查,以明确胆管病变性质,组织学诊断特异性强,同时还可经鼻留置引流管,达到胆道引流的目的。

1. 适应证

(1)胆管结石、肿瘤、炎症、寄生虫。

(2)不明原因的阻塞性黄疸。

(3)复发性胰腺炎、胆源性胰腺炎、慢性胰腺炎、胰腺肿瘤。

(4)胆胰先天畸形,胆胰管汇流异常。

(5)胆胰手术、外伤后胆瘘、胰瘘、狭窄。

(6)胆囊切除、胆管手术后症状复发,奥迪(Oddi)括约肌功能紊乱。

(7)十二指肠乳头、壶腹部肿瘤。

(8)某些肝脏疾病,如肝移植术后胆管吻合口狭窄等。

2. 术前准备

(1)知情同意:术者或主要助手与患者或家属沟通,告知 ERCP 操作适应证、目的、替代方案(保守治疗)、可能存在的风险,以及可能出现的并发症,并签署书面知情同意书。

(2)凝血功能检查:拟行内镜下括约肌切开术(endoscopic sphincterotomy,EST)的患者需行血小板计数、凝血酶原时间或国际标准化比值检测,检查有效时间不宜超过 72h。

(3)预防性广谱抗菌药物应用:①已发生胆道感染的脓毒血症;②肝门部胆管狭窄;③胰腺假性囊肿的介入治疗;④器官移植/免疫抑制患者;⑤原发性硬化性胆管炎;⑥有中、高度风险的心脏疾病。

(4)预防胰腺炎:应用吲哚美辛和术中留置胰管支架均能显著降低术后胰腺炎的发生率。

(5)镇静与监护:术前应对患者病情及全身状况作全面评估,根据实际情况选择合适的镇静和麻醉方式。操作过程中,应对患者心电、血压、脉搏及血氧饱和度等实时监测。

(6)建立静脉通路:尽量选择右前臂静脉,以利于病情急危重患者的抢救及大手术中快速输血、输液。

(7)预估 ERCP 的临床效果:结合病史、实验室检查、影像学资料权衡 ERCP 的获益与风险,制订切实的诊疗方案,并详细书写讨论记录。

(8)患者治疗当日禁食,术前肌内注射镇静药。

3. 操作步骤

(1)将十二指肠镜插入十二指肠降段,拉直镜身,寻找十二指肠乳头,禁忌暴力操作,避免十二指肠穿孔。

(2)选插胆管:观察十二指肠乳头的部位和病变,认真寻找乳头开口,调整插管方向,插管困难者可行针状刀乳头开窗预切开。

(3)胆道造影:插管成功后先回抽胆汁,后经三腔乳头切开或造影导管注入对比剂,观察狭窄部位、范围,狭窄的程度及长度,狭窄部位上方或下方胆管的情况(图1-2-1)。

(4)支架置入:留置导丝,狭窄严重且位置较高时可经导丝送入扩张狭窄部位;选择长度适宜的金属胆道支架,一般支架上、下端越过狭窄各段为最佳。

4. 术后处理

(1)患者苏醒与病情观察:术后应按照相关规定将患者安排在专用恢复室进行复苏,严密观察患者生命体征、意识及肌力变化情况,并注意患者于复苏期间是否存在腹痛、恶心、呕吐、呕血等异常表现。

(2)鼻胆管的管理:术后放置鼻胆管的患者应于体外妥善固定导管,以防意外脱出。动态观察引流量,若引流量减少或无胆汁引

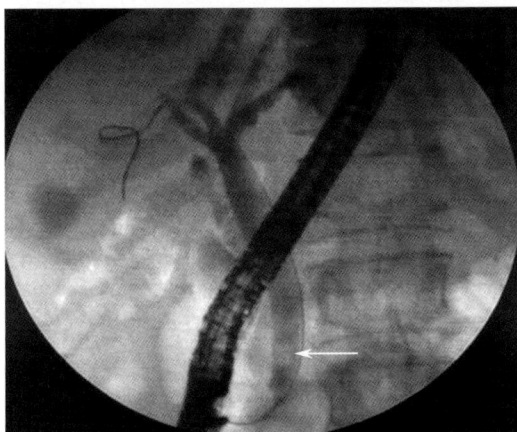

图 1-2-1　ERCP 示胆总管下段结石
经十二指肠乳头向胆总管导入导管并注入对比剂,
显示胆总管下段充盈缺损(箭头)。

出,应疑为导管堵塞或脱出并确认是否扭曲打折,可经 X 线透视证实,并进行冲洗或重新置管。置管期间注意维持水、电解质和酸碱平衡。

5. 胆总管结石的诊断流程　怀疑胆总管结石的患者建议采用创伤小且诊断率较高的影像检查,如磁共振胆胰管成像(magnetic resonance cholangiopancreatography,MRCP)或超声内镜检查(EUS),不建议实施诊断性 ERCP;如条件许可,建议 ERCP 前常规接受 MRCP 检查。通过一线、二线检查逐步确立诊断,进而制订治疗方案。

### (三)多层螺旋CT胆道成像

随着多层螺旋CT(MSCT)及后处理技术的迅速发展,MSCT 对胆道系统疾病定位及定性诊断的准确率有了很大提高。MSCT 可以从不同角度显示胆道系统及其与周围器官结构的关系,且可显示结石的分布、肿瘤在胆管内的生长形态。

1. 适应证

(1)判断胆道结石的成分、分布及位置。

(2)明确胆道梗阻的位置及原因。

(3)明确胆道系统病变与周围结构的关系或胆道系统周围病变与胆道的关系。

(4)临床有黄疸的症状及体征,经过临床拟诊后排除了溶血性黄疸、肝细胞性黄疸,高度怀疑为胆道梗阻性黄疸者。

2. 禁忌证

(1)已知的严重对比剂过敏反应。

(2)甲状腺功能亢进未治愈。

(3)无法配合扫描采集和/或屏气指令。

(4)怀孕或怀疑受孕者。

(5)肾功能不全。根据2021年中华医学会放射学分会质量控制与安全管理专业委员会组织专家制定的《肾病患者静脉注射碘对比剂应用专家共识》,推荐增强CT检查患者估算的肾小球滤过率(estimated glomerular filtration rate,eGFR)风险阈值为30ml/(min·1.73m$^2$)。根据现有证据,对eGFR ≥ 30ml/(min·1.73m$^2$)的患者,直接进行增强检查是安全的。对eGFR为30~44ml/(min·1.73m$^2$)有高危因素及eGFR<30ml/(min·1.73m$^2$)的患者可在综合考虑碘对比剂使用获益和风险的情况下,在检查前向患者解释相关情况后酌情使用。

3. 检查前准备

(1)接受MSCT检查前,对患者需要经过严格的临床评估及禁忌证筛查,以保证该项检查的风险可控。

(2)详细告知潜在检查风险,指导患者及家属签署相关知情同意书(含《胆道检查知情同意书》《碘对比剂使用患者知情同意书》)。

(3)嘱患者或家属填写检查调查问卷,包括患者身高、体重等基本信息(以帮助确定对比剂使用量),并初步了解患者心功能情况及心率。

(4)所有患者检查前3d内不能进行口服阳性对比剂检查及静脉注射对比剂检查,检查前空腹、禁食、禁水10h(胆囊充盈较好)。

(5)胃肠道准备:检查前15min,口服500~800ml清水充盈胃和十二指肠(视患者病情灵活掌握,饮水量尽量大,以不出现明显不适为宜)。

(6)抢救器械准备:包括急救车、心电监护仪、除颤仪、氧气装置等。

4. 检查中注意事项

(1)技师首先指导患者依照正确体位仰卧于检查床,并进行严格的屏气训练而不是简单告知。

(2)护士可根据患者双上臂血管情况选择合适的静脉血管(一般选用肘前静脉)进行穿刺以建立静脉通路,与备用对比剂及高压注射器相连接。

(3)操作者需在从开始口服对比剂到扫描结束后30min内,记录患者的不良反应(腹痛、腹胀、恶心、呕吐、腹泻和过敏反应等)。检查后,向患者了解整个口服对比剂CT检查过程是否可忍受,如果回答不能忍受,请说明原因。

(4)告知患者如有不适,请按紧急气囊、停止检查。

5. 操作步骤

(1)定位像和扫描范围:正位定位像,患者仰卧于检查床中间,双臂上举抱头,扫描范围从肝顶至十二指肠水平段下缘。

(2)扫描参数设定:以通用电器(GE)Light-speed 64层VCT扫描仪为例。首先进行CT平扫以确定胆道系统的范围。扫描时,患者取仰卧位,经一次屏气,扫描自右膈顶至L$_2$椎体下缘水平,范围23~26cm;在明确胆道系统的范围后,采用Missipe双桶高压注射器(Ulrich),从肘前静脉或手背部浅静脉团注非离子型经肾脏排泄的碘对比剂(优维显370mgI/ml),速率

3.0~3.5ml/s,剂量 1.5ml/kg,总量 80~100ml,进行肝胆系统的动态增强扫描。扫描延迟时间:动脉期约 25s,门静脉期约 50s,实质期约 80s,完成单期扫描时间 4~8s。扫描结束后,将采集到的原始图像按照标准算法,以 0.625mm 层厚,0.625mm 层间隔进行重建,获得薄层轴位图像。

6. 检查后指导　技师及护士确认检查完成且无明显异常情况后,应指引患者离开检查室,并进行简要告知,如建议大量饮水以促进对比剂排泄,无不良情况可正常进食,按时领取检查结果等。

7. 图像后处理　采用标准重建模式重建,采用标准矩阵(512×512),螺距 0.984:1,单圈扫描时间(转速)0.6s,层厚 5mm,层间隔 5mm,电压 120kV,管电流 200~300mA。图像后处理重建的方法采用最小密度投影(minimum intensity projection,Min-IP)技术和曲面重组(curved planner reformation,CPR)技术,以及将这两种技术结合进行图像重建。显示胆道时采用冠状位、矢状位及任意斜面或曲面二维(2D)、三维(3D)图像。

8. 诊断要点

(1)肝内型胆管癌表现为平扫肝实质内不规则低密度影,其内见有散在或相连的圆形或条形低密度区,病灶边缘多较模糊,远端胆管扩张,并可见肝叶萎缩。动态增强扫描,由于胆管癌为乏血供肿瘤,因此动脉期强化不明显或无明显强化;与周围正常肝组织相比呈略低密度,而在门静脉期和延迟期中度或明显强化,胆管癌延迟期趋向于持续强化。

(2)肝门型胆管癌表现为肝门部肿块影,平扫表现为条状、结节状或不规则软组织影,呈稍低密度或等密度,肿块界限清或不清,充填胆管,其上方胆管扩张。增强扫描后,动脉期病灶轻度强化,呈点条状高密度血管影,延迟期明显强化。

(3)胆总管型胆管癌表现为胆总管内软组织肿块,呈等或略低密度,局部隆起或环形增厚,管腔狭窄甚至消失,增强扫描后呈明显强化,与胰腺界限不清,胆管扩张,胆囊增大,部分病例合并胰管扩张,出现“双轨征”。

(4)硬化性胆管炎的病变范围多广泛,管壁增厚较均匀,通常无明显强化。硬化性胆管炎易合并溃疡性结肠炎等自身免疫性疾病。短期激素试验治疗,硬化性胆管炎的黄疸和临床症状可得到改善;须结合临床病史和实验室检查综合分析。

(5)MSCT 对高密度结石诊断特异性高,但对等、低密度及泥沙样结石的诊断则相对困难,常规扫描时难以发现,需在梗阻部位行薄层扫描以提高检出率,必要行增强扫描。有学者认为采用增强扫描后肝内血管明显强化而伴行的胆管仍呈低密度,有利于发现等密度结石,并可准确判断肝内外胆管扩张的程度。

### (四)磁共振胆胰管成像

磁共振胆胰管成像(MRCP)是基于水成像的原理,利用重 $T_2WI$ 技术,使富含游离水的胆汁呈高信号,而 $T_2$ 较短的实质器官和组织及流动的血液表现为相对低信号,从而使富含胆汁的胆管结构显影的技术。

1. 适应证

(1)临床有黄疸的症状及体征,经过临床拟诊后排除了溶血性黄疸、肝细胞性黄疸,高度怀疑为胆道梗阻性黄疸者,应明确胆道梗阻的位置及原因。

(2)明确胆道系统病变与周围结构的关系或胆道系统周围病变与胆道的关系。

2. 禁忌证

(1)已知的严重对比剂过敏。

（2）甲状腺功能亢进未治愈。

（3）无法配合扫描采集和／或屏气指令。

（4）冠状动脉支架植入术后、支架材料不允许 MRI 检查。

（5）肾功能不全。根据 2021 年中华医学会放射学分会质量控制与安全管理专业委员会组织专家制定的《肾病患者静脉注射碘对比剂应用专家共识》，推荐增强 CT 检查患者 eGFR 风险阈值为 $30ml/(min \cdot 1.73m^2)$。根据现有证据，对 $eGFR \geqslant 30ml/(min \cdot 1.73m^2)$ 的患者，直接进行增强检查是安全的。对 eGFR 为 $30\sim44ml/(min \cdot 1.73m^2)$ 有高危因素及 $eGFR<30ml/(min \cdot 1.73m^2)$ 的患者可在综合考虑碘对比剂使用获益和风险的情况下，在检查前向患者解释相关情况后酌情使用。

3. 检查前准备　对患者进行严格的临床评估及禁忌证筛查，以保证检查的风险可控。

（1）详细告知潜在检查风险，指导患者及家属签署相关知情同意书（含《MRCP 检查知情同意书》《钆对比剂使用患者知情同意书》）。

（2）检查前禁食、禁水 4h。

（3）抢救器械准备，包括急救车、心电监护仪、除颤仪、氧气装置等。

4. 操作步骤　以 GE Signa 1.5T MR/i Echospeed Plus 超导磁共振扫描仪为例。所有患者均于检查前空腹 6h，对胃液较多者加服稀释的葡萄糖酸亚铁口服液。行常规轴位 $T_1WI$（TR 600ms，TE 21ms）和 $T_2WI$（TR 2 400ms，TE 60ms、120ms）平扫，层厚 10mm，层间隔 2mm，矩阵 $256 \times 256$，2 次采集，加呼吸补偿；常规单次激发冠状位 $T_2WI$；在病变局部加扫轴位薄层 $T_1WI$ + 脂肪抑制及 $T_2WI$ + 脂肪抑制，层厚 3~5mm，层间隔 0~2mm，再经肘静脉注射 15ml Gd-DTPA 行常规动态增强三期扫描。行 2 种不同参数的 MRCP：①三维快速翻转恢复序列（3D-FRFSE）2D 多平面薄层采集，形成的 2D 多平面原始图像可在工作站行最大密度投影（maximum intensity projection，MIP）、容积再现（volume rendering，VR）等 3D 重建及任意方位的 2D 斜位重建、曲面重建等，重组的 3D MRCP 图像可任意方向旋转；②单次激发快速自旋回波（single short fast spin echo，SSFSE）技术单平面厚层采集，可根据不同的病灶，沿不同轴线成像，无须工作站重建，但图像不能旋转。

5. 图像后处理　MRCP 图像重建时取 3D-FRFSE 序列的薄层图像，图像后处理重建的方法采用 3D MIP 技术和 VR 技术，显示胆道时采用冠状位、矢状位、任意斜位的 MIP 及 VR 图像。

6. 诊断要点　MRCP 能够显示胆道梗阻部位，同时对扩张的胆道系统的显示更加清晰，并能将整个胆道显示在一幅图像上，同时结合梗阻部位及脂肪抑制图像和增强扫描后的信号特点，可以更准确地提高诊断的准确性。

（1）肝门型及肝内型胆管癌主要表现为扩张胆管的根部出现充盈缺损影，病变信号不清楚或表现为异常信号，呈等信号或稍低信号、等信号或稍高信号，近端胆总管扩张和肝内胆管扩张呈"软藤征""蟹足样""树枝状"。肝内胆管截断性中断，病变范围较小，胆管腔呈瓶颈样环状狭窄或偏心性充盈缺损，狭窄以上胆管及肝内胆管明显扩张（图 1-2-2）。

（2）胆总管型胆管癌梗阻端的形态表现为"截断状""锥状""鸟嘴状""鼠尾状""鸡爪状"，表现多样，重建后所示胆管树于病灶处中断，截断处不规则，截断以下胆管不扩张（图 1-2-3）。

（3）壶腹部癌表现为胆总管下端偏心性不均匀信号缺失，胆总管和主胰管同时扩张呈"双管征"表现，伴有近端胆总管扩张和肝内胆管扩张呈"软藤征""蟹足样""树枝状"。

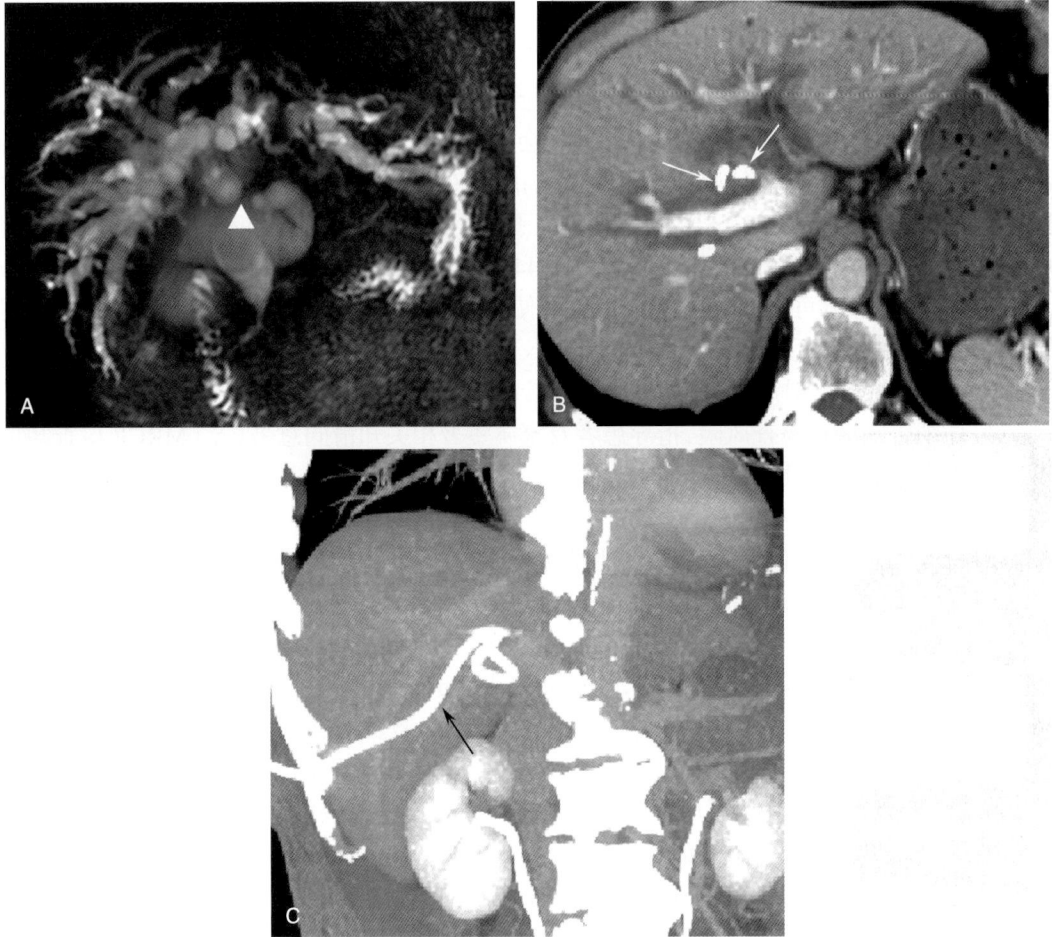

图 1-2-2　肝门部肝总管胆管细胞癌

A. MRCP 示肝门部肝总管中断（三角形），肝内胆管及胆囊管、胆囊明显扩张；B. PTBD 后，MSCT 示引流导管位于肝总管（箭头），肝内胆管扩张程度较图 A 明显改善；C. PTBD 后 MSCT 三维重建示引流导管位的走形及位置（箭头）。

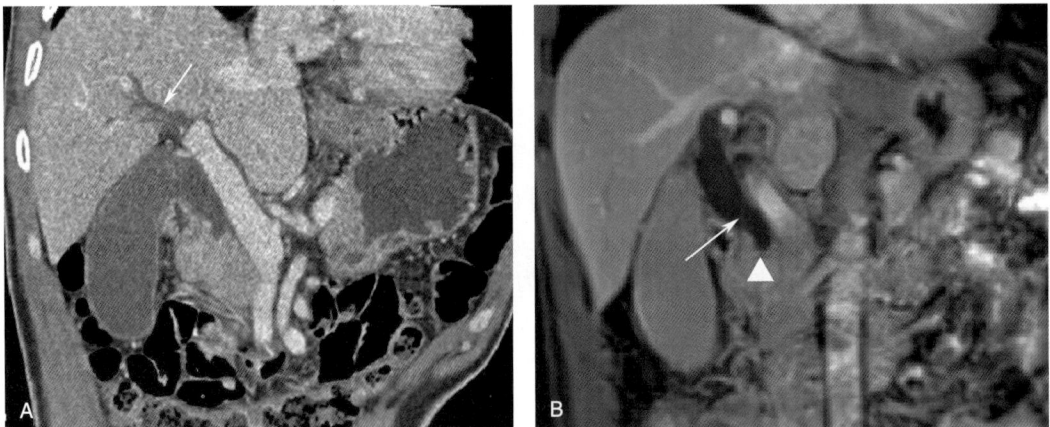

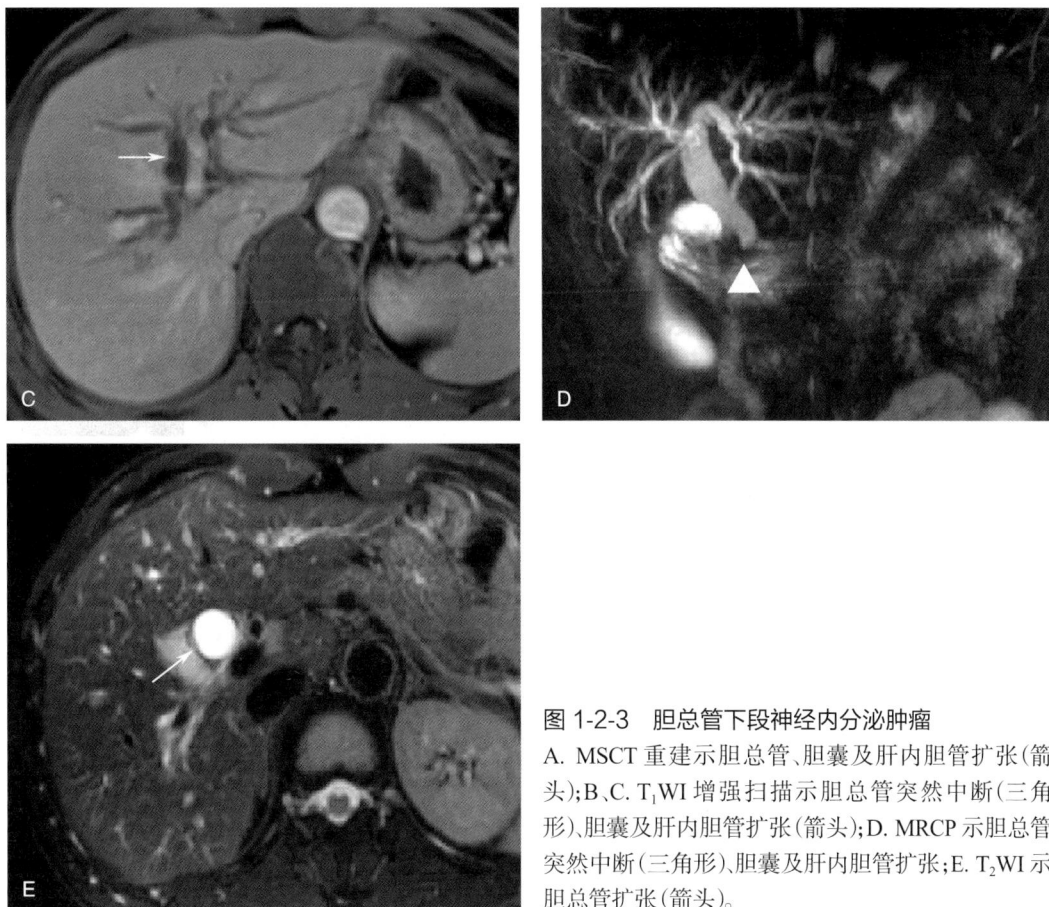

图 1-2-3　胆总管下段神经内分泌肿瘤

A. MSCT 重建示胆总管、胆囊及肝内胆管扩张(箭头);B、C. $T_1$WI 增强扫描示胆总管突然中断(三角形)、胆囊及肝内胆管扩张(箭头);D. MRCP 示胆总管突然中断(三角形)、胆囊及肝内胆管扩张;E. $T_2$WI 示胆总管扩张(箭头)。

## 三、相关知识测试题

1. 下面**不是** T 管拔管指征的是

　　A. 炎症消退,体温正常,血常规正常

　　B. 胆总管末端通畅,胆汁每日流出量减少,黄疸消退

　　C. T 管造影,胆总管内可见结石残留且末端不通畅

　　D. T 管造影后夹闭 T 管 24~48h,无腹痛、黄疸、发热症状,即可拔管

　　E. 胆汁清亮无絮状物及脓性分泌物

2. 下列**不属于**经内镜逆行胰胆管造影术(ERCP)适应证的是

　　A. 胆管结石、肿瘤、炎症、寄生虫

　　B. 肝癌

　　C. 不明原因的阻塞性黄疸

　　D. 胆囊切除、胆管手术后症状复发,Oddi 括约肌功能紊乱

　　E. 胆管末端 Oddi 括约肌功能紊乱

3. 下列**不属于**肝门型胆管细胞癌的 MSCT 表现的是

　　A. 表现为肝门部肿块影,平扫为条状、结节状或不规则软组织影,呈稍低密度或等密度

  B. 肿块界限清或不清,充填胆管,其上方胆管扩张

  C. 增强动脉期病灶轻度强化,呈点条状高密度血管影,延迟期明显强化

  D. 增强动脉期病灶明显强化,延迟期强化程度减低,呈"快进快出"表现

  E. 增强动脉期病灶明显强化,延迟期强化程度也明显,呈"快进慢出"表现

4. 肝门型及肝内型胆管癌近端胆总管扩张特征性表现中,下列**错误**的是

  A. 软藤征　　　　　　B. 蟹足样　　　　　　C. 树枝状

  D. 树芽征　　　　　　E. 灯泡征

5. 胆总管型胆管癌梗阻端 MRCP **不表现**为

  A. 截断状　　　　　　B. 卵石状　　　　　　C. 鸟嘴状

  D. 鼠尾状　　　　　　E. 树枝状

**答案:** 1. C　2. B　3. D　4. D　5. B

(裴贻刚)

## 推荐阅读资料

[1] 董广峰.经 ERCP 与经 PTCD 胆道金属支架置入治疗恶性阻塞性黄疸的对比分析.济南:山东大学,2014.

[2] 胡东平.胆道手术 T 形管引流并发症的预防(附 4 例分析).淮海医药,2012,30 (3): 220-221.

[3] 刘新立.多层螺旋 CT 阴性法胆道成像对胆道梗阻的诊断价值.乌鲁木齐:新疆医科大学,2009.

[4] 唐俊.三种术式治疗肝内胆管结石的临床分析.苏州:苏州大学,2013.

[5] 张峰睿.MRCP 与 ERCP 在胆胰系疾病诊断中的对比研究.昆明:昆明医学院,2011.

[6] 中华医学会消化内镜学分会 ERCP 学组,中国医师协会消化医师分会胆胰学组,国家消化系统疾病临床医学研究中心.中国 ERCP 指南 (2018 版).中国医刊,2018,53 (11): 1185-1215.

# 第三节　子宫输卵管造影术

## 一、概述

  子宫、输卵管病变是临床上导致女性"不孕症"的常见原因,及时有效地判断子宫及输卵管的形态及其通畅性有助于疾病诊断。子宫输卵管造影术(hysterosalpingography,HSG)是经子宫颈口注入对比剂,以显示子宫颈管、子宫腔及双侧输卵管的一种 X 线检查方法,主要用于观察:①子宫腔、输卵管显影形态;②输卵管伞端开放状态;③盆腔对比剂弥散情况;④输卵管阻塞部位。HSG 旨在判断子宫有无畸形、输卵管阻塞部位和通畅程度、结节性输卵管炎、输卵管结扎部位、盆腔有无粘连、宫颈机能等。其优点是可动态观察,分辨率高,能判断输卵管的形态和功能,且操作简单、安全、无创。同时,HSG 对输卵管阻塞还有一定的治疗作用。目前 ASG 仍是无创检查输卵管通畅度的"金标准"。

## 二、操作规范流程

### (一)适应证

1. 子宫病变,如炎症、结核及肿瘤。

2. 子宫输卵管畸形,子宫位置或形态异常。

3. 确定输卵管有无阻塞及阻塞原因和位置。

4. 各种绝育措施后观察输卵管情况。

5. 各种与内生殖器相通的瘘管。

（二）禁忌证

1. 月经期或经后 4d 内。

2. 碘过敏。

3. 严重心、肺疾病或全身性疾病；发热,体温>37.5℃。

4. 各种急性或亚急性生殖器或盆腔炎症。

5. 刮宫术后 6 周内或不明原因内生殖器持续出血。

6. 妊娠期或分娩后 6 周内。

7. 子宫恶性肿瘤。

（三）检查前准备

1. 最佳造影时机为月经干净后 3~7d。

2. 了解造影目的和要求,向患者介绍造影的步骤,以消除其顾虑,取得配合。

3. 术前须进行碘过敏试验。

4. 排空大小便,妇科阴道检查,冲洗,备皮。

5. 焦虑紧张者,可适当给予镇静剂。

6. 所有的患者均签署知情同意书。

（四）对比剂

常用含碘油剂(如超液化碘油、碘化油等)或含碘水剂(如泛影葡胺、碘佛醇、优维显等)。两种对比剂各有优缺点。如非离子型含碘水剂不需要进行碘过敏试验、20min 延迟片(不需单独往返医院)且吸收快(不影响后续治疗)、价格低廉等;含碘油剂具有显影清晰、流动性低利于宫颈机能检查等优点。注射前对比剂加温至体温,可减少注入对比剂后子宫、输卵管痉挛,造成闭塞假象。抽取对比剂时,应注意排空气体,以免气体注入宫腔后导致假性充盈缺损。

（五）操作步骤(以碘化油为例)

1. 患者仰卧于检查台上,取截石位。造影前先摄取盆腔 X 线平片。一般摄取下腹部仰卧前后盆腔平片,根据需要再摄取俯卧后前位片,曝光范围应上至 $L_{4-5}$,下至股骨大粗隆上 1cm,显示内容主要包括子宫及双侧输卵管。消毒外阴、阴道,铺巾,置入扩阴器,消毒阴道及宫颈。将造影器械头端置入宫颈口。

2. 透视下先观察盆腔情况,然后在透视下缓慢注入对比剂。注射压力不宜过大,随时注意观察对比剂有无外溢,一般在患者有腹胀感或透视见子宫及输卵管均充盈后即停止,根据子宫、输卵管充盈情况适时摄片。

3. 若子宫充盈后输卵管仍不显影,可能为痉挛所致,需稍停片刻再透视或摄片,必要时给予解痉药物或行选择性输卵管造影。

4. 造影后 24h 再摄片,以观察输卵管是否通畅,碘油是否进入腹腔。

（六）检查后指导

1. 造影术后,留院观察 1h,无明显不适可指引患者离开。

2. 术后注意适当休息,造影后 2 周内禁盆浴及性生活,可酌情在医师指导下给予抗生素预防感染。

3. HSG 后患者可能出现轻度至中度的腹部及盆腔疼痛,出现少量阴道出血,上述症状一般持续数小时后消失。腹痛与术中操作损伤子宫内膜和注射对比剂后子宫及输卵管扩张有关,也与对比剂对盆腔黏膜的刺激有关,术后应予腹部热敷。

### (七) 诊断要点

1. 子宫情况评估

(1)正常子宫腔形态 X 线表现:正常子宫腔多呈倒三角形,无充盈缺损,其底边向上,尖端朝下,并与子宫颈内口相连,子宫颈管内外口之间的管腔,称为子宫颈管,其下端与阴道相接,子宫腔的正常长度约为子宫颈管长度的 2 倍以上,子宫腔的两侧为子宫角并与左右输卵管相连接。

(2)异常子宫形态 X 线表现:宫腔内宫底有不同程度凹陷为纵隔子宫;宫腔为条形或单角形为单角子宫;宫底呈平直状,双侧宫角为牛角形为鞍状子宫。宫腔内边缘光滑。

2. 输卵管情况评估

(1)输卵管通畅:子宫充盈后呈倒三角形,两侧输卵管呈细管样弯曲在子宫两侧,对比剂先充盈输卵管近端的狭部,然后快速充盈壶腹端,继而从伞端弥散到盆腔。

(2)输卵管阻塞:输卵管完全不显影,或部分显影,且对比剂注入一定剂量时阻力增大,盆腔内无对比剂弥散。输卵管近端阻塞,近宫角处输卵管未显示或部分显示,远端输卵管不显示;输卵管远端阻塞时,输卵管近端大部分显示,而远端扩张呈囊状或串珠状,伞端无对比剂溢出,宫腔对比剂均充盈饱满,对比剂推注阻力大,并见明显的对比剂反流。

(3)输卵管通而不畅:注入对比剂有阻力,对比剂进入盆腔缓慢,在停止注入对比剂十几分钟后,可见对比剂在盆腔内弥散,但弥散效果欠佳。

(4)输卵管积水:对比剂积聚于输卵管内,输卵管异常扩张呈腊肠状或囊袋状,远端较明显,多伴有输卵管伞端阻塞。盆腔内一般无对比剂弥散。

(5)输卵管伞端周围粘连:输卵管呈螺旋样弯曲,对比剂可以进入腹腔,但积聚在输卵管伞端周围,弥散不佳,子宫固定偏向盆腔一侧。

输卵管情况评估诊断标准见表 1-3-1。HSG 见图 1-3-1~ 图 1-3-3。

表 1-3-1 输卵管情况评估诊断标准

| 诊断 | 对比剂通过 | 输卵管形态 | 对比剂弥散进入盆腔 | 延迟片输卵管内对比剂残留 | 延迟片对比剂盆腔弥散 |
|---|---|---|---|---|---|
| 通畅 | 顺畅 | 像细虫样弯曲 | 顺利 | 未见 | 均匀 |
| 阻塞 | 极其缓慢 | 输卵管远端增粗、边缘模糊 | 困难 | 较多 | 未见 |
| 通而不畅 | 稍缓慢 | 差、不自然、僵直、伞端上举 | 比较顺利 | 少量 | 较均匀 |
| 输卵管积水 | 缓慢 | 异常扩张呈腊肠状或囊袋状 | 困难 | 远端仍为腊肠或囊袋状扩张 | 未见 |
| 输卵管伞端周围粘连 | 稍缓慢 | 对比剂积聚在输卵管伞端周围 | 少量 | 少量 | 可见,不均匀 |

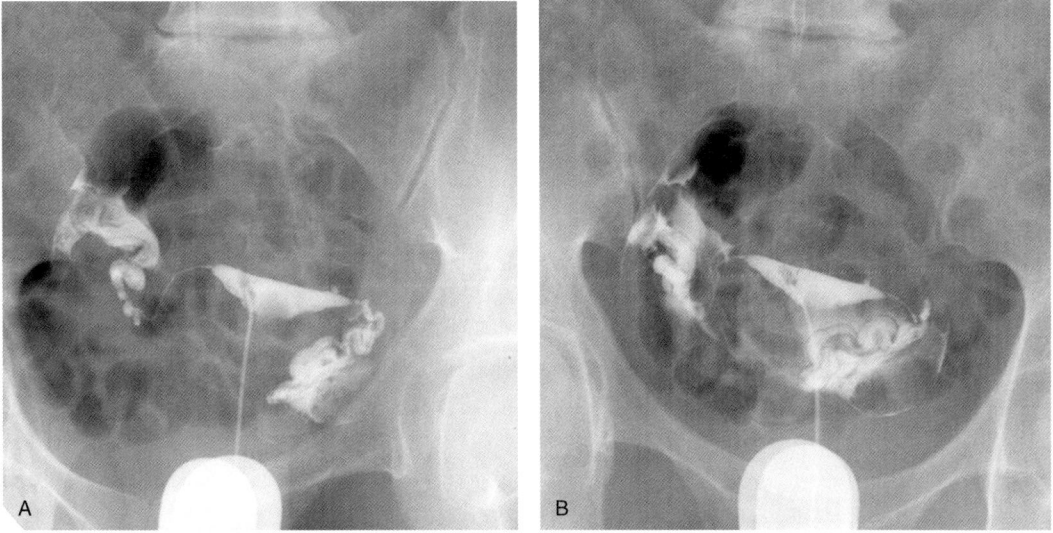

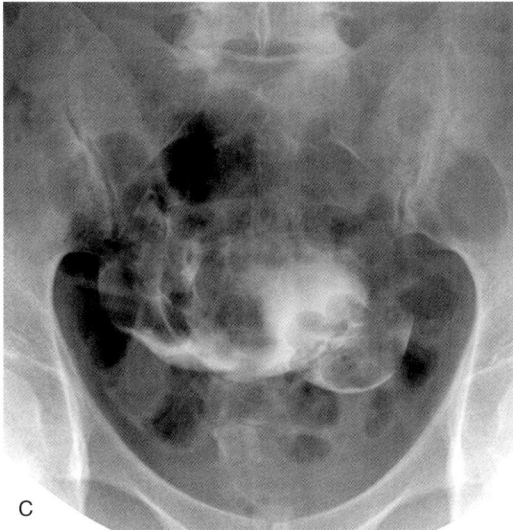

**图 1-3-1　正常子宫输卵管造影**
A. 注射对比剂(碘海醇)后子宫输卵管完全显影,其中子宫呈倒三角形,输卵管间质部、峡部、壶腹部及漏斗部依次全程显影;B. 部分对比剂顺利进入盆腔;C. 延时 20min 后输卵管内对比剂完全排空,在盆腔弥散均匀。

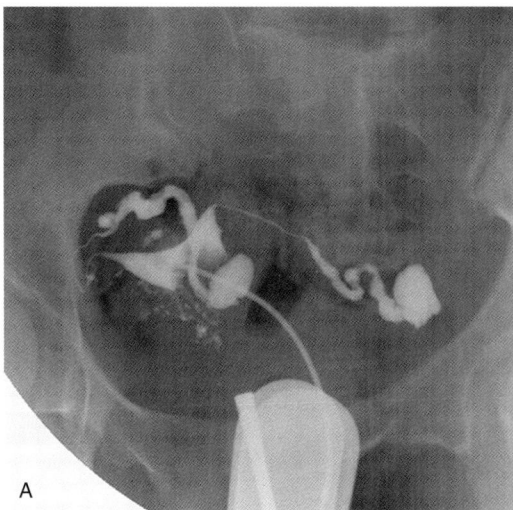

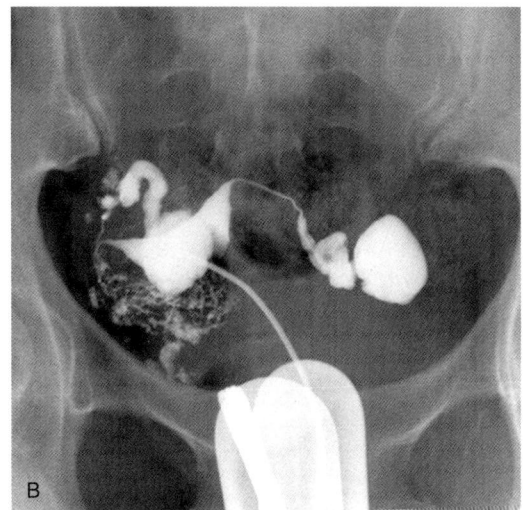

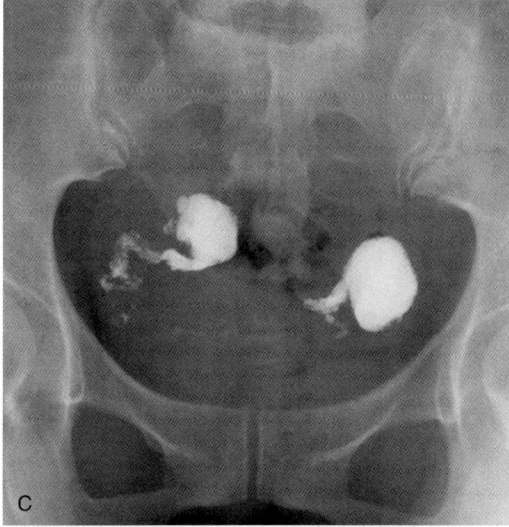

图 1-3-2 右侧输卵管通而不畅并伞端积水、伴周围粘连，左侧输卵管伞端闭塞并积水

A. 右侧输卵管对比剂（碘油）通过缓慢，进入盆腔，左侧输卵管全程显影，但对比剂未进入盆腔；B. 随着对比剂继续注入，右侧输卵管伞端呈囊袋状扩张，进入盆腔的对比剂增多，左侧输卵管亦呈囊袋状扩张，但对比剂未进入盆腔；C. 延时 24h 后，双侧输卵管伞端仍呈囊袋状扩张，左侧仍未见对比剂进入盆腔。

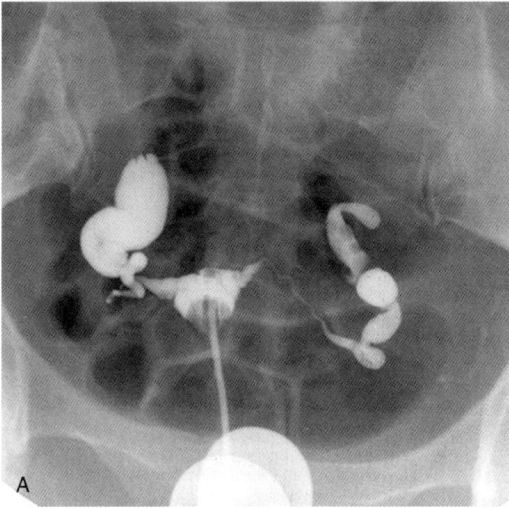

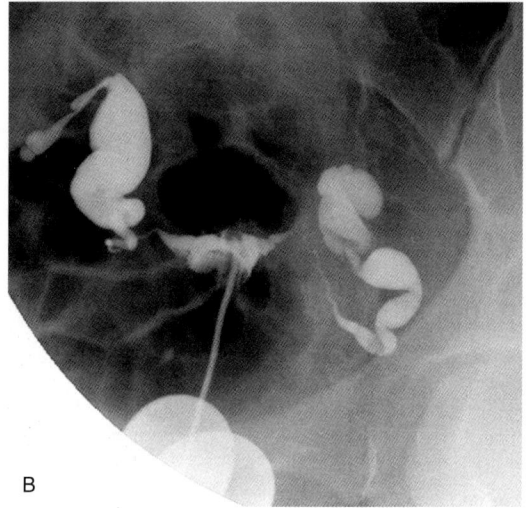

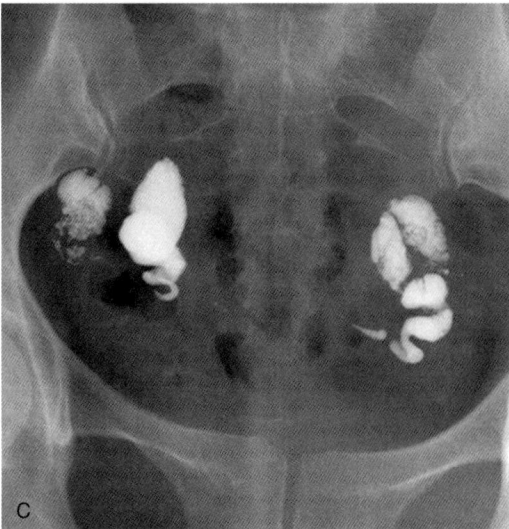

图 1-3-3 双侧输卵管通而不畅并积水，伴盆腔炎症

A. 对比剂（碘油）通过欠通畅，双侧输卵管扩张呈腊肠状，以壶腹部为著；B. 随着对比剂继续注入，右侧输卵管漏斗部显影，其形态欠规整，左侧输卵管漏斗部亦显影并扩张；C. 延时 24h 后，双侧输卵管壶腹部及左侧输卵管漏斗部仍呈腊肠样、囊袋状扩张，邻近盆腔见对比剂集聚。

### 三、图像质量评价标准

1. 主观评价 至少分别有 1 名影像科医师和妇科医师对造影过程和图像进行评价。

(1) 图像优秀：对比剂提示宫腔充盈良好、宫腔及宫角解剖形态清晰、输卵管走行顺畅，图像清晰度高，细微结构如黏膜、小龛影显影良好。

(2) 图像良好：对比剂提示宫腔显影较好，输卵管内对比剂流动，输卵管显示清楚，图像清晰、对比度较高，但微小结构清晰度不足。

(3) 图像差：对比剂提示宫腔显示不清或不完整、输卵管各段显影较差，不通畅，图像不清、对比不佳，显影较淡，细微结构显示不清，或对比剂大部分逆流至阴道，需二次造影检查。

2. 客观评价

(1) 组织的被摄影像符合正常的解剖结构投影。

(2) 曝光量合适，可以清晰显示目标组织，摄影区域内无体外异物伪影干扰。

(3) 被摄区的中心无偏移，照片的构图设计合理，布局合理美观。

### 四、常见操作错误及分析

#### (一) 误诊、漏诊

1. 检查时机把握不准确 如子宫内膜过薄或过长引起的对比剂逆流入间质或假性间质部发生梗阻。

2. 摄片时间 宫腔尚未充盈饱满或对比剂尚未从输卵管伞端排出，从而造成假性梗阻；或摄片时未能及时抓拍引起宫腔小、充盈缺损或粘连导致漏诊。

3. 患者情绪紧张或由于疼痛刺激引起痉挛造成的假性梗阻。

4. 注入对比剂时有气泡误入引起的充盈缺损。

5. 对比剂使用剂量的多少及对比剂推注压力的大小引起的误诊。

6. 由于弥散片间隔时间过短，对输卵管通畅程度出现判断误差。

#### (二) 改善图像质量、减少伪影

1. 应在月经结束干净到排卵这一段时间内进行 HSG，即子宫内膜增生期，一般选择在月经干净 3~7d 后进行。

2. 准确把握摄片时机，如在对比剂进入宫腔→输卵管间质部→输卵管峡部→输卵管壶腹部→输卵管伞端及盆腔等时间点。

3. 适当安慰患者情绪，消除患者紧张、担忧及顾虑，术前 30min，肌内注射阿托品。

4. 对于可能在图像上出现气泡造成的宫腔假性充盈缺损，可以改变患者体位加以鉴别。

5. 稍微延长弥散片的摄片等待时间。

6. 改变 X 线球管倾斜角度，如向足侧或头侧倾斜 10°~15°；适当改变患者体位，或向左前斜或右前斜 15°。

7. 采用高压注射器自动注射对比剂，精确控制输液速度和压力，既节省时间也减少辐射量，也可消除由人为因素导致输卵管痉挛等出现的假阳性。

### 五、操作注意事项

1. 注射对比剂的过程中，透视下操作者若发现子宫腔轮廓不清，周围出现条纹状树枝

样影时,为对比剂进入静脉征象,应立即停止注药。

2. HSG 患者多系育龄妇女,注意缩短透视时间,减少 X 线辐射量。

## 六、相关知识测试题

1. 子宫输卵管造影**不能**诊断的疾病是

    A. 输卵管结核          B. 宫颈狭窄          C. 子宫畸形

    D. 子宫内膜异位症      E. 输卵管积水

2. 患者,女,31 岁,孕 2 产 0。未采取任何避孕措施,最后一次妊娠至今已 3 年。妇科检查:宫体大小正常,双附件正常。诊断:继发性不孕。如若进行子宫输卵管造影,对比剂选用

    A. 碘化油    B. 碘海醇    C. 泛影葡胺    D. 硫酸钡    E. 碘佛醇

3. **不属于**子宫输卵管病变碘油造影征象的是

    A. 子宫腔呈不同形态和不同程度狭窄,边缘呈锯齿形

    B. 输卵管管腔细而僵直

    C. 输卵管远端呈腊肠样、囊管状增粗

    D. 子宫宫腔显示内边缘光滑,无充盈缺损

    E. 输卵管腔显示形态不规则,僵直或呈串珠状,有时可见钙化点

4. 子宫输卵管碘油造影检查的**禁忌证**有

    A. 月经期或有子宫出血者      B. 月经干净后 3~7d

    C. 阴道清洁度Ⅱ度          D. 双输卵管轻度粘连

    E. 原发性闭经

5. 子宫输卵管碘油造影时**不符合**结核表现的是

    A. 输卵管腔呈典型的串珠状     B. 子宫腔狭窄,边缘呈锯齿状

    C. 盆腔有孤立的钙化点       D. 输卵管管腔细小而僵直

    E. 子宫腔有肿物突起

答案:1. D  2. A  3. D  4. A  5. E

(马小倩 容鹏飞)

推荐阅读资料

[1] 杨珂. 临床妇产科子宫输卵管造影学. 天津:天津人民出版社,1974.

[2] 余建明. 医学影像技术学:X 线造影检查技术卷. 北京:人民卫生出版社,2011.

[3] 张维新,曹来宾. X 线诊断造影技术. 北京:人民卫生出版社,1986.

[4] 中华医学会放射学分会介入专委会妇儿介入学组. 子宫输卵管造影中国专家共识. 中华介入放射学电子杂志,2018,6 (3):185-187.

[5] 周治虎. 子宫输卵管造影漏诊、误诊的相关因素分析. 影像研究与医学应用,2017,1 (15):175-177.

## 第四节　泌尿系造影术

泌尿系造影检查是用碘对比剂显示全部或部分尿路,用以诊断尿路疾病。近年来,随着科学技术的发展,影像检查设备及影像诊断技术得到了很大的提高,泌尿系造影检查也有了

很大的发展,检查方法、种类和范围也越来越完善,泌尿系造影已成为诊断泌尿系统疾病的重要检查方法。常用的泌尿系造影方法包括静脉肾盂造影术(intravenous pyelogram,IVP)、逆行肾盂造影术、尿道造影术。在实际临床工作中,尿路造影方法需选用恰当,细致操作,才能有助于对疾病的正确诊断。

## 一、静脉肾盂造影术

### (一)概述

IVP又称排泄性尿路造影,是通过静脉注入对比剂,对比剂经肾脏排泄至尿路而使各器官显影的一种检查方法。此方法操作简便,危险性小,费用低,能同时观察泌尿系统的解剖结构与器官功能,是临床上常用的一种泌尿系X线造影检查方法。

### (二)操作规范流程

1. 适应证

(1)肾、输尿管疾病,如尿路结石、结核、肿瘤、囊肿、先天畸形和变异、慢性炎症、肾盂和输尿管积水等。

(2)不明原因的血尿、脓尿等。

(3)观察腹膜后病变与泌尿系统的关系,判断病变是否为泌尿系统疾病。

(4)肾性高血压的筛选检查。

(5)受条件限制,需IVP判断双肾功能,同时达到膀胱造影的目的。

2. 禁忌证

(1)对碘过敏。

(2)严重甲状腺功能亢进。

(3)严重双肾功能障碍。

(4)急性泌尿系统感染。

(5)严重心血管系统疾病及肝脏功能不良。

(6)严重血尿和肾绞痛发作。

(7)妊娠期或产褥期妇女。

3. 检查前准备

(1)造影前2d食用易消化食物,禁食易产气或多渣食物,禁服碘对比剂、含重金属药物。

(2)造影前日晚服用缓泻剂,排出肠内容物。

(3)造影前12h内禁食和控制饮水。

(4)造影前先行腹部透视,如发现肠腔内容物较多且影响观察,应做清洁灌肠。

(5)造影前排尿,使膀胱空虚。

(6)耐心向患者介绍检查目的、过程及注意事项,以消除患者紧张、恐惧心理。

(7)签署碘对比剂注射知情同意书。

(8)准备好各种急救用品。

4. 对比剂

(1)尽量选用非离子型对比剂,注射前需行碘过敏试验。

(2)成人对比剂剂量一般为20ml,少数肥胖者可用40ml;儿童剂量则以0.5~1ml/kg计算,15岁以上即可用成人剂量。

（3）注射前先可将对比剂置于电保温箱，加温到体温程度。

5. 操作步骤

（1）嘱患者仰卧于检查床，摄取全尿路平片，以备与造影片对照。

（2）将 2 枚压迫器分别置于患者脐孔两侧，相当于输尿管进入骨盆处，血压计的气袋覆盖其上，然后束紧压迫带，准备加压阻断双侧输尿管。如患者病情不允许腹部加压，如急腹症、大量腹水、腹部手术后等，可采用头低足高位（10°~15°）。

（3）经肘部静脉注入对比剂，当注入对比剂 1~2ml 后减慢速度，观察 2~3min，如患者无不良反应，即将剩余对比剂在 2~3min 内注完，必要时可缩短注药时间。注药过程中如有过敏反应立即停止注射，并迅速采取必要的急救措施。

（4）对比剂注射完毕后，即行气袋充气，加压至 80~100mmHg，最高不得超过患者的动脉压，以阻断输尿管防止对比剂进入膀胱，有利于肾盂、肾盏充分显影。

（5）注射对比剂后 7min、15min、30min 分别进行双肾区 X 线摄片（图 1-4-1）。观察肾盂、肾盏内对比剂显影情况，若显影良好，解除腹带进行全尿路摄片。

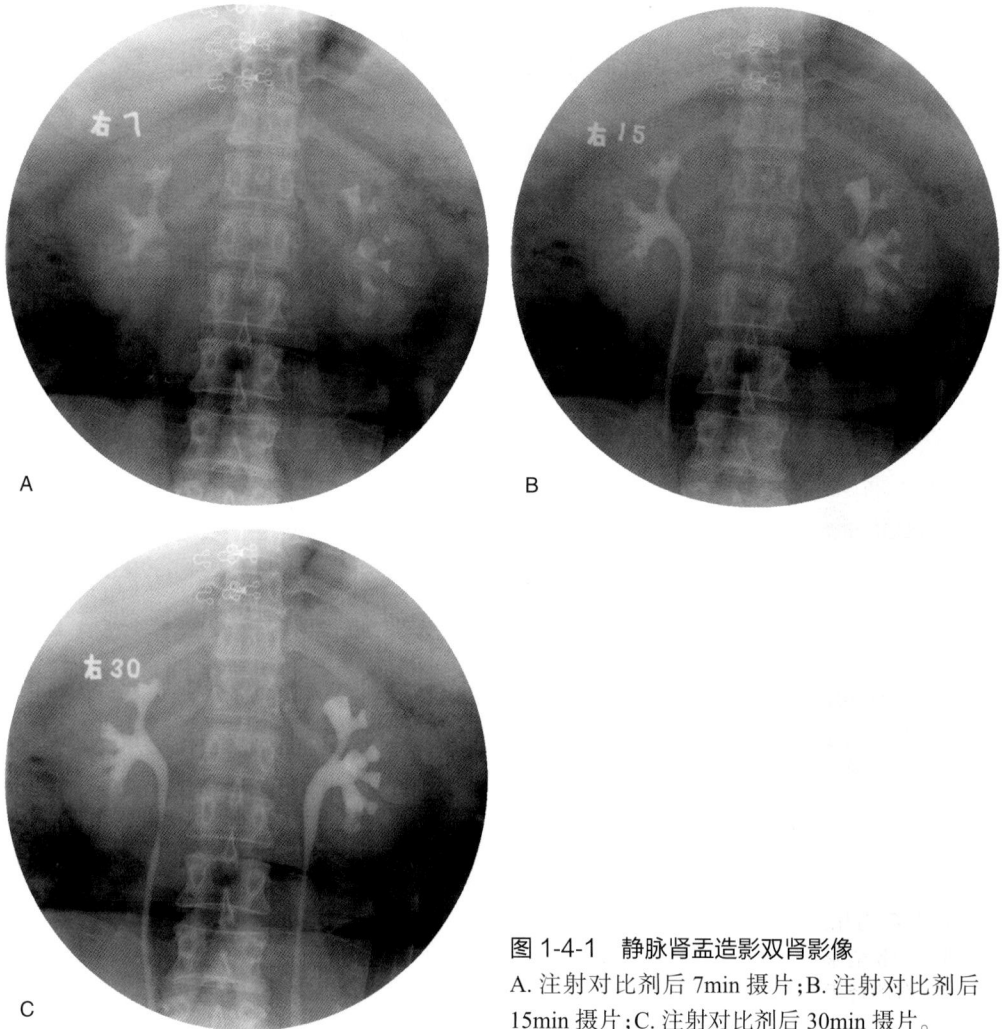

图 1-4-1 静脉肾盂造影双肾影像
A. 注射对比剂后 7min 摄片；B. 注射对比剂后 15min 摄片；C. 注射对比剂后 30min 摄片。

（6）若注射对比剂后 30min 肾盂、肾盏仍显影不佳，可根据情况适当延时摄片。若观察全尿路影像发现输尿管及膀胱内无对比剂，应解除腹带，延长 1~2h 重新对尿路摄片（图 1-4-2）。根据病变观察需要及要求，可加摄斜位片、侧位片或立位片。

（7）如需同时了解膀胱情况，可于 30min 摄片后，饮水 360~500ml，患者有尿意时摄取膀胱各角度片。

（8）由于小儿不宜用腹压，可取头低位，一般于注射对比剂后 3min、5min、10min 摄片。幼儿的静脉细，注射困难，可将对比剂用生理盐水稀释为 50~100ml，多部位肌内注射。注射对比剂后 15~20min 透视观察并摄片，随后再酌情摄取第二张、第三张 X 线片。

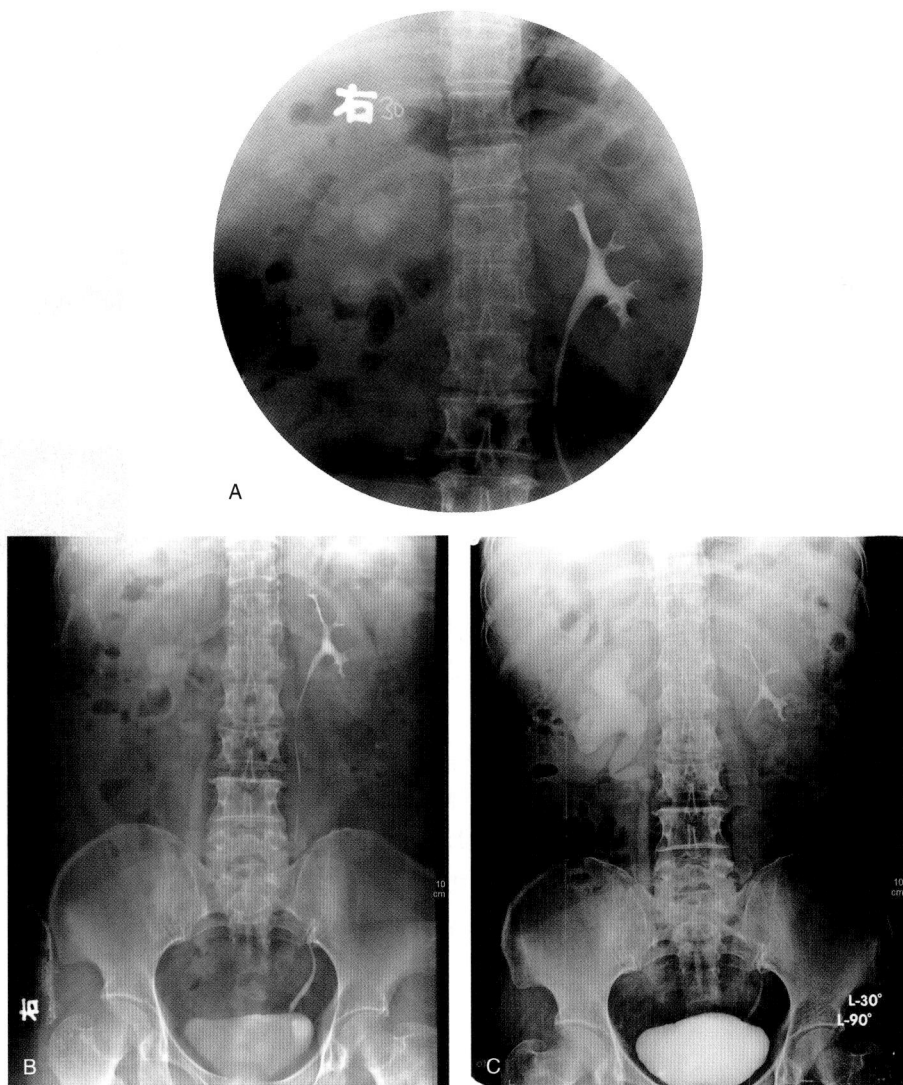

图 1-4-2 右侧输尿管中段结石

A. 注射对比剂后 30min 肾区摄片，左侧肾盂、肾盏显影清晰，右侧肾盂、肾盏显影不佳；B. 延时至 1h 全尿路摄片，右侧肾盂、肾盏及输尿管上段显影较前稍清晰；C. 延时至 2h 全尿路摄片，右侧肾盂、肾盏及输尿管上段显影清晰，右侧肾盂、肾盏及输尿管上段积水扩张，右侧输尿管中段局部见高密度结节，该水平以下输尿管显示不清。

6. 检查后指导　造影检查完成后,嘱患者在候诊区休息30min,确认无明显异常情况后指引其离开,并简要告知其注意事项,如建议大量饮水以促进对比剂排泄,无不良情况可正常进食,同时嘱患者及家属注意迟缓反应的发生及相应的处理等。

7. 诊断要点

(1)正常尿路:静脉注射对比剂后,7min时肾盂、肾盏浅淡显影,15min后清晰显示,30min时肾盏、肾盂显影最清晰。如果肾功能不良,则肾盂、肾盏显影延迟,密度较低,严重肾功能不全时肾盂、肾盏甚至不显影。正常肾盂一般呈漏斗形、锥形、喇叭形、分支形或壶腹形。2~4个肾大盏汇成肾盂,6~8个肾小盏汇成一个肾大盏。由于肾乳头的突入导致肾小盏顶端呈杯口状凹陷。正常肾盂、肾盏轮廓光整,双侧密度相等。输尿管由肾盂向下逐渐移行,具有三个生理性狭窄,在全尿路片上呈细带状影。膀胱内常因对比剂量较少,充盈不足,其上方多呈凹陷状。

(2)先天发育畸形:①肾缺如;②融合肾,常见"蹄铁形",双侧肾盂位置低且靠近,肾盂方向可转向下方;③异位肾,肾脏异位,肾盂变形,输尿管过长或过短;④肾盂输尿管重复畸形,可表现为双侧肾盂、双侧输尿管,或双侧肾盂、单侧输尿管等。

(3)尿路结石:主要表现为充盈缺损或因此而导致的尿路梗阻征象。

(4)肾积水:表现为肾盂、肾盏扩张,肾小盏杯口影消失,积水严重时全肾呈囊袋状。

(5)肾结核:根据结核范围和病灶发展程度,初期表现为肾小盏顶端圆钝且边缘不齐如虫蚀状,相应肾盏的边缘可表现为不整齐或变形狭窄。当肾盂、肾盏广泛破坏或形成肾盂积脓时,常表现为肾盂、肾盏不显影或显影延迟且浅淡。结核晚期可表现为肾脏广泛钙化,呈高密度影,输尿管缩短硬化,膀胱挛缩变形、变小。

(6)肾肿瘤:造影可显示肾外形增大,肾盂或肾盏变形或破坏。肾盂癌可在肾盂中出现充盈缺损,或肾盂、肾盏积水扩张等。

8. 图像质量评价标准

(1)主观评价:①腹平片,整个泌尿系统均应包括在内,下缘包括耻骨联合,腰椎位于照片正中,肾脏轮廓、腹脂线及腰大肌阴影能识别清楚;无肠内容物及肠腔积气;图片标记准确、清楚、无污染、无划痕等伪影;②对于造影图像应满足以下条件,包括肾实质、肾盂、肾盏形态清晰,肾盏杯口清晰,输尿管、膀胱均显影良好。

(2)客观评价:对比剂密度值≤0.25D;空曝区密度值≥2.4D;对比剂及其周围组织密度差>0.3D;腰大肌($L_3$横突下)0.9~1.0D;肾区($L_1$横突平段),右侧0.4~0.5D,左侧0.45~0.55D;肾区($L_2$横突平段),右侧0.7~0.8D,左侧0.8~0.9D;肾区($L_3$横突平段)右侧0.9~1.0D,左侧1.0~1.1D;腹壁脂肪线内($L_3$平段)1.7~1.8D;腹壁脂肪线外($L_3$平段)2.0~2.1D;膀胱区(髂后下棘平段)0.65~0.75D。

9. 常见操作错误及分析

(1)检查失败

1)碘过敏反应。

2)低血糖反应。

3)腹部加压引起的迷走神经反应。

4)影像质量差,难以提供诊断信息,如肠气或肠内容物太多且与尿路有重叠;肾盂、肾盏或输尿管或膀胱显影差或不显影。

(2)改善图像质量、减少不良反应

1)造影前进行碘过敏试验,且详细询问患者用药史、过敏史、家族史。

2)尽量缩短患者等候时间,必要时嘱患者检查日早晨饮适量高浓度糖水,以预防低血糖反应的发生。

3)造影前肠道准备必须充分,造影前先透视患者腹部,如肠道积气或肠内容物太多,应进行清洁灌肠或皮下注射垂体加压素 0.5ml,促使肠内粪便或气体排出,必要时更改造影检查日期。

4)小儿因饮食及啼哭,常有较多的气体进入肠内无法排出,可于检查前适量饮奶或水,使胃扩张将肠道推开,使肾盂、肾盏显影位于扩张的胃区。

5)检查前,医生需了解患者病史和临床初步诊断意见,为延时摄片做准备,保障摄片时间得当。对于肾功能差或肾盂积水患者,显影时间常延迟,应根据情况适当延时摄片;如观察到肾下垂,应加摄立位片。

6)若腹带压力过大,患者出现迷走神经反应或下肢血供不足,应减轻腹带压力或暂时松解,待症状缓解后重新加压或采用头低足高位继续造影,症状严重者应立即解除腹带,进行对症治疗。

## 二、逆行肾盂造影术

### (一) 概述

逆行肾盂造影术是通过膀胱镜将输尿管导管插入一侧或双侧输尿管,导管上端位于肾盂内,下端位于体外,经导管逆行注入对比剂,使全尿路各器官充盈并显示其形态的一种造影检查方法。该检查的优点是显影清晰,不受肾功能障碍的影响,摄片时间及体位亦不受限制;缺点为操作过程中患者痛苦较大,无法评估肾功能,且易发生逆行性感染。故此检查多作选择性应用。

### (二) 操作规范流程

1. 适应证

(1)IVP 显影不满意或不显影。

(2)不适于行静脉肾盂造影检查,如肾功能差及碘过敏者。

2. 禁忌证

(1)尿道狭窄、严重膀胱病变等不宜做膀胱镜检查。

(2)急性下尿路感染及出血、肾绞痛发作期。

(3)严重心血管疾病及全身器官衰竭。

3. 检查前准备　由泌尿科医生在膀胱镜下进行输尿管插管,输尿管上端位于肾盂内,下端位于体外。不需要做碘过敏试验。

4. 对比剂　10%~15% 泛影葡胺或 12.5% 碘化钠溶液,每侧肾一次注射剂量为 5~10ml或以患者有胀感为标准,具体用量根据临床实践操作而定。

5. 操作步骤

(1)患者取仰卧位,注射对比剂前先摄取腹部平片。

(2)透视监控下经导管注入对比剂,速度不宜过快,压力亦不能过高,以免对比剂外溢而影响诊断。每侧肾盂注入 5~10ml 对比剂,直至患者感到腰部酸胀为止,在 10~15s 内注完,待肾盂、肾盏充盈满意立即摄片。如需观察肾盂、肾盏的排空能力,则在注射对比剂停止后2min再摄片。根据实际情况可加摄侧位、斜位、头高位或头低位片等。

(3)若观察肾盂、输尿管交界处,需先将导管上端退出至输尿管上1/3处,然后注入对比剂并摄片(图1-4-3)。每次摄片可根据显影情况适当增减对比剂剂量。

(4)若观察输尿管情况,应将导管上端缓慢退至输尿管下端,注入少量对比剂后摄片。

(5)在因输尿管狭窄导管不能通过时,在该处注少量较浓对比剂,行侧位、斜位透视及摄片,观察狭窄段长度及狭窄程度。

(6)图片满足诊断要求后,拔出导管,终止检查。

6. 检查后指导 技师及诊断医生确认检查完成且无明显异常情况后,指引其离开检查室,并简要告知患者注意事项,如注意休息、排尿,可应用抗生素预防感染,疼痛难忍时可用解痉止痛剂,血尿严重者必要时可用止血剂等。

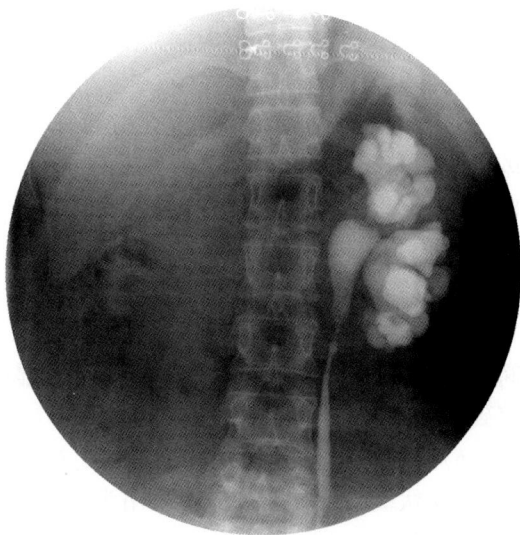

**图 1-4-3 左侧肾盂输尿管移行处狭窄**
逆行肾盂造影显示左侧肾盂输尿管移行处局限性狭窄,左侧肾盂、肾盏积水扩张。

7. 诊断要点 同本节"静脉肾盂造影术"。

**(三)图像质量评价标准**

同本节"静脉肾盂造影术"。

**(四)常见操作错误及分析**

1. 检查失败

(1)检查过程患者痛苦,不能配合。

(2)影像质量查,难以提供诊断信息,如肠气或肠内容物太多且与尿路有重叠;肾盂、肾盏或输尿管或膀胱内对比剂达不到有效浓度;对比剂逆流,影响诊断等。

(3)上尿路感染、无尿等并发症。

2. 改善图像质量、减少不良反应的方法

(1)检查前患者必须充分做好肠道准备工作。

(2)检查前对患者做好心理护理,消除患者紧张、恐惧心理。

(3)检查前造影医生详细了解患者病史和临床初步诊断意见,熟悉相关操作技巧及注意事项,以准确掌握最佳摄片时机及体位。

(4)对比剂注射速度切忌过快,压力不宜过高,直至肾区有酸胀感时应停止注药,以免对比剂逆流。

(5)检查中注入对比剂时注意不要带入气体,避免造成误诊或气栓危险。

(6)对于肾盂积水患者,造影的目的主要在于了解梗阻病变的位置和性质,检查时应缓慢推注对比剂,切忌快速注入大量对比剂,否则可能会因突然增加肾脏内的压力,导致完全梗阻或并发逆行感染。

(7)根据实际情况,应用抗生素预防上尿路感染。

## 三、尿道造影术

### (一)概述

尿道造影术是诊断尿道疾病重要的检查方法,多用于男性尿道检查。根据尿道充盈方法的不同,可分为注入法和排尿法两种。注入法又称为逆行尿道造影,指自尿道外口注入对比剂,利用外括约肌的作用使前尿道充盈,用于检查尿道梗阻、尿道旁憩室或脓腔。由于对比剂易于进入膀胱,故注入法对后尿道和膀胱颈部病变难以满意显示。排尿法又称为排泄性尿道造影,是借膀胱内对比剂(可通过导管注入或利用静脉排泄造影使膀胱充盈,但多将对比剂先注入膀胱,然后做排泄性尿道造影),在患者排尿时及时摄片,使整个尿道显影。对女性尿道检查,排泄法为唯一的检查方法。

### (二)操作规范流程

1. 适应证
(1)尿道先天畸形。
(2)尿道狭窄、结石、肿瘤、憩室、瘘管。
(3)外伤后了解尿道的损伤部位及范围。
(4)前列腺病变。
(5)尿道周围炎、脓肿。

2. 禁忌证
(1)尿道急性炎症及龟头炎。
(2)尿道外伤出血。

3. 检查前准备
(1)嘱患者排尿。
(2)备好导尿管、对比剂及消毒用具等。

4. 对比剂
(1)注入法:76%复方泛影葡胺或370非离子型对比剂稀释至一半浓度,20~30ml。
(2)排尿法:将76%复方泛影葡胺40ml加入150~200ml氯化钠稀释后注入。

5. 操作步骤
(1)注入法
1)患者仰卧于摄影台上,采取45°左斜位或右斜位,近检查台侧腿屈曲,另一侧腿伸直。
2)常规消毒尿道外口及周围,将导管由尿道外口插入少许,采用胶带等外固定导管。
3)自导管注射对比剂(亦可用一带锥形橡皮头的注射器将对比剂直接注入尿道,该法适用于尿道狭窄不易插入导管而需观察前尿道病变者),注入约15ml,即可摄片,在曝光过程中继续注射对比剂;或转动患者选好体位,于注射对比剂的同时摄片。
4)若摄取后尿道及膀胱颈部片,嘱患者做排尿动作,使外括约肌松弛,利于后尿道充盈、清晰显影,最后再对全尿道及膀胱底部斜位摄片。
5)检查完毕,取出导管,嘱患者排尿。
(2)排泄法
1)嘱患者排尿后取仰卧位,常规消毒后,由尿道外口推注适量麻醉剂,选用管径适当的导尿管插入膀胱,缓慢注入对比剂,成人剂量 150~200ml,儿童酌减,待患者有排尿感时拔出导管。

2)患者取仰卧位或斜卧位,嘱其自行排尿或下腹部加压促使其被动排尿,在排尿过程中立即摄片。斜卧位可清晰显示整个尿道,正位片尿道球部及膜部呈轴位,影像易重叠。

3)排泄法亦可为注入法的补充检查方法。在注入法检查完毕时膀胱内留有多量的对比剂,此时将患者置于摄影体位,嘱其自行排尿,在排尿过程中摄片。

4)为了检查后尿道,可用手捏住尿道出口,阻止尿液流出,嘱患者用力排尿,使后尿道松弛,腔道增宽,对比剂较好充盈。

6. 检查后指导　技师及诊断医生确认检查完成且患者无明显异常情况后,指引其离开检查室,并嘱其注意休息。简要告知患者术后不良反应的症状和相应处理方法,以及返院就诊的情况。

7. 诊断要点

(1)正常表现:在侧位,男性尿道表现为 S 形弯曲的细管状影,分为前尿道、后尿道两部分;女性尿道呈倒置的锥形。

(2)尿道狭窄:根据位置、范围、狭窄程度、边缘等,推断狭窄的原因,如有瘘管,应显示其方向与长短。

(3)尿道结石:尿道结石多来自膀胱,常见于男性后尿道。不含钙结石显示为密度减低影,含钙的结石须结合浓度较低的对比剂,显示为致密的充盈缺损影,且可见梗阻征象。

(4)尿道憩室:表现为与尿道相通的囊状阴影。通过造影可评估憩室的位置、大小、形态及尿流结束后的潴留量。

(5)尿道肿瘤:良性肿瘤多在尿道壁内或尿道附近,可使局部尿道受压移位;恶性肿瘤表现为局部充盈缺损,边缘不规则,且可引起梗阻。

(三) 图像质量评价标准

应该结合检查时的透视及图片影像资料进行分析:①造影检查能够反映对比剂是否顺利通过膀胱及尿道全程,并显示各段解剖结构;②造影检查能够显示膀胱及尿道充盈情况,清楚显示其轮廓;③通过各种方位造影检查能明确显示膀胱及尿道的病变大小、范围及继发改变。

(四) 常见操作错误及分析

1. 检查失败

(1)因器械损伤而引起患者尿道灼痛、检查配合度差。

(2)影像质量差,难以提供诊断信息,如靶部位对比剂有效浓度不够,骨盆结构与尿道影像重叠,对比剂逆流,对比剂外溢或海绵体显影等。

2. 改善图像质量、减少不良反应的方法

(1)注入法造影时,注药压力不宜过高,以免因尿道狭窄而引起破裂,使对比剂进入组织间隙及血管。

(2)尿道黏膜较脆薄,尿道膀胱器械检查如膀胱镜检查后 48h 内,不宜进行尿道造影,否则会增加对比剂逆流的发生。

(3)掌握最佳摄片时机及体位,如诊断尿道狭窄或瘘管时常须边注射对比剂边摄片;对于某些情况,如骨内、骨外固定,合并尿道瘘、憩室等,为有效避免影像重叠,需要一些特殊体位造影。

## 四、相关知识测试题

1. 有关静脉肾盂造影术,以下说法**错误**的是
   A. 腹部不能加压时可取头低足高位　　B. 过于肥胖者对比剂要加倍
   C. 造影前需进行碘过敏试验　　　　　D. 肾盂造影片可显示肾上腺
   E. 肾下垂患者应加摄立位片

2. 常规静脉肾盂造影术摄第一张片的时间,应在对比剂注射完毕后
   A. 即刻　　　　　　　　B. 7min　　　　　　　　C. 15min
   D. 20min　　　　　　　E. 30min

3. 以下**不属于**逆行肾盂造影术禁忌证的是
   A. 尿道狭窄　　　　　　B. 急性下尿路感染　　　　C. 严重血尿和肾绞痛
   D. 严重心血管疾病　　　E. 肾功能差

4. 以下**不属于**尿道造影术适应证的是
   A. 尿道的先天畸形　　　B. 尿道狭窄　　　　　　　C. 急性尿道损伤
   D. 前列腺病变　　　　　E. 尿道憩室

5. 排泄性或逆行肾血管造影时,肾结核最早出现的征象是
   A. 肾盂闭塞、空洞形成　　　　　　　B. 肾盏边缘不整齐如虫蚀
   C. 肾盂、肾盏不规则扩大　　　　　　D. 肾盂、肾盏模糊变形
   E. 肾内有斑点状钙化影

**答案:**1. D　2. B　3. E　4. C　5. B

(刘 文　容鹏飞)

---

## 推荐阅读资料

[1] 郭德荷.实用X线特殊检查与造影手册.南昌:江西科学技术出版社,1989.
[2] 黄仲奎,龙莉玲.放射科诊疗管理与质量控制.北京:人民军医出版社,2014.
[3] 李欣,肖林.X线造影检查与临床应用.北京:中国展望出版社,1986.
[4] 余建明.医学影像技术学:X线造影检查技术卷.北京:人民卫生出版社,2011.
[5] 张维新,曹来宾.X线诊断造影技术.北京:人民卫生出版社,1986.

# 第五节　下肢静脉造影术

## 一、概述

慢性下肢静脉疾病是常见的血管病,其发病率随着年龄的增长而增高,发病率女性高于男性。2019年《中国慢性静脉疾病诊断与治疗指南》指出慢性静脉疾病(chronic venous diseases,CVD)是因静脉的结构或功能异常而使静脉血回流不畅、静脉压力升高导致的一系列症状和体征的综合征,以下肢沉重、胀痛和疲劳,水肿、静脉曲张、皮肤营养改变及静脉溃疡为主要临床表现。

下肢静脉造影术是诊断下肢静脉系统疾病的常用方法之一,对深静脉的瓣膜功能不全、静脉曲张、静脉血栓等疾病均可作出较为明确的诊断,能够直观地反映下肢静脉的形态及病变部位,对临床治疗具有重要的指导意义。

## 二、操作规范流程

### (一) 适应证

1. 明确下肢静脉血栓、血栓性静脉炎、肿瘤侵蚀或外伤引起的静脉阻塞的位置、范围和程度。

2. 明确下肢静脉曲张范围及程度,了解深静脉及交通支静脉瓣膜功能和大隐静脉瓣膜功能。

3. 观察血栓切除、静脉曲张及其他静脉病变的手术效果。

4. 观察下肢静脉的先天变异。

### (二) 禁忌证

1. 绝对禁忌证 碘过敏试验阳性。

2. 相对禁忌证 ①心脏、肾脏功能不全;②下肢严重感染不能注射对比剂或造影检查可能导致感染扩散。

### (三) 术前准备

1. 术前告知 造影前应充分向患者解释造影的目的、流程,说明造影术的必要性,解释造影检查的安全性,使其能主动配合者检查。同时除向家属说明造影检查的目的外,还应交代造影术可能出现的意外情况及术中、术后并发症,重点说明对比剂过敏反应的表现及危险性。

2. 碘过敏试验 询问患者有无药物过敏史。碘过敏试验方法:静脉注射 30% 泛影葡胺 1ml,密切观察 15min,若患者有恶心、呕吐、眼睑水肿、流泪流涕、皮疹、气短、心慌等症状即为阳性反应,不可进行造影,反之则为阴性,可进行造影检查。

3. 禁食 患者术前禁食 4h,以免术中发生呕吐导致误吸。注射对比剂前 10min 静脉注射 5~10mg 地塞米松,指导患者进行瓦尔萨尔瓦动作。

4. 药品准备 常用药品有生理盐水、碘对比剂、止血药、地塞米松等。抢救药品有盐酸异丙嗪、苯海拉明、肾上腺素、去甲基肾上腺素、升压药(间羟胺、多巴胺)、氨茶碱等,准备氧气。

5. 知情同意 签署知情同意书。

6. 器材准备 X线机、输液泵、酒精消毒盘、止血带、100ml 注射器、静脉留置针。仔细检查造影设备及准备其他物品。

### (四) 操作步骤

1. 嘱患者仰卧于检查床,取头高足低位(倾斜 30°)。

2. 于踝关节上方扎止血带,必要时可于膝关节上方、大腿根部扎止血带,以减慢血液回流方便造影观察。对穿刺局部皮肤进行消毒,行足背浅静脉直接穿刺,选择足背前半部、向趾端方向静脉穿刺更有利于下肢深静脉的充盈。

3. 快速推注对比剂 50ml,速率 2~3ml/s,再采用注射泵持续注入对比剂 50ml,持续时间 3~5min。

4. 从踝部至髂静脉依次透视并点片,注意下肢深静脉及交通支显影情况,透视观察过程中根据观察范围逐渐松开膝关节上方、大腿根部的止血带,配合瓦尔萨尔瓦动作观察深静脉、大隐静脉、小隐静脉瓣膜处有无反流,同时测量瓣膜反流持续时间及程度(图 1-5-1)。

5. 最后拔出穿刺针头,局部压迫止血。

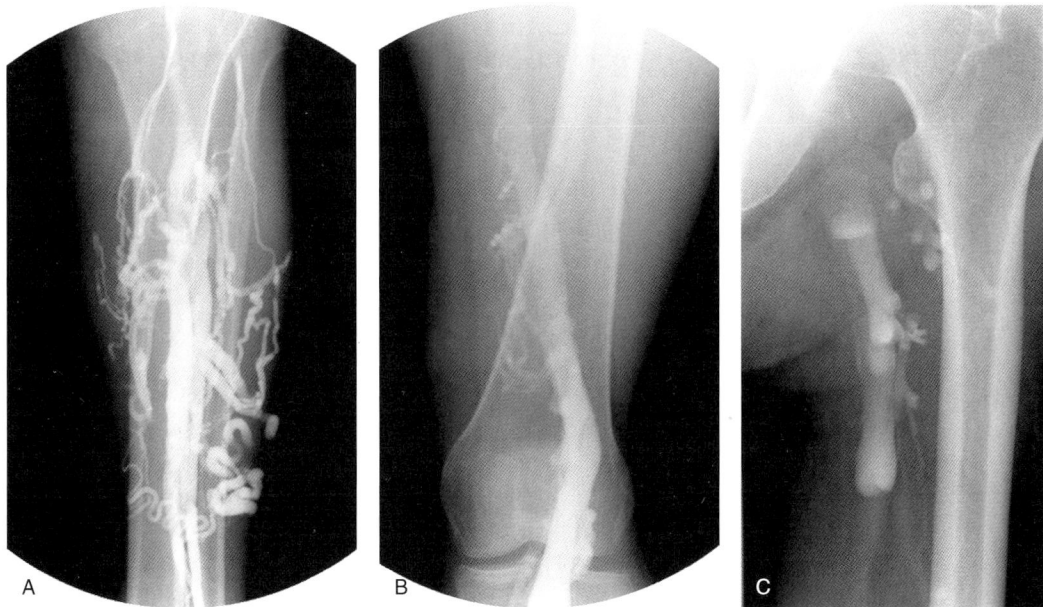

图 1-5-1 左侧下肢静脉造影

A.胫前静脉、胫后静脉、腓静脉显影,部分交通静脉与浅静脉亦可见显影,显影浅静脉迂曲、扩张;B.股静脉及腘静脉显影,轮廓规整,未见充盈缺损;C.股静脉显影轮廓规整,瓦尔萨尔瓦动作时对比剂于瓣膜处逆流受阻,瓣膜结构清晰,提示股静脉瓣膜功能正常。

### (五) 术后管理

1. 造影后患者尽量采取仰卧位。

2. 注射对比剂后跟注生理盐水 30~50ml,稀释下肢静脉内残留的对比剂并加速其排空,有效地防止血栓性静脉炎的发生。

3. 告知患者造影术后可下床走动,利用肌肉收缩加速对比剂的排空,并尽量多饮水。

4. 造影后需观察患者 15~30min,无不良反应方可离开,对有过敏反应者应延长观察时间,以确保患者的安全。

5. 如患者需进行双侧下肢造影,应在完成一侧后 20~30min,再行另一侧造影检查。

### (六) 并发症及处理

1. 过敏反应　尽量使用非离子型对比剂,检查过程中及结束后注意观察患者的反应,准确判断患者有无过敏反应。

轻度过敏反应会表现为恶心、呕吐、头痛、头晕、皮疹、潮热、发热等,需要立即停止注射对比剂,观察症状是否有自然减轻、消退,如症状持续甚至加重,需要静脉注射地塞米松等抗过敏的药物,同时可以给予患者吸氧。

中度过敏反应除轻度过敏反应的症状加重外,主要还有血压下降、呼吸轻度困难,需要使用肾上腺素和氨茶碱等药物。

重度过敏反应表现为脉搏细速、口唇发绀、面色苍白、呼吸困难、皮温降低、血压下降甚至休克,需要急诊处理,应静脉注射肾上腺素,开通静脉通路,快速输液扩充血容量,采用糖皮质激素、氨茶碱、地西泮等抢救药物,采用面罩吸氧。呼吸困难严重者,需要气管插管。

2. 静脉炎、血管痉挛、疼痛等　踝部止血带不应过紧,注射对比剂前可先注射少量 2% 利多卡因稀释液,以减轻疼痛和血管痉挛,同时观察注射局部皮肤是否变苍白,如有则应更换血管并局部热敷。造影成功后立即松开止血带,立即跟注生理盐水 30~50ml,检查完成后嘱患者适当走动,促进对比剂排空。

3. 对比剂外渗　穿刺针管必须全部位于血管内,先注射适量等渗盐水,确定无渗出后才能注射对比剂,注射过程中注意观察局部有无肿胀。特别注意当穿刺小静脉时,若出现上述现象,应立即停止注射,并局部热敷及湿敷硫酸镁。

## 三、操作注意事项

1. 摄片时间　顺行造影的摄片范围广,要获得各部位良好的造影效果,必须掌握好摄片时间。

2. 瓦尔萨尔瓦动作　顺行静脉造影中利用瓦尔萨尔瓦动作可了解股静脉瓣膜的功能,但须患者正确配合才能达到要求。术前可训练患者吸气、收腹、闭嘴、捏鼻,再尽力作呼气动作并持续 10s,反复练习,基本能达到要求为止。

3. 正确绑扎止血带　顺行性造影时踝上部绑扎止血带目的是阻止对比剂沿浅静脉回流到踝上方,所以若止血带扎得过松则可能出现假象,影响诊断结果,若扎得过紧,对比剂无法上行,使静脉充盈不良。

4. 对比剂的用量　用量过大,不仅注入对比剂较困难,而且患者过敏反应发生率增高;用量不足则图像显影不良,影响诊断。因此,对比剂的用量要适宜。

## 四、相关知识测试题

1. 以下确诊下肢静脉疾病最可靠的检查方法是

　　A. 深静脉回流试验　　　　　　　　B. 多普勒超声检查

　　C. 下肢静脉压测定　　　　　　　　D. 下肢静脉造影

　　E. CT 平扫检查

2. 以下关于下肢深静脉血栓形成后综合征,描述**错误**的是

　　A. 浅静脉曲张

　　B. 常规行大隐静脉高位结扎剥脱术效果显著

　　C. 足靴区溃疡

　　D. 长时间站立后下肢肿胀

　　E. 颈静脉

3. 以下关于大隐静脉的描述,正确的是

　　A. 起始于外踝与跟腱之间

　　B. 汇入股深静脉

　　C. 与胫后静脉之间可有交通静脉

D. 静脉曲张者,大隐静脉内多无瓣膜

E. 走行于下肢外侧皮下

4. 阿司匹林用于治疗下肢深静脉血栓形成的主要作用是

A. 抑制血小板聚集

B. 稀释血液

C. 扩张微血管

D. 溶解血栓

E. 溶解血栓

5. 下肢深静脉血栓发生的危险因素**不包括**

A. 骨折

B. 肥胖

C. 高龄

D. 酗酒

E. 长期卧床

**答案**:1. D　2. B　3. C　4. A　5. D

(张声旺　容鹏飞)

## 推荐阅读资料

[ 1 ] 中华医学会外科学分会血管外科学组,中国医师协会血管外科医师分会,中国医疗保健国际交流促进会血管外科分会,等.中国慢性静脉疾病诊断与治疗指南.中华医学杂志,2019,99 (39): 3047-3061.

[ 2 ] 中华医学会外科学分会血管外科学组.慢性下肢静脉疾病诊断与治疗中国专家共识.中国血管外科杂志(电子版),2014,6 (3): 143-151.

[ 3 ] 陈美平,刘怀军,耿左军,等.下肢静脉顺行造影术的护理与注意事项.河北医药,2000,22 (12): 932-933.

[ 4 ] 刘斌,坚永彬,于桂云.下肢静脉顺行造影术并发症的预防与护理.齐鲁护理杂志,2003,9 (6): 447-448.

[ 5 ] 林心琛.数字化顺行性下肢静脉造影的诊断价值.实用医学影像杂志,2013,14 (6): 411-414.

[ 6 ] 王光明,李振亚,李德春,等.数字化X线下肢静脉造影录像在下肢静脉疾病诊断中的临床应用.医学影像学杂志,2016,26 (8): 1514-1516.

[ 7 ] 余春莲,徐伟,赵显为.59例下肢深静脉顺行造影术的护理体会.当代护士(学术版),2008,15 (7): 76-77.

# 第二章

## CT 操作精粹

## 第一节　CT 增强及多期扫描技术

### 一、概述

增强扫描是指在静脉内注射水溶性有机碘对比剂后的扫描。注射对比剂后血液内碘浓度增高,根据组织血供丰富与否,对碘的吸收出现高低差别,血供丰富的组织器官或病变组织碘含量较高,而血供少的病变组织则碘含量较低,使正常组织与病变组织之间形成碘浓度差,从而在计算机体层成像(computed tomography,CT)上表现出密度差别。

利用螺旋 CT 扫描速度快的优点,在一次静脉注射对比剂后根据被检查器官的血供特点,选择合适的时间点进行扫描,获得靶器官的动脉期、实质期、静脉期图像,即为多期扫描技术。

### 二、操作规范流程

#### (一) 适应证

增强扫描有利于发现平扫未显示或显示不清楚的病变,更清楚地观察病变的大小、形态、范围、血管结构,以及病变与周围组织间的关系等,同时还可动态观察某些脏器或病变中对比剂的分布与排泄情况,根据病变的强化特点,有助于病变的定位、定性。

多期增强 CT 检查是评价脏器病变的血供情况,更好地显示病灶特征及进行定性诊断的检查技术。单期增强或双期增强不能很好地发现和鉴别病变时,可采用多期增强扫描技术,适当延迟增加几期扫描,有利于疾病的鉴别。

具体适应证参见后文各部位常规增强扫描方案。

#### (二) 禁忌证

1. 已知的严重对比剂过敏反应。
2. 甲状腺功能亢进症状未能有效控制。
3. 无法配合扫描采集和 / 或屏气指令(5s)。
4. 怀孕或怀疑受孕者。
5. 部分临床危重(如急性心肌梗死、失代偿性心功能不全)情况。
6. 肾功能不全。根据 2021 年中华医学会放射学分会质量控制与安全管理专业委员会组织专家制定的《肾病患者静脉注射碘对比剂应用专家共识》,推荐增强 CT 检查患者 eGFR

风险阈值为 30ml/(min·1.73m²)。根据现有证据,对 eGFR ≥ 30ml/(min·1.73m²)的患者,直接进行增强检查是安全的。对 eGFR 为 30~44ml/(min·1.73m²)有高危因素及 eGFR<30ml/(min·1.73m²)的患者可在综合考虑碘对比剂使用获益和风险的情况下,在检查前向患者解释相关情况后酌情使用。

7. 糖尿病患者,如 eGFR<30ml/(min·1.73m²),应从碘对比剂注射时开始停止使用二甲双胍,注射后 48h 内计算 eGFR,如肾功能无显著变化可重新使用二甲双胍。如 eGFR 为 30~59ml/(min·1.73m²),二甲双胍使用量应保持在安全范围内。

(三) 检查前准备

1. 详细告知检查的潜在风险,指导患者及家属签署《CT 检查电离辐射危害知情同意书》和《使用碘对比剂患者知情同意书》。

2. 穿着袖口宽松的衣服。头颈部检查,应去除活动假牙、发夹、耳环与项链。胸腹部检查,应脱去有拉链、金属纽扣的衣物,去除钥匙等金属物品。

3. 头颈部检查嘱患者尽量不能吞咽,胸腹部检查遵照指令屏气,以免影响效果。

4. 行腹部检查时,嘱患者检查前喝水,使胃部充盈;盆腔检查患者憋尿以充盈膀胱。

5. 危重患者须有关科室的医护人员陪同。躁动、意识不清等不合作的患者给予镇静或麻醉。

6. 仔细评估患者穿刺血管情况,选择粗直的肘前静脉 18~20G 留置针,建立合适的静脉通路。

7. 注意避免几种检查在时间安排上的冲突 ①检查前 1 周内进行消化道钡餐、钡灌肠检查者不宜行腹部 CT 增强扫描;②检查前 2d 内进行静脉肾盂造影者不宜行腹部 CT 增强扫描;③当日内进行 MR 增强扫描者不宜行 CT 增强扫描,MR 增强扫描可在 CT 扫描后进行。

(四) 检查过程中的注意事项

1. 根据指导,患者仰卧于检查床,检查过程中必须保持静止。

2. 头颈部检查,须用束缚带固定,嘱患者检查期间尽量不做吞咽动作。

3. 胸腹部检查,对患者进行呼吸训练,嘱患者配合检查过程中呼吸指令。

4. 护士在注入对比剂前须用生理盐水冲管,注射药物过程中严密观察注射部位和患者反应,以防对比剂外渗和全身不良反应。

(五) 操作步骤

1. 定位像 头颈部检查采用侧位定位像,胸腹盆部检查采用正位定位像,必要时采用正侧位双定位像。

2. 平扫 根据定位像目标组织大小确定扫描范围。

3. 对比剂注射方案 一般经肘前静脉或手背静脉注入对比剂 1.5~2ml/kg,总量 80~120ml,原则上不超过 2ml/kg。

4. 扫描方法 扫描范围同平扫,如平扫后浏览图像范围有偏差,增强时可在平扫范围基础上进行调整。根据需要选择注射时间、剂量和速度,搭配不同的扫描方式,有针对性地观察病变(各部位常规增强扫描方案见表 2-1-1)。

目前,增强扫描有多种扫描方法,具体如下。

(1)常规增强扫描:多采用静脉团注法,亦称快速注射法,即将对比剂快速注入静脉,在对比剂经血液循环大量进入靶器官的供血动脉开始扫描,即以 2~3ml/s 速度注入对比剂

80~120ml,延迟一定时间后按预先设定的范围、层厚进行扫描。延迟一定时间是根据经验设定,但对比剂到达不同器官的动脉、静脉时间不同,同时,患者的心排血量和心率亦会影响对比剂到达器官的时间,因此,该方法缺乏特异性,有时很难准确把握理想的动脉期和静脉期。

表 2-1-1 各部位常规增强扫描方案

| 扫描部位 | 对比剂注射方案① | 扫描时间 | 常见疾病种类 |
|---|---|---|---|
| 头颈部增强 | 60~80ml,2ml/s | 单期扫描:注射对比剂后 60s 实质期扫描 | 头颈部占位、炎症、转移、血管畸形 |
| 胸部增强 | 80ml,2ml/s | 双期扫描:注射对比剂后 30~35s 动脉期扫描,再延迟 30s 静脉期扫描 | 胸部、纵隔占位、炎症、结核、血管畸形 |
| 腹盆部增强 | 80ml,2ml/s | 双期扫描:注射对比剂后 35~40s 动脉期扫描,再延迟 30s 静脉期扫描 | 腹部占位、外伤、炎症、转移、消化道出血 |
| 肝增强 | 80ml,2ml/s | 在腹部双期增强扫描的基础上,注射对比剂后延迟 3min 扫描 | 肝占位、胆道占位 |
| 胰腺增强 | 80ml,2ml/s | 在腹部双期增强扫描的基础上,再延迟 20~25s 扫描 | 胰腺占位 |
| 肾脏增强 | 80ml,2ml/s | 在腹部双期增强扫描的基础上,注射对比剂后延迟 4min 扫描 | 肾脏、肾盂、输尿管、膀胱占位 |
| 四肢增强 | 80ml,2ml/s | 单期扫描:注射对比剂后 60s 扫描 | 四肢占位、炎症 |

注:①根据患者情况,对比剂注射方案可适当调整。

实时增强监测技术也称智能血管追踪扫描技术,是在平扫图像上选一个监测的感兴趣区并设定好触发增强扫描的 CT 值阈值,开始注射对比剂后,连续短暂地对感兴趣区曝光并监测其 CT 值,获得该感兴趣区时间密度曲线(图 2-1-1),当对比剂到达该区时 CT 值会突然升高,达到预设阈值时将自动触发预定的扫描程序启动扫描。该技术具有针对性,有利于确定开始扫描的最佳时机,但对患者辐射量有所增加。

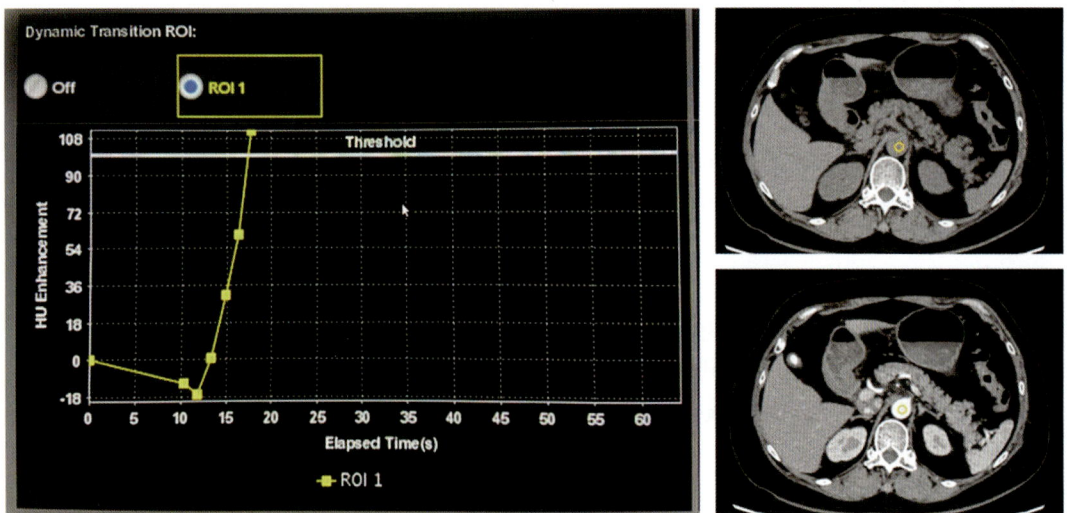

图 2-1-1 时间密度曲线
实时增强监测感兴趣区 CT 值,当 CT 值达到设定值时触发扫描。

总之,常规增强扫描的特点是操作简单,增强效果较好,但不能观察强化过程的动态变化。

(2)动态增强扫描(dynamic contrast enhanced scan):是静脉团注法注射对比剂后在短时间内对感兴趣区进行快速连续扫描。根据不同检查目的和 CT 扫描仪性能,动态扫描有以下几种。

1)进床式动态扫描(incremental dynamic scanning):扫描范围包括整个被检查器官,可分别在血供不同时期,进行双期和多期螺旋扫描,以发现病灶为主要目的。

2)同层动态扫描(single level dynamic scanning):对同一感兴趣层面进行多次扫描,获取时间密度曲线(图 2-1-2)。观察该层面病变血供的动态变化特点,分析病灶的强化特征,鉴别其性质。目前的宽体探测器可进行 160mm 范围内的全器官动态容积扫描,获取全器官同一期相的时间密度曲线,观察全器官血供的动态变化特点。

3)两快一长扫描:是动态增强扫描的一种特殊形式。"两快"是指注射对比剂速度快、开始扫描的时间快;"一长"是指检查持续的时间足够长,一般需要数分钟,甚至更长。该技术主要用于肝海绵状血管瘤、胆管细胞型肝癌及肺内孤立性结节的诊断和鉴别诊断。

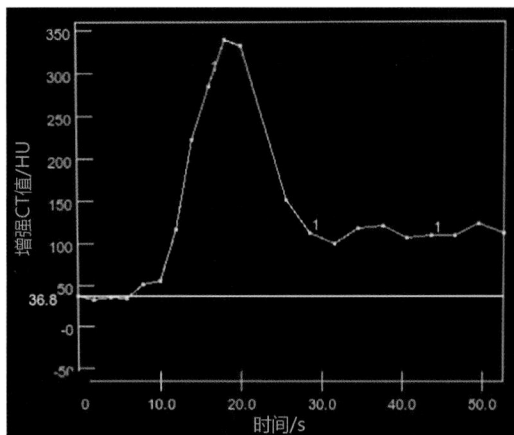

图 2-1-2　完整的时间密度曲线

包括曲线上升、顶点及下降段,分别代表对比剂流入该感兴趣区的时间、达峰时间及对比剂流出时间。

(3)延迟增强扫描(delay contrast scan):是在常规增强扫描后根据病灶大小和血供特点延迟几分钟至几小时后再对感兴趣区扫描的方法,观察组织与病变在不同时间的密度差异,为病变的定性诊断提供更多信息。该技术主要用于肝内小病灶的检出,以及肝癌、肾癌等的鉴别诊断。

5. 扫描参数　一般采用管电压 120kV 左右,管电流采用自动毫安(mA),一般 160～300mA,层厚根据病变大小特征选择,最薄 0.1mm,探测器宽度 8mm 或 16mm,矩阵512×512。

(六) 检查后指导

确认检查完成后,降下检查床,移除固定绑带,指引患者离开检查室,并嘱其在检查室等候区等待 30min,如无异常反应再离开;病情允许时,24h 内多饮水,以促进对比剂排泄。

(七) 图像后处理

根据目标组织及病变特征,可将图像个性化重建,目前可重建出最薄层厚为 0.1mm 的图像,再通过图像后处理技术,如多平面重组(multiplanar reformation,MPR)、最大密度投影(maximum intensity projection,MIP)等技术针对性处理,有利于病灶及周边组织关系的显示。

(八) 诊断要点

1. 头颈部增强扫描　一般采用单期增强扫描。大面积脑梗死患者增强 CT 扫描可见脑血管管腔内充盈缺损；颅内占位性病变可见病变不同程度强化，单纯头部增强 CT 扫描仅用于颅内占位病变的筛查，定性诊断需依靠 MRI 检查；脑梗死、脑出血进一步查明原因也需要结合 CT 血管造影术（CT angiography，CTA）。

颈部增强扫描常用于淋巴结肿大、肿瘤的筛查，可见病变强化及与周边组织关系，如颈部间隙内多发结节样强化影，部分压迫气管致其偏移，可考虑为颈部多发淋巴结肿大；鼻咽后壁结构异常并见强化影，周边骨质破坏，可考虑鼻咽癌。

2. 胸腹盆部双期增强扫描　胸腹盆部一般采用双期增强扫描，占位性病变可见不同程度的强化，如肺癌、食管癌、直肠癌等；可观察病变与周围组织的关系，如明显强化的食管癌、结肠癌导致管腔狭窄，患者出现吞咽困难、肠梗阻等，肝癌患者门静脉高压致食管 - 胃底静脉曲张，门静脉迂曲，平扫及动脉期见上述部位多发结节样或迂曲软组织密度影，静脉期明显强化。通过平扫及动脉期、静脉期扫描可以对常见、易鉴别病变进行诊断，对于肝脏、肾脏、胰腺等部位肿瘤的鉴别诊断双期增强扫描可能存在困难，需行多期增强扫描。

3. 肝脏双期和多期增强扫描　对于双重血供的肝脏，通常采用包括动脉期（20s）、门静脉期（60s）和平衡期（200s）的三期扫描，还可根据需要进行不同时相的延迟增强扫描。实时增强监测法动脉期采用个体化的阈值触发方式启动扫描，随后根据经验确定后两期扫描对应的延迟时间点，由于门静脉期和平衡期持续时间较长，一般可取得比较满意的增强效果，而动脉期持续时间较短，很多肝脏的小病灶常在动脉期存在一过性强化，如何能达到最佳增强效果是肝脏多期增强扫描中的关键。

虽然肝脏动脉期成像与肝动脉 CTA 的扫描方式均采用阈值触发的方式来启动扫描，但是二者的检查目的和最佳成像时间并不相同，肝动脉 CTA 扫描时侧重动脉早期，肝动脉显示较好，而肝脏增强检查需要侧重动脉晚期，有助于检出一过性强化的小病灶。

此外，肝实质内占位性病变的强化方式多样，故需要了解各种肝脏病变的强化特点，根据可疑病变的类型制订个体化的扫描方案。

肝动脉供血的肿瘤（图 2-1-3）（主要包括肝脏原发良性、恶性肿瘤或来自乳腺癌、肾癌、内分泌肿瘤和黑色素瘤的转移瘤）在对比剂到达肝动脉而门静脉尚未显影时强化程度明显高于邻近肝实质，也就是在动脉晚期或门静脉流入期最容易检出，而在门静脉期后此类肿瘤强化程度与肝实质类似，很难检出，所以推荐的最佳成像时间为动脉晚期。特别是对于小肝癌的筛查，动脉晚期肿瘤峰值强化最高。

门静脉主要供血的病变（包括来自结直肠癌、肺癌转移瘤和肝脏淋巴瘤）缺乏动脉供血，故在动脉期增强程度与邻近肝实质一致，不利于病变检出。门静脉期和平衡期肝实质强化程度明显升高，与肿瘤差别明显，此时最容易显示病变。所以门静脉供血病变的最佳成像时间为门静脉期和平衡期，动脉期扫描对于这些病变特征的显示不是很重要。

因此，肝脏的多期增强扫描，可提高肝内病灶的检出率并了解病变血供情况，有助于鉴别诊断。

4. 胰腺双期增强扫描　时间与肝脏多期增强扫描相同，一般只行动脉期和实质期扫描。动脉期正常胰腺的强化程度明显高于实质期，有利于发现胰腺小病变、明确病灶的血供并观察胰腺周围血管和淋巴结的情况。胰腺富血供的病变，动脉期明显强化，增强程度高于胰腺实质，如胰岛细胞瘤；胰腺少血供的病变，动脉期无明显强化，增强程度低于胰腺实质，如胰腺癌。必要时可加做延迟期扫描（图 2-1-4）。

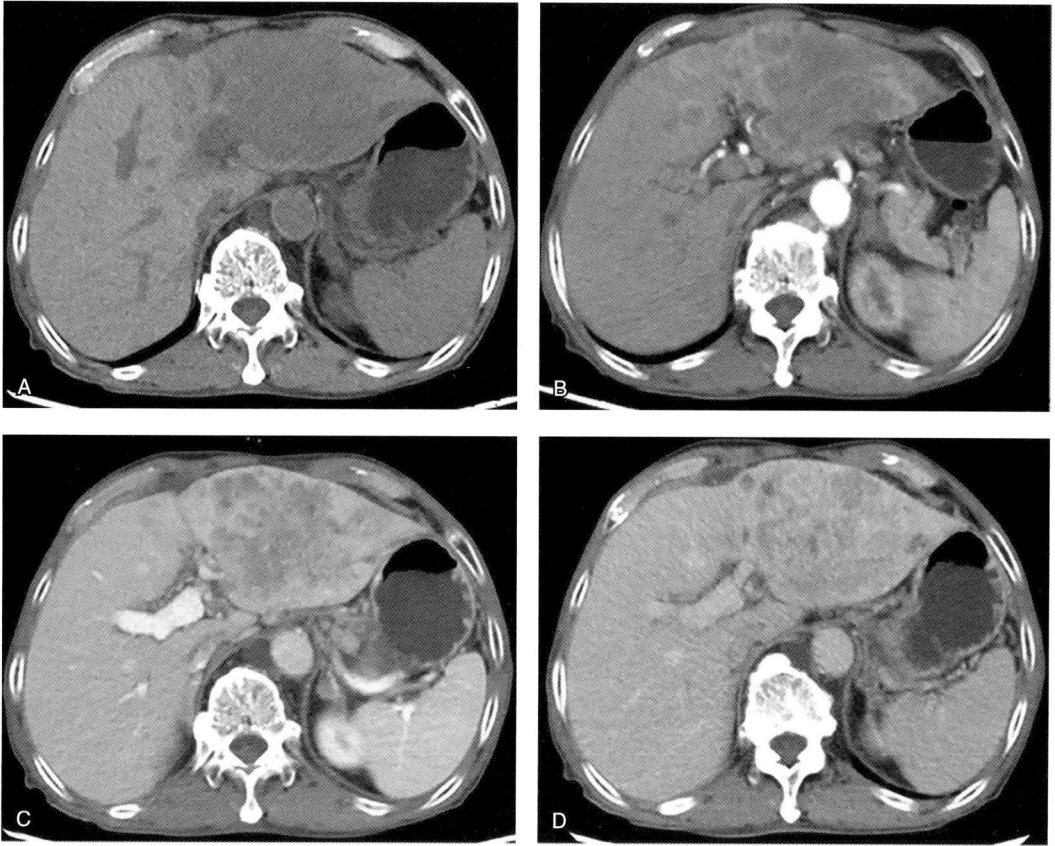

图 2-1-3　肝左叶肝癌

A. 平扫;B. 动脉期,腹主动脉及肝左右动脉显示清楚,占位明显强化,肝实质尚未明显强化;
C.门静脉期,门静脉清晰显示,肝实质明显强化;D. 平衡期,肝实质、门静脉及占位仍见强化。

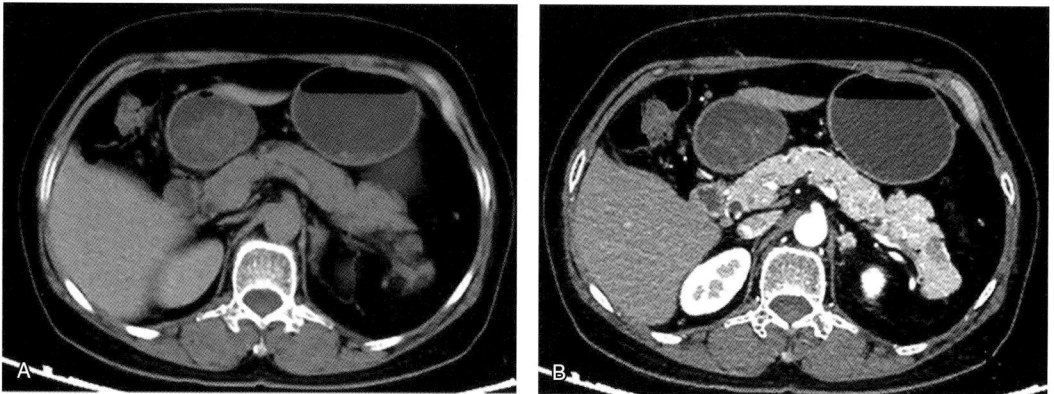

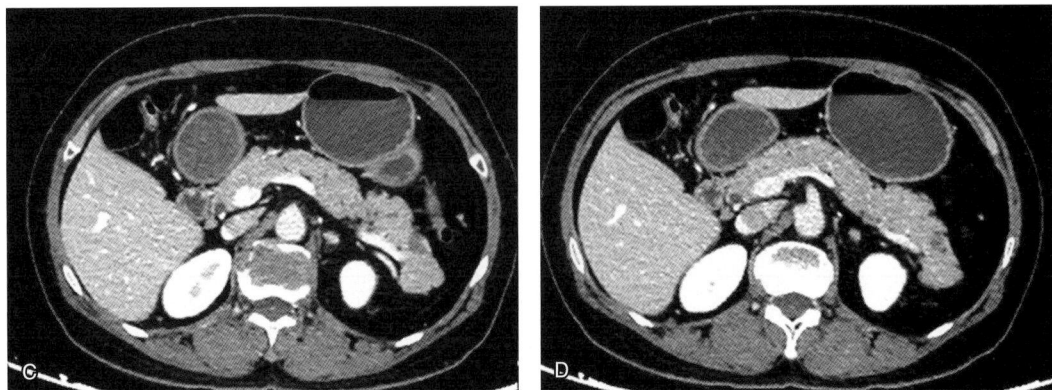

图 2-1-4 胰腺三期增强扫描

A. 平扫;B. 动脉期,腹主动脉及脾动脉显示清楚,胰腺尾部占位强化程度不及胰腺实质;C. 实质期,门静脉及下腔静脉内见强化,占位强化仍低于胰腺实质;D. 延迟期,较实质期再延迟 30s,占位强化仍低于胰腺实质强化。

5. 肾脏双期和多期增强扫描 对比剂注射开始后 25~30s 行第 1 次扫描,为肾皮质期;于对比剂注射开始后 70~120s 行第 2 次扫描,为肾实质期。肾皮质期对显示肾血管及肾肿瘤的动脉血供情况优于肾实质期。而肾实质期皮质和髓质均已强化,使强化程度低的病灶与肾实质有良好对比,因此强化不明显的小病灶发现率高于肾皮质期。此外,可于注射对比剂后 5~10min 行第 3 次扫描,为肾排泄期或肾盂期,对了解肾排泄功能和肾盂、肾盏病变的诊断有较大帮助(图 2-1-5)。亦可以采用实时增强监测法确定肾皮质期扫描时间点,之后通过经验确定后两期扫描对应的延迟时间点。

6. 四肢增强扫描 常规行单期增强扫描,四肢多考察骨质结构,对增强要求不高。四肢软组织内肿物,增强可见不同程度强化及与周围组织关系,如感染性病变,平扫可见软组织肿胀、渗出,增强可见强化,无明显供血血管;若可见肿块与邻近血管关系密切,甚至可清晰显示供血动脉与引流静脉,可考虑如动脉瘤、血管畸形等;如需进一步检查,可考虑四肢CTA。

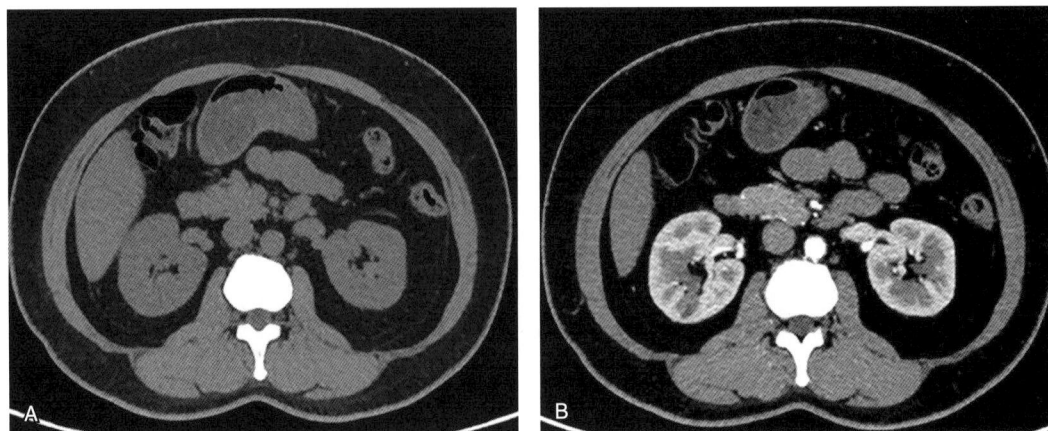

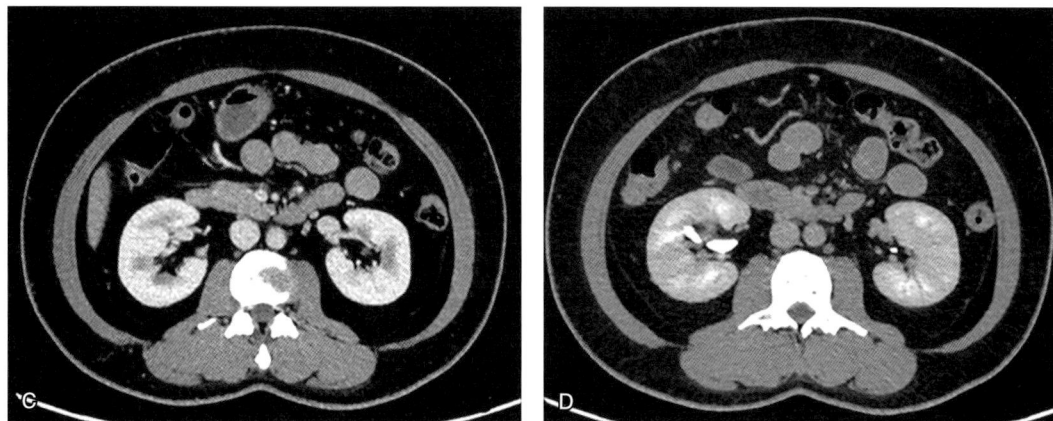

图 2-1-5　肾脏多期增强扫描
A. 平扫；B. 肾皮质期；C. 肾实质期，肾皮质和髓质均已强化；
D. 肾排泄期或肾盂期，可见肾盏、肾盂及输尿管内对比剂。

## 三、图像质量评价标准

0 级：失败，即 CT 检查失败。

1 级：差，有严重的呼吸错层和 / 或其他伪影，数据不可靠。

2 级：一般，有轻微呼吸错层，允许有其他伪影，经降噪、纠正运动伪影后图像质量可。

3 级：好，无运动错层，无伪影或仅有少量伪影。

2~3 级图像才能很好地进行诊断。

## 四、常见操作错误及分析

1. 扫描范围或部位与申请单不符合，需严格核对患者信息及检查部位。

2. 常规单期或双期增强扫描，未针对病灶延时扫描，导致对病变无法鉴别诊断，需认真审核申请单主诉，及时浏览图像并发现病灶，针对性地采用多期增强扫描。

3. 患者躁动或呼吸配合不佳，导致图像运动伪影大，难以诊断。需做好检查期培训，躁动难安的患者请临床医生根据病情适当给予镇静药。

此外，水溶性有机碘对比剂主要经肾脏排泄，使泌尿系统也强化，最后随尿液排出体外。肾功能异常者应慎重行增强 CT 扫描，即便是肾功能正常的患者也建议两次碘对比剂使用间隔时间至少 4h，而对于肾功能中、重度降低的患者应更加谨慎，在不影响患者诊疗的情况下尽量减少对比剂剂量、延长两次检查时间间隔。如果有特殊紧急的患者，在临床医生的陪同下，检查完成后立即行血液透析治疗，但每次血液透析只能除去适量对比剂，且需要几次透析或滤过才能去除 95% 的对比剂。现多采用非离子型碘对比剂，无须进行碘过敏试验，但仍需保持警惕，注意检查的安全性。

## 五、相关知识测试题

1. 碘对比剂经肘静脉注射后，最迟到达的部位是

　　A. 上腔静脉　　　　　　　　B. 右心房　　　　　　　　C. 右心室

D. 锁骨下静脉　　　　　　E. 降主动脉

2. 对增强扫描原理和意义的论述,**错误**的是

　　A. 不同的组织结构对对比剂吸收数量和分布会不同

　　B. 不同的病变性质对对比剂吸收数量和分布会不同

　　C. 当两种组织对 X 线的吸收差加大时,凸显对比增加

　　D. 增强扫描会使组织的密度、形态、大小显示更为突出

　　E. 增强扫描主要增加了组织间的天然对比

3. 注入对比剂后,初期增强效果明显者,持续时间长的是

　　A. 肝脏　　　　　B. 胆囊　　　　　C. 肾脏　　　　　D. 胰腺　　　　　E. 脾脏

4. 对于肾功能正常患者前后两次 CT 增强检查时间一般间隔

　　A. 1h　　　　　B. 2h　　　　　C. 3h　　　　　D. 4h　　　　　E. 5h

5. 有关脏器组织增强形式与机制,**错误**的是

　　A. 异常组织的增强都是低于周围正常组织

　　B. 对比剂进入血管和细胞外腔隙是组织增强的原因

　　C. 大血管增强必须在注入对比剂后立即扫描

　　D. 当细胞间质内碘含量最高时,受检器官浓度最大

　　E. 血流量越大,脏器增强效应越明显

**答案:**1. E　2. E　3. C　4. D　5. A

（冯馨乐）

## 推荐阅读资料

［1］高剑波 . 中华医学影像技术学:CT 成像技术卷 . 北京 : 人民卫生出版社 ,2017.

［2］于兹喜 , 郑可国 . 医学影像检查技术学 . 4 版 . 北京 : 人民卫生出版社 ,2016.

［3］沈文 , 尹建忠 . 多部位联合增强 CT 成像临床应用 . 北京 : 人民卫生出版社 ,2018.

［4］陶舒敏 , 张龙江 .《欧洲泌尿生殖放射学会对比剂安全委员会 2018 年指南》对比剂使用后急性肾损伤部分的解读 . 国际医学放射学杂志 , 2019, 42 (5): 593-597.

［5］中华医学会放射学分会质量控制与安全管理专业委员会 . 肾病患者静脉注射碘对比剂应用专家共识 . 中华放射学杂志 , 2021, 55 (6): 580-590.

# 第二节　CT 图像后处理技术

CT 图像后处理技术包括图像重建处理、二维或三维图像重组处理和能谱图像的后处理。随着 CT 技术的迅速发展,目前 CT 设备向着更宽探测器及双能量成像方面发展,同时对图像后处理方式由原来简单的测量(CT 值、距离、面积和角度等)及直接三维显示解剖结构发展到目前三维图像数据的分割、融合甚至功能学、病理生理学观察。

## 一、图像重建处理

1. 改变显示野　患者体位不正或其他原因导致图像不在显示屏中心时,可以选择原始数据再次重建,移动重建中心使图像显示于屏幕中心从而弥补残缺图像。常用于多部位联

合扫描而扫描视野不在同一平面的情况。另外,还可以利用缩小重建视野方法使图像放大重建,使图像分辨率和清晰度均提高,更好地显示细微结构。常用于肺部结节病灶及支架内情况观察。

2. 改变重建函数 在原始重建中,选择不同的重建函数,可以得到不同分辨率和对比度的图像。不同的厂家 CT 扫描仪重建函数命名及算法有所不同。如对于西门子 CT 扫描仪,肺部单个实性病灶以 B30f 算法重建,磨玻璃病灶以 B50f 算法重建,混合性病灶则两种算法重建。内耳扫描时,GE 的 CT 扫描仪需要选择 "Edge" 重建使图像锐化,增加其分辨率和对比度,提高显示细微病灶能力。

3. 改变层厚和间隔 使用薄层、小间隔重建模式可提高图像空间分辨率和小病灶的检出率。用薄层、小间隔轴位图像重建二维和三维图形,可避免后处理图像出现"锯齿"状伪影。为了提高图像对比度和减少图像总数量,可将薄层图像重建成厚层图像。另外,增加图像之间的间隔,也可以减少图像总数。

4. 改变重建时间窗 当扫描时相的轴位图像重建的冠状动脉图像不能满足临床诊断要求时,可依据采集窗范围,选择冠状动脉运动最弱的区域重建图像。基本方法:心率 <70 次 /min 时,重建时间窗为舒张中期;心率 >70 次 /min 时,重建时间窗为收缩末期。当上述方法仍无法选择合适时间窗时,可以 5% RR 间期重建 0~95% 的数据,重新选择最佳期限。

## 二、图像二维重组处理

1. 多平面重组(multiplanar reformation,MPR) MPR 为一种比较简单的直接重组观察方式,是将原始图像数据通过后处理,使其体素重新排列从而获得相应组织器官任意层面冠状位、矢状位及任意斜面的二维图像处理方法。

2. 曲面重组(curved planner reformation,CPR) CPR 技术能够在弯曲器官图像的参照面,沿感兴趣器官画一条曲线,将由此所截取的原始数据中的曲面延展开,再将该器官全程显示在一幅图像中。该方法可以任意选取角度旋转曲面展开的图像,多方位、多角度观察,为疾病诊断提供了更大的帮助。CPR 技术关键在于绘制的曲线必须在该器官的中心位置,多应用于走行扭曲的血管、颌面骨等图像的后处理。

## 三、图像三维重组处理

1. 容积再现(volume rendering,VR) VR 为一种基于投射算法的三维体数据图像,是将图像直接绘制成三维立体形式以显示物体的空间位置、结构和与其他物体间的关系,在医学成像三维处理中应用最为广泛。目前,常规 VR 后处理主要包括骨去除、剪辑、融合及区域增长等。

众所周知,不同物质的 CT 值不同,且各自有相应的 CT 值范围,可用不同 CT 值对应不同透明度,为图像融合提供可能。将一定范围内由 CT 值所对应的透明度值映射,称为透明度曲线(或不透明度曲线),通过改变曲线决定最终图像所显示的 CT 值范围和明暗程度,从而达到可以分割显示不同密度物质的目的,对于分割的不同物质可以给予不同的伪彩颜色并予以融合,进而提高三维立体绘制对同物体不同组织成分之间差异的显示和区分,也便于观察密度连续变化而无明确界面的物体。同时 CT 图像亦可以与 MRI 图像进行融合。

目前 VR 技术不局限于 CT 图像的融合,亦可以用于 CT 与 MRI、DSA 图像的融合。

2. 最大密度投影(maximum intensity projection,MIP)　MIP 是利用容积数据中在视线方向上密度最大的全部像元值成像的投影技术。MIP 可以将不在单一层面的结构显示在同一二维平面上,可获得类似 DSA 的图像效果。MIP 常用于显示具有相对较高密度的组织结构,如注射对比剂后显影的血管、明显强化的软组织肿块、骨骼等。当组织结构的密度差异较小时,MIP 的效果不佳。

3. 最小密度投影(minimum intensity projection,Min-IP)　Min-IP 是利用容积数据中在视线方向上密度最小的全部像元值成像的投影技术。Min-IP 常用于显示密度明显低的含气器官,如支气管、胃肠道及肝内扩张胆管的显示。

4. CT 仿真内镜(CT virtual endoscope,CTVE)　CTVE 是通过体数据运算,以内镜形式观察腔体内部的一种显示技术,可满足显示腔内结构的要求。在临床工作中,需观察的腔体可能是中空且具有低密度值的组织器官,如气管、肠道;也可能是充盈对比剂而具有高密度值的组织器官,如 CT 血管造影,因此腔体的绘制需采用不同的计算方法,使腔体内部显示为空腔,以更清楚地显示腔体内壁而且还可以在观测点上进行任意角度的观察,对于选定一定路线的 CTVE,还可以沿着路径方向进行电影方式的观察。

5. 其他　平均密度投影(average intensity projection,AIP)及射线叠加(raysum)为获得类似于 X 线照片的图像,优势在于可以任意角度观察三维立体图像,与 MIP 及 MinIP 均属于图像三维重建的投影法。

表面遮盖显示(shaded surface display,SSD)是对高于所设定阈值的表面数据进行遮盖,计算软件模拟的光源成像技术。SSD 适用于骨骼系统(颅面骨、骨盆、脊柱等)、空腔结构(支气管、胆囊、血管等)、腹腔脏器(肝脏、肾脏等)和肿瘤表面形态显示,其空间立体感强,表面解剖关系清晰,有利于病灶定位及侵犯范围的判断。由于受 CT 值阈值选择的影响较大,容积资料丢失较多,常失去有利于定性判断的 CT 密度,使细节显示不清,AIP、SSD 及射线叠加在临床日常工作中使用很少。

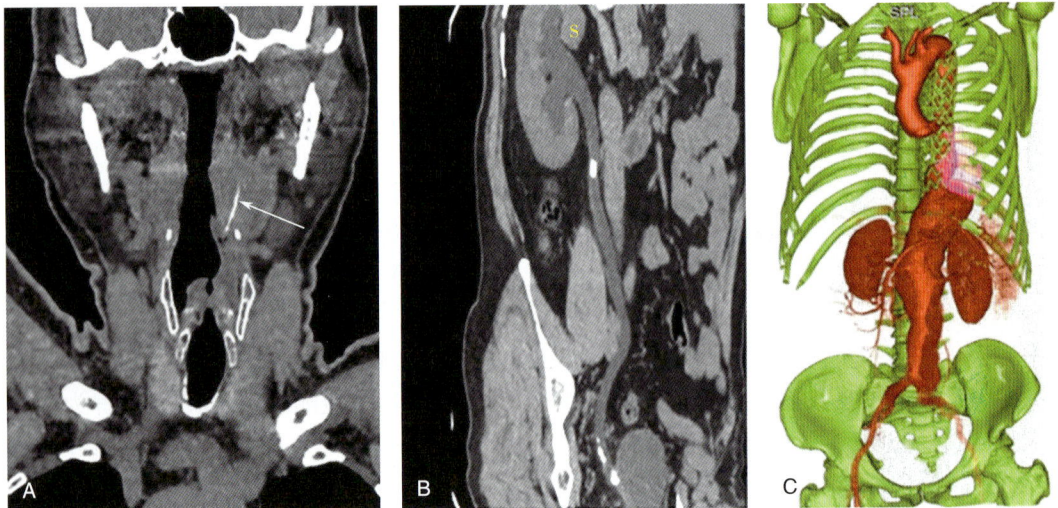

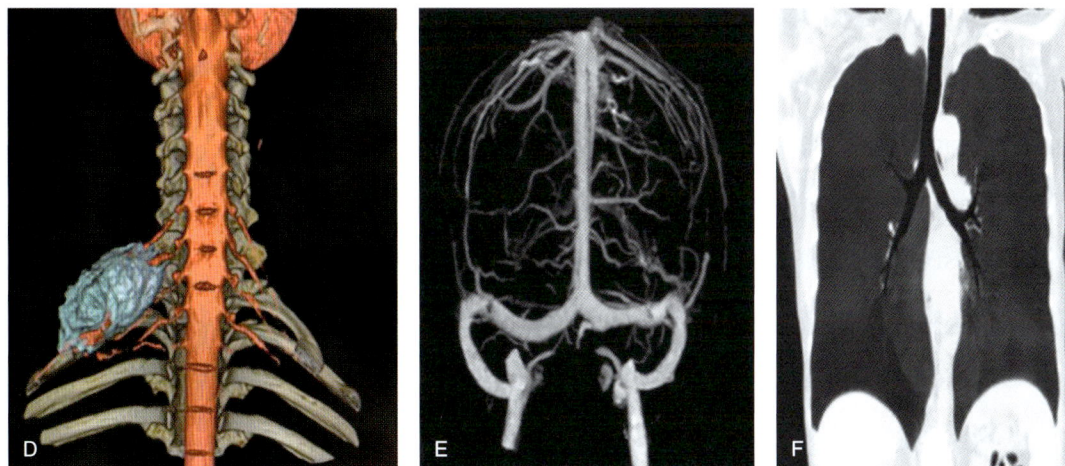

图 2-2-1　图像重组处理

A. CT 冠状位多平面重组示喉咽部异物（箭头）；B. 曲面重组示右侧输尿管全程；C. 容积再现给予骨骼、主动脉血管及降主动脉旁的附壁血栓不同的伪彩色及透明度并融合；D. MRI 显示臂丛神经及右锁骨上肿块的关系，同时与 CT 扫描图像（骨骼）的融合；E. 最大密度投影显示脑静脉；F. 最小密度投影显示气管、支气管。

## 四、其他

1. 血管情况分析

（1）冠状动脉仿真血管内超声（virtual-intravascular ultrasound，V-IVUS）：类似血管内超声（intravascular ultrasound，IVUS），可良好显示和测量冠状动脉斑块的形态、大小和面积，管壁的形态和厚度，管腔、外弹力膜包绕的面积，斑块所致管腔狭窄的面积及血管重构的类型（图 2-2-2A）。

（2）血管探针（vessel probe，VP）：是在 VR 图像上，由计算机自动沿血管走向将靶血管以两个垂直的方向剖开并拉直，显示血管壁及血管内腔情况。适用于显示走行迂曲的小血管，如冠状动脉、肾动脉及颈内动脉等，能清楚显示血管壁的粥样硬化斑块和血管狭窄程度（图 2-2-2B）。

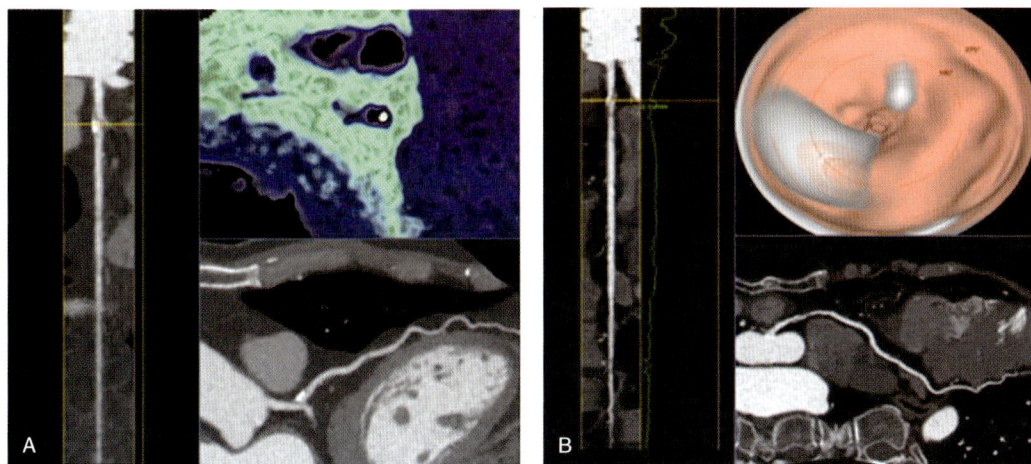

图 2-2-2　血管情况分析技术

A. 仿真血管内超声技术；B. 血管探针技术。

2. 肺部结节分割提取　目前不同厂家 CT 仪器都配备肺部结节分割技术,如通用电气公司配有的 Lung VCAR 软件分析自动提取肺部结节并自动提供肺结节相关信息,提取病灶的左右径(left right diameter,LRD)、前后径(anterior posterior diameter,APD)、上下径(superior inferior diameter,SID)、平均密度(average density,DAVG)、非实性部分体积(volume of non-solid,VNS)及实性部分体积(solid partial volume,V-S)、总体体积(total volume,V-T)等参数。

## 五、相关知识测试题

1. CT 检查中,图像重组与图像重建的主要区别是

    A. 重建使用无间隔的原始数据,重组使用一定间隔的原始数据

    B. 重建通过原始数据得到显示数据图像,重组通过显示数据得到新层面图像

    C. 重建出的图像质量不如重组得出的图像

    D. 原始横断面的层厚对重组图像的质量影响较小

    E. 图像重组比图像重建损失的诊断信息少

2. 关于 CT 图像重建技术的理解,**错误**的是

    A. 图像局部放大

    B. 图像局部缩小

    C. 增加图像层间隔,可以减少图像总数

    D. 增加图像层间隔,可以增加图像总数

    E. 减少层间隔,可以提高小病灶的检出率

3. 图像后处理技术的英文缩写对应**错误**的是

    A. 最大密度投影(MAP)        B. 最小密度投影(MinIP)

    C. 曲面重组(CPR)             D. 多平面重组(MPR)

    E. CT 仿真内镜(CTVE)

4. **不属于**三维图像重组技术的是

    A. CPR        B. VR        C. CTEV        D. AIP        E. Min-IP

5. 关于 CT 图像容积再现技术的理解,**错误**的是

    A. 容积再现法可三维体立体直观显示物体的空间位置、结构及其他物体间的关系

    B. 容积再现显示立体图像是基于原始三维体数据直接绘制的,不可以直接对图像进行分析处理

    C. 容积再现的方式可以通过不同透明度曲线的控制,显示不同密度物体的区别

    D. 容积再现的方式通过对不同物质给予不同的颜色并予以融合,可更好地区别不同物质

    E. 可以在容积再现的立体图像上提取原始数据和测量

**答案:**1. B　2. D　3. A　4. A　5. B

(李知晓)

## 推荐阅读资料

[1] 高剑波. 中华医学影像技术学:CT 成像技术卷. 北京:人民卫生出版社,2017.

[2] 李真林. 多层螺线 CT 成像技术. 北京:人民卫生出版社,2014.

# 第三节　头颈部 CT 血管成像

## 一、概述

头颈部血管疾病是临床常见的病症类型,具有病情复杂、致残率和致死率高等特点,其早期诊断和早期治疗是决定患者预后的关键。既往以数字减影血管造影(DSA)为头颈部血管疾病诊断的"金标准",但因其费用较高、操作有创且耗时,目前不作为临床首选。CT 血管造影(CTA)具有无创、快速、可重复性高的优势,目前在评价头颈部血管病变、观察血管解剖和血管病变以外疾病血供来源等方面都发挥着重要的作用,已经成为头颈部血管病变诊断及长期随访的首选影像学检查方法。

## 二、头部 CTA 操作规范流程

### (一) 适应证

1. 缺血性脑卒中、动脉血管痉挛及血栓栓塞。
2. 颅内动脉粥样硬化、血管狭窄及阻塞性疾病。
3. 颅内动脉瘤、假性动脉瘤及静脉曲张。
4. 颅内血管畸形、血管瘘及血管变异。
5. 血管炎及胶原血管病。
6. 创伤性血管损伤。
7. 血管介入手术的评估及随访。
8. 颅脑及面部肿瘤血供来源判断。
9. 头颈部外科术前血管情况评估。
10. 颅内静脉及脑静脉窦血栓行 CT 静脉成像(CT venography,CTV)。

### (二) 禁忌证

1. 碘对比剂过敏。
2. 甲状腺功能亢进、哮喘发作。
3. 严重心血管疾病,包括症状性心绞痛、充血性心力衰竭,以及严重的大动脉狭窄、肺动脉高压及心肌病。
4. 肾功能不全。根据 2021 年中华医学会放射学分会质量控制与安全管理专业委员会组织专家制定的《肾病患者静脉注射碘对比剂应用专家共识》,推荐增强 CT 检查患者 eGFR 风险阈值为 $30ml/(min \cdot 1.73m^2)$。根据现有证据,对 $eGFR \geqslant 30ml/(min \cdot 1.73m^2)$ 的患者,直接进行增强检查是安全的。对 eGFR 为 $30\sim44ml/(min \cdot 1.73m^2)$ 有高危因素及 $eGFR<30ml/(min \cdot 1.73m^2)$ 的患者可在综合考虑碘对比剂使用获益和风险的情况下,在检查前向患者解释相关情况后酌情使用。
5. 糖尿病患者,如 $eGFR<30ml/(min \cdot 1.73m^2)$,应从碘对比剂注射时开始停止使用二甲双胍,注射后 48h 内计算 eGFR,如肾功能无显著变化可重新使用二甲双胍。如 eGFR 为 $30\sim59ml/(min \cdot 1.73m^2)$,二甲双胍使用量应保持在安全范围内。

**(三) 检查前准备**

1. 严格掌握适应证和禁忌证,详细询问患者的健康状况及是否有过敏史,告知潜在检查风险,签署对比剂知情同意书。

2. 认真向患者解释检查相关事宜,告知扫描所需时间及注射对比剂后可能出现的不适感,消除患者紧张心理,以配合检查。

3. 嘱患者扫描时保持静止,避免吞咽动作,不能配合的患者可适当给予镇静。

4. 去除扫描区域表面所有金属物与饰物。

5. 抢救器械准备,包括急救车、心电监护仪、除颤仪、氧气装置等。

**(四) 检查过程中的注意事项**

1. 指导患者仰卧于检查床,头部置于检查床头架内,头部正中矢状位与正中定位线重合,使头部位于扫描野的中心。

2. 根据患者双上臂血管情况(首选右上臂桡静脉或肘静脉)穿刺以建立静脉通路,与备用对比剂及高压注射器相连接。连接管与注射针连接时应排除管路中气体。

**(五) 扫描技术**

1. 定位像 一般采用侧位定位像,必要时可扫描正、侧位定位像。

2. 扫描范围 从颅顶至 $C_2$ 水平,以听眦线为基准线。

3. 对比剂 对比剂的使用建议参考中华医学会放射学分会《碘对比剂使用指南(第2 版)》。推荐使用浓度 320~370mgI/ml 的非离子型碘对比剂,用量 60~80ml,注射流率 4.0~5.0ml/s,一般成人注射流率不低于 3ml/s,婴幼儿不低于 2ml/s。碘对比剂注射后,随即以相同流率注射 30~40ml 生理盐水冲管。

4. 测试扫描触发时间

(1)对比剂团注追踪技术:作为常规方法,脑动脉成像选取颈内动脉为监测点,阈值达110~150HU 时触发扫描。

(2)小剂量团注测试技术:选取与实际 CTA 扫描层面一致的层面作为测试点,用小剂量对比剂预注射(注射 10~15ml 后以相同流率追加生理盐水 20ml),脑动脉成像测试颈内动脉时间密度曲线,峰值点为 CTA 容积扫描启动时间。如果患者颈动脉狭窄严重或钙化明显,导致颈动脉显示不清,推荐采用小剂量团注测试技术。

5. 脑 CTV 延迟时间较动脉成像延迟 10~15s,碘对比剂总量 70~90ml。

6. 扫描参数设定 常规轴位螺旋扫描,管电压 120kVp,管电流采用自动管电流技术,参考值为 280~320mAs,根据机型选择不同探测器组合(16×0.75mm、32×0.6mm、64×0.625mm、160×0.5mm 等),螺距 0.7~1.05,转速为 0.27~0.75s/ 转。

**(六) 检查后指导**

技师及诊断医师确认检查完成且无明显异常情况后,应帮助患者移除相关检查设备、闭合静脉通路、指引其离开检查室,并简要告知患者,如建议大量饮水以促进对比剂排泄、无不良情况可正常进食、二甲双胍类药物请继续停用 48h、按时领取检查结果等。

**(七) 图像后处理**

1. 轴位原始图像重建 预置窗宽、窗位:软组织窗宽 350~450HU,窗位 35~50HU;骨窗窗宽 1 500~2 500HU,窗位 400~700HU。

2. 图像三维重建 对三维数据进行常规去骨处理,再对去骨后的薄层轴位数据(横断面≤1mm,采用 2/3 重叠重建)进行处理、重建。常用的三维后处理方法主要包括 MPR、CPR、MIP 及 VR。可先在轴位图像及 VR 图像上观察颅内动脉及分支的大致走行、形态及分布等情况,若无异常,则进行常规 MIP 和 VR 显示,若发现可疑病变,可在常规后处理基础上,对病变部位进行多方位 MPR、CPR、MIP 及 VR 显示及相关测量(图 2-3-1)。脑 CTV 图像后处理以 MPR 和 MIP 为主。

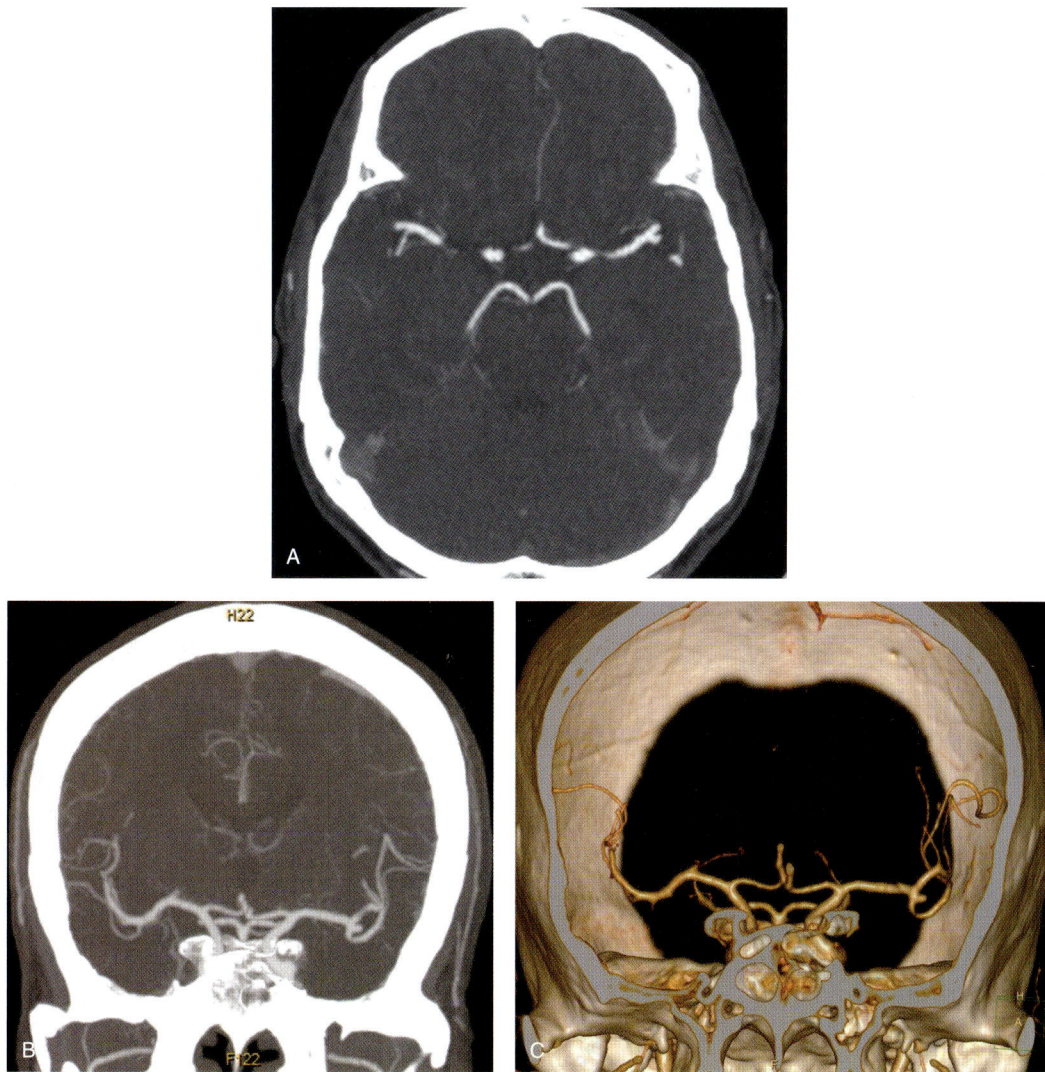

图 2-3-1 左侧大脑中动脉瘤
A.轴位增强图像,示左侧大脑中动脉分叉处乳头状突起;B.冠状位最大密度投影图像;
C.冠状位容积再现图像。

(八)诊断要点

1. 脑动脉瘤 ①术前评价动脉瘤的位置、大小、形状、数量及与邻近血管的连接关系,并了解动脉壁有无钙化、瘤颈的大小、瘤腔内有无血栓或粥样斑块形成、是否存在夹层等,为外科手术和介入治疗提供准确的信息;②术后评估动脉瘤栓塞术和夹闭术后评价手术效果,评估弹簧圈与残存动脉的关系,而且可以作为长期随访手段,监测动脉瘤复发。

2. 脑动脉硬化及闭塞性疾病　评估病变血管位置、累及范围、管壁斑块、管腔轮廓、狭窄程度及其分支、侧支循环形成情况等。对于闭塞性脑血管病,除显示血管基础病变外,还需结合 CT 原始图像排除受累血管供血区的梗死或出血。

3. 脑血管畸形　观察畸形血管巢的大小和形态,了解供血动脉及引流静脉的大小和数目,并明确有无出血、脑梗死和脑萎缩等并发症,为临床治疗提供重要的参考依据。

4. 烟雾病　观察双侧颈内动脉末端及大脑前、中动脉近段狭窄或闭塞情况,脑底部异常血管网,颅内动脉代偿表现。此外,结合 CT 原始图像排除脑萎缩、出血、梗死等继发征象。

5. 颅脑肿瘤与血管关系　可加扫静脉期,评估肿瘤范围、血供、强化程度及其与其周围血管的关系,为诊断肿瘤、降低手术风险或进一步手术治疗提供依据。

6. 脑静脉(窦)血栓　好发部位依次为上矢状窦、横窦、乙状窦、海绵窦、直窦、脑静脉,观察相应区域平扫密度改变(CT 值>50HU),脑静脉及静脉窦内充盈缺损和周围侧支循环情况,大脑镰和小脑幕的强化改变,静脉性脑梗死及脑水肿等。

(九)图像质量评价标准

1. 主观评价　采用图像质量的等级评价标准:3 级为双侧颈内动脉、椎基底动脉和大脑前、中、后动脉及分支轮廓显示清晰,血管边缘锐利,可明确诊断;2 级为双侧颈内动脉、椎基底动脉和大脑前、中、后动脉及分支轮廓显示良好,无伪影,可进行诊断;1 级为双侧颈内动脉、椎基底动脉和大脑前、中、后动脉及分支轮廓显示较清晰,有伪影,但可区分解剖结构,基本不影响诊断;0 级为双侧颈内动脉、椎基底动脉和大脑前、中、后动脉及分支轮廓显示不清,不能进行诊断。≥1 级认为有诊断意义。主要伪影包括运动位移等造成的运动伪影、体外金属异物产生的明显影响动脉显示效果的线束硬化伪影。

2. 客观评价　①图像包括全部颅内血管;②颅内血管结构显示清晰,强化明显,可满足评估颅内血管及其病变的需要,包括扫描区域内头部动脉的轴位影像中 CT 值不低于 200HU,扫描区域内颅内静脉的轴位影像中 CT 值不超过 150HU,颅内静脉高浓度对比剂伪影对基底动脉环(Willis 环)不产生明显影响;③图像后处理得当,CPR 层面应置于血管管径中心,管径及腔内病变显示清晰;VR 图像中血管边界平滑,应与 MPR 图像中的动脉边界相符合;MPR 图像层厚 5mm,层间隔 4~5mm,窗宽 350HU,窗位 50HU;④图像信息准确。

# 三、颈部 CTA 操作规范流程

## (一)适应证

1. 颈动脉粥样硬化、血管狭窄及阻塞性疾病。

2. 颈部动脉瘤、假性动脉瘤及夹层。

3. 颈部血管畸形、血管瘘及血管变异。

4. 血管炎及胶原血管病。

5. 创伤性血管损伤。

6. 血管介入手术的评估及随访。

7. 颈部肿瘤血供来源判断。

8. 头颈部外科术前血管情况评估。

（二）禁忌证

同"头部 CTA 操作规范流程"。

（三）检查前准备

同"头部 CTA 操作规范流程"。

（四）检查过程中的注意事项

1. 指导患者仰卧于检查床,头置于头托架内,下颌上抬,头尽量后仰,两肩尽量下垂、双上肢置于体部两侧,头颈部正中矢状面与正中定位线重合,眉间线与横向定位线平行。

2. 余同"头部 CTA"。

（五）扫描技术

1. 定位像　一般采用侧位定位像,必要时可扫描正、侧位定位像。

2. 扫描范围　自主动脉弓至颅底基底动脉环。以垂直颈部为扫描基线。

3. 对比剂　对比剂的使用建议参考中华医学会放射学分会《碘对比剂使用指南(第 2 版)》。推荐使用浓度 320~370mgI/ml 的非离子型碘对比剂,用量 60~80ml,注射流率 4.0~5.0ml/s。体重 >50kg 者,注射流率可适当增加,但不建议超过 6m/s。小儿和婴幼儿注射流率 2~3ml/s 较合适。注射碘对比剂后,随即以相同流率注射 30~40ml 生理盐水冲管。

4. 扫描触发时间　推荐采用对比剂团注跟踪技术,颈部动脉成像监测层面为主动脉弓,CT 值阈值达 110~150HU 时触发扫描。颈部静脉成像延迟时间较动脉成像延迟 5~8s。

5. 扫描参数设定　采用螺旋扫描方式,扫描方向为从足侧向头侧。常规管电压 120kVp,管电流采用自动管电流技术,参考值为 280~320mAs,根据机型选择不同探测器组合(16×0.75mm、32×0.6mm、64×0.625mm、160×0.5mm 等),螺距 0.7~1.05,转速为 0.27~0.75s/转。

（六）检查后指导

同"头部 CTA 操作规范流程"。

（七）图像后处理

1. 轴位原始图像重建　预置窗宽、窗位:软组织窗宽 350~450HU,窗位 35~50HU;骨窗窗宽 1 500~2 500HU,窗位 400~700HU。

2. 图像三维重建　对三维数据进行常规去骨处理,再对去骨后的薄层轴位数据(横断面 ≤1mm,采用 2/3 重叠重建)进行 VR 和 MIP 后处理。去骨效果较差的行 CPR 处理以显示细节。颈部动脉成像图像后处理的 CPR 图像将弯曲血管全程展现在一个平面上,是观察颈部血管腔内病变及管壁钙化的主要方式,依次重组右颈内动脉、右椎动脉、左椎动脉、左颈内动脉,操作时注意调整重组路径使其始终位于血管中心,避免中心线偏移造成假阳性征象,每支动脉需拍摄冠状位、矢状位及斜位,斜位选择病变的最佳显示角度;VR 可以直观显示颈部动脉、管壁钙化、血管内支架外观及血管与周围组织的关系,但有可能遗漏细小钙化及软斑块,通常需摄取冠状位、右矢状位及左矢状位图像;MIP 图像可以显示栓塞血管的侧支循环的血管。另外,应用减影法处理消除钙化斑块、骨骼及颈静脉的干扰,可以提高对血管病变评价的准确性。颈部静脉成像以 MPR 技术作为主要后处理方法。

（八）诊断要点

1. 颈动脉及椎动脉硬化性狭窄或闭塞　评估病变累及部位及范围、管腔狭窄程度、斑块性质等。对于因此行动脉内支架置入术的患者,术后 CTA 诊断要点还包括评估支架有无塌陷、断裂、移位、管腔再狭窄或闭塞等并发症的发生;结合 CT 灌注成像可监测血管再通后脑灌注特点及局部血流循环改变,防止过度灌注及颈动脉窦综合征等并发症的出现。

2. 颈动脉瘤及椎动脉瘤　①术前评估动脉瘤的位置、大小、形状、数量及与邻近血管的连接关系,并可了解动脉壁有无钙化、瘤颈的大小、瘤腔内有无血栓或粥样斑块形成、是否存在夹层等,为外科手术和介入治疗提供准确必要的信息;②术后通过CTA动态观察、监测动脉瘤复发。

3. 颈动脉及椎动脉夹层　①评估病变位置、累及的范围、病变节段血管外径、管壁钙化斑、壁内血肿、残留管腔情况;②观察真假腔间的内膜瓣、确定真假腔之间的空间关系;③评估假腔内对比剂滞留及是否有血栓;④评估夹层血管与周围组织及相邻血管的空间关系等。

(九) 图像质量评价标准

1. 主观评价　主要观察颈动脉主干及其分支,采用图像质量的等级评价标准:3级为双侧颈总动脉、颈外和颈内动脉轮廓显示清晰,血管边缘锐利,可明确诊断;2级为双侧颈总动脉、颈外和颈内动脉轮廓显示良好,无伪影,可进行诊断;1级为双侧颈总动脉、颈外和颈内动脉轮廓显示较清晰,有伪影,但可区分解剖结构,基本不影响诊断;0级为双侧颈总动脉、颈外和颈内动脉轮廓显示不清,不能进行诊断。≥1级认为有诊断意义。主要伪影包括呼吸、吞咽等造成的运动伪影,假牙等金属异物产生的明显影响动脉显示效果的线束硬化伪影。

2. 客观评价　①图像包括全部颈部血管。②颈部血管结构显示清晰,强化明显,可满足评估颈部血管及其病变的需要,包括CTA扫描区域内颈部动脉的轴位影像中CT值在300~350HU范围内。扫描区域内颈部静脉的轴位影像中CT值不超过150HU。右侧锁骨下静脉高浓度对比剂伪影对头臂干的显示不产生明显影响。③图像后处理得当,CPR影像重组层面应置于血管管径中心,管径及腔内病变显示清晰。VR图像中血管边界平滑,应与MPR图像中的动脉边界相符合。MPR图像层厚、间隔分别为5mm、4~5mm,窗宽350HU,窗位50HU。④图像信息准确。

## 四、常见操作错误及分析

1. 检查失败

(1)检查部位不符合申请单要求。

(2)扫描覆盖范围不足。

(3)注射对比剂失败(如只有少量对比剂注射到血管内)。

(4)图像存在伪影,难以诊断,如图像运动伪影;假牙、发夹等体外金属异物产生的线束硬化伪影;锁骨下静脉或头臂静脉高浓度对比剂伪影。

2. 改善图像质量、减少伪影的方法

(1)扫描前固定被检者头部,减少头部运动伪影,使被检者在平扫和增强两次扫描时保持头颈部体位一致;嘱被检者避免吞咽动作。

(2)颈部CTA时,注射部位选择右手臂(优于左手臂),有利于避免左头臂静脉未稀释的对比剂造成伪影。

(3)根据患者体重、血压、心率等设置个性化对比剂注射方案。

(4)推荐应用小剂量测定计算延迟时间,完整、全面了解被检者个体内的循环时间和特点,更好地保证检查的成功率。

(5)扫描后立即浏览原始图像,保证正确选择最佳重建时相。

## 五、相关知识测试题

1. 下列**不属于**头部CT血管成像适应证的是
   A. 颅内动脉瘤
   B. 颅内感染
   C. 颅内肿瘤与血管关系
   D. 颅内静脉血栓
   E. 烟雾病

2. 以下**不属于**头颈动脉CTA检查的禁忌证的是
   A. 碘对比剂过敏
   B. 甲状腺功能亢进、哮喘发作
   C. 严重肾功能不全
   D. 严重心血管疾病
   E. 糖尿病患者服用二甲双胍停药48h以上

3. 关于颈部CTA扫描技术的叙述,**错误**的是
   A. 检查体位为仰卧位
   B. 扫描期间不做吞咽动作
   C. 扫描范围从主动脉弓至颅底基底动脉环
   D. 下颌内收,听眉线与检查床台面垂直
   E. 扫描方向为从足侧向头侧

4. 颅脑CTA检查时,成人对比剂用量为
   A. 60~80ml
   B. 80~120ml
   C. 100~150ml
   D. 100~200ml
   E. 150~200ml

5. **不属于**颅脑CTA的观察要点的是
   A. 动脉瘤的位置及与邻近血管的连接关系
   B. 引流静脉的数目
   C. 瘤颈的大小
   D. 瘤腔内有无血栓或粥样斑块形成
   E. 动脉瘤大小、形状及数量

**答案:**1. B　2. E　3. D　4. A　5. B

（刘　文　容鹏飞）

## 推荐阅读资料

[1] 胡鹏志,陈伟.CT检查技术规范化操作手册.长沙:湖南科学技术出版社,2015.
[2] 石明国.现代CT设备质控管理与操作规范.北京:人民卫生出版社,2018.
[3] 王鸣鹏.医学影像技术学.北京:人民卫生出版社,2012.
[4] 张龙江,卢光明.全身CT血管成像诊断学.北京:人民军医出版社,2012.
[5] 中华医学会放射学分会.放射科管理规范与质控标准(2017版).北京:人民卫生出版社,2017.
[6] 中华医学会放射学分会.头颈部CT血管成像扫描方案与注射方案专家共识.中华放射学杂志,2019, 53 (2): 81-87.

# 第四节 动脉 CT 血管成像（主动脉、肺动脉、下肢动脉）

## 一、概述

动脉 CTA 是一种经外周静脉注射碘对比剂后,选择合适的时相(在对比剂到达动脉的浓度高峰时)进行快速薄层螺旋扫描,并运用多种图像后处理技术显示动脉血管的检查技术。动脉 CTA 检查操作简便易行、无创伤,在一定程度上可以取代有创的 DSA,成为临床广泛使用的全身动脉疾病影像诊断的重要手段之一,尤其对主动脉、肺动脉及下肢动脉等大动脉相关疾病的诊断、手术前后的评估及随访等具有重要的临床应用价值。

## 二、操作规范流程

### (一) 适应证

主要用于全身所有动脉相关疾病(含并发症)的检出、术前和术后评估(含随访)及了解病变与邻近重要动脉的关系等。

1. 主动脉 主动脉粥样硬化、主动脉夹层、主动脉瘤、主动脉缩窄和离断、马方综合征及大动脉炎等疾病,腹主动脉疾病见本章第六节。

2. 肺动脉 肺动脉栓塞、肺隔离症、肺动静脉畸形及发育不良等疾病。

3. 下肢动脉 下肢动脉粥样硬化、血栓闭塞性脉管炎、下肢动脉瘤、下肢动脉损伤及动静脉瘘等疾病。

### (二) 禁忌证

动脉 CTA 检查禁忌或不适宜的患者同常规增强 CT 检查。

1. 已知的严重对比剂过敏反应。

2. 甲状腺功能亢进症状未能有效控制。

3. 无法配合扫描采集和 / 或屏气指令(5s)。

4. 怀孕或怀疑受孕者。

5. 部分临床危重(如急性心肌梗死、失代偿性心功能不全)情况。

6. 肾功能不全。根据 2021 年中华医学会放射学分会质量控制与安全管理专业委员会组织专家制定的《肾病患者静脉注射碘对比剂应用专家共识》,推荐增强 CT 检查患者 eGFR 风险阈值为 30ml/(min·1.73m²)。根据现有证据,对 eGFR ≥ 30ml/(min·1.73m²) 的患者,直接进行增强检查是安全的。对 eGFR 为 30~44 ml/(min·1.73m²) 有高危因素及 eGFR<30ml/(min·1.73m²) 的患者可在综合考虑碘对比剂使用获益和风险的情况下,在检查前向患者解释相关情况后酌情使用。

7. 糖尿病患者,如 eGFR<30ml/(min·1.73m²),应从碘对比剂注射时开始停止使用二甲双胍,注射后 48h 内计算 eGFR,如肾功能无显著变化可重新使用二甲双胍。如 eGFR 为 30~59ml/(min·1.73m²),二甲双胍使用量应保持在安全范围内。

### (三) 检查前准备

接受 CTA 检查前,患者需要经过严格的临床评估及禁忌证筛查,以保证该项检查的风险可控。根据不同的检查部位和检查要求,患者应做好相应的准备。

1. 详细告知潜在检查风险,指导患者及家属签署《CT 检查电离辐射危害患者知情同意书》《碘对比剂使用患者知情同意书》。

2. 检查前告知患者在大量对比剂注入的过程中身体可能会出现的反应,如发热、心跳加速等,不要过度紧张。

3. 检查前须去除被检部位的金属物品,如钥匙等,以防止产生金属伪影。

4. 护士可根据患者双上臂血管情况,结合动脉 CTA 对比剂注射方案中的流率选择合适静脉血管(一般选用右侧肘前静脉)进行穿刺,以建立静脉通路。

5. 对意识不清、小儿等不合作者,应根据实际情况酌量给予镇静剂。

6. 危重患者应由临床医生陪同,必要时扫描过程中使用监护设备监控患者生命体征。

7. 主动脉和肺动脉 CTA 检查前对患者进行屏气训练;情况允许时扫描前 1 周不服用含金属药物,不进行胃肠钡餐造影检查。下肢动脉 CTA 检查无须屏气和胃肠道准备。

8. 抢救器械准备,包括急救车、心电监护仪、除颤仪、氧气装置等。

(四) 扫描技术

1. 定位像、平扫及扫描范围　主动脉和肺动脉 CTA 采用正位定位像,下肢动脉一般采用正位定位像,必要时加扫侧位定位像,以便缩小重建视野、精确定位下肢动脉全程于成像中心。

CTA 检查前先行平扫,用于检出钙化斑块和高密度的主动脉壁间血肿,提供一些疾病的基线参考信息。患者仰卧,足先进,双手上举抱头。

肺动脉的扫描范围为从肺尖到肺底。胸主动脉的扫描范围为从胸廓入口至肋膈角水平。根据临床估计的主动脉病变累及范围,扫描范围可从胸廓入口至坐骨结节水平,包括主动脉全长和股动脉近端,必要时将颈动脉和颅内动脉包括在内。下肢动脉扫描范围一般从骨盆入口至足尖,必要时上界为肾动脉水平。

2. 扫描参数　决定 CTA 图像质量的参数有扫描层厚、螺距、重建间距、管电压、管电流等。16 层 CT 即可开展大动脉 CTA 检查,64 层及以上的多层 CT 采集层厚更薄,扫描速度更快,可覆盖的范围更宽,CTA 的检查效果更佳。64 层及以上 CT 行下肢动脉 CTA 检查时,扫描速度有可能快于碘对比剂的循环,需缩小螺距、增加球管旋转时间以减慢扫描速度,保证远端动脉充分显示。必要时,预设一组腘动脉至足尖的扫描计划,在第一次动脉期扫描远端动脉未显示的情况下,追加一组延迟扫描,避免远端动脉闭塞的假阳性诊断。具体的扫描参数见表 2-4-1。

表 2-4-1　主动脉、肺动脉和下肢动脉扫描参数

| 参数 | 16 层 CT | | | 64 层及以上 CT | | |
|---|---|---|---|---|---|---|
| | 肺动脉 | 主动脉 | 下肢动脉 | 肺动脉 | 主动脉 | 下肢动脉 |
| 管电压 /kV | 100~120 | 100~120 | 100~120 | 100~120 | 100~120 | 100~120 |
| 管电流 /mA | 自动 | 自动 | 自动 | 自动 | 自动 | 自动 |
| 螺距 | 1.2~1.5 | 1.2~1.8 | 1.0~1.2 | 1.0~1.2 | 1.0~1.2 | 0.6~1.0 |
| 探测器宽度 | 16 × 1.5mm | 16 × 1.5mm | 16 × 1.5mm | 64 × 0.6mm | 64 × 0.6mm | 64 × 0.6mm |
| 层厚 /mm | 2 | 2 | 2 | 0.75 | 0.75 | 0.75 |
| 层间距 /mm | 1 | 1 | 1 | 0.5 | 0.75 | 0.75 |
| 矩阵 | 512 × 512 | 512 × 512 | 512 × 512 | 512 × 512 | 512 × 512 | 512 × 512 |
| 滤过算法 | 软组织算法 | 软组织算法 | 软组织算法 | 软组织算法 | 软组织算法 | 软组织算法 |
| 旋转时间 /s | 0.6 | 0.6 | 1.0 | 0.5 | 0.5 | 0.5 |
| 扫描方向 | 足到头 | 头到足 | 头到足 | 足到头 | 头到足 | 头到足 |

3. 对比剂应用和扫描延迟时间　靶血管内碘对比剂浓度的高低为影响动脉 CTA 图像质量的关键因素之一。它除受患者因素、设备因素和扫描参数的影响外,主要由对比剂总碘含量、注射流率及扫描延迟时间决定。推荐使用高浓度的非离子型碘对比剂。具体的注射方案见表 2-4-2。

目前确定动脉 CTA 扫描延迟时间的方法有团注示踪法和小剂量预试验法。

表 2-4-2　肺动脉、主动脉及下肢动脉 CT 血管成像对比剂应用

| 参数 | 16 层 CT | | | 64 层及以上 CT | | |
|---|---|---|---|---|---|---|
| | 肺动脉 | 主动脉 | 下肢动脉 | 肺动脉 | 主动脉 | 下肢动脉 |
| 对比剂总量 /ml | 50~60 | 80~100 | 100~120 | 30~50 | 80~100 | 100~120 |
| 对比剂流率 /(ml·s⁻¹) | 3.0~4.0 | 3.0~4.0 | 3.0 | 4.0~5.0 | 3.0~4.0 | 3.0 |
| 生理盐水总量 /ml | 30~40 | 30~40 | 30~40 | 30~40 | 30~40 | 30~40 |
| 生理盐水流率 /(ml·s⁻¹) | 3.0~4.0 | 3.0~4.0 | 3.0 | 4.0~5.0 | 3.0~4.0 | 3.0 |

肺动脉 CTA 多采用小剂量预试验法,需要先以 4.0~5.0ml/s 注射流率注射高浓度碘对比剂 10~15ml,选定主肺动脉层面做连续动态扫描,测得肺动脉的时间密度曲线的达峰时间,作为正式启动肺动脉的扫描延时参考时间。

主动脉和下肢动脉 CTA 一般建议采用团注示踪法。胸主动脉成像选择主动脉根部或降主动脉近段作为监测层面,触发阈值 80~100HU;下肢动脉成像选择髂总动脉或腘动脉作为监测层面,触发阈值 100~120HU。达到阈值后再延迟 3~6s,自动触发主动脉或下肢动脉的扫描。

(五) 检查后指导

确认检查完成且无明显异常情况后,移出并降下检查床,指引患者离开检查室。并告知患者在指定观察区域观察 30min 后方可离开,建议患者大量饮水以促进对比剂排泄。

(六) 图像后处理技术

大动脉病变在常规轴位 CT 图像上一般即能较好地显示,因此轴位图像常作为 CTA 诊断和评估的基础,特别是对于各种疾病的准确诊断细节信息,都需要在常规薄层轴位图像上进行评估获取。但由于轴位图像对病变空间关系显示不足,通常采用二维(2D)和三维(3D)的后处理技术作为重要补充,以立体清晰地显示动脉病变。

(1) 最大密度投影(MIP):是沿着预定方向平行线上所遇到的最大信号强度作为图像像素,使用线轨迹追踪算法,构建出类似 DSA 效果的图像,不仅可以显示大动脉的整体观,也能清晰显示主动脉 5~6 级小分支。既往研究显示,主动脉 CTA 的 MIP 后处理图像与常规血管造影吻合性好,除能准确显示血管腔细节外,对判断血管壁及附壁血栓钙化也有诊断价值。

MIP 的缺点是难以区分局部重叠的强化血管,如无法显示主动脉夹层的真假两腔及内膜瓣。此外,由于骨骼的密度值较高,重组图像时骨骼与血管相重叠,影响观察。采用多角度旋转等方式可切除多余的骨骼部分或基于软件自动分割,但当骨骼与血管关系紧密时,进行切除或分割操作可能耗时较长,甚至难以完成。因此,可采用滑动层块 MIP 技术,只利用容积数据中的一部分层块,通过适度旋转和滑动,可在很大程度上避免骨骼和周围高密度物质对靶血管显示的干扰。

(2) 多平面重组(MPR):是对 3D 容积数据以任一平面重构其 2D 切面图像,操作简单,

显示细节准确,能较好地显示附壁血栓及血管腔外结构。另外,MPR是有目的地选用部分数据成像,可以人为地避开静脉等无关结构,不需进行编辑切割。通过MPR技术可以全程观察血管,实现动脉瘤的起始和终止部位、长度及破裂口位置的准确显示。

如MPR能直观显示主动脉夹层范围、血栓与血管腔的关系和血管破口,对判断主动脉弓血管受累情况有优势,为外科医生优化手术方案提供重要信息。MPR技术的曲面重组方法为沿血管或动脉瘤走行重组图像数据,可完整直观地显示病变血管壁的形态和病变范围,管腔狭窄的测量可靠,但需要注意该技术下相应目标组织的毗邻关系容易扭曲、混淆。

(3)容积再现(VR):是利用全部体素的CT值行表面遮盖的技术,与旋转相结合,联合应用伪彩编码和不同程度的透明化技术,可以立体生动地显示血管的3D结构及其与周围组织结构的解剖关系。因此,VR图像具有较强的立体感,临床应用广泛。

如主动脉夹层中真假腔密度不同,VR还可立体显示真假腔在不同位置上的密度和形态改变,清晰显示管壁钙化、受累血管分支与主动脉夹层的关系。VR技术显示内膜瓣最好,可从任意角度观察内膜瓣的最大长度,图像比MPR更直观,比表面遮盖技术更光滑、柔和。

(4)3D打印及相关计算机虚拟仿真技术:近年来,包括3D打印、虚拟现实等越来越多的计算机虚拟仿真技术被应用于临床,辅助腹主动脉的重建和可视化。从本质上讲,3D打印、虚拟现实、增强现实、混合现实等计算机虚拟仿真技术都是基于高质量图像的高级后处理技术及应用。其核心原理在于采用高精确度的图像分割技术,如亚像素级分割技术,分层式地精准分割腹主动脉及其分支、周围脏器及组织,最后以3D甚至四维(4D)的形式实现血管模型的可视化、实体化(1:1打印模型),从而辅助医生建立主观想象下的血管精准形态学特征和信息,还可以用来辅助教学与医患沟通等。

(七)诊断要点

1. 主动脉相关疾病 ①胸主动脉粥样硬化表现为主动脉走行迂曲,管腔增粗,管壁不规则增厚并向管腔内突出形成低密度充盈缺损,也可突向血管腔外侧。血管管腔可因斑块及血栓形成而狭窄或闭塞,周围侧支循环形成。主动脉壁可见环形或弧形钙化灶。②主动脉夹层(图2-4-1),平扫可见内膜瓣钙化内移。强化的主动脉内可见螺旋形向下撕裂的内膜瓣(弯曲的线样低密度灶)、破口与真假两腔。CTA可确认夹层受累范围及分支动脉的供血状况,夹层破裂出血时可见纵隔、胸腔积液及积血表现。③主动脉壁内血肿,在平扫时主动脉壁可见半月形或环形高密度影,注射对比剂后无强化,内缘光整,在强化的主动脉管腔背景下呈明显的低密度,无内膜破口或真假腔显示。④胸主动脉瘤,可分为真性主动脉瘤和假性主动脉瘤。真性主动脉瘤CTA表现为主动脉管腔局部或较大范围增大(升主动脉管径>5cm,降主动脉管径>4cm),管壁周围可出现内膜钙化、附壁血栓。假性主动脉瘤表现为紧贴主动脉壁的软组织密度肿块中心显影,与相邻主动脉同步同程度强化,并经破口与相邻主动脉相通,瘤内可见大量血栓形成。瘤体多位于主动脉轮廓之外,呈类圆形或不规则形;与母血管以细茎或宽径相连,以细茎相连者可表现为"挂果征"或"纽扣征"。假性主动脉瘤几乎均可见附壁血栓,管壁钙化常见。

2. 肺动脉栓塞 CTA表现为肺动脉完全或部分充盈缺损,可清晰显示肺动脉内栓子走行、分布、大小和累及范围(图2-4-2)。根据血管内栓子的位置,将栓子分为4型:①中央型,栓子位于血管中心,栓子周围为高密度对比剂,多见于急性血栓;②附壁环型,血管中心为高密度对比剂,而周围环绕低密度栓子,多见于慢性血栓;③偏心型,栓子位于血管一侧,对侧

充盈高密度对比剂,急慢性血栓均可;④闭塞型,栓塞的血管呈低密度而无对比剂充盈,VR
图像显示肺动脉呈残根状改变,急性、慢性血栓均可。

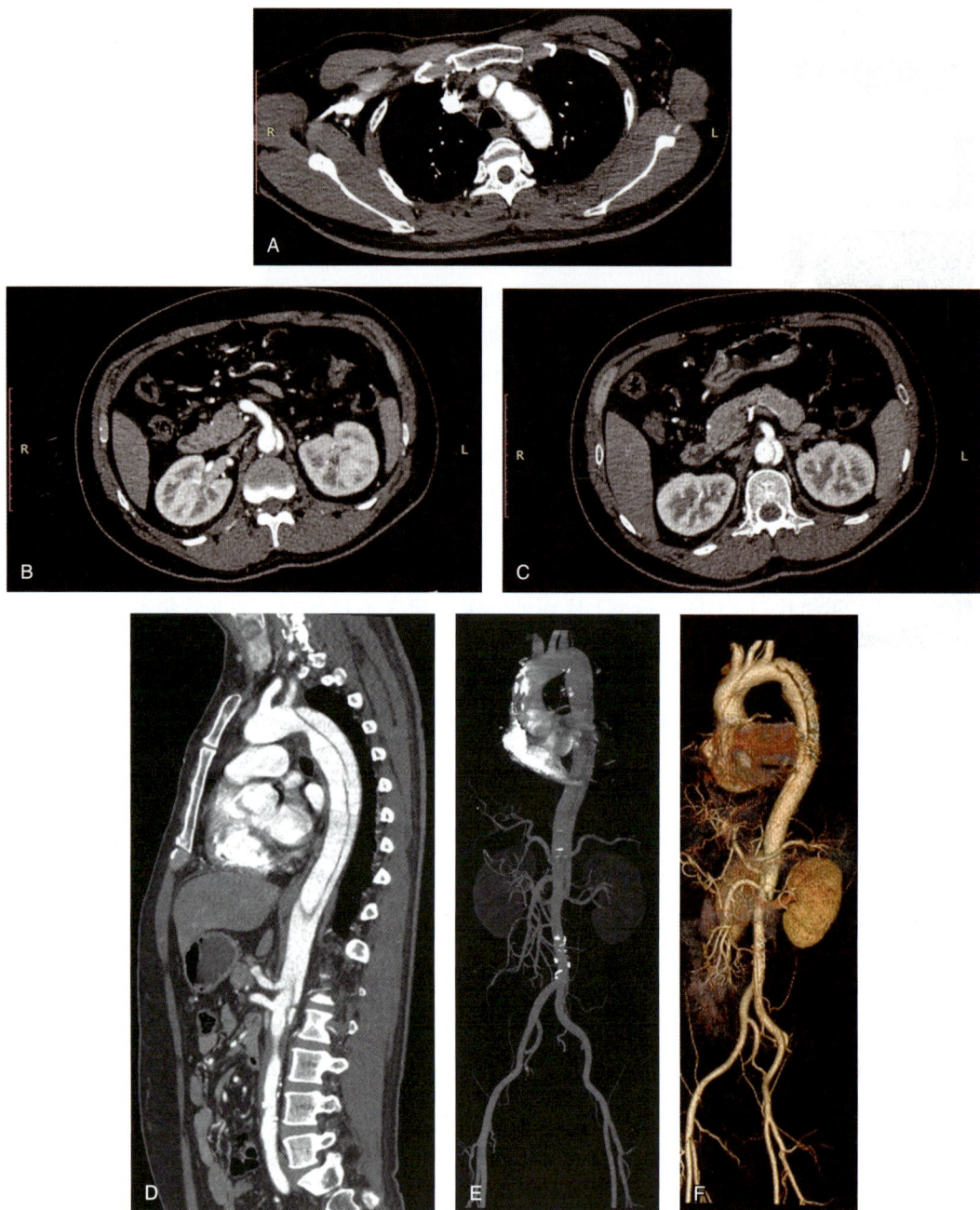

**图 2-4-1　主动脉 CTA 示主动脉夹层**

患者,男,39 岁。突发胸痛及高血压入院,行主动脉 CTA 检查。可见主动脉
夹层(Stanford A 型),内膜破裂口位于主动脉弓水平(A),腹腔干(B)、肠系膜
上动脉(C)均起源于真腔,主动脉呈双腔改变,累及左锁骨下动脉起始部(D)。
最大密度投影(E)及容积再现(F)清晰显示夹层动脉瘤。

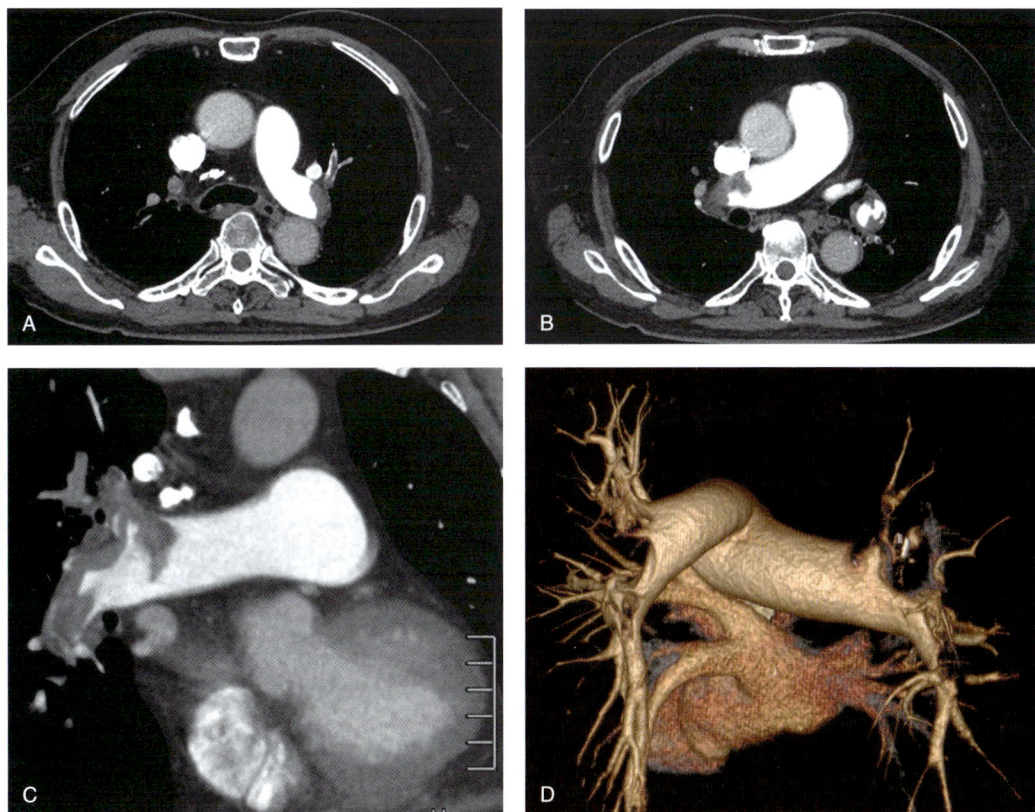

图 2-4-2　肺动脉 CTA 显示肺动脉栓塞

患者,男,74 岁。因突发呼吸困难 8h 入院,行肺动脉 CTA 检查。左(A)、右(B)肺动脉主干内见充盈缺损,提示肺动脉栓塞;最大密度投影联合多平面重组(C)清晰显示右肺动脉主干栓子位置和形态;容积再现(D)清晰显示双肺动脉主干栓塞。

3. 下肢动脉相关疾病　下肢动脉粥样硬化:CTA 表现为下肢动脉管壁多发钙化及斑块,管壁凹凸不平,管腔粗细不均匀,呈锯齿样及串珠样改变。当动脉完全闭塞时,断端呈截断状、杯口状或鼠咬状,周围有较多侧支代偿血管形成。狭窄程度按血管管径缩小至正常管径的百分比进行评估,轻度狭窄为缩小至正常管径的 50% 以下,中度狭窄为正常管径的 50%~74%,重度狭窄为正常管径的 75%~99%,100% 为血管闭塞。

血栓闭塞性脉管炎:CTA 表现为下肢中小动脉呈节段性狭窄、闭塞,可双侧或单侧肢体受累,未受累段血管光滑平整,无明显钙化及斑块等粥样硬化表现,病变周围侧支血管呈螺旋状改变是其特征性表现。

下肢动脉损伤:CTA 主要表现为活动性动脉出血、动脉狭窄闭塞、血栓形成、内膜撕裂、血管痉挛、假性动脉瘤及动静脉瘘形成。当骨折合并动脉损伤,CTA 可表现为骨折处动脉侧壁不连续,对比剂从该破口流入周围组织,形成血肿。

动脉内膜损伤:CTA 表现为管壁细线样的充盈缺损,内膜掀起,当血流进一步渗入内、外膜间或延伸到血管周围软组织时则,形成假性动脉瘤。

### 三、图像质量控制

影响 CTA 检查质量的主要因素有伪影、扫描参数和碘对比剂注射方案等。获取高质量的 CTA 图像包括：①充分做好扫描前准备，取得患者的配合，可避免多数伪影的产生；②根据患者的体质状况、疾病特点和设备情况设置个性化的扫描参数和对比剂注射方案，可精确采集到靶血管内碘浓度高峰时相的图像，从而提高血管病灶的检出率，满足血管评价的图像质量要求；③在图像质量满足临床诊断需要的前提下，应接受适度噪声的图像，尽可能降低患者的辐射剂量。

### 四、常见操作错误及分析

1. 检查失败

(1) 检查部位不符合申请单要求。

(2) 扫描范围不足。

(3) 注射对比剂失败（如对比剂外渗，仅少量对比剂注射到血管内）。

(4) 增强扫描时相不恰当（如过早或过晚扫描，非最佳对比度情况下采集图像）。

(5) 图像质量差难以诊断，如呼吸、运动伪影，肠道内异物影等的影响。

2. 改善图像质量、减少伪影的方法

(1) 检查前做好胃肠道准备。

(2) 检查前严格训练患者，使之熟悉检查流程、屏气状态达 10~15s 以上。

(3) 根据患者体重个性化设置正确的对比剂使用方案。

(4) 留置针选择大口径且放置位置准确合适。

### 五、相关知识测试题

1. **不属于**动脉 CT 血管成像适应证的是

    A. 主动脉粥样硬化高危人群筛查      B. 主动脉壁间血肿诊断和治疗

    C. 主动脉夹层术前、术后评估      D. 肾衰竭透析患者的常规检查

    E. 动脉损伤手术前评估

2. 肾关于 CTA 的后处理，**错误**的是

    A. MIP 显示血管径线比较准确      B. MPR 能从多种角度展示血管形态

    C. VR 可以良好显示血管形态      D. VR 最能准确显示血管壁钙化

    E. MPR 能直观显示肾动脉血栓范围、狭窄程度

3. CT 动脉血管成像成功的条件**不包括**

    A. 尽量加大对比剂注射流率      B. 选择合适的延迟扫描时间

    C. 合适的对比剂总量      D. 合适的层厚与螺距

    E. 尽量延长扫描时间

4. 肾动脉血管成像检查方法正确的是

    A. 采用螺旋扫描      B. 扫描层厚为 10mm

    C. 对比剂总量为 90~100ml      D. 对比剂注射流率为 3.5ml/s

    E. 肾动脉的扫描时间为 16~22s

5. 血管成像应选择
　　A. 多平面重组　　　　　　B. 表面遮蔽技术　　　　　　C. 最大密度投影
　　D. 容积再现　　　　　　　E. CT 仿真内镜
**答案:** 1. D　2. D　3. E　4. B　5. C

（易小平）

## 推荐阅读资料

［1］李真林，宋彬，刘荣波. 多层螺旋 CT 成像技术. 北京：人民卫生出版社，2014.
［2］张龙江，卢光明. 全身 CT 血管成像诊断学. 北京：人民军医出版社，2012.

# 第五节　心脏及冠状动脉 CT 血管成像

## 一、概述

我国现有心血管疾病患者约 2.9 亿人，心血管病死亡患者占居民疾病死亡构成的 40% 以上，居首位。多排螺旋 CT 技术的快速发展明显改善了 CT 的时间分辨率和空间分辨率，CTA 作为一种无创技术，目前在心血管疾病的诊断中发挥着重要作用，几乎完全取代了传统的血管造影。心血管 CT 可利用钙化积分识别高风险的无症状冠状动脉粥样硬化性心脏病（简称冠心病）人群，利用冠状动脉 CTA 可评估管腔狭窄、斑块特征和冠状动脉畸形，利用心脏大血管 CTA 可对先天性心脏病、冠状动脉搭桥术等进行术前、术后评估并指导治疗。

## 二、操作规范流程

### (一) 适应证

1. 冠心病诊断和治疗　冠状动脉 CTA（coronary CTA，CCTA）主要适用于对冠心病高危人群冠状动脉斑块及其狭窄的初步筛查，对于已知冠心病或治疗后病变进展和演变的随访观察。

2. 先天性心脏病诊断和治疗　先天性心脏病 CTA 主要用于心内结构畸形、心外结构畸形、心内外结构复合畸形及先天性心脏病术后评估。

3. 经皮冠状动脉介入治疗（percutaneous coronary intervention，PCI）术前、术后评估。

4. 经导管主动脉瓣置入术（transcatheter aortic valve implantation，TAVI）术前、术后评估。

5. 冠状动脉搭桥术前、术后评估。

6. 非冠状动脉心脏手术前评估。

7. 左心耳封堵术前、术后评估。

### (二) 禁忌证

心脏及冠状动脉 CTA 检查禁忌或不适宜的患者如下。

1. 已知的严重对比剂过敏反应。

2. 甲状腺功能亢进未治愈。

3. 患者无法配合扫描和 / 或屏气指令（5s）。

4. 怀孕或怀疑受孕者。

5. 临床不稳定(如急性心肌梗死、失代偿性心功能不全)情况。

6. 肾功能不全。根据 2021 年中华医学会放射学分会质量控制与安全管理专业委员会组织专家制定的《肾病患者静脉注射碘对比剂应用专家共识》，推荐增强 CT 检查患者 eGFR 风险阈值为 30ml/(min·1.73m²)。根据现有证据，对 eGFR ≥ 30ml/(min·1.73m²)的患者，直接进行增强检查是安全的。对 eGFR 为 30~44ml/(min·1.73m²)有高危因素及 eGFR<30ml/(min·1.73m²)的患者可在综合考虑碘对比剂使用获益和风险的情况下，在检查前向患者解释相关情况后酌情使用。

7. 糖尿病患者，如 eGFR<30ml/(min·1.73m²)，应从碘对比剂注射时开始停止使用二甲双胍，注射后 48h 内计算 eGFR，如肾功能无显著变化可重新使用二甲双胍。如 eGFR 为 30~59ml/(min·1.73m²)，二甲双胍使用量应保持在安全范围内。

(三) 检查前准备

接受 CCTA 检查前，患者需要经过严格的临床评估及禁忌证筛查，以保证该项检查的风险可控。

1. 详细告知潜在检查风险，指导患者及家属签署相关知情同意书(包括《CT 心脏冠状动脉检查知情同意书》《碘对比剂使用患者知情同意书》,麻醉患儿还需要签署《麻醉同意书》)。

2. 嘱患者或家属填写检查调查问卷，包括患者身高、体重等基本信息(以帮助确定对比剂使用量)，并初步了解患者心功能情况及心率。

3. 有哮喘或轻度过敏患者可检查前服用地塞米松，能够一定程度上预防过敏反应的发生。

4. 对于心率较快患者，采用 64 排螺旋 CT 进行 CCTA 检查时，推荐提前给予降心率药物，将心率降至 75 次/min 以下；对于"后 64 排 CT"，根据设备性能要求心率低于 90 次/min。

5. 能够配合的患儿，做好患儿和家长的宣教，保证扫描时屏气和身体静止；不能配合的患儿，需麻醉镇静后再行 CT 检查。

6. 抢救器械准备，包括急救车、心电监护仪、除颤仪、氧气装置等。

(四) 操作步骤

1. 首先指导患者依照正确体位仰卧于检查床，并进行严格的屏气训练，屏气欠佳的患者可加用腹带。

2. 连接心电监控，关注患者屏气时心电图及心率，心电识别欠佳时要及时调整，方式主要包括调整电极位置、改善电极片与皮肤贴合程度(如湿润皮肤)、更换导联等。

3. 建议检查前 3~5min 给予硝酸甘油 1 粒(0.5mg)舌下含服，以扩张冠状动脉。

4. 护士可根据患者双上臂血管情况结合心脏 CCTA 检查方案中流率选择合适静脉血管(一般选用肘前静脉)进行穿刺以建立静脉通路，与备用对比剂及高压注射器相连接。

(五) 扫描技术

1. 定位像和扫描范围　正位定位像，扫描范围从胸廓入口至心脏膈面。

2. 冠状动脉钙化扫描　CCTA 扫描前进行钙化积分扫描，扫描范围自气管隆嵴下 1~2cm 水平至心脏膈面下方 1~2cm，左右各大于心缘两侧 1~2cm。对于 PCI 支架植入术及搭桥术后患者，因为有金属植入物的干扰，不推荐进行冠状动脉钙化扫描。

3. 对比剂应用

(1)碘对比剂使用前加热至 37℃能降低药物黏滞度，减小注射压力。

（2）不同机器扫描时间不同,对比剂总量和流率不同,临床诊断需要冠状动脉管腔 CT 值达 325HU 及以上,冠状动脉的强化与对比剂注射方案、扫描方案及患者自身体重、心功能情况有关,256 排 Revolution CT 和双源 CT 对比剂应用参考方案见表 2-5-1。

表 2-5-1　成人心脏及冠状动脉 CTA 对比剂应用方案

| 项目 | 256 排 Revolution CT | | 双源 CT | |
| --- | --- | --- | --- | --- |
| | 冠状动脉 CTA | 心脏 CTA | 冠状动脉 CTA | 心脏 CTA |
| 对比剂总量 /ml | 45~55 | 55~65 | 50~65 | 55~70 |
| 对比剂流率 /(ml·s⁻¹) | 3.8~4.5 | 4.0~4.5 | 4.0~4.5 | 4.0~4.5 |
| 生理盐水总量 /ml | 30~35 | 35~40 | 30~40 | 30~40 |
| 生理盐水流率 /(ml·s⁻¹) | 3.3~3.5 | 3.5~3.8 | 3.3~4.0 | 3.5~4.0 |

（3）对于心脏内占位（心脏肿瘤或血栓）患者,动脉期后进行延迟期扫描（延迟时间＞30s）,以便观察占位病变的血供情况。

4. 测试扫描延迟时间

（1）常规使用对比剂团注追踪法（bolus-tracking）,推荐在右肺动脉干走行层面的升主动脉或降主动脉管腔内设置一个感兴趣区（region of interest,ROI）（选择升主动脉设置 ROI 时,应注意尽量远离上腔静脉和肺动脉,以避免检测过程中伪影导致误触发）,继而设定一个 CT 值（推荐 200HU）,当对比剂开始注射后,延迟 5~10s 后开始定时检测 ROI 的 CT 值,到达该设定阈值时启动扫描。

（2）对于左心室显著增大和较为严重的左心功能不全（射血分数降低<40%）患者推荐使用对比剂团注测试法,即使用小剂量（15~20ml）对比剂团注测试来测定循环时间,即峰值时间加 4~6s 的经验值设置为扫描延迟时间。该方法不足之处在于需要注射两次对比剂,增加对比剂用量,且同时增加辐射剂量和扫描时间。

5. 增强图像扫描范围

（1）CCTA 采集范围根据钙化积分扫描图像确定冠状动脉开口位置,从而确定最终的扫描范围。

（2）对于冠状动脉搭桥术后的患者,需要增大扫描范围（左锁骨下动脉水平）,以显示桥血管全程。

（3）先天性心脏病 CTA 采集范围需从胸廓入口至心底部,其他非先天性心脏病患者心脏 CTA 采集范围亦要大于 CCTA:从气管隆嵴分叉处至横膈下 2cm。

6. 扫描参数设定　扫描电压及电流等参数设定可以根据患者的体重、心率情况及检查者既往经验综合决定,也可根据 CT 管电压及管电流自动调节功能下给出的参考值决定。推荐根据具体情况及临床需求对患者实施个性化参数设定。256 排 Revolution CT 和双源 CT 扫描参数见表表 2-5-2。

（六）检查后指导

技师及诊断医师确认检查完成且无明显异常情况后,应帮助患者移除电极等相关检查设备、闭合静脉通路、指引其离开检查室,并进行简要的告知,如建议大量饮水以促进对比剂排泄,无不良情况可正常进食,二甲双胍类药物请继续停用 48h,按时领取检查结果等。

表 2-5-2 心脏及冠状动脉 CTA 扫描参数

| 参数 | 256 排 Revolution CT | | 双源 CT | |
| --- | --- | --- | --- | --- |
| | 冠状动脉 CTA | 心脏 CTA | 冠状动脉 CTA | 心脏 CTA |
| 管电压 /kV | 100 或 120 | 100 或 120 | 100 或 120 | 100 或 120 |
| 管电流 /mAs | 自动 | 自动 | 自动 | 自动 |
| 螺距 | 根据扫描心率自动调节 | 根据扫描心率自动调节 | 根据扫描心率自动调节 | 根据扫描心率自动调节 |
| 探测器宽度 | 256 × 0.625mm | 128 × 0.625mm | 3 280.6 | 64 × 0.6mm |
| 层厚 /mm | 0.625 | 0.625 | 0.75 | 0.75 |
| 层距 /mm | 0.625 | 0.625 | 0.5 | 0.5 |
| 矩阵 | 512 × 512 | 512 × 512 | 512 × 512 | 512 × 512 |
| 滤过算法 | 心脏标准算法 | 心脏标准算法 | 心脏标准算法 | 心脏标准算法 |
| 旋转时间 /s | 0.28 | 0.28 | 0.33 | 0.28 |
| 扫描方向 | 头到足 | 头到足 | 头到足 | 头到足 |
| 扫描范围 | 气管隆嵴到横膈下 2cm | 气管隆嵴到横膈下 2cm | 气管隆嵴到横膈下 2cm | 气管隆嵴到横膈下 2cm |
| 前瞻性心电门控 | √ | | √ | √ |
| 回顾性心电门控 | √ | √ | √ | √ |

### (七) 图像后处理

1. 轴位原始图像重建

(1) 扫描完成后,根据采用的心电门控模式和采集时间窗、管电流心电调制等技术的使用情况,选择 RR 间期中最清晰的轴位图像重建,通过预览图像发现自动选择的期相重组图像质量不佳时,可以 5% 的 RR 间隔重建 0~95% 的数据,重新选择最佳期相。在心律整齐的情况下,心率 ≤ 70 次 /min,一般选择 70%~80% RR 间期(舒张期)重建;心率 > 70 次 /min,一般选择 30%~40% RR 间期(收缩期)重建。

(2) 若需要评估心功能,可以在 0~90% RR 间期内以 10% 为间隔重建原始轴位图像(必须是回顾性心电门控采集模式)。

(3) 重建卷积核:常规选择平滑算法的卷积核;PCI 支架植入术后患者应同时采用平滑算法和锐利算法卷积核的 2 组轴位图像数据。选择锐利卷积核重建可提高图像对比度,减少支架壁线束硬化伪影,但会同时增加图像噪声。

(4) 心电编辑技术:心律不整齐患者容易出现血管错层、不连续等情况,此时可采用该技术,使用回顾性心电门控扫描,方法包括插入法、忽略法、删除法、R 波偏移法、基线调整法联合使用。

2. 图像三维重建 主要包括最大密度投影(MIP)、容积再现(VR)、曲面重组(CPR)及多平面重组(MPR)等技术。首先通过轴位图像或 VR 图像确定所选时相是否合适,初步观察冠状动脉的大致走行及病变,再对可疑病变部位进行 MIP、MPR 及 CPR 等图像后处理,结合病变部位的轴位图像,观察血管狭窄的垂直切面并测量其狭窄。CPR 图像经血管中心,可直观显示管腔情况,但是中心线必须准确。通过 VR 图像可立体观察心脏和冠状动脉外形和心外结构,但是不建议用来评估狭窄程度。MPR 图像可用于观察解剖变异和心脏内外细微结构。最佳的方法是结合病变部位冠状动脉长轴 CPR、MPR、MIP、VR 与轴位图像进行评估。CCTA 图像后处理示例见图 2-5-1。

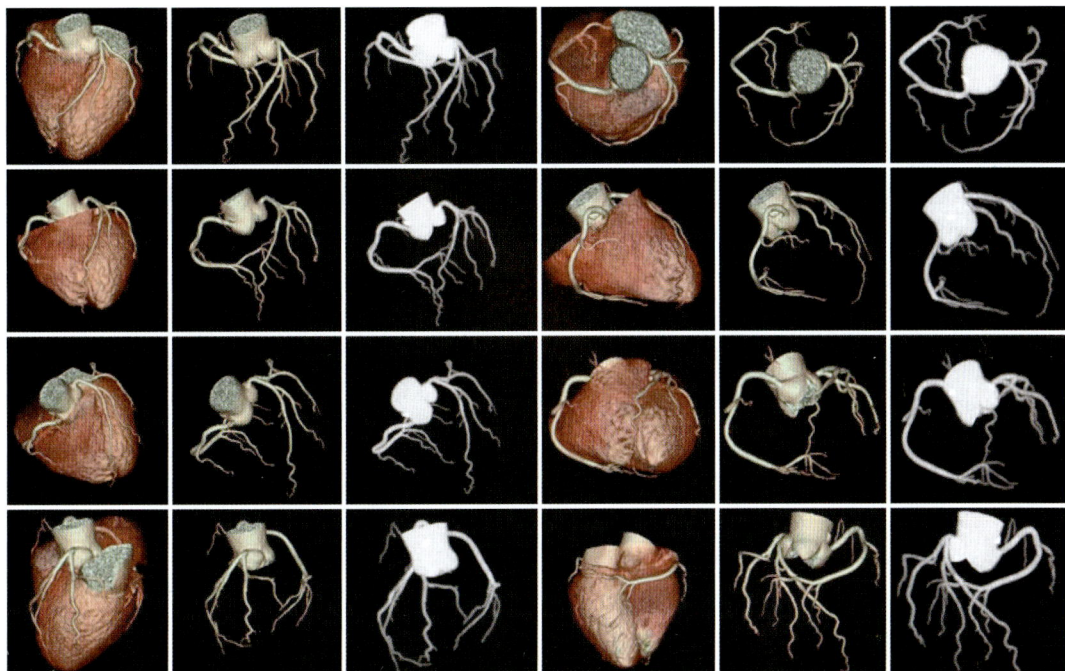

图 2-5-1　冠状动脉 CTA 图像后处理示例

利用容积再现和最大密度投影图像参照心导管造影角度立体显示心脏和冠状动脉外形和心外结构。

### (八)诊断要点

1. **总体评估**　推荐使用 SCCT、ACR 和北美心血管影像学会发布的冠状动脉疾病报告与数据系统(coronary artery disease reporting and data system,CAD-RADS)对 CCTA 患者进行诊断,要点包括:①评估图质量和扫描技术;②描述冠状动脉有无解剖变异;③描述冠状动脉供血优势类型;④描述冠状动脉有无扩张或冠状动脉瘤的大小、位置;⑤计算各支血管冠状动脉钙化斑块数及钙化积分;⑥按冠状动脉节段描述直径>2mm 血管节段病变,以及有无斑块及其成分,病变的分布(局限性病变范围<1cm、节段性病变范围为 1~3cm 或弥漫性病变范围>3cm)和病变导致的管腔狭窄程度;⑦描述心脏各房室大小、心肌密度等,必要时计算并描述心功能数据;⑧描述心脏内病变,包括心脏结构、心腔内、心肌、瓣膜等的病变;⑨描述心外病变,包括主动脉、肺动脉、肺等;⑩结论和印象。

2. **先天性心脏病 CTA**　推荐采用节段分析法,依次观察内脏位置、心脏位置、心尖指向、内脏与心房关系、心房与心室连接关系、心室与大动脉连接关系,评估肺动脉发育情况,测量异常结构大小。

3. PCI 术前、术后评估　①术前评估 PCI 适应证,包括冠状动脉钙化程度、病变累及部位和范围、是否存在血管变异、左主干病变、分叉病变,评估完全闭塞病变的斑块特征、硬度、范围和远端显影情况等;②评估斑块成分、指导 PCI 及评估预后,是否为易损斑块或大量钙化斑块;③指导导丝通过和球囊扩张的可行性及支架大小尺寸的选择;④评价 PCI 术后并发症,如出血、夹层等;⑤血管成形术和支架植入术后患者的随访评价,指导再狭窄患者的治疗。

4. TAVI 术前、术后评估　利用冠状动脉和主动脉 CTA 测量主动脉根部(包括主动脉瓣环、主动脉窦、窦管交界、升主动脉及两侧冠状动脉开口高度)参数和两侧外周血管通路的管腔直径,指导手术路径和支架型号的选择。

5. 冠状动脉搭桥术前、术后评估　①术前评价内乳动脉解剖和升主动脉管壁钙化和管壁增厚情况,以确定升主动脉能否吻合;②术后评价有症状患者的桥血管及吻合口是否通畅、再发心绞痛症状的病因(包括原位冠状动脉)等。

6. 非冠状动脉心脏手术前评估冠状动脉　成人先天性心脏病、高龄患者(﹥50 岁)瓣膜病变、主动脉病变术前排查合并的冠状动脉病变,观察房间隔形态、位置及有无合并左心房血栓、二尖瓣钙化、肺静脉异常引流等。

7. 左心耳封堵术前、术后评估　观察左心耳形态、左心房血栓情况,测量左心耳大小,评价封堵器定位、周围漏和封堵器相关血栓。

8. 电生理射频消融术前、术后评估　在双心室起搏器植入前明确心脏冠状静脉解剖;在心房颤动射频消融之前明确患者肺静脉解剖、左心房与周围组织关系(如食管),测量左心房大小,筛查左心房(含左心耳)附壁血栓。

## 三、图像质量评价标准

### (一) 冠状动脉 CTA 图像质量评价

1. 主观评价　①优秀:可诊断的冠状动脉(直径 ≥ 2mm)血管边界清晰,无伪影,90%以上的节段能够评估;②良好:血管边界清晰,部分伪影,80% 以上的节段能够评估,可诊断;③中等:血管边界局部模糊,部分伪影,70% 以上的节段能够评估;④差:血管显示不清,明显伪影,60% 以下的节段能够评估。伪影主要指冠状动脉运动伪影、错层伪影(心律不齐或呼吸所致)、线束硬化伪影(高密度物质所致,不包括金属支架和钙化斑块对管腔造成的"晕染伪影")。

2. 客观评价　①确保冠状动脉和心脏扫描范围的完整性;②冠状动脉 CT 值最佳范围 300~450HU,特别注意冠状动脉远端是否有满意的增强;③图像噪声:测量主动脉根部图像的 CT 值标准差(SD 值)作为图像噪声,SD 值<20HU 为优秀,SD 值 20~30HU 为良好,SD 值>30HU 为图像质量差,SD 值>40HU 为检查失败(图像不能评估),推荐目标控制在 20~30HU 以下。

### (二) 心脏 CTA 图像质量评价

1. 主观评价　采用 5 分制评分标准。4 分:心脏四腔室清晰显示,无伪影;3 分:心脏四腔室显示清晰,右心房有少量伪影;2 分:心脏四腔室显示一般,中度伪影;1 分:心脏四腔室不能清晰显示,右心房伪影严重;0 分:右心房、右心室对比剂浅淡、四腔室不能显示。≥3 分认为有诊断意义。伪影包括搏动伪影、呼吸运动伪影、对比剂硬化伪影等。

2. 客观评价　测量心腔、大血管的噪声(CT 值标准差)、信噪比(signal to noise ratio,

SNR),测量 ROI 的大小为 15mm$^2$,SNR 为测量区域的平均 CT 值 / 测量区域 CT 值标准差,图像噪声应控制在 30HU 以下。

## 四、常见操作错误及分析

1. 检查失败

(1)检查部位不符合申请单要求。

(2)扫描覆盖范围不足。

(3)注射对比剂失败(如只有少量对比剂注射到血管内)。

(4)图像质量受影响难以诊断,如图像的呼吸、运动伪影;心率和心律失常伪影;图像噪声过大;冠状动脉开口处的错层伪影等,或客观评价冠状动脉近中段主干管腔内 CT 值<200HU,或图像噪声>40HU。

2. 改善图像质量、减少伪影的方法

(1)检查前请临床科室协助将心率控制在 75 次 /min 以下并控制心律失常。

(2)检查前严格训练患者,使之屏气状态达到 20s。

(3)对于左心室显著增大和较为严重的左心功能不全(射血分数降低<40%)患者使用对比剂团注测试法。

(4)根据患者体重、心率和心排出量个性化设置正确的对比剂使用方案。

(5)扫描后立即浏览原始图像,观察扫描范围是否符合要求及血管强化情况,正确选择最佳的重建时相。

(6)PCI 术后患者加用锐利算法卷积核处理原始图像。

## 五、相关知识测试题

1. **不属于**心脏及冠状动脉 CTA 适应证的是

  A. 冠心病高危人群筛查    B. 先天性心脏病诊断和治疗

  C. TAVI 术前、术后评估    D. 急性心肌梗死患者

  E. 非冠状动脉心脏手术前评估

2. 肾功能不全作为心脏及冠状动脉 CTA 检查的禁忌证的标准为

  A. eGFR<30%    B. eGFR<50%    C. eGFR<60%

  D. eGFR<70%    E. eGFR<90%

3. 以下说法**错误**的是

  A. 钙化积分扫描范围为自气管隆嵴下 1~2cm 水平至心脏膈面下方 1~2cm

  B. 一般设定冠状动脉 CTA 采集范围与钙化积分扫描范围相同

  C. 对于冠状动脉搭桥术后的患者,需要增大扫描范围(左锁骨下动脉水平)

  D. 先天性心脏病 CTA 采集范围需从胸廓入口至心底部

  E. 其他非先天性心脏病患者心脏 CTA 采集范围与 CCTA 相同

4. 下列**不属于**轴位原始图像重建的是

  A. 扫描完成后发现机器选择的期相重组图像质量不佳时,可以 5% 的 RR 间隔重建 0~95% 的数据,重新选择最佳期相

  B. 评估心功能,可以在 0~90% RR 间期内以 10% 为间隔重建原始轴位图像

C. VR 图像可立体观察心脏和冠状动脉外形和心外结构

D. PCI 支架植入术后患者应同时采用平滑算法和锐利算法卷积核的 2 组轴位图像

E. 心律不齐患者可采用心电编辑技术

5. 下列**不属于** PCI 术前、术后 CCTA 评估观察要点的是

A. 评估冠状动脉钙化程度、病变累及部位和范围,是否存在血管变异、左主干病变

B. 评价内乳动脉解剖和升主动脉管壁钙化和管壁增厚情况

C. 指导导丝通过和球囊扩张的可行性及支架大小尺寸的选择

D. 血管成形术和支架植入术后患者的随访评价,指导再狭窄患者的治疗

E. 评估完全闭塞病变的斑块特征、硬度、范围和远端显影情况

**答案:**1. D　2. A　3. E　4. C　5. B

（周　晖）

## 推荐阅读资料

[1] 陈险峰,李林,马小静. 心血管疾病 CT 扫描技术. 北京：人民卫生出版社,2018.
[2] 王怡宁,吕滨,曹剑. 冠状动脉 CT 血管成像扫描与报告书写专家共识. 协和医学杂志,2019,10 (1): 29-36.
[3] 张龙江,卢光明. 全身 CT 血管成像诊断学. 北京：人民军医出版社,2012.

# 第六节　腹部 CT 血管成像

## 一、概述

CTA 在评价腹部血管疾病方面已经成为临床上广泛使用的一种重要的诊断工具。CTA 在腹部的应用已经不局限于对腹部大血管本身病变的诊断和评价,而是已扩展到对中小血管的评估。借助当前能获取高质量 CT 数据的 CT 扫描仪及各种高级后处理技术,腹部 CTA 能清晰地显示腹主动脉及其分支,肝脏、脾脏、肾脏和胰周血管,门静脉、肠系膜血管的分支等细管径血管,对于腹部各脏器疾病的诊断治疗、术前和术后评估方面都显示出其独特的价值。

## 二、操作规范流程

### (一) 适应证

主要用于腹部相关疾病(含并发症)的检出及术前、术后评估(含随访)等。临床常见的疾病包括腹主动脉疾病和肝脏、脾脏、肾脏、肠系膜血管等。

### (二) 禁忌证

腹主动脉 CTA 检查禁忌或不适宜的患者见本章第四节(操作规范程序 "禁忌证")。

### (三) 检查前准备

接受 CTA 检查前,患者需要经过严格的临床评估及禁忌证筛查,以保证该项检查的风险可控。

(1)详细告知潜在检查风险,指导患者及家属签署相关知情同意书(含《CT 检查患者知情同意书》《碘对比剂使用患者知情同意书》)。

(2)患者检查前充分水化,检查结束后留院观察 30min。肝、肾功能差或碘过敏者,严禁

CT 增强扫描。检查前告知患者在对比剂大量注入的过程中身体可能会出现的反应,如发热、心跳加速等,不要过度紧张。

(3)检查前须去除被检部位的金属物品,如钥匙等,以防止产生金属伪影。

(4)根据患者双上臂血管情况结合动脉 CTA 注药方案中流率选择合适的静脉血管(一般选用肘前静脉)进行穿刺以建立静脉通路,与备用对比剂及高压注射器相连接。

(5)对意识不清、小儿等不合作者,应根据实际情况酌量给予镇静剂;危重患者应在临床医生陪同、监护仪严密监护下完成扫描。

(6)检查前应与患者沟通,告知检查时需要注意的事项,消除紧张心理。对患者进行屏气训练;扫描前 1 周不服用含金属药物,不宜进行胃肠钡餐检查造影。扫描前需做好肠道准备,一般禁食 4~6h 后检查,扫描前口服 1 000~2 000ml 清水使胃肠道充盈。必要时检查前1d 口服泻药、灌肠等清洁肠道。

(7)抢救器械准备,包括急救车、心电监护仪、除颤仪、氧气装置等。

**(四) 扫描技术**

1. 定位像、扫描平扫、参数及范围 腹部 CTA 采用正位定位像,必要时加扫侧位定位像,以便缩小重建视野、精确定位腹部目标动脉全程于成像中心。

先行平扫,用于检出钙化斑块及获取一些疾病的基线参考信息。

嘱患者仰卧,扫描时屏气,合理确定成像的范围。腹主动脉 CTA 自 $T_{11}$ 椎体下缘开始至髂嵴连线下 2cm。肝脏 CTA 一般从膈顶至双肾下极水平,一次屏气完成全肝连续扫描。脾脏扫描范围包括整个脾。肾脏 CTA 扫描范围可包括全肾;考虑到部分肾副动脉可起自髂总动脉,因此活体肾移植术前评估时,扫描范围至少到双侧髂总动脉分叉水平以下。

2. 扫描参数 决定 CTA 图像质量的参数有扫描层厚、螺距、重建间距、扫描延迟时间、管电压、管电流等。一般选择薄层、小螺距薄厚层、大螺距所得图像分辨率高。目前大部分CTA 都是在 64 层及以上的 CT 扫描仪进行,因此,基本都能采用最佳扫描参数。

实际工作中,常采用薄层容积扫描方式,以进行精细的三维图像重组。螺距越小图像噪声越小,图像纵轴分辨率越高。由于 CTA 图像自然对比度好,螺距可选择 1~2。由于 CTA后处理图像质量主要取决于轴位图像的空间分辨率,而对密度分辨率要求不高,必要时可通过适当降低管电压来获得较大容积范围的扫描,减少 X 线球管负荷,减少患者的辐射剂量。一般管电压为 120kV,管电流多为 125 ~175mA,成像效果满意。

参考扫描参数详见表 2-4-1。

3. 对比剂的应用

(1)目标血管内碘对比剂浓度是影响腹部血管 CTA 图像质量的关键因素之一,包括碘对比剂的量、注射流率(方式)及扫描延迟时间等。

根据既往研究及经验,推荐应用非离子型碘对比剂(300mgI/ml)60~100ml,以 3.0~4.0ml/s 的流率从前臂静脉借助高压注射器注入。

碘对比剂在腹主动脉腔内达到峰值浓度时采集图像是获取高质量图像的关键。为达到该目的,主动脉 CTA 扫描推荐采用团注示踪法,选择腹主动脉中央作为监测层面,触发阈值80~100HU,当感兴趣区处血管腔内 CT 值达到设定的阈值时自动触发腹主动脉的扫描。

(2)延迟扫描技术的应用。由于疾病本身的特点和 / 或诊断的需要,对部分疾病的扫描需要选择一个合适的延迟时间点进行延迟扫描。

如对腹主动脉瘤患者及隔绝术后复查患者,在注射对比剂后 60~80s 延迟扫描,不仅可以显示迟发型动脉瘤破裂,还可以显示动脉期不能显示的低流速内瘘征象,并可辅助区别内瘘、网眼血栓的钙化及支架的金属部分。

### (五) 检查后指导

确认检查完成且无明显异常情况后,帮助患者移除相关设备,闭合静脉通路,指引其离开检查室。告知患者需要在指定观察室观察 30min 后方可离开,同时建议大量饮水以促进对比剂排泄。一般情况下,无不良情况可正常进食,二甲双胍类药物需要继续停用 48h。

### (六) 图像后处理技术

腹主动脉病变在常规轴位 CT 图像上一般能较好地显示,是 CTA 诊断和评估的基础,对于各种疾病的准确诊断细节信息,都需要在常规薄层轴位图像上进行评估获取。在此基础上,需要采用适合的后处理技术作为重要补充,弥补轴位图像对病变三维空间关系显示的不足,这些技术包括 MIP、MPR、VR 等,见本章第四节。

### (七) 诊断要点

1. 腹主动脉及血管疾病

(1) 腹主动脉疾病

1) 腹主动脉粥样硬化:腹主动脉管壁钙化可在平扫图像上清晰展示。CTA 表现为腹主动脉管壁凹凸不平、管腔粗细不均匀、狭窄,甚至闭塞(可见侧支循环形成);血管走行僵硬、分支稀疏;可见动脉过度梭形扩张甚至形成梭形动脉瘤。

2) 腹主动脉瘤:包括真性动脉瘤和假性动脉瘤。真性动脉瘤好发于腹主动脉下段,表现为腹主动脉管径>4cm 或与邻近主动脉管壁比较,管径超过 1/3,多伴偏心性附壁血栓;瘤体较大时推压瘤外组织但分界清晰,瘤体破裂时可与周围组织界限不清。假性动脉瘤常有瘤颈且肿瘤颈与管壁的成角<120°,可见主动脉管壁不完整及明确破口,瘤腔周围有血肿,与周围组织分界亦不清。CTA 是腹主动脉瘤早期诊断和随诊观察其动态变化(预测和评估破裂风险)的重要技术,并可辅助介入手术治疗,如能准确提供主动脉瘤腔内隔绝术导入血管的形态。另外,CTA 是腹主动脉瘤的治疗(开腹手术及介入治疗)后评估的重要手段。如评估腹主动脉瘤腔内隔绝术后常见的并发症,如内瘘、移植物移位、变形和移植物内血栓形成,以及结肠缺血、椎体缺血、肾梗死、动脉内膜分离、动静脉瘘、移植物感染等。

3) 腹主动脉夹层:包括双腔征,内膜征,内膜钙化移位,主动脉局部扩张,邻近主要分支动脉的显示及并发症的显示(包括胸腔积液、心包积液和血管周围血肿)。CTA 的主要目的是证实主动脉夹层的存在及进行准确分型,并可以用来确定内膜撕裂的部位、夹层范围、分支血管的血流灌注,主动脉周围血肿是否存在,假腔的通畅性及真腔的受压程度(图 2-6-1)。

4) 主动脉壁间血肿:CT 平扫图像上可以观察到典型的新月形或环形高密度影;主动脉呈半月形或环形增厚,而增厚的主动脉壁不强化,血肿的真假腔不相通(可以区别于典型的主动脉夹层);主动脉粥样斑块伴穿透性溃疡形成,可出现主动脉管腔呈动脉瘤样扩张;可伴有胸腔及心包腔积液等表现。

5) 主动脉硬化闭塞症:平扫血管壁毛糙且不规则,管壁内可见钙化斑块;增强后可发现低密度粥样硬化斑块及血栓,主动脉延长、扩张扭曲和壁层钙化;常有侧支循环形成。

6) 大动脉炎:血管壁增厚、血管腔狭窄与闭塞及侧支循环形成、动脉扩张和动脉瘤、管壁钙化。

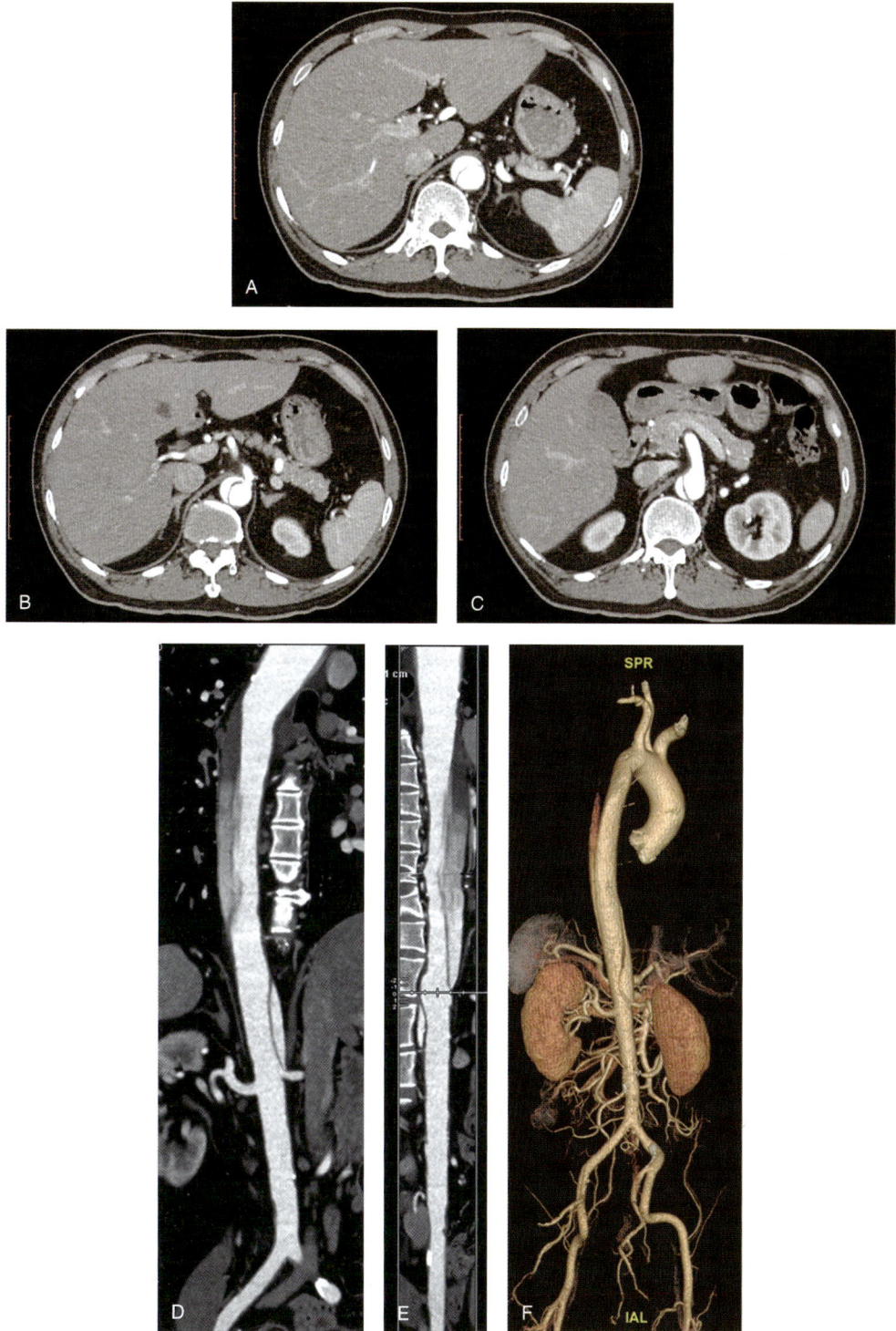

图 2-6-1 主动脉 CTA 显示主动脉夹层

患者,男,55 岁。突发胸腹部痛 15h 入院。行主动脉 CTA 示主动脉夹层(Stanford B 型),内膜破口位于约 $T_{11}$ 水平,腹主动脉(A)、腹腔干(B)、肠系膜上动脉(C)均起自真腔,腹腔干起始部可见轻中度狭窄。最大密度投影(D)联合曲面重建(E)和容积再现(F)清晰显示夹层动脉瘤。

7)腹主动脉外伤性病变：临床表现为血胸、心脏压塞或纵隔血肿。CTA可观察到假性动脉瘤、主动脉壁内血肿及主动脉夹层。

(2)肠系膜血管疾病：肠系膜缺血性疾病包括腹腔干狭窄或闭塞、肠系膜上动脉栓塞、肠系膜下动脉栓塞、肠系膜动脉粥样硬化、肠系膜上静脉血栓形成等。

1)急性肠系膜缺血：是由肠系膜血管狭窄或闭塞引起的肠缺血性疾病，以急性腹痛为主要临床表现，相应血管不同程度狭窄甚至闭塞，管壁可见钙化和 / 或非钙化斑块。

2)肠系膜上动脉急性栓塞：肠系膜上动脉充盈缺损为本病最直接、最可靠的征象。容积再现(VR)和最大密度投影(MIP)图像可见肠系膜上动脉截断征象，注意评估血管腔内的栓子及管腔的狭窄程度。最主要的间接征象为相应病变血管供血区域的肠壁不强化或强化程度减弱，晚期可出现肠壁增厚、肠管扩张、肠管内气 - 液平、肠管周围渗出、肠系膜水肿、肠壁积气、腹水等征象。

3)肠系膜下动脉急性栓塞：基本征象与肠系膜上动脉急性栓塞相似。

4)肠系膜动脉慢性栓塞：管腔内的充盈缺损是最主要的CTA征象。其可伴肠系膜动脉粥样硬化，亦可见侧支循环血管表现。

5)肠系膜上静脉栓子形成：直接征象是静脉管腔不同程度增粗，平扫栓子高密度，增强后为低密度充盈缺损。间接征象包括肠管改变、肠系膜静脉回流障碍伴缆绳征和脂肪浑浊征、腹水渐进性增多、门静脉海绵样变、门静脉期肝强化不均匀、肠系膜上静脉、门静脉及肠壁积气(提示肠管坏死，预后不良)等。

(3)外压综合征

1)肠系膜上动脉压迫综合征：腹主动脉与肠系膜上动脉之间的夹角<20°，伴十二指肠水平段或升段的受压、管腔变窄。

2)左肾静脉综合征：左肾静脉明显受压时，肠系膜上动脉夹角分为狭窄型( <20°)、正常型(20°~70°)、垂直型( >70°)3 种类型，应诊断为左肾静脉综合征。

(4)肠系膜动脉瘤和夹层

1)肠系膜动脉瘤：肠系膜动脉管腔球形或囊状及梭形扩张，可伴有血栓形成、动脉瘤壁钙化。

2)肠系膜动脉夹层：动脉期肠系膜上动脉内线样低密度影(真假腔间的内膜瓣)，可见动脉内真假腔和撕裂内膜瓣等典型表现。

2. 肝脏疾病

(1)肝动脉病变

1)肝动脉瘤：真性动脉瘤CT平扫为类圆形稍低密度软组织块影，沿肿块边缘可有弧形钙化影。增强扫描显示动脉瘤腔明显强化，与主动脉强化程度一致。CTA可以很好地显示瘤体、载瘤动脉、动脉瘤周供血及肝侧支供血的信息。肝动脉假性动脉瘤表现为血管轮廓增宽，对比剂从血管腔向外呈囊袋状突出，形态多不规则；肝动脉夹层少见，常为腹主动脉夹层延伸所致，可发现撕裂移位的内膜瓣、真腔和假腔。

2)肝动静脉分流：分为轻度、中度、重度，常在伴随原发病变的表现外，表现为门静脉提前显影、肝实质异常强化。肝动静脉分流表现又有各自不同表现。如医源性肝动脉门静脉分流，CT表现为沿穿刺通路或其周围分布的碘油沉积影或动脉期门静脉显影。

3)肝血管畸形：包含多种疾病。遗传性出血性毛细血管扩张症主要表现包括肝内毛细血管扩张、较大的血管融合团块、大量肝内动脉 - 静脉结形成、肝灌注异常等。肝血管畸形有许多伴发改变,如增粗肝动脉压迫局部胆管,可使胆管扩张,同时由于血流动力学改变致肝大、心力衰竭、尾状叶萎缩等。

(2)门静脉病变

1)门静脉栓子:CT 平扫表现为门静脉管腔内异常较高密度影,增强后呈偏心性充盈缺损,长轴与血管走行方向平行,可伴"阴阳镜"表现。门静脉瘤栓肝动脉期可见斑点状、小条状强化影,提示肝动脉参与了门静脉癌栓的血供,可资鉴别血栓。

2)门静脉高压:分为肝前型、肝内型和肝后型。最常见的征象包括门静脉增宽、侧支循环开放、脾大、腹水等。影像学上常见的门静脉侧支循环包括食管胃底静脉曲张,附脐静脉和腹壁静脉曲张如"海蛇头"征,脾肾分流、胃肾分流,门静脉右后支与下腔静脉分流,其他静脉曲张如椎旁静脉曲张。

3)门静脉海绵样变:门静脉系统的异常,主要为门静脉走行区正常结构部分或全部消失,沿相应走行区出现多发形态各异的侧支血管。间接征象包括肝动脉分支增粗、肝动脉期的一过性异常灌注、肝形态的改变及"假胆管癌"征。

(3)肝静脉病变

1)巴德 - 基亚里综合征(布 - 加综合征):病程少于 6 个月时,肝形态可无明显改变。典型患者常呈肝硬化表现,脾大;合并下腔静脉阻塞时,可伴有双下肢水肿、下肢及中下腹壁静脉曲张,部分病例伴腹水或胸腔积液。肝强化模式改变包括肝实质花斑状或马赛克样强化模式、周边强化型和中央强化型。慢性布 - 加综合征可出现广泛侧支循环,包括肝内侧支循环和肝外侧支循环。

2)肝小静脉闭塞病:主要依靠临床病史和组织病理学检查确诊。急性期:平扫显示肝大,密度降低,严重者呈"地图状",有中至大量腹水;增强肝动脉血管增粗、扭曲呈代偿改变;门静脉期可见特征性斑片状强化,且低灌注区呈高、低密度相间的"地图状"、斑片状改变。肝静脉显示不清,下腔静脉肝段明显变扁,远端不扩张亦无侧支循环,下腔静脉、门静脉周围可见"晕征"或"轨道征";延迟期肝脏仍可有斑片状、"地图状"的低密度区存在。亚急性期和慢性期表现与布加综合征基本类似,但多无肝静脉主干及下腔静脉完全闭塞。

(4)肝肿瘤:临床较常见的富血供肿瘤包括肝海绵状血管瘤、肝癌和肝局灶性结节增生。肿瘤病理学类型不同,其基本的 CT 表现也明显不同,相应地 CTA 表现中肿瘤与血管的关系也不同。如肝癌多由不规则增粗的肝动脉供血,常出现杂乱、扭曲或不成形血管,门静脉内常出现门静脉瘤栓,也可见肝动脉 - 门静脉分流、肝静脉侵犯。

(5)术前和术后评价:经颈内静脉肝内门体分流术(transjugular intrahepatic portosystem stent-shunt,TIPS)术前 CTA 同时显示门静脉、腔静脉、肝静脉及三者空间关系,便于制订手术方案,并可以了解腹腔脏器及腹水情况。术后 CTA 用于评估常见并发症如支架狭窄。狭窄而未闭塞的支架表现为门静脉、支架及相应肝静脉同期显影,支架腔内不同程度充盈缺损,表现为支架与对比剂之间呈波浪状的低密度影;闭塞的支架表现为支架腔内及肝静脉内均无对比剂充填,两端 CT 值差值为 0,门静脉显影浅淡。

(6)肝移植:CTA 可提供肝内管道系统的解剖、变异、肝体积测量或病变等信息,实现活体肝移植术前供体的评估(解剖及变异)。故 CTA 可对供体血管进行评估等,亦可对肝移植术后血管性并发症、肝静脉淤血等进行评价。

3. 脾脏疾病

(1)脾动脉瘤:脾动脉真性动脉瘤多为梭形或囊状、大小不一,平扫呈边界光整的低密度肿块,可伴有瘤壁环形钙化;增强扫描显示与动脉同步强化的类圆形影像。CTA 可以准确评估动脉瘤的部位、大小、数目、与毗邻血管的关系,以及是否有血栓和钙化、同时伴有其他内脏动脉瘤等。假性动脉瘤平扫多呈等或稍低密度,较高密度影则提示新鲜出血;CTA 示瘤腔显著强化且延迟强化。

(2)脾静脉血栓形成:脾静脉部分血栓形成时表现为血管内结节状或条状充盈缺损;脾静脉完全血栓形成时,表现为脾静脉主干消失,并可伴随向肝性侧支循环。慢性脾静脉血栓形成者可呈典型的门静脉海绵样变表现,并伴随脾梗死等可能的继发性改变。

4. 肾脏疾病

(1)肾动脉疾病

1)肾动脉狭窄:动脉粥样硬化性狭窄表现为动脉管腔内的充盈缺损,狭窄段之后可出现梭形扩张,常伴随腹主动脉动脉粥样硬化的表现,如血管迂曲、延长、扩张及狭窄等。纤维肌性发育不良所致典型者因多发节段性狭窄使肾动脉呈"串珠"状表现,伴随主动脉或其他动脉通常无狭窄及扩张等异常表现。大动脉炎所致狭窄常伴狭窄后扩张,肾动脉周围可见扭曲或螺旋形血管影等侧支循环。

2)肾动脉瘤:包括囊状、梭形动脉瘤和肾动脉夹层。平扫瘤壁可发现完整或不完整的环形钙化,CTA 上瘤腔明显腹主动脉样强化,瘤内附壁血栓形成时则呈低密度充盈缺损。

3)肾动静脉畸形:包括肾内型和肾外型,且可分别分为静脉曲张型和动脉瘤型。肾动静脉畸形可表现为单支迂曲扩张的动脉与静脉直接相通,或多支纤细迂曲的小动静脉瘘。CTA 可明确显示纤细迂曲强化的血管团、供血血管及引流血管。

(2)肾静脉疾病

1)肾静脉血栓形成:急性期见受累肾静脉扩张伴随静脉充盈缺损征象;慢性期时肾静脉变细,其内可见条索状充盈缺损,肾周间隙内可见"蜘蛛网"样改变。MPR 可以清晰显示血管腔内栓子、累及范围、栓子头部的位置及肾静脉管腔狭窄程度。

2)肾静脉癌栓:一般表现为肾静脉腔内不均匀强化的软组织密度影。

(3)肾移植术前和术后评估:术前主要用于评估肾动脉变异是肾副动脉、肾前过早分支还是肾静脉的变异,特别是左肾血管的异常。评估肾移植受体主要为髂血管的评估。肾移植术后 CTA 主要用于评估移植肾的动静脉吻合情况,以及移植肾的血管并发症,如狭窄、栓塞等。肾动脉栓塞直接显示为肾动脉内的栓子及伴随的肾实质楔形无强化区(梗死)。肾内动静脉瘘及假性动脉瘤表现为肾实质内圆形且与血管强化程度相似的异常强化灶、动静脉瘘。肾静脉栓塞表现为肾静脉管腔内的充盈缺损。

(八) 图像质量控制

同本章第四节。

## 三、常见操作错误及分析

1. 检查失败

(1)检查部位不符合申请单要求。

(2)扫描范围不足。

(3)注射对比剂失败(如对比剂外渗、仅少量对比剂注射到血管内)。

(4)增强扫描时相不恰当(如过早或过晚扫描,非最佳对比度情况下采集图像)。

(5)图像质量差难以诊断,如呼吸、运动伪影,肠道内异物影等的影响。

2. 改善图像质量、减少伪影的方法

(1)检查前做好胃肠道准备。

(2)检查前严格训练患者,使之熟悉检查流程、屏气状态达 10~15s 以上。

(3)根据患者体重个性化设置正确的对比剂方案。

(4)留置针选择大口径且放置位置准确合适。

## 四、相关知识测试题

1. **不属于**合理的腹部 CTA 技术的是

    A. 通常用于腹主动脉及其大分支的血管成像

    B. 检查前不宜口服对比剂

    C. 对比剂总量 80~100ml

    D. 延迟扫描时间通常为 20~30s

    E. 层厚 1~2mm,间隔 1~2mm

2. **不属于**图像后理技术的是

    A. MPR                        B. MRA                         C. SSD

    D. MIP                         E. VR

3. CTA 是

    A. 通过外周静脉内注射对比剂扫描后,采用三维成像诊断血管性疾病的方法

    B. 注射对比剂后,对选定层面进行快速扫描,观察对应体素 CT 值的动态变化,利用反映灌注情况的参数通过数模转换成灰阶或伪彩图像

    C. 对确定层位进行连续扫描,用部分替代扫描与重建方式来完成的不同时间图像的快速成像方法

    D. 仿真内镜

    E. 容积演示

4. CTA 对大脏器的血管可显示几级分支

    A. 1~2 级                 B. 2~3 级                C. 3~4 级

    D. 4~5 级                 E. 5~6 级

5. 关于腹主动脉瘤的描述,**错误**的是

    A. 我国腹主动脉瘤发生的主要原因为外伤

    B. 在肾动脉平面以上主动脉直径 ≥4cm 可诊断

    C. 直径>7cm 的动脉瘤破裂率高

    D. 瘤体迅速增大、壁薄并局限性突出应尽早手术

    E. CT 增强扫描有助于发现瘤内血栓

**答案:**1. D    2. B    3. A    4. C    5. A

(易小平)

## 推荐阅读资料

［1］李真林，宋彬，刘荣波.多层螺旋 CT 成像技术.北京：人民卫生出版社，2014.
［2］张龙江，卢光明.全身 CT 血管成像诊断学.北京：人民军医出版社，2012.

# 第七节　CT 小肠造影

## 一、概述

小肠是人体消化道中最重要的组成部分,近端接幽门并与胃相通,远端通过回盲瓣与升结肠相连,是食物消化、吸收的主要场所。小肠分为十二指肠、空肠、回肠,约占消化道总长度的 75%。小肠蠕动强、活动性大、走行迂曲且互相重叠,常难以准确定位并早期发现病变。小肠是多种疾病的好发部位,包括先天发育异常(幽门闭锁、十二指肠降段狭窄等)、炎症性肠病(结核、克罗恩病、溃疡性结肠炎等)、血管性病变(肠系膜上动脉夹层、血栓等)、肿瘤和肿瘤样病变(腺癌、间质瘤、息肉等)、寄生虫疾病(血吸虫肠病等)及全身系统性病变伴发的小肠疾病(过敏性紫癜等),其临床表现为腹痛、腹泻、便血、体重下降、发热等症状,常缺乏特异性。因此,须寻找一种简单、有效的检查方法来帮助临床医师用于小肠疾病的定位及定性诊断。

目前,临床用于小肠疾病的定位和定性诊断的检查方法较多,但均存在一些不足。传统 X 线检查(包括全消化道气钡双重对比造影、插管法小肠灌肠造影)对小肠憩室、肿瘤性病变、肠结核的显示和诊断具有一定的优势,但对小肠肠腔外病变的显示欠佳,且存在钡剂可能溢入腹腔导致急腹症等风险(肠瘘患者)。小肠镜具有直观、可活检和可操控等优点,是诊断黏膜和黏膜下病变的最准确方法,但检查时间较长(平均 60min),患者痛苦大,且患者需全身麻醉,对操作者的技术要求较高,存在一定风险,因此在一些基层医院不易开展。而胶囊内镜对肠壁病变及肠腔外病变的显示欠佳,容易造成小肠病变的漏诊、误诊,也存在胶囊嵌顿无法排出或肠内潴留等潜在风险。

随着 CT 设备的普及,CT 小肠造影(CT enterography,CTE)扫描速度快、图像质量高、可对图像进行高质量的三维后处理,已经成为消化道疾病首选的影像学检查。它不仅可以显示肠壁增厚、黏膜强化、肠壁分层、肠腔狭窄、肠系膜血管扩张等肠道病变,而且在诊断肠道外病变方面也具有独特的优势。它能对临床可疑小肠疾病作出及时、准确的定位及定性诊断。

## 二、操作规范流程

### (一) 适应证

1. 炎症性肠病(结核、克罗恩病、溃疡性结肠炎等)诊断、鉴别诊断及治疗疗效的评估,主要用于对病变的分布、累及范围的判断,对已知的炎症性肠病治疗疗效的评估及随访观察。

2. 血管性病变(肠系膜上动脉夹层、血栓等)的诊断、鉴别诊断及治疗疗效的评估,主要用于对血管病变的类型、累及范围的判断,对已知病变治疗疗效的评估及随访观察。

3. 肿瘤及肿瘤样病变(腺癌、间质瘤、息肉等)的诊断、鉴别诊断及治疗疗效的评估,主要用于对肿瘤的位置、是否累及周围器官及转移的肿瘤原发灶 - 淋巴结 - 转移(tumor-node-metastasis,TNM)的判断,为治疗方案的选择提供有力依据,以及对已知肿瘤治疗疗效的评估及随访观察。

4. 全身系统性病变伴发的小肠疾病(过敏性紫癜等)的诊断、鉴别诊断及治疗疗效的评估,主要用于对病变的分布、累及范围及病变特点的判断,对已知疾病治疗疗效的评估及随访观察。

(二) 禁忌证

1. 已知的严重对比剂过敏反应。

2. 甲状腺功能亢进未治愈。

3. 无法配合扫描采集和 / 或屏气指令。

4. 怀孕或怀疑受孕者。

5. 肾功能不全。根据 2021 年中华医学会放射学分会质量控制与安全管理专业委员会组织专家制定的《肾病患者静脉注射碘对比剂应用专家共识》,推荐增强 CT 检查患者 eGFR 风险阈值为 30ml/(min·1.73m²)。根据现有证据,对 eGFR ≥ 30ml/(min·1.73m²) 的患者,直接进行增强检查是安全的。对 eGFR 为 30~44ml/(min·1.73m²) 有高危因素及 eGFR<30ml/(min·1.73m²) 的患者可在综合考虑碘对比剂使用获益和风险的情况下,在检查前向患者解释相关情况后酌情使用。

6. 糖尿病患者,如 eGFR<30ml/(min·1.73m²),应从碘对比剂注射时开始停止使用二甲双胍,注射后 48h 内计算 eGFR,如肾功能无显著变化可重新使用二甲双胍。如 eGFR 为 30~59ml/(min·1.73m²),二甲双胍使用量应保持在安全范围内。

7. 患有青光眼、前列腺肥大、心脏传导阻滞、脑出血急性期等,不适合使用山莨菪碱者。

8. 肠梗阻。

(三) 检查前准备

接受小肠 CTE 检查前,患者需要经过严格的临床评估及禁忌证筛查,以保证该项检查的风险可控。

1. 详细告知潜在检查风险,指导患者及家属签署相关知情同意书(含《小肠 CTE 检查知情同意书》《碘对比剂使用患者知情同意书》)。

2. 嘱患者或家属填写检查调查问卷,包括患者身高、体重等基本信息(以帮助确定对比剂使用量),并初步了解患者心功能情况及心率。

3. 给患者服用地塞米松,能够一定程度上预防过敏反应的发生。

4. 所有患者检查前 3d 内不能进行口服阳性对比剂检查及静脉注射对比剂检查,检查前禁食 12h,不禁水。

5. 清洁肠道。检查前 6~8h 给予 5% 甘露醇 1 000ml(20% 甘露醇 250ml+250ml 矿泉水 +5% 葡萄糖盐水 500ml),30min 内饮完,以促进排便,排便后每隔 30min 饮用 5% 葡萄糖盐水 500ml。

6. 配制 2.5% 等渗甘露醇溶液 2 000ml(20% 甘露醇 250ml+1 750ml 矿泉水)及准备山莨菪碱注射液(10mg)。

7. 肠道充盈。患者在检查前 40~50min 饮用 1 500~2 000ml 等渗甘露醇,约 500ml/10min,分 4 次饮用完毕;在 CT 检查前 10min 肌内注射山莨菪碱以减少肠蠕动;扫描前再饮用 250ml 以充盈胃和空肠上段。

8. 抢救器械准备,包括急救车、心电监护仪、除颤仪、氧气装置等。

(四) 检查过程中的注意事项

1. 首先指导患者仰卧于检查床,并进行严格的屏气训练而不是简单地告知。

2. 根据患者双上臂血管情况选择合适的静脉血管（一般选用肘前静脉）进行穿刺以建立静脉通路，并与高压注射器连接。

3. 操作者需在从开始口服等渗甘露醇溶液到扫描结束后 30min 时间内，记录患者的不良反应（腹痛、腹胀、恶心、呕吐、腹泻和过敏反应等）。检查后，向患者了解整个 CT 检查过程是否可忍受。

4. 告知患者如有不适，应按紧急气囊，立即停止检查。

（五）扫描技术

1. 定位像和扫描范围　正位定位像，患者仰卧于检查床中间，双臂上举抱头，扫描范围从膈顶至耻骨联合水平下缘。

2. 扫描参数设定　扫描电压及电流等参数设定可以根据患者具体的体重、心率情况及检查者既往经验综合决定，也可根据 CT 管电压及管电流自动调节功能确定参考值。推荐根据具体情况及临床需求对患者实施个性化参数设定，不同厂家 CT［通用电器（GE）Discovery HD750、西门子、飞利浦 256、东芝 320 CT］扫描参数见表 2-7-1。

表 2-7-1　CT 小肠造影成像扫描参数

| 参数 | GE Discovery HD750 | 西门子 | 飞利浦 256 层 | 东芝 320 CT (Aquilion ONE) |
|---|---|---|---|---|
| 管电压 /kV | 120 | 120 | 120 | 120 |
| 管电流 /mAs | 400 | 320 | 250 | 80~500（自动调节） |
| 螺距 | 1.375 | 0.985 | 0.992 | 0.875 |
| 层厚 /mm | 0.625 | 0.625 | 0.625 | 0.625 |
| 层间距 /mm | 0.625 | 0.625 | 0.625 | 0.625 |
| 矩阵 | 512 × 512 | 512 × 512 | 512 × 512 | 512 × 512 |
| 滤过算法 | 标准算法 | 标准算法 | 标准算法 | 标准算法 |
| 旋转时间 /s | 0.4 | 0.4 | 0.4 | 0.5 |
| 扫描方向 | 头到足 | 头到足 | 头到足 | 头到足 |
| 扫描范围 | 膈顶至耻骨联合下缘 | 膈顶至耻骨联合下缘 | 膈顶至耻骨联合下缘 | 膈顶至耻骨联合下缘 |
| 平扫 | 0 | 0 | 0 | 0 |
| 平衡期 /s | 45 | 30 | 30 | 30 |
| 静脉期 /s | 60 | 60 | 60 | 60 |
| 注射对比剂流率 /(ml·s⁻¹) | 4 | 4 | 4~5 | 4 |
| 注射对比剂量 /ml | 80~100 | 80~100 | 80~100 | 80~100 |

（六）检查后指导

确认检查完成且无明显异常情况后，指引患者离开检查室，并进行简要的告知，如建议大量饮水以促进对比剂排泄，无不良情况可正常进食，按时领取检查结果等。如为肾功能不良患者，应告知患者及时进行透析治疗。

（七）图像后处理

首先对小肠及其周围组织结构进行全方位观察，包括肠壁情况（黏膜层、黏膜下层、肌层及浆膜层)、肠系膜情况(淋巴结、血管、脂肪密度)。确定是否有小肠病变,然后对小肠病变进行后处理,其后处理技术主要包括多平面重组(MPR)、曲面重组(CPR)、最大密度投影(MIP)、容积重建(VR)、CT 仿真内镜(CT virtual endoscopy)等。

MPR 技术可在任意平面对图像进行 360° 旋转,全景式观察病变位置、大小、范围和周围情况,可清晰显示病变与周围组织的立体关系及有无局部或远处淋巴或脏器转移等。CPR 技术可将病变处肠管作为主体,在后处理图像中,大体、直观显示管腔的狭窄程度和累及范围。MIP 图像对肠系膜脂肪间隙的密度改变有较为直观地反映。同时加做CTA 可清晰显示病变的供血动脉与引流静脉的数目、起源与走行,为外科手术方案的制订提供可靠的依据。同时 CTA 还有助于检出肠管与周围血管的关系,有利于血管性疾病的检查,如肠系膜上动脉压迫综合征。VR 技术可再现疾病的轮廓,对病变大体显示有重要意义。

(八) 诊断要点

结合 CTE 的轴位及 CPR、MPR 图像从十二指肠至结肠依次进行观察肠管的充盈状况,并且观察其病变部位、累及范围、肠壁病变情况、肠管外病变及肠腔狭窄的程度,观察增强扫描后肠壁的强化程度,并且结合 MIP 图像观察肠管周围的肠系膜血管及淋巴结的情况。肠壁增厚判断标准为肠壁厚度 ≥ 5mm。肠壁异常强化的判断标准为增强扫描 CT 值较平扫高20HU。肠外的表现包括肠系膜密度是否增高、淋巴结肿大(肠系膜淋巴结短径 ≥ 10mm 为淋巴结增大)、肠系膜血管改变("木梳征"),蜂窝织炎、腹腔 / 肛周脓肿、肠梗阻、中毒性巨结肠、瘘管、窦道及血管情况等。

1. 克罗恩病　病变累及肠壁全层,肠壁强化程度与克罗恩病严重性呈正相关,分为活动、中度和静止三种类型。CTE 表现:①节段性肠壁增厚;②肠壁分层;③溃疡;④"木梳征";⑤淋巴结增大;⑥瘘管和脓肿;⑦狭窄;⑧脂肪爬行征(图 2-7-1)。

2. 肠结核　多见于青壮年,女性略多于男性,好发于回盲部。肠结核分为溃疡型和增殖型。溃疡型:一般与肺结核同时存在,病变区黏膜皱襞破坏,管壁僵硬狭窄,结肠袋消失,有大小不一的龛影;增殖型:病变首先侵犯盲肠,然后蔓延到升结肠和回肠末端,病变范围较局限,以肠腔狭窄缩短为主,管腔边缘不规则,严重者可完全不充盈,局部可扪及肿块。

3. 溃疡性结肠炎　病变局限于大肠黏膜及黏膜下层,多位于乙状结肠和直肠,也可延伸至降结肠,甚至整个结肠。该病病程漫长,常反复发作,患者常表现为腹泻、黏液脓血便并伴有不同程度腹痛、里急后重,病程多在 4~6 周以上,可以伴有关节、皮肤、眼、口和肝、胆等肠外表现。CTE 表现为管壁增厚,离肛门越近,病变越明显。

4. 绞窄性肠梗阻　①肠壁增强不良或不增强;②鸟嘴征;③肠系膜血管的异常走行;④肠系膜血管床弥漫性模糊、充血;⑤腹水;⑥肠壁环形增厚,密度增高,乳晕征,肠壁积气,肠壁增强不良,肠系膜血管模糊、堵塞和出血。

5. 肠缺血　①肠系膜上动脉栓塞、狭窄、肠梗阻血管损伤;②肠袢积液、扩张,伴有或不伴有肠壁增厚;③受累肠壁强化不明显或不强化;④肠壁、门静脉或肠系膜血管内积气是肠缺血晚期的 CT 表现;⑤肠系膜上动脉或静脉内灶性积气或栓子。

6. 小肠原发性淋巴瘤　①好发于远段小肠,受累肠段较长及呈多发节段性分布肠壁增厚型;②肠腔内息肉样肿块伴肠系膜淋巴结多发肿大的肠壁增厚或肠腔内分叶状肿块;③"动脉瘤样肠腔扩张征"和"夹心面包征"。

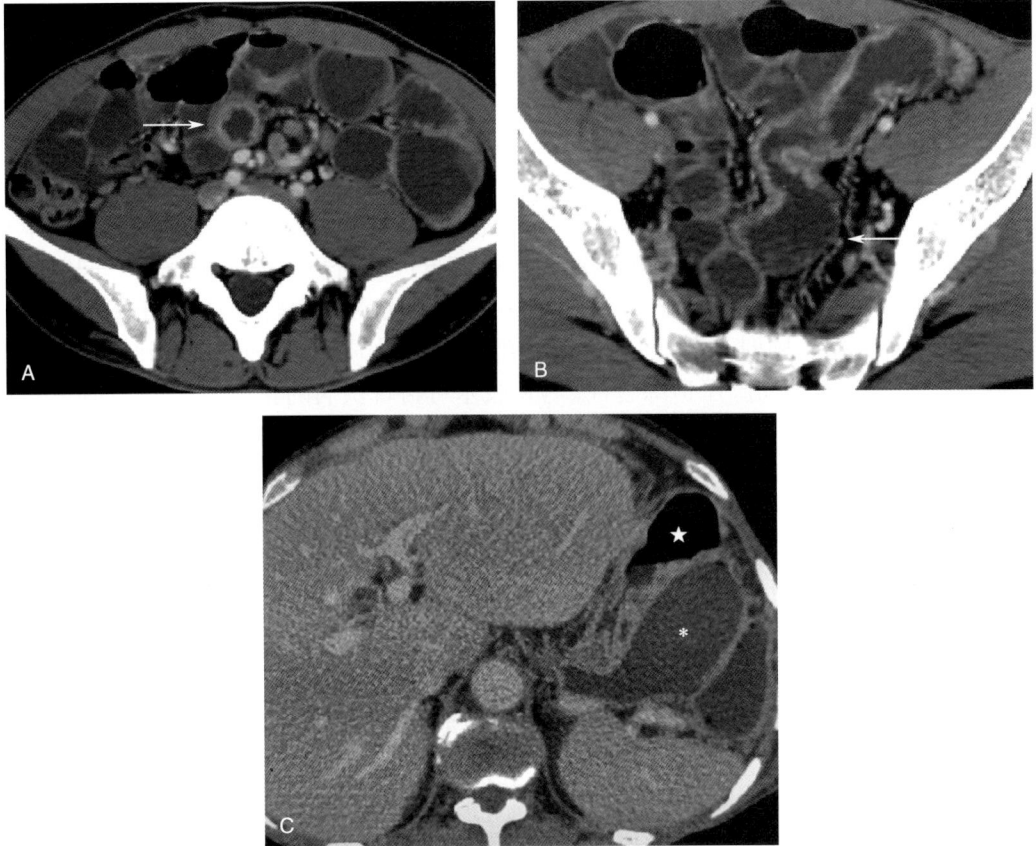

图 2-7-1　克罗恩病

A. 小肠肠壁增厚,累及肠壁全层,肠壁强化程度与病变严重性成正相关;
B. 回肠溃疡形成;C. 胃(五角星)后方脓肿形成(梅花形)。

7. 肠腺癌　好发于近段小肠,肠壁增厚常致肠腔狭窄、肠梗阻;易出现浆膜外直接侵犯,肠系膜淋巴结转移少见。

### 三、图像质量评价标准

#### (一) 主观评价

依据小肠的扩张程度及肠壁结构的显示、肠内有无干扰性气体或食物残渣等评价。优秀:小肠适度扩张,肠壁结构清晰,无肠内干扰性气体或食物残渣;一般:介于优秀与差之间;差:小肠扩张不好,肠壁结构欠清,有肠内干扰性气体或食物残渣。

#### (二) 客观评价

在测量点处对腹盆腔内小肠进行管径(外壁 - 外壁)和肠壁强化 CT 值差值(门静脉期肠壁 CT 值 – 肠腔内对比剂 CT 值)的测量。

测量点选定:①十二指肠中段水平;②左侧肾门区左上腹部;③脐水平左侧腹直肌外缘处;④脐水平正中线处;⑤盆腔骶髂关节水平正中线处;⑥脐水平右侧腹直肌外缘处。根据人体小肠解剖,将①组小肠定义为十二指肠,②、③组小肠定义为空肠,④~⑥组小肠定义为回肠。利用动脉期图像重建出病变肠管的肠系膜动脉分支,并根据病变所在肠管所对应的肠系膜上动脉分支来确定位置,评价大小肠各段病变累及情况。通过轴位测量各段小肠的最宽处外径(小肠外壁之间的距离)。

评价小肠充盈程度标准评分:1 分为差,肠腔充盈度 <30%;2 分为一般,肠腔充盈度 31%~50%,肠腔、肠壁可以进行分辨;3 分为良好,肠腔充盈度 51%~80%,肠腔内有较多对比剂充盈,肠壁与肠腔分界清晰;4 分为优秀,肠道充盈度 80% 以上,肠腔内充满对比剂,肠黏膜显示清晰。若检查医师可以清晰地观察并判断大肠各段肠管正常或异常,则视为该检查方法对大肠评价范围全面,否则视为评价范围不全面。根据小肠长短和重叠程度分为密集型(肠壁无间隙如蜂窝状)、均匀型(肠壁间有脂肪,肠管均匀分布)和离散型(肠管相对较短,间隙较宽)。

## 四、常见操作错误及分析

1. 检查失败
(1)检查部位不符合申请单要求。
(2)扫描覆盖范围不足。
(3)注射对比剂失败(如只有少量对比剂注射到血管内)。
(4)图像质量差难以诊断,如存在图像的呼吸、运动伪影,图像噪声过大。
2. 改善图像质量、减少伪影的方法
(1)检查前应该严格执行相关措施、及时扫描。
(2)检查前严格训练患者,使之屏气状态达 20s。
(3)根据患者体重、心率和心排血量个性化设置正确的对比剂方案。
(4)扫描后立即浏览原始图像,保证正确选择了最佳的重建时相。

## 五、相关知识测试题

1. 不属于山莨菪碱的禁忌证的是
   A. 青光眼
   B. 前列腺肥大
   C. 左心室传导阻滞
   D. 甲状腺功能亢进
   E. 脑出血急性期

2. 患者进行 CTE 检查,为了小肠充盈良好,应采取的方法是
   A. 患者在检查前 40~50min 共饮用 1 500~2 000ml 2.5% 等渗甘露醇(约每 10min 饮用 500ml),扫描前再饮用 250ml 以充盈胃和空肠上段
   B. 患者在检查前 40~50min 钟一次性饮用 1 500~2 000ml 2.5% 等渗甘露醇,扫描前再饮用 250ml 以充盈胃和空肠上段
   C. 患者在检查前 40~50min 一次性饮用 800~1 000ml 2.5% 等渗甘露醇,扫描前再饮用 250ml 以充盈胃和空肠上段
   D. 患者在检查前 40~50min 共饮用 1 500~2 000ml 2.5% 等渗甘露醇(约每 10min 饮用 500ml)
   E. 患者在检查前 40~50min 共饮用 1 500~2 000ml 5% 等渗甘露醇(约每 10min 饮用 500ml)

3. 患者进行 CTE 检查,为了小肠充盈良好,须饮用 1 500~2 000ml 等渗溶液,其浓度为

A. 20%　　　　　　B. 10%　　　　　　C. 5%

D. 2.5%　　　　　　E. 1%

4. 下列**不属于**克罗恩病在 CTE 中的特征性表现的是

　A. 节段性肠壁增厚　　B. "木梳征"　　　　C. 瘘管和脓肿

　D. 淋巴结干酪样坏死　E. 穿孔

5. **不属于**溃疡性结肠炎的特点的是

　A. 病变累及大肠全层

　B. 病变多位于乙状结肠和直肠,也可延伸至降结肠,甚至整个结肠

　C. 病程漫长,常反复发作

　D. 可以伴有关节、皮肤、眼、口和肝、胆等肠外表现

　E. 病变肠管管壁增厚,离肛门越近,病变越明显

**答案:** 1. D　2. A　3. D　4. D　5. A

（裴贻刚）

## 推荐阅读资料

[1] 公佩友. 多层螺旋 CT 在小肠疾病诊断中的应用研究. 济南:山东大学, 2013.
[2] 潘景润. CTE 评分在克罗恩病与肠结核鉴别诊断中的价值. 合肥:安徽医科大学, 2016.
[3] 曾祥芹. 三种不同中性口服对比剂的 MSCT 小肠造影效果比较. 武汉:华中科技大学, 2011.
[4] 张媛媛. 多层螺旋 CT 小肠造影(MSCTE)中不同中性对比剂的对比研究. 郑州:河南科技大学, 2019.

# 第八节　CT 灌注成像

## 一、概述

CT 灌注成像(CT perfusion imaging,CTP)是在静脉快速团注碘对比剂后,对选定层面或病灶进行快速动态 CT 扫描,获得层面内每一像素的时间密度曲线,根据该曲线利用不同的数学模型计算出受检组织的灌注参数,并通过数模转换得到相应的彩色功能图像,可反映活体组织、器官微循环的血流动力学改变,临床上主要用于脑、心、肺等重要器官的缺血评估、各脏器实体肿瘤的良恶性鉴别及疾病的预后与疗效评价等。CTP 突破 CT 仅能单纯作形态学评价的局限,开启了运用 CT 对疾病进行功能学诊断的新时代。上述 CTP 的方法为经典的常用灌注成像技术,确切地说应称之为 CT 动态对比增强灌注成像。广义的 CTP 还包括团注碘对比剂后的单次扫描双能量 CTP 和不注射碘对比剂的氙气增强 CT 检查,二者的临床应用较少,本节不进行详述。

早期的 CT,由于探测器 z 轴宽度的限制,一次检查可评价的灌注信息局限于 10~20mm 的组织层块内。目前,16cm 的宽探测器 CT 或具有容积穿梭功能的 CT,实现了心脏、脑、肝脏、肾脏、胰腺、脾脏和前列腺等器官的全容积灌注扫描,并可得到全器官的动脉成像和静脉成像,将血管图像与灌注图像融合,可直观显示血管的形态学变化与组织灌注功能的关系。

## 二、操作规范流程

### (一) 适应证

1. 脑　早期评估缺血性脑血管病的血流灌注情况,评估急性缺血性脑卒中的缺血半暗带和核心梗死区以指导溶栓治疗;脑肿瘤的诊断与鉴别诊断、浸润情况、病理分级、预后判断,评价肿瘤血管生成与疗效评价;预测肿瘤复发转移与放射性脑坏死的发生;对烟雾病血管重建进行术前及术后的评价等。

2. 肝脏　肝硬化早期诊断、定量分级、肝功能储备与疗效评估;肝微小结节的早期定性诊断、肝癌经导管动脉化疗栓塞(TACE)术后疗效评估;肝移植术后评估等。

3. 肺　肺部结节的鉴别诊断、判断肺癌恶性程度、预测复发与淋巴结转移及评价血管生成与监测疗效;肺栓塞的早期诊断和慢性阻塞性肺疾病(chronic obstructive pulmonary disease,COPD)血流动力学评价等。

4. 心脏、肾脏等其他脏器　利用灌注缺损评价心肌缺血情况,联合冠状动脉 CT 血管成像(CCTA)提高冠心病的诊断准确性;肾脏肿瘤的鉴别诊断、肾癌的病理分级与疗效评价,肾动脉狭窄的血流动力学评价;CTP 还可用于胰腺、胃、脾脏、子宫、前列腺、乳腺、肾上腺、甲状腺、鼻咽部及骨组织肿瘤的鉴别诊断、病理分级及疗效评价与转归预测等,对恶性肿瘤的基础和临床研究有潜在的价值。

### (二) 禁忌证

CT 检查无绝对禁忌证,因灌注成像的辐射剂量较高,危害风险较大。一般不建议儿童接受 CTP 检查。可能怀孕或已经怀孕 3 个月内者应慎重接受 CTP 检查。如病情确实需要,请报告临床医生评估其效益 - 风险。需要排除意识不清、制动和呼吸无法配合检查的患者。

CTP 需要注射碘对比剂,严重甲状腺功能亢进为绝对禁忌证;既往发生碘对比剂不良反应、肾功能不全、分泌儿茶酚胺的肿瘤、骨髓瘤、重症肌无力等患者为相对禁忌证。

### (三) 检查前准备

接受 CTP 检查前,患者需要经过仔细的临床评估,以保证该项检查的成功。

1. 详细告知检查的潜在风险,指导患者及家属签署《CT 检查电离辐射危害知情同意书》和《使用碘对比剂患者知情同意书》。

2. 患者穿着袖口宽松的衣服。头颈部检查,应去除活动假牙、发夹、耳环和项链。胸部和腹部检查,应脱去有拉链、金属纽扣的衣物,去除钥匙等金属物品。

3. 头颈部检查时,嘱患者尽量不能吞咽,胸腹部检查遵照指令屏气,以免影响效果。

4. 危重患者须有关科室的医护人员陪同。躁动、意识不清等不合作的患者给予镇静或麻醉。

5. 因灌注检查注射流率快、压力大,应仔细评估患者穿刺血管情况,选择粗直的肘前静脉 18~20G 留置针,建立合适的静脉通路。

6. 注意避免几种检查在时间安排上的冲突:①检查前 1 周内做过消化道钡餐、钡灌肠检查者不宜行腹部 CTP;②检查前 2d 内做过静脉肾盂造影者不宜行腹部 CTP;③当日内做过 MRI 增强检查者不宜行 CTP,MRI 增强检查可在 CT 检查后进行;④不具备条件的机型,CTP 与 CTA 不可同时进行。

### (四) 检查过程中的注意事项

1. 根据指导,患者仰卧于检查床,检查过程中必须保持身体静止。

2. 头颈部检查时,须用束缚带固定,嘱患者检查期间尽量不做吞咽动作。

3. 胸腹部检查时,使用腹带尽可能绑紧,进行浅慢呼吸。

4. 护士在注入对比剂前须用生理盐水冲管,注射药物过程中严密观察注射部位和患者反应,以防对比剂外渗和全身不良反应。

### (五) 扫描技术

1. 定位像 采用正侧位双定位像,将灌注目标区定位在成像中心。

2. 平扫 扫描范围根据灌注脏器范围而定,一般平扫范围稍大,目标脏器的灌注兴趣层面需要在平扫图像序列中确定。

3. 对比剂注射方案 ①碘对比剂使用前建议加热至 37℃ 能降低药物黏滞度,减少注射压力;②灌注成像碘对比剂的注射流率和总量与检查部位、设备性能关系不大,很大程度上取决于灌注分析采用的数学模型和希望获得的灌注参数。理论上,碘对比剂总量越少越好,但应保证足够的 SNR。CTP 检查的对比剂注射方案见表 2-8-1。

表 2-8-1 CT 灌注成像检查的对比剂注射方案

| 项目 | 非去卷积模型 | | 去卷积模型 |
|---|---|---|---|
| | 首过法 | 延迟法 | |
| 对比剂总量 /ml | 40~50 | 80~100 | 50~65 |
| 对比剂流率 /(ml·s$^{-1}$) | 7.0~10.0 | 5.0~6.0 | 4.0~5.0 |
| 生理盐水总量 /ml | 20~30 | 40~50 | 30~40 |
| 生理盐水流率 /(ml·s$^{-1}$) | 5.0 | 1.0~2.0 | 4.0~5.0 |

4. 扫描范围 CTP 扫描范围受 CT 探测器排数、是否具备容积穿梭技术等性能限制。①同层动态灌注成像,X 线曝光时检查床固定不动,早期的单层 CT 成像范围仅为 10mm,16 层 CT 为 24mm,64 层 CT 为 32~40mm。这种成像方式,只能选取脏器的重要 / 责任层面,或以病变的最大层面为中心进行灌注扫描。②全容积灌注成像,包括宽体探测器技术和容积穿梭技术。前者为 256 层或 320 层 CT,探测器 z 轴覆盖范围达 160mm,可实现在检查床固定不动的情况下,对心脏、脑、肝脏、脾脏、胰腺、肾脏等大部分脏器行连续动态扫描。容积穿梭技术是指在曝光过程中,检查床在设定范围内作快速连续往返移动的动态扫描,理论上可实现比宽体探测器 CT 更大范围的容积灌注扫描范围,但其时间分辨率无法计算,灌注参数的可靠性受到一定质疑。

5. 扫描参数 CTP 是在短时间内对限定范围的组织器官进行 20~40 次的间断曝光,累积的辐射剂量较高,需降低曝光条件,将电离辐射风险控制在可接受的范围内,保证 CT 灌注检查在临床上得以应用和推广。其中,降低管电压为优化曝光参数的首选,下调管电压会使辐射剂量以 2 次幂的正比关系降低,同时碘对比剂的 CT 值却得以提高,起到双重效益的作用。但过低管电压产生的噪声,可严重影响对去卷积模型的灌注分析,可通过迭代算法等高级降噪技术来均衡不利影响。CTP 扫描参数见表 2-8-2。

表 2-8-2　CT 灌注扫描参数

| 参数 | 同层动态扫描 | | 容积穿梭技术 |
| --- | --- | --- | --- |
| | 64 层及以下 CT | 256 层或 320 层 CT | |
| 管电压 /kV | 80~100 | 80~100 | 80~100 |
| 管电流 /mAs | 100~160 | 100~200 | 100~120 |
| 探测器宽度 | 5~10,24~40 | 256×0.625mm,320×0.5mm | 24×1.2mm,48×1.2mm |
| 螺距 | 0 | 0 | — |
| 扫描周期 /s | 1(去卷积),2~3 | 1(去卷积),2~3 | 1.5~2.5 |
| 重建算法 | 软组织算法 | 软组织准算法 | 软组织算法 |
| 层厚、层距 /mm | 5~10 | 1~10,1mm 用于 3D | 1~10,1mm 用于 3D |
| 矩阵 | 512×512 | 512×512 | 512×512 |

注:首过法灌注扫描持续时间一般为注药后 40~60s,延迟法在首过灌注后,以 1~2min 间期扫描,持续到 5~10min。

（六）检查后指导

确认检查完成后,降下检查床,移除固定绑带,指引患者离开检查室,并告知其在检查室等候区观察 30min,无异常反应后方可离开;病情允许时,24h 内多饮水,以促进对比剂排泄。

（七）图像后处理

1. 灌注分析数学模型　目前用于灌注分析的数学模型主要分为非去卷积模型和去卷积模型。这些模型各有优劣,应根据目标组织器官的血流灌注特性和研究目的选择最佳分析模型。

（1）非去卷积模型:组织器官中对比剂含量等于单位时间内动脉流入量减去静脉流出量。非去卷积模型常用的方法有斜率法和 Patlak 分析法两种。

斜率法:假设在扫描时间内流经靶组织的对比剂未经静脉流出,靶组织的血流量(blood flow,BF)等于靶组织时间密度曲线的最大初始斜率与动脉增强峰值的比值。即单室模型,适用于心脏、脑等器官的灌注分析。其优点是原理简单,缺点是由于忽略了静脉流出,BF 容易被低估。因此,需要选择大分子对比剂高速团注(7~10ml/s),以满足输入动脉强化峰值出现在组织强化最大斜率前的模型要求。

Patlak 分析法:小分子碘对比剂在血管内、外间隙的分布和移动符合"两室"模型,利用血液及组织内对比剂 CT 值计算组织从血管内摄取对比剂的流率,常作为计算表面渗透性(permeability surface,PS)的标准方法。肺、肾脏等组织的灌注分析可以使用此模型。

（2）去卷积模型:利用推动剩余函数计算组织的灌注信息,反映注射碘对比剂后组织器官中存留的对比剂随时间的变化量。该模型不需要预先假设组织器官的血流动力学状况,而是对流入动脉和流出静脉根据实际情况综合考虑,进行数学处理,能真实反映组织器官内部的情况。该模型优点是计算偏差小,注药流率不需太快,缺点是对噪声特别敏感,计算时需要选择靶组织的流入动脉和流出静脉。常用于脑组织的 CT 灌注分析,肝脏、胰腺等脏器也可选择该模型。但在肝脏应用较成熟的为双输入单室模型,即将肝脏(包括肝细胞、肝窦、间质成分)看作一个隔室,两个输入分别为肝动脉和门静脉。

2. 灌注成像后处理过程 将灌注扫描获得的源图像导入合适的专用软件,一般通过运动校正、分割、勾画流入动脉和流出静脉、计算等步骤自动生成主动脉时间密度曲线、灌注曲线及彩色编码灌注图,并可在灌注伪彩图中绘制 ROI,定量分析获得各种灌注参数值。

3. CTP 参数及含义

(1)血流量(BF):指血液在单位组织或器官内流动的速率,它受血容量及引流静脉、淋巴回流及组织耗氧量等因素影响,由时间密度曲线最大斜率值除以输入动脉增强峰值,单位为 ml/(100mg·min),有些软件用灌注值表示。

(2)血容量(blood volume,BV):以时间(t)为横坐标,该时间增强值与主动脉增强 CT 值的比值为纵坐标作散点图,所得直线回归曲线的截距为 BV,单位为 ml/(100mg·min)。BV表示血液在单位组织或器官脉管系统内的容量,反映组织的血液灌注量,与血管大小和毛细血管开放的数量有关。

(3)平均通过时间(mean transit time,MTT):为血容量与血流速度的比值,单位为秒(s)。由于不同血管走行长度不同,故采用平均时间来表示,代表血液通过脉管系统的时间。

(4)达峰值时间(time to peak,TTP):反映碘对比剂在组织或器官中的扩散速度。

(5)表面渗透性(PS):指血液从靶组织血管结构扩散到组织间隙的能力,反映靶组织血管内皮细胞及基底膜完整性、细胞间隙及管壁通透性等特征。

(八)诊断要点

CT 灌注伪彩图一般通过肉眼进行主观判断,蓝色等冷色系代表低值,如低灌注区(血流量小)显示为蓝色;红色等暖色系代表高值。建议对称结构的灌注参数图要对比两侧颜色差作出判断。此外,也可通过在不同区域绘制不同形状的 ROI,定量分析灌注差异。

1. 脑 CTP(图 2-8-1)

(1)在脑缺血的诊断方面,与正常侧比较,脑组织梗死区的 CBF 和 CBV 均明显降低,缺血半暗带的 CBF 明显下降或 MTT 明显延长,CBV 可无显著改变或稍高。将 CTP 和 CTA 结合起来分析,有助于指导早期干预、预防脑梗死发生。

(2)CBV 被认为是与组织微血管密度测量相对应的一种活体评价脑肿瘤微血管的指标,与肿瘤病理分级具有显著相关性。高级别胶质瘤的 CBV 较低级别胶质瘤的 CBV 明显增高,差异显著。

(3)胶质瘤术后复发性水肿区的肿瘤新生血管增多及血管通透性增加,故其 CBV 和 PS均有明显升高。而手术或放射治疗后出现的损伤性水肿区主要与血脑屏障的破坏有关,CBV、PS 无明显升高。

2. 肝脏 CTP 利用双输入单室模型来获得灌注参数,如灌注量［肝动脉灌注量(hepatic artery perfusion,HAP)、门静脉灌注量(portal vein perfusion,PVP)和总肝灌注量(total liver perfusion,TLP)］、灌注指数［肝动脉灌注指数(hepatic artery perfusion index,HPI)、门静脉灌注指数(portal vein perfusion index,PPI)、总肝血流量(total hepatic blood flow,THBF)及分布容积(volume of distribution,DV)］等。

(1)肝硬化时 HAP、HPI 升高,PVP、HBF、HBV、THBF 下降,MTT 延长等,而 DV 不变。肝硬化 Child A、B、C 级的 THBF 和 HPI 均有统计学差异。

(2)原发性肝癌的 HAP、HPI 增加,PVP 降低,并且能反映肿瘤的恶性程度。

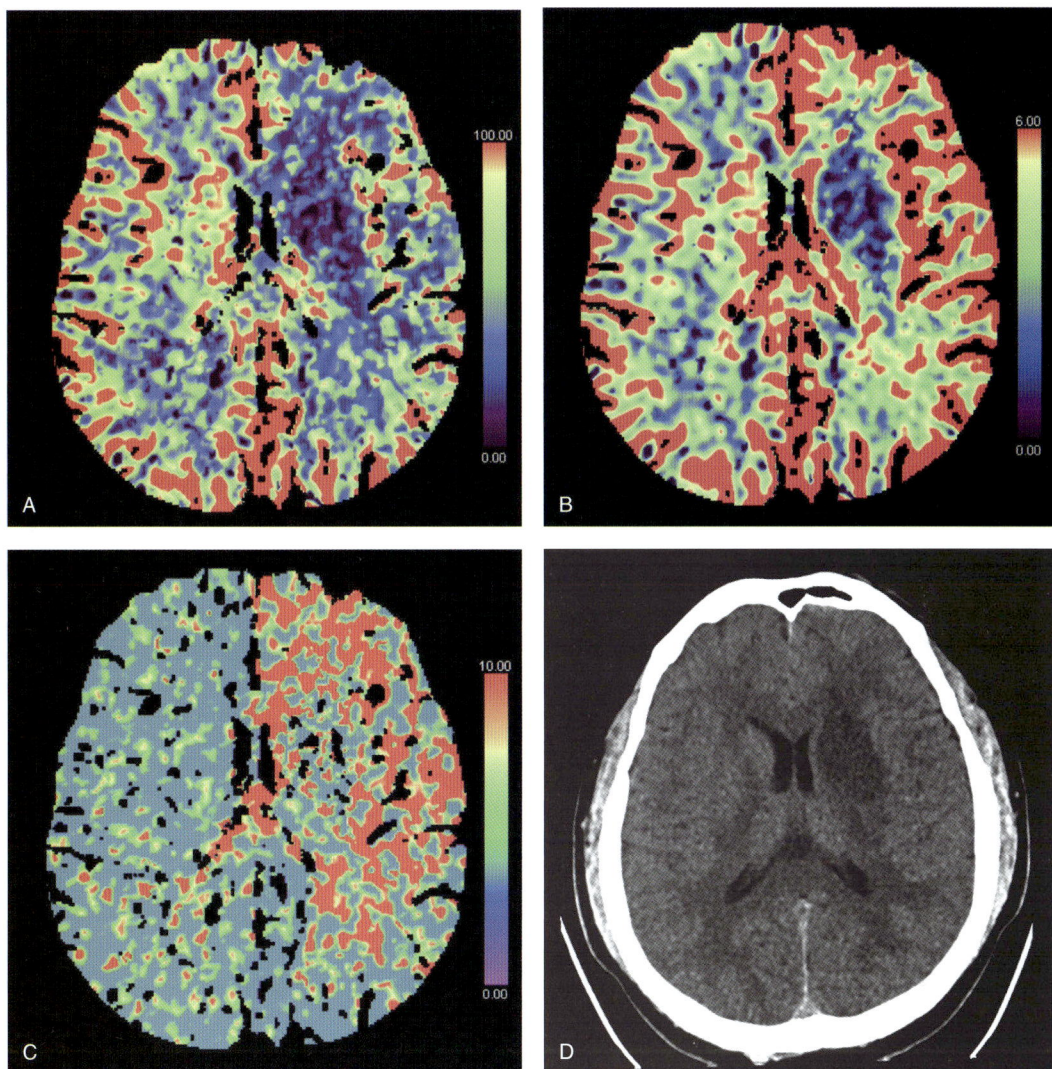

图 2-8-1　CT 脑灌注成像

患者,男,38 岁。突发意识障碍伴右侧肢体无力 12h,行脑 CT 灌注扫描,经后处理获得灌注参数图 (图 A~D)。脑血流量(CBF)参数图(A)示左侧基底节及左侧额颞叶区域为蓝色,CBF 较对侧脑相应区域降低;脑血容量(CBV)参数图(B)示左侧基底节 CBV 降低,而其周围的左侧额颞叶 CBV 正常或轻度升高。图 A 和图 B 对照,左侧基底节区 CBF 和 CBV 均下降,提示为核心梗死区,其周围左侧额颞叶区域 CBF 下降,CBV 正常或轻度升高,提示缺血半暗带的存在。平均通过时间(MTT)参数图(C)示左侧基底节及左侧额颞叶区域为红色,MTT 延长。CT 平扫(D)示左侧基底节低密度影。

3. 肺部 CTP　BF 的差异可将肺内结节分为活动性炎性结节、恶性结节和良性结节,恶性结节的 BF 低于活动性炎性结节,但高于结核瘤。大病灶、有坏死、晚期、低分化、高侵袭水平及转移潜力高的肺癌 BF 较低。BF 反映微血管的管腔化水平,最高强化值反映微血管密度,PS 反映微血管的通透性,这三个指标可综合评价肿瘤血管正常化水平。

## 三、图像质量评价标准

生成 CT 灌注参数图之前,对源图像质量进行主观评价。①0 级:失败,即 CTP 失败;

②1 级：差，有严重的呼吸错层和 / 或其他伪影，数据不可靠；③2 级：一般，有轻微呼吸错层，允许有其他伪影，经降噪、纠正运动伪影后图像质量可；④3 级：好，无运动错层，无伪影或仅有少量伪影。2~3 级图像才可行灌注成像后处理。

## 四、常见操作错误及分析

1. 非容积灌注扫描的范围受到限制，可能发生在灌注层面并非感兴趣区（ROI）层面，如脑灌注层面未覆盖责任血管的脑组织供应区，可导致无效评价。

2. 胸腹部 CTP 受呼吸错层影响较大，如运动校正效率不高，可能导致灌注参数的可靠性下降。

3. CTP 还容易受线束硬化伪影、金属异物伪影、CT 值校正等各种因素的干扰，使灌注参数出现异常。

4. 勾画 ROI 时，应尽可能包括更多的均质组织，至少要大于 50 个像素的 ROI，以减少量子噪声和避免部分容积效应的影响。

## 五、相关知识测试题

1. CTP 检查前准备中，符合要求的有

　　A. 检查前 2d 内做过静脉肾盂造影者，现行腹部 CTP

　　B. 当日内做过磁共振钆对比剂增强检查者，立即行 CTP 检查

　　C. 检查前 1 周内做过消化道钡餐、钡灌肠检查者，现在行颅脑 CTP 检查

　　D. 当日做完腹部磁共振检查后，立即做颅脑 CTP 检查是不受影响的

　　E. CTP 与 CTA 可一站式完成检查，不受设备限制

2. 同一台设备上患者接受的辐射剂量最高的检查是

　　A. 颅脑 CTA　　　　　　　　　　　　B. 肝脏三期增强 CT

　　C. 胸腹部联合扫描增强 CT　　　　　　D. 肝脏全容积 CTP

　　E. 颅脑同层动态 CTP

3. 以下说法**错误**的是

　　A. 脑梗死区的 CBF 和 CBV 均较正常侧明显降低，而缺血半暗带的 CBF 和 CBV 较对侧增加

　　B. 原发性肝癌的 HAP、HPI 增加，PVP 降低

　　C. 高级别胶质瘤的 CBV 值较低级别胶质瘤的 CBV 值明显增高，差异显著

　　D. 恶性结节的 BF 低于活动性炎性结节

　　E. 恶性结节的 BF 高于结核瘤

4. CT 灌注数学模型**不属于**非去卷积模型的是

　　A. Patlak 分析法　　　　　B. 斜率法　　　　　　　　C. 两室模型

　　D. 单室模型　　　　　E. 双输入单室模型

5. CT 灌注分析时，适用双输入单室模型的器官是

　　A. 心肌　　　　B. 肺部　　　　C. 肝脏　　　　D. 脑　　　　E. 前列腺

　　**答案：** 1. C　2. D　3. A　4. E　5. C

（熊　曾　陈　伟）

推荐阅读资料

［1］中华医学会影像技术分会.急性脑卒中多层螺旋 CT 检查技术专家共识.中华放射学杂志,2020,54
(9): 839-845.

［2］熊曾,胡成平,刘进康,等.双源容积灌注 CT 对吉非替尼治疗 EGFR 突变的晚期肺腺癌近期效果的
评价.中华医学杂志,2011,91 (40): 2824-2827.

［3］潘克华,曹国全,孙厚长,等.肝脏 CT 灌注成像中不同算法对灌注参数的影响.中华放射学杂志,
2016,50 (7): 537-541.

［4］王洁,陈宏伟,方向明,等.双源 CT 冠状动脉及心肌灌注一站式成像对冠心病的诊断价值.中华放
射学杂志,2017,51 (4): 251-256.

# 第九节　CT 能谱成像

## 一、概述

能谱(量)CT(multi-energy/spectral CT)是利用物质在不同 X 线能量下产生的不同衰减特性的原理进行成像,可特异性识别出某些物质的化学成分,提供比常规 CT 更多的影像信息。能谱 CT 成像的概念在 20 世纪 70 年代 CT 诞生时被提出,但受当时硬件技术的限制未在临床得以应用,直到近些年才得到快速发展,成为继 CT 平扫和增强之后的第三大类 CT 成像技术。目前,实现 CT 能谱成像的技术主要有四种:①双 X 线管分别利用高低电压同时扫描;②单 X 线管瞬时切换高低电压扫描;③双层探测器技术;④光子计数技术。

能谱成像突破了常规 CT 单纯依靠组织密度(CT 值)差异成像的技术,步入了 CT 多参数成像的时代。一次 CT 能谱成像可以获得:①基础物质(如碘、钙、水、脂肪等)的密度图,并进行定量分析;②特定物质的特异性识别;③单能量图像;④组织的能谱曲线;⑤有效原子序数分布图。

## 二、操作规范流程

### (一) 适应证

1. 头颈部　有效降低颅后窝及颈根部硬化伪影;有效减少或去除弹簧圈及颅内动脉瘤夹闭术后产生的金属伪影;鉴别颈动脉斑块性质;提高脑挫裂伤及慢性硬膜下出血的检出;鉴别脑出血中的新鲜或陈旧性出血;腮腺良恶性结节的鉴别;异位甲状腺的检出,甲状腺良恶性病变鉴别及病灶范围确定;甲状腺摄碘能力的评估。

2. 胸部　更敏感地识别肺动脉栓塞栓子及相应被栓塞的肺段;进一步鉴别肺癌与肺结核、肺不张;肺癌疗效的评估;纵隔内病变的鉴别;不同类型胸腔积液的鉴别诊断。

3. 腹部

(1)肝脏:脂肪肝定量评估;提高肝脏小病灶的检出率;肝脏病灶的鉴别诊断;肝细胞癌碘油栓塞术后的评估。

(2)胰腺:急性坏死性胰腺炎的评估;慢性肿块型胰腺炎和胰腺癌的鉴别;胰腺囊性病变的鉴别。

(3) 胆道系统:提高胆囊阴性结石的检出率;胆囊息肉的诊断;胆囊壁局限性增厚的鉴别;胆管癌胆道支架再狭窄及胰头癌支架术后复发的评估。

(4) 胃肠道病变:胃肠道病变良恶性鉴别;胃肠道肿瘤侵犯范围、深度的判定;腹腔钙化与肠道对比剂的鉴别。

(5) 肾脏:肾脏占位性病变良恶性的鉴别;肾癌分级的判定;肾脏等密度及高密度囊肿的诊断;肾脏结石成分定性分析;肾盏结石的虚拟平扫。

(6) 肾上腺:肾上腺病变的鉴别;肾上腺典型皮质腺瘤的诊断。

(7) 盆腔:膀胱血肿及肿瘤的鉴别;膀胱壁占位的鉴别;卵巢囊性病变的鉴别。

4. 心血管系统　优化动静脉系统的显示及减少对比剂用量,特别是细小动脉及静脉系统的显示。血管斑块的检出及成分分析;血管钙化斑块与对比剂分离;血管支架伪影去除及评估支架内情况;心肌梗死及心肌能谱;肝门静脉血栓与癌栓的鉴别。

5. 骨骼肌肉系统　痛风结节的检出和定性;有效减少或去除内固定金属伪影。骨密度的评估;骨肿瘤的诊断及鉴别诊断;软组织病变的诊断。

6. 其他　原发灶与淋巴结、不同器官病变、邻近器官病变及同一性质病变的同源性分析等。

(二) 禁忌证

可能怀孕或已经怀孕 3 个月内者应慎重接受能谱 CT 平扫,CT 能谱成像如需要注射碘对比剂,则严重甲状腺功能亢进为绝对禁忌证;既往发生碘对比剂不良反应、肾功能不全、分泌儿茶酚胺的肿瘤、骨髓瘤、重症肌无力等患者为相对禁忌证。如病情确实需要,请报告临床医生评估其效益 - 风险。

(三) 检查前准备

接受 CT 能谱成像检查前,患者需要经过仔细的临床评估,以保证该项检查的成功。

1. 详细告知检查的潜在风险,指导患者及家属签署《CT 检查电离辐射危害知情同意书》和《使用碘对比剂患者知情同意书》。

2. 患者穿着袖口宽松的衣服。头颈部检查时,应去除活动假牙、发夹、耳环和项链。胸部和腹部检查时,应脱去有拉链、金属纽扣的衣物,去除钥匙等金属物品。

3. 头颈部检查时,嘱患者尽量不进行吞咽动作;胸腹部检查时,遵照指令屏气,为获得良好的成像效果,腹部脏器检查前需要饮水充盈胃肠道。

4. 危重患者须有关科室的医护人员陪。躁动、意识不清等不合作的患者给予镇静或麻醉。

5. 根据检查目的,选择合适的留置针及静脉通路。

6. 需注射碘对比剂患者,建议在检查前 4h 至使用后 24h 内给予水化,多饮水或生理盐水,使用量 100ml/h,必要时亦可经静脉途径水化。

7. 注意避免几种检查在时间安排上的冲突:①检查前 1 周内做过消化道钡餐、钡灌肠检查者不宜行腹部能谱 CT 增强扫描;②检查前 2d 内做过静脉肾盂造影者不宜行腹部能谱 CT 增强扫描;③当日内做过 MRI 增强检查者不宜行 CT 增强,MRI 增强检查可在 CT 检查后进行。

(四) 检查过程中的注意事项

1. 根据指导,患者仰卧于检查床,检查过程中必须保持身体静止。

2. 头颈部检查时,嘱患者检查期间尽量不做吞咽动作。

3. 胸腹部检查时,根据指引吸气、呼气及屏气。

4. 在注入对比剂前须用生理盐水冲管,注射药物过程中严密观察注射部位和患者反应,以防对比剂外渗和全身不良反应。

（五）扫描技术

1. 能谱成像扫描过程和时间与常规平扫、增强扫描类似。

2. 需要在扫描类型中选择能谱成像模式。

3. 根据申请单检查项目及检查目的选择能谱成像（GSI）协议。

4. 一般能谱扫描序列包括定位像、平扫、增强,根据检查目的依次选择进行扫描。

5. 需要增强的检查,根据临床需求,用增强虚拟平扫取代常规平扫,降低辐射剂量。

6. 当扫描过程中发现金属植入物时,进行单能量图像重建时建议结合金属伪影减除（metal artifact reduction,MAR）技术。

（六）检查后指导

确认检查完成后,降下检查床,移除固定绑带,指引患者离开检查室,并告知其在检查室等候区观察 30min,且无异常反应后方可离开。

（七）图像重建和数据分析

1. 能谱 CT 的图像模式有单能量图像（monochromatic）、基物质图像（materical density）、虚拟平扫（virtual unenhanced）、kVp-Like、High kVp 图像。能谱图像模式可以在扫描时根据临床需求进行重建,也可以在扫描结束后进行重建与传输。

2. 能谱 CT 产生的单能量像需要在 GSI Viewer 工作站中进行分析处理,在进行优化血管方面,选取目标血管为对象,周围组织为背景,即可以产生最佳对比噪声比（optimal contrast noise ratio,Optimal CNR）曲线,曲线峰值对应下方的能量水平即为观察血管的最佳能量水平,随后保存序列并进行后处理重建,亦用于从众多单能量图像中快速准确找到感兴趣组织的最佳能量点。

3. 能谱 CT 图像数据还可以进行直方图（histogram）及散点图（GSI scatterplot）分析。直方图与散点图都用于物质密度图、单能量图像或有效原子序数图的分析。直方图用来观察不同 ROI 中体素分布的最好方法,横坐标分别代表不同 ROI 内物质密度、CT 值或有效原子序数的数值,纵坐标则对应该数值所占的比例。散点图的横、纵坐标可以各自代表一种基物质,也可以同时代表某一能量下的 CT 值分布或有效原子序数分布。散点图的分布和浓密用于反映 ROI 数值的大小和离散度。

（八）诊断要点

能谱 CT 图像主要用于能谱单能量、物质分离与定量、能谱曲线、有效原子序数、去金属伪影及虚拟平扫的分析。

（1）能谱单能量:每种物质都有其特有的 X 线吸收曲线。当 X 线的能量远离 K 吸收边界时,物质的衰减系数与 X 线能量的关系为一平滑的曲线。因此可认为在人体中,当 X 线能量高于 40keV 时,作为 CT 图像重建时体素的衰减曲线为一平滑的曲线,而曲线上任何两点便决定整个曲线走行,也就是说两次能量采集即可以确定一条特征吸收曲线。能谱 CT 采用高（140kV）、低（80kV）能量瞬间切换,得到两种能量 X 线的采集数据,并根据这两种数据确定体素在 40~140kcV 能量范围内的衰减系数,进而得到 101 个单能量图像。

能谱单能量曲线主要用于微小病变的检出、血管成像优化及去金属伪影(图2-9-1)。

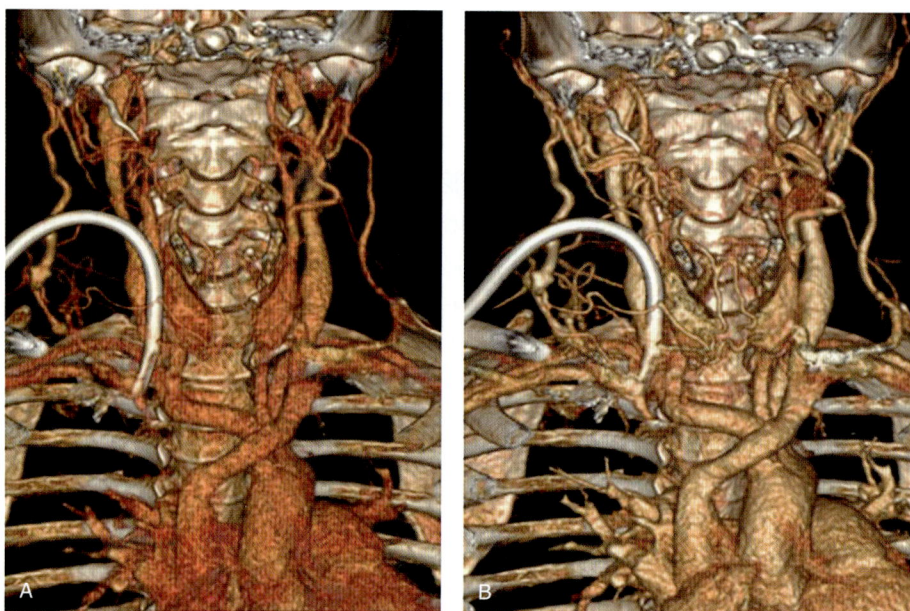

图2-9-1　右头臂静脉闭塞
A.70keV时中心静脉;B.55keV时中心静脉情况,选择最优keV重建,
55keV时血管对比更好,图像质量更优。

(2)物质分离与定量:在能谱成像中,任何物质的X线吸收系数可由任意两个基物质的X线吸收系数决定,因此可将一种物质的衰减转化为产生同样衰减的两种物质的密度,这样可以实现物质组成分析与物质的分离。以水、碘配对为例,在水基图所有含水成分会得到特异性显示,并可测得体素内水的密度,不显示含碘成分;同理,在碘基图含碘成分得到特异性显示,也可测得体素内碘的密度,不显示含水成分。因此,选择合适的基物质对(如水-碘、钙-碘、碘-脂肪等)分析,对明确物质的特性及物质密度的差异有一定的价值。

在临床,碘基物质图像可用于提高病变的检出率,能谱碘定量可用于疗效评估(图2-9-2)。

(3)能谱曲线:是物质或结构的衰减随X线能量变化的曲线,从能谱曲线上可以获得40~140keV每个能量点的平均CT值和标准差,它反映了物质的能量衰减特征。从物理学角度看,每个物质都有其特有的能谱曲线,由此可以推测医学上不同的能谱曲线代表不同的结构和病理类型。多数物质或组织的标准化能谱曲线表现为衰减曲线,也有少数物质,如脂肪,其能谱曲线表现为上升曲线。能谱曲线主要用于组织同源性检查、病灶的鉴别诊断及脂肪定性与定量(图2-9-3)。

(4)有效原子序数(effective atomic number):是从原子序数引申发展而来,某元素对X线的吸收衰减系数与某化合物或混合物的吸收衰减系数相同,该元素的原子序数就是该化合物或混合物的有效原子序数。

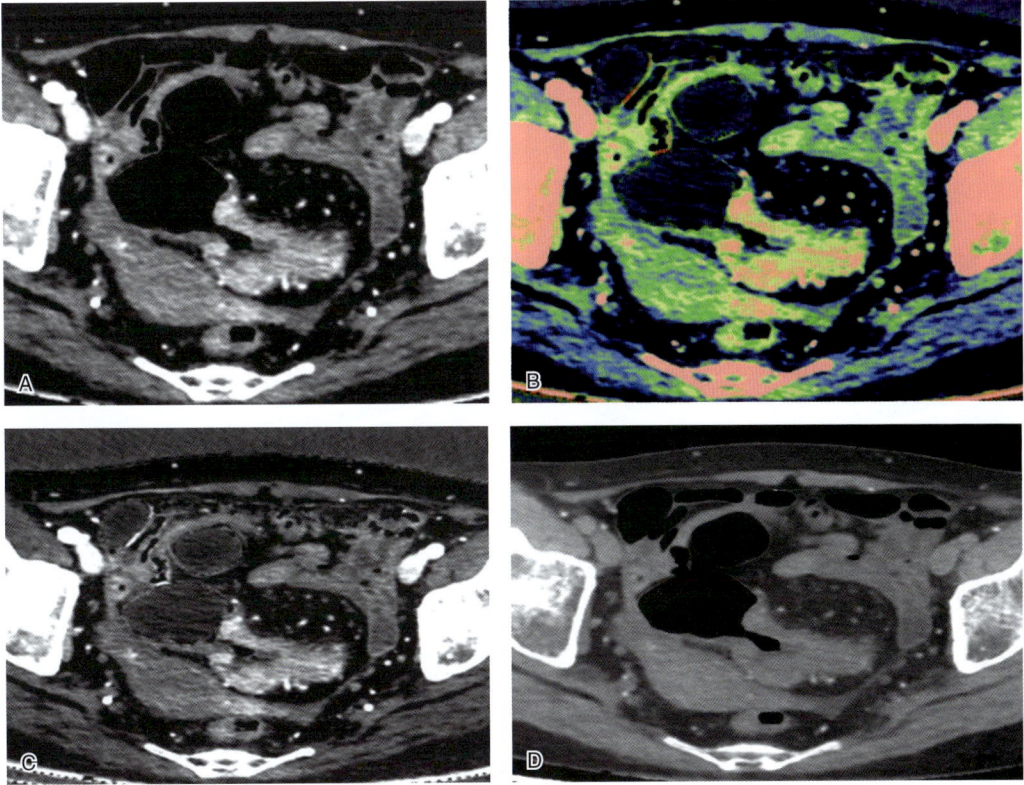

**图 2-9-2　乙状结肠癌**

A. 常规增强图像；B. 碘基图与单能量图像融合的伪彩图；C. 碘基图；D. 水基图。

有效原子序数主要用于泌尿系统结石成分分析及病变的检出。

(5) 去金属伪影：在普通 CT 扫描时金属植入物会使射线硬度增高及产生"光子饥饿"效应，从而出现束状或放射状高低混杂密度伪影，影响诊断。能谱 CT 去伪影有两种方法，一种是单能量成像，另一种是 MAR 技术。现阶段的能谱 CT 可实现单源双能扫描模式，扫描后的数据可以分解 101 个单能量图像。选取高能量的 X 线。光子能量在 95~150keV 之间被证实能有效减少金属植入物造成的线束硬化伪影。对于仍不能消除的硬化伪影，单能量结合 MAR 技术可以明显改善金属伪影（图 2-9-4），现已经在临床广泛使用。

(6) 虚拟平扫：基于能谱成像中物质分离原理，通过碘、水分离技术获得水基图，基于水基图不显示含碘成分，从而消除体内含碘对比剂，特异性地显示含水成分，这种与平扫类似的图像被称为虚拟平扫图像。在传统介入术后由于高浓度的碘油聚集可导致线束硬化伪影，采用虚拟平扫技术，可以通过碘抑制，排除高浓度碘斑带来的伪影，更直接判断肿瘤碘油栓塞情况。在泌尿系统，虚拟平扫技术用于区别结石与对比剂。血管方面，该技术用于显示钙化斑块。目前，有不少学者提出，能谱 CT 扫描时直接进行虚拟平扫（图 2-9-5），可降低辐射量。

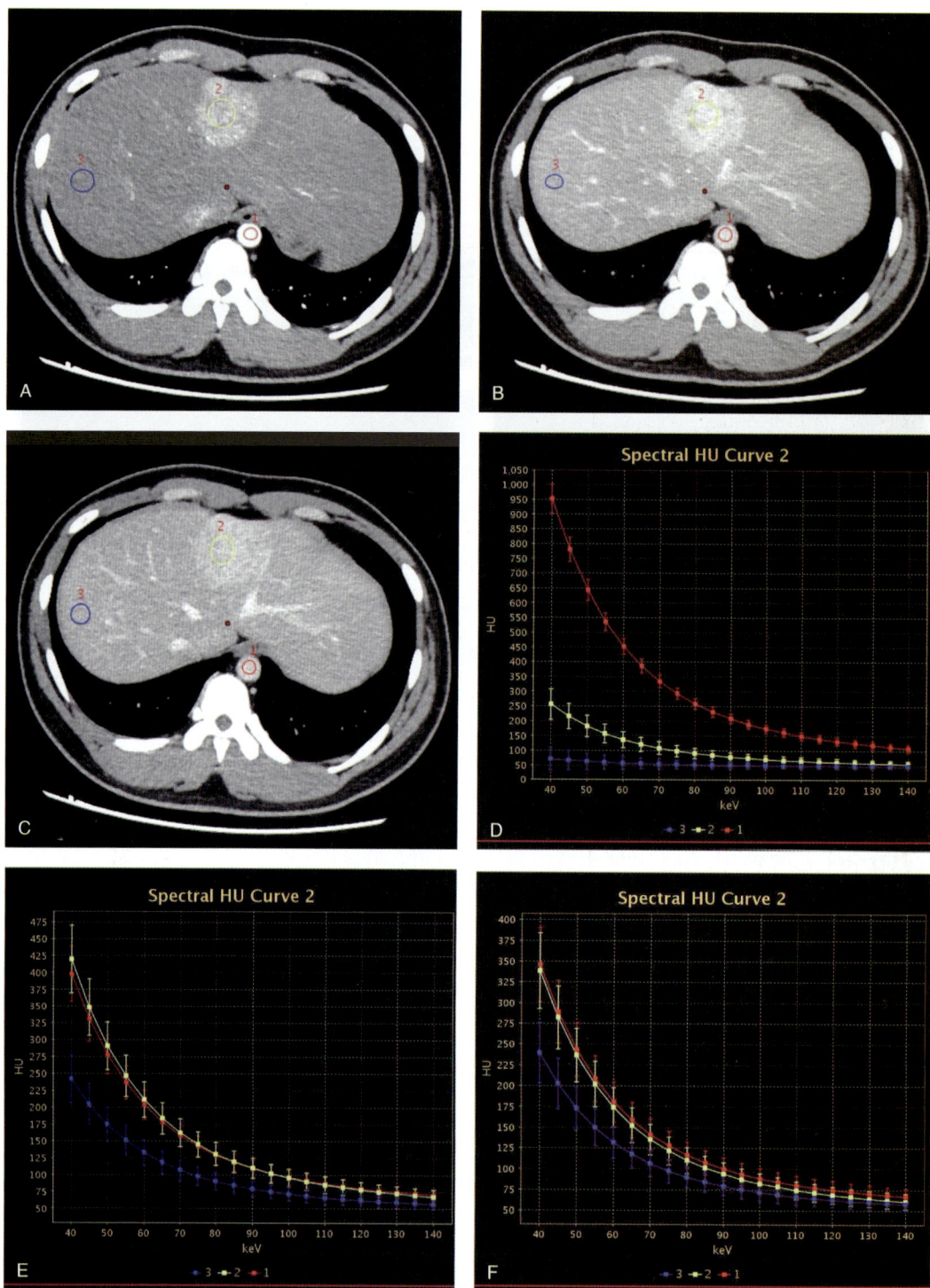

图 2-9-3　肝脏局灶性结节增生

病灶动脉期（A）、门静脉期（B）、延迟期（C）图像及相对应的能谱曲线（D~F），显示动脉期病灶高于邻近正常肝实质能谱曲线，但明显低于动脉血管能谱曲线；门静脉期病灶与动脉血管能谱曲线接近重叠并高于邻近肝实质能谱曲线；延迟期病灶能谱曲线低于动脉血管能谱曲线，高于邻近肝实质能谱曲线。

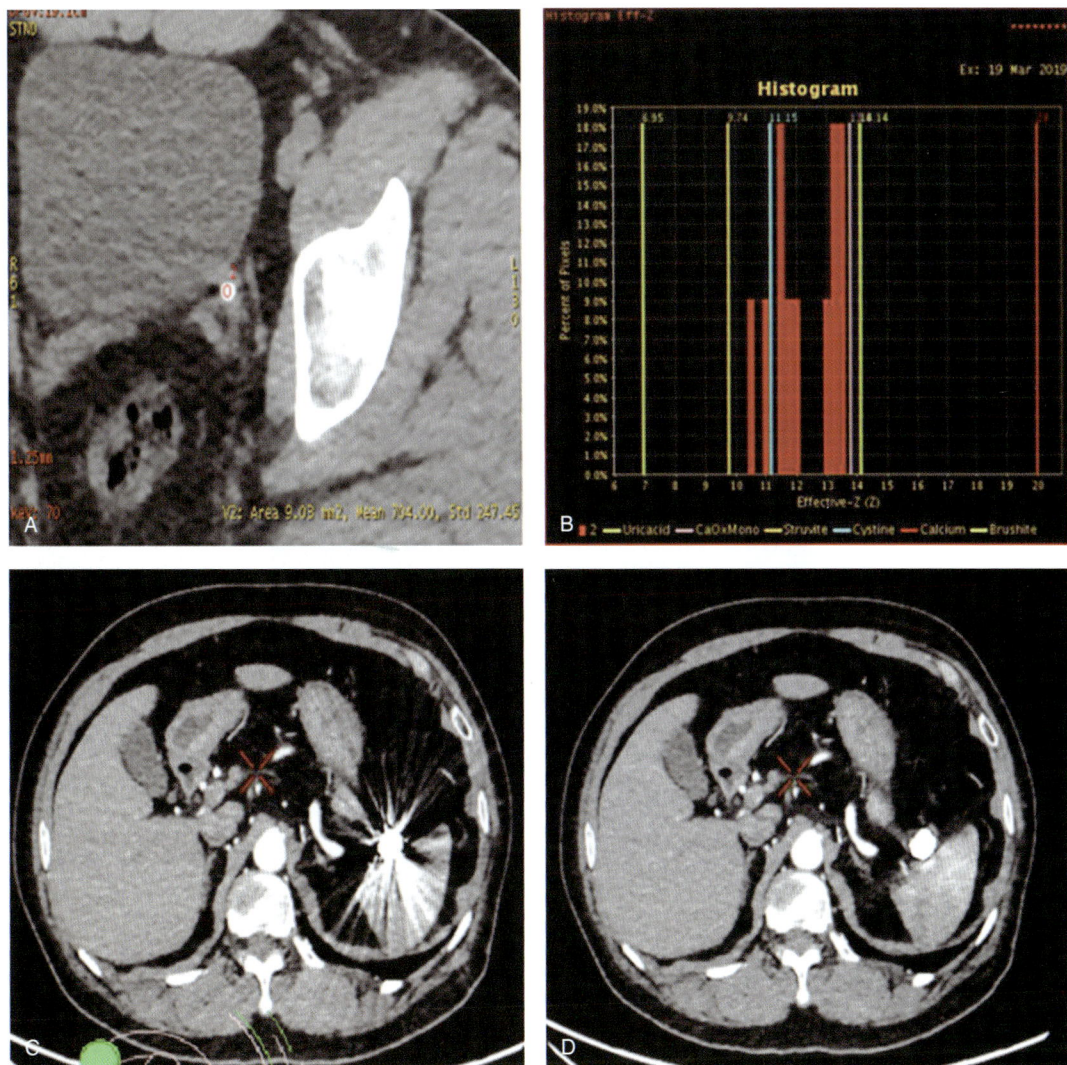

图 2-9-4　左侧输尿管结石及脾动脉瘤弹簧圈栓塞术后

A. 左侧输尿管结石并画取感兴趣区；B. 感兴趣区内结石为混合性结石，有效原子序数分别为 11.07、13.10、13.52，分别对应胱氨酸、二水合草酸钙及一水合草酸钙；C. 脾动脉瘤弹簧圈栓塞术后 70keV 单能量图；D. 70keV 单能量图＋金属伪影减除技术，伪影被明显抑制。

## 三、图像质量评价标准

0 级：失败，即 CT 检查失败。

1 级：差，有严重的呼吸错层和 / 或其他伪影，数据不可靠。

2 级：一般，有轻微呼吸错层，允许有其他伪影，经降噪、纠正运动伪影后图像质量满足要求。

3 级：好，无运动错层，无伪影或仅有少量伪影。

2~3 级图像可满足诊断要求。

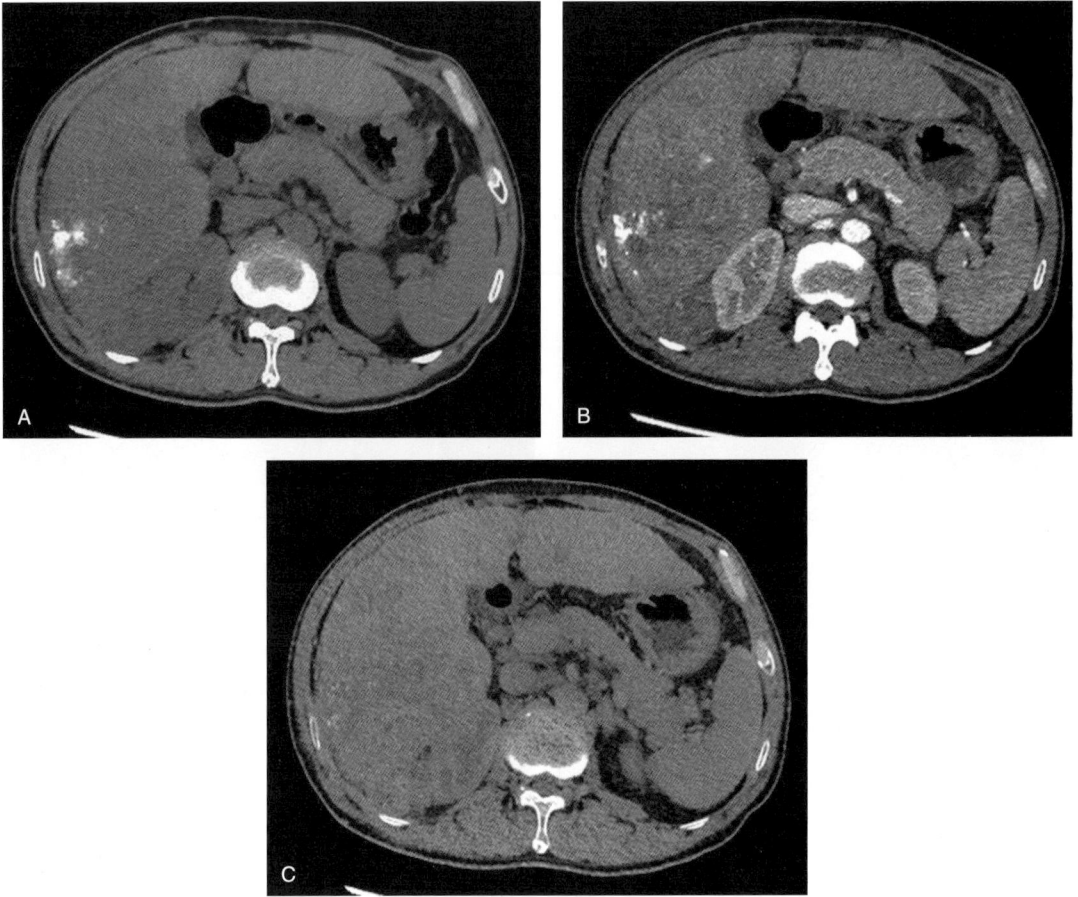

图 2-9-5 肝癌经导管动脉化疗栓塞治疗后

A. 常规 CT 平扫,见肝右叶病灶碘油聚集;B. 74keV 时动脉期图像;C. 在动脉期图像的
基础上进行虚拟平扫,抑制肝脏介入治疗的碘油,与图 B 对照来判断肿瘤残留。

## 四、常见操作错误及分析

1. 扫描范围或部位与申请单不符合,需严格核对患者信息及检查部位。

2. 常规单期或双期增强扫描,未针对病灶延迟扫描,导致无法鉴别诊断,需认真审核申请单主诉,及时浏览图像并发现病灶,有针对性地采用多期相增强扫描技术。

3. 患者躁动或呼吸配合不佳,导致图像运动伪影增多,难以诊断,需做好检查前培训,躁动难安的患者请临床医生根据病情适当给予镇静。

## 五、相关知识测试题

1. 单能量 70keV 图像质量等效于与常规 CT 的 kVp 值是

A. 40

B. 70

C. 90

D. 100

E. 120

2. 能谱单能量的主要临床应用是

 A. 微小病变的检出

 B. 有效原子序数

 C. 去金属伪影

 D. 虚拟平扫

 E. 组织同源性检查

3. 有效原子序数位于 11.07,对应的结石成分是

 A. 一水合草酸钙

 B. 二水合草酸钙

 C. 尿酸

 D. 胱氨酸

 E. 磷酸氢钙

4. 能谱分析平台是将能量信息转换为临床可应用的数据或图像,以下**不属于**能谱分析平台主要内容的是

 A. 单能量图像

 B. 物质分离

 C. 物质定量

 D. 直方图

 E. 能谱曲线

5. 以下代表脂肪的能谱曲线是

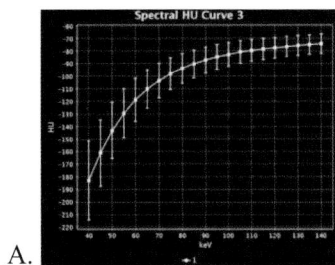

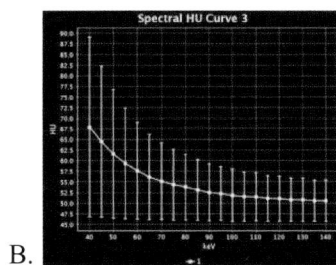

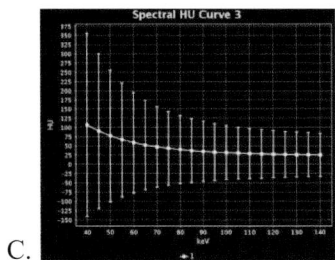

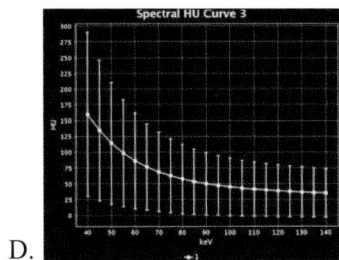

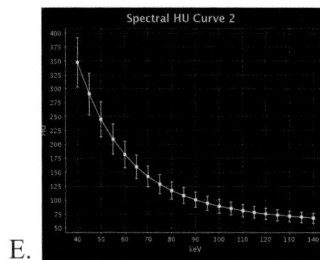

答案:1. E　2. A　3. D　4. D　5. A

（李知晓）

推荐阅读资料

［1］陈克敏.能谱 CT 的基本原理与临床应用.北京:科学出版社,2012.
［2］刘爱连,沈云.能谱 CT 临床应用图谱.北京:人民军医出版社,2012.

# 第三章

## 磁共振特殊检查技术操作精粹

### 第一节　脑氢谱磁共振波谱成像

#### 一、概述

磁共振波谱成像（magnetic resonance spectroscopy，MRS）是无创检测活体组织代谢及生化变化的先进技术，能在分子水平反映人体内病变的生化信息，进而在早期对疾病进行诊断、监控。随着磁共振技术的发展，氢谱 MRS（$^1$H-MRS）已经被应用于中枢神经系统疾病的临床诊断。在此，本章主要介绍 $^1$H-MRS 在中枢神经系统中的临床应用。

#### 二、基本原理

在自然界中，$^1$H 的旋磁比最大（42.58MHz/T），而且在人体组织中 $^1$H 是含量最丰富的元素，所以产生的 MRS 信号最强，此外，$^1$H-MRS 需要的激发及接收频率与常规磁共振成像（magnetic resonance imaging，MRI）所用的一致，因此 $^1$H-MRS 技术已经十分成熟，并且广泛地应用于临床。MRS 所需的信号激发、空间定位、探测采集等技术均与常规 MRI 类似，但是最终的表现形式有所差别，MRS 是通过傅里叶转换将时域函数（time domain function）转化为频域函数（frequency domain function），最终以谱线的形式呈现。

MRS 是基于化学位移（chemical shift）和 J- 耦合（J coupling）两种物理现象。在相同环境条件下，同一原子核周围的化学环境不同，由于受到原子核周围不同电子云的磁屏蔽作用，而具有不同的进动频率，这种现象被称为化学位移。化学位移是 MRS 的基础，正是因为不同的化合物有不同的进动频率，MRS 才能将它们区分开来。原子核之间存在共价键，其自旋磁矩之间的相互作用形成自旋 - 自旋耦联（spin-spin coupling），也称为 J- 耦联，耦联常数为 J，J 值越大，耦合越强，波分离越宽。根据 J- 耦联现象可以将含有同种原子核的不同化合物或同一化合物中不同的分子基团在频率轴上区分开来。所以，MRS 信号的振幅是随频率分布的函数。

#### 三、操作规范流程

##### （一）适应证

1. 肿瘤　鉴别肿瘤和非肿瘤性病变；鉴别不典型的局灶性强化病灶，如高级别胶质瘤、转移瘤、淋巴瘤；重新定义肿瘤的范围，指导术前决策、术中 MRI 引导下手术切除病灶、术后放化疗；监测疗效；鉴别放疗损伤和肿瘤的复发。

2. 遗传代谢性疾病　如线粒体脑肌病等。

3. 脱髓鞘疾病　监测疾病的进展，为造血干细胞移植提供指征。

4. 感染相关的局灶性病变　如脑脓肿、结核、寄生虫脑病。

5. 神经退行性疾病　如阿尔茨海默病、帕金森病、亨廷顿病、肌萎缩性侧索硬化症和脊髓小脑共济失调。

6. 癫痫。

7. 急性脑卒中和脑缺血：评估缺血的性质、预测新的缺血事件发生。

(二) 禁忌证

1. 绝对禁忌证

(1)有心脏起搏器、神经刺激器及人工金属心脏瓣膜者。

(2)有动脉瘤夹(非顺磁性如钛合金除外)。

(3)有眼内金属异物、内耳植入、金属假体、金属假肢、金属关节、体内铁磁性异物。

(4)妊娠 3 个月内。

(5)重度高热。

2. 相对禁忌证

有下列情况，需在做好风险评估、成像效果预估的前提下，权衡利弊后慎重考虑是否行 MRS 检查。

(1)体内有金属异物(金属植入物、假牙、避孕环)、胰岛素泵等患者如必须进行 MRI 检查，应慎重或取出异物后进行检查。

(2)危重患者需要使用生命支持系统。

(3)癫痫(应在充分控制症状的前提下进行检查)。

(4)幽闭恐惧症，如必须进行 MRI 检查，应在给予适量镇静剂后进行。

(5)不合作患者，如小儿，应在给予适量镇静剂后进行；高热。

(6)妊娠 3 个月及以上。

(三) 检查前准备

1. 扫描前询问病史，检查患者现有病史资料，核对检查申请单，明确检查目的与要求，签署相关同意书。

2. 确认有无 MRI 检查禁忌证。

3. 询问患者有无脑肿瘤、脑动脉畸形或脑血管狭窄等疾病。

4. 对于有相对禁忌证及危重患者，做好急救准备。

5. 对婴幼儿及躁动患者，需由申请医生给予一定剂量的镇静剂。

6. 患者进入检查室之前应去除随身携带的金属物品、磁性物品(如手机、手表、钥匙、首饰、硬币等)；轮椅、担架等禁止推入扫描室。

7. 向患者耐心解释扫描时所产生的噪声，注意保护患者听力。

8. 危重患者的检查须有临床医生陪同。

9. 患者携带报警器，提醒其若有不适及时与检查人员联系。

（四）定位

嘱患者仰卧，将其头部固定于头部线圈。调整头部使患者瞳间线平行于检查床，保持头部伸直。定位患者，使纵向定位线位于人体正中线，水平定位线通过患者鼻根。为保证检查时患者的舒适度，在其膝下及后颈部使用软垫固定，且测量记录下颌至胸骨上窝正中的距离，以保证复查的患者每次定量的体素尽量一致。

（五）扫描技术

1. 扫描设备　1.5T 或 3.0T 磁共振扫描仪，头部多通道线圈。

2. 常用序列及参数　常规在 $T_2$WI FLAIR 序列平扫图像上进行 MRS 检查定位，定位准确是采集波谱信息的关键步骤之一。单体素波谱检查完成后只能对预设范围内的体素进行后处理，所以检查前的准确定位及感兴趣区（region of interest，ROI）的选定对结果的准确性有很重要的影响。ROI 应尽量避开血管、血液成分、脑脊液、含气的窦腔、扩大的脑室、脂肪、坏死区域、金属、钙化及骨骼等。

3. MRS 预扫描　预扫描包括匀场和水抑制。首先，均匀的磁场是获得可处理波谱的重要前提。外磁场不均匀会造成同一种化学物质的波谱频率出现偏差，导致波谱峰的谱线变宽，难以区分不同物质的波峰；其次，$^1$H-MRS 中的强大水峰信号影响了对代谢物浓度的测定，而且水峰的存在会影响其他代谢物波峰的显示，所以水抑制尤为重要。化学位移选择性激励法（chemical shift selective excitation，CHESS）是较为常用的水抑制序列，一般要求水抑制≥96%。水抑制对于代谢物波峰的显示是必要的，但是会影响与水峰邻近的代谢物的波峰。

4. MRS 扫描　单体素 $^1$H-MRS 是通过三个相互垂直的层面选择采集某单一立方体积内组织的波谱数据。目前常用技术有点解析波谱（point-resolved spectroscopy，PRESS）和激励回波采集模式（stimulate-echo acquisition mode，STEAM）两种。在进行 MRS 采集之前，需先扫一个轴位成像序列（通常选择 FSE $T_2$WI 或 $T_2$ FLAIR），层厚 5mm，无间隔，作为 MRS 的定位相，用于最终 MRS 体素的定位显示。然后要选择 ROI，针对该区域进行波谱数据采集。

（1）点解析波谱（PRESS）技术：在通过 CHESS 进行水抑制后，采集序列依次施加 90°-180°-180° 三个射频脉冲，三个脉冲位于特定的相互垂直的三个平面内，最终得到 ROI 的信号。这种方法采集的是全部信号数据，所以 SNR 较高，对匀场和水抑制要求不如激励回波采集模式严格，但是序列本身回波时间（time echo，TE）较长，难以发现短 $T_2$ 的代谢物质。见图 3-1-1A。

（2）激励回波采集模式（STEAM）：STEAM 同样是通过 CHESS 技术进行水抑制。该序列只采集回波的部分信号，所以 SNR 较低，理论上只有 PRESS 序列的 1/2。但是 STEAM 可以选择较短的 TE，适用于观察短 $T_2$ 的代谢物。同样，在短 TE 的 STEAM 序列中 J- 耦联的作用比 PRESS 序列低。STEAM 序列由于采用 90° RF 脉冲代替 PRESS 序列的 180° 脉冲，在相同条件下，STEAM 实际测得的 ROI 容积要大于 PRESS 序列。见图 3-1-1B。

PRESS 与 STEAM 的优缺点比较见表 3-1-1。

多体素 $^1$H-MRS 可测量 ROI 内多个邻近体素的磁共振信息，也称化学位移成像（chemical shift imaging，CSI）。多体素波谱中的体素大小涉及频率和相位，体素的大小由 FOV、频率编码及相位编码的值决定，频率及相位的值增大能够减小体素的体积，但会增加扫描的时间,频率及相位的值减小能够增大体素的体积,从而缩短扫描时间。与 MRI 相类似的是,其空间定位采用相位编码梯度,但在数据采集时无频率编码梯度。根据采用相位编码梯度轴向的多少,可分为 1D-CSI、2D-CSI、3D-CSI。多体素波谱通过后处理软件对化学位移图像进行回顾性分析,对单个体素的定位并不像单体素波谱严格。单体素波谱、多体素波谱的比较见表 3-1-2。

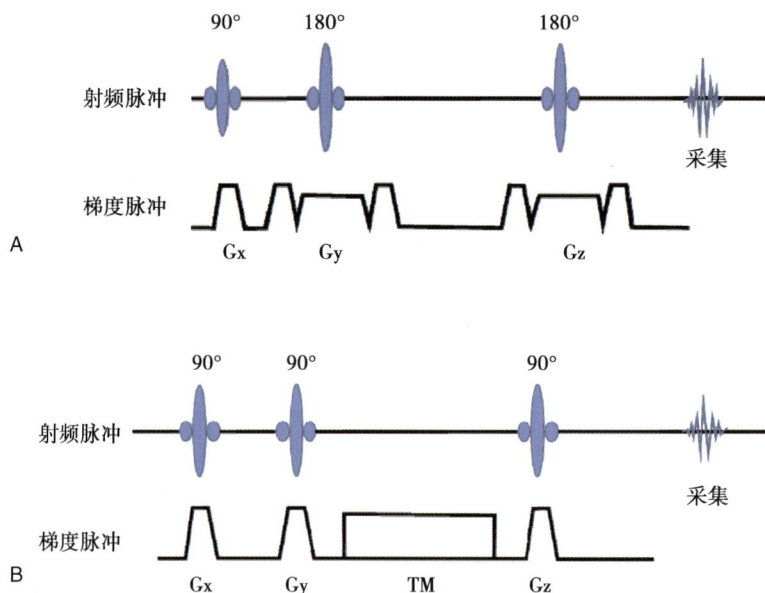

图 3-1-1　点解析波谱技术与激励回波采集模式的比较
A. 点解析波谱技术;B. 激励回波采集模式。

表 3-1-1　点解析波谱(PRESS)与激励回波采集模式(STEAM)的优缺点比较

| 序列 | 优点 | 缺点 |
| --- | --- | --- |
| PRESS | 信噪比较高<br>减少 STEAM 序列的信号丢失<br>对运动相对不敏感 | 回波时间(TE)较长,难以发现短 $T_2$ 的代谢物 |
| STEAM | 体素边缘更锐利,空间定位更准确<br>既可使用长 TE,也可使用短 TE<br>对 RF 系统要求低,对 $B_1$ 场不均匀相对不敏感<br>水抑制充分 | 信噪比较低<br>对运动更为敏感 |

### (六) 谱线后处理

　　单体素采集的谱线后处理在 MRI 设备的后台即可进行,数据采集后进行后处理,自动生成已处理完成的拟合谱线。多体素采集的谱线则需要操作者在相应的后处理软件上进行。对 MRS 数据进行处理的目的主要是消除各种噪声信号的干扰,提高 ROI 代谢物的信噪比,尽量准确地进行各种代谢物的定量分析。其基本步骤如下。

表 3-1-2　单体素波谱、多体素波谱的比较

| 项目 | 单体素 | 多体素 |
|---|---|---|
| 选择条件 | ■ 局灶性或弥漫性的病变<br>■ 局灶性病变,如鉴别肿瘤和脓肿<br>■ 在局灶性病变中作为单体素的补充［如单体素短回波时间(TE)补充多体素长 TE］<br>■ 感兴趣区(ROI)接近颅骨 | ■ 不明确、多发或多形性病变<br>■ 弥漫性病变(如果有量化的短 TE 多体素 MRS)<br>■ 多发病灶需要与健侧对比 |
| 优点 | ■ VOI 采集参数优化,数据质量更高<br>■ 选择较大的体素扫描时间会更快(6~8ml/2~5min)<br>■ 数据采集可以中止,已经采集的数据仍可使用<br>■ 与多体素 MRS 相比,体素边界更清晰 | ■ 可得到组织异质性的信息<br>■ 数据格式与常规 MR 图像兼容(谱线与其他图像形式结合,重建选定范围内代谢物分布图)<br>■ 一次采集覆盖范围较大<br>■ 体素体积小(≤1ml)<br>■ 可以回顾性选择 ROI 内的体素进行分析 |
| 缺点 | ■ 选取的体积是块状<br>■ 块状结构与解剖结构不一致<br>■ ROI 的位置必须放置准确;病灶侧和正常侧没有空间异质性<br>■ ROI 越多需要的时间越长 | ■ 使用常规编码时采集时间较长(6~30min,取决于分辨率)<br>■ 采集范围大,更容易受到磁场不均匀的影响<br>■ 谱线的校正、拟合更复杂<br>■ 容易受到体素外信号的影响或污染 |

1. 时间域的处理　包括"涡"电流校正(eddy-current correction)、去除残存水信号、变迹法(apodization)、过滤(filtering)及对自由衰减信号(free induced decay,FID)数据进行零填充(zero-filing)等,对 FID 直接做一些处理,使 FID 在傅里叶转换前更加符合标准线性函数,如 Lorentzian 或 Gaussian 曲线,这样可以提高谱线的分辨力或 SNR,还可以消除某些影响 ROI 波峰的非兴趣曲线。

2. 傅里叶转换　对 FID 进行傅里叶转换,使数据从时间域转换到频率域,最终以谱线的形式呈现。

3. 频率域的预处理　包括相位校正、基线校正。

4. 谱线的定量计算　利用以往非在体化学波谱分析已有的代谢物谱线知识,使用模型函数对频率函数进行整合、拟合,优化代谢物峰及峰面积的算法,最终对代谢物的浓度进行计算。

## 四、谱线的特征及各代谢产物的临床意义

MRS 谱线的横轴代表化学位移(即频率),能探测到的化合物表现在一个或几个特定频率上的峰(图 3-1-2)。不同化合物进动频率的绝对差值难以记忆,且随外加静磁场的不同而变化,而当以"百万分之几(parts per million,ppm)"来表示时,则化合物之间的频率差别是恒定的,并且这种差别无场强依赖。纵轴代表化合物的信号强度,其峰高度或峰下面积与该化合物的浓度成正比。化合物最高峰一半处的谱线宽度称为线宽(line width),也称为全半高宽(full width at half maximum,FWHM),$T_2$ 和磁场的均匀度是 FWHM 的影响因素,它决定谱线的频率和分辨力。FWHM 越小,则分辨率越高,磁场的匀场效果越好。

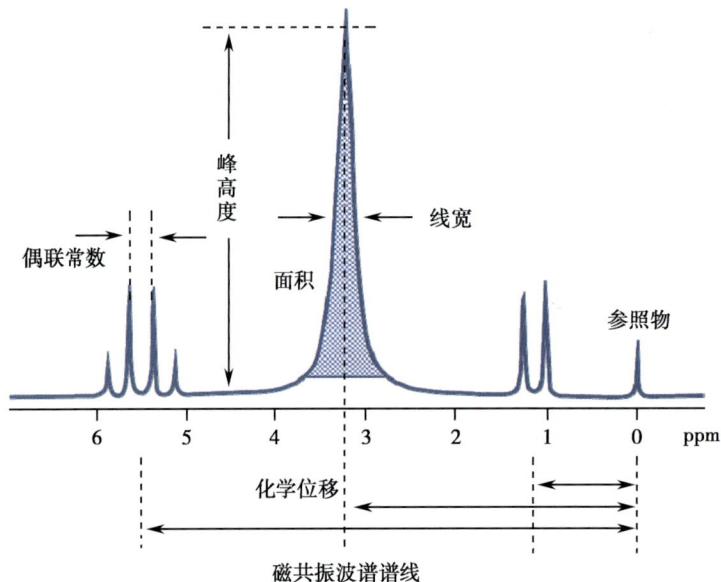

图 3-1-2 磁共振波谱谱线

横坐标代表化学位移,即频率,识别每个化合物的独特标志,用于定性分析。纵坐标代表化合物的信号强度。峰下面积与化合物所包含的原子核数及浓度成正比,用于定量/半定量分析。

脑组织的 ¹H-MRS 谱线中能探测到的代谢物见图 3-1-3,各种代谢物的临床意义如下。

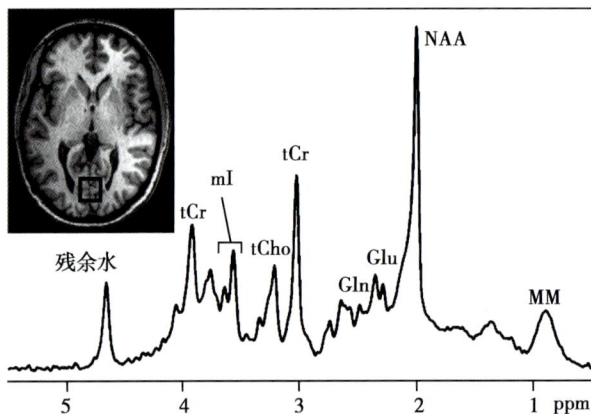

图 3-1-3 脑组织的 ¹H-MRS 谱线

3.0T 磁共振扫描仪,激励回波采集模式(TR 50 000ms,TE 8ms;128 次重复),取正常人枕叶为感兴趣区(20mm×20mm×20mm,$T_1$WI 轴位图像) 的 ¹H-MRS(NAA,N-乙酰门天冬氨酸;Cr,肌酸;Cho,胆碱;Glu,谷氨酸;Gln,谷氨酰胺;mI,肌醇;MM,大分子)。

1. N-乙酰门天冬氨酸(N-acetyl aspartate,NAA) 主要位于 2.02ppm,正常浓度 6.5~9.7mmol,平均 7.8mmol,是正常神经元的标志物,仅见于神经组织,存在于神经元胞体及轴索中。NAA 浓度升高较少见,仅见于卡纳万病(Canavan disease),降低见于非特异性的神经元脱失或功能异常,包括缺血、创伤、炎症、感染、肿瘤、痴呆、胶质增生等。

2. 胆碱(choline,Cho) 位于3.2ppm,正常浓度0.8~1.6mmol,平均1.3mmol,是细胞膜翻转(turnover)的标志物,在脑白质中含量高于脑灰质。Cho浓度升高见于肿瘤、炎症、慢性缺氧,降低见于卒中、脑病[肝性脑病、获得性免疫缺陷综合征(acquired immune deficiency syndrome,AIDS)]等。

3. 肌酸(creatine,Cr)/磷酸肌酸(creatine phosphate) 主要位于3.05ppm,正常浓度3.5~5.5mmol,平均4.5mmol,是能量利用、储存的重要化合物,能够反映细胞的能量状态。Cr在肝脏、肾脏、胰腺中合成,经血液转运到骨骼肌、心肌、大脑等组织,经磷酸化作用生成磷酸肌酸。婴幼儿含量低,随年龄而升高,Cr病理性升高见于创伤、高渗状态,降低见于缺血、卒中、肿瘤等。

4. 肌醇(myo-inosital,mI) 主要位于3.56ppm(仅在短TE序列上可见),正常浓度2.2~6.8mmol,平均3.8mmol,为戊糖,参与肌醇-三磷酸-细胞内第二信使循环,是胶质细胞的标志物,反映渗透压的异常。mI浓度在婴儿含量高;其浓度升高见于婴幼儿、阿尔茨海默病、糖尿病、脑病恢复期、低级别胶质瘤、高渗状态,降低见于恶性肿瘤、慢性肝性脑病、卒中等。

5. 谷氨酸类化合物(glutamate,Glu/glutamine,Gln;称为Glx)(仅在短TE序列上可见) 正常浓度Glu为10mmol,Gln为5mmol,Glu与Gln的存在符合重叠的J-耦联共振,常难以分开。β-Glx、γ-Glx位于2.1~2.4ppm,α-Glx位于3.65~3.8ppm。Glu为兴奋性神经递质,Gln为抑制性神经递质;浓度升高见于肝性脑病、严重缺氧等。

6. 乳酸(Lactate,Lac) 位于1.33~1.35 ppm(为双峰,偶联常数为7.35Hz,双峰间距0.12ppm),正常脑组织中不可见,为无氧呼吸的终产物,也可能是许多脑代谢的能量底物,当其在体素中的浓度接近1mmol时可探测到,在泡沫状巨噬细胞中升高;升高见于缺血、先天性代谢异常(特别是呼吸链缺损)、各级别的肿瘤、脓肿、炎症等。

7. 脂质(lipids,Lip) 位于0.9~1.3ppm(见于短TE序列,显著升高时可见于常TE序列),正常脑组织中不可见,细胞膜崩解时脂滴形成。其浓度出现可能早于组织学观察到的坏死,升高见于高级别肿瘤、脓肿、急性炎症、急性卒中等。

8. 琥珀酸盐(sumlinate) 位于2.5ppm,醋酸盐(acetate)位于1.92ppm,氨基酸(amino acid)包括亮氨酸(leucine)、异亮氨酸(iso-leucine)和缬氨酸(valine),位于0.9ppm,正常不可探测,为细菌代谢的产物。

9. 乙酰乙酸(acetoacetate)、丙酮(acetone) 是中间代谢物,可发生病理性升高,见于先天性代谢异常。

10. 丙氨酸(alanine) 位于1.47ppm,为双峰,见于脑膜瘤、脑脓肿。

## 五、注意事项

1. 患者状况对谱线的影响

(1)不同的年龄代谢物浓度会有显著差异。2岁前的儿童NAA水平随月龄升高,到2岁接近成人比例,40岁后NAA水平随年龄升高而下降。

(2)不同的采集部位代谢物浓度及其比值有显著差异。如大脑白质中胆碱浓度明显高于大脑灰质,幕下(脑桥、脑干)与幕上(基底节区)的各不同部位各代谢物比值也不同,岛叶皮质及下丘脑的 Cho 水平较高,枕叶视皮质的 Cho 水平通常较低,脑桥的 NAA、Cho 水平较高,Cr 较低,可能与纤维束密度有关,小脑 Cho 和 Cr 水平比幕上高,颞叶的 NAA 水平相对较低。

(3)温度会明显影响 MRS 结果。体温低,$^1$H 的进动频率慢,谱线向右移,对于高热患者往往不推荐行 MRS 检查(同样不适合行 MRI 检查)。

(4)体内某些重要脏器的功能也会影响中枢 $^1$H-MRS 结果。肝病时 Cr 合成下降,肾病、糖尿病、渗透压异常、移植后甚至输液均会影响 $^1$H-MRS 结果。

有研究表明 Gd-DTPA 不会影响 $^1$H-MRS 的结果,因此,可以在行 MRI 增强后再进行 $^1$H-MRS 检查,有助于有效体素位置的合理选择。

2. 体素位置对谱线的影响

(1)对于肿瘤性病变,ROI 应尽量设置在肿瘤的实性部分,先选择短 TE 的单体素采集,然后可用 2D 多体素采集,了解病变范围及边缘情况。

(2)囊性病变的 $^1$H-MRS 应在病变边缘区域行 MRS 采集。而对于怀疑是脑脓肿的囊性病变,由于其脓液中有细菌代谢的特殊蛋白成分,如琥珀酸盐、丙氨酸、亮氨酸、缬氨酸等,因此将体素放于液性区域更容易检出特征谱线。

(3)在内侧颞叶癫痫的 $^1$H-MRS 研究中,应在正冠状位上定位,双侧体素放置位置应保持对称。

(4)对于代谢性脑病、缺血缺氧性脑病、阿尔茨海默病等弥漫性脑改变,$^1$H-MRS 的采集可选择固定位置、标准体素大小及参数进行谱线采集,如后扣带回、侧脑室后角旁白质区、前扣带回、侧脑室前角旁白质区等。

3. 体素大小对谱线的影响　扫描体素是影响 MRS SNR 最重要的因素,波谱扫描的体素大小与 SNR 成正比。因此,单体素波谱不建议扫描体素过小,体素太小,SNR 过低,增大分析谱线的难度。

4. 场强和 TE 对谱线的影响　短 TE 时,在 1.5T 磁共振扫描仪(PRESS 25~35ms; STEAM ≤ 20ms),Glx 和 mI 可以被定量,在 3.0T 或更高场强的磁共振扫描仪可以检测到 γ- 氨基丁酸和谷胱甘肽,并且可以分离 Gln 和 Glu,在 7.0T 或 9.4T 磁共振扫描仪,最多可以定量 18 种代谢物。

## 六、$^1$H-MRS 在中枢神经系统疾病中的应用

$^1$H-MRS 在中枢神经系统疾病中的应用见表 3-1-3。

表 3-1-3　$^1$H-MRS 在中枢神经系统疾病中的应用

| 临床应用 | ROI 放置位置 | 目标代谢产物 |
| --- | --- | --- |
| 在 T$_1$WI 增强或 FLAIR 序列上病灶体积 ≥ 10ml | | |
| 单体素:PRESS 序列短 TE 或长 TE,STEAM 序列短 TE | 肿瘤的强化部分,避免坏死区;对于无强化的肿瘤则放置在 FLAIR 序列高信号区域 | NAA、Cho、Cr、Lac、mI、Lip |
| 多体素:长 TE | 肿瘤的强化部分,避免坏死区;对于无强化的肿瘤则放置在 FLAIR 序列高信号区域 | NAA、Cho、Cr、Lac |

| 临床应用 | ROI 放置位置 | 目标代谢产物 |
|---|---|---|
| **在 T₁WI 增强或 FLAIR 序列上病灶体积 ≥ 10ml** | | |
| 多体素：短 TE 或长 TE | 肿瘤的强化部分，避免坏死区；对于无强化的肿瘤则放置在 FLAIR 序列高信号区域 | NAA、Cho、Cr、Lac、Lip |
| **感染性病变** | | |
| 单体素：PRESS 序列短 TE 或长 TE | 病灶区 | Ac、Suc、Lac、Lip、氨基酸（Ala、Leu、Isoleu、Val） |
| **代谢性疾病** | | |
| 单体素：PRESS 序列短 TE 或长 TE，STEAM 序列短 TE | 根据具体代谢疾病而定，如肌酸缺乏 VOI 在顶叶皮层；Leigh 病在基底节；多数情况下在白质区 | NAA、Cr、Lac、Gly、Ala、Pyr、Suc |
| 多体素：长 TE | 顶叶皮层、白质、基底节 | NAA、Cr、Lac、Gly、Ala、Pyr、Suc |
| **新生儿缺血缺氧** | | |
| 单体素：PRESS 序列短 TE 或长 TE，STEAM 序列短 TE | 基底节区 | NAA、Cr、Lac、MM |
| **脱髓鞘疾病** | | |
| 单体素：PRESS 序列短 TE 或长 TE | 白质 T₂WI 高信号区域 | NAA、Cr、Cho、mI、MM |
| 多体素：长 TE | 覆盖白质 T₂WI 高信号区域 | NAA、Cr、Cho |
| **多发性硬化** | | |
| 单体素：PRESS 序列短 TE 或长 TE | 白质病变区域 | NAA、Cr、Cho、MM |
| 多体素：长 TE | 覆盖白质病变区域及胼胝体 | NAA、Cr、Cho |
| **退行性病变** | | |
| 单体素：PRESS 序列短 STE，STEAM 序列短 TE | 后扣带回和内侧颞叶 | NAA、Cr、Cho、mI、Glx |
| 多体素：长 TE | 沿颞平面与侧脑室上方成角度的断面 | NAA、Cho、Cr、mI |
| **局灶性癫痫** | | |
| 多体素：长 TE | VOI 最好由临床数据定义 | NAA、Cr、Cho |
| **内测颞叶癫痫** | | |
| 单体素：PRESS 序列短 TE 或长 TE | 颞骨内侧结构中的双侧体素，颞平面角度 | NAA、Cr、Cho |
| **缺血性病变** | | |
| 单体素：PRESS 序列短 TE 或长 TE | 弥散受限区域 | |
| 多体素：长 TE | 覆盖弥散受限区域 | |

注：TE，回波时间；NAA，N- 乙酰门天冬氨酸；Cr，肌酸；Cho，胆碱；mI，肌醇；MM，大分子；Glx，谷氨酸类化合物；Gly，甘氨酸；Ala，丙氨酸；Isoleu，异氨酸；Leu，亮氨酸；Pyr，丙酮酸；Suc，琥珀酸；Val，缬氨酸。

## 七、$^1$H-MRS 临床应用及新进展

### (一) 对神经系统疾病的临床决策

1. 肿瘤性病变　①鉴别肿瘤和非肿瘤性病变;②鉴别不典型的局灶性环形强化病灶,如高级别胶质瘤、转移瘤、淋巴瘤;③重新定义肿瘤的范围,指导术前决策、术中 MRI 引导切除病灶、术后放疗靶区勾画及化疗方案的选择;④监测疗效;⑤鉴别放疗损伤和肿瘤的复发。

近年来,MRS 在中枢神经系统肿瘤性病变中的应用越来越广泛。波谱可以检测脑肿瘤中具有特异性的代谢物,如原始神经外胚层肿瘤中的牛磺酸,脑膜瘤中的丙氨酸,以及儿童高级别肿瘤中的甘氨酸,而在 1.3ppm 处显著 Lac 峰或 Lip 峰,通常与较高级别的肿瘤和较低的存活率有关,在瘤周区域检测到 Cho/NAA 比值升高通常可以反映肿瘤的侵袭性,因此可以用来区分高级别胶质瘤和瘤周区域谱线接近正常的脑转移瘤。当肿瘤患者无手术指征时,如弥漫性脑干胶质瘤和脊髓髓内肿瘤,MRS 可以用来评估预后和指导治疗。

MRS 结合其他 MRI 方法可以重新定义肿瘤的边界,从而指导临床手术、放疗靶区的勾画。有研究表明,浸润性胶质瘤的边界远远超出 $T_2WI$ 上的范围,MRS 定义的异常区域比 $T_2WI$ 高信号区平均大 24%,并且 Cho/NAA 比值升高与肿瘤细胞的组织学和免疫组织化学结果相符。另一项研究显示,未经治疗的多形性胶质母细胞瘤患者对侧大脑半球的 mI 和 Gln 水平升高,可提示肿瘤的早期浸润。MRS 与肿瘤的组织学类型和分级相关,Cho/NAA 比值大于 2,Lac/NAA 比值大于 0.25,长 TE(144ms)时可见高大的 Lip 峰,是高级别肿瘤的特征。

2. 儿科脑部疾病　缺氧缺血、遗传性代谢疾病和创伤性脑损伤。新生儿缺氧缺血时脑 Lac 峰定量评估是临床脑损伤最早的影像学征象之一,持续高 Lac 峰与不良预后相关。NAA 水平显著升高是卡纳万病的一个诊断标志。

3. 脱髓鞘疾病　在随访期间,正常白质 mI/NAA 和 Cho/NAA 比值升高是造血干细胞移植的适应证。

4. 感染引起的局灶性病变　即使在 DWI 上无弥散受限,MRS 上显示琥珀酸、醋酸、丙氨酸、亮氨酸、异亮氨酸和缬氨酸的谱线也是脓肿的特异性表现。

### (二) 对患者管理的神经系统疾病患者的管理

1. 退行性疾病　NAA 水平反映了疾病的严重程度,NAA/Cr 比值或 NAA 浓度是监测疾病进展的一个有价值的指标。$^1$H-MRS 也可用于监测神经退行性疾病的治疗反应。

2. 癫痫　NAA 浓度和 NAA/Cr 比值的异常有助于发现致痫灶。

3. 急性脑卒中与脑缺血　NAA 严重降低与临床卒中综合征与更广泛的梗死有关。乳酸是无氧氧化的最终产物,是缺氧、缺血的标志,缺血组织中心 Lac 峰升高与最终梗死范围和临床结果相关。

## 八、相关知识测试题

1. 磁共振波谱的基础是

　　A. 磁化传递　　　　　　B. 磁敏感效应　　　　　　C. 化学位移

　　D. 流入效应　　　　　　E. 磁饱和效应

2. 关于脑磁共振波谱成像（MRS），以下叙述**错误**的是

    A. 正常 MRS 上可见 NAA 峰　　　　　　B. 正常 MRS 上可见 Lac 峰

    C. 脑梗死时可出现 NAA 峰减低　　　　　D. Lac 峰出现在 $1.33 \times 10^6$ppm 处

    E. NAA 峰出现在 $2.02 \times 10^6$ppm 处

3. 与磁共振波谱无关的内容是

    A. 磁旋比　　　　　　　　　　　　　　B. $B_0$

    C. 检测与元素自身周围的磁场　　　　　D. 对任何质子都可进行波谱分析

    E. 将 MRI 信号转变为谱线

4. 磁共振波谱分析化合物结构依据的是

    A. 质荷比　　　　　　B. 波数　　　　　　　　C. 保留值

    D. 化学位移　　　　　E. 质子数

5. 有关磁共振波谱成像（MRS）分析叙述中**错误**的是

    A. 利用了化学位移现象

    B. 要求短的射频脉冲激励

    C. 反映局部氧合血红蛋白和脱氧血红蛋白的比例关系

    D. 要求高场强磁共振系统

    E. 要求极好的磁场均匀度

**答案：**1. C　2. B　3. D　4. D　5. C

（孟 莉　陈睿婷）

## 推荐阅读资料

［1］杨正汉. 磁共振成像技术指南. 北京：人民军医出版社，2007

［2］中华医学会影像技术分会，中华医学会放射学分会. MRI 检查技术专家共识. 中华放射学杂志，2016，50 (10): 724-739.

［3］余建明. 实用医学影像技术. 北京：人民卫生出版社，2015.

［4］OZ G, ALGER J R, BARKER P B, et al. Clinical proton MR spectroscopy in central nervous system disorders. Radiology, 2014, 270 (3): 658-679.

［5］HOCK A, HENNING A, BOESIGER P, et al. ¹H-MR spectroscopy in the human spinal cord. AJNR Am J Neuroradiol, 2013, 34 (9): 1682-1689.

# 第二节　脑弥散张量成像

## 一、概述

弥散张量成像（diffusion tensor imaging，DTI）是一种功能性 MRI 技术，在临床和科研中扮演了重要的角色。1994 年，Basser 等研究者在弥散加权成像的基础上提出，由于水分子在脑白质中的弥散具有各向异性，DTI 可无创性追踪脑白质纤维束，反映脑白质纤维束的病理状态及与邻近病变的解剖关系。DTI 技术从 1994 年被提出后，经过多年的发展，已在临床工作中得到广泛应用。DTI 可通过分析病变组织的弥散变化，以及颅内病变与白质纤维束

之间的关系,为诊断疾病、制订手术方案及判断预后提供重要信息。

DTI 分辨率的提高已经能够发现白质微结构的变化,目前 DTI 主要研究焦点是追踪中枢神经系统的神经纤维通路。

## 二、基本原理

弥散(diffusion)是指分子无规律的热运动,即布朗运动(Brownian motion)。DTI 是 MRI 的一种分析模型,通过施加多个弥散梯度方向获得多组弥散加权图像,从而计算水分子的弥散方向,理论上在 6 个非共线方向上施加敏感梯度就能够计算出水分子的弥散信息,目前最多能够在 514 个方向上施加弥散梯度。水分子在均质介质中的运动是随机的,具有各向同性,弥散张量(包括方向和大小)可被表示为球形,球形的半径为本征值 λ(图 3-2-1A);在人脑中水分子的运动受到组织结构限制,在各个方向上弥散程度各不相同,具有各向异性,弥散张量可被表示为椭球形,椭球形的最大半径为其本征值 λ(图 3-2-1B),最大半径对应的方向被认为是经过该体素的纤维束的方向。在脑白质中,水分子的弥散被限制在与纤维走行一致的方向上。利用水分子弥散主要沿着白质纤维素这一特性可以在指定的感兴趣区(ROI)重建纤维束。

各向异性在脑白质的神经纤维束表现最明显,垂直于神经纤维束方向水分子弥散受限,而平行于神经纤维束方向水分子弥散不受限,这也是 DTI 的基本成像原理(图 3-2-1C)。

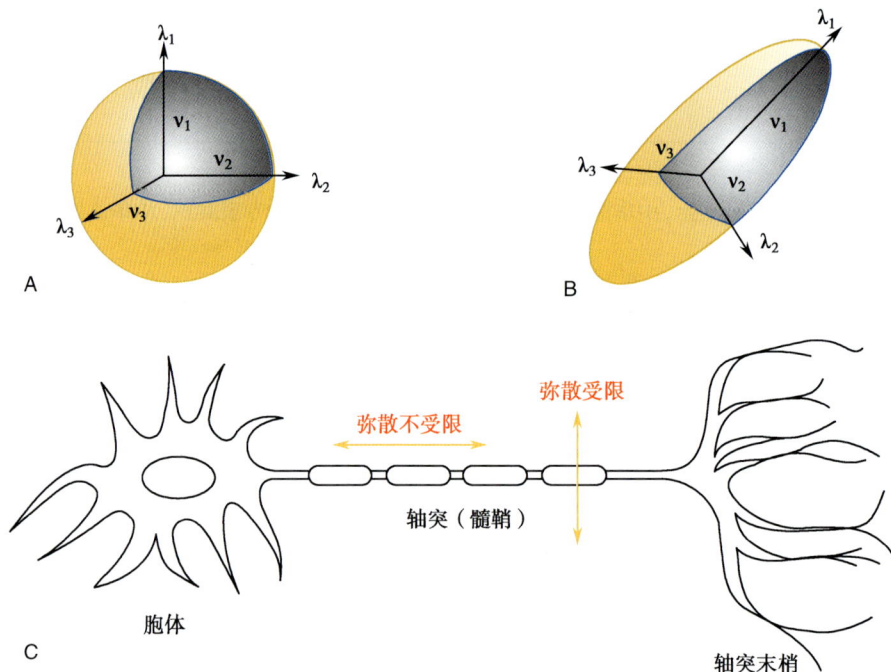

图 3-2-1　弥散模式示意图
A. 各向同性;B. 各向异性;C. 神经纤维弥散模式。

弥散张量可以用一个 3D 椭球来描述,几何上由三个相互垂直的轴来确定其形状,三个轴长分别称为 $\lambda_1$、$\lambda_2$、$\lambda_3$,λ 即本征值。各向异性有 $3\times3$ 个二级分量,其中 3 个分量是相同的

（对称性），而其余 6 个分量来确定弥散张量的特征，所以扫描至少采用 6 个非线性散加权梯度方向（6~514 个方向）。

平均弥散率（mean diffusivity, MD）和各向异性分数（fractional anisotropy, FA）是 DTI 的两个常用指标。MD 反映分子整体弥散水平和弥散阻力的整体情况，即 ADC 值，而与弥散的方向无关，可通过公式（1）计算。FA 为各向异性与各向同性之比，可通过公式（2）计算，其反映白质各向异性及完整性，其范围为 0~1，自由水为 0，对于非常规则的大脑白质纤维 FA 值接近 1。

$$MD = \frac{\lambda_1 + \lambda_2 + \lambda_3}{3} \tag{1}$$

$$FA = \frac{\sqrt{(\lambda_1 - \lambda_2)^2 + (\lambda_2 - \lambda_3)^2 + (\lambda_3 - \lambda_1)^2}}{\sqrt{2}\sqrt{\lambda_1^2 + \lambda_2^2 + \lambda_3^2}} \tag{2}$$

### 三、操作规范流程

#### （一）适应证

1. 评价颅内肿瘤的组织特征及恶性程度。

2. 肿瘤的术前评价及术中导航。

3. 对脑白质病变及神经变性疾病的评估，如多发性硬化、阿尔茨海默病。

4. 对先天性发育障碍疾病的评估。

5. 体部 DTI 的临床应用，如前列腺、椎间盘、肾脏等。

#### （二）禁忌证

同本章第一节。

#### （三）检查前准备

1. 扫描前询问病史，检查患者现有资料，核对检查申请单，明确检查目的与要求，签署相关同意书。

2. 确认有无 MRI 检查禁忌证。

3. 询问患者有无脑肿瘤、脑动脉畸形或脑血管狭窄等疾病。

4. 对于有相对禁忌证及危重患者，做好急救准备。

5. 对婴幼儿及躁动患者，需由申请医生给予一定剂量的镇静剂。

6. 患者进入检查室之前应去除随身携带的金属物品、磁性物品（如手机、手表、钥匙、首饰、硬币等）；轮椅、担架等禁止推入扫描室。

7. 向患者耐心解释扫描时所产生的噪声，注意保护患者听力。

8. 危重患者检查需有临床医生陪同。

9. 提醒患者若有不适及时与检查人员联系。

#### （四）定位

嘱患者仰卧，肩部必须靠近线圈，头颈部尽量在线圈内，左右居中，用海绵垫固定头部，使头部不能旋转，下颌内收，必要时垫高枕后来减少图像伪影。患者瞳间线要平行于检查床，且头部伸直。定位患者，使纵向定位线位于人体正中线，水平定位线通过其鼻根。特别注意因为婴儿头颅较小，所以要在婴儿枕背部加软垫，以确保婴儿头颅中心与线圈中心一致。

### (五) 扫描技术

1. 扫描设备 1.5T 或 3.0T 磁共振扫描仪,头部多通道线圈。

2. 常用序列及参数 3D-T$_1$WI 序列;DTI 扫描一般采用层厚 5mm,覆盖全脑,延长重复时间(TR)、增加扫描层数、增加信号激励次数(NEX)或增加弥散张量数量,均可改善图像质量。

3. 图像参数特点 采用单次激发自旋回波平面回波成像(EPI)序列扫描,弥散系数(b)值一般为 1 000s/mm$^2$。TR 为 8 000~10 000ms,TE 默认为最短。弥散敏感梯度方向至少 6 个,神经纤维束越复杂,需要的梯度方向越多。通常头部 DTI 需要 20 个方向,需要的梯度方向为 64~514 个。梯度方向越多,所需要的扫描时间越长,运用多层技术,可以进一步提高扫描速度及成像效果。

### (六) DTI 后处理

1. 图像后处理 对导入图像纠正变形、调整阈值后软件会自动生成各向异性分数(FA)图。放置 ROI 后,可以得到 ROI 脑区的 FA 值,可观察区域的神经纤维完整性。对 FA 图进行彩色编码,根据目标体素弥散的最大本征向量的方向决定白质纤维走行的原理,将通过 x、y、z 轴的主要本征向量分别配以红、绿、蓝三种颜色。彩色 FA 图中,彩色强度代表各向异性的程度,颜色代表方向性,红色代表神经纤维束左右走行,绿色代表神经纤维束前后走行,蓝色代表神经纤维束上下走行。

白质纤维束示踪成像就是利用最大本征向量 λ$_1$ 对应纤维束传导方向描绘神经纤维束,实现活体观察和研究中枢及周围神经系统神经通路的连接和连续性。白质纤维跟踪技术分为确定性纤维束跟踪技术和概率性纤维束跟踪技术。

确定性纤维束跟踪(图 3-2-2A、图 3-2-2B)是将每个体素中的纤维按照一定的规则连接起来形成不同的脑区通路。从选定的 ROI(种子点)开始追踪,白质纤维的 FA 大,灰质、脑脊液的各向小,当 FA 值 <0.2 或拐角大于 45° 时跟踪终止。

概率性纤维束跟踪(图 3-2-2C)是假设每一体素的纤维方向并不唯一确定,而是满足一定的概率密度分布,因此从一个 ROI(种子点)出发,每走一步都是按当前体素的纤维走向的概率分布进行多次采样,最终得到许多可能的路径,从而得到相应的连接概率,即 AB 两点之间有纤维连接的概率($P_{AB}$):$P_{AB}=M/N$($M$ 为通过 B 的纤维束数目;$N$ 为从 A 出发的所有纤维束数目)。

目前,DTI 相关的分析方法有:①基于 ROI 的分析方法,以特定脑区或纤维束为研究对象,计算该区域内相关体素指标的均值、中值;②基于体素的分析方法(voxel-based analysis,VBA),在体素级别进行统计分析,主要有传统的 VBA 和基于纤维束跟踪空间统计分析(tract-based spatial statistics,TBSS)方法;③基于纤维束的分析方法,利用确定性纤维跟踪或概率性纤维束跟踪获得特定纤维束,计算纤维束的数目、FA 等相关指标;④基于网络的分析方法,以特定的脑区为节点,以节点间结构连接为边,构建结构脑网络,利用图论计算相应的网络属性。

2. 图像相关参数 DTI 研究中最常用的参数为 FA 和表观弥散系数(apparent diffusion coefficient,ADC)。FA 是指水分子各向异性分数与标准值的比例,其值介于 0~1,0 代表各向同性弥散,1 代表最大的各向异性弥散。神经纤维方向性一致,排列紧密,髓鞘越完整 FA 值越大,如脑白质;而在脑脊液、灰质中,FA 值较小。ADC 是描述水分子的扩散量,反映水分子的弥散能力。ADC 值的大小受组织灌注状态及体内水分子运动情况的影响。

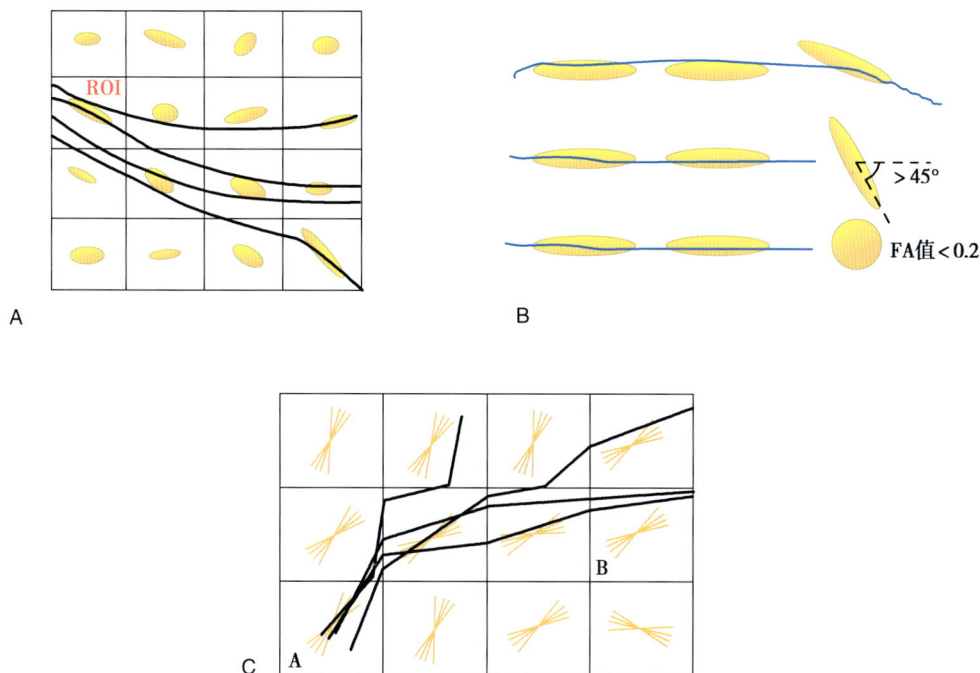

图 3-2-2　纤维束跟踪模式图

A. 确定性纤维束跟踪;B. 确定性纤维束跟踪终止条件;C. 概率性纤维束跟踪。

另外,平均弥散率(mean diffusivity,MD),也称平均弥散系数(average diffusion coefficient,ADCavg),反映组织中某一区域整体弥散状况,与弥散的方向无关,与 ADC 相比,ADCavg 更加全面、客观。相对各向异性(relative anisotropy,RA)为弥散张量的各向异性部分和各向同性部分的比值。容积比(volume ratio,VR)为本征值 $\lambda_2$ 和 $\lambda_3$ 的平均值,代表垂直于轴突的水的弥散速率,与脱髓鞘和再髓鞘有关。

**(七) 诊断要点**

颅内占位性病变致白质纤维束变化的常见模式如下。

1. 神经束推移型　良性病变引起瘤周纤维束移位,但这些纤维束仍完整,纤维束的 FA 值正常或略降低,仅位置或走行方向异常(图 3-2-3)。

2. 神经束浸润型　炎症或低度恶性肿瘤浸润,造成纤维束走行、结构异常或伴有轻度破坏,纤维束的 FA 值降低,彩色编码的 FA 图上色彩和结构异常(图 3-2-4)。

3. 神经束破坏型　高度恶性肿瘤将纤维束完全破坏,瘤区不见纤维束,彩色编码图上也无色彩可见(图 3-2-5)。

4. 神经束混合变化型　两种以上的上述神经束变化同时出现,如神经束推移和神经束浸润同时出现。

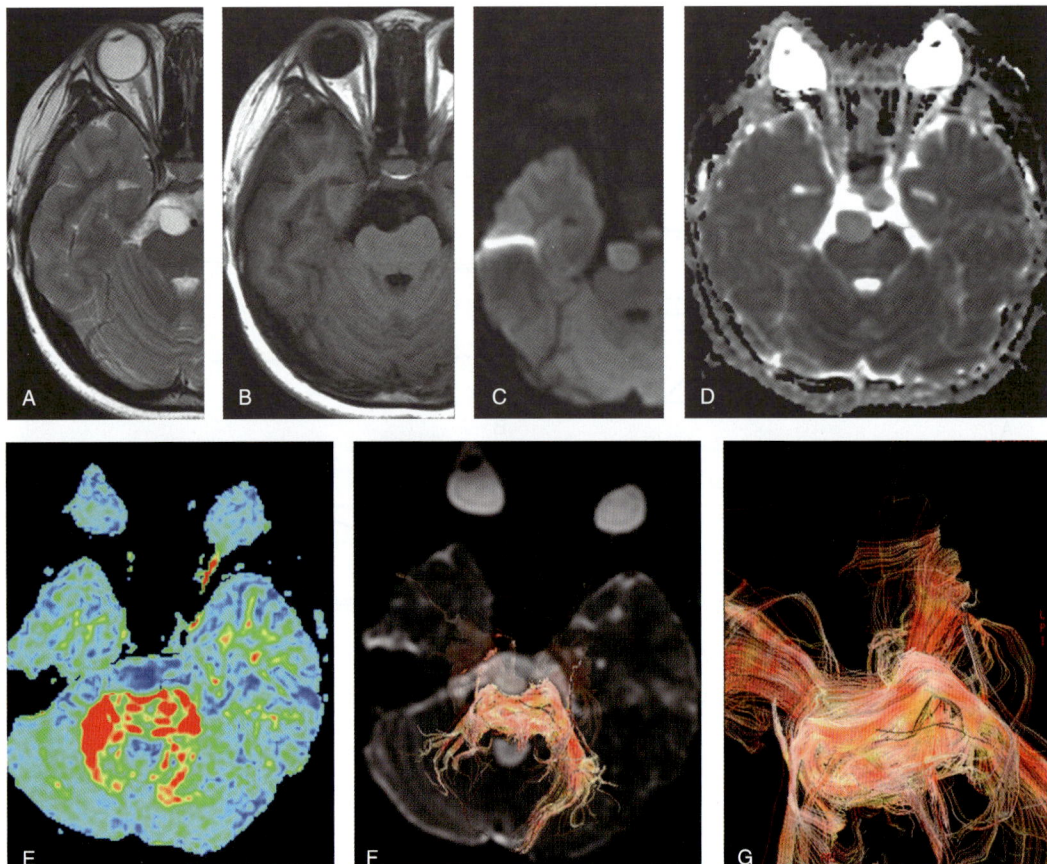

图 3-2-3　桥前池表皮样囊肿压迫邻近神经纤维束

桥前池见一类圆形 $T_1WI$（A）低信号、$T_2WI$（B）高信号灶，DWI（C）呈稍高信号，相应区域 ADC（D）呈低值，病理证实为表皮样囊肿；DTI（E）神经纤维成像，病灶周围彩色编码 FA 图（F、G）颜色正常，神经纤维束跟踪显示局部呈受压改变，神经纤维完整、连续、无中断，走行方向正常。

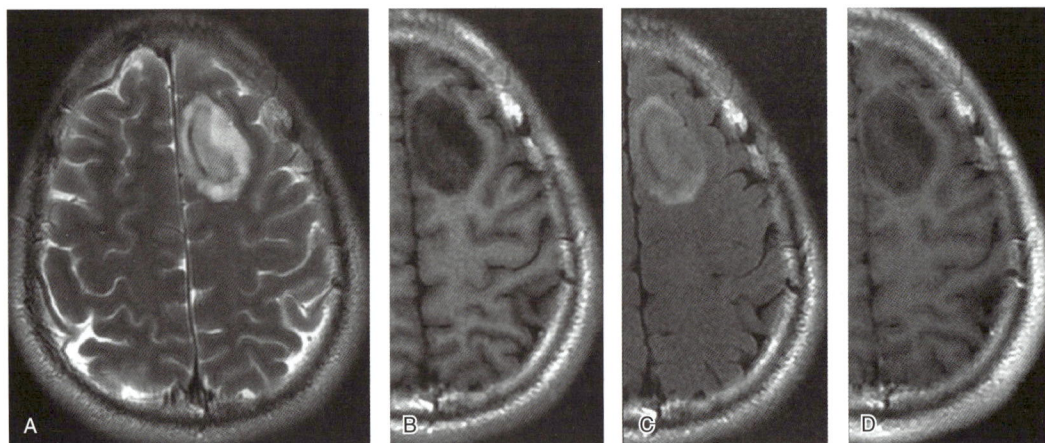

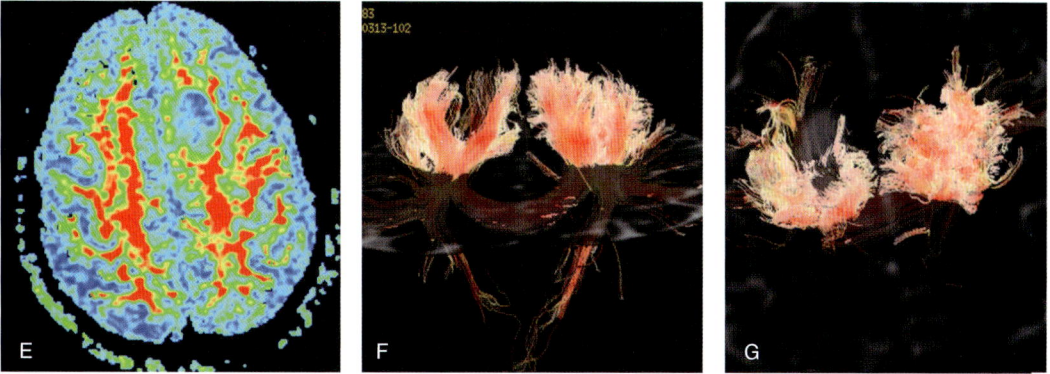

**图 3-2-4　星形细胞瘤对周围神经纤维束的影响**

左侧额叶见卵圆形 $T_1WI$（A）等低信号、$T_2WI$（B）等高稍混杂信号灶，FLAIR（C）序列呈稍高信号，增强（D）后无强化。病理证实为 IDH 突变型弥漫性星形细胞瘤，WHO Ⅱ级。DTI（E）神经纤维束成像：瘤区神经纤维彩色编码 FA 图（F、G）颜色变浅，神经纤维束跟踪显示瘤区神经纤维局部中断、稀疏，受压向外推移。

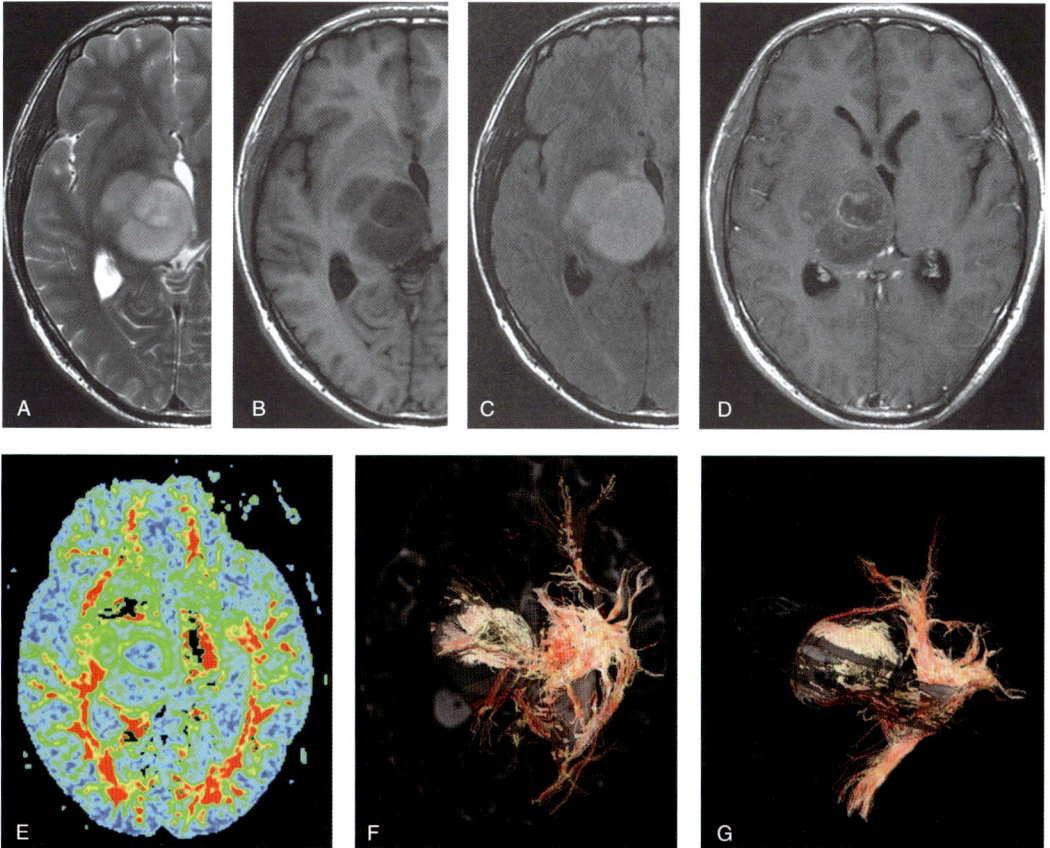

**图 3-2-5　弥漫中线胶质瘤对周围神经纤维束的影响**

右侧丘脑见团块状 $T_1WI$（A）低信号、$T_2WI$（B）稍高信号灶，FLAIR 序列（C）呈稍高信号，增强（D）后病灶中央见轻度环形强化。病理证实为弥漫中线胶质瘤（*H3 K27M* 突变型，WHO Ⅳ级）。DTI（E）神经纤维束成像，瘤区无白质纤维显示，瘤周彩色编码 FA 图（F、G）颜色变浅，神经纤维束跟踪显示瘤区神经纤维中断、稀疏，走行方向异常，瘤周神经纤维稀疏，受压向外推移。

## 四、DTI 的临床应用及新进展

1. 肌萎缩侧索硬化症　是一种多系统疾病，而不仅是运动功能障碍，与正常人相比，肌萎缩侧索硬化症患者双侧额叶白质、扣带回和双侧内囊后肢的 FA 值显著降低，而 FA 图显示皮质脊髓束的变化最为明显。

2. 多发性硬化　MD、ADC 和 RD 等弥散张量成像参数已被用于研究多发性硬化，而代表垂直于轴突的水弥散速率的 RD（本征值 $\lambda_2$ 和 $\lambda_3$ 的平均值），也被证明与脱髓鞘和再髓鞘显著相关。

3. 帕金森病和阿尔茨海默病　DTI 多用于帕金森病患者的脑功能连接分析，了解运动障碍、认知功能障碍等各种临床表现的发病机制，而不是用于诊断帕金森病或评估疾病的严重程度。

4. 癫痫　难治性颞叶癫痫患者海马硬化区的 FA 值减低，提示局部存在脑结构紊乱，而且在常规 MRI 无法发现的皮质畸形区域也有类似的发现，表明 DTI 在寻找难治性癫痫患者的局限性致痫灶方面很有潜力。

5. 脑卒中　DTI 可以鉴别临床有意义的脑梗死和缺血性脑白质疏松。由于缺血白质结构紊乱，FA 值在急性期升高，慢性期显著降低，虽然 ADC 值在慢性期升高，但 FA 值在脑卒中后 6 个月持续下降。因此，ADC 值和 FA 值对于评估脑卒中的严重程度和长期结果是有价值的。尽管脑白质疏松区 FA 值降低，常规 $T_2WI$ 呈高信号，但 MD 值增加的幅度明显小于梗死区。

(1)脑卒中后的运动障碍：皮质脊髓束支配远端肢体的运动，因此皮质脊髓束的保留对脑卒中患者运动功能的恢复至关重要，而 DTI 可以评估其完整性。FA 值与上肢运动的恢复有很强的相关性，FA 值越低，运动功能越难改善。

(2)脑卒中后的语言障碍：弓状纤维连接 Broca 区和 Wernicke 区，是语言功能的重要神经纤维束。FA 值、ADC 值和纤维束数量等参数有助于诊断常规 MRI 难以发现的失语症。DTI 可以监测弓状纤维的再生、萎缩及其周围的水肿情况，并且有助于预测脑卒中早期失语症的恢复。

6. 创伤性脑损伤　在轻型颅脑外伤中，常规 MRI 经常遗漏一些微小的创伤性轴突损伤，这可能会增加远期认知功能障碍的风险，因此 DTI 不仅有助于发现隐匿性的病变，而且有助于了解轻型颅脑外伤的病理生理学。

7. 脊髓病变　脊髓 DTI 是一个难题，周围骨结构产生磁敏感影响，呼吸、脑脊液搏动产生伪影，而且脊髓体积很小，这些都会影响成像效果。但由于运动校正序列的不断发展，脊髓 DTI 已经能够实现。

8. 重度抑郁障碍　参与情感和认知的神经通路的功能障碍在很大程度上可导致严重抑郁障碍。这些通路的结构完整性，以及相应脑区之间的功能连接受到了越来越广泛的关注。

## 五、相关知识测试题

1. 关于磁共振弥散张量成像（DTI）的描述，以下**错误**的是
　　A. DTI 利用了水分子弥散的各向同性及各向异性

B. 在脑白质中,张量 D 可以描述为一个椭球型

C. 只能在二维平面显示纤维束走行

D. 需要至少在 6 种不同梯度方向作用下成像

E. FA 值是各向异性分数

2. 目前,磁共振弥散张量成像应用最广泛的是

A. 呼吸系统　　　　　　B. 消化系统　　　　　　C. 中枢神经系统

D. 骨骼肌系统　　　　　E. 以上所有

3. 磁共振弥散张量成像是

A. 利用质子在组织间的运动受限程度与分布不同

B. 利用血液在血管内的流动速度

C. 利用到达组织的血容量的多少

D. 描述活体组织不同的代谢物

E. 利用局部组织血液中血氧饱和程度的不同

4. 磁共振弥散张量成像主要应用在

A. 缺血缺氧性脑梗死的早期诊断

B. 脑脓肿和肿瘤囊变坏死的鉴别

C. 胆脂瘤和蛛网膜囊肿的鉴别

D. 评价神经纤维束的变化

E. 脑功能分布区定位

5. 以下关于磁共振弥散张量成像,**错误**的是

A. 彩色编码 FA 图的颜色代表神经纤维的走行方向

B. 脑膜瘤周围的神经纤维呈受压推移改变

C. 高级别胶质瘤周围的神经纤维大部分中断

D. FA 值越小,说明神经纤维越完整

E. 可用于评估颅内肿瘤的组织特征及恶性程度

**答案:**1. C　2. C　3. A　4. D　5. D

（孟　莉　陈睿婷）

## 推荐阅读资料

［1］何兴,惠旭辉,刘文科,等.弥散张量面神经成像技术在术前预测听神经瘤与面神经关系应用的研究进展.医学综述,2017,23 (12): 2429-2432, 2437.

［2］中华医学会影像技术分会,中华医学会放射学分会.MRI 检查技术专家共识.中华放射学杂志,2016, 50 (10): 724-739.

［3］MÜLLER H P, TURNER M R, GROSSKREUTZ J, et al. A large-scale multicentre cerebral diffusion tensor imaging study in amyotrophic lateral sclerosis. J Neurol Neurosurg Psychiatry, 2016, 87 (6): 570-579.

［4］KUMAR P, KATHURIA P, NAIR P, et al. Prediction of upper limb motor recovery after subacute ischemic stroke using diffusion tensor imaging: a systematic review and meta-analysis. J Stroke, 2016, 18 (1): 50-59.

［5］KUMAR P, YADAV A K, MISRA S, et al. Prediction of upper extremity motor recovery after subacute intracerebral hemorrhage through diffusion tensor imaging: a systematic review and meta-analysis. Neuroradiology, 2016, 58 (10): 1043-1050.

## 第三节　皮层脑功能区血氧水平依赖成像

### 一、概述

随着磁共振设备相关技术的不断发展,脑神经科学进入了一个崭新的时代。功能磁共振成像(functional magnetic resonance imaging,fMRI)使临床 MRI 诊断从单一的形态学诊断转换为结构与功能相结合的系统性诊断,也为许多脑疾病的早期发现、早期诊断提供了强有力的技术支持。基于脱氧血红蛋白的磁敏感效应的功能磁共振成像,又称为血氧水平依赖(blood oxygenation level dependent,BOLD)成像,是目前临床上最常见的 fMRI 技术。该技术能显示大脑皮质血液氧合状态产生的磁共振信号的微小变化,进而反映特定脑区神经元活动及功能变化,可在正常脑功能区定位、疾病诊断与随访及发病机制探讨中发挥重要作用。目前,BOLD 成像作为一种非侵入性、相对高时空分辨率的成像工具,已广泛应用于运动、视觉、听觉、感觉及语言中枢的研究,也为手术过程进行脑功能区保护及对偏瘫患者功能恢复情况评估提供了参考依据。

### 二、皮层脑功能区血氧水平依赖成像

#### (一) 成像原理

脑皮层在某种刺激(任务)作用下,局部区域激活,参与该任务的脑组织对葡萄糖的需求增加,局部区域血管扩张,血流量增加,带来更多的氧合血红蛋白($HbO_2$);同时,血红蛋白参与代谢作用,脱氧血红蛋白含量也增加。由于活化神经元所消耗的氧量低于运输至该区域的氧量,最终导致氧合血红蛋白与脱氧血红蛋白比例增高。

BOLD 信号来源于不同氧合状态下血红蛋白引发的磁场梯度改变。完全脱氧的血红蛋白具有 4 对未配对电子,具有高度顺磁性,这种顺磁性导致局部磁场的梯度变化。血液 $T_2$ 与脱氧血红蛋白的比例成指数关系,脱氧血红蛋白浓度越高,组织的 $T_2^*$ 或 $T_2$ 值越短,$T_2WI$ 及 $T_2^*WI$ 图像信号越低,而氧合血红蛋白与此相反,其浓度越高,组织的 $T_2^*$ 或 $T_2$ 值越长,相应图像信号越高。由此可见,若其他条件一定时,$T_2WI$ 及 $T_2^*WI$ 图像信号强度依赖于氧合血红蛋白与脱氧血红蛋白的比值($HbO_2/Hb$),其比值越高,相应信号越强,这就是 BOLD 效应。由上述脑组织生理活动可知,脑功能区被激活时,$HbO_2/Hb$ 升高,信号增高;反之,活动抑制时,信号减低。基于此,在执行某任务(刺激)后,可以对比执行任务前后的信号改变,获得有关该任务(刺激)的时间 - 信号对比。此即为基于 BOLD 效应的技术原理。

#### (二) 实验范式

实验设计在整个 BOLD 成像过程中至关重要,从刺激呈现形式来看,实验设计类型包括组块设计(block design)、事件相关设计(event-related design)及混合设计(mixed design)。

1. 组块设计　传统 BOLD 实验采用简单的组块设计,即休息(或静息)与任务(或不同任务)周期性交替。要求在一次扫描过程中必须有一个实验组块(experimental block)或基线组块(baseline block)。具体为在实验组块设计过程中,若干具有相同性质的实验任务组成一个刺激序列(图 3-3-1A)。

组块设计实验以固定长度的组块表示任务,如 20s。每个组块中代表一种类型的刺激类

型,也可以多种类型的任务交替进行,然后向受试者交替呈现实验任务和控制任务,以此引发任务相关的皮层激活。受试者大脑皮质功能区对某种刺激做出反应后,实验组块的信号减去基线水平的信号即为两种状态之间的信号差。

组块设计方法简单,受试者易接受,具有较高的信号探测能力;但也具有局限性。首先,组块设计有两个前提,即纯插入原则和线性叠加原则。若纯插入前提不成立,则 BOLD 信号差异不能代表研究者感兴趣的认知过程。其次,组块设计呈现刺激的方式不能采取随机化,因此受试者易受组块呈现的序列与位置影响,产生期望效应和习惯化效应,从而影响信号的代表性。

2. 事件相关设计　也称单个试验 fMRI,即基于"事件"呈现刺激。在这类设计中,实验(或刺激)单独呈现,由刺激间隔(interstimulus interval,ISI)分隔,实验(或刺激)的呈现方式为随机化(图 3-3-1B)。由于事件相关设计引发的改变来源于单个刺激,因而该设计所得到的血流动力学信号代表研究者所感兴趣的刺激引发的短暂的皮层激活。

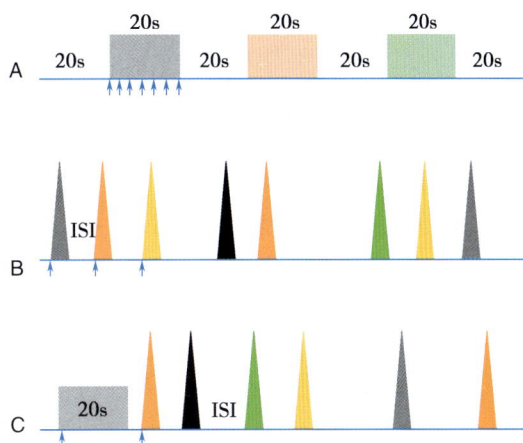

图 3-3-1　实验范式示意图

A. 组块设计示意图;B. 事件相关设计示意图;C. 混合设计。箭头代表刺激点,ISI 代表刺激间隔。在组块设计中,相同类型的刺激组合成一个颜色组块,而在事件相关设计中,不同颜色代表不同刺激"事件",刺激间隔可固定也可随机。

与组块设计相比,事件相关设计有其独特优势。首先,事件相关设计可以随机混合呈现刺激(如变化长度实验设计),受试者进行事件相关设计实验时不会出现与组块设计类似的期望效应和习惯化效应。另外,事件相关设计可根据任务类型、受试者的反应及正确率等进行分类,如在视觉实验中可研究脑对颜色和灰度图形的加工情况对受试者数据进行分类等。

尽管事件相关设计的信号探测能力不如组块设计,但由于其存在许多组块设计无法比拟的优势,所以事件相关设计已成为当前脑认知科学研究领域中常用的研究范式。

3. 混合设计　即组块设计与事件相关设计的混合(图 3-3-1C)。

(三) 操作规范流程

1. 适应证

(1)皮层功能中枢的定位:BOLD 成像主要用于视觉、运动、听觉、嗅觉、感觉、语言等皮层中枢的定位,以及通过比较正常功能区与异常功能区改变从而研究病变的发生机制。

(2)评估罹患认知等功能受损的神经精神类疾病、器质性疾病(如癫痫、精神分裂症、阿尔茨海默病、帕金森病、脑肿瘤等)患者的状态及恢复情况,进一步探讨疾病的发病机制等。

(3)脑血管疾病:可用于神经血管活动与脑梗死病灶的活性评估。

(4)术前功能定位:如在肿瘤性病变中,行神经外科肿瘤切除术时需要对功能区准确定位,以确保在最大程度切除病灶的同时保留主要脑功能区。

(5)指导立体定向外科放射治疗方案的制订。

(6)化学刺激研究等。

2. 禁忌证

同本章第一节。

3. 检查前准备

(1)常规准备

1)扫描前询问病史,查看患者现有检查资料,核对检查申请单,明确检查目的与要求,签署相关同意书。

2)确认有无 MRI 检查禁忌证。

3)询问患者有无脑肿瘤、脑动脉畸形或脑血管狭窄等疾病。

4)若扫描患者有相对禁忌证或为危重患者,必须做好急救准备。

5)患者为婴幼儿及躁动症者,需由申请医生给予一定剂量的镇静剂。

6)患者进入检查室之前应去除随身携带的金属物品、磁性物品(如手机、手表、钥匙、首饰、硬币等),轮椅、担架等不得禁止推入扫描室。

7)需向患者耐心解释扫描过程中会产生噪声,同时扫描前给患者耳塞等以保护患者听力。

8)危重患者检查需有临床医生陪同。

9)提醒患者若有不适及时与检查人员联系。

(2)特殊准备

1)根据所观察的活动中枢配备适当的刺激工具。

2)将患者头部尽可能靠近磁体中心,固定头部,保持头部无运动。

3)告知患者在扫描过程中保持平静放松,禁止头动。

4)对患者充分讲解检查过程,使其熟悉刺激过程,以便扫描过程中作出正确回应。

5)告知患者在静息状态下时需保持未进入睡眠、无系统思维活动状态。

(四)扫描技术

1. 扫描设备　目前多采用 1.5T 或 3.0T 的设备用于临床及实验研究。但近年也有利用 7.0T 超高场强设备用于实验研究。

除所用扫描设备,尚需结合相应功能刺激 - 反应系统。严格的实验设计对时间同步性要求较高,还要求有特定的软硬件设备支持,软件如 Eprime 等,硬件则需要购买特定视觉投影仪等。

2. 扫描线圈　可采用正交颅脑线圈或颅脑相控阵线圈,线圈安装在床面线圈槽内,其方向应与人体长轴方向一致。

3. 扫描体位与方位

(1)扫描体位:患者体位一般采用标准头部成像。由于婴幼儿的头颅较小,扫描时需在其枕部、颈背部加软垫。颈短肥胖者,需在背部加软垫。

(2)扫描方位:BOLD 成像一般以轴位为主,辅以矢状位或冠状位。常用扫描方位见表 3-3-1。

(3)常用扫描序列及参数:目前多数研究选用对 $T_2$ 或 $T_2^*$ 效应敏感、成像速度快的 GRE 与 EPI 相结合的序列(GRE-EPI),少数研究采用 SE-EPI 序列。BOLD 成像扫描序列参数具有一定特征,目前针对 BOLD 扫描参数国内外无相应共识或指南,也缺乏相关统计学处理数据,各研究者采用的参数各有差异。

表 3-3-1　扫描方位细则

| 扫描细则 | 轴位 | 冠状位 | 矢状位 |
| --- | --- | --- | --- |
| 参考定位像 | 矢状位:平行于前联合与后联合连线 | 轴位:垂直于大脑纵裂 | 冠状位:平行于大脑纵裂及脑干 |
|  | 冠状位:平行于两侧颞叶底部连线 | 矢状位:平行于脑干 | 轴位:平行于大脑纵裂 |
| 扫描范围 | 颅顶部至颅底,定位线必须包括顶叶灰质 | 由头颅前后径及病变大小决定 | 由头颅左右径及病变大小决定 |
| 相位编码方向 | 左右 | 左右 | 前后 |

一般情况下,TE 取脑灰质的 $T_2^*$ 近似值,在 1.5T 设备上,TE 为 50~60ms,3.0T 时,TE 为 30~40ms;TR 值与翻转角,扫描层数与机器性能有关,在不使用小偏转角的情况下,$T_2$ 应不小于 $T_1$ 的 1.5 倍。通常情况下,1.5T 设备的 TR 应不少于 1 500ms,3.0T 设备应不少于 2 000ms。容积扫描层数每增加一层,TR 一般需延长 40~45ms。对于事件相关设计,TR 应设计较短,可为 450ms 或 500ms。体素与 BOLD 图像信噪比(SNR)相关,尽管有研究表明脑 BOLD 成像最佳的体素为 1.5mm×1.5mm×1.5mm,但由于不同脑功能区范围不同,在实际扫描中很难规定最合适的体素大小。因此,扫描人员需根据 MRI 机型、扫描目的及各参数之间的关系进行适当调整,确保扫描参数与分辨率、图像质量和扫描时间达到最大限度的匹配。

以 GRE-EPI 序列为例,在 1.5T 设备上,比较手指主动运动与被动运动模式的脑皮层激活区域采用的主要参数为:TR 3 000ms,TE 60ms,翻转角 87°,FOV 24cm,体素 3.75mm×75.75mm×75mm,层厚 5mm;在 3.0T 设备上,研究皮层感觉相关功能采用的参数为:TR 2 000ms,TE 21ms,翻转角 90°,像素 3.45mm×3.45mm,FOV 22cm,层厚 3mm。

（五）检查后指导

技师及诊断医师确认检查完成且无明显异常情况后,应移除线圈、心电监护等扫描相关设备,指引患者离开检查室,并进行简要患者告知,如按时领取检查结果等。

（六）图像后处理

傅里叶转换后获得一系列随时间推移的动态原始图像,需在离线工作站进行图像后处理,主要过程如下。

（1）选定图像,设定阈值,对任务态与静息态的原始图像进行匹配减影,在此过程中确保覆盖所有脑实质。

（2）对处于同一层面的减影图像采取像素平均化处理方式。

（3）采用交叉相关(cross correlation)技术重建功能激活图像。

（4）运用图像动态处理过程叠加功能图像与解剖图像,使解剖关系与功能关系达到统一。

（5）依次按扫描时间顺序制作时间 - 信号曲线,获得呈交替波动的 MRI 信号曲线图。

（七）诊断要点

观察任务(刺激)对应皮层区域是否激活、激活区域面积的改变及激活区域位置与病变的位置关系等。以运动及视觉功能为例,BOLD 成像图见图 3-3-2。

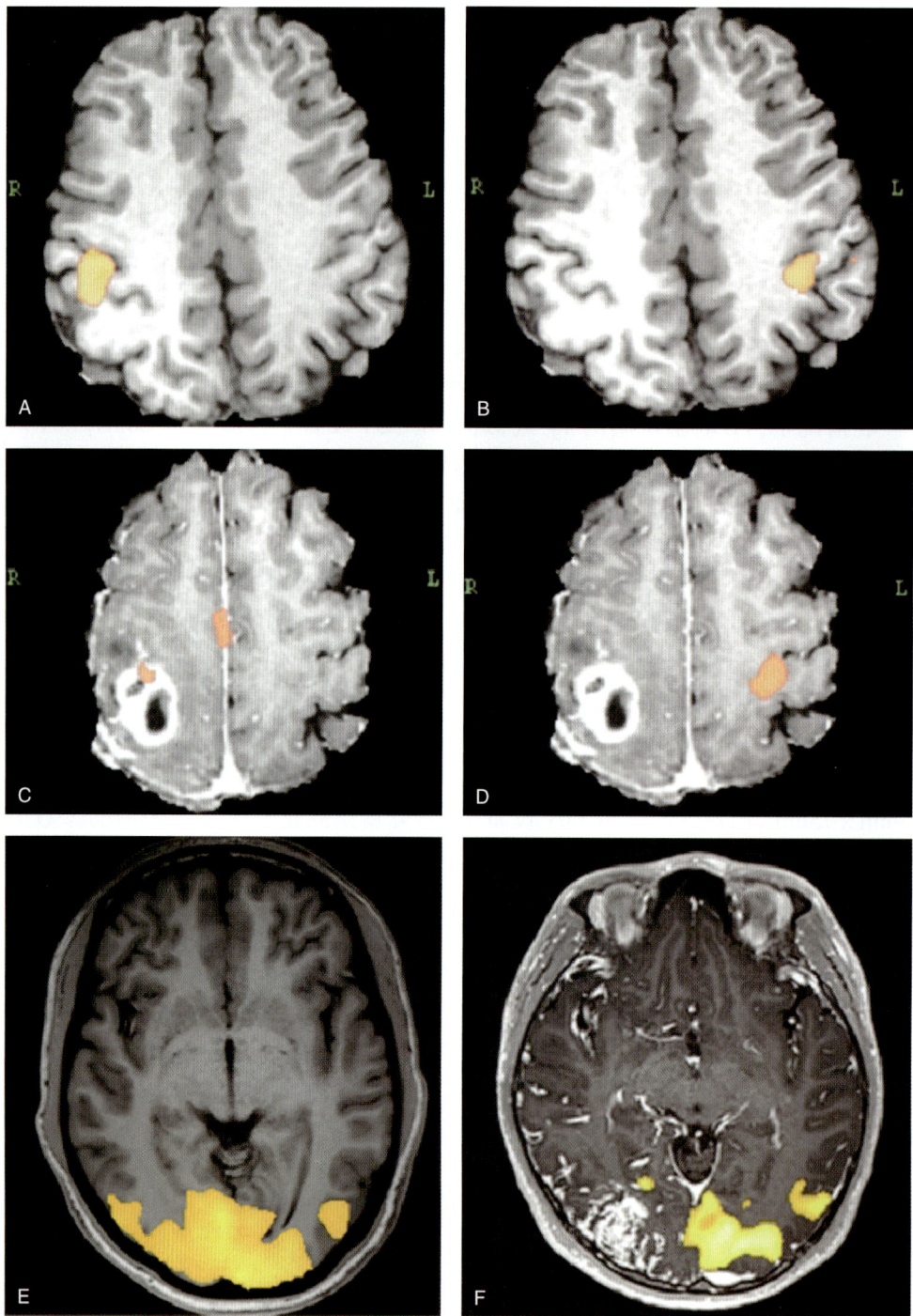

图 3-3-2　对指运动与视觉功能 BOLD 图

正常受试者对指运动初级运动激活区（A、B）位于额叶中央前回，双侧激活区域面积基本对称。右侧顶叶胶质瘤患者（C、D）左手对指运动初级运动激活区位于右额叶中央前回，与病灶前缘紧密相邻，部分与病灶重叠，右侧激活区域面积（C）小于左侧激活区面积（D）。正常受试者双侧视觉激活区（E）位于距状沟两侧，双侧面积大致相等、呈对称分布。右侧顶枕叶动静脉畸形患者（F）未见右侧视觉刺激激活区。

## 三、图像要求与质量控制

1. 图像的基本要求

(1)尽量使全脑双侧结构对称显示。

(2)无明显运动伪影。

(3)覆盖全脑。

2. 常见操作失误

(1)检查部位不符合要求。

(2)扫描覆盖范围不足,未能进行包括小脑、顶叶皮质在内的全脑扫描。

(3)图像运动伪影过大,图像不清晰。

3. 图像质量控制方法　BOLD 成像检测到的大脑信号波动不仅由神经元活动引起,也包含多种混杂因素,包括生理效应(如呼吸和心脏搏动)、MRI 系统硬件及患者本身产生的热效应、头动效应等。为尽量避免这些因素对图像结果造成干扰,需要在扫描过程中进行图像质量控制。常用于改善图像质量的方法主要包括以下几点。

1)控制头动因素及系统不稳定等造成的影响,包括扫描前提醒患者保持头部静止、借助颈枕等工具限制头部较大的运动;扫描过程中注意观察患者状态,发现有主动运动时及时终止扫描;扫描后针对头部运动进行校正等处理。

2)优化信号对比,选择最优 TE,即能使激活态与静息态衰减率的差值最大化的 TE。采用 GRE 序列时,最优 TE 推荐采用 $T_2^*$。采用 SE 序列时,最优 TE 采用 $T_2$。

3)减少生理因素对 BOLD 信号的干扰,如利用滤波技术减少呼吸带来的影响;采用心电门控技术去除心跳所带来的伪影影响。

4)扫描后立即浏览原始图像,剔除不合格数据,保证后续重建质量。

5)维持扫描室温度 18~22℃,相对湿度 40%~60%。

## 四、相关知识测试题

1. 以下**不属于**脑区 BOLD 成像禁忌证的是

 A. 装有心脏起搏器      B. 颅脑手术后留有脑动脉夹

 C. 做过植入金属关节手术    D. 妊娠 3 个月以内

 E. 脑肿瘤转移

2. 以下**不属于**事件相关设计的优点是

 A. 事件相关设计可以随机混合呈现刺激

 B. 事件相关设计可以避免组块设计中出现的期望效应和习惯化效应

 C. 信号探测能力强

 D. 可根据任务类型及被试者的正确率和反应等进行分类处理

 E. 可以直接与其他的基于单个事件的神经科学方法所获得的结果直接进行比较

3. 以下与图像质量控制无关的是

 A. 控制头动因素

 B. 图像可视化

 C. 选择最优 TE 时间以优化信号对比

  D. 注意减少呼吸、心跳影响

  E. 扫描后浏览原始图像以剔除不合格图像

4. 以下有关 BOLD 成像说法**错误**的是

  A. BOLD 技术原理是通过比较执行某个刺激或任务前后脑组织信号变化,从而获得信号对比

  B. BOLD 信号取决于血液中氧合血红蛋白与脱氧血红蛋白的比例

  C. 数据处理分析复杂,需要多种软件共同参与

  D. 一般选用对 $T_1$ 效应敏感的 GRE 序列和快速成像 EPI 序列

  E. 测量到的大脑信号波动不仅由神经元活动引起,也有其他多种混杂因素

5. 以下**不属于** BOLD 成像适应证的是

  A. 若未出现信号激活,则提示该区域可直接切除,不会引发功能丧失

  B. 视觉皮层功能的研究是 BOLD 最早的研究领域

  C. 可对视觉、听觉、嗅觉等进行功能定位

  D. BOLD 成像在疾病的发病机制探讨过程中发挥着重要作用

  E. 对立体定向放射外科计划的制订具有一定的指导价值

**答案:**1. E  2. C  3. B  4. D  5. A

(廖伟华 赵琳枚)

## 推荐阅读资料

[1] 刘树伟,尹岭,唐一源.功能神经影像学.济南:山东科学技术出版社,2011.

[2] 杨正汉,冯逢,王霄英.磁共振成像技术指南.北京:人民军医出版社,2016.

[3] 中华医学会影像技术分会,中华医学会放射学分会.MRI 检查技术专家共识.中华放射学杂志,2016,50(10):724-739.

[4] KOCAK M, ULMER J L, SAHIN UGUREL M, et al. Motor homunculus: passive mapping in healthy volunteers by using functional MR imaging: initial results. Radiology, 2009, 251 (2): 485-492.

[5] LOGOTHETIS N K. What we can do and what we cannot do with fMRI. Nature, 2008, 453 (7197): 869-878.

[6] FARO S H, MOHAMED F B. BOLD fMRI. Berlin: Springer, 2010.

[7] SCHNEIDER W, NOLL D C, COHEN J D. Functional topographic mapping of the cortical ribbon in human vision with conventional MRI scanners. Nature, 1993, 365 (6442): 150-153.

# 第四节 脑磁共振灌注成像(含动脉自旋标记)

## 一、概述

  灌注是指血液沿血管网络通过生物组织在具有半透膜属性的微血管壁进行氧气及其他大分子物质交换的过程。MR 灌注成像(MR perfusion,MRP)技术先需要在标准 MRI 扫描仪上通过特定扫描序列获得源图像(source image),再通过不同的计算机后处理方法计算源图像上单个像素点(pixel)图像信号改变,从而整合得到单位体积(或像素)脑组织内所有血管的相关信息。同时,MRP 可生成多个反映血流动力学的参数图,为临床诊断提供参考。

  目前,MRP 技术所使用的方法有多种,但原理大致相同,都是通过不同的 MRI 序列对

由体外注入体内血管的对比剂或体内自身血管内（血流本身）进行检测，即需要注射对比剂的磁共振灌注加权成像（perfusion-weighted imaging，PWI）和不需要注射对比剂的动脉自旋标记（arterial spin labeling，ASL）技术，通过局部磁场强度的微小变化，反映局部血流动力学特点，达到诊断疾病的目的。

常用的 PWI 序列包括基于 $T_2/T_2^*$ 的动态增强磁化率（dynamic susceptibility contrast，DSC）及基于 $T_1$ 的动态对比增强（dynamic contrast enhancement，DCE）成像方法。目前临床最为常用的是 DSC，它可以通过测量 $T_2^*$WI 信号的改变，间接测得团注的顺磁性对比剂通过器官毛细血管网所引起的周围组织的局部磁场的短暂变化。如需通过连续测量人体组织内对比剂的浓度来获得血流动力学参数，则需要建立对比剂通过或在目标器官内分布的通用模型，这一模型是以对比剂团注为基础的。

团注对比剂的主要优点：①可以使对比剂在血管内暂时达到较高浓度，从而产生较大的信号改变，方便测量；②可以在对比剂首过组织期间产生较少扩散，能最准确地测量组织灌注；③可以提供一个随时间变化的对比剂浓度曲线，便于从信号改变推测组织的灌注信息。

对比剂在目标器官内的药代动力学特性建立在一些假设的基础上，这些假设包括对比剂从血管内向血管外空间的渗透率、对比剂的分布体积和对比剂的半衰期等。快速成像技术（如螺旋 MRI 和平面回波成像）可以准确地测量团注的对比剂首过期间引起的 MRI 信号改变，而且快速成像技术有足够的时间分辨率。通过对某一层面的连续多次测量可获得组织的信号强度 - 时间曲线，信号强度 - 时间曲线可以转变为相应的对比剂浓度 - 时间曲线，通过对比剂浓度 - 时间曲线即可确定组织的相关血流动力学参数等。

在临床应用中，除了基于对比剂增强的 DSC 技术，20 世纪 90 年代初出现了不需对比剂的 ASL 技术，其基于动脉血中水质子标记后自由扩散引起组织磁化率改变的原理，利用标记前与标记后图像减影的方式获得脑血流量（cerebral blood flow，CBF）图像。目前常用的 ASL 包括脉冲 ASL（pulsed ASL，pASL）和近年来出现的伪连续 ASL（pseudo-continuous ASL，pcASL）技术，其中后者具有全脑成像、SNR 和标记有效率高、人体组织能量吸收及磁转移效应低的优点，尤其是 3D-ASL 是目前国内外各专家推荐的 ASL 序列。

相比基于注射对比剂的 MRP 技术，ASL 的主要技术优势是不需外源性对比剂、无创、便于重复检查，尤其适用于儿童、肾功能不全等患者；可进行大范围全脑成像；此外，ASL 还可以记录脑活动动态时间序列，与 BOLD-fMRI 类似，用来反映动态脑活动变化。但 ASL 也存在一定的不足，如测量指标单一，仅能反映脑血流灌注的 CBF 指标；图像的 SNR 相对较低；空间分辨率低，受颈动脉血流影响因素干扰较大，可能影响结果在不同人群中的可比性。

## 二、操作规范流程

### （一）适应证

1. 脑缺血性疾病。
2. 脑肿瘤定性诊断及术前评估、术后检测。
3. 其他需要了解脑部灌注信息的情况。

### （二）禁忌证

1. 已知的严重钆对比剂过敏反应，推荐选择 ASL。
2. 无法配合扫描采集和 / 或屏气指令（5s）。

3. 临床危重患者(如急性心肌梗死、失代偿性心功能不全等)出现生命体征不稳等导致无法耐受扫描。

4. 肾功能不全。根据 2021 年中华医学会放射学分会质量控制与安全管理专业委员会组织专家制定的《肾病患者静脉注射碘对比剂应用专家共识》,推荐增强 CT 检查患者 eGFR 风险阈值为 30ml/(min·1.73m$^2$)。根据现有证据,对 eGFR ≥ 30ml/(min·1.73m$^2$) 的患者,直接进行增强检查是安全的。对 eGFR 为 30~44ml/(min·1.73m$^2$) 有高危因素及 eGFR < 30ml/(min·1.73m$^2$) 的患者可在综合考虑碘对比剂使用获益和风险的情况下,在检查前向患者解释相关情况后酌情使用。

5. 有含铁金属植入物或假牙。

6. 其他禁忌证见本章第一节。

(三) 检查前准备

接受 DSC 检查前,患者需要经过严格的临床评估及禁忌证筛查,以保证该项检查的风险可控。

1. 详细告知潜在检查风险,指导患者及家属签署相关知情同意书(含《MR 检查知情同意书》《钆对比剂使用患者知情同意书》,麻醉患儿还需要签署《麻醉同意书》)。

2. 嘱患者或家属填写检查前调查问卷,包括患者身高、体重等基本信息(以帮助确定对比剂使用量),并初步了解患者一般情况、评估其能否进行检查。

3. 能够配合的患儿,做好患儿和家长的宣教,确保扫描时避免身体自主运动;不能配合的患儿,需麻醉镇静后再行检查。

4. 抢救器械准备,包括急救车、心电监护仪、除颤仪、氧气装置等。

(四) 检查过程注意事项

1. 头部扫描必须佩戴耳塞以保护听力。

2. 摆位时,肩部紧贴线圈,左右居中,头部不能旋转,同时必须用三角垫固定头部;建议扫描时患者下颌内收。

(五) 扫描步骤

1. 定位像和扫描范围 正位定位像的定位中心位于鼻根或眉间,激光灯经过眼睛时必须闭眼。

2. 头部 DSC 扫描方案见表 3-4-1。

表 3-4-1 头部动态增强磁化率(DSC)扫描方案

| 顺序 | 序列 | 扫描方案 |
| --- | --- | --- |
| 1 | 定位像 | 三平面定位、校准 |
| 2 | 轴位 FLAIR T$_2$WI | 头部常规轴位 FLAIR T$_2$WI |
| 3 | 轴位 T$_1$WI | 头部常规轴位 T$_1$WI |
| 4 | 轴位 T$_2$WI | 头部常规轴位 T$_2$WI |
| 5 | 矢状位 T$_2$WI | 头部常规矢状位 T$_2$WI |
| 6 | 轴位 PWI(对比剂注射) | 头部灌注增强扫描 |

| 顺序 | 序列 | 扫描方案 |
|---|---|---|
| 7 | 轴位 $T_1$WI | 头部常规增强扫描 |
| 8 | 矢状位 $T_1$WI | 头部常规增强扫描 |
| 9 | 冠状位 $T_1$WI | 头部常规增强扫描 |

3. 对比剂　先开始扫描,后注射对比剂,图像出现后,观察图像质量是否满足要求,再决定是否注射,一般在动态增强第 4 期时开始注药。由于灌注扫描对比剂注射流率较快,应尽可能选择条件好的静脉。

使用 18~20G 静脉穿刺针,最好采用高压注射器经肘静脉注射对比剂,在 3~5s 内注射完毕,随后跟注 20ml 生理盐水以冲洗存留在注射器内的对比剂。对比剂注射速率一般要大于 4ml/s,使用标准剂量 0.2ml/kg。也有学者认为只要采用团注方式,使用常规剂量(0.1mol/kg 体重)即可。

4. 3D pCASL 扫描方案见表 3-4-2。

表 3-4-2　三维伪连续动脉自旋标记(3D PCASL)扫描方案

| 顺序 | 序列 | 扫描方案 |
|---|---|---|
| 1 | 三维定位像 | 三平面定位、校准 |
| 2 | 三维自旋回波 | 非标记 + 背景抑制 |
| 3 | 三维自旋回波 | 标记 + 背景抑制 |

### (六) 检查后指导

扫描结束后,观察图像,检查图像是否符合诊断标准,重点检查有无对比剂外渗。

### (七) 图像后处理

1. DSC 后处理　利用 MRI 工作站处理程序对 DSC 进行后处理,将图像导入相应功能模块,在正常侧大脑灰质区域放置 ROI,第一组滑块设置为对比剂首次通过(波谷)之前的范围(2~10 期),第二组滑块设置为对比剂首次通过(波谷)之后的范围(22~50 期)。选择 CONSTANT,波谷底边为直线。复制 ROI 至对侧。点击计算获得相应灌注参数图像。MRP 所提供的常用血流动力学参数如下。

(1)脑血流量(CBF):单位时间内流经脑组织血管结构的血流量,表示方法为每 100g 脑组织每分钟内的脑血流量,单位为 ml/(100g·min)。它反映脑组织内的血流量,CBF 越小,表示脑组织的血流量越低。

(2)脑血容量(cerebral blood volume,CBV):指存在于一定脑组织血管结构内的血容量,根据对比剂信号强度 - 时间曲线下方封闭的面积计算得出,表示方法为每 100g 脑组织的血容量,单位为 ml/100g。

(3)平均通过时间(mean transit time,MTT):开始注射对比剂到对比剂信号强度 - 时间曲线下降至最高值一半时所经过的时间,主要反映对比剂通过毛细血管的时间,单位为秒(s)。

(4)达峰时间(time to peak,TTP):指在组织对比剂信号强度 - 时间曲线上从对比剂开始出现到对比剂浓度达到峰值所经过的时间,单位为秒(s)。TTP 越长,提示最大对比剂峰值到达脑组织的时间越晚。

2. ASL 后处理　将标记扩散后图像减去标记前图像,利用减影的方式仅得到 CBF 图像,利用 Multi-delay 技术可计算到达时间。

### (八) 诊断要点

MRP 目前已广泛应用于脑血管病、脑肿瘤、感染、癫痫、痴呆等多种中枢神经系统疾病,但结果一致性较好的主要是脑血管病,特别是急性缺血性脑血管病的诊断。

1. 急性缺血性脑血管病　正常情况下,双侧大脑脑组织的灌注对称,灰质(皮层及基底节)CBF 及 CBV 稍高于白质,而脑室或大面积梗死核心区应显示为无灌注。所有灌注相关参数中,MTT 是最敏感的指标,区域差异性最大。急性脑梗死的核心区(不可逆损伤区)灌注表现为 CBV 及 CBF 均减低,MTT 延长(图 3-4-1)。

缺血半暗带是指急性脑缺血后局部血流不足但可能被挽救的脑组织区域,在 MRP 中表现 CBF 减低但 CBV 相对正常甚至稍高的区域,其范围往往大于 DWI 显示的异常范围,一般将 MRP 异常与 DWI 异常的不匹配区域定义为缺血半暗带。扩散-灌注相结合的多模态 MRI 能有效发现急性脑梗死患者梗死中心及梗死灶周围缺血但仍可挽救的病灶范围(即扩散-灌注不匹配对缺血半暗带的检测)。

MRP 在急性脑梗死的主要作用是评价在脑血管闭塞几分钟至几小时内,是否仍有存活、可挽救的脑组织,为临床决策提供重要信息。然而,影像检查往往是某一时间点脑部病灶的体现,缺血的发展情况可能受多种临床因素动态影响,如患者血压变化、侧支循环形成状态、缺血持续的时间、是否存在血管再通等。

2. 非急性缺血性脑血管病　在慢性但可逆的缺血时,MRP 对判断其是否为责任病灶及治疗方法的选择也至关重要。在头颈部血管狭窄-闭塞时,常见的脑灌注改变为严重狭窄-闭塞血管的供血区和/或分水岭区 TTP/MTT 不对称升高,但 CBF 或 CBV 的改变不一。此外,ASL 在缺血性脑血管病的应用也日益增多,颈内动脉狭窄、闭塞时,ASL 检查可发现病灶侧供血区及分水岭区 MTT 延长,CBF 减低,但 ASL 对大脑白质区 CBF 检测的准确性相对较低,除了可能受分水岭区的血流动力学影响外,还可能与白质低灌注及缺血性白质疏松有关。

此外,MRP 表现还受大脑基底动脉环及血管病变后侧支循环形成情况影响。如烟雾病是一种少见的慢性进行性脑血管闭塞性疾病,其病情严重程度不同,灌注检查表现差异较大。

## 三、图像质量评价标准

DSC 检查一般是采用首过消除(first-pass elimination)模型,以 $T_2^*$ 的 DSC 为例,一般采用 GRE-EPI 序列,其时间分辨率一般为 1~3s,获得的信号和对比剂[Gd]的关系与局部解剖相关,同时也易受颅底及下颞叶骨性结构影响。DSC 检查理论上是假设对比剂不会从血管漏出,然而实际情况往往是血脑屏障可能存在损伤,因此在 $T_1$ 效应显著时,漏出的对比剂可能减少局部磁敏感强度,从而可能低估 CBV。因此,使用较小的翻转角、延长 TR 可减低对比剂漏出的 $T_1$ 效应。其次,除 GRE-EPI 序列,也有少数使用 SE-EPI 序列。SE-EPI 对较小的血管(<20μm,如毛细血管)更敏感,同时受骨-脑-气界面的影响较小;GRE-EPI 则对所有血管信号均敏感,并有较高的 SNR,所需的对比剂剂量较 SE-EPI 少。采用并行采集可减少磁敏感伪影及扫描时间。

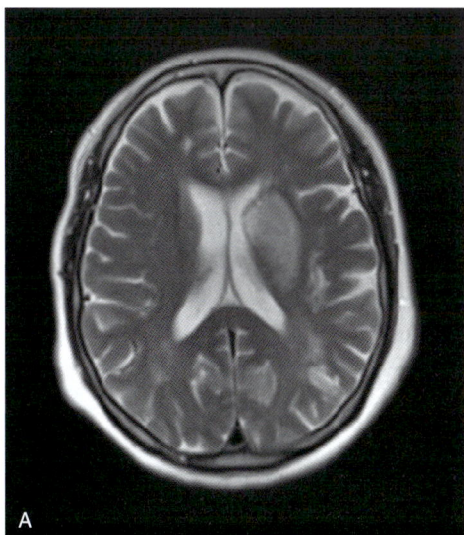

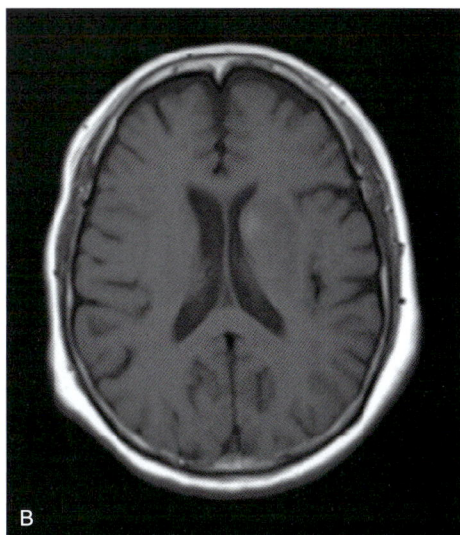

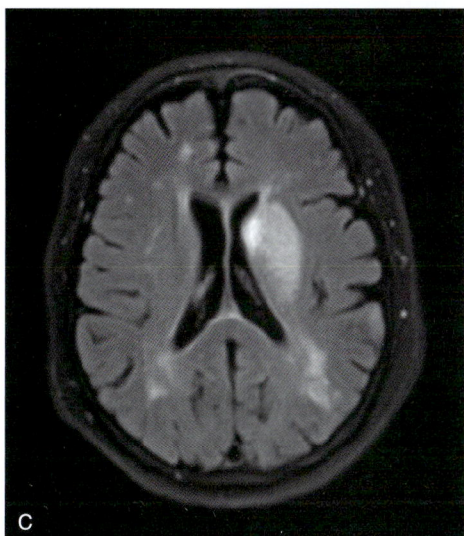

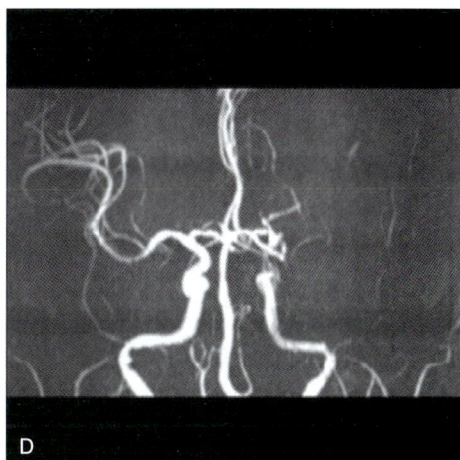

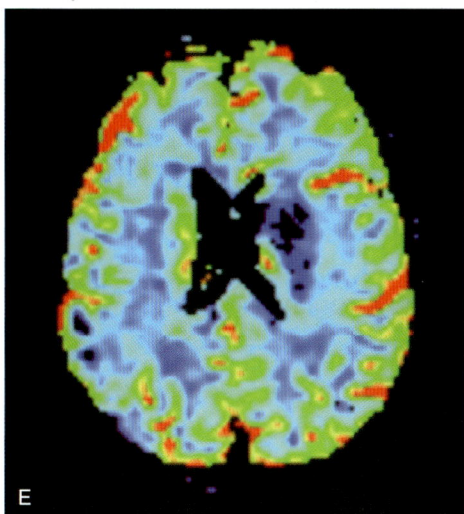

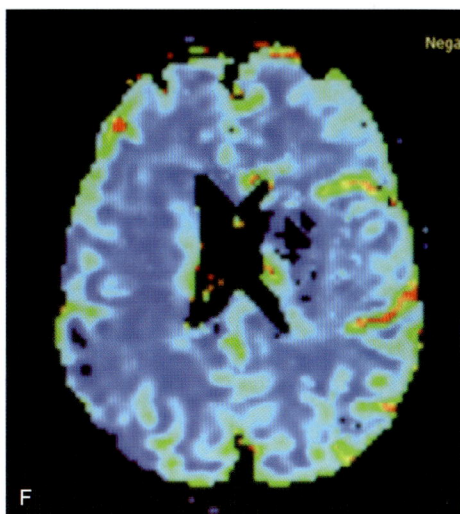

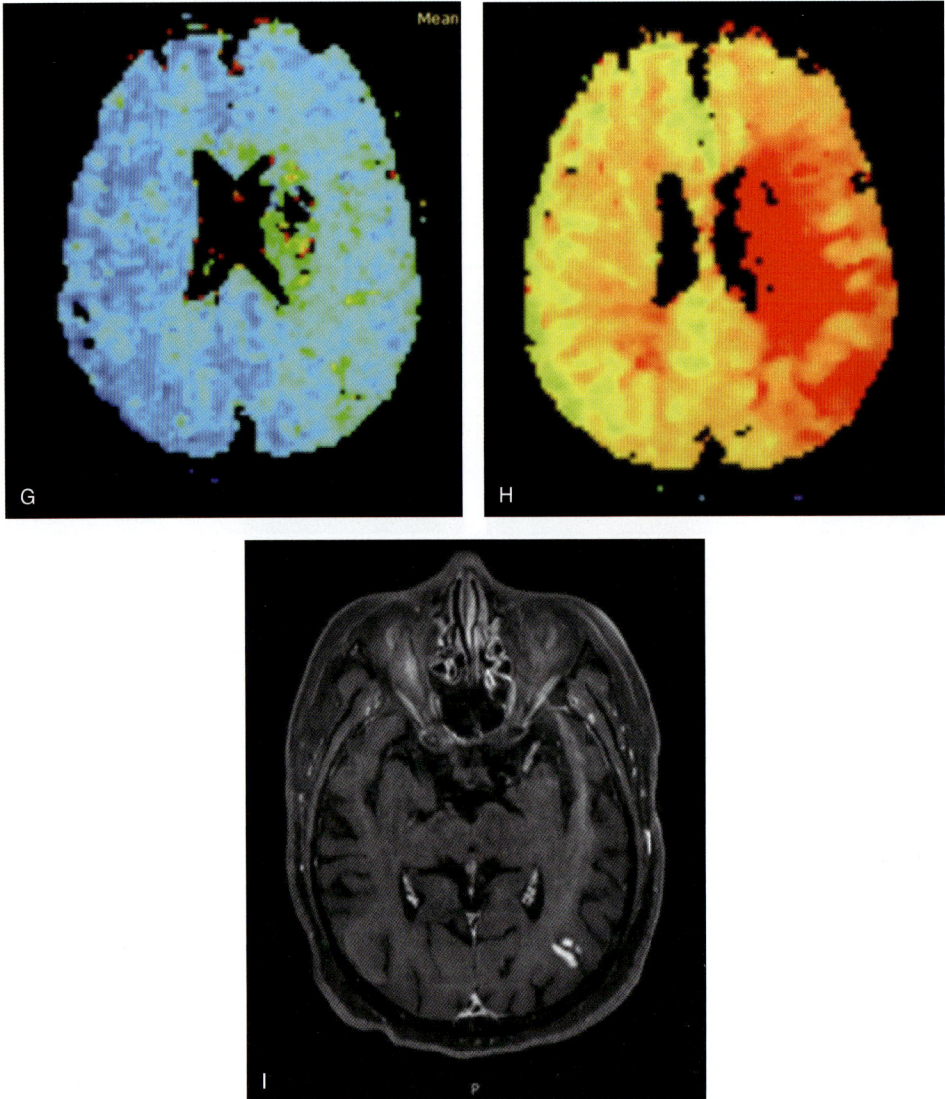

**图 3-4-1　急性脑梗死患者多模态 MRI 检查**

患者,男,58 岁。突然右侧肢体偏瘫 1d。$T_2WI$(A)、$T_1WI$(B)及 FLAIR(C)图像,显示左侧大脑中动脉供血区(额叶 - 基底节区)梗死;MRA(D)显示左侧大脑中动脉闭塞;MRP 的相对 CBV 图(E)、相对 CBF 图(F)、MTT 图(G)及 TP 图(H)显示病灶区及周围组织 MTT 及 TP 显著延长,但仅病灶区相对 CBV 及相对 CBF 明显减低;增强(I)显示闭塞的左侧大脑中动脉壁明显强化。

　　由于血液标记信号较低,ASL 方法需要使用高 SNR 的序列。ASL 的传统方法基于 2D-EPI 序列,该序列采集迅速、易于重建,更易减少运动伪影。使用螺旋轨迹有助于优化 TE、提高灌注成像的敏感性,但可能导致解剖结构的几何形变明显、图像信号减低从而影响图像质量。标记延迟(post labeling delay,PLD)时间是影响 ASL 检查结果的重要参数,PLD 太短使标记信号不足,PLD 过长则可能导致 $T_1$ 过长,从而使扫描时可获得的信号减少。影响 PLD 的因素包括患者年龄及健康状况,应根据患者具体情况考虑。此外高场强、高通道线圈及后处理滤过技术等均有助于提高 ASL 检查的准确性及效率。

## 四、常见操作错误及分析

1. 检查失败
(1)检查部位不符合申请单要求。
(2)扫描覆盖范围不足。
(3)图像质量问题如头动或呼吸运动伪影较大,影响后处理结果。
2. 改善图像质量、减少伪影的方法
(1)检查前加强患者教育,减少头动影响。
(2)根据患者体重、心率和心排血量个性化设置正确的对比剂使用方案。
(3)扫描后立即浏览原始图像,保证正确选择了最佳的重建时相。

## 五、相关知识测试题

1. 通过 ASL 能够得到的灌注参数包括
   A. CBF
   B. CBV
   C. TTP
   D. MTT
   E. FA

2. 以下关于 ASL 的说法**错误**的是
   A. 成像原理是基于动脉血中水质子标记后自由扩散引起组织磁化率改变
   B. 不需外源性对比剂、无创、便于重复检查,尤其适用于儿童、肾功能不全等患者
   C. 只能针对特定 FOV 进行成像测量
   D. ASL 还可以记录脑活动动态时间序列,与血氧水平依赖 fMRI 类似,用于反映动态脑活动变化
   E. 相比 fMRI,ASL 测量的是脑生理参数,在脑活动底层生理机制的解释方面更有优势

3. ASL 的不足**不包括**
   A. 测量指标单一,仅能反映脑血流灌注的 CBF 指标
   B. 空间分辨率低
   C. 不能采集时间信息
   D. 相比血氧水平依赖 fMRI,敏感度和时间分辨率都低
   E. 以上都是

4. PWI 在肿瘤中的应用**错误**的是
   A. 肿瘤中的血管特性通常用 CBV 衡量
   B. 高级别胶质瘤通常有更高的 CBV
   C. 与增强程度相比,rCBV 与肿瘤分级的相关性更好
   D. PWI 能有效地区分高级别及低级别肿瘤,两者间灌注参数无重叠
   E. PWI 有助于肿瘤病灶活检定位

5. 右侧大脑中动脉供血区急性梗死患者的 PWI 改变**不包括**

    A. TTP 图像上,右侧大脑半球 TTP 延长

    B. 缺血区 CBV、CBF 均有下降

    C. 这种异常区域一定大于 DWI 上梗死区域

    D. PWI 与 DWI 弥散受限区域可能无差异

    E. 梗死后早期,PWI 不仅可以帮助选择最合适的治疗疗法,还可预测患者是否能从晚期再通或神经保护治疗中收到疗效

**答案:**1. A  2. C  3. C  4. D  5. C

(柳 茵 容鹏飞)

## 推荐阅读资料

[1] 卢光明,张志强.推动基于动脉自旋标记 MR 脑灌注加权成像的规范应用.中华放射学杂志,2016,50(11):809-810.

[2] 杨正汉,冯逢,王霄英.磁共振成像技术指南:检查规范临床策略及新技术应用.北京:人民军医出版社,2010.

[3] FARO A H. Functional neuroradiology: principles and clinical applications. Berlin: Springer, 2011.

# 第五节　脑脊液流动磁共振成像

## 一、概述

脑脊液为无色透明的液体,充满在各脑室、蛛网膜下腔和脊髓中央管内。脑脊液主要由脑室中的脉络丛产生,平均 0.3~0.4ml/min(日均分泌量 500ml);成人的脑脊液总容量 90~150ml,新生儿 10~60ml。脑脊液存在总体流动(循环运动)和脉冲流动(往返运动)两种不同的流动模式。循环运动是指脑脊液由左右侧脑室脉络丛产生经室间孔流入第三脑室,然后经中脑导水管流入第四脑室,再经左、右外侧孔和后正中孔流入蛛网膜下腔,最后汇入上矢状窦的过程;循环运动依据的是流体静水力学压力传导原理。往返运动是指脑脊液随心动周期产生的运动,即心脏收缩期动脉血入脑,脑容积扩张而颅骨坚硬不具备缓冲能力,扩张的脑容积挤压脑室系统使脑脊液通过中脑导水管向下流动,以此缓冲升高的颅内压;相反,舒张期脑脊液又可通过导水管向上回流至脑室系统以维持颅内压;往返运动依据的是脉冲流动原理。脑脊液的流动动力学改变,会引起一系列的脑脊液循环障碍性疾病,因此对脑脊液的动力学观察具有重要意义。

随着影像学的发展,MRI 为无创观测脑脊液的动力学变化提供了重要手段;目前已有多种 MRI 技术用于评估中枢神经系统脑脊液流动的动力学情况,包括相位对比、时空标记反转脉冲、同时多层回波平面相位对比成像等;其中相位对比磁共振电影成像(phase-contrast cine magnetic resonance cine,PC-cine MRI)是临床应用较为成熟的 MRI 技术,检测的是脑脊液的往返运动。PC-cine MRI 是指通过敏化运动速度横向磁化相位,使动态和静止原子核产生不同信号对比,采集反相位和同相位数据,再进行剪影而获得流动原子核影像。PC-cine MRI 既能显示流体管道形态,又能提供流体动力学信息,使人们对脑脊液的生理和

病理有了更直观的认识,近年来越来越被临床重视,已广泛应用于脑脊液循环障碍性疾病的诊断和术后疗效评估。

## 二、操作规范流程

### (一) 适应证

1. 鉴别脑积水类型　鉴别梗阻性脑积水及非梗阻性脑积水。若脑室系统内及附近未发现明确占位性病变,两者不易鉴别。中脑导水管直径很小,在 CT 或 MRI 普通图像上难以判断其是否有狭窄。PC-cine MRI 对流动组织敏感,动态显示脑脊液通路上的细微流动,可用于诊断脑脊液通路堵塞或狭窄。

2. 三脑室造瘘术及脑室分流术效果评估　通过对造瘘口的流动波形及定量分析情况评估,可较准确地判断造瘘口是否通畅及其流量改变情况。

3. 蛛网膜囊肿性质确定　用于评估蛛网膜囊肿与蛛网膜下腔的沟通情况,对手术患者的选择具有重要意义。

4. 术前 Chiari 畸形评估　Chiari 畸形常伴有脑脊液流动受阻。有研究表明术前存在脑脊液流动受阻的患者,术后预后更好,脑脊液流动是否受阻是 Chiari 畸形患者是否手术的指征之一。

5. 特发性颅内高压等疾病患者脑脊液流量的测定。

6. 定量分析脑室系统及椎管脑脊液在疾病状态下的动力学变化。

### (二) 禁忌证

同本章第一节。

### (三) 检查前准备

1. 核对申请单,确认患者信息、检查部位、目的和方案。

2. 确认有无 MRI 检查禁忌证;对于有相对禁忌证及危重患者,做好急救准备。

3. 告知患者检查流程、注意事项及呼吸配合等。

4. 患者检查前更衣,确认无铁磁性金属物品(如推车、病床、轮椅、手机、手表、钥匙、首饰、硬币等)被带入扫描室。

5. 婴幼儿、躁动等不合作患者检查前给予药物镇静。

6. 做好 MRI 检查意外救治准备工作。

### (四) 检查过程注意事项

1. 技师首先指导患者仰卧于检查床。

2. 正确连接脉搏传感器(手指或足趾),确保电缆无弯曲。

3. 观察心律波形是否整齐规律,如检查过程中有明显心律不齐,则终止检查。

### (五) 扫描技术

1. 扫描设备　对于脑脊液流动成像扫描,要求 MRI 设备具有很好的信号稳定性及强大的数据处理能力,包括数据采集、数据重建、数据传输与储存。目前多采用 1.5T 或 3.0T 的设备用于临床及实验研究。

2. 扫描线圈　采用正交颅脑线圈或颅脑相控阵线圈,并安装在床面线圈槽内,其方向应与人体长轴方向一致。

3. 扫描体位

（1）一般采用标准头部成像体位，患者仰卧位，头先进，双手置于身体两侧，身体长轴与床面长轴一致，头置于头托架上，眼裂连线位于线圈横轴中心，对准"+"字横向连线，头颅正中矢状面与线圈纵轴一致，对准"+"字纵轴连线，头部两侧加海绵垫以限制运动。

（2）婴幼儿头颅较小，需在枕部、颈背部加软垫。颈短肥胖者，需在背部加软垫。

（3）颈项强直、颈部骨折等强迫体位者需保持自然体位并加以固定。

（4）意识不清患者的头部应为侧位，以防呕吐物误吸。

4. 扫描序列及相关参数　脑脊液流动成像的扫描序列主要包括两部分：①矢状位 $T_2WI$ 的薄层观察脑脊液循环的解剖情况；②脑脊液电影扫描和脑脊液流速测定。脑脊液流动成像扫描序列参数具有一定特征，目前针对此类参数国内外无相应共识或指南，也缺乏相关统计学处理数据，各研究者采用的参数存在有差异。

以西门子 Magnetom Prisma 3.0 T 机型为例，相关参数介绍如下。

（1）矢状位 $T_2WI$ 薄层扫描：采用结构干扰稳态序列（CISS 序列），以中脑导水管为 ROI，TR 23.68ms，TE 7.78ms，翻转角 10°，FOV 180mm × 180mm，体素 0.7mm × 0.7mm × 6.0mm。

（2）脑脊液电影扫描和脑脊液流速测定：TR 21.08ms，TE 6.38ms，翻转角 10°，FOV 160mm × 160mm，体素 0.6mm × 0.6mm × 6.0.mm。编码方向足侧向头侧，重建相位 40。使用外周指脉门控及流动补偿技术。

（3）选择流动定量序列：应用 Q-Flow 分析软件包处理，于中脑导水管勾画 ROI，系统自动生成 1 个心动周期的流动曲线和脑脊液的多项动力学参数。先分析相位图及流动曲线，后对比分析舒张期峰值流速、收缩期峰值流速、平均流速等。

（4）流速编码（velocity encoding，VENC）值及方向的确定：理想的 VENC 值应与真实的流体速度尽可能一致，小于实际峰值流速会产生"混淆"伪影并低估流体流速，过高则会因测得相位改变的质子减少，使实际测量值较正常值偏低；一般将 VENC 值设定在 10~20cm/s；流速编码方向设定为足侧到头侧。

（5）ROI 位置和大小的测定：ROI 以导水管中段较为合适，因为导水管中段面积相对较大且流动模型更稳定，而上下口处可能存在更明显的涡流；另外，导水管中段易于检查定位并界定 ROI，有利于减少部分容积效应对结果的影响。不同 ROI 面积导水管中间段脑脊液流速测量无差异，尽可能勾画出正确的边界即可。

（六）检查后指导

确认检查完成且无明显异常情况后，帮助患者移除传感器等相关检查设备，指引其离开检查室，并进行简要患者告知。

（七）图像评价及测量参数

1. 矢状位 $T_2WI$ 薄层扫描　图 3-5-1A 是在脑脊液电影成像扫描前常规进行的扫描序列，其作用为：①显示脑室形态及相关解剖；②显示膜性结构（位置及范围）；③指导手术（评估造瘘空间）。

2. 幅度图　见图 3-5-1B，黑白灰的色阶仅表示流速，速度越高，图像越亮；不表示脑脊液流动方向且不能表示具体流速值。

3. 相位图　图 3-5-1C 的信号强度不仅与流速有关且能够提供流速值和流动方向。当流动方向和流速编码方向一致时，即是正向血流时为高信号，且流速越高，信号越强。相反，当方向相反,即是反向血流时为低信号,流速越高信号越低。

4. 流动曲线(时间 - 流速 / 流量曲线)　见图 3-5-1D。横轴为观察时间(一个心动周期);纵轴为 ROI 脑脊液的流速或流量。正常曲线显示为正弦波、U 形、倒 U 形曲线等。常用参数包括峰值流速、平均流速、净流量、平均流量。

注意:不同的设备和扫描参数,正常的流动曲线形态可能不一致,表现为正弦波、"U"形、倒置 "U" 形,是由扫描触发点不同所致,在反映脑脊液流动特性上本质是一致的,均反映双向往复波动式流动,延长诸波形具有一致性,可以通过延长时间点观察。

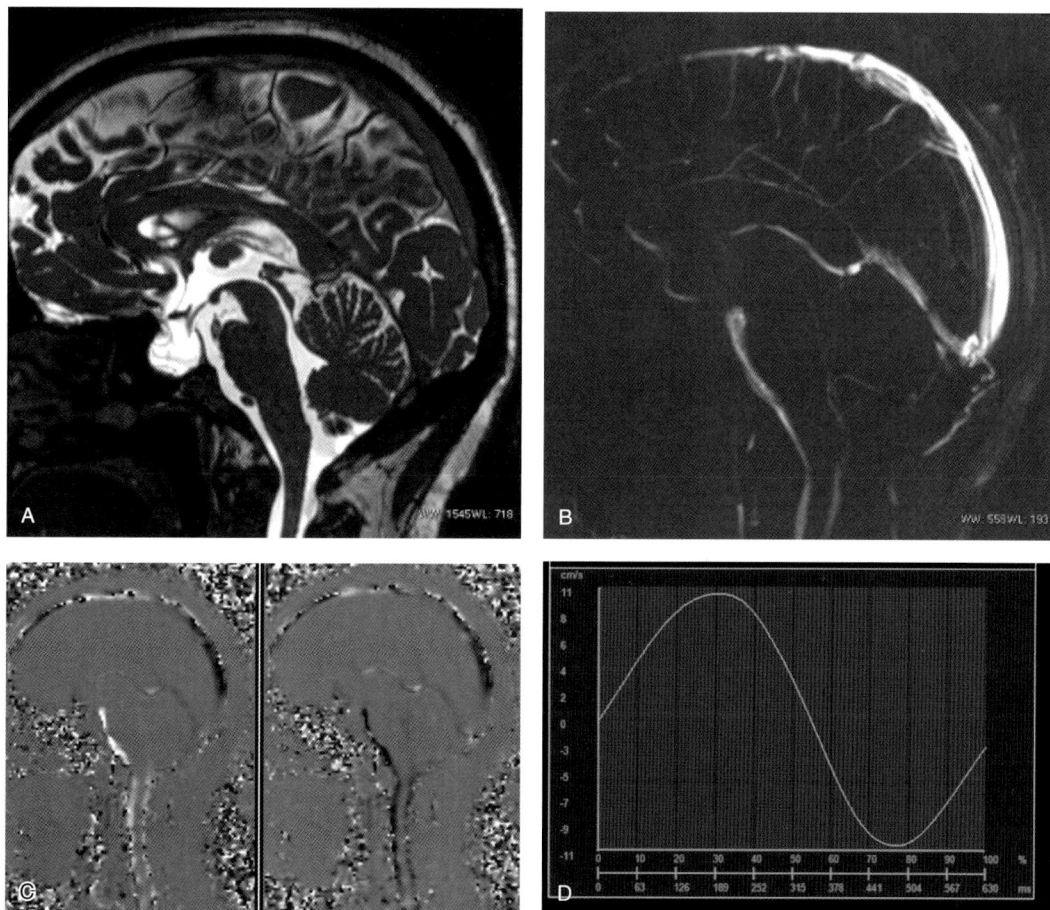

图 3-5-1　脑脊液流动成像系列图像
A. 矢状位 $T_2WI$ 薄层扫描;B. 幅度图;C. 相位图;D. 流动曲线图。

## (八) 诊断要点

1. 通过 $T_2WI$ 矢状位观察脑室系统有无狭窄和粘连、有无占位或邻近脑实质占位压迫脑室系统。图 3-5-2A 显示松果体区占位压迫中脑导水管,中脑导水管受压变窄致幕上脑室系统扩张积水;图 3-5-2B 所示的中脑导水管处可见线状分隔,此处以上脑室系统扩张积水。

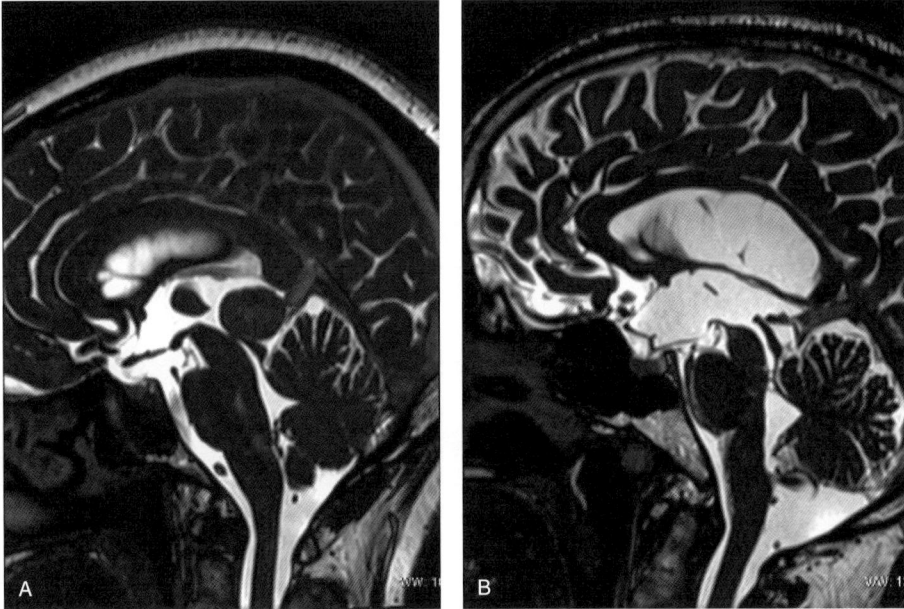

图 3-5-2　T$_2$WI 矢状位图像
A. 松果体区占位;B. 中脑导水管处线状分隔。

2. 相位图和幅度图需结合,观察脑室系统脑脊液流动情况。可以通过观察相位图(图 3-5-3)和幅度图中中脑导水管处脑脊液流动的明暗程度来确定流速的快慢情况,为梗阻性脑积水与交通性脑积水的鉴别提供依据。

3. 结合流动曲线的数值及曲线形态(图 3-5-4),分析脑脊液流动动力学情况,判断脑脊液流动是否存在异常。

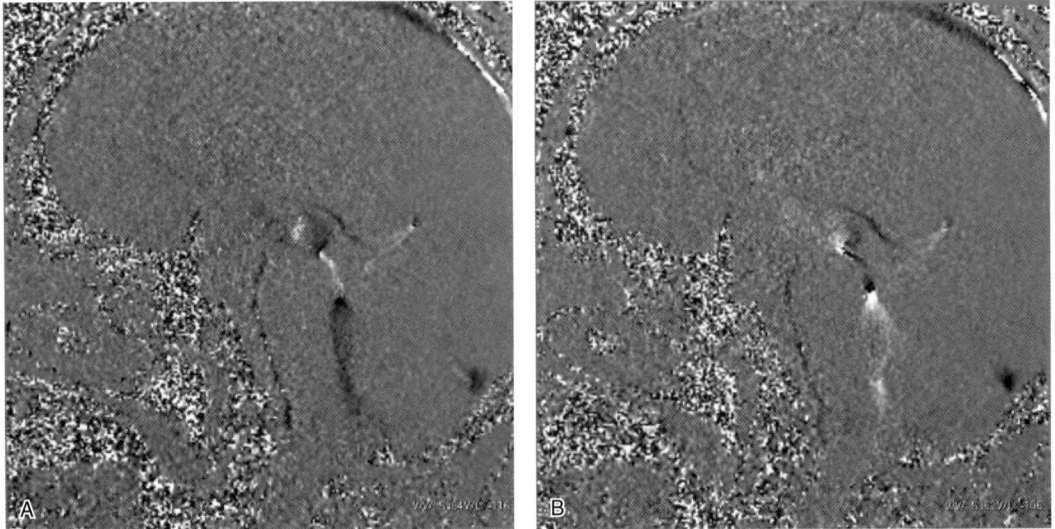

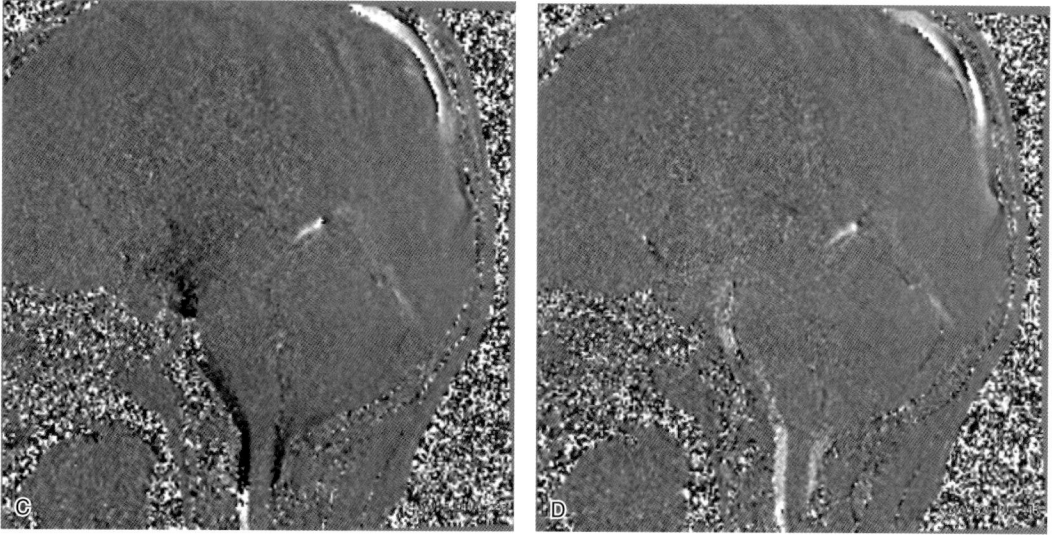

图 3-5-3 相位图

交通性脑积水相位图（A、B）示中脑导水管处流速明显加快；梗阻性脑积水相位图（C、D）示中脑导水管处未见明显脑脊液流动征象（未见异常高或低信号）（高信号提示流动方向为足至头，低信号提示流动方向为头至足）。

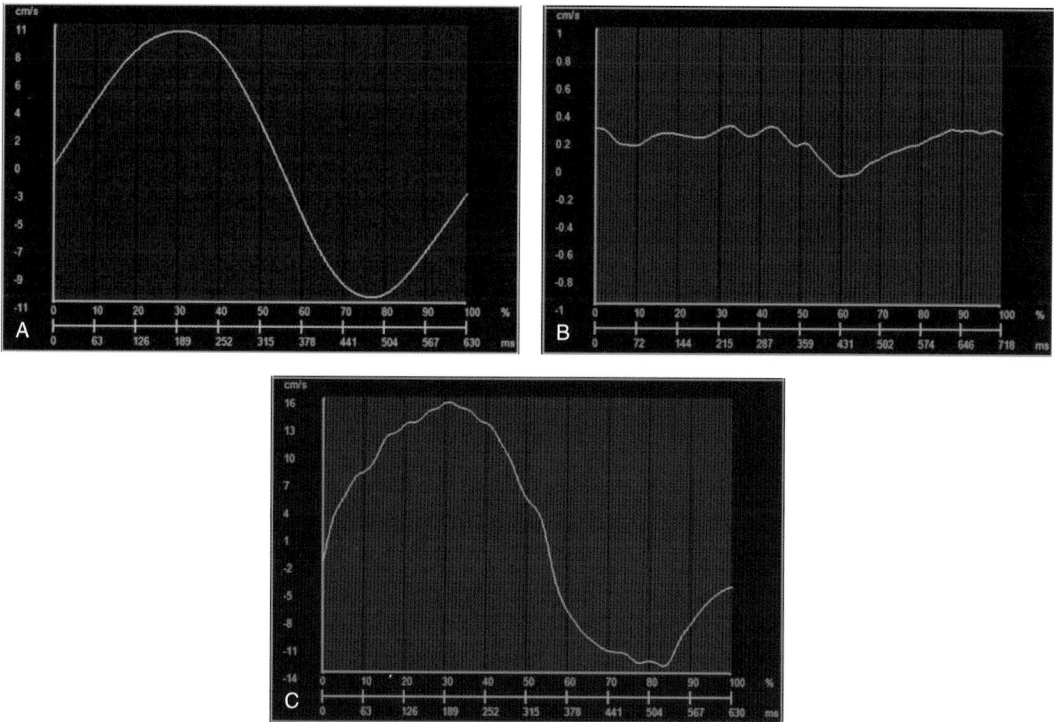

图 3-5-4 不同病理情况下流动曲线波形的变化

A. 经过中脑导水管处的正常流动曲线，为正弦曲线，波形光滑；B. 梗阻性脑积水的流动曲线，梗阻点在中脑导水管处，为无规则波形，曲线幅度低平；C. 交通性脑积水的流动曲线，有正弦波存在，但部分相位波形不规整。

## 三、图像质量评价标准

1. 图像有无伪影。
2. 图像有无混叠。
3. 图像扫描部位是否正确,扫描范围是否完整。
4. 定量曲线图是否包括一个完整的心动周期。

## 四、常见操作错误及分析

1. 检查失败
(1)检查部位不符合申请单要求。
(2)扫描覆盖范围不足。
(3)流速编码设定值与真实值差别过大,导致图像产生混叠。
(4)定位线未垂直于中脑导水管矢状位,导致测得流速值及流量值失真。
(5)图像质量问题,如存在运动、金属伪影。
(6)患者筛选不严格,如存在心率异常和心律失常的患者。
2. 改善图像质量、减少伪影的方法
(1)设定编码速度为所测量流体速度峰值的 125% 左右,误差较小。
(2)定位线垂直于中脑导水管矢状位。
(3)扫描前仔细观察患者心率,有明显心律不齐者,终止检查。
(4)良好制动。

## 五、相关知识测试题

1. 关于中脑导水管的位置正确的是
    A. 中脑导水管位于侧脑室与第三脑室之间
    B. 中脑导水管位于第三脑室与第四脑室之间
    C. 中脑导水管位于第四脑室与蛛网膜下腔之间
    D. 中脑导水管位于侧脑室与第四脑室之间
    E. 中脑导水管位于双侧脑室之间

2. 脑脊液流动成像图形分析正确的是
    A. 相位图有大小,无方向,越亮代表流速越快
    B. 幅度图有大小,有方向;亮的代表流动方向与流速编码方向一致,越亮流速越快
    C. 脑脊液流动方向与流速编码方向一致时,图像是暗的
    D. 脑脊液流动成像观察时间是一个心动周期
    E. 流动曲线的正常形状必须是正弦波

3. 流速编码的定义是
    A. 运动质子达到 90° 相位位移时的速度
    B. 运动质子达到 180° 相位位移时的速度
    C. 运动质子达到 270° 相位位移时的速度
    D. 运动质子达到 360° 相位位移时的速度

E. 运动质子达到 0° 相位位移时的速度

4. 正常压力脑积水属于

    A. 梗阻性脑积水

    B. 交通性脑积水

    C. 低动力型脑积水

    D. 高动力型脑积水

    E. 以上选项均不对

5. 脑脊液流动成像的临床应用包括

    A. 鉴别脑积水的类型及评估分流术后效果

    B. 评估 Chairs 畸形患者的脑脊液流动情况,选择手术患者

    C. 定量分析脑室系统及椎管脑脊液在疾病状态下的动力学变化

    D. 特发性颅内高压等疾病患者脑脊液流量研究

    E. 评估蛛网膜囊肿与蛛网膜下腔的沟通情况

**答案:**1. B　2. D　3. B　4. BD　5. ABCDE

(廖伟华　杨方雪)

## 推荐阅读资料

[1] 金延方,郭劲松,岳云龙.MR 相位对比脑脊液电影成像的临床应用.中国医刊,2010,45 (1): 12-14.

[2] 李文美.MRI 检查技术专家共识.中华放射学杂志,2016,50 (10): 724-739.

[3] 盛范龙,王长军,董辉,等.PC-MRI 技术在脑脊液循环中的应用.中国中西医结合影像学杂志,2019,17 (6): 562-565.

[4] 钟熹,江魁明,陈永露,等.PC-MR 不同编码速率测量中脑导水管脑脊液的流动.临床放射学杂志,2013,32 (2): 176-180.

[5] 钟熹,江魁明,麦慧,等.PC-MR 不同解剖定位测量中脑导水管脑脊液流动的可复性研究.医学影像学杂志,2013,23 (3): 355-358.

[6] BATTAL B, KOCAOGLU M, BULAKBASI N, et al. Cerebrospinal fluid flow imaging by using phase-contrast MR technique. Br J Radiol, 2011, 84 (1004): 758-765.

[7] FAKHRI A, SHAH M N, GOYAL M S. Advanced imaging of Chiari 1 malformations. Neurosurg Clin N Am, 2015, 26 (4): 519-526.

[8] KAPSALAKI E, SVOLOS P, TSOUGOS I, et al. Quantification of normal CSF flow through the aqueduct using PC-cine MRI at 3T. Acta Neurochir Suppl, 2012, 113: 39-42.

[9] KELLY E J, YAMADA S. Cerebrospinal fluid flow studies and recent advancements. Semin Ultrasound CT MR, 2016, 37 (2): 92-99.

# 第六节　颈动脉及颅内动脉血管壁磁共振成像

## 一、概述

    脑血管病是威胁中老年人生命和生存质量的主要疾病,近年来,脑血管病在我国全死因顺位中已上升至首位。血管壁 MRI(vessel wall MRI, VW-MRI)能够清晰显示血管壁及管腔

改变,目前在脑血管疾病的诊断中发挥着重要作用。由于不同类型的血管壁病变在治疗策略和预后中均存在一定的差异,因此,在治疗前明确颈动脉或颅内动脉狭窄的病因具有重要临床意义,VW-MRI 有助于确定颈动脉或颅内动脉狭窄的原因。此外,对于颈动脉或颅内动脉粥样硬化性病变,VW-MRI 可以显示斑块的大小、形态、信号强度和强化特征,从而提示斑块的易损性,为其临床治疗策略和预后提供依据。目前,血管壁高分辨 MRI 被认为是评估颈动脉及颅内动脉疾病最佳的无创性手段之一,已被广泛应用于颈动脉及颅内动脉狭窄的病因诊断、疗效评估和预后预测。

## 二、操作规范流程

### (一) 适应证

1. 显示颈动脉粥样硬化斑块的主要成分,即脂质核心、纤维帽、钙化和斑块内出血,显示斑块炎症,从而识别易损斑块。

2. 评价疑似颈动脉夹层患者。

3. 识别血管炎早期的动脉壁改变,用于常规监测和评估疾病的活动性,并可指导疑似血管炎患者选择活检靶点。

4. 明确颅内动脉狭窄的原因,如动脉粥样硬化斑块、烟雾病、血管炎、可逆性血管收缩综合征或其他原因。

5. 明确颅内动脉症状性的、管腔成像无明显狭窄的疾病。

6. 确定动脉粥样硬化斑块相对于穿支动脉开口的位置,明确缺血性脑卒中的发病机制。

7. 颅内动脉粥样硬化斑块的活动性评估。

8. 预测颅内多发性动脉瘤的破裂风险。

### (二) 禁忌证

同本章第一节。

### (三) 检查前准备

接受颈动脉及颅内动脉血管壁高分辨 MRI 检查前,需经过相关 MRI 禁忌证筛查及临床评估,以保证此检查的风险可控。

1. 核对患者申请单,核实患者信息、检查部位、目的及扫描方案。

2. 详细告知潜在检查风险,指导患者及家属签署相关知情同意书(含《钆对比剂使用患者知情同意书》,麻醉患儿还需要签署《麻醉同意书》)。

3. 进入 MRI 扫描间前,需告知患者检查流程、注意事项,并要求患者呼吸配合;患者检查前更衣,确认无铁磁性金属物品(如推车、病床、轮椅、手机、手表、钥匙、首饰、硬币等)被带入扫描间。

4. 能够配合的患儿,做好患儿和家长的宣教;不能配合的患儿、躁动等不合作者检查前给予药物镇静后再行 MRI 检查。

5. 对于有相对禁忌证或危重的患者,做好急救准备,同时做好 MRI 检查意外救治准备工作。

### (四) 检查过程注意事项

1. 将患者进行正确的摆位后,固定头部及下颌,微仰头,嘱患者保持静止并减少吞咽运动。

2. 根据患者双上臂血管情况结合注药方案中流速选择合适静脉血管(一般选用肘前静脉)进行穿刺以建立静脉通路,与备用对比剂及高压注射器连接。

(五) 扫描技术

1. 扫描范围　颈动脉血管壁成像,扫描范围以颈总动脉分叉为中心纵向覆盖上下3~4cm;颅内动脉血管壁成像,扫描范围从枕骨大孔至胼胝体上缘。

2. 扫描序列　血管壁成像扫描前应先进行时间飞跃法(time of flight,TOF)-MRA 扫描,进行定位,扫描范围同上。然后进行血管壁 $T_1WI$、$T_2WI$ 及对比增强 $T_1WI$(contrast enhanced $T_1WI$,CE-$T_1WI$)扫描,除 TOF-MRA 扫描不需要加脂肪抑制序列,其他序列均需加脂肪抑制序列扫描。

3. 对比剂　增强扫描时经肘静脉以 3ml/s 流率注射对比剂 Gd-DTPA 0.2mmol/kg,注射对比剂 2min 后再进行 CE-$T_1WI$ 扫描。

(六) 扫描参数设定

1. 颈动脉 VW-MRI　使用的序列可以是 2D 或 3D,整体扫描时间可以根据场强和线圈等专用硬件的可用性进行调整,同时建议使用 3.0T 及以上的 MRI 扫描仪以提高 SNR,其中黑血序列推荐的成像参数见表 3-6-1。

表 3-6-1　颈动脉血管壁 MRI 的推荐成像参数(黑血序列)

| 参数 | 2D 管壁成像 | | 3D 管壁成像 | |
|---|---|---|---|---|
| 成像序列 | TSE/FSE | | VFA-TSE/FSE | |
| 对比度 | $T_1WI$/ 对比增强 $T_1WI$ | $T_2WI$ | $T_1WI$/CE-$T_1WI$ | $T_2WI$ |
| 成像平面 | 轴位 | 轴位 | 冠状位 | 冠状位 |
| TR/ms | 800 | 4 800 | 1 000 | 2 500 |
| TE/ms | 10 | 50 | 30 | 250 |
| FOV/cm | 16 × 16 | 16 × 16 | 16 × 16 | 16 × 16 |
| 分辨率 /mm² | 0.63 × 0.63 | 0.63 × 0.63 | 0.6 × 0.6 | 0.6 × 0.6 |
| 层厚 /mm | 2 | 2 | 0.6 | 0.6 |

注:TSE/FSE,快速自旋回波序列(西门子 /GE);VFA-TSE/FSE,可变角度快速自旋回波(西门子 /GE);TR,重复时间;TE,回波时间;FOV,视野。

2. 颅内动脉 VW-MRI　在鉴别颅内动脉管壁病变的性质和评估斑块易损性方面,选择成像方案的基本原则是用最短的成像时间获得足够的图像信息。目前推荐的成像方案包括 TOF-MRA、$T_1WI$、$T_2WI$ 和 CE-$T_1WI$。黑血序列推荐的成像参数见表 3-6-2。

(七) 检查后指导

确认检查完成且无明显异常情况后,应帮助患者闭合静脉通路、指引其离开检查室,并进行简要患者告知,如建议饮用大量的水促进对比剂排泄,按时领取检查结果等。

表 3-6-2　颅内动脉血管壁 MRI 的推荐成像参数（黑血序列）

| 参数 | 2D 管壁成像 | | 3D 管壁成像 | | |
|---|---|---|---|---|---|
| 成像序列 | TSE/FSE | | VFA-TSE/FSE | | |
| 对比度 | $T_1WI$/ 对比增强 $T_1WI$ | $T_2WI$ | $T_1WI$/ 增强 $T_1WI$ | | |
| 成像平面 | 斜矢状位 | 斜矢状位 | 轴位 | 冠状位 | 矢状位 |
| TR/ms | 800 | 4 800 | 800 | 800 | 800 |
| TE/ms | 10 | 80 | 25 | 25 | 25 |
| FOV/mm | 200 × 200 | 200 × 200 | 200 × 200 | 200 × 200 | 200 × 200 |
| 层内分辨率 /mm² | 0.4 × 0.4 | 0.4 × 0.4 | 0.5 × 0.5 | 0.5 × 0.5 | 0.5 × 0.5 |
| 层间分辨率 /mm | 1.5~2 | 1.5~2 | 0.5 | 0.5 | 0.5 |

注：TSE/FSE，快速自旋回波序列（西门子 /GE）；VFA-TSE/FSE，可变角度快速自旋回波（西门子 /GE）；TR，重复时间；TE，回波时间；FOV，视野。

### （八）图像后处理和软件分析

TOF-MRA 进行多角度重组最大密度投影（MIP）成像，可明确病变血管。对于 3D VW-MRI 图像可以进行 3D 重建，主要包括曲面重组（CPR）及多平面重组（MPR）等技术。建议采用 CPR 获得平行于管腔中心线展开的血管剖面及垂直于管腔中心线的轴位图像，并对其进行综合分析。具体分析流程如下。

（1）提取管腔中心线。

（2）管腔和管壁边界的提取：在 3D 图像上，平行于管腔中心方向重建多个角度的血管剖面图。在此基础上，利用 TOF 或管壁图像，进行自动或手动分割管腔与管壁的边界。

（3）进行多对比度图像配准：在其他对比度图像上，将上述提取的管腔与管壁边界映射过来，依据图像与边界信息进行配准。

（4）管腔和管壁边界的精确调整：重建垂直于血管中心线的轴位图像，联合显示 TOF、$T_1WI$、CE-$T_1WI$ 等多对比度轴位图像，对上述提取的管腔和管壁边界进行微调。

（5）斑块分析：在生成的多对比度轴位图像上，自动或手动勾画管腔和管壁边界，并定性分析斑块特征，包括形态、斑块分布、有无 $T_1WI$ 高信号和强化程度；颈动脉斑块还需分辨脂质核心、纤维帽、钙化和斑块内出血等斑块特征。

（6）根据上述分析结果，进行血管形态、斑块特征等信息的多角度显示，提供更直观的分析结果。

（7）生成分析报告：分析报告中可以提供针对颈动脉、颅内大动脉各个血管节段的定性和定量分析结果。

### （九）诊断要点

1. 识别易损斑块　显示颈动脉粥样硬化斑块的主要成分，识别易损斑块，阅读方案：①寻找斑块内钙化成分，即各序列上为低信号的区域；②寻找斑块内近期出血，即各序列上为高信号的区域；③在无钙化或出血的区域寻找脂质核心，即 $T_2WI$ 序列上局灶性信号减低区；④剩余斑块区域考虑为纤维成分。

不稳定斑块通常被描述为含有一个大的脂质核心或斑块内出血，与管腔通过一个不稳定的(薄的或破裂的)纤维帽进行分隔(图 3-6-1)。同时,斑块的强化程度在一定程度上也与斑块的易损性相关。

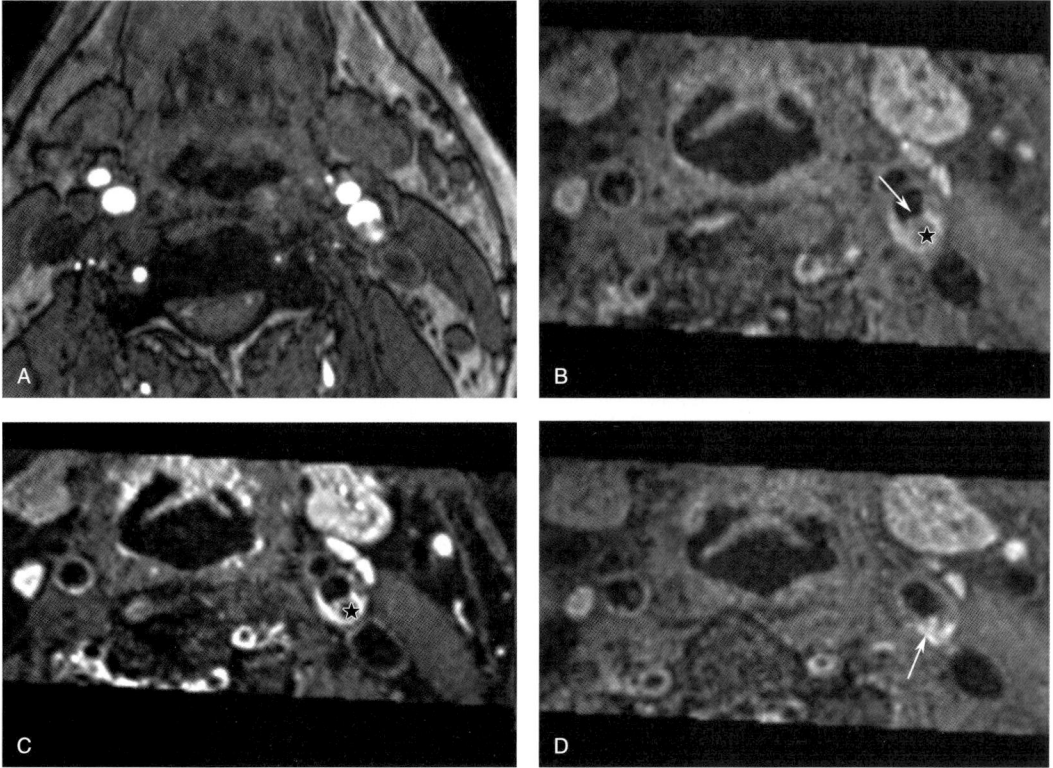

图 3-6-1 颈动脉粥样硬化易损斑块

患者,男,49 岁。既往脑梗死病史。TOF-MRA(A)示左侧颈内动脉起始部管腔狭窄;$T_1$WI(B)示左侧颈内动脉起始部管壁偏心性增厚,局部可见 $T_1$WI 稍低信号的脂质核心(星号),菲薄的 $T_1$WI 稍低信号的纤维帽(箭头);$T_2$WI(C)示左侧颈内动脉起始部管壁偏心性增厚,局部可见 $T_2$WI 稍低信号的脂质核心(星号);$T_1$WI(D)示左侧颈内动脉起始局部可见 $T_1$WI 低信号的斑块内出血(箭头)。

2. 评估壁间血肿 清晰地显示颈动脉夹层特征性影像学征象,即壁间血肿(图 3-6-2),病变初期壁间血肿在所有序列上显示为高信号,并与动脉内膜与外膜之间分界清晰,由此可评价疑似颈动脉夹层患者。

3. 评估疑似血管炎患者 血管壁对比增强扫描的强化程度在一定程度上可以显示血管壁的炎性改变,同时显示包括管腔内壁形态、管壁厚度及管壁邻近组织情况,识别早期动脉壁改变,并用于常规监测和评估疾病的活动性,也可用于指导疑似血管炎患者选择活检靶点。影像学表现为内壁光滑的环形管壁增厚,增强呈点状或环形强化,有时强化范围可延伸并超过血管壁的边缘,当血管炎处于活动期时强化更显著(图 3-6-3)。

4. 明确颈动脉及颅内动脉狭窄的原因 要点包括:①评估图像质量和扫描技术;②描述动脉的狭窄程度及病变血管范围;③病变血管管壁增厚形态,如偏心性、向心性;④描述增厚管壁信号;⑤描述病变血管壁强化程度;⑥血管重构指数的具体测量方法为病变处血管的外管壁面积与邻近正常血管的外管壁面积的比值;⑦其他影像征象,如双腔征、内膜片等;⑧描述血管外或颅内病变;⑨结论和印象。

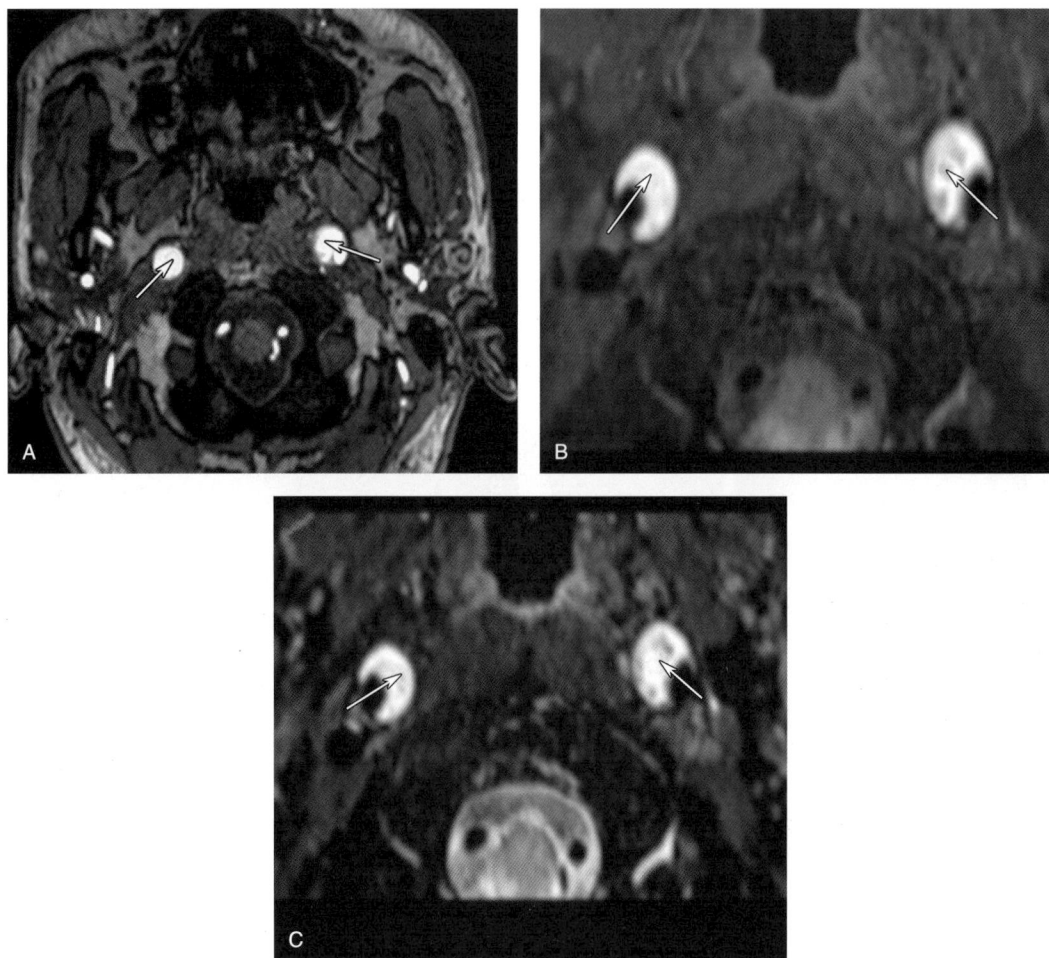

图 3-6-2　颈内动脉夹层特征性影像表现

A. TOF-MRA 示双侧颈内动脉颈段管腔狭窄,可见新月形稍高信号壁间血肿(箭头);B. T₁WI 示双侧颈内动脉颈段新月形的低信号壁间血肿(箭头),与血管内壁、外膜分界清晰;C. T₂WI 示双侧颈内动脉颈段新月形的高信号壁间血肿(箭头),与血管内壁、外膜分界清晰。

5. 评估细微病变　颅内动脉 VW-MRI 可以发现管壁的细微改变,可以明确颅内动脉症状性的、管腔成像无明显狭窄的疾病(图 3-6-4)。

6. 评估硬化斑块　颅内动脉粥样硬化斑块好发于基底动脉和大脑中动脉,位于基底动脉的偏心性斑块,根据其在轴位图像上的不同部位,被划分为四个象限,分别为腹侧、背侧、左侧和右侧象限;大脑中动脉的偏心性斑块也被划分为四个象限,分别为腹侧、背侧、上和下象限(图 3-6-5)。有症状患者的大脑中动脉斑块更常发生在上象限,基底动脉的斑块好发于侧壁,且侧壁、背侧壁的斑块与脑桥梗死相关。由于脑穿支动脉常开口于基底动脉或大脑中动脉的不同方位,因此,研究颅内动脉斑块的发生部位,有利于脑穿支动脉梗死的精确诊断与治疗。

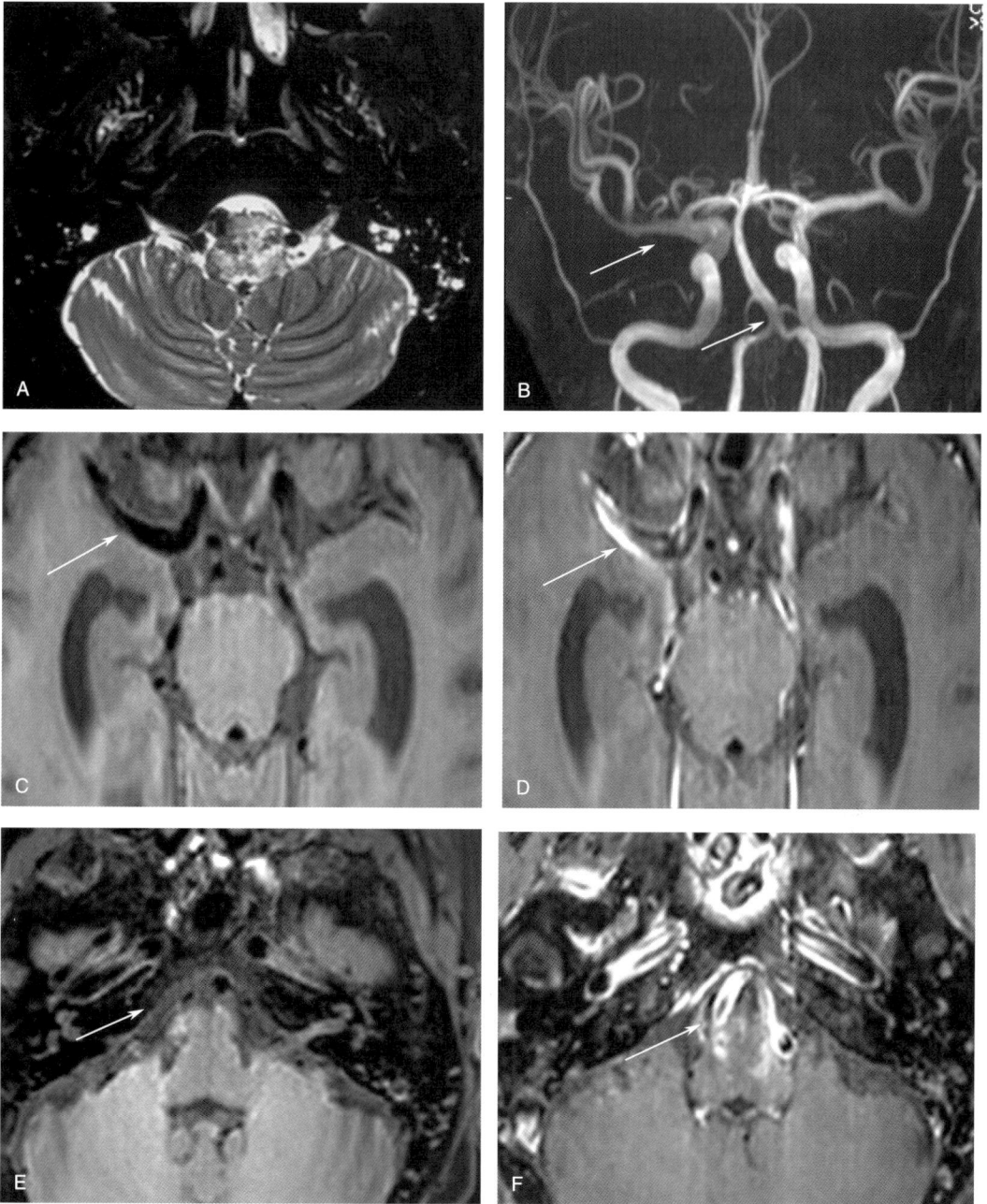

图 3-6-3　中枢神经系统血管炎

患者,女,68 岁。突起恶心、呕吐 1 月余。颅脑 $T_2WI(A)$ 示延髓片状高信号;TOF-MRA(B)示颅内动脉(双侧椎 - 基底动脉、右侧大脑中动脉)多发管腔狭窄(箭头);管壁 $T_1WI(C、E)$ 示颅内动脉(双侧椎 - 基底动脉、右侧大脑中动脉)管壁多发环形增厚(箭头);管壁 CE-$T_1WI(D、F)$ 示增强后管壁明显强化(箭头),提示病变活动期。

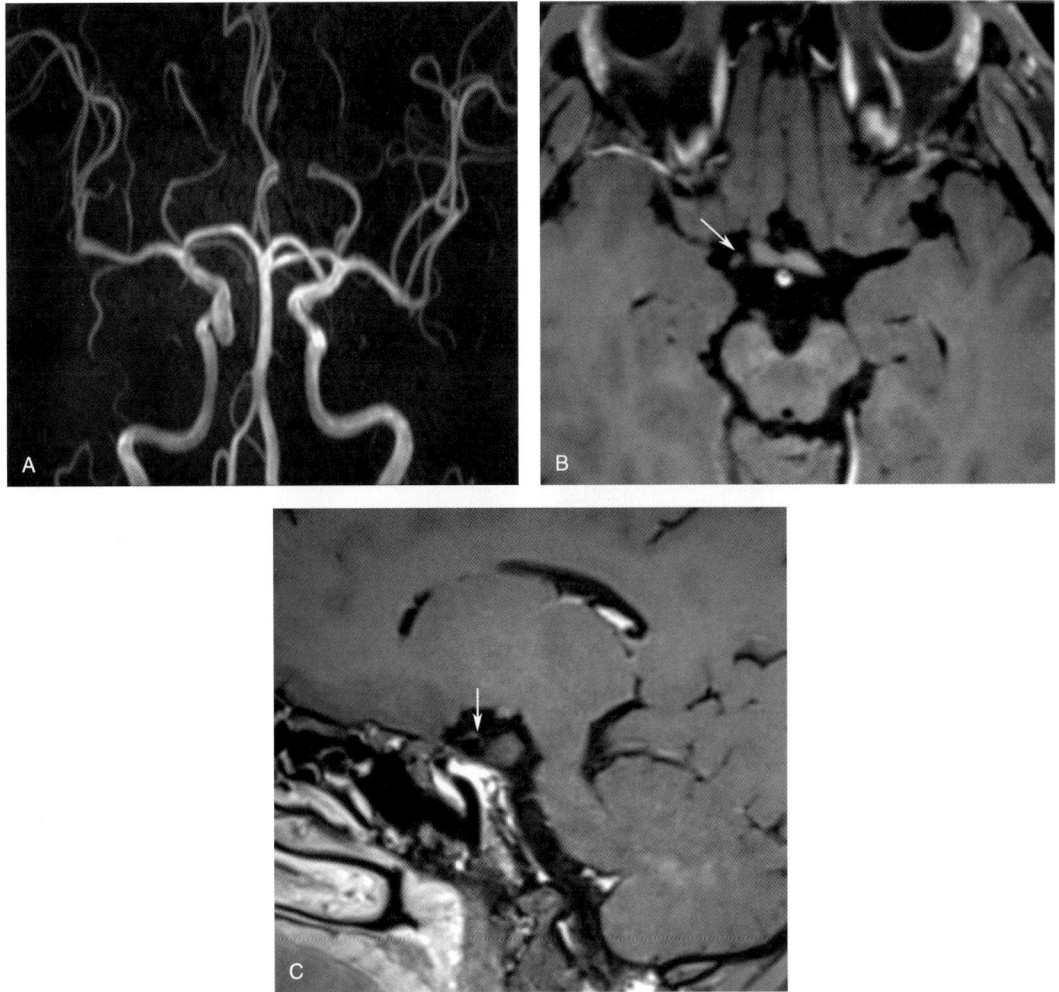

图 3-6-4 颅内动脉血管壁 MRI 显示管壁细微病变

患者,女,47 岁。发作性左上肢麻木。TOF-MRA(A)示颅内大动脉未见明显狭窄;$T_1$WI(B)示右侧大脑中动脉起始部上壁偏心性增厚,呈等信号(箭头);CE-$T_1$WI(C)示右侧大脑中动脉起始部上壁增厚管壁强化(箭头),提示右侧大脑中动脉起始部上壁小斑块形成。

7. 颅内动脉粥样硬化斑块的活动性评估 颅内动脉 VW-MRI 技术可以准确地观察斑块的大小、分布、斑块内出血(intraplaque hemorrhage,IPH)、强化程度等特征。IPH 与斑块强化程度、斑块的活动性有明显的相关性(图 3-6-6)。颅内动脉斑块对比增强的强化程度可分为三个等级:0 级,斑块强化程度低于或等于无斑块的邻近正常管壁的强化程度,即无强化;1 级,斑块强化程度高于邻近正常管壁,但低于垂体柄的强化程度,即轻中度强化;2 级,斑块强化程度等于或高于垂体柄的强化程度,即明显强化。

8. 预测颅内多发性动脉瘤的破裂风险 颅内动脉瘤伴随着明显的炎症反应和组织变性等瘤壁重构,瘤壁强化范围有助于找寻责任动脉瘤,责任动脉瘤多以环形强化为主(图 3-6-7)。

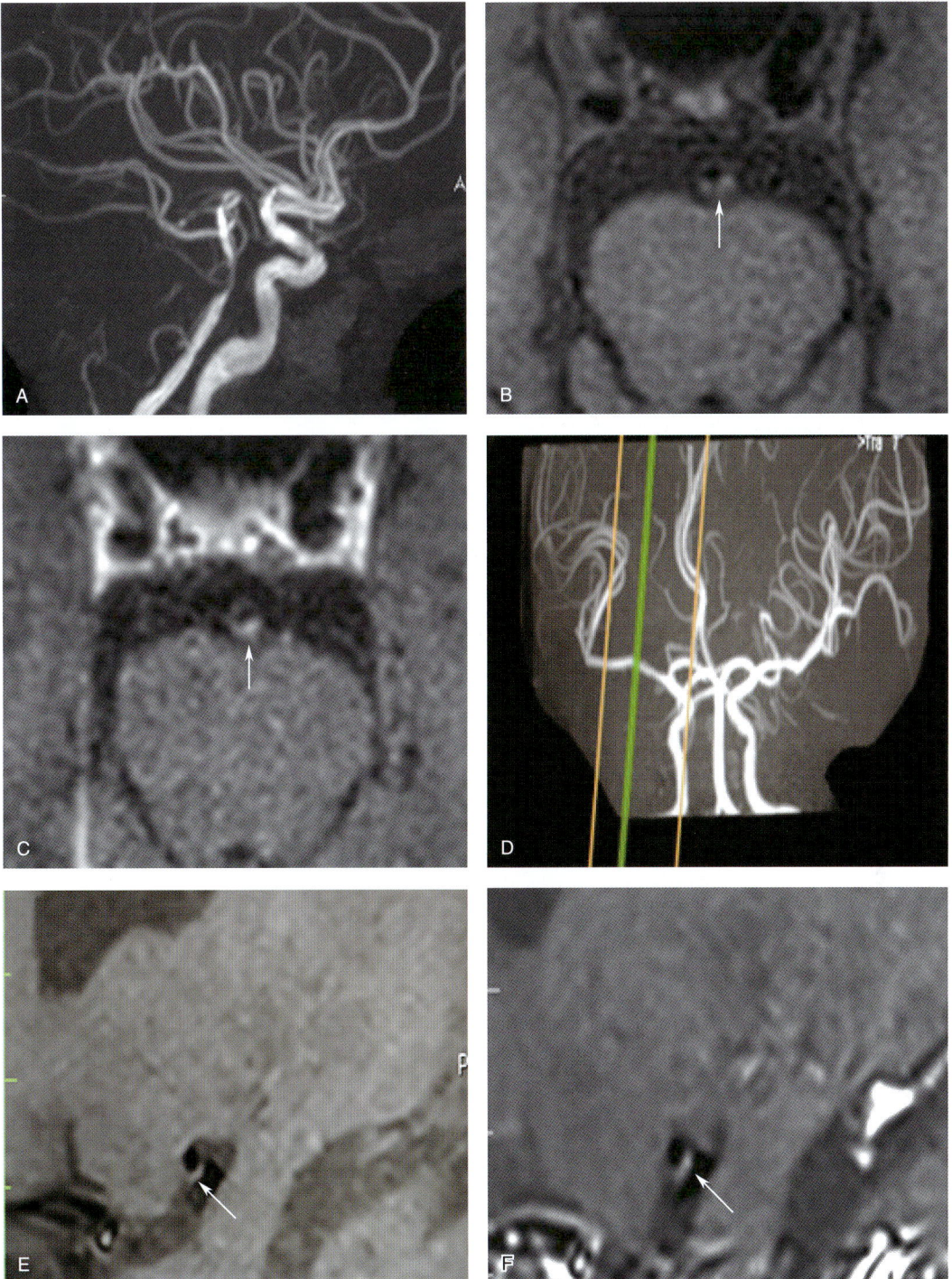

图 3-6-5　颅内动脉斑块分布位置

A. TOF-MRA 示基底动脉管腔明显狭窄；B. T$_1$WI（箭头）示基底动脉背侧壁管壁偏心性增厚，呈稍低 - 等信号，即偏心性斑块形成；C. CE-T$_1$WI（箭头）示基底动脉背侧壁增厚管壁强化；D. TOF-MRA 示右侧大脑中动脉 M1 段管腔稍狭窄；E. T$_1$WI（箭头）示右侧大脑中动脉 M1 段下壁管壁偏心性增厚，呈等信号，即偏心性斑块形成；F. CE-T$_1$WI（箭头）示右侧大脑中动脉 M1 段下壁增厚管壁强化。

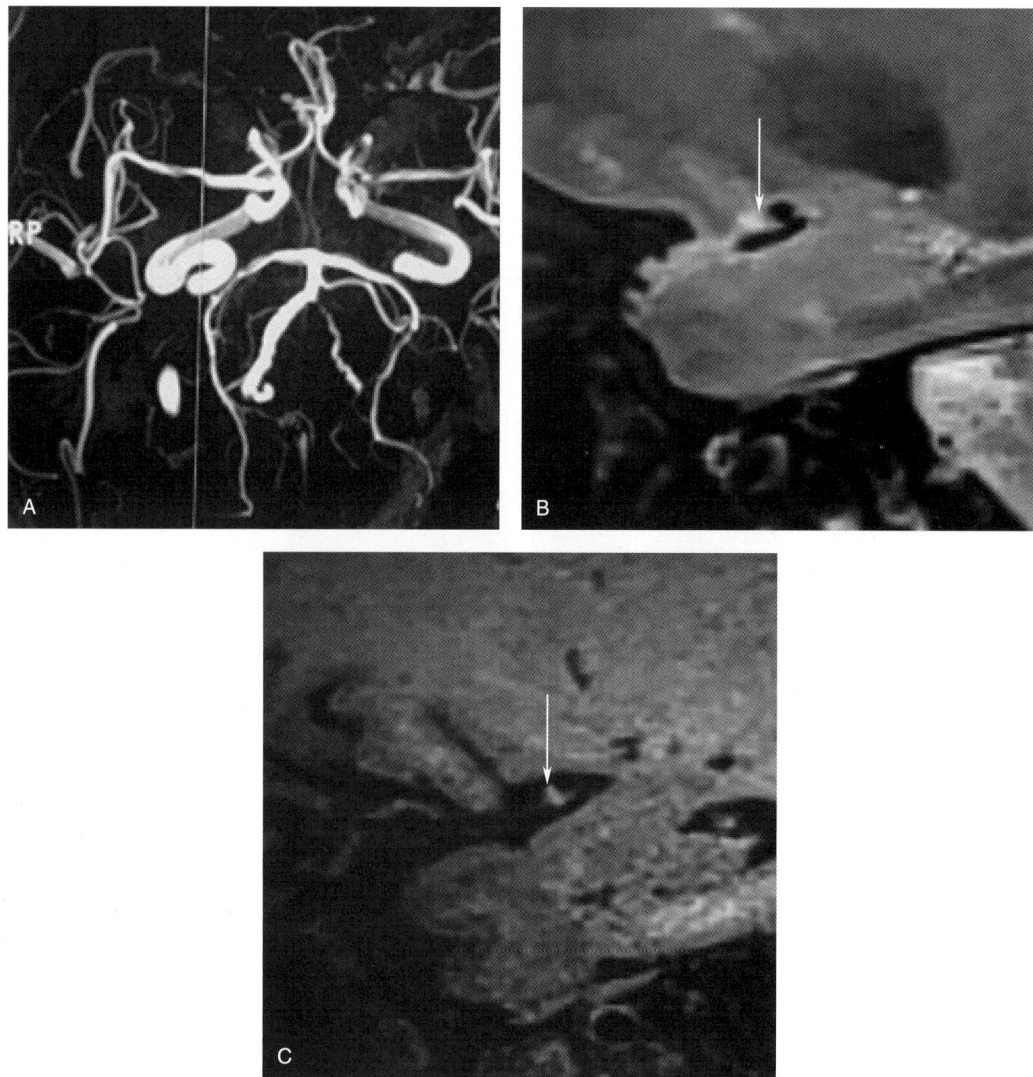

图 3-6-6　颅内动脉粥样硬化斑块的活动性评估

A. TOF-MRA 示右侧大脑中动脉 M1 段管腔轻度狭窄;B. $T_2$WI 示右侧大脑中动脉 M1 段腹侧壁偏心性斑块,其内可见高信号灶为斑块内出血(箭头);C. $T_1$WI 示右侧大脑中动脉 M1 段腹侧壁偏心性斑块,其内可见稍低信号灶为斑块内出血(箭头)。

### 三、图像质量评价标准

根据所分析的成像序列中血管壁结构显示的清晰程度,将图像质量分为 4 个等级:1 级,血管腔和血管外壁边界显示不清,存在严重伪影,管壁的信号特征无法判读分析;2 级,血管腔和血管外壁的部分边界显示清晰,存在少许伪影,但管壁的信号特征无法判读分析;3 级,血管腔和血管外壁的边界显示清晰,存在少许伪影,血管壁的信号特征可以判读分析;4 级,血管腔和血管外壁的边界显示清晰,无伪影,血管壁的信号特征可以判读分析。

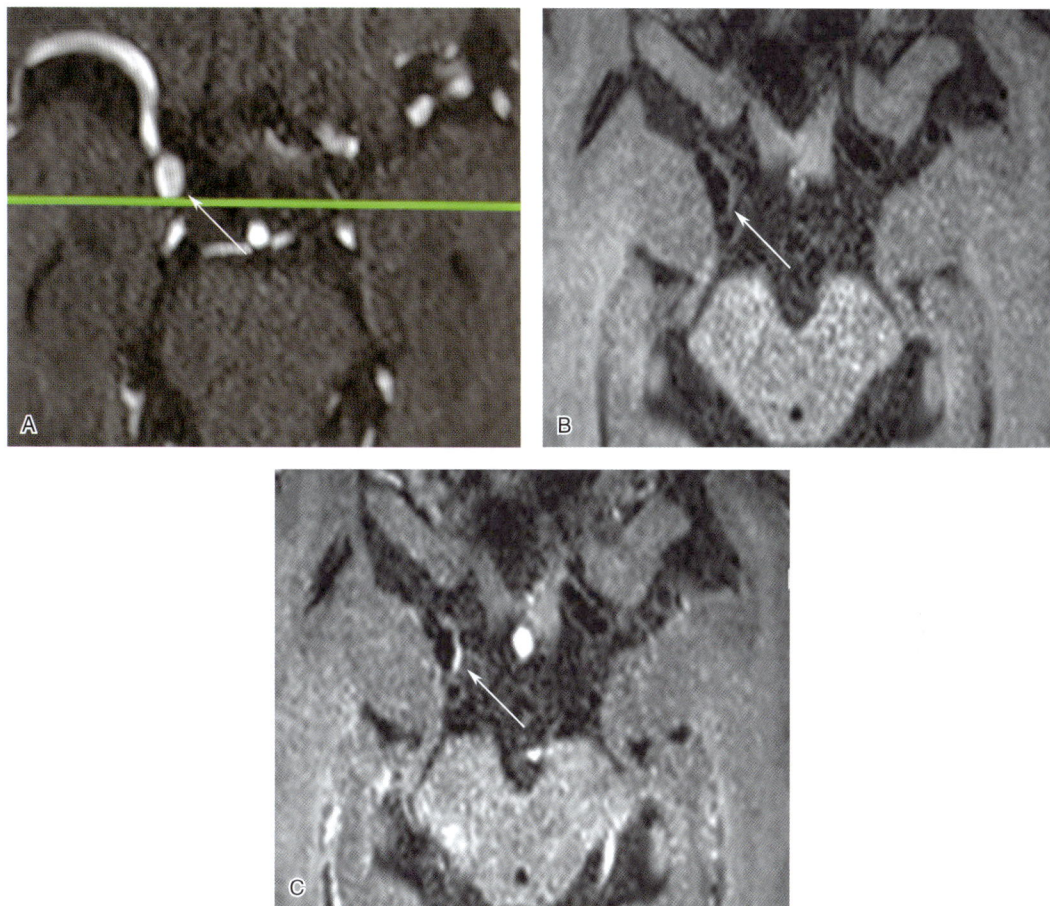

图 3-6-7　动脉瘤破裂风险评估

患者,女,63 岁。头痛头晕伴肢体乏力。TOF-MRA(A)示右侧颈内动脉交通段动脉瘤(箭头);$T_1$WI(B)示瘤壁增厚(箭头),可能存在破裂风险;CE-$T_1$WI(C)示增厚瘤壁环形明显强化(箭头),可能存在破裂风险。

## 四、常见操作错误及分析

1. 检查失败

(1)检查部位不符合申请单要求。

(2)扫描覆盖范围不足。

(3)线圈定位中心错误(太前或太后)导致降低 SNR。

(4)注射对比剂失败,延迟扫描时间太短。

(5)患者不自主运动、进行吞咽动作。

2. 改善图像质量、减少伪影的方法

(1)扫描前需与患者进行充分沟通,以提高患者对 MRI 检查的依从性,同时需要做好固定线圈和保护听力的相关工作。

(2)提高扫描速度是避免运动伪影的最有效方法。

(3)在扫描前有针对性地进行匀场,从而有效降低磁敏感伪影带来的影响。

(4)扫描后立即浏览原始图像,保证图像质量过关。

## 五、相关知识测试题

1. 以下**不属于**颈动脉及颅内动脉血管壁 MRI 的禁忌证的是

   A. 体内安装有心脏起搏器,如起搏器为新型 MRI 兼容性产品除外

   B. 体内植入电子耳蜗、磁性金属药物灌注泵、神经刺激器等电子设备

   C. 妊娠 3 个月内

   D. 眼眶内有磁性金属异物

   E. 体内有骨关节固定钢钉、骨螺丝、固定假牙、避孕环等时,产生的金属伪影不影响检查目标

2. 以下**不属于**颈动脉及颅内动脉血管壁 MRI 适应证的是

   A. 显示颈动脉粥样硬化斑块的主要成分,如脂质核心、纤维帽、钙化和斑块内出血

   B. 评价疑似颈动脉夹层患者

   C. 识别血管炎早期动脉壁改变,用于常规监测和评估疾病的活动性,并可指导疑似血管炎患者选择活检靶点

   D. 显示脑白质病变的严重程度

   E. 确定多发动脉瘤合并急性蛛网膜下腔出血患者的责任动脉瘤

3. 以下说法**错误**的是

   A. 颈动脉血管壁 MRI 扫描范围以颈总动脉分叉为中心纵向覆盖上下 3~4cm

   B. 颅内动脉血管壁 MRI 扫描范围从枕骨大孔至胼胝体上缘

   C. 颅内动脉血管壁 MRI 扫描序列可以是 2D 序列或 3D 序列

   D. 颈动脉血管壁 MRI 扫描序列可以是 2D 序列或 3D 序列

   E. 对于 3D 血管壁 MRI 图像不可以使用曲面重组及多平面重组等后处理技术

4. 大脑中动脉的偏心性斑块被划分为四个象限,以下说法**错误**的是

   A. 腹侧壁    B. 左侧壁    C. 背侧壁

   D. 上壁    E. 下壁

5. 根据所分析成像序列中血管壁结构显示的清晰程度,将图像质量分为 4 个等级,以下说法**错误**的是

   A. 1 级:血管腔和血管外壁的部分边界显示清晰,存在少许伪影,但管壁的信号特征无法判读分析

   B. 1 级:血管腔和血管外壁边界显示不清,存在严重伪影,管壁的信号特征无法判读分析

   C. 2 级:血管腔和血管外壁的部分边界显示清晰,存在少许伪影,但管壁的信号特征无法判读分析

   D. 3 级:血管腔和血管外壁的边界显示清晰,存在少许伪影,血管壁的信号特征可以判读分析

   E. 4 级:血管腔和血管外壁的边界显示清晰,无伪影,血管壁的信号特征可以判读分析

**答案:**1. E 2. D 3. E 4. B 5. A

(廖伟华 欧洁琳)

推荐阅读资料

［1］国家卫生健康委员会脑卒中防治工程委员会神经影像专业委员会，中华医学会放射学分会神经学组．脑血管病影像规范化应用中国指南．中华放射学杂志，2019, 53 (11): 916-940.

［2］杨正汉，冯逢，王霄英．磁共振成像技术指南：检查规范、临床策略及新技术应用．北京：人民军医出版社，2010.

［3］中华医学会放射学分会MR学组．颅内MR血管壁成像技术与应用中国专家共识．中华放射学杂志，2019, 53 (12): 1045-1059.

［4］中华医学会影像技术分会，中华医学会放射学分会．MRI检查技术专家共识．中华放射学杂志，2016, 50 (10): 724-739.

［5］MANDELL D M, MOSSA-BASHA M, QIAO Y, et al. Intracranial vessel wall MRI: principles and expert consensus recommendations of the American Society of Neuroradiology. AJNR Am J Neuroradiol, 2017, 38 (2): 218-229.

［6］SABA L, YUAN C, HATSUKAMI T S, et al. Carotid artery wall imaging: perspective and guidelines from the ASNR vessel wall imaging study group and expert consensus recommendations of the American Society of Neuroradiology. AJNR Am J Neuroradiol, 2018, 39 (2): E9-E31.

# 第七节　周围神经磁共振成像（脑神经和脊神经）

## 一、概述

周围神经病（peripheral neuropathy, PN）是指周围运动、感觉和自主神经功能障碍和结构改变所致的一组疾病，各种原因引起的继发性周围神经损伤及肿瘤是PN最常见的原因。PN诊治往往较为困难，常用评估方法为神经传导检查（nerve conduction studiy, NCS）和肌电图（electromyogram, EMG）等临床检查，虽然能提示周围神经潜在的病理生理学改变，但不能直观显示神经本身及其周围结构的细微变化，而电生理技术也难以评估局灶性病变。磁共振神经成像（magnetic resonance neurography, MRN）能够提高对周围神经病变的诊断准确率，可无创地直接显示周围神经损伤，同时具有较高的结构分辨率，甚至可达到单根神经束成像（束状成像）水平。

MRN又称为周围神经MRI，是指利用MRI直接使周围神经成像的技术，所得神经图像来源于神经本身的磁共振信号，而不是来源于毗邻组织的对比或神经内的脂肪信号，因此可有效反映神经的内部状态。目前MRN主要基于两个原理成像：①以$T_2WI$为基础的神经显像，主要通过突出周围神经内水分子信号及抑制周围脂肪组织信号对周围神经显像；②以弥散加权成像（DWI）为基础的神经显像，其主要是利用水分子受神经髓鞘、束膜的限制，从而弥散受限呈高信号成像。随着磁共振扫描技术发展，如场强提高（3.0T）、表面线圈及平行成像等技术改进，既往MRN中脂肪抑制不均、扫描时间较长、图像SNR较低等问题得到极大的改善，已能较好地显示周围神经细微结构，提供高分辨率、高对比度的优良图像（图3-7-1）。

目前常用的MRN技术包括基于$T_2WI$的3D-STIR-TSE、3D-BTFE、3D-$T_2$W-DRIVE、3D-$T_2$-FFE、$T_2$W-mDIXON-TSE、3D-FLAIR_Real及基于弥散成像的背景信号抑制全身DWI（DWI whole-body imaging with background body signal suppression, DWIBS）、DTI。本节以临床最常用颅底脑神经成像及臂丛扫描为例说明MRN的操作规范。

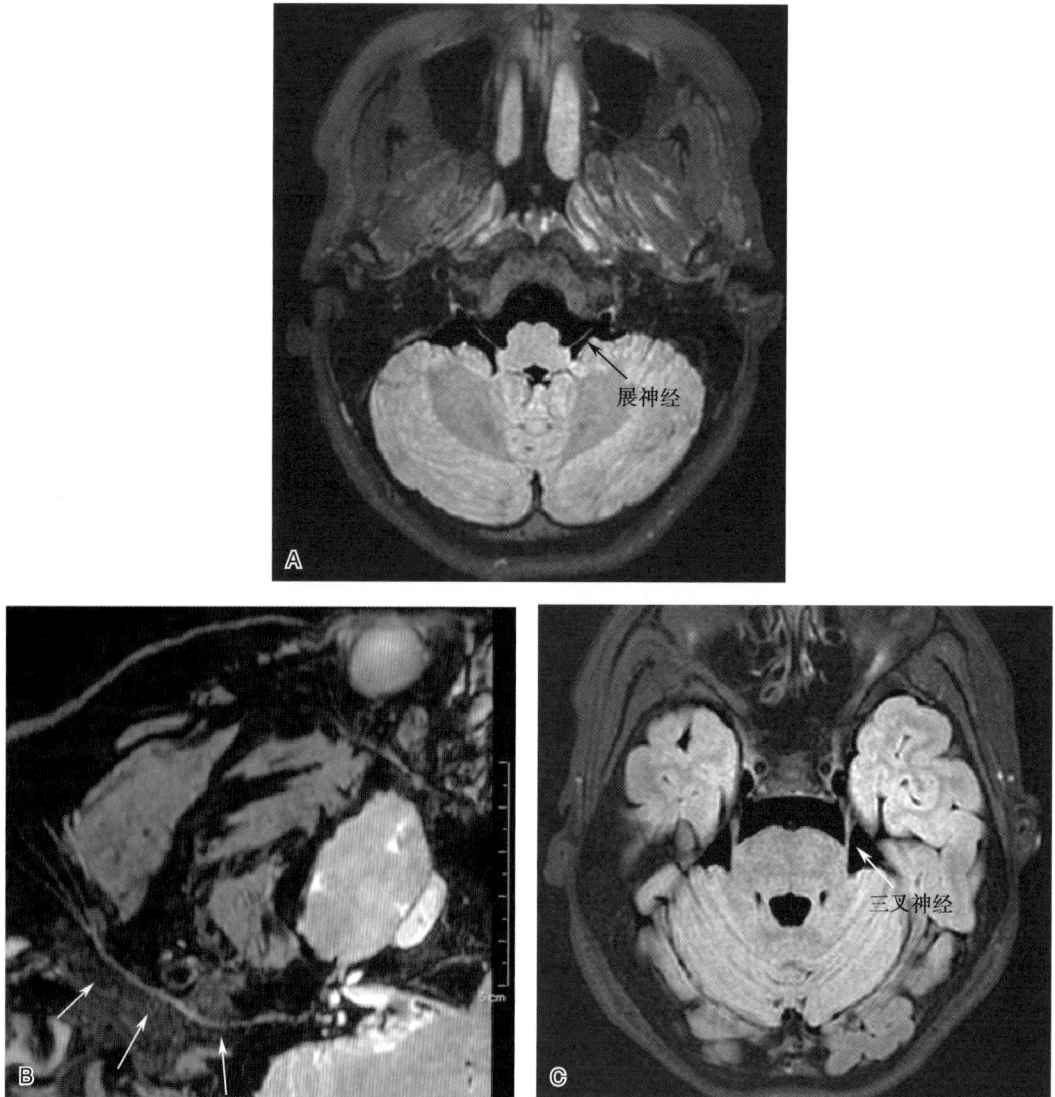

图 3-7-1　颅底神经成像可清晰显示颅底神经的细微结构

A. 双侧展神经颅内段（箭头）；B. 曲面重建后面神经颅内段及
颅外段的走行（箭头）及结构；C. 双侧三叉神经颅内段（箭头）。

## 二、操作规范流程

### （一）适应证

1. 临床出现周围神经病变相关症状者需进行定位、定性诊断。
2. 确诊周围神经病变需进行手术前准备。
3. 检测药物或手术治疗周围神经病变的效果。

### （二）禁忌证

同本章第一节。

### (三) 检查前准备

MRN 检查无辐射,但扫描时间较长,噪声较大,因此检查前应告知患者扫描可能带来的不适,并排除存在扫描禁忌的可能,颅底神经一般不需要注射钆对比剂,但除颅底神经外如臂丛等,为更好地抑制图像背景,增强图像建议在注射钆对比剂(0.1mol/kg 体重)后 3~5min 进行扫描。

1. 详细告知潜在检查风险,指导患者及家属签署相关知情同意书(如《钆对比剂使用患者知情同意书》;需使用麻醉或镇静药物者,患者或家属还需要签署《麻醉同意书》)。

2. 能够配合的患儿,做好患儿和家长的宣教,保证扫描时身体尽量静止;不能配合的患儿,需麻醉镇静后再行检查。

3. 抢救器械准备,包括急救车、心电监护仪、除颤仪、氧气装置等。

### (四) 检查过程注意事项

1. 头部扫描必须佩戴耳塞,保护听力。

2. 摆位时,肩部紧贴线圈,左右居中,头部不能旋转,同时必须用三角垫固定头部。注意使患者下颌紧收,不能仰起,使颈椎不过度弯曲,必要时垫高背部或枕部。此时颈椎处于较直状态,有利于臂丛神经划线定位。

### (五) 扫描技术

1. 定位像和扫描范围　患者仰卧,以臂丛扫描为例,扫描范围为颅底至 $T_4$,定位中心位于下颌下缘。

2. 颅底脑神经 MRN 扫描方案见表 3-7-1。

表 3-7-1　颅底脑神经磁共振神经成像(MRN)扫描方案

| MRI 序列 | FOV/cm | 层厚 /mm | TR/ms | TE/ms |
|---|---|---|---|---|
| 冠状位 STIR | 25 | 5 | 2 219 | 60 |
| 3D-BFFE | $21 \times 19$ | 1 | 6.1 | 2.4 |
| 轴位 $T_1WI$ | $21 \times 19$ | 2 | 717 | 10 |
| 轴位脂肪抑制 $T_2WI$ | $21 \times 19$ | 2 | 3 000 | 80 |

注:STIR,短时间反转恢复序列;3D-BFFE,三维平衡快速场回波序列。

3. 臂丛 MRN 扫描方案见表 3-7-2。

表 3-7-2　臂丛神经磁共振神经成像(MRN)扫描方案

| MRI 序列 | FOV/cm | 层厚 /mm | TR/ms | TE/ms |
|---|---|---|---|---|
| 矢状位 $T_1WI$ | $25 \times 16$ | 3 | 680 | 8 |
| 矢状位 $T_2WI$ | $25 \times 16$ | 3 | 2 530 | 95 |
| 矢状位 STIR | $25 \times 16$ | 3 | 3 000 | 60 |

续表

| MRI 序列 | FOV/cm | 层厚 /mm | TR/ms | TE/ms |
|---|---|---|---|---|
| 3D STIR TSE | 40 | 1 | 4 800 | 286 |
| 轴位 $T_2WI$ | 16 | 3 | 2 800 | 110 |
| 3D STIR TSE（注射对比剂后） | 40 | 1 | 4 800 | 286 |

注：STIR，短时间反转恢复序列；TSE，快速自旋回波。

### （六）检查后指导

扫描后检查图像是否符合诊断标准，询问患者有何不适，如无则结束扫描。

### （七）图像后处理

如果为基于 $T_2WI$ 及脂肪抑制技术的 MRN 3D 扫描，需对椎管内节前神经根及节后神经根进行 CPR；此外，可根据检查目的进行神经横断面积、$T_2$ 值等测量。如为基于 DWI 技术成像，可进行表观弥散系数（ADC）、各向异性分数（FA）、平均弥散率（MD）及 DTI 纤维追踪等计算。

### （八）诊断要点

虽然仍无法显示周围神经的神经内膜及单个轴突，3.0T 场强以下的 MRN 能很好地显示直径 3mm 以上神经纤维的神经鞘和神经纤维束（nerve tract），清晰显示周围神经的大小、走行、纤维束分布，并有效区分周围神经与邻近血管，如动脉显示流空效应，而静脉则由于流入现象（inflow phenomenon）显示为 $T_1WI$ 高信号。正常的周围神经大小应与伴行动脉相仿，信号与邻近肌肉相似，而其内的神经纤维束排列类似蜂巢，如出现局部或弥漫性神经纤维增粗、增大、信号异常增高、轮廓模糊、纤维束走行中断、排列异常、周围脂肪间隙模糊等则提示周围神经病变。除背根神经节外，正常周围神经拥有完整的血管 - 神经屏障，增强扫描无强化。

外伤、卡压、代谢、中毒、炎性或感染等多种原因均可引起周围神经损伤，主要的病理改变包括沃勒变性、轴索变性、神经元变性和节段性脱髓鞘。MRN 可准确诊断多种周围神经疾病。

（1）卡压性周围神经病变：周围神经受到卡压引起神经病变时，受卡压部位及近端神经显示神经纤维束呈局灶性 $T_2WI$ 高信号，$T_1WI$ 可显示单个神经纤维束增粗、边缘模糊。卡压近端的周围神经横断面积增大。引起这种局灶性周围神经增粗、$T_2WI$ 信号增高的机制尚不明确，可能的原因包括轴突膜流动损伤、静脉充血引起的水肿或脱髓鞘。病变晚期，神经纤维周围的纤维化可引起 $T_1WI$ 出现神经周围脂肪间隙轮廓模糊、中断，可能伴有轴突减少，如合并沃勒变性，远端的神经节段出现较长范围的信号增高。同时，周围神经支配的肌肉往往会合并继发改变。神经卡压时受压部位轴突完整性受损，对神经内自由水分子的弥散阻力减小。因此，DWI 检查可显示弥散受限，ADC 值增大。如怀疑为卡压性周围神经病变，增强并非必要。

腕管综合征是最常见的卡压性周围神经病，正中神经在腕部受到压迫，受压部位神经变扁，$T_2WI$ 信号增高。患者受累神经的横断面积和 FA 值与健康受试者有显著差异，受累神经显著增粗，FA 值降低。神经卡压后，鱼际肌会继发不同程度萎缩，其程度与电生理诊断结果显著相关。MRI 对于评估腕管综合征解压术后神经功能的恢复情况也有一定价值。

下肢神经卡压综合征主要指各种原因导致的坐骨神经卡压。对于血管压迫性坐骨神经卡压,MRI 可显示压迫坐骨神经的曲张静脉,并指导进一步诊治。梨状肌综合征也是导致坐骨神经痛的主要原因之一。在梨状肌综合征患者,常规 MRI 通常显示患侧梨状肌较健侧增粗、炎性改变。

(2)周围神经损伤:根据受力不同、外伤后周围神经损伤轻重程度不同,可从仅周围神经髓鞘损伤到轴突损伤,甚至周围神经断裂、邻近结缔组织中断等。Sunderland 将其分为五级,其中 Sunderland Ⅰ~Ⅲ级为轻度损伤,仅出现单纯的神经纤维鞘膜损伤或轻、中度轴索损伤,Sunderland Ⅳ~Ⅴ级为重度损伤,此时周围神经轴突及周围组织断裂,功能障碍明显。外伤后神经电生理检查难以评估臂丛、腰丛等周围神经损伤范围、程度,而 MRN 不仅能准确检测周围神经损伤范围,还可有效区分轻度及重度周围神经损伤,并进一步评价是否存在引起周围神经损伤的合并症,如外伤后骨连接术、血肿、软组织瘢痕形成等。

单纯的 Sunderland Ⅰ级损伤 MRN 可无异常,Sunderland Ⅱ~Ⅲ级可显示为损伤处及远端神经纤维束 T$_2$WI 信号增高,受伤当日神经纤维即可增粗、7 日后达高峰,损伤近端改变较轻微,可能与沃勒效应有关。恢复时,损伤近端的周围神经改变先出现,其次是损伤远端,最好为损伤处病变。单个神经纤维束损伤(Sunderland Ⅳ级)MRN 除显示局部神经纤维束连续性中断外,病灶特点与 Sunderland Ⅱ~Ⅲ级相类似;而 Sunderland Ⅴ级显示周围神经断裂、中断处呈 T$_2$WI 低信号,断端增粗、迂曲回缩。如未经处理,所有重度周围神经损伤均可见神经瘤形成。臂丛损伤可影响节前段或节后段,当神经根与脊髓附着处被破坏时,可发生臂丛根性撕脱伤,表现为邻近脊髓水肿,T$_2$WI 信号改变(图 3-7-2);椎旁肌有强化是诊断神经根撕脱伤的另一特征,反映肌肉的神经支配中断。

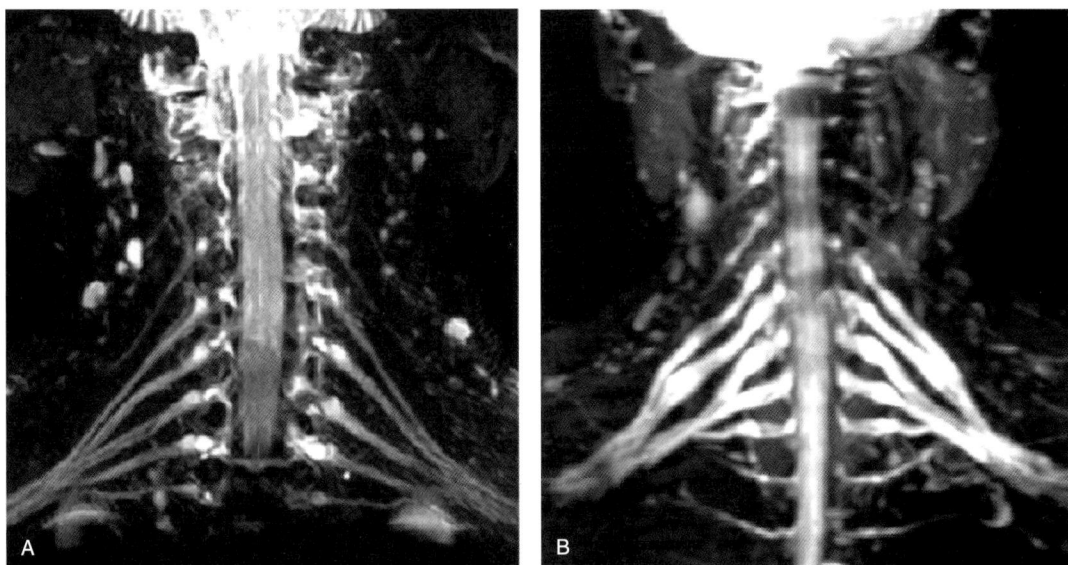

图 3-7-2　臂丛成像(3D T$_2$WI FFE 序列)
A. 正常志愿者,臂丛图像;B. 慢性炎症性脱髓鞘性多发性神经根神经病(CIDP)
患者臂丛显像,显示双侧臂丛弥漫性增粗,T$_2$WI 信号增高。

（3）周围神经肿瘤及肿瘤样病变：周围神经肿瘤及肿瘤样病变神经内、外的神经节囊肿、神经鞘瘤及神经纤维瘤多见，如出现多房性周围神经肿瘤常合并神经、皮肤症状。神经鞘瘤起源于周围神经鞘的施万细胞，MRI 增强扫描常可显示其包膜完整，同时可见"靶征""神经出入征"等典型征象。神经纤维瘤亦起源于周围神经鞘，属良性肿瘤，增强扫描明显强化（图 3-7-3）。如出现病灶迅速增大，轮廓模糊、边界不清、信号不均，合并瘤周水肿，病灶直径>5cm 等征象，应考虑恶性肿瘤可能，但这些征象往往缺乏特异性。

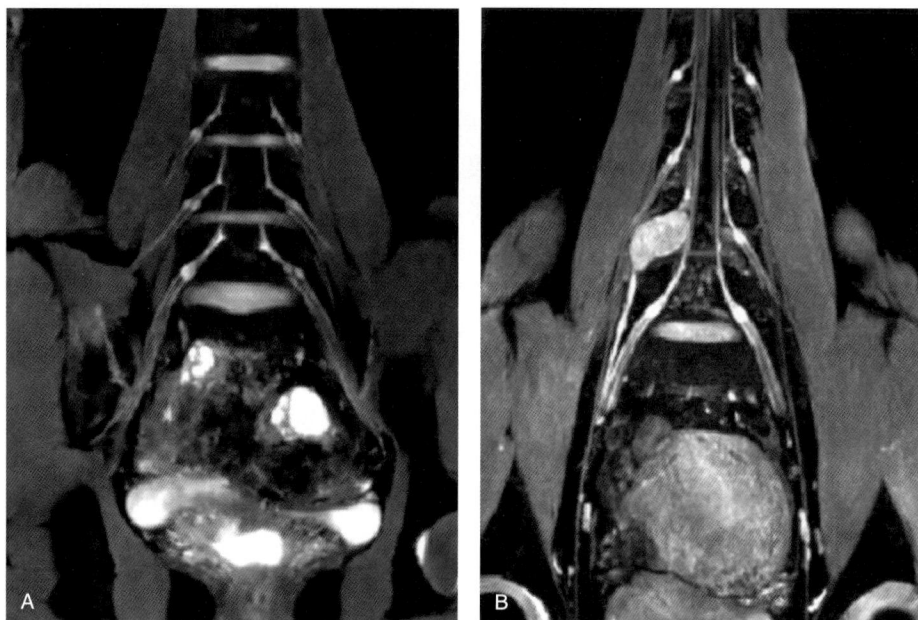

图 3-7-3　腰骶丛 3D $T_2$WI FFE 成像
A. 正常志愿者，腰丛神经图像；B. 右侧 $L_4$ 神经根神经纤维瘤。

## 三、图像质量评价标准

由于脑神经及脊神经丛本身所在处解剖结构的复杂性，呼吸、心率及血管、脑脊液搏动影响较大；节前段解剖结构细小、行程短，易受周围脑脊液信号的干扰，二者对比不够强烈，还需考虑呼吸运动及脑脊液搏动伪影等因素的影响容易出现假象；节后段的特点则是解剖结构的复杂，周围肌肉组织及邻近的静脉结构往往干扰对神经的准确分辨，且因神经周围脂肪成分的多少影响神经纤维边界的勾勒。MRN 中最易引起 $T_2$WI 信号增高的伪影被称为"魔术角度伪影（magic angle artefact）"，即在 PDWI 或 $T_2$WI 时，紧密排列的胶原纤维在与磁场偏差角度为 55° 时信号会增高，极易被误认为病灶，但 3.0T 场强磁共振的应用使该伪影的发生率减少。此外，出入神经周围膜的细小血管可能引起周围神经信号发生改变，但根据其走行可予以鉴别，增强扫描也可进一步明确。

常用的 MRN 技术，尤其是弥散成像技术对磁场的稳定性、场强及线圈的要求很高，还与患者的配合程度密切相关，对磁敏感、化学位移及运动、呼吸、吞咽和搏动伪影均较为敏感，往往需要加以鉴别。因此，MRN 图像中无运动伪影、脂肪抑制均匀、能清晰显示神经结构即为合格图像。

## 四、常见操作错误及分析

1. 检查失败

(1)检查部位不符合申请单要求。

(2)扫描覆盖范围不足。

(3)图像质量不能满足诊断要求,如存在呼吸、运动伪影,脂肪抑制不均,血流信号干扰过大。

2. 改善图像质量、减少伪影的方法

(1)MRN 的技术要点是根据周围神经的结构特点来决定,进行 MRN 条件:①采用重 $T_2WI$,提升神经和周围组织之间的对比,回波时间(TE)为 120ms 左右;②稳定的脂肪抑制;③抑制血管信号(锁骨下静脉等);④ 3D 大视野成像,能任意方向 MPR、MIP 重建,显示神经的全程;⑤有足够大的 FOV。

(2)3.0T 磁共振脂肪抑制及磁化率伪影的解决方法

1)STIR+SPIR 联合可更好地抑制脂肪信号,两种脂肪抑制技术的联合使用是目前的解决方案。由于 3D-STIR 带宽较窄,部分脂肪信号未被翻转,图像上脂肪表现为高信号,可用频率选择法,将未翻转的部分脂肪信号抑制,获得均匀的脂肪抑制图像。当主磁场明显不均匀,颈根部神经根显示欠连续时,联合应用这两种脂肪抑制技术,基本可以成功地抑制脂肪信号。

2)提升 $B_0$ 场的均匀性,可通过局部放置米袋或电解质袋,减少空气和组织之间的磁化率差异的影响,提升主磁场的均匀性。使用大米的原因是其磁化率与人体细胞及水的磁化率较接近,且米袋柔软、可塑性强,同时大米本身不显影。

3)选用 3D NerveVIEW 专门显示周围神经。3D NerveVIEW 针对 3D-STIR-TSE 做了改进。3D NerveVIEW 使用高带宽(2 500Hz)STIR 反转脉冲,改进了 STIR 脉冲太窄(700Hz)导致脂肪抑制不均匀的问题,可以大范围成像并进行稳定、均匀的抑制脂肪;同时还增加了运动敏感驱动平衡(motion sensitized driven equilibrium,MSDE),能有效抑制血流信号,且不需使用对比剂。MSDE 技术抑制血流信号的原理是于射频脉冲的两侧施加两个方向相反、强度相同的梯度,前一个梯度造成失相位,使臂丛等周围神经组织完全重聚而呈高信号,后一个梯度使相位重聚,但对于运动的血流,后面的梯度不能使所有的失相位重聚,造成信号减低,从而抑制血流信号。

4)使用未配置 3D NerveVIEW 的 1.5T 仪器扫描时,也可通过注射对比剂使背景信号抑制更加彻底。平扫未注射对比剂图像中,静脉背景会干扰臂丛的显示,注射单倍剂量对比剂,背景抑制比较彻底;注射双倍剂量对比剂,背景抑制会更好。注射对比剂可抑制背景信号的原理:顺磁性对比剂有缩短 $T_1$ 的效果,同时也可缩短 $T_2$,在 $T_2WI$ 时,图像信号减低,可使血管、淋巴及肌肉等背景信号变暗,而臂丛蛛网膜腔无对比剂进入,液体信号不受影响,从而使神经突出显示。

## 五、相关知识测试题

1. MRN 的适应证有

A. 周围神经卡压综合征

  B. 神经纤维瘤

  C. 糖尿病周围神经病

  D. 格林-巴利综合征相关性周围神经损伤

  E. 以上都是

2. 以下**不属于** MRN 常用的成像序列的是

  A. 3D-STIR-TSE         B. DWIBS

  C. 3D-$T_2$W-DRIVE        D. $T_2$W-mDIXON-TSE

  E. EPI

3. 以下关于 MRN 的描述**错误**的是

  A. 可无创地直接显示周围神经损伤

  B. 具有较高的结构分辨率,可达到单根神经束成像(束状成像)水平

  C. 需要减小扫描的 FOV

  D. 高场强有益于脂肪抑制的效果

  E. 3D 成像可提高周围神经成像效果

4. 周围神经病变主要的病理改变包括

  A. 沃勒变性      B. 轴索变性       C. 神经元变性

  D. 节段性脱髓鞘     E. 以上都是

5. MRN 常用的测量参数**不包括**

  A. $T_2$ 值        B. FA 值        C. 横断面积

  D. MD 值        E. $T_1$ 值

**答案:**1. E 2. E 3. C 4. E 5. E

(柳　茵　容鹏飞)

### 推荐阅读资料

[1] 杨正汉,冯逢,王霄英.磁共振成像技术指南:检查规范、临床策略及新技术应用.北京:人民军医出版社,2010.

[2] CHHABRA A, ANDREISEK G, SOLDATOS T, et al. MR neurography: past, present, and future. AJR Am J Roentgenol, 2011, 197 (3): 583-591.

[3] SCHELLE T. Imaging of the peripheral nerves. Semin Musculoskelet Radiol, 2010, 14 (5): 461-462.

# 第八节　心脏磁共振成像

## 一、概述

  心脏磁共振成像(cardiac magnetic resonance imaging,CMR)具有无创、多参数、多方位成像的优势,已成为心脏大血管结构测量和功能评价的"金标准",在心血管疾病的病因诊断、疾病严重程度、风险评估和预后判断方面具有不可替代的重要价值,得到临床越来越多的重视和运用。然而,CMR 扫描参数和序列繁多、专业性强;对扫描技术、图像后处理及诊断的要求高。国内扫描策略和操作要点、图像后处理易出现操作不合理、不规范,从而影响

诊断的全面性和可靠性。基于此,亟须对 CMR 进行规范化。

## 二、操作规范流程

### (一) 适应证

1. 冠心病的诊断和治疗 CMR 主要在冠心病早期诊断、危险度分层方面具有重要价值,同时也可对已知冠心病或治疗后病变进展和演变进行随访观察。心肌静息和负荷灌注成像的主要价值是识别缺血心肌。心肌延迟增强(late gadolinium enhancement,LGE)成像可以评估心肌活性,对合并室壁瘤者,LGE 可鉴别室壁瘤性质,并评价其范围、有无附壁血栓等。心脏电影成像可以评估心肌梗死后室壁厚度变薄合并运动减弱,若在 LGE 检查中未发现瘢痕,则即使室壁厚度变薄,心肌功能也可能在血管重塑后恢复。此外,$T_2$ mapping 可显示心肌水肿,$T_1$ mapping 和细胞外间质容积(extracellular volume,ECV)检查可显示心肌弥漫性纤维化。

2. 非缺血性心肌病(non-ischemic cardiomyopathy,NICM)的诊断和治疗 NICM 是非心脏冠状动脉病变引起的一大类心肌疾病,包括肥厚型心肌病、扩张型心肌病、致心律失常性右心室心肌病(arrhythmogenic right ventricular cardiomyopathy,ARVC)、左心室心肌致密化不全(left ventricular noncompaction,LVNC)、心肌淀粉样变性、限制型心肌病、酒精性心肌病、心肌炎、血色素性心肌病等。CMR 利用电影成像、$T_1$+$T_2$ mapping、LGE 等成像技术有助于诊断和鉴别各种类型的心肌病,同时帮助评估预后。

3. 指导心脏植入装置 LGE 所显示的心肌瘢痕不仅可以指导心脏再同步化治疗(cardiac resynchronization therapy,CRT)电极在冠状静脉窦的准确定位并判断其疗效,也可以指导扩张型心肌病患者植入型心律转复除颤器(implantable cardioverter defibrillator,ICD)的植入。

4. 心脏占位病变 CMR 软组织分辨率高,结合 LGE 可判断肿瘤的组织学来源及鉴别良恶性,同时可以评价病变对心功能、病变周围结构(心肌、冠状动脉、瓣膜等)的影响。

5. 先天性心脏病诊断和治疗 CMR 能显示心房与心室、心室与大动脉的连接关系;观察心脏大血管瓣膜形态、功能;房间隔、室间隔缺损的大小和部位,并分析各水平(心房、心室、大动脉水平)的左、右分流情况。流速编码相位对比(phase contrast,PC)序列可进行血流动力学定量评价,准确测量血液流速、压力阶差、肺 - 体血流比(Qp/Qs)及瓣膜反流等。

6. 心包疾病 诊断心包积液、缩窄性心包炎、心包良恶性肿瘤等。

### (二) 禁忌证

1. 起搏器(非防磁性)或 ICD 仍是 CMR 检查的绝对禁忌证。

2. 虽然目前大部分冠状动脉支架为非铁磁性或弱铁磁性,在 CMR 检查中是安全的,但体内铁磁性物体植入(血管金属夹、眼球内金属异物等)仍然为 CMR 检查禁忌证。

3. 避免对慢性肾病 4 期或 5 期患[估算肾小球滤过率 <30ml(min·1.73m²)]使用含钆对比剂,急性肾衰竭和慢性肝病患者由于可能产生肾源性纤维化也不宜使用;若透析患者必须使用含钆对比剂,应按照学术团体、地区或国家制定的指南进行透析。

4. 无法配合扫描采集和 / 或屏气。

5. 幽闭恐惧症。

6. 临床不稳定(如急性心肌梗死、失代偿性心功能不全)情况。

7. 负荷药物相关禁忌证,如腺苷的禁忌证包括已知或可疑性支气管缩窄或支气管痉挛性疾病、严重的慢性阻塞性肺疾病(chronic obstructive pulmonary disease,COPD)、二度或三度房室传导阻滞、窦性心动过缓(心率 <45 次 /min)、体循环低血压(< 90mmHg)。

### (三) 检查前准备

接受 CMR 检查前,患者需要经过严格的临床评估及禁忌证筛查,以保证该项检查的风险可控。

1. 详细告知患者潜在检查风险,指导患者及家属签署相关知情同意书(含《磁共振检查知情同意书》《磁共振增强钆对比剂使用患者知情同意书》,冠状动脉支架术后支架产品信息不明的患者还需要签署《体内植入物术后磁共振检查知情同意书》,进行负荷灌注患者还需要签署《负荷药物使用知情同意书》)。

2. 嘱患者或家属填写磁共振检查安全调查问卷,确保患者无磁共振检查禁忌证,无负荷药物使用禁忌证,记录患者身高、体重等基本信息(以帮助确定对比剂使用量),并初步了解患者心功能及基础疾病情况。

3. 对于心率较快患者,可以提前给予患者降心率药物,将心率降至 90 次 /min 以下,心律不齐者应提前采用药物尽量保持其心律整齐。

4. 能够配合的患儿,做好患儿和家长的宣教,保证扫描时屏气和身体静止;不能配合的患儿,需麻醉镇静后再行磁共振检查。

5. 抢救药品及器械准备,包括全套的急救药物(肾上腺素、地塞米松、氨茶碱、β 受体拮抗剂、硝酸甘油、支气管扩张剂等)、除颤仪、氧气装置等。

### (四) 检查注意事项

1. 去除患者携带的金属物品;患者穿宽松的检查服;指导患者仰卧于检查床,加用腹带,进行严格的屏气训练而不是简单的告知,采用吸气 - 呼气 - 屏气方式进行屏气训练,若患者因语言或听力原因无法接收机器屏气指令,需对患者的陪护人员进行个性化培训,陪护人员在检查过程中陪伴患者并辅助其进行正确屏气。

2. 按各厂家要求正确放置电极,放置电极时注意避开女性的乳腺,男性胸毛多者需提前去除电极贴放置处的胸毛;推荐使用导电膏以增强电信号,连接心电监控,观察心电图及心率,确保患者在磁体外时 R 波高尖,心电图 R 波识别欠佳时要及时调整,包括调整和固定电极位置、改善电极片与皮肤贴合程度、更换电极等;传感器应置于患者上腹或下胸部并用胶带固定电极线。

3. 采用 20G 及以上的留置针,选择合适静脉血管(一般选用肘前静脉)进行穿刺以建立静脉通路,与磁共振兼容的高压注射器相连接。

4. 检查前与患者交流,告知患者检查可能持续的时间,嘱其做好相应的身体和心理准备。告知患者如何使用报警球囊,帮助提高检查的安全性并使患者更好地配合检查。

5. 根据患者体重及对比剂钆浓度设置个性化的对比剂方案。

### (五) 扫描技术

1. 检查体位　患者仰卧位、头先进,双臂平行前伸,双手不得接触。使用体部相控阵线圈或心脏专用线圈,将心脏置于线圈中心(以第 3 肋间隙作为线圈的中心参照点)。确保患者处于该体位时的舒适状态。要求患者在检查中保持同样的姿势,不能移动身体位置。

2. CMR 扫描流程　推荐扫描流程依次为:①定位和心脏形态成像;②电影(Cine)长轴

位(两腔心、三腔心、四腔心);③ $T_1WI + T_2WI$($T_1WI + T_2$ mapping 或 $T_2WI$ STIR,$T_1WI$ TSE);④心肌负荷灌注检查;⑤增强后 $T_1WI$($T_1$ mapping 或 $T_1WI$ TSE);⑥电影短轴位;⑦心肌静息灌注检查;⑧心肌活性成像即钆对比剂 LGE- 左心室流出道(left ventricular outflow tract,LVOT)、瓣膜、大血管、冠状动脉等检查。

此外,在怀疑血色素性心肌病时需做 $T_2^*$ 成像,以便定量心肌铁沉积情况;存在大血管、瓣膜病变时加做相位对比(PC)Flow 序列扫描,以便后期对相应部位的血流动力学特征进行定量分析。

3. 定位像、扫描基线和扫描范围 利用三维定位法定位。用交互扫描的方式或 Dot 技术进行定位线的定位,按轴位 - 两腔心 - 假四腔心 - 短轴 - 真四腔心和三腔心顺序进行定位。扫描完以上短轴和长轴基本位置后,根据各疾病的不同情况,增加适当的位置进行结构或电影扫描,包括 LVOT、主动脉瓣、右心室流出道、肺动脉瓣、二尖瓣、三尖瓣、肺静脉开口等,范围包括需显示的结构。

4. CMR 常用序列

(1)心脏形态成像:黑血序列最常用的是快速自旋回波序列,利用血液流空效应,使心脏及大血管腔内快速流动的血液呈无信号区,与等信号的心肌形成自然对比;亮血序列以稳态自由进动序列(steady state free precession,SSFP)最为常用,通过增强血池信号呈高亮的白色信号,与等信号的心肌形成自然对比。

(2)心脏电影成像:CMR 通过心脏电影成像技术评估心脏体积、室壁厚度及心功能,目前已经成为评估心功能的"金标准"。推荐在 1.5T 磁共振设备应用 SSFP 序列进行电影成像,在 3.0T 磁共振设备推荐应用扰相位梯度回波序列(GE 设备采用 SPGR;飞利浦设备采用 $T_1$-FFE;西门子设备采用 FLASH)进行电影成像。最常用的采集方法是二维分段 K 空间填充采集技术,通过多次屏气采集数据,短轴位图像需涵盖从左心室底部二尖瓣环以上一层向超过心尖部一层所有心室层面,最终获得多层短轴位及长轴位(两腔心、三腔心、四腔心)心动周期内的动态电影图像。

(3)心肌 $T_1$ 和 $T_2$ 成像:半定量成像技术($T_1WI$、$T_2WI$)是基于自旋回波序列采集图像,扫描时间长,对呼吸和心跳运动伪影敏感,患者无法屏气配合或心率较快或心律不齐时,可因运动伪影而无法获得具有诊断价值的图像。近年来基于快速梯度回波序列的技术发展,绝对定量的 $T_1$ mapping 和 $T_2$ mapping 序列不依赖于相对信号强度的变化而直接获得目标组织的 $T_1$ 值和 $T_2$ 值,可避免 $T_1WI$ 和 $T_2WI$ 序列的局限性,推荐使用这两个序列替代 $T_1WI$、$T_2WI$ 对心肌炎症及弥漫性纤维化的定量分析;$T_1$ mapping 目前应用最多的是基于反转恢复脉冲(modified look-locker inversion recovery,MOLLI)技术,$T_2$ mapping 使用多回波快速自旋回波(multi-echo fast spin echo,MFSE)序列,扫描时需要抓即时心率,设置正确的触发延迟(trigger delay)时间,用后处理软件测量心肌组织感兴趣区(ROI)的 $T_1$ 值和 $T_2$ 值。

ECV 是通过测量注射含钆对比剂前、后的 $T_1$ mapping 图像获得的心肌 $T_1$ 值,经过血细胞比容校正后获得的 ECV 值可反映心肌弥漫性纤维化程度。ECV 成像不需正常心肌作为参考,独立于磁共振场强,理论上可更早、更准确地评估心肌变化,但需要专业的后处理软件和患者的血细胞比容结果,目前主要还是应用于科研。

(4)心肌灌注成像:经静脉快速注射钆对比剂,采用快速成像序列(EPI 和 SSFP 序列)连续扫描获得对比剂首次通过心肌组织的动态图像。由于心肌供血的储备能力极强,静息状态下心肌灌注检查显示心肌缺血不敏感,用于诊断心肌缺血通常需要实施负荷心肌灌注。推荐使用冠状动脉扩张类药物(vasodilators)后进行负荷心肌灌注成像。

常用药物和用法:瑞加德松(Regadenoson),单次注射 0.4mg;腺苷,用量 140μg/(kg·min),若使用药物 2~3min 后心率净增值未达到 10 次 /min 以上和 / 或血压下降净值未超过 10mmHg(1mmHg=0.133kPa),可酌情增加药量,最多可达 210μg/(kg·min)。

注意药物负荷灌注可能会引起胸痛、心悸,少数患者还可能引发支气管痉挛、心脏传导阻滞、持续性心动过速、低血压甚至心肌梗死、心室颤动等严重并发症,扫描时需使用磁共振兼容的监测设备(监测血压、心律),注射药物时应有医务人员陪同,做好随时让患者快速撤离 MRI 的准备和措施。

(5)LGE:用于识别心肌梗死或坏死及瘢痕形成,需要在注射含钆对比剂 10~15min 后扫描,扫描的长轴和短轴位置及层厚与心脏电影成像相同,推荐应用快速毁损梯度回波序列(GE 设备采用 FSPGR;飞利浦设备采用 TFE;西门子设备采用 Turbo FLASH),过 TI scout 预扫描确定最佳反转时间(time of inversion,TD),以充分抑制正常心肌信号,使其呈低信号,而心肌坏死后纤维化、细胞外间隙扩大,导致钆对比剂浓集,使病灶呈高信号。相位敏感反转恢复(phase sensitive inversion recovery,PSIR)序列可通过图像重建矫正方法显著提高坏死心肌或瘢痕与正常心肌的对比度,推荐应用此序列或类似序列提高 LGE 图像质量。

5. 含钆对比剂及负荷药物(腺苷)应用

(1)按照体重,使用 0.1~0.2mmol/kg 的含钆对比剂(单倍或双倍剂量),采用磁共振兼容双筒高压注射器,灌注扫描使用剂量 0.05~0.1mmol/kg,生理盐水 30ml,对比剂及生理盐水注射流率 3~5ml/s;单纯延时增强扫描,使用剂量 0.1~0.2mmol/kg,生理盐水 20ml。如果在延迟强化前有灌注扫描,则灌注扫描后将剩余的药物注射完(总量不超过双倍剂量)。

(2)腺苷负荷灌注成像[至少在 3min 内注入 140μg/(kg·min)]应在双臂各自准备一条静脉通路,一条用于注射钆对比剂,一条用于注射腺苷。优先从肘前静脉注射对比剂。磁共振兼容的监护仪的血压袖带要谨慎使用,勿影响钆对比剂或腺苷注射。

进行腺苷负荷灌注成像的步骤:①选用首过灌注成像模块;②灌注测试扫描;③磁共振兼容的注射泵注射腺苷[140μg/(kg·min)]持续 4min;④在腺苷注射的最后 1min 内注入钆对比剂;⑤经过 40~50 个心动周期的扫描,钆对比剂通过左心室心肌,停止注射腺苷;⑥在腺苷注射期间及注射完 2min 后,在基线进行连续心电图监控和血压测量;⑦腺苷注射停止,待 10min 后再进行静息灌注扫描。

心脏磁共振"一站式"扫描见图 3-8-1。

(六) 检查后指导

在扫描操作过程中应同步认真观察所获得的图像,扫描结束时应形成对患者心脏结构和功能异常的初步印象。确认检查完成且无明显异常情况后,应帮助患者移除电极和线圈等相关检查设备、闭合静脉通路、指引其离开检查室。向患者及陪同人员补充询问相关病史或既往相关检查结果。嘱患者在休息区休息 30min,患者无异常后再于注射室移除静脉留置针,并进行简要告知,如建议大量饮水以促进对比剂排泄,无不良情况可正常进食,按时领取检查结果等。

(七) 图像后处理

运用专业的心血管磁共振图像后处理软件(syngo.via、Medis、CVI 42 等)进行图像后处理。

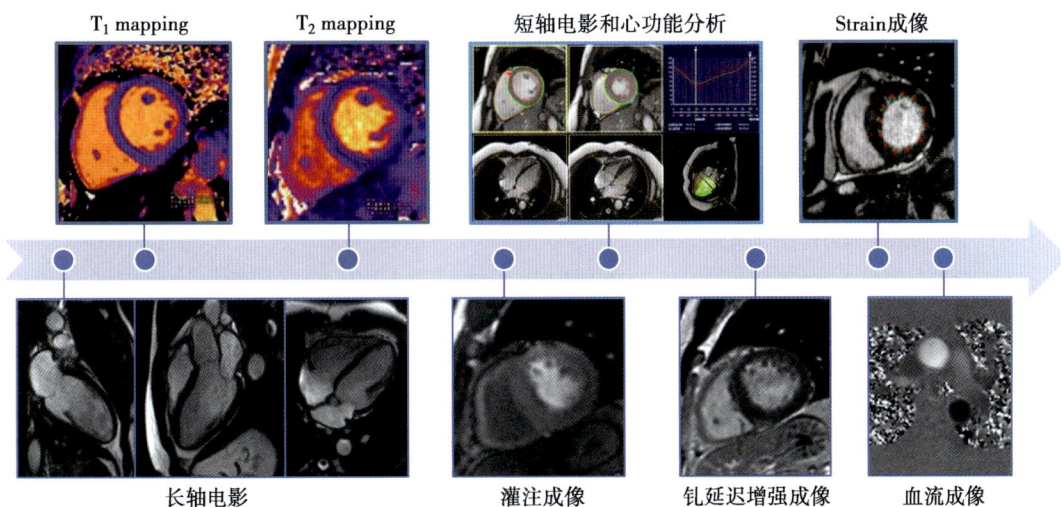

图 3-8-1　心脏磁共振"一站式"扫描

主要包括心脏结构和功能成像（长轴和短轴电影成像、应变成像）、心肌组织特征成像（$T_1$ mapping、$T_2$ mapping、$T_2^*$、心肌负荷灌注成像和钆对比剂延迟增强成像）、血流成像等。

1. 左心室室壁厚度和左心室质量　在三腔心电影图像的舒张末期测量左心室室间隔厚度（interventricular septal thickness at diastole，IVSD）及舒张期后壁厚度（posterior wall dimensions at diastole，PWDD），室壁弥漫性增厚时需要在短轴电影图像选择基底段、中段、心尖段三层测量舒张末期 1~16 节段各节段的室壁厚度。通过准确勾画舒张末期短轴电影图像心内膜和心外膜获得左心室质量（LVmass）。

2. 左心室和右心室心功能　准确勾画左心室和右心室舒张末期和收缩末期的心内膜和心外膜，计算获得左心室和右心室心功能参数的绝对值和相对值，包括射血分数（ejection fraction，EF）、舒张末期容积（end diastolic volume，EDV）、收缩末期容积（end systolic volume，ESV）、每搏输出量（stroke volume，SV）、心排血量（cardiac output，CO）、左心室质量（LVmass）。EDV、ESV、SV、CO、LVmass 正常值范围受性别、年龄、身高、体重影响，判断是否为异常应使用体表面积指数化后的相对值，标记为 EDVI、ESVI、SVI、COI、LV massI。

3. 左心房、右心房大小　在四腔心电影图像于收缩末期勾画左心房、右心房面积，获得双心房面积评价左心房和右心房是否扩大。

4. 心肌 $T_1$ 和 $T_2$ 成像　$T_1$ mapping 和 $T_2$ mapping 测量心肌 $T_1$ 值和 $T_2$ 值的 ROI 推荐采用标准化的中层间隔壁测量方法。心肌 $T_1$WI 平扫和增强早期信号强度测量推荐采用短轴层面，ROI 应包括心内膜与心外膜之间所有心肌，同时选取同层面骨骼肌测量信号强度作为参照，早期钆强化率（early gadolinium enhancement ratio，EGEr）>4.0 或心肌早期强化绝对比率 >45% 提示心肌充血。心肌水肿 $T_2$WI 信号强度测量推荐采用短轴层面，ROI 应包括心内膜与心外膜之间所有心肌，同时选取同层面骨骼肌测量信号强度，心肌与骨骼肌信号强度比值 >2.0 提示心肌水肿。

（八）诊断要点

1. CMR 诊断应综合形态、功能和组织学特征结果进行综合分析，所有的诊断均应建立在规范的图像后处理和测量基础上，兼顾定性诊断和定量诊断，推荐使用 CMR 结构式报告进行诊断。

2. CMR 结构式报告包括检查设备和方法、检查所见(目测评估＋定量分析)、检查提示(总结和结论)三部分。检查设备和方法应对本次磁共振扫描采用的设备、扫描序列、心肌负荷药物及对比剂用法进行说明;检查所见包括结构和功能(心室和心房)、心肌组织学特征(心肌水肿、炎症和弥漫性纤维化、心肌充血、心肌瘢痕等)。总结和结论应给出心脏形态、功能和组织学特征阳性和重要的阴性结果,建议提供给申请医生结论性意见,结合临床申请单回答此次检查临床重点关注的问题,以便于临床医生基于 CMR 的发现制订治疗方案。必要时在结论部分应给出后续的处理建议,同时应根据不同病情给出随访建议。

3. 患者存在影响扫描流程的特殊情况时,应在报告中予以说明,如患者存在幽闭恐惧症,无法配合完成增强扫描,患者存在重症肌无力或严重的慢性阻塞性肺疾病不能使用冠状动脉扩张类药物等。

## 三、图像质量评价标准

CMR 检查包含了有关心脏形态($T_1WI$、$T_2WI$)、心肌灌注成像、心脏电影成像及心肌延迟增强成像等序列。不同序列成像特点不同,因此图像质量评价方法也不尽相同。参照国内外 CMR 影像质量评分标准推荐的主观评价标准如下。

1. CMR 心脏形态解剖图像($T_1WI$、$T_2WI$)评分标准　4分:图像无伪影,组织结构清晰显示,正常组织及病变信号可明显分辨;3分:图像少许伪影,正常组织及病变信号可分辨;2分:图像伪影明显,正常组织及病变信号不能明确判定;1分:图像伪影严重,不清晰,无法清晰显示组织结构及信号。

2. 心肌灌注评分标准　4分:心脏运动不明显,心肌位移不超过 3mm,图像无伪影,对比剂流入增强明显,灌注缺损和正常心肌区域可明显分辨;3分:图像少许伪影,对比剂流入增强明显,灌注缺损和正常心肌区域可分辨;2分:图像伪影明显,灌注缺损和正常心肌区域不能明确判定;1分:心脏有运动,心肌位移较大,图像伪影严重,不清晰,对比剂流入增强不明显,灌注缺损和正常心肌区域不可分。

3. 心脏电影成像评分标准　4分:图像无伪影,组织结构清晰显示,正常组织及病变信号可明显分辨,心肌血池对比良好,边界清楚,心内膜和心外膜边缘清晰,可准确测量心功能;3分:图像少许伪影,心肌血池对比良好,心内膜和心外膜边缘大部分层面可分辨;2分图像伪影明显,大部分层面心内膜和心外膜边缘不能明确判定;1分:图像伪影严重,不清晰,无法清晰显示组织结构及信号,心肌血池对比较差,边界不清,心内膜和心外膜显示不清,无法测量心功能。

4. 心肌 LGE 成像评分标准　4分:图像清晰无伪影,正常心肌和病变心肌清晰显示,病变区域强化明显;3分:图像少许伪影,心肌轮廓和强化区域可分辨;2分:图像伪影明显,心肌轮廓和强化区域不能明确判定;1分:图像伪影严重,不清晰,正常心肌和病变心肌不可显示,无法确定强化及非强化区域。

## 四、常见操作错误及分析

1. 检查失败

(1)CMR 扫描质量影响诊断:患者存在心房颤动、频发室性期前收缩等心律失常会导致心室功能测量结果偏离实际情况;患者屏气不佳容易导致呼吸运动伪影,明显干扰 $T_2WI$ 水肿显示和 LGE 的显示;室壁太薄导致容积和室壁厚度、左心室质量测量不准确;LGE 序列扫描时 TI 设置不当容易导致正常心肌信号未彻底抑制、LGE 显示不清。

(2)对于心率过快或心律失常、屏气配合差的患者,扫描序列选择不当,导致图像质量未能达到诊断标准。

(3)注射对比剂失败(如只有少量对比剂注射到血管内)。

(4)扫描参数设置不当,导致图像伪影,如 mapping 序列触发延迟设置不当导致测量的 $T_1/T_2$ 值不可靠,FOV 过小导致卷褶伪影,TI 设置不当导致 LGE 假阳性或假阴性,Flow 序列流速设置过小导致混叠伪影等。

2. 改善图像质量、减少伪影的方法

(1)检查前充分与患者沟通,尽量消除患者紧张情绪,必要时请临床科室协助将心率控制在 90 次/min 以下及控制心律失常。

(2)检查前严格训练,使患者屏气状态达到 10~15s。

(3)根据患者体重和心功能设置正确的对比剂使用方案。

(4)根据患者心功能和呼吸情况,选择相应的序列和设置个性化的参数,根据病灶的位置和特征,加扫相应的序列。

(5)CMR 技师及医师均需要持续加强学习,牢固掌握相关磁共振物理、设备、安全、心脏大血管解剖、心血管病理生理基础、心脏磁共振检查和后处理技术、心脏大血管疾病相关诊断和治疗知识。

## 五、相关知识测试题

1. 以下**不属于**心脏磁共振成像适应证的是
   A. 冠心病诊断和治疗　　　　　　　　B. 非缺血性心肌病诊断和治疗
   C. 指导心脏植入装置　　　　　　　　D. 植入式复律除颤器术后复查
   E. 先天性心脏病诊断和治疗

2. 慢性肾病 4 期或 5 期患者避免使用含钆对比剂的标准为
   A. $eGFR < 30ml/(min \cdot 1.73m^2)$　　　　B. $eGFR < 50ml/(min \cdot 1.73m^2)$
   C. $eGFR < 60ml/(min \cdot 1.73m^2)$　　　　D. $eGFR < 70ml/(min \cdot 1.73m^2)$
   E. $eGFR < 90ml/(min \cdot 1.73m^2)$

3. 以下说法**错误**的是
   A. 目前大部分冠状动脉支架是非铁磁性或弱铁磁性,在 CMR 检查中是安全的
   B. 临床不稳定(如急性心肌梗死、失代偿性心功能不全)情况不能进行 CMR 检查
   C. 冠状动脉支架术后支架产品信息不明的患者需要签署《体内植入物术后磁共振检查知情同意书》
   D. 根据患者体重及对比剂钆浓度设置个性化的对比剂使用方案
   E. 电极贴放置时可以放在女性的乳腺上

4. 以下**不属于** CMR 常规扫描层面的是
   A. 两腔心　　　　　　B. 三腔心　　　　　　C. 左心室流出道
   D. 四腔心　　　　　　E. 短轴位

5. 以下**不属于** CMR 常用序列的是

    A. 心脏电影成像　　　　　　　　　　B. 4D Flow

    C. 心肌 $T_1WI$ 和 $T_2WI$　　　　　　　D. 心肌灌注成像

    E. 心肌活性成像

**答案:** 1. D　2. A　3. E　4. C　5. B

(周　晖)

## 推荐阅读资料

[1] 国际心血管磁共振学会中国区委员会,中国医疗保健国际交流促进会心血管磁共振分会.心血管磁共振成像技术检查规范中国专家共识.中国医学影像技术,2019,35(2):161-169.

[2] 中华医学会心血管病学分会,中国医师协会心血管内科医师分会.心肌病磁共振成像临床应用中国专家共识.中华心血管病杂志,2015,43(8):673-681.

[3] KRAMER C M, JÖRG BARKHAUSEN, FLAMM S D, et al. Standardized cardiovascular magnetic resonance (CMR) protocols 2013 update. J Cardiovasc Magn Reson, 2013, 15 (1): 91.

# 第九节　乳腺磁共振成像

## 一、概述

乳腺 MRI 是诊断和评估乳腺病变很重要的一种影像学检查手段。它具有软组织分辨率高、可任意层面多参数成像、进行功能成像及无电离辐射等优势,成为临床公认的乳腺疾病常用检查方法。乳腺 MRI 相比超声成像和钼靶,具有更高的敏感性,在检出微小病变、评估病变范围、病灶定性等方面存在独特的价值。

## 二、操作规范流程

### (一) 适应证

1. 乳腺癌的分期　新确诊的乳腺癌患者,特别是致密型乳腺,行乳腺 MRI 可评估病变的范围、是否存在多发病变、病变与邻近结构的关系(乳头、皮肤、胸壁),同时评估对侧乳腺的情况,从而辅助临床精确分期。

2. 乳腺癌新辅助化疗疗效评估　MRI 是评估新辅助化疗疗效的较佳影像学手段,主要包括评估病灶大小变化及是否存在残留病灶、术前评估保乳的可能性、完全缓解的预测。

3. 高危人群筛查　针对乳腺癌高危人群,多个指南推荐 MRI 为一种补充筛查手段。乳腺 MRI 联合钼靶对早期病变的检出具有很大的优势,能够提高患者的生存率。美国癌症协会和美国放射学院将发生乳腺癌的风险超过 20% 定义为高风险人群,高风险人群一般指包括 *BRCA1*、*BRCA2* 等基因突变的人群、30 岁之前接受过胸部放疗的女性。中风险人群一般指乳腺癌病史的患者、活检提示高风险病变(特别是非典型导管增生、非典型小叶增生和小叶原位癌)的患者。

4. 腋窝淋巴结转移癌,原发灶不明　临床发现腋窝淋巴结为转移癌且原发灶不明的情况,需行乳腺 MRI 排除乳腺恶性病变。

5. 辅助诊断其他影像学检查手段不能确定的病灶 超声或钼靶图像不能确定是否存在病变,或无法定性的病灶,可行乳腺 MRI 进一步评估。临床触诊、超声和钼靶检出病灶大小、数目不一致的患者,也可行 MRI 进行全面评估。乳腺 MRI 还可用于拟行保乳手术的浸润性小叶腺癌患者及保乳手术患者的术后随访。

6. MRI 引导下穿刺活检 MRI 可用于指导穿刺活检,如指导真空辅助活检和术前定位乳腺 X 线摄影或超声检查中难以发现仅 MRI 可证实的隐匿性病变。

7. 假体植入 乳腺 MRI 可很好地评估可疑乳房植入物是否破裂、破裂范围、破裂方位及游离假体的位置等,特别是在使用硅胶植入物的患者,有助于临床医生制订治疗方案。

### (二) 禁忌证

(1)体内存在与 MRI 不兼容的起搏器/除颤器、组织扩展器及金属植入物,如铁磁性的外科金属夹。

(2)幽闭恐惧症。

(3)对钆螯合物过敏。

(4)严重肝肾功能不全、危重、昏迷及其他不适宜较长时间检查的疾病。

(5)妊娠期妇女慎用 MRI 增强对比剂。

### (三) 检查前准备

接受乳腺磁共振检查前,患者需要经过严格的禁忌证筛查,并告知其检查前注意事项。

(1)详细告知潜在检查风险,指导患者及家属签署《钆对比剂使用患者知情同意书》。

(2)指导患者或家属填写磁共振检查高磁场安全筛查表,包括患者身高、体重等基本信息(以确定特定射频能量吸收率限值和对比剂使用量),以及患者外伤、手术史。如患者体内植入了磁共振兼容的心脏起搏器,扫描前应将其调至磁共振扫描模式。

(3)嘱患者将体外所有金属异物去除,着宽松棉质衣服,女性患者脱文胸。

(4)询问患者的发病情况、症状、家族史、婚育史、哺乳史、月经周期及状态、激素替代治疗史,有无胸部放疗史、乳房活检及手术史,详细记录乳房手术时间及病理结果。询问患者是否做了其他影像学检查(超声、钼靶),参考其结果,了解检查目的等。

(5)必要时进行乳房触诊,了解乳房病变(可触及肿块)及腋下淋巴结(肿大淋巴结)的大致位置、大小及数目,以便扫描时定位,不遗漏病变。

(6)乳腺 MRI 最佳检查时间为月经周期的第 2 周,即月经第 7~14 日,可最大限度地减低背景实质强化(background parenchymal enhancement,BPE)对诊断的影响。

### (四) 检查注意事项

1. 乳腺 MRI 扫描需要场强为 1.5T 及以上的设备,乳腺专用线圈。

2. 技师首先摆放好线圈,指导患者以相对舒适的姿势俯卧于线圈,双手向前伸过头顶,胸骨正中线位于线圈中线,双乳完全暴露,自然悬垂于线圈中央,充分舒展(利于病变的显示及减少呼吸伪影),乳头位于乳房最低点(利于病变的准确定位),不建议挤压乳房,抚平双乳及周围皮肤褶皱,防止双乳及周围组织变形、扭曲(防止脂肪抑制不均匀);前额位于线圈水平之下,以保证患者上胸部贴紧线圈;足先进。

3. 根据患者双上臂血管情况,结合乳腺磁共振钆对比剂注射流率选择合适的静脉和留置针进行穿刺,以建立静脉通路,连接高压注射器(推荐使用高压注射器)。试冲盐水,确保留置针位于静脉内且通畅。

4. 告知患者磁共振检查时噪声较大,使其有心理准备,减轻检查时的恐惧感。

5. 嘱患者检查时放松,身体尽量保持静止,均匀呼吸。

6. 告知患者如何使用报警球囊,佩戴降噪耳机保护听力。

**(五) 扫描技术**

分为乳腺病变的扫描方案和乳房假体植入扫描方案。

1. 乳腺病变扫描方案及参数设置(表 3-9-1)

表 3-9-1　乳腺肿块 MRI 扫描方案及参数(以 GE 设备为例)

| 序列名称<br>(方位) | STIR<br>(轴位) | T₁WI FSE<br>(轴位) | DWI<br>(轴位) | VIBRANT+ 增强<br>(轴位) | VIBRANT+ 增强<br>(矢状位) |
|---|---|---|---|---|---|
| TR/ms | 8 200 | 400 | 6 000 | 4.7 | 9.4 |
| TE/ms | 85 | Min full | Minimum | 2.2 | Minimum |
| 层厚 /mm | 4 | 4 | 4 | 1.4 | 2.0 |
| 间隔 /mm | 1 | 1 | 1 | — | — |
| 翻转角 /(°) | — | — | — | 12 | 8 |
| FOV/cm | 32.0 | 32.0 | 32.0 | 32.0 | 24.0 |
| 矩阵 | 320 × 200 | 320 × 256 | 128 × 128 | 320 × 320 | 256 × 256 |
| NEX | 2 | 1 | 6 | — | — |
| b 值 /(s·mm⁻²) | — | — | 0、1 000 | — | — |

(1)定位像:患者俯卧于线圈中央,双乳头连线的中点为中心,轴位及矢状位定位像应包括双侧乳房,冠状位定位像应包括双侧乳房及双侧腋窝。于定位像观察双侧乳房是否对称、变形,有无皮肤皱褶,若由于摆位不当致双侧乳房不对称或有皮肤皱褶应重新摆位。

(2)校准扫描:全视野覆盖,FOV 中心位于乳腺前后径中心,左右居中。

(3)T₂WI(脂肪抑制)及 T₁WI(不脂肪抑制)定位:在三平面定位像上定位,于矢状位确认扫描范围包括整个乳房,向上尽量包括腋下。频率编码方向为前后。添加 NPW 无卷褶选项。添加上下饱和带可减轻部分心脏搏动伪影。

(4)弥散加权成像(DWI)定位:定位线可复制 T₂WI 图像,增加双侧乳房局部匀场,匀场中心偏向乳头侧。频率编码方向为左右。

(5)增强 VIBRANT(轴位 T₁ 脂肪抑制)定位:中心位于乳房前后径中心,左右居中,向上尽量包括腋下。频率编码方向为前后。

(6)矢状位定位:2D 或 3D 序列均可,在 FOV 下缘包括乳房下缘的前提下尽量包括双侧腋下(便于观察腋下淋巴结)。频率编码方向为前后。添加 NPW 无卷褶选项。

(7)参数设置:增强 VIBRANT(轴位脂肪抑制)序列。为了获取最佳的肿瘤早期强化图像,扫描的时间分辨率(即每一期增强的扫描时间)很重要,乳腺内恶性病变的平均强化时间需与 K 空间中心数据采集时间同步,每一期扫描时间应 ≤120s(一般为 60~120s),增强扫描从注射钆对比剂开始至少持续 7~10min,确保可以显示病变的延迟强化的特性,获取较准确的时间 - 信号强度(time-intensity curve,TIC)曲线。图像的空间分辨率在呈现病变的形态学特征（毛刺、分叶等）方面也十分重要，而空间分辨率和时间分辨率是一对相互制约的因素，还应考虑图像的信噪比（SNR），所以在保证最佳时间分辨率（60~120s）的同时，应尽量满足像素 ≤ 1mm，层厚 ≤ 2.5mm（部分指南推荐 <3mm），以获得较好的空间分辨率。

（8）动态增强（dynamic contrast enhancement，DCE）扫描方法：VIBRANT+ 增强序列设置蒙片扫描后自动暂停，于蒙片图像观察脂肪抑制效果，如脂肪抑制不完全，应结束动态增强扫描，调整局部匀场的位置、患者的体位、查看患者衣物上是否有金属异物等，再重新进行蒙片扫描，直到获得脂肪抑制满意的蒙片。

蒙片扫描完成后开始注射钆对比剂，剂量 0.1mmol/kg，注射速率 2ml/s，后跟注 10~20ml 生理盐水。每一期扫描时间应 ≤ 120s（一般为 60~120s），增强扫描从注射钆对比剂开始至少持续 7~10min。

2. 乳房假体植入扫描方案　乳房假体植入物（硅胶）扫描方案大致同上述乳腺病变的扫描，不同的是脂肪抑制 $T_2WI$、水抑制及硅胶信号方式，采用手动预扫描模式。扫描方位为矢状位及轴位。

扫描序列：①脂肪抑制 $T_2WI$ FSE 扫描中心频率设置在水峰；②水饱和 $T_2WI$ FSE 图像中硅胶呈高信号，脂肪呈中等信号，水呈低信号，显示假体内部结构较清晰，有利于观察假体囊内破裂；③水饱和 $T_2WI$ STIR 序列图像中硅胶呈高信号，脂肪和水呈低信号，有利于显示游离的假体，观察假体囊外破裂，扫描中心频率放置于水峰；④硅抑制 $T_2WI$ STIR 中水呈高信号，硅胶及脂肪呈低信号，有利于观察假体周围渗液，扫描中心频率放置于硅胶峰。

乳房假体植入物（盐水）扫描方案大致同上述乳腺病变的扫描，另需加扫双侧乳房矢状位脂肪抑制 $T_2WI$。

单纯观察假体可进行磁共振双侧乳房平扫，必要时增强。

（六）检查后指导

确认检查完成且无明显异常情况后，应帮助患者摘除降噪耳机，扶患者下检查床，指引其离开检查室。在休息区观察 30min，如无不适（过敏反应），再为患者拔除留置针，告知大量饮水以促进对比剂排泄，按时领取检查结果。

（七）图像后处理

1. 增强后的图像减影　增强扫描可以设置自动减影，即增强后的图像减去蒙片（平扫）图像的信号得出减影图像。减影图像的主要作用在于，当脂肪抑制 $T_1WI$（蒙片）图像出现高信号病变时，减影图像可以判断该病变增强后有无强化；在脂肪抑制不均匀时减影图像可消除脂肪对增强图像的干扰。但是在判断病变的形态、边缘、强化方式及分析病变血流动力学信息时，不建议使用减影图像，因为如果患者存在不自主运动或呼吸运动幅度较大，将在扫描的不同时相造成组织轻微移位或错层，减影后就会出现伪像，误导诊断。

2. TIC　动态增强 TIC 能反映病变血流动力学的特征。在减影图像上发现有强化的病变后，应在原始增强图像上进行血流动力学分析。选取增强区域的 ROI 面积应大于 3~5 个像素，结合脂肪抑制 $T_2WI$、$T_1WI$（蒙片）及 DWI 图像观察，一般选取早期强化最明显区域或怀疑恶性可能性较高的区域，避开坏死、囊变、出血及血管。病变较大或呈不规则形时可取多个 ROI，绘制多条曲线，最后取恶性可能性高的曲线作为诊断依据。

分析 TIC 曲线主要是判断早期强化和延迟强化，早期强化指对比剂注入 2min 内曲线开始变化的时期，早期缓慢强化指强化率 <50%，早期中等强化指强化率为 50%~100%，早期

快速强化指强化率 >100%。延迟强化主要指对比剂注入 2min 后或曲线开始变化后,即曲线的类型。对于血流动力学的分析可以分为以下三种类型。

(1) 描述性分析:对曲线的类型进行分类,是目前临床应用最为广泛的分析方法。Ⅰ 型:持续上升型,指病变随着时间延长持续强化,且延迟强化幅度大于早期强化最高点的 10%;Ⅱ 型:平台型,随时间延长,病变的强化曲线呈平台样,幅度变化在早期强化最高点的 10% 以内;Ⅲ 型:流出型,强化达峰值后信号强度持续下降,下降幅度大于强化最高点的 10%(图 3-9-1)。

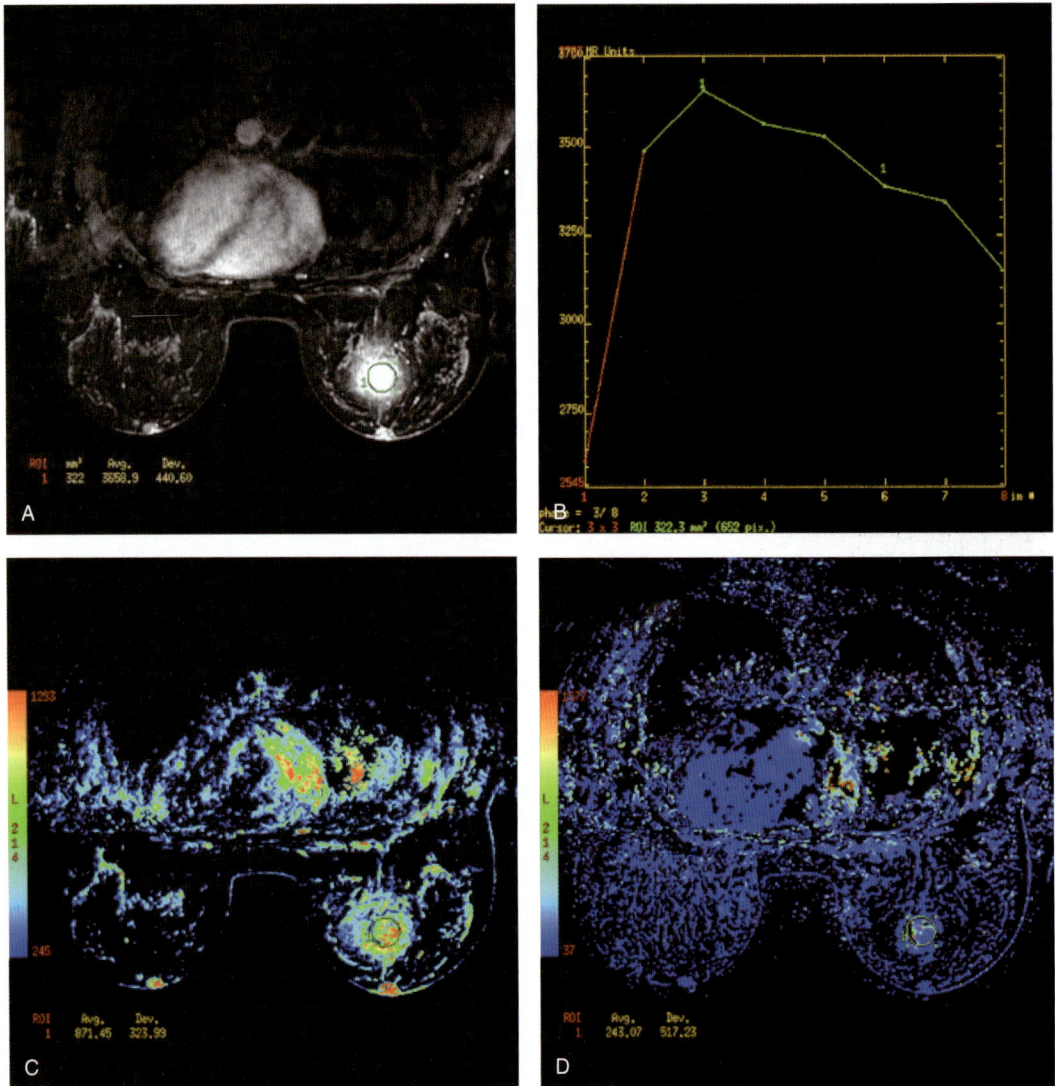

图 3-9-1 乳腺动态对比增强扫描后处理示意图

A. VIBRANT+C 增强第 2 期图像,右乳内可见一边缘模糊的不规则形肿块,绿色圆圈为 ROI;

B. 图 A ROI 对应的时间 - 信号强度曲线,呈流出型;C. 最大强化斜率;D. 信号增强率。

(2) 半定量分析:包括早期强化斜率、达峰时间、下降斜率等,部分 CAD 软件可以自动分析,获得颜色编码的参数图,有助于更好地选取 ROI 位置。

(3)定量分析：适用于低时间分辨率的扫描方式。定量分析基于两室模型跟踪对比剂浓度变化，通过测定血管内外对比剂的时间-浓度曲线，计算出一系列定量参数，如容量转移常数（volume transfer constant,$K^{trans}$），表示对比剂从血管内扩散到血管外的速度常数；速率常数（rate constant,$K_{ep}$），指对比剂从组织间重新扩散回血管内的速率常数；血管外细胞外间隙容积比（$V_e$），指血管外细胞外间隙占整个体素的百分比。其中最重要的指标是$K^{trans}$，它可以反映肿瘤组织的血流量及局部血管的渗透性。但目前这种分析方法还处于发展阶段，尚未广泛应用于临床。

3. ADC 值的测量　大部分设备在 DWI 扫描完成后会自动生成 ADC 图，无自动计算功能者需手动导入专用软件按步骤计算处理。ADC 值的大小与 ROI 的选取密切相关，应选取 DWI 高信号的区域，结合 $T_2WI$ 及增强序列，避开坏死、囊变、出血等区域，当病变较大时可以采用多点测量的方式，取最小的 ADC 值作为诊断依据（图 3-9-2）。

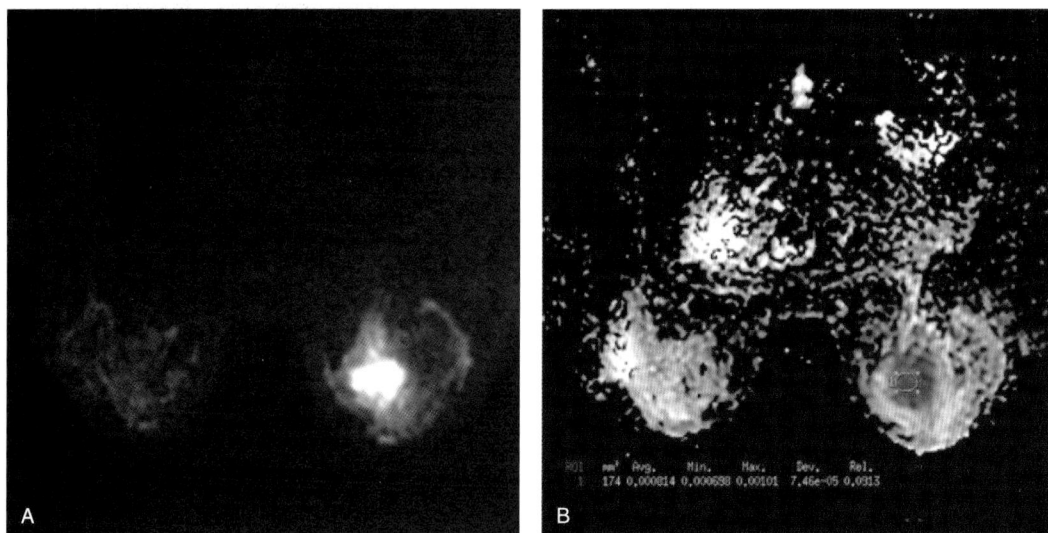

图 3-9-2　DWI 示乳腺病变

A. 右侧乳房见高信号肿块；B. 同层面 ADC 图，肿块呈低信号，ADC 值为 $0.814 \times 10^{-3} mm^2/s$。

4. 多平面重组（MPR）　是图像后处理的常用方法。MPR 可在三个平面分别显示病变，有利于分析病变的形态、边缘，特别对分析非肿块强化病变的分布特点有重要作用（图 3-9-3）。可选取增强早期显示较好的一组图像进行矢状位、冠状位 MPR，显示病变与乳头的关系和与乳头的距离（图 3-9-4），以指导临床保乳手术。

5. 最大密度投影（MIP）　一般选用病变强化明显，腺体背景实质强化尚不明显的期相进行 MIP 处理，主要提供病变在乳腺内的空间位置信息，辅助定位，与超声、乳腺 X 线上检出的病变进行匹配。MIP 还可以显示乳腺内血管的分布及病变与血管的关系（图 3-9-5）。MIP 图像不可用于测量，特别是不可用于测量病灶与乳头的距离。

6. 容积再现（VR）　主要用于病变体积的测量，可选择性应用。

(八) 诊断要点

目前广泛使用的是由美国放射学院编写的乳腺影像报告与数据系统（breast imaging reporting and data system,BI-RADS）（第 5 版），其中要点如下。

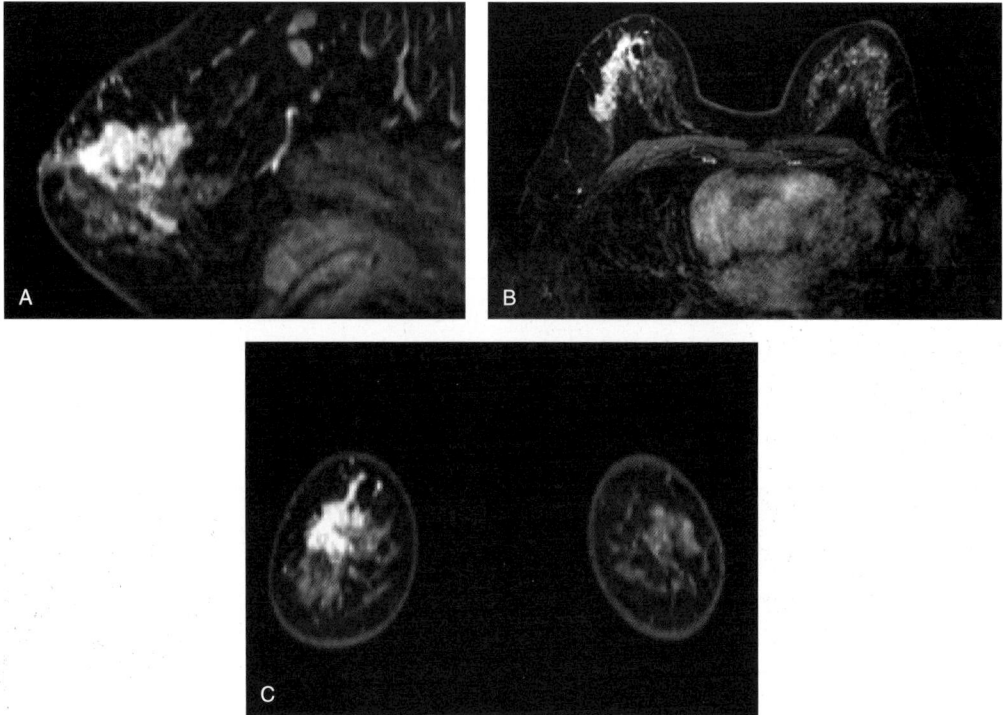

图 3-9-3 任意角度多平面重组

右侧乳房可见非肿块强化病灶,在重组病变与乳头斜矢状位的图像上可以见病变呈段样分布(A~C),
为病变的评估分级提供重要的依据。病理结果显示右侧乳房浸润性癌(非特殊类型)。

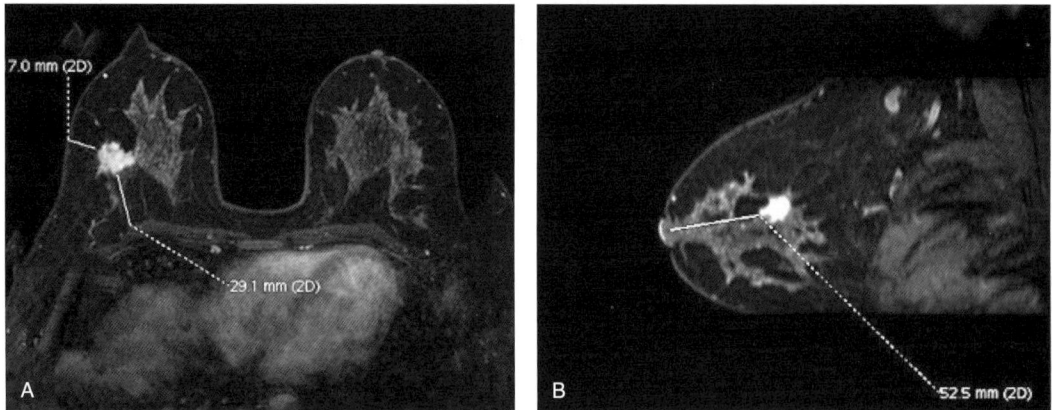

图 3-9-4 病变与皮肤和胸壁(A)、乳头(B)距离的测量

(1)检查指征(检查目的及简要病史)。

(2)MRI 技术,包括成像序列、对比剂名称、注入的流率、流量等,后处理技术。

(3)乳房结构的简要描述,即纤维腺体组织(fibroglandular tissue,FGT)、BPE、是否有
假体。

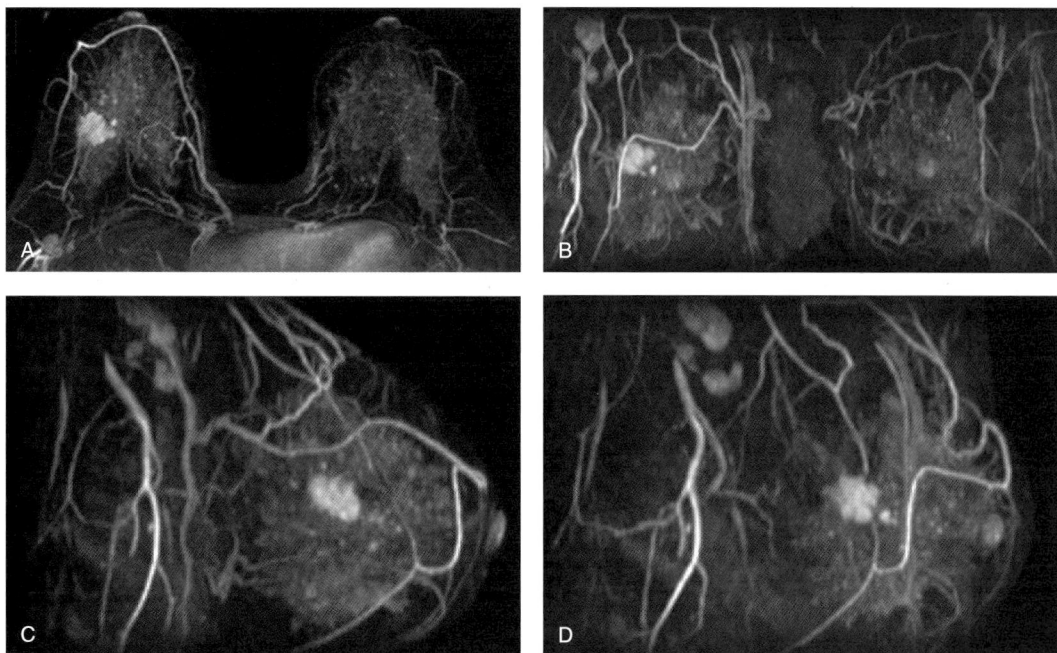

图 3-9-5 最大密度投影
可清楚地显示病变的空间位置及与乳头、邻近血管的相对关系(A~D)。

(4)清晰地描述重要发现

1)肿块的描述包括位置(与乳头、皮肤及胸壁的距离)、大小、形态(卵圆形、圆形、不规则形)、边缘(清晰、模糊、不规则、毛刺状)、内部强化特征(均匀、不均匀、边缘强化、内部暗分隔)。

2)非肿块强化(non-mass enhancement,NME)的描述包括位置(与乳头、皮肤及胸壁的距离)、范围(大小)、分布(局灶、线样、段样、区域性、多发区域、弥漫)、内部强化模式(均匀、不均匀、集簇状、成簇环状)等;病变的 TIC 评估及病变相关征象(乳头内陷、皮肤增厚、内陷、胸肌受累、淋巴结肿大等)。

3)假体植入患者应描述假体的材料(硅胶、盐水、聚丙烯等)、腔型(单腔、双腔)、位置(腺体后、胸大肌后)、形态、是否破裂(包膜内破裂、包膜外破裂)、囊外硅胶、假体周围液体等。

4)非强化病变(脂肪抑制 $T_1WI$ 平扫导管样高信号、囊肿等)、皮肤病变、乳内淋巴结、含脂肪病变等。

(5)与既往检查对比。

(6)BI-RADS 评估分类

1)BI-RADS 0 类指检查不完整,图像不足以给出充分诊断,需进一步结合其他影像资料或临床评估后才能得出结论。

2)BI-RADS 1 类代表检查结果为阴性。

3)BI-RADS 2 类代表病变为良性,恶性可能性基本为 0。

4)BI-RADS 3 类代表病变良性可能性大,病变恶性可能性 ≥ 0 且 ≤ 2%,建议 6 个月后复查随访。

5)BI-RADS 4 类(分为 4a、4b、4c 类)代表病变可疑恶性,恶性可能性 >2% 且 <95%,建议组织活检。

6)BI-RADS 5 类代表病变恶性可能性 ≥ 95%,建议组织活检。

7)BI-RADS 6 类表示病变已活检证实为恶性肿瘤。

## 三、常见问题分析

1. 图像脂肪抑制效果欠佳 因皮肤褶皱、软组织被挤压;金属异物影响、局部磁场欠均匀。此时,应重新摆位,抚平褶皱;去除金属异物;添加双侧局部匀场,重新匀场。

2. TIC 后处理时生成的曲线为锯齿状 因患者在动态扫描时身体有移动(自主或不自主运动、呼吸运动等)。部分软件具有空间匹配校准功能,可校准轻微移动引起的误差。另一种解决办法为在增强第 1 期时选好病变的 ROI,记录 ROI 的大小、位置及对应的信号强度,然后在每一期图像上分别标注,再手动绘制曲线,此方法属于 TIC 绘制失败后的补救方法,因每期手动放置 ROI,精确度欠佳,结果欠准确,仅供参考。

3. 注射对比剂失败(如只有少量对比剂注射到血管内) 扫描前用盐水冲管,检查静脉通路是否畅通。

## 四、相关知识测试题

1. 以下**不属于**乳腺 MRI 适应证的是

    A. 乳腺癌高危人群筛查        B. 怀疑乳腺癌复发

    C. 孕期乳腺炎        D. 乳腺癌新辅助化疗疗效评估

    E. 保乳手术术前评估

2. 关于乳腺增强扫描方案,以下**错误**的是

    A. 注射剂量一般为 0.1mmol/kg

    B. 增强扫描前不需要扫蒙片

    C. 增强每期时间分辨率控制在 2min 内

    D. 扫描需持续到 7~10min

    E. 对比剂注射完后需用 10~20ml 的生理盐水进行冲管

3. TIC 出现锯齿状可能的原因是

    A. 患者自主或不自主运动、呼吸运动

    B. 时间分辨率过高

    C. 病变大部分囊变

    D. 注射对比剂剂量过低

    E. 注射速率过慢

4. 不会影响乳腺脂肪抑制效果的因素是

    A. 局部磁场不均匀      B. 皮肤褶皱      C. 金属异物的影响

    D. 软组织挤压折叠      E. 对比剂注射过慢

5. 以下说法**错误**的是

    A. 减影能够更有效地发现病变

    B. 恶性肿瘤多为早期强化

C. 良性肿瘤 TIC 多为流出型

D. TIC 分为持续上升型、平台型及流出型

E. 钙化在 MRI 上显示欠佳

**答案:** 1. C　2. B　3. A　4. E　5. C

（黎　格　易小平）

## 推荐阅读资料

［1］程流泉, 龙莉艳. 乳腺磁共振诊断学. 北京 : 科学出版社, 2018.

［2］中国抗癌协会乳腺癌专业委员会. 中国抗癌协会乳腺癌诊治指南与规范 (2019 年版). 中国癌症杂志, 2019, 29 (8): 609-680.

［3］中华医学会放射学分会乳腺专业委员会专家组. 乳腺磁共振检查及诊断规范专家共识. 肿瘤影像学, 2017, 26 (4): 241-249.

［4］ACR. Breast Imaging Reporting and Data System (BI-RADS), version 5.[2020-07-08]. https://www. acr. org/Clinical-Resources/Reporting-and-Data-Systems/Bi-Rads.

［5］MANN RM, CHO N, MOY L. Breast MRI: state of the art. Radiology, 2019, 292 (3): 520-536.

［6］SARDANELLI F, BOETES C, BORISCH B, et al. Magnetic resonance imaging of the breast: recommendations from the EUSOMA working group. Eur J Cancer, 2010, 46 (8): 1296-1316.

［7］THOMASSIN-NAGGARA I, TROP I, LALONDE L, et al. Tips and techniques in breast MRI. Diagn Interv Imaging, 2012, 93 (11): 828-839.

# 第十节　磁共振成像关节造影

## 一、概述

MRI 关节造影是指向关节腔内注入对比剂使关节囊膨胀后, 常规影像方法难以显示的结构和病变得以显示进而诊断的方法。目前, 常用的关节造影方法分为 CT 关节造影及 MRI 关节造影。由于 MRI 检查可以显示 CT 难以发现的移位或不完全骨折、水肿、出血, 还具有无辐射的优势, 目前 MRI 关节造影较 CT 关节造影应用更广。临床上又将 MRI 关节造影分为直接造影和间接造影。MRI 关节直接造影是指向关节腔内直接注入稀释的对比剂使关节囊膨胀后进行 MRI 扫描, 结合 MRI 平扫图像进行诊断的方法。MRI 关节间接造影是指静脉注入对比剂, 10~30min 后对比剂渗透至关节腔内时行 MRI 扫描。

目前关节直接造影应用比较广泛, 属于微创检查。MRI 关节间接造影时对比剂通过滑膜进入关节、关节囊扩张不佳, 对细微病变的显示不如直接关节造影; 关节周围滑囊、腱鞘、血管也会强化, 干扰判断, 主要适用于有关节穿刺禁忌证的患者。MRI 关节直接造影较常规 MRI 平扫具有几大优势: 关节内结构在扩张的关节内较传统的 MRI 平扫易于观察; 通过对比剂勾勒出缺乏自然对比结构的轮廓, 提高关节内组织的对比度; 由于对比剂可渗透撕裂的韧带、直视关节内外的沟通, 从而区分韧带撕裂与完整但不规则的韧带。MRI 关节造影在肩袖、盂唇损伤及关节术后评估中较 MRI 平扫具有更高的敏感性, 可准确评价损伤及再损伤的程度。关节穿刺方法有透视引导下穿刺和超声引导下穿刺。一般穿刺在 MRI 平扫后立即进行。各关节 MRI 平扫的具体扫描参数不在本节赘述。本节以较常使用的肩关节、膝关

节、腕关节、髋关节为例介绍诊断性 MRI 关节直接造影。

## 二、操作规范流程

### (一) 适应证

1. 纤维软骨结构(关节盂唇、半月板、三角纤维软骨盘)损伤。

2. 关节内部韧带及侧副韧带损伤。

3. 关节囊损伤。

4. 关节软骨损伤。

5. 关节内游离体。

6. 关节术后评价(肌腱修补术后再次撕裂、半月板术后损伤、假体松动等)。

### (二) 禁忌证

1. 穿刺部位皮肤软组织感染。

2. 关节感染。

3. 凝血功能障碍及血小板减少症或正在进行抗凝治疗。

4. 对比剂过敏。

5. 其他禁忌证见本章第一节。

### (三) 检查前准备

1. 指导患者及家属签署相关知情同意书,内容包括关节造影的目的,描述步骤及详细告知潜在检查风险(感染风险、穿刺部位局部淤血、对比剂过敏、利多卡因所致麻木、一过性肌无力)。

2. 详细了解患者过敏史、出血风险及用药史。

3. 观察穿刺部位血管,除非患者解剖异常,标准操作下一般无血管、神经损伤风险。

4. 将利多卡因与对比剂混合注射、透视下引导穿刺使用非离子型对比剂有助于减轻不适。腕关节造影,特别是如果使用了离子型对比剂,造影后当日应局部使用冰袋冰敷。

### (四) 穿刺注意事项

1. 穿刺针尺寸与长度

(1)关节造影使用的穿刺针为 20~25G。穿刺针越小,患者痛觉越不明显,出血风险越小。穿刺针越大,越容易固定,越易于操作,操作者容易感知穿刺针是位于关节内还是关节外。与 22G 穿刺针相比,25G 穿刺针较少引起患者组织损伤和疼痛。20G 或 22G 穿刺针能感知低阻力(关节内)与高阻力(关节外)时的穿刺针位置。小关节(腕或指间关节)穿刺推荐使用 25G 穿刺针,肘关节和踝关节也可使用。22G 穿刺针主要用于肩关节、髋关节、膝关节。

(2)穿刺针长度应适合关节与患者体型。

2. 药物　Gd-DTPA,稀释浓度为 2mmol/L,可将 1ml Gd-DTPA 与 250ml 生理盐水混合。由于含碘对比剂在钆稀释液中可缩短 $T_2$,在任何序列上均呈低信号,且在 3.0T 磁共振设备上尤其明显,所以透视下引导穿刺时应尽量减少碘对比剂的量,可增加钆对比剂的量以稀释碘对比剂或仅注射少量高强度碘对比剂确保穿刺针尖位于关节腔内后换为钆 - 生理盐水混合对比剂,也可将钆 - 生理盐水混合对比剂(0.8ml Gd-DTPA 加入 100ml 生理盐水)10ml+ 碘对比剂 5ml+1% 利多卡因 5ml 混匀使用。超声引导下穿刺可避免碘对比剂的缺点。可准备多支注射器,10ml 注射器用于抽取麻醉剂(利多卡因),1ml 注射器用于抽取 Gd-DTPA,20ml 注射器用于抽取生理盐水。对比剂的量取决于所注射的关节。应充盈扩张关节腔,但注射过多会使对比剂渗入周围组织。因此,应注射足够但不是最多的对比剂。

3. 患者准备及穿刺方法

(1)在皮肤上标记理想的进针点。

(2)标准的无菌准备。

(3)严格无菌操作,关节穿刺一般在透视或超声引导下,先行局部麻醉,沿关节穿刺径路注射 1%~2% 利多卡因,碳酸氢钠缓冲(10:1)。穿刺进入关节后,大关节如肩关节、膝关节可先行注入少量(1~2ml)含碘对比剂以证实穿刺针位于关节内,然后将稀释对比剂注入关节腔,患者有胀痛或注射有抵抗感时停止注射。注射后适当活动关节,使对比剂在关节腔内扩散均匀、分布于所有的关节面,避免对比剂局限停留于某个关节隐窝。注射稀释对比剂后15~30min 内行 MRI 检查,不应超过 60min。

### (五) MRI 单关节直接造影穿刺与扫描技术

1. MRI 肩关节造影　用于怀疑盂唇、肩袖、韧带、关节囊、软骨损伤,术后再损伤(肩袖修补术后再撕裂)的评估。

(1)穿刺体位及技术要点:采用 25G 的针进行麻醉,采用 20~22G 的穿刺针进行穿刺,根据患者症状采取不同入路。肩后部疼痛采用前方入路穿刺:患者平卧,手臂轻度外旋,在肱骨小结节与肩胛喙突间连线的中点(肩袖间隙)穿刺,稍斜向内侧刺入。注入 10~15ml 的稀释对比剂。肩袖间隙、肩前部或上方疼痛采用后方入路穿刺:患者俯卧,肩部垫高,手臂外旋,在肱骨头上内侧或下内侧进针。

(2)扫描技术

1)线圈和体位:使用肩关节专用线圈或多通道相控阵表面柔线圈。体位同肩关节 MRI 平扫,尽量使肩关节靠近磁场中心:患者取仰卧中立位,患侧上肢自然伸直置于体侧,掌心面对躯体、大拇指向上;或取仰卧肩关节外旋位,掌心向上、大拇指向外。可补充外展外旋位(ABER)扫描。腹式呼吸,沙袋固定肩部。

2)成像范围:同肩关节 MRI 平扫,轴位垂直于关节盂平面,范围超过肩锁关节,下方超过关节盂下缘。斜矢状位平行于关节盂平面,范围自三角肌外缘至内侧冈上窝。斜冠状位平行于冈上肌腱,范围自胸大肌至冈下肌。

3)检查方位和序列:一般采用轴位、斜冠状位、斜矢状位的脂肪抑制 $T_1WI$ 扫描(图 3-10-1、图 3-10-2),可补充 ABER 脂肪抑制 $T_1WI$ 扫描。余同肩关节平扫。层厚 3mm,层间隔 1mm。

2. MRI 膝关节造影　用于膝关节术后评估(半月板术后损伤、重建前交叉韧带撕裂)、透明软骨缺损、膝关节内游离体、骨软骨病变(稳定性)、自体软骨移植评估。

(1)穿刺体位及技术要点:采用 20~23G 的穿刺针进行穿刺,一般采用常规髌股关节穿刺。患者取仰卧位,膝关节轻度屈曲,于髌股关节内侧或外侧,针尖平行进入髌骨与股骨关节面的间隙穿刺。局部麻醉后透视下一般先注入 2~3ml 碘对比剂,证实对比剂位于关节腔后,注入20~30ml 稀释含钆对比剂。超声引导下直接注入 2~3ml 稀释含钆对比剂,证实对比剂位于关节腔后,注入 20~30ml 稀释含钆对比剂。如对比剂停留于髌上囊,可采用髌骨上方绑带挤压入下方关节。难以触及髌骨的肥胖患者可采用关节镜体位、"跑步"姿势:先嘱患者在抗阻力情况下伸直膝盖,触摸患者髌腱,在髌骨至胫骨结节之间一半位置标记内侧皮肤;然后在屈膝状态下向上、稍向外朝向滑车(避开髁间嵴)刺入,麻醉与穿刺步骤同髌股关节穿刺。

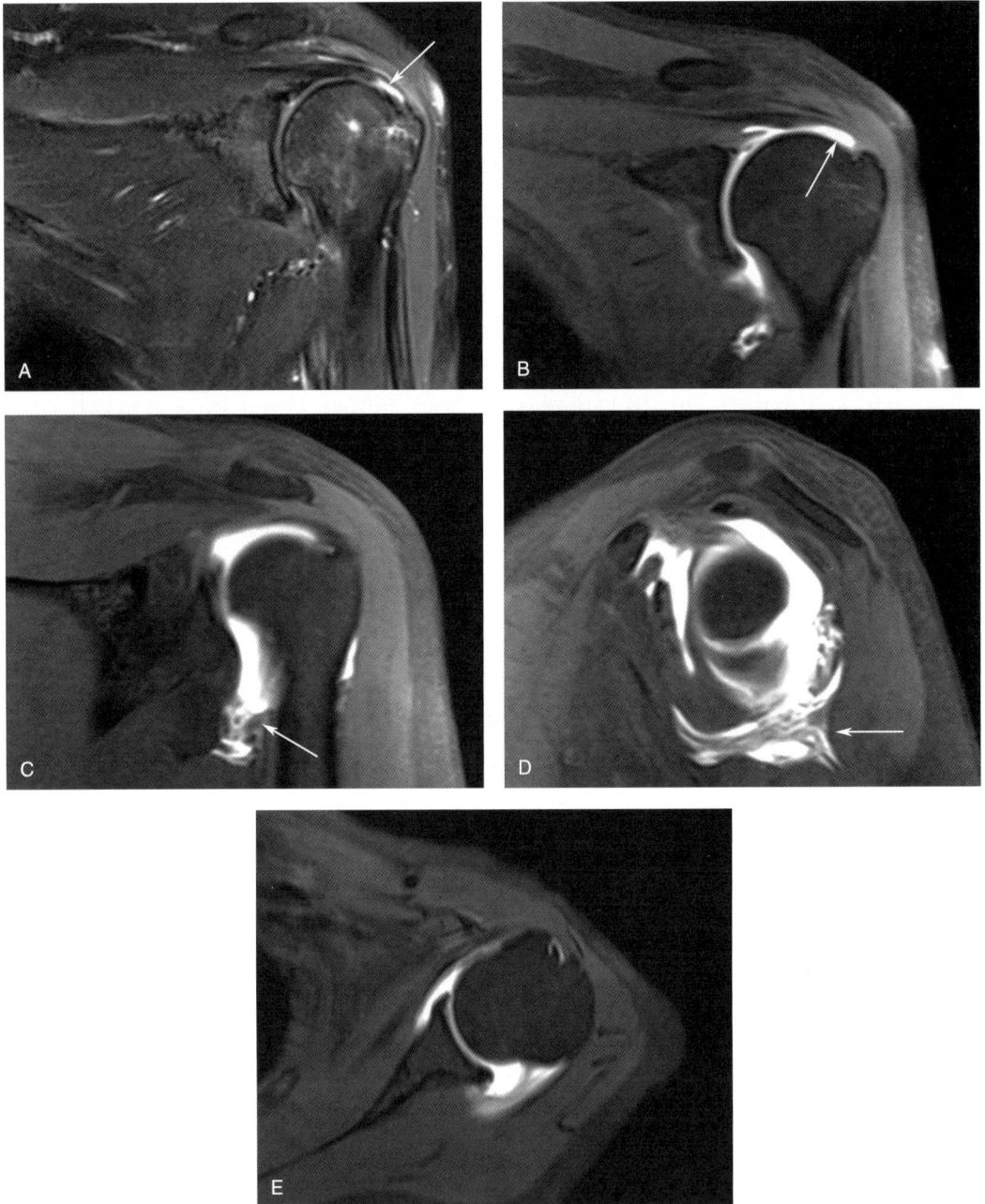

图 3-10-1　MRI 肩关节直接造影

患者,女,46 岁。外伤后肱骨大结节骨折。造影前平扫斜冠状位脂肪抑制 $T_2WI$(A)示冈上肌腱关节面撕裂(箭头);造影后斜冠状位脂肪抑制 $T_1WI$(B)证实冈上肌腱关节面撕裂(箭头),对比剂未进入肩峰下及三角肌下滑囊;造影后斜冠状位、斜矢状位脂肪抑制 $T_1WI$(C、D)示前下关节囊破裂,对比剂部分位于关节囊外(白箭);轴位脂肪抑制 $T_1WI$(E),由于关节囊破裂,对比剂部分外渗,关节腔扩张欠佳。

（2）扫描技术

1）线圈和体位：使用膝关节专用线圈或多通道相控阵表面柔线圈。体位同膝关节MRI平扫。患者取仰卧位，尽量使膝关节位于磁场中心，患膝自然伸直，可适当垫高，同时利用沙袋帮助固定膝关节使其处于舒适状态，避免运动伪影。

2）成像范围：同膝关节MRI平扫，包括整个膝关节，线圈中心位于髌骨下缘水平。冠状位自髌骨前缘向后包括部分膝关节后方软组织；矢状位自髌上囊向下至胫骨结节下缘，侧方包括内外侧副韧带；轴位自髌上囊至胫骨结节下缘。轴位平行于髌股关节，冠状位平行于股骨内外髁后缘连线，矢状位垂直于股骨内外髁后缘连线。

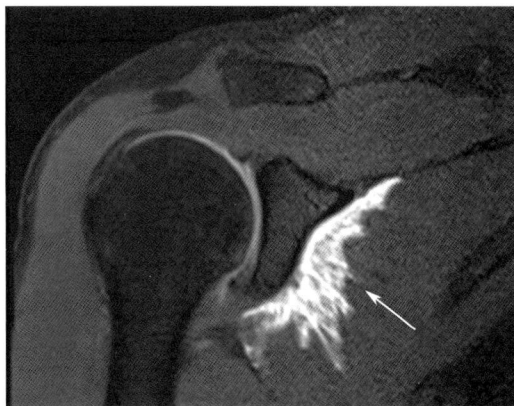

图3-10-2　MRI肩关节直接造影穿刺失败

脂肪抑制 $T_1WI$ 示由于穿刺操作失误，造成对比剂肌肉内（肩胛下肌）注射，未进入关节腔。

3）检查方位和序列：采用轴位、冠状位、矢状位的脂肪抑制 $T_1WI$ 扫描。余同膝关节平扫。层厚3mm，层间隔1mm。

3. MRI腕关节造影　用于怀疑舟月韧带、月三角韧带撕裂，三角纤维软骨复合体损伤，尺骨撞击，软骨损伤和关节内游离体患者。

（1）穿刺体位及技术要点

1）常规腕关节（桡腕关节）造影：可采取多种体位。患者取仰卧位，手置于身体一侧，手掌朝下、垫高使轻度掌屈；患者坐于检查床旁，手臂伸展置于检查床上X线束下方；患者取俯卧位，手臂过头，手掌向下、垫高使轻度掌屈。采用25G穿刺针，通常采取桡侧背侧穿刺，针头直接朝下垂直穿入桡舟间隙，注入约3ml稀释对比剂。活动腕关节，透视下观察对比剂是否进入中腕关节或远端尺桡关节。

2）腕关节三腔造影术：腕关节是由桡腕关节、中腕关节、远端尺桡关节和腕掌关节组成的多腔复合关节，各腔互相不沟通。腕关节三腔造影术是指按顺序相继对桡腕关节、中腕关节、远端尺桡关节注入对比剂，结合MRI和CT可以提高诊断关节内韧带损伤的敏感性。具体步骤：①将3ml稀释对比剂注入桡腕关节间隙，操作同常规腕关节造影；②将2ml稀释对比剂从背侧垂直注入近远排腕骨间关节间隙（钩骨与月骨间隙）（只有当桡腕关节注射后无对比剂渗透进入中腕关节时需进行第2步，需在桡腕关节注射对比剂3~4h后进行），透视下观察对比剂有无渗漏入桡腕关节，判断近排腕骨间韧带有无损伤、断裂；③最后将1ml稀释对比剂从背侧垂直注入远端尺桡关节间隙的近端（只有当桡腕关节注射后无对比剂渗透进入远端尺桡关节时需进行第3步）。观察对比剂有无渗漏入桡腕关节，判断三角纤维软骨复合体有无损伤、穿孔。远端尺桡关节骨膜非常敏感，穿刺过程中注意不要碰到桡骨或尺骨。

（2）扫描技术

1）线圈和体位：采用腕关节专用线圈或多通道相控阵表面柔线圈。体位同腕关节MRI平扫。患者取仰卧位，上肢伸直位于体侧，掌心向内；俯卧位时，上肢举过头顶，掌心向下。被检腕关节应尽量位于磁体中心。

2）成像范围：同腕关节MRI平扫，FOV 12cm。轴位从远端尺桡关节至掌骨中段，定位线垂直于尺桡骨长轴。冠状位从腕背侧至腕掌侧,定位线平行于桡月头骨中轴线。矢状位从桡侧到尺侧,定位线平行于尺骨和桡骨长轴。

3)检查方位和序列:采用轴位、冠状位、矢状位脂肪抑制 $T_1WI$ 扫描。余同腕关节 MRI 平扫。层厚 3mm,层间隔 1mm。

4. MRI 髋关节造影　用于怀疑髋臼盂唇损伤、关节软骨损伤、股骨头圆韧带损伤,关节内游离体。

(1)穿刺体位及技术要点:采用 25G 穿刺针局部麻醉,20~22G 穿刺针进行穿刺。患者取仰卧位,髋关节内旋,触摸股动脉并标记,注意穿刺时避开股动脉。前侧穿刺即股骨头中部位置穿刺:自腹股沟韧带的中点向下和向外侧 2.5cm 处,相当于股动脉稍外侧处垂直进针直达股骨头处。股骨头 / 颈联合部外侧或内侧穿刺:股骨头 / 颈联合部外侧或内侧象限垂直进针。斜行入路穿刺:经股骨转子间皮肤,针尖向上和向内沿股骨颈长轴,与检查床呈 45°~60°,多用于肥胖患者。外侧入路:于股骨大粗隆上方,平行检查床贴骨骼进针。一般注入 12~20ml 的稀释对比剂。

(2)扫描技术

1)线圈和体位:采用大号多通道相控阵表面柔线圈或体部相控阵线圈。体位同髋关节 MRI 平扫,患者取仰卧位,尽量使髋关节位于磁场中心。

2)成像范围:同髋关节 MRI 平扫,轴位上至髂骨翼中部,下至股骨小粗隆下方平面。斜冠状位根据轴位定位,垂直于髋臼前后缘连线。斜矢状位根据斜冠状位定位,平行于股骨颈长轴。

3)检查方位和序列:采用轴位、斜冠状位、斜矢状位脂肪抑制 $T_1WI$ 扫描。余同髋关节平扫。层厚 3mm,层间隔 1mm。

5. 诊断要点

(1)关节腔与其他间室的异常沟通,有助于判断韧带、关节囊、肌腱撕裂的具体位置与范围。

(2)关节腔与腱鞘囊肿的异常沟通。

(3)滑膜炎:滑膜轮廓不规则。

(4)关节内游离体的数量、大小、位置。

(5)骨软骨病变的稳定程度。

(6)软骨异常:软骨缺损。

(7)半月板撕裂。

(8)盂唇撕裂。

(9)术后评估:半月板、肩袖修补术后再撕裂,前交叉韧带重建术后再撕裂。

(10)股骨髋臼撞击综合征。

## 三、图像质量评价标准

1. 无运动伪影,关节结构显示清晰。

2. 关节腔内对比剂充盈良好,无明显周围肌内注射、邻近滑囊内注射。

## 四、常见操作错误及分析

1. 关节外注射　肩、髋关节关节囊纤维化、厚实易使操作者误认为碰到骨质,造成关节外注射,表现为关节内无对比剂,无法勾勒出关节表面。

2. 肌内注射　常为混合注射,关节内一般也有少量对比剂。造影后图像常类似肌肉撕裂,与造影前平扫图像结合阅读可避免误诊。

3. 盂唇内注射　容易误诊为盂唇撕裂,应注意于盂唇外侧进针。

## 五、常见并发症及处理

1. 感染性关节炎　很少发生,发生率约 1∶20 000。应严格无菌操作,避免穿刺入路上软组织感染。

2. 穿刺入路出血　使用小的穿刺针可减少出血风险。

3. 对比剂外渗　避免在疼痛部位进行穿刺。

4. 邻近结构损伤　使用标准入路可避免损伤邻近结构;穿刺部位淤血可采用冰敷。

5. 局部麻醉导致的麻木或虚弱。

6. 血管神经迷走反射　在患者坐起之前,应确定其没有血管迷走症状。最易出现在成人或年轻男运动员。患者仰卧于检查床上较站立容易恢复。

## 六、相关知识测试题

1. 以下**不属于**肩关节 MRI 适应证的是

    A. 肩袖部分撕裂

    B. 关节盂关节软骨损伤

    C. 肩袖修补术后评估

    D. 钙化性肌腱炎

    E. SLAP 损伤

2. 肩关节 MRI 直接造影对比剂 Gd-DTPA 的稀释浓度一般为

    A. 5mmol/L　　　　　　　B. 8mmol/L　　　　　　　C. 2mmol/L

    D. 4mmol/L　　　　　　　E. 6mmol/L

3. 以下说法**错误**的是

    A. 感染性关节炎是 MRI 关节造影的常见并发症,发生率约 1∶2 000

    B. 腕关节三腔造影中的"三腔",分别是指桡腕关节、中腕关节、远端尺桡关节

    C. 肩关节 MRI 造影根据患者疼痛部位不同可采用前方入路或后方入路穿刺

    D. 穿刺针越大,操作者越容易感知穿刺针是位于关节内还是关节外

    E. 关节 MRI 造影一般有透视下引导穿刺和超声引导下穿刺两种方式

4. 关于关节 MRI 造影扫描,以下说法**错误**的是

    A. 一般应在穿刺前行平扫,造影后加扫轴位、斜冠状位 / 冠状位、斜矢状位 / 矢状位的脂肪抑制 $T_1WI$

    B. 注入对比剂后应活动关节以促使对比剂在关节内扩散

    C. 应在注入对比剂后 15~30min 内进行扫描

    D. MRI 腕关节造影应采用体部线圈或表面柔线圈

    E. 扫描层厚 3mm,层间隔 1mm

5. 以下**不属于** MRI 关节造影评估观察要点的是

　　A. 关节腔与其他间室有无异常沟通

　　B. 关节内游离体的数量、大小、位置

　　C. 半月板术后有无再撕裂

　　D. 骨软骨病变的稳定程度

　　E. 骨髓内病变的性质

**答案：**1. D　2. C　3. A　4. D　5. E

（彭娴婧）

### 推荐阅读资料

［1］高元桂，张爱莲，程流泉. 肌肉骨骼磁共振成像诊断. 北京：人民卫生出版社，2013.

［2］杨正汉，冯逢，王霄英. 磁共振成像技术指南：检查规范、临床策略及新技术应用. 北京：人民军医出版社，2010.

［3］袁慧书，徐文坚. 骨肌系统影像检查指南. 北京：清华大学出版社，2016.

［4］CRIM J, MORRISON W B. Specialty imaging arthrography principles and practice in radiology. Philadelphia: Lippincott Williams & Wilkins, 2008.

［5］SAHIN G, DEMIRTAŞ M. An overview of MR arthrography with emphasis on the current technique and applicational hints and tips. Eur J Radiol, 2006, 58 (3): 416-430.

［6］GANGULY A, GOLD G E, Pauly K B, et al. Quantitative evaluation of the relaxivity effects of iodine on GD-DTPA enhanced MR arthrography. J Magn Reson Imaging, 2007, 25 (6): 1219-1225.

# 第十一节　盆底功能障碍磁共振成像

## 一、概述

　　盆底功能障碍是由于盆底的支撑韧带、肌肉、筋膜损伤而导致的盆腔器官功能紊乱的一系列疾病，包括尿失禁、盆底器官脱垂、梗阻性便秘和性功能障碍、大便失禁等，其中以器官脱垂和尿失禁最为常见，严重影响患者生活质量。在我国，随着人口的老龄化及女性对健康需求的提高，到医院就诊的女性盆底功能障碍的患者越来越多，也引起了临床的日益重视。MRI 作为一项重要的无创性评估手段之一，现已被推荐应用于盆底功能障碍性疾病的诊断、评估、治疗方案选择、手术方案制订及疗效评估。

## 二、操作规范流程

### （一）适应证

　　1. 经临床病史和体格检查，拟诊盆底功能障碍性疾病，包括盆底器官脱垂及功能改变，如膀胱［尿失禁和 / 或排尿功能障碍］、阴道和 / 或子宫（性功能障碍）和直肠［阻塞性排便综合征（obstructed defecation syndrome，ODS）］等确定疾病严重程度。

　　2. 盆底功能障碍术后患者疗效的评估。

### （二）禁忌证

　　1. 具有 MRI 检查禁忌证。

　　2. 无法配合扫描采集和 / 或屏气指令（15s）。

3. 怀孕或怀疑受孕。

4. 月经期。

5. 体内放置宫内节育器。

（三）检查前准备

1. 与患者沟通,充分采集相关病史,记录患者的月经周期,必要时还应与相关临床科室医生联系与充分沟通,以便制订最优化成像方案。

2. 预约检查时间,并提供详细的检查告知。若有避孕环则需取出。

3. MRI 设备要求:1.5T 或 3.0 T 场强 MRI,相控阵表面体线圈。

4. 检查前应充分与患者交流,介绍检查的方法与流程,以取得其配合。患者动作配合非常重要,需在检查前进行训练,包括对患者进行 Valsalva 动作及提肛、排粪动作的训练。

5. 在检查前使膀胱处于半充盈状态。通常在检查前 2h 排空膀胱,之后憋尿使膀胱适度充盈,期间可适量饮水 500~1 000ml。

6. 有大小便失禁者或需行排粪造影者,需先备好成人纸尿片和纸尿裤、超声凝胶、50ml 注射器、导尿管、液状石蜡。

（四）检查注意事项

1. 需行排粪造影检查患者,指导其脱下裤子,侧卧位于检查床,臀部对准技术员,臀部下方垫好一次性成人尿片。技术员戴好手套,先用无菌剪刀剪去导尿管集尿管头端。将导尿管前端沾上液状石蜡,插入肛门 3~4cm,然后由注射器抽取超声凝胶(120~180ml),缓慢注入肛门,可连续注射至患者具有轻微便意为止,将导尿管拔出。

2. 患者取仰卧位,戴好成人尿片,穿好裤子。双膝下方置入软垫使其保持约 45° 弯曲状态并稍外展。

若临床疑前腔或中腔病变的患者,不需行排粪造影,则可省去第一步。

（五）扫描技术

患者取仰卧位,头先进或足先进,以耻骨联合上 5cm 为中心。扫描范围从子宫上缘水平至双侧股骨大转子水平,具体扫描参数见表 3-11-1。

表 3-11-1　盆底功能检查 MRI 扫描参数(3.0T)

| 序列 | T$_2$WI TSE | T$_2$WI TSE | 3D T$_1$WI | Cine T$_2$WI GR(True FISP) |
|---|---|---|---|---|
| 方位 | 矢状位 | 轴位、冠状位 | 矢状位、轴位 | 矢状位 |
| FOV/cm | 20~28 | 20~28 | 20~28 | 20~28 |
| 矩阵 | 320 × 320 | 320 × 320 | 256 × 216 | 320 × 168 |
| 层厚 /mm | 3 | 3 | 3 | 8 |
| 层间距 /mm | 0.6 | 0.8 | | |
| TR/ms | 2 830 | 4 500/3 000 | 3.2 | 50.4 |
| TE/ms | 82 | 87 | 1.2 | 1.4 |
| 激励次数 | 3 | 2 | 1 | 1 |
| 脂肪抑制 | 否 | 否 | 是 | 否 |

1. 静息态扫描

（1）采用 $T_2WI$ 快速自旋回波序列，需在轴位、冠状位和矢状位三个方位分别进行成像，层厚 3~4mm，通常不加脂肪抑制。用于观察盆腔器官静息态下的结构、形态、位置，了解盆底肌肉、韧带的厚度及完整性，有无异常信号。

（2）$T_1WI$ 为可选序列，一般取轴位，可加脂肪抑制，用于检出盆腔内可能存在的其他病变，对于盆底功能的评估并无额外价值。

（3）DWI 不作为常规推荐序列。

2. 动态扫描　推荐采用快速 $T_2WI$ 序列电影扫描（True FISP）。一般采用正中矢状位单层电影模式，层厚 8mm，帧频 2~3 帧 /s，单次动态电影扫描时间不超过 20s；必要时也可根据情况（如盆腔内器官排列紊乱）加扫斜矢状位等方位。

（1）常规需包括 Valsalva 动作（一般 2 次，必要时需增加重复次数）。动态扫描过程中要观察清晰的腹壁运动（收紧和放松）。用于评估盆底松弛度和器官脱垂程度。

（2）如行排粪造影，排粪动作安排在最后一个循环进行：深吸气 - 向下增大腹压 - 提肛 - 排便，该顺序需重复，直至观察到直肠大部分对比剂排出。

（六）检查后指导

确认检查完成且无明显异常情况后，帮助患者移除线圈，指引其去卫生间清理，按时领取检查结果等。

（七）诊断要点

推荐使用欧洲泌尿生殖放射学会 /USEGR 发布的盆底功能障碍 MRI 指南和《女性盆底功能障碍性疾病的 MRI 技术与报告规范》进行诊断，要点如下。

（1）静息态：评估静息态膀胱底部、宫颈、直肠肛管交界处的位置及与耻骨尾骨线（pubococcygeal line，PCL）的关系和距离；盆底肌肉有无变薄、损伤、撕裂；盆底器官及间隙形态有无异常，有无提示筋膜缺陷的征象；膀胱内口有无开放。

（2）动态：观察盆底器官在 Valsalva 动作过程中的移动度；最大腹压时膀胱底部、宫颈、直肠肛管交界处与 PCL 的关系和距离；最大腹压时尿道内口有无开放或尿道轴旋转；有无小肠或肠系膜下疝；有无直肠膨出、套叠或脱垂。

（3）盆腔脱垂分度：根据参考点（宫颈前唇、膀胱底部、直肠肛管交界处）位于 PCL 下的垂直距离评估（图 3-11-1）。

1）前腔、中腔器官脱垂分度见表 3-11-2。

2）后腔的器官脱垂分度

直肠膨出：直肠壁局限性突出，在最大腹压时测量。从肛管前壁划一条延长线，直肠前突超过该线前方 2cm 定义为直肠膨出。直肠前膨出采用二分级法，即 2~5cm 为轻度，≥5cm 为重度。

直肠脱垂：肛管直肠交界处下降至 PCL 下 3~5cm 为轻度，≥5cm 为重度。

## 三、图像质量评价标准

主观评价采用 5 分制评分标准：① 5 分，无伪影，图像质量很好，盆腔结构显示非常好；② 4 分，较小的伪影，图像质量较好，盆腔结构显示很好；③ 3 分，微小伪影，图像质量中等，盆腔结构显示可以接受；④ 2 分，中等伪影，图像质量很差，盆腔结构显示模糊但可以看到；

⑤1分,显著伪影,图像质量不能接受,看不清楚盆腔结构。

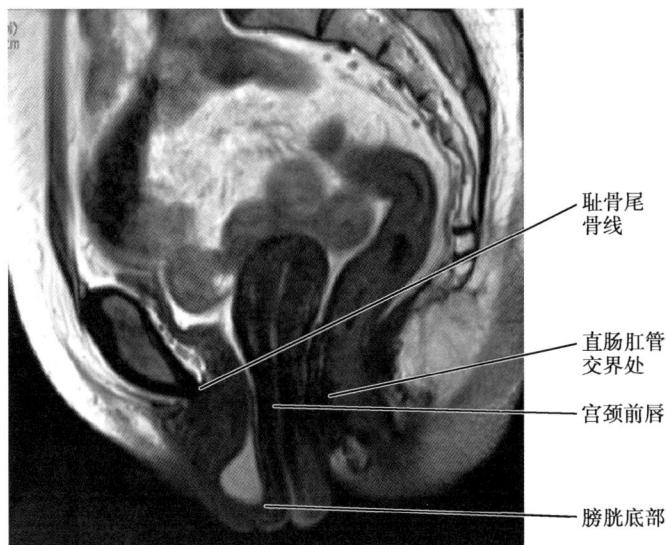

耻骨尾骨线

直肠肛管交界处

宫颈前唇

膀胱底部

图 3-11-1 矢状位 $T_2$WI 盆腔器官脱垂的参考点

表 3-11-2 前腔、中腔器官脱垂分度(三分级法则)

| 分度 | 标准(耻骨尾骨线下) |
| --- | --- |
| 轻度 | 1~<3cm |
| 中度 | ≥3cm 且 ≤6cm |
| 重度 | >6cm |

## 四、常见操作错误及分析

1. 检查失败

(1)检查部位不符合申请单要求。

(2)扫描覆盖范围不足。

(3)患者动作配合不佳或难以理解技师的指令。

(4)图像质量差难以诊断,如受呼吸、肠管运动伪影等的影响。

2. 改善图像质量、减少伪影的方法

(1)检查前充分与患者及临床医生沟通,了解患者的临床症状及检查目的。

(2)检查前严格训练,介绍检查的方法与流程,使患者认识到动作配合非常重要,需在检查前进行充分训练。包括 Valsalva 动作及提肛、排粪动作的训练。

(3)对于胃肠道蠕动伪影较大的患者可酌情使用胃肠道蠕动抑制剂(如东莨菪碱)以减少肠道蠕动伪影。

## 五、相关知识测试题

1. 以下**不属于**盆底动态 MRI 适应证的是
   A. 大便失禁
   B. 压力性尿失禁
   C. 盆底脱垂患者术前、术后评估
   D. 出口梗阻性便秘
   E. 急性器质性便秘

2. 以下说法**错误**的是
   A. 行盆底功能 MRI 前技师需与患者充分沟通,使其了解检查流程并获得其充分配合
   B. 行盆底功能 MRI 前膀胱应处于半充盈状态
   C. 检查前 Valsalva 动作的训练是保证动态 MRI 检查成功的关键
   D. 行盆底功能 MRI 时患者处于仰卧位并双膝屈曲
   E. 行盆底功能 MRI 前应排空膀胱

3. 以下关于盆底器官脱垂的诊断标准,**错误**的是
   A. 最大腹部压力下,宫颈前唇下缘位于 PCL 下 2cm,为子宫轻度脱垂
   B. 最大腹部压力下,宫颈唇下缘位于 PCL 下 6cm,为子宫重度脱垂
   C. 最大腹部压力下,膀胱底位于 PCL 下 5cm,为膀胱中度脱垂
   D. 最大腹部压力下,膀胱底位于 PCL 下 3cm,为膀胱中度脱垂
   E. 最大腹部压力下,肛管直肠交界处下降至 PCL 下 4cm 为轻度直肠脱垂

4. 以下说法**错误**的是
   A. 盆底器官脱垂分度,前腔及中腔分度为三分法
   B. 盆底器官脱垂分度,后腔直肠脱垂分度为二分法
   C. 直肠除脱垂外,还可向前、向后膨出
   D. 患者检查前仰卧于检查床,双膝平直
   E. 观察直肠脱垂的标志点是直肠肛管交界处

5. 关于盆腔图像质量的评估,以下说法**错误**的是
   A. 中等伪影,盆腔结构显示模糊但可以显示,图像质量很差,可评为 3 分
   B. 盆腔结构模糊,显著伪影,可评为 1 分
   C. 盆腔结构显示非常好,无伪影,图像质量很好,可评为 5 分
   D. 较小的伪影,盆腔结构显示很好,可评为 4 分
   E. 微小伪影,图像质量中等,盆腔结构显示可以接受,可评为 3 分

**答案:**1. E　2. E　3. B　4. D　5. A

（刘 慧）

## 推荐阅读资料

[1] CHAMIÉ L P, RIBEIRO D M F R, CAIADO A H M, et al. Translabial US and dynamic MR imaging of the pelvic floor: normal anatomy and dysfunction. Radiographics, 2018, 38 (1): 287-308.

［2］EL SAYED R F, ALT C D, MACCIONI F, et al. Magnetic resonance imaging of pelvic floor dysfunction-joint recommendations of the ESUR and ESGAR Pelvic Floor Working Group. Eur Radiol, 2017, 27 (5): 2067-2085.

［3］HAYLEN B T, DE RIDDER D, FREEMAN R M, et al. An International Urogynecological Association (IUGA)/International Continence Society (ICS) joint report on the terminology for female pelvic floor dysfunction. Int Urogynecol J, 2010, 21 (1): 5-26.

［4］KANMANIRAJA D, ARIF-TIWARI H, PALMER S L, et al. MR defecography review. Abdom Radiol (N Y), 2021, 46 (4): 1334-1350.

［5］SALVADOR J C, COUTINHO M P, VENÂNCIO J M, et al. Dynamic magnetic resonance imaging of the female pelvic floor-a pictorial review. Insights Imaging, 2019, 10 (1): 4.

# 第二篇　超声专科技能

# 第四章

## 经食管超声心动图

### 一、概述

经食管超声心动图检查(transesophageal echocardiography,TEE)应用于临床以来,不仅在心脏疾病尤其是结构性心脏病的治疗中扮演着十分重要的角色,而且为心脏疾病的超声诊断提供了新的视窗。超声心动图成像技术的提高使得 TEE 成为重要的一种心血管成像方式。经食管扫查心脏可提供优质的心脏图像,可用于心脏或非心脏手术前、手术中和手术后的监测。

### 二、操作规范流程

#### (一) 适应证

1. 儿童心脏手术的评估。

2. 感染性心内膜炎。

3. 人工瓣膜功能障碍。

4. 二尖瓣、三尖瓣和主动脉瓣疾病。

5. 主动脉扩张及主动脉夹层。

6. 心腔内肿物及血栓。

7. 心脏手术的术中监护。

8. 心脏介入治疗的评估和监测。

9. 肝移植手术中的应用。

#### (二) 禁忌证

1. 绝对禁忌证

(1)未修复的气管食管瘘。

(2)食管狭窄或梗阻。

(3)空腔脏器穿孔。

(4)活动性胃出血或食管出血。

(5)气管条件差。

(6)严重的呼吸抑制。

(7)无法合作和配合。

(8)严重心律失常。

(9)严重心力衰竭。

(10)体质极度虚弱。

(11)持续高热。

(12)剧烈胸痛不能缓解。

(13)血压过高或过低。

(14)心肌梗死急性期。

2. 相对禁忌证

(1)食管或胃手术史。

(2)食管癌、食管静脉曲张的病史。

(3)近期胃肠道出血。

(4)消化道溃疡和活动性食管炎。

(5)血管环、主动脉弓异常合并或不合并气管损伤。

(6)口咽部异常。

(7)严重的凝血功能障碍。

(8)明显血小板减少。

(9)颈椎损伤或异常。

(三)检查前准备

1. 临床资料　在接受 TEE 前,患者需要禁食 12h 并且经过严格的临床评估及禁忌证筛查以保证该项检查的风险可控,TEE 程序的风险与中度镇静和食管插管有关。检查前应注意以下要点。

(1)知情同意书包括对预期利益和潜在风险的解释。

(2)并发症中低于 1% 的情况严重到中断此项检查,报告的死亡率低于 1/10 000。

(3)应使用标准的麻醉前评估方案和风险水平评估血流动力学损害和呼吸抑制。

(4)有呼吸障碍或睡眠呼吸暂停史的患者呼吸骤停风险更高。

(5)患者通常 TEE 前至少需要禁食 12h(除非紧急情况)。

2. TEE 协议　每个机构的中等镇静标准均适用于 TEE 程序。通常情况下,这些措施包括让有资格的医疗保健提供者监控患者意识水平、血压、心电图和动脉血氧饱和度。

TEE 的最佳执行方式是由心脏超声检查医生操作探头并指导检查,由心脏超声检查医生优化图像质量并记录数据,并由护士监督患者。

(四)探头操作技术

1. TEE 探头的基本运动形式　将探头顶端向食管远端或胃部移动称"推进",向相反方向拉出称"后退";在食管内将换能器顺时针方向朝向患者右侧转动称"右转",反之称"左转";使用操作柄的大轮将探头顶端向前弯曲称"前屈",反之称"后屈";使用操作柄的小轮将探头顶端向左方弯曲称"左屈",反之称"右屈"。

除上述探头基本运动形式外,目前均可通过调整多平面超声探头特有的按钮使得超声切面在 0°~180° 转换。一般而言,0° 时的扫描切面为经食管探头的水平切面(横轴切面);

30°~50° 时的扫描切面相当于心脏的短轴切面(食管中段时);90° 时的扫描切面相当于经食管探头的矢状切面;110°~130° 时的扫描切面相当于心脏的长轴切面(食管中段时);180° 时的扫描切面为 0° 时所得切面的镜像图。

2. 操作技术　患者取左侧卧位,检查者站于患者左侧,插管前先放置咬口垫,向前轻微弯曲探头并在换能器表面涂以消毒耦合剂,经咬口垫进入口腔,于舌根上方正中处插入,探头进入咽部后,嘱患者做吞咽动作,顺势快速推进,使之到达食管中段。检查者与助手需密切观察患者一般情况和反应,全程密切监测心电图。一旦发现病情有不良变化,应立即退出探头,及时进行处理。检查全过程为 10~15min,时间不宜过长。检查完毕退出探头后,嘱患者仰卧位休息 15min 后再离开检查室,并嘱其 2h 内不宜饮食。

### (五) 基本切面

通过超声探头的运动和探头内部晶片角度的变换,可以衍生出 4 类 TEE 基本切面(图 4-0-1):食管上段系列切面(主动脉弓长轴切面、主动脉弓短轴)、食管中段系列切面(四腔心切面、两腔心切面、二尖瓣闭合缘切面、左心室长轴切面、主动脉瓣短轴切面、主动脉瓣长轴切面、右心室流入-流出道切面、双腔静脉/双心房切面、降主动脉短轴切面、降主动脉长轴切面、升主动脉短轴切面、升主动脉长轴切面)、经胃底部系列切面(左心室乳头肌短轴切面、二尖瓣短轴切面、左心室两腔心切面、左心室长轴切面、右心室流入道切面)、经胃深部长轴系列切面。

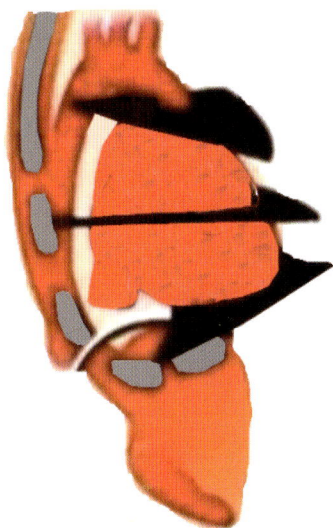

图 4-0-1　TEE 水平切面图
4 类不同水平衍生出数个基本切面。

1. 食管上段系列切面

(1) 主动脉弓长轴切面:在食管中段降主动脉短轴图像的基础上,后退探头直至主动脉的形状变为卵圆形时轻微向右旋转探头,便可获得食管上段主动脉弓长轴切面。在纵轴方向显示的主动脉弓横截面,主动脉弓近端位于图像左侧,主动脉弓远端位于图像右侧,回撤探头还可以获得颈部大血管的图像。此切面主要用于诊断主动脉病变,如主动脉瓣关闭不全。

(2) 主动脉弓短轴切面:在上述食管上段主动脉弓长轴基础上,调整图像深度为 10~12cm,并调整探头角度至 60°~90°,即可获得食管上段主动脉弓短轴切面。这一切面近场为主动脉弓短轴横截面,远场为肺动脉长轴图像。在此切面右上侧还同时显示了左锁骨下动脉和无名静脉的近心端;图像的左下角则显示了肺动脉瓣和肺动脉主干长轴图像。此切面主要用于诊断主动脉弓病变及肺动脉瓣病变,还可以用于动脉导管未闭的封堵治疗。但是由于食管上段水平前方紧邻气管,受气管内气体干扰,主动脉结构往往显示不清。

2. 食管中段系列切面　该系列切面不仅是经食管超声检查中使用频率最多的切面,也是理解和掌握其他切面的基础。

(1) 四腔心切面:将探头置入食管中部,调整超声图像深度 14cm,旋转探头角度 0°~10°,显示四个心腔。轻微后屈探头尖端,尽量多地显示左心室心尖部。此时,图像近场为左心房,远场为左心室心尖部。在此基础上回撤探头,还可显示食管中段五腔心切面。其主要结构包括左右心房、左右心室、二尖瓣、三尖瓣、房间隔、后室间隔和左心室侧壁。在该图像中,通常能看到二尖瓣前叶和后叶中间部分。

(2)两腔心切面:在食管中段四腔心切面基础上保持探头尖端不动,调整探头角度至90°左右,右心房、右心室从图像中消失,左心耳出现;此时后屈探头尖端,寻找并显示真实的左心室心尖部,增加图像深度以显示整个心尖部即可获得此切面。该图像与食管中段四腔心图像垂直,可以从左心房后壁直接观察左心房、二尖瓣和左心室心尖部。在该此图像中,左心室前壁处于图像右侧,左心室下壁位于左侧。

(3)二尖瓣闭合缘切面:在食管中段四心腔图像基础上,保持探头尖端不动并使二尖瓣处于图像中央,调整探头角度至45°~60°,此时右心房和右心室从图像中消失,轻微后屈探头找到左心室心尖部即为标准二尖瓣闭合缘切面。在该图像中,二尖瓣由左侧的P3部分、右侧的P1部分和中间的前瓣(通常为A2)形成波浪形的图像。该图像还可以显示左心室后乳头肌、前乳头肌及左心室心尖部。

(4)左心室长轴切面:在食管中段两腔心切面基础上保持探头尖端不动,旋转探头角度至120°~130°。在长轴方向显示主动脉瓣和左心室流出道,调整图像深度使整个左心室都可显示。该切面始于左心房,从长轴方向对主动脉根部和整个左心室成像。

(5)主动脉瓣短轴切面:在食管中段四腔心切面基础上,向患者头侧回撤探头,显示左心室流出道和主动脉瓣后旋转探头角度至30°~45°,调整图像深度至8~10cm;以主动脉瓣为中心,尽量使主动脉瓣三个瓣膜相互对称即可获得此切面。在此基础上,探头后退可显示冠状动脉开口,推进探头可显示左心室流出道。图像中三个主动脉瓣呈对称分布,其中无冠瓣紧邻房间隔,右冠瓣靠近右心室流出道,左冠瓣紧邻肺动脉。

(6)主动脉瓣长轴切面:在上述食管中段长轴图像基础上,回撤探头寻找主动脉根部或在食管中段主动脉瓣短轴切面基础上,旋转探头角度至120°~150°可获得此切面。标准切面上,左心室流出道、主动脉瓣和升主动脉近端呈直线排列,主动脉窦对称分布。该切面是从长轴方向显露主动脉根部。左心室流出道、部分主动脉瓣、升主动脉近端(窦管连接部远端1cm)排列于图像右侧,而二尖瓣和左心室并未在此图像中完全显露。

(7)右心室流入-流出道切面:在上述食管中段大动脉短轴切面基础上,旋转探头角度至60°~75°,调整图像深度至8~10cm,可同时显示三尖瓣、右心室流出道、肺动脉瓣和肺动脉主干。该切面可以观察到血液从三尖瓣(图像左侧)流入右心室再从肺动脉瓣口(图像右侧)流出的整个过程。

(8)双腔静脉/双心房切面:探头置于食管中段,调整图像深度为10~12cm,探头角度为90°~100°,或在上述食管中段两腔心切面的基础上将整个探头转向右侧改变角度或轻微右旋探头,下腔静脉(左)和上腔静脉(右)即可同时成像。该切面是从长轴方向依次显示左心房、右心房和腔静脉。

(9)降主动脉短轴切面:探头位于食管中段,调整图像深度为10~12cm,将探头向左侧旋转显示主动脉,进而减小图像深度至5cm,使主动脉处于图像正中即可显示降主动脉横截面。图像近场的弧形管壁为降主动脉的右前壁。在此切面基础上,探头推进或后退可以显示降主动脉全程。

(10)降主动脉长轴切面:在降主动脉短轴切面基础上,保持探头不动,旋转角度至90°~100°,即可显示主动脉长轴,图像左侧为主动脉远端,右侧为主动脉近端,扇形图像顶端管壁为主动脉前壁,与之相平行的为主动脉后壁。

(11)升主动脉短轴切面:在食管中段主动脉瓣长轴图像基础上,探头后退(显露升主动脉长轴),并旋转角度至0°;或在食管中段主动脉瓣短轴基础上后退探头(显露升主动脉短轴),然后旋转成像平面至0°均可获得此切面。此切面图像中显示的结构从主动脉瓣略上方开始,依次为右肺动脉长轴、升主动脉短轴和上腔静脉短轴。此切面主要用于诊断升主动脉病变、肺栓塞、动脉导管未闭及检测上腔静脉内的漂浮导管等。

(12)升主动脉长轴切面:将超声探头置于食管中段,在食管中段主动脉瓣长轴切面基础上,回撤探头至右肺动脉进入视野,调整图像深度至8~10cm,调整探头角度至10°~20°即可获得此切面。在该切面中,扇形图像的顶点为右肺动脉,其后方为升主动脉近端长轴。该切面主要用于诊断主动脉病变,判断右肺动脉有无栓子等。

3. 经胃底部系列切面

(1)左心室乳头肌短轴切面:将探头推进入胃腔,调整图像深度为12cm,探头角度为0°,继续推进探头直到显示胃(皱褶)或肝脏,之后向前弯曲探头使其接触胃壁和心脏下壁;向左或右旋转探头使左心室处于图像正中并充分显露两个乳头肌即可显示胃底左心室乳头肌短轴切面。该图像顶端为左心室后壁,左心室其他节段亦可清楚显示。

(2)二尖瓣短轴切面:在胃底左心室乳头肌短轴切面的基础上,回撤探头即可以显示二尖瓣口短轴图像,调整图像深度,便可以获得二尖瓣连合部的图像。该图像既显示了左心室基底部6个节段,还有助于观察二尖瓣前叶的后半部分(A3)、后叶及与探头紧邻的后连合(posterior commissure,PC)。

(3)左心室两腔心切面:该切面与经胃底短轴切面相互垂直,在后者的基础上,旋转探头角度至90°,即可获得。该图像依次显示了左心室下壁、二尖瓣瓣下结构和左心室前壁,与食管中段两腔心相似,只是探头更靠近左心室下壁。

(4)左心室长轴切面:在经胃底左心室两腔心切面图像基础上,旋转探头角度至110°~120°,即可以获得;若图像显示不佳,可以向右轻微旋转探头,当图像右侧显示主动脉瓣时,调整深度便能较清楚地显示。该切面类似于食管中段主动脉瓣长轴图像,但能更好地使用频谱多普勒进行血流动力学评估。该切面主要用于诊断二尖瓣、主动脉瓣、左心室流出道病变,还可以用来诊断室间隔缺损和评估左心室收缩功能。

(5)右心室流入道切面:在经胃底乳头肌短轴切面图像基础上,向右旋转探头使右心室位于图像中央,同时调整角度至90°,即可显示。该切面近场为右心室后壁,右心室心尖部位于图像左侧,前壁位于图像视野远端。该切面主要用于诊断三尖瓣及瓣下结构病变,同时可以用来评估右心室功能变化。

4. 经胃深部长轴系列切面　在经胃短轴图像的基础上,前屈并轻微推进探头,紧贴胃黏膜直到在图像顶端显示左心室心尖部,即可获得。该切面与食管中段五腔心相似(上下颠倒)。有时为了在图像中央显示左心室流出道和主动脉瓣需要向左弯曲探头。该切面用于诊断主动脉瓣置换术后瓣周漏,同时对于房室瓣病变严重程度的评估也有一定优势。

(六)安全性及并发症

尽管TEE为半创伤性的检查,但有良好的安全性。其并发症包括支气管痉挛、低氧血症、非持续性室性心动过速、三度房室传导阻滞、心绞痛、心力衰竭、耳旁肿胀、轻微的咽部出血及食管穿孔等。因为TEE探头的操作是"盲目"进行的,应避免发生食管穿孔。为避免这一并发症,检查前应排除严重的食管疾病,操作中要避免过度用力,检查后应注意患者有无食管穿孔的相关症状及体征。当患者术前即患有食管疾病时,TEE的安全性是不确定的,此时应咨询胃肠学专家,对于老年人及无知觉的患者应尤其谨慎。TEE后患者发生感染性心内膜炎的危险性及是否需要预防性使用抗生素仍有争议。基于目前可获得的资料,TEE患者发生菌血症的概率略小于胃肠内镜检查。

## 三、临床应用

1. 主动脉夹层　TEE不仅简单、安全、有效,且其敏感性、特异性、准确性均明显优于主动脉造影。TEE可对主动脉夹层进行准确分型,能较好地显示出左右冠状动脉近端,有利于观察冠状动脉是否受累,可作为首选检查方法。

2. 二尖瓣病变　通过选择合理的切面(食管中段五腔心切面、食管中段四腔心切面、显示冠状静脉窦的四腔心切面、三腔心切面及结合彩色血流的胃底左心室短轴切面)可在二尖瓣手术前较准确地定位病变小叶分区,为外科手术尤其是二尖瓣成形术提供必要的术前资料。

3. 继发孔型房间隔缺损(atrial septal defect,ASD)　ASD是临床最常见的先天性心脏病之一,其中继发孔型ASD占所有ASD的60%~70%。TEE将超声探头置于食管或胃内适当部位,从心脏的后方或下后方进行观察,使心房结构处于声束的近场且与声束垂直,图像清晰,不产生回声失落现象。同时借助彩色和频谱多普勒可准确地检出心房水平的分流,显示ASD的边缘及毗邻结构,并准确测量其大小,为临床选择正确的治疗方案提供指导。

4. 左心耳封堵术　心房颤动是临床最常见的快速性心律失常,其症状表现为不规律的心脏搏动,并可导致血栓、卒中、心力衰竭等严重并发症。血栓栓塞是心房颤动的主要危害之一,长期服用抗凝药物是预防栓塞的主要方法。但其存在较大的局限性,严重限制了其临床应用。近年来,随着人们对左心耳结构及功能的深入认识,以及介入治疗、器械及技术的发展,经皮左心耳封堵术已成为一种可行的预防心房颤动患者血栓栓塞的方法。TEE可以明确判断左心耳有无血栓,亦可测量左心耳的基底径及深度,能为左心耳封堵术前提供更多有用信息,为术者选择封堵器型号提供依据,可有效提高左心耳封堵的成功率。

5. 心脏外科手术　TEE已广泛应用于心脏病的诊断和术中监测,由于其较高的图像分辨率及在术中、术后即刻提供心脏病的诊断与治疗信息,目前已成为评价心脏外科手术的重要手段,在心脏手术中的应用具有重要临床价值,如术中TEE监测,可指导封堵器的置入,及时纠正术中错误判断和尚存的问题,更准确地评价手术效果,提高各种心脏病患者的手术成功率。

## 四、相关知识测试题

1. 经食管超声心动图检查主要用于
   A. 确定左心房和左心耳血栓
   B. 人工瓣膜结构和功能的评价
   C. 自然瓣膜和人工瓣膜赘生物及感染性心内膜炎的心内并发症
   D. 房间隔缺损、肺静脉畸形引流
   E. 心脏直视手术中的应用

2. 经食管超声心动图检查的注意事项有

    A. 禁用于有活动性上消化道出血患者　　B. 不能进行心内血栓诊断

    C. 不能评估心脏的局部功能　　　　　　D. 禁用于黏液瘤和血栓诊断

    E. 禁用于诊断心脏解剖畸形

3. 经食管中段超声心动图的切面包括

    A. 主动脉弓长轴切面　　　　　　　　　B. 降主动脉长轴切面

    C. 经胃底左心室乳头肌短轴切面　　　　D. 经胃底右心室流入道切面

    E. 升主动脉短轴切面

4. 经食管超声心动图检查前准备包括

    A. 探头消毒　　　　　　　　　　　　　B. 急救药材及物品准备

    C. 询问疾病史　　　　　　　　　　　　D. 检查者必须经过严格的专业培训

    E. 提前测量左心室的射血分数,评价左心室收缩功能

5. 二维经食管超声心动图**不能**反映

    A. 前负荷　　　　　　　　　　　　　　B. 左心室舒张末期容积

    C. 区域性室壁运动异常　　　　　　　　D. 收缩期室壁增厚异常

    E. 心肌血流供应

**答案:** 1. ABCDE　2. A　3. BE　4. ABCD　5. E

(肖　丽)

## 推荐阅读资料

［1］管丽洁,郑葵葵,倪显达,等.多平面经食管超声心动图诊断继发孔型房间隔缺损的应用价值.中国临床医学影像杂志,2010,21 (3): 202-204.

［2］郭薇,郭珊,王春.经食管超声心动图在39例心脏外科手术中的应用价值.福建医药杂志,2007,29 (1): 7-8.

［3］何怡华,李治安,谷孝艳,等.二尖瓣病变定位经食管超声检查与术中发现的对照研究.心肺血管病杂志,2009,28 (5): 314-317.

［4］马建忠,项美香.主动脉夹层动脉瘤诊治.中华急诊医学杂志,2001,10 (1): 51-52.

［5］余正春,马小静,夏娟,等.经食管超声心动图及CT在左心耳封堵术前检查中的应用价值.中国临床医学影像杂志,2017,28 (2): 105-108.

# 第五章

## 超声造影

## 第一节　肝脏超声造影

### 一、概述

　　肝脏超声造影是在常规超声检查基础上,通过静脉注射含有微泡的超声造影剂,借助气体微泡在声场中产生的强烈背向散射来获得高对比增强图像,能够显示肝脏血供及微循环,实现对肝脏病变的鉴别诊断和定量化诊断,从而显著提高超声诊断效能。该技术能够实时动态定量评估肝脏病灶靶区的血流微循环灌注状况。以六氟化硫微泡为代表的第二代血池造影剂可通过肺循环到达全身各脏器组织并具有更好的耐压特性,在低机械指数(mechanical index,MI)下结合超声成像软件可在抑制组织来源信号的同时选择性提取微泡共振产生的谐波信号,进而获得更为理想的诊断图像。目前,超声诊断肝脏疾病的水平有了快速提升,并可与CT、MRI增强扫描相媲美。

### 二、操作规范流程

#### (一) 适应证

1. 常规超声检查发现声像图中有不典型的肝脏内实性局灶性病变。
2. 不明原因的上腹部包块或疼痛不适。
3. 肝脏弥漫性病变、慢性肝炎或肝硬化患者需明确的肝内病灶及作为定期随访的手段。
4. 对有恶性肿瘤病史患者肝内病灶或可疑结节的定性、定量诊断。
5. 肝内结节的CT、MRI检查结果不一致或不能明确。
6. 肝脏血管瘤及局灶性病变血供的评估。
7. 局部消融治疗前对CT、MRI、常规超声诊断信息的补充,确认肿瘤大小、浸润范围及数目。
8. 肝脏肿瘤各种治疗后疗效评价及随访。
9. 肝脏移植的围手术期评估。

#### (二) 禁忌证

1. 对超声造影剂内任何成分过敏。
2. 近期有急性冠心病症状或临床确定的不稳定性缺血性心脏病患者(进展中或正在发作的心肌梗死)、7d内有典型心绞痛发作、在造影前7d有明显加重的心脏病症状、最近行冠状动脉介入治疗、急性心力衰竭、Ⅲ级或Ⅳ级心力衰竭、严重心律失常。

3. 先天性心脏病右向左分流、严重肺动脉高压(肺动脉压高于 90mmHg)、不能控制的高血压、急性呼吸窘迫综合征。

4. 对于怀孕及哺乳期妇女的安全性尚未确立,因而怀孕及哺乳期妇女禁忌使用。

（三）检查前准备

1. 仪器设备　依据患者年龄及体型选择频率为 2~5MHz 的探头。

2. 患者　检查前禁食 8~12h。造影前进行屏气训练(10~25s)。如需确定上腹部肿块与肝脏位置关系时,可酌情饮水 500~800ml。

（四）检查步骤

1. 肝脏扫查

(1)仰坐卧位:扫查肝脏大部分左、右叶。

(2)左侧卧位:扫查肝脏右叶,包括右叶最外侧区域、肝肾区域、右肝膈顶部和右后叶区域。

(3)半卧位、坐位或站立位:肝脏位置较高时采用此体位,用于扫查肝脏膈顶部。

2. 发现疑似病灶后记录图像特征,将超声仪调节为造影专用成像模式。

3. 采用直径≥1.1mm(20G)的针头经外周静脉(优选肘静脉)采用团注法注射超声造影剂 2.4ml,随之推注 5ml 生理盐水冲管。

4. 在获得靶区有效信息后扫查全肝,对局部有消退的可疑区域或检查结果不明确者,可以在 30min 后再次注射造影剂 1~2.4ml。

5. 检查观察时间 4~6min,存储动态影像资料。

（五）常见并发症及处理

超声造影剂主要成分为惰性气体,安全性高且无肾毒性和心脏毒性,其超敏和过敏反应的发生率仅为 0.001%,远低于 X 线、CT 及 MRI 增强。超声造影剂过敏表现为皮肤红斑、皮疹、注射部位发热或全身潮红、血压下降等。上述表现多为暂时性且程度也较轻,呼吸困难、头痛、恶心、呕吐等情况罕见。对于一般的并发症仅需要进行留院观察和吸氧即可。对于重症并发症需要及时联系急诊科进行处理。

（六）操作注意事项

超声造影剂在使用前不必进行皮试,但是超声造影剂在妊娠中的应用没有得到许可,在一些国家哺乳属于使用禁忌。造影剂在注射之前要充分振荡 10s,切勿用注射器反复抽吸的方式代替振荡,以避免微泡破裂。

（七）相关知识

由于肝脏有肝动脉(25%~30%)和门静脉(70%~75%)的双重血供,使用超声造影可以定义并观察到三个血管时相(表 5-1-1)。

表 5-1-1　肝脏超声造影的血管时相(注射后时间)　　　　单位:s

| 时相 | 显影开始 | 显影结束 |
| --- | --- | --- |
| 动脉相 | 10~20 | 25~35 |
| 门静脉相 | 30~45 | 120 |
| 延迟相 | >120 | 240~360(微泡消失) |

注:特定个体的血流动力学整体情况会影响三个血管时相开始的时间。

不同形式的血管相增强,可以鉴别诊断肝脏病灶的恶性或良性,也能进一步判定病灶类型。动脉相提供了血管分布的数量和类型的信息,门静脉相和延迟相提供了超声造影剂从病变中清除的信息。动脉相在高灌注的局灶性肝病诊断中具有重要价值(如肝局灶性结节增生、肝细胞腺瘤、肝癌和肝转移癌)。门静脉相和延迟相的增强可以提供有关病变特性的重要信息,大多数恶性病变在门静脉相和延迟相是低增强的(如低灌注的胃肠道的肝转移癌,可能是由于此类病变中缺少正常肝窦组织),而大多数实质性良性病变在门静脉相或延迟相是等增强或高增强的。

## 三、图像质量评价标准

1. 良性病变　良性实质性病变的特点是在门静脉相和延迟相持续的造影增强,并可以通过动脉相的增强类型进一步鉴别诊断(如肝局灶性结节增生和腺瘤的全病灶增强或早期的周边球状结节样增强的血管瘤)。

(1)肝囊肿

1)二维超声图像特征:无回声、圆形、边界清晰,伴侧方声影和后方回声增强。

2)彩色多普勒图像特征:肝囊肿无血流信号显示,行彩色多普勒检查主要是为了与肝内动静脉血管畸形鉴别。

3)超声造影图像特征:在整个造影过程中均无造影增强表现。但此时需与肝转移癌鉴别,因此超声造影必须结合二维超声进行诊断。

(2)肝血管瘤

1)二维超声图像特征:典型的特征为直径<3cm,回声较高,内部回声较均一,圆形或卵圆形,边界清晰,周围无晕环,可位于肝血管旁,有的肝血管瘤后方可有增强(可能是内部丰富的血窦所致)。

2)彩色多普勒图像特征:尽管肝血管瘤内血液含量丰富,但大多由小血管或血窦组成,其内血流速度缓慢,因而在常规彩色多普勒模式下其内血流显示率极低,仅有少数肝血管瘤可探及滋养血管和引流血管。

3)超声造影图像特征:60%~80%的肝血管瘤表现为动脉相周边结节样增强,造影剂逐渐向中心充填(图5-1-1);20%的肝血管瘤内由于血栓形成或钙化的原因,使得这些区域无造影增强现象。造影剂由肝血管瘤周边向中心完全充填一般需几分钟,且该充填时间与血管瘤的大小有一定关系。如果肝血管瘤(20%~30%)内含有丰富的动静脉短路,充填时间会减短到60s甚至几秒。因此,造影后60s内观察肝血管瘤的增强特征非常重要。

(3)肝局灶性结节增生

1)二维超声图像特征:典型表现为不同大小的等回声结节,中心可有星状瘢痕或钙化(60%~80%)。

2)彩色多普勒图像特征:典型表现为动脉化的高血流信号并伴有病变中心滋养动脉(高于90%)。70%肝局灶性结节增生病变内血流速度高于周围正常肝组织,可表现为"轮辐状"血流现象。

3)超声造影图像特征:早期动脉相表现为高灌注,即与周围肝组织相比,病变部位表现为完全增强,也可表现为"轮辐状"动脉样离心血流;门静脉相与延迟相可表现为等增强。

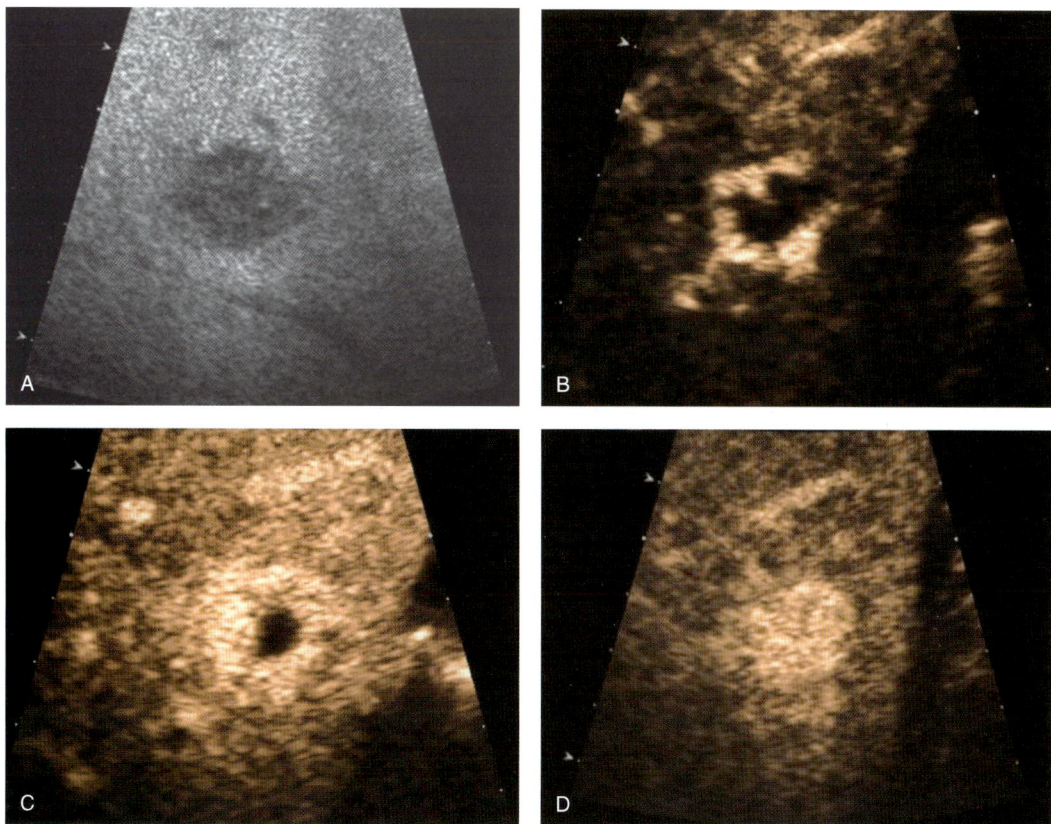

图 5-1-1 肝血管瘤超声造影图像
A. 二维超声图像;B. 动脉相;C. 门静脉相;D. 延迟相。

(4)肝细胞腺瘤

1)二维超声图像特征:在正常肝脏背景下,肝腺瘤可表现为等回声,因而较难发现;在脂肪肝背景下,肝腺瘤可表现为相对弱回声;在某些肝病变背景下(如糖原累积病),肝腺瘤也可表现为较强的回声。肝腺瘤一般为圆形,其内可有出血灶或钙化灶。肝腺瘤内无门静脉和胆管结构。

2)彩色多普勒图像特征:肝腺瘤无特征性的血流灌注方式,主要表现为动脉为主的高血流灌注状态,多位于病变的边缘。

3)超声造影图像特征:由于动脉以高血流灌注为主,因此肝腺瘤的典型表现为早期动脉相完全增强,不增强的区域可能是出血灶或钙化灶。与肝局灶性结节增生增强方式相比,二者较难鉴别,但肝腺瘤不表现为"轮辐状"造影增强方式。

(5)局部脂肪病变

1)二维超声图像特征:局部脂肪缺失表现为脂肪肝高回声背景下,肝门处低回声病变,这部分组织可能含有相对少的脂肪成分和/或较多的纤维组织(由于不同的肝动脉-门静脉血供而致)。45% 服用皮质类固醇的患者,可于肝门旁或肝镰状韧带旁发现局部脂肪浸润。

2)彩色多普勒图像特征:局部脂肪缺失或局部脂肪浸润病变区域血流信号可不丰富,周围血管无移位,特征性表现是血管穿行现象。

3)超声造影图像特征:动脉相、门静脉相及延迟相可与正常肝组织增强表现一致,因而在造影过程中难以显示局部脂肪病变。在动脉相与门静脉相时,部分病变内部滋养血管和引流血管表现为超声造影增强。

2. 恶性病变 恶性病变特征为门静脉相和延迟相的廓清,在肝转移癌时尤其明显,而肝细胞癌可以表现为延迟相的增强,或为等增强表现。动脉相对显示肝细胞癌和多血管转移灶的多血管性很重要。

(1)肝细胞癌

1)二维超声图像:肝细胞癌的二维超声表现各种各样。不均质肝硬化背景下,有时难以发现新生的肝细胞癌病灶。

2)彩色多普勒图像特征:大部分肝细胞癌表现为丰富血流信号,但少量肝细胞癌也可表现为少血流。另外,彩色多普勒在鉴别门静脉普通血栓与癌栓中也有一定的应用价值,即可在门静脉内癌栓内探及动脉滋养血管,而普通门静脉血栓则无此现象。

3)超声造影图像特征:典型肝细胞癌超声造影表现为早期动脉相高灌注状态,即完全增强,而门静脉相和延迟相表现为低增强(图 5-1-2)。如肝细胞癌内增强方式杂乱,则表示肿瘤内有新生血管形成。再生性结节也可表现为动脉相增强,但于门静脉相常表现为等增强,可与肝细胞癌结节相鉴别。

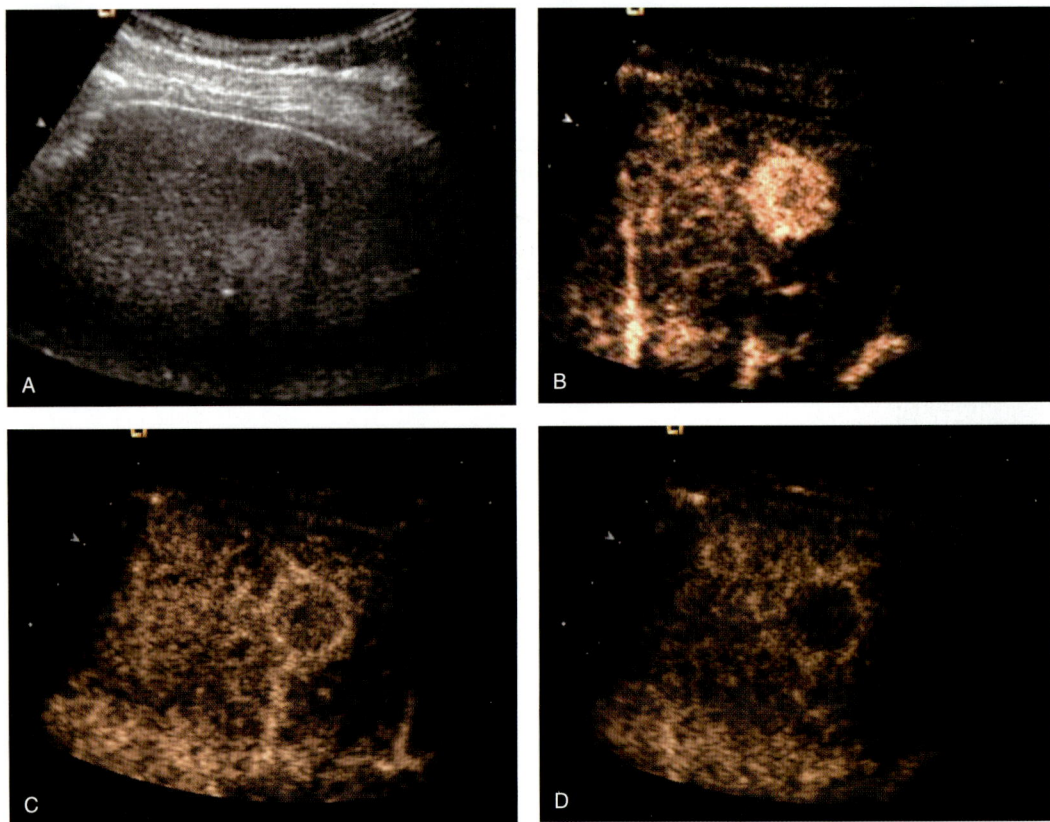

图 5-1-2 肝细胞癌超声造影图像
A. 二维超声图像;B. 动脉相;C. 门静脉相;D. 延迟相。

(2)肝内胆管细胞癌

1)二维超声图像特征:沿胆管发生的胆管癌常被称为肝门部胆管癌(多位于肝门);肝内胆管细胞癌也可表现为肝内实性结节,其发生于周边小胆管,原发肿瘤结节周围可有小卫星灶。仅通过二维超声确诊肝内胆管细胞癌一般较困难,需结合肝活检确诊。

2)彩色多普勒图像特征:大部分肿瘤表现为较丰富的血流信号。

3)超声造影图像特征:早期动脉相增强方式可不同,但大部分表现为高灌注状态,即完全增强或病灶周边环状增强;门静脉相晚期表现为低增强。肝门部胆管癌常伴有胆管周围炎,因而不一定均表现为这种造影增强方式。胆管细胞癌于延迟相表现为低增强有一定的鉴别意义。目前,鲜见鉴别硬化性胆管炎与胆管细胞癌的系列研究。

(3)肝转移癌

1)二维超声图像特征:病灶大小及回声差别较大。

2)彩色多普勒图像特征:依据原发灶性质、肿瘤大小不同,其内血流信号方式表现不同,可表现为富血供或少血供。病灶内常可见不规则的血流信号,可出现血流突然中断及病灶周边动静脉短路形成现象。

3)超声造影图像特征:富血供的肝转移癌可表现为早期动脉相完全增强或环状增强,门静脉相及延迟相呈负性显影(图 5-1-3)。可见部分肝转移癌血流由周边向中心走行或内部扭曲杂乱的血管。少血供肝转移癌可于早期动脉相表现为周边环状增强或无增强。

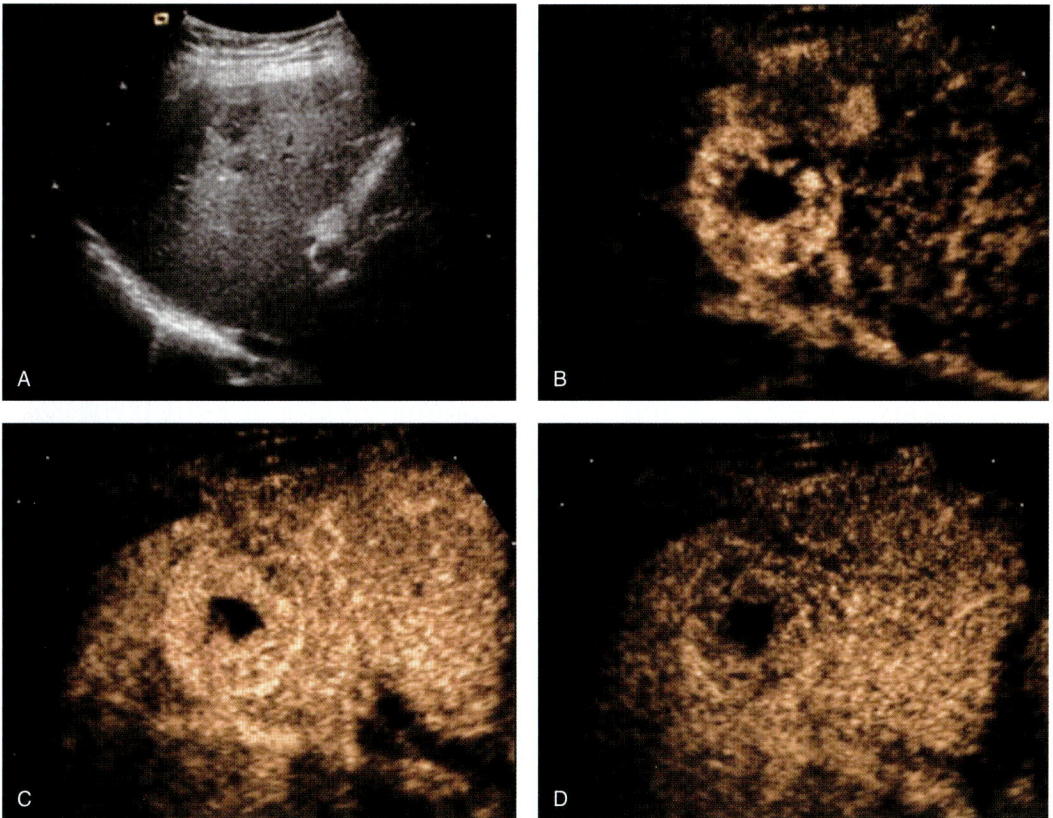

图 5-1-3 肝转移癌的超声造影图像
A. 二维超声图像;B. 动脉相;C. 门静脉相;D. 延迟相。

(4)肝淋巴瘤

1)二维超声图像特征：大小不一,表现为极低回声;单一肝转移瘤可表现为无回声,伴后方回声增强。高回声的肝淋巴瘤很少见。

2)彩色多普勒图像特征：肝淋巴瘤内的血流信号多较正常肝组织稀疏。还可观察到突然中断的血管及动静脉短路。

3)超声造影图像特征：早期动脉相的增强方式多样,门静脉相可表现为负性显影(由于肝淋巴瘤内门静脉血供较少)。

## 四、常见操作错误及分析

1. 在配制造影剂时用注射器反复抽吸代替振荡造影剂药瓶。注射器反复抽吸会造成已经形成的微泡在抽吸进入注射器或注入造影剂药瓶时因狭窄处局部高压强造成微泡破坏,进而减弱造影效果。

2. 为了获得更高的对比度调高仪器机械指数(MI)。目前所有的第二代超声造影剂的最佳工作条件为低 MI(0.10),当 MI ≥ 0.25 时微泡被大量破坏,造影效果随之变差。

## 五、相关知识

1. MI MI 为超声波在弛张期的负压峰值与超声频率的平方根之比。该值越大,超声波造成生物组织机械性损伤的危险性就越大。因此,各厂家均将 MI 作为超声波机械效应的指示器,用以评估机械生物安全性。

2. 超声造影剂

(1)第一代造影剂：包裹空气型微泡造影剂,其包裹空气的壳厚、易破,谐振能力差,包裹的空气易溶于水而且不够稳定。当气泡不破裂时,该类造影剂产生的谐波很弱,只有当气泡在破裂时才能产生丰富的谐波。所以,此类造影剂需要采用高 MI 的模式(MI 1.0~1.9),利用微泡在爆破瞬间产生的强度较高的谐波进行造影成像。在心脏检查时,采用心电触发;腹部检查时,采用手动触发。上述原因导致第一代造影剂显像持续时间短,从而限制了临床应用中观察和诊断的时间。

(2)第二代造影剂：包裹高密度惰性气体型微泡造影剂。

1)注射用六氟化硫微泡：是国内临床应用最多的纯血池造影剂,其主要成分为磷脂外壳包裹的六氟化硫微泡,平均直径为 2.5μm,因此能通过肺循环进入各级动脉血管结构。其在低 MI(MI<0.15)的作用下具有良好的谐振特性,能够振而不破并产生较强的谐波信号,可以获取较低噪声的实时谐波图像,有利于有较长时间扫描各个切面。六氟化硫微泡配制后稳定时间为 6h,平均消除半衰期为 12min(2~33min),在注射后 15min,几乎所有的六氟化硫气体均已排出。

2)注射用全氟丁烷微球：是近年获批上市的第二代超声造影剂,其主要成分为带氢化卵磷脂外壳的全氟丁烷微泡,其结构及直径与六氟化硫微泡相似,但微泡可以被库普弗细胞吞噬,在血池显像后能够滞留于肝脏和脾脏内数小时,因此,全氟丁烷微球有独特的"血管后期"或"库普弗期"显像,能够提供更多的诊断信息。

## 六、相关知识测试题

1. 在配制造影剂时,下列做法正确的是
   A. 为了达到充分混匀,应用力振荡
   B. 造影剂可以提前 1d 配制
   C. 振荡造影剂药瓶时手法应轻快
   D. 造影剂配制 24h 后仍然可以正常使用
   E. 使用 5ml 注射器反复抽 - 推以使造影剂充分混匀
2. 肝脏造影的动脉期开始的时间是指注射后
   A. 造影剂注射后随即开始
   B. 5~10s
   C. 10~20s
   D. 25~35s
   E. 4~6min
3. 肝脏造影的门静脉期显影结束的时间是指注射后
   A. 20s
   B. 35s
   C. 120s
   D. 160s
   E. 240s
4. 肝脏血管瘤的造影增强模式是
   A. 周围增强,向中心缓慢填充
   B. 中心快速增强,呈星芒状
   C. 快速进入,快速消退
   D. 缓慢进入,快速消退
   E. 环状增强,向内充填,快进快出
5. 肝脏转移性病灶的典型造影增强模式是
   A. 快速进入,缓慢消退
   B. 中心快速增强,呈星芒状
   C. 快速进入,快速消退
   D. 缓慢进入,快速消退
   E. 缓慢进入,缓慢消退

**答案**:1. C　2. C　3. B　4. A　5. D

(田双明)

## 推荐阅读资料

[1] 中国医师协会超声医师分会 . 中国超声造影临床应用指南 . 北京 : 人民卫生出版社 , 2017.
[2] DIETRICH C F, NOLSØE C P, BARR R G, et al. Guidelines and good clinical practice recommendations for contrast enhanced ultrasound (CEUS) in the Liver-Update 2020-WFUMB in Cooperation with EFSUMB, AFSUMB, AIUM, and FLAUS. Ultraschall Med, 2020, 41 (5): 562-585.
[3] KONO Y, LYSHCHIK A, COSGROVE D, et al. Contrast enhanced ultrasound (CEUS) liver imaging reporting and data system (LI-RADS®): the official version by the American College of Radiology (ACR). Ultraschall Med, 2017, 38 (1): 85-86.

# 第二节　左心声学造影

## 一、概述

超声造影应用领域广泛。心脏声学造影包括左心声学造影及右心声学造影,随着超声仪器的更新换代和显像技术的提高,右心声学造影的临床逐步减少,而左心声学造影临床价值进一步提高,左心声学造影包含左心室心腔造影(left ventricular opacification,LVO)和心肌造影（myocardial contrast echocardiography，MCE），主要用于评估心肌血流灌注、心脏解剖结构、左心室室壁运动等。与心脏 MRI、冠状动脉 CTA 及核素扫描相比，左心声学造影具有操作方便、无辐射等特点。

## 二、操作规范流程

### （一）适应证

1. LVO 适应证

（1）心脏结构与功能的评估：①当二维超声图像显示不佳时，即任一心尖长轴标准切面有 2 个或 2 个以上连续心肌节段的心内膜结构显示不清时；②需精确定量评价左心室容量和左心室射血分数。

（2）精确观测心脏病理解剖结构功能：①左心室心尖部结构异常，如心尖部室壁瘤、心尖部血栓等；②左心室心肌致密化不全；③心内血栓；④心肌梗死并发症；⑤鉴别心腔内占位病变；⑥其他心腔异常，如右心室结构异常等。

（3）增强多普勒信号。

2. MCE 适应证

（1）评价再灌注损伤及再灌注治疗效果。

（2）检测心肌活力。

（3）诊断心肌缺血。

（4）急性心肌梗死检测危险心肌面积。

（5）评价持续闭塞冠状动脉的侧支循环。

### （二）禁忌证

1. 对磷脂或白蛋白过敏及过敏体质者禁用。

2. 妊娠期妇女及 5 岁以下儿童慎用。

### （三）检查前准备

1. 患者准备

（1）采用针对造影剂配备的留置针建立前臂静脉通路。

（2）建立胸前心电图导联并与仪器相连。

2. 物品准备

（1）造影剂：六氟化硫微泡是目前国内应用最广泛的造影剂，其内为六氟化硫气体，包壳为磷脂成分，是一种白色冻干粉末。使用前使用 5ml 生理盐水将其稀释，振荡 20s，使其成为乳白色六氟化硫微泡混悬液。

（2）仪器及模式：声学造影前，将超声检查仪器的参数设置好，不同厂家的超声检查仪器所需调节设置的参数不同。低 MI（MI<0.3）模式用于 LVO，极低 MI 模式（MI<0.2）用于 MCE。

（3）应急物品：包括 0.1% 肾上腺素、0.9% 生理盐水、心肺复苏抢救设备、心电监护仪、血压计、氧气罐、组胺 $H_1$ 受体拮抗剂、阿托品、哌替啶、单向经口呼吸器、吸痰设备等。

3. 操作者准备

（1）操作者应详细告知患者检查目的、意义及可能产生的不良后果，询问患者有无造影剂禁忌证，并签署知情同意书。

（2）操作者应熟悉和掌握左心声学造影仪器的调节和图像存储方法及造影剂注射要求，

详细了解患者的病史,查阅病历,明确本次检查的主要目的。

### (四) 扫查方法

1. LVO 扫查方法(根据造影目的不同,造影具体步骤略有不同)

(1)首先采用常规超声心动图,观察心脏结构和功能,调节增益及图像质量。

(2)将仪器调节至超声设备低 MI(MI<0.3,LVO)实时超声造影检查模式。

(3)根据患者体型,调整扇区深度与大小,将聚焦置于二尖瓣环水平,调节适当增益水平,帧频>25Hz/s。

(4)团注六氟化硫微泡 0.2~0.3ml,随后 20s 内缓慢推注 5ml 生理盐水或使用微量泵以 0.8~0.9ml/min 的速度泵入造影剂。

(5)团注造影剂后 30s 左右,左心室开始显像,于左心室心尖部至心底部造影剂显像满意且无明显声衰减时采集图像,一般应采集三个完整心动周期的心尖二腔心、三腔心及四腔心切面。

(6)可根据需求及采集的图像质量重复推注造影剂,LVO 结束后,根据患者情况撤除或保留静脉通路。

(7)询问患者情况并观察有无不良反应。在超声观察室观察患者 30min,如无异常方可离开,并告知其离院后如出现不良反应应尽快就医。

2. MCE 扫查方法

(1)首先采用常规超声心动图,观察心脏结构和功能,调节增益及图像质量。

(2)将仪器调节至超声设备超低 MI(MI<0.2,MCE)实时超声造影检查模式。

(3)根据患者体型,调整扇区深度与大小,将聚焦置于二尖瓣环水平,调节适当增益水平,帧频>25Hz/s。

(4)缓慢注射六氟化硫微泡 1ml/min 或使用微量泵以 1ml/min 的速度泵入造影剂。

(5)静脉推注造影剂后 30s 左右,左心室开始显像,于左心室心腔内及心肌内充满造影剂后开始采集动态图像。

(6)采集动态图像包括"FLASH"前 1~3 个心动周期、随后触发的高 MI "FLASH"图像(通常 5~15 帧,MI 0.8~1.2)及"FLASH"后的 15 个心动周期的再灌注图像(图 5-2-1)。一般上述连续动态图像应至少包括心尖二腔心、三腔心及四腔心切面。一般"FLASH"选择于左心室收缩末期进行爆破。

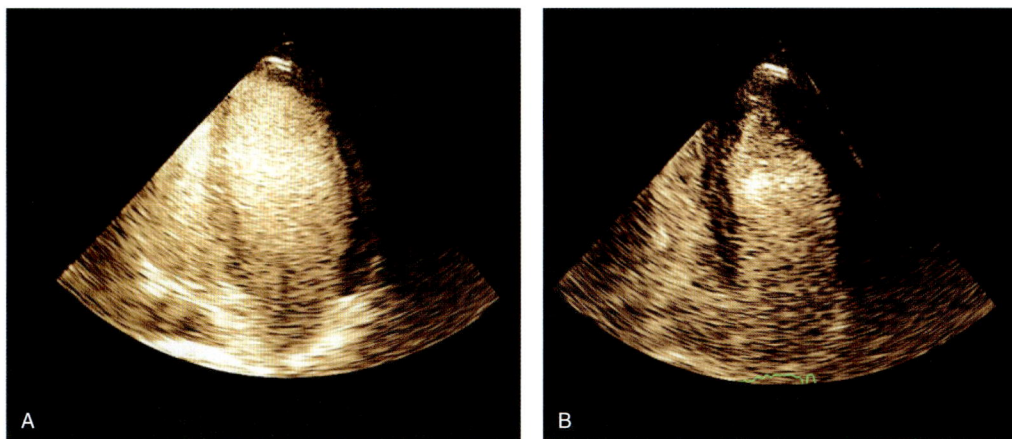

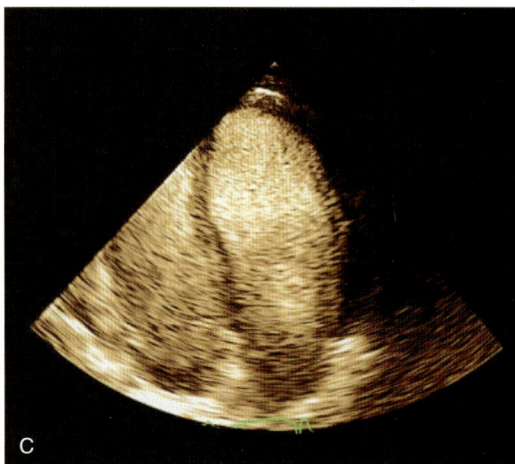

图 5-2-1　心肌造影爆破图像
A. 爆破前 2s 图像；B. 爆破时图像；C. 爆破后 2s 图像。

（7）可根据需求及采集的图像质量重复推注造影剂，LVO 结束后，根据患者情况撤除或保留静脉通路。

（8）询问患者情况并观察有无不良反应发生。在超声观察室观察患者 30min，并告知其离院后如出现不良反应应尽快就医。

（五）图像后处理

图像后处理包括定性分析及定量分析，主要对心肌灌注进行评价。

1. 定性分析　对采集的心尖三切面造影图像依次进行目测观察，当微泡被破坏再充盈后，心肌均匀显像被认为是心肌正常灌注，反之微泡显像不均匀或缺失则代表异常灌注，使用半定量评分系统可以评估灌注程度：灌注缺损或无灌注计为 3 分；不均匀灌注计 2 分；均匀灌注计 1 分。

2. 定量分析　将造影存储图像导入专业分析软件，心室收缩末期时在各心肌节段勾画感兴趣区进行取样，软件自动生成时间强度曲线，然后将其拟合为一次负指数函数 $Y(t)=A(1-e^{-\beta t})+C$，其中 $A$ 反映造影剂平台期信号强度或微血管横截总面积，代表心肌血容量；$\beta$ 反映曲线斜率，代表心肌血流速度；$C$ 为常数。心肌血容量和血流速度的乘积（$A \times \beta$）代表心肌血流量。

（六）诊断要点

1. LVO 模型

（1）室壁运动分析：观察注入造影剂后的心内膜边界，根据美国超声心动图学会标准，对左心室壁 17 个心肌节段使用半定量评分系统进行评估：室壁正常运动计为 1 分，运动减弱计 2 分，无运动计 3 分，矛盾运动计 4 分，室壁瘤形成计 5 分。

（2）评估左心室容积和射血分数：造影剂充盈可以清晰显示心内膜边界，有助于对放化疗、心力衰竭等患者精确测量左心室容积及连续精确评价左心室射血分数。

（3）心尖部血栓：心尖部血栓常难以清晰显示且不易排除，注射造影剂后可清晰显示心尖部，血栓显示为心腔内的充盈缺损，其内部无造影剂充填。

（4）室壁瘤：左心室心尖部室壁瘤因左心室投影缩短而显示不清，注入造影剂后可充分显示室壁瘤。假性室壁瘤可以观察到造影剂充填的瘤颈部及收缩期室壁瘤内的造影剂,可以与真性室壁瘤鉴别。

(5)心脏占位性病变:由于良恶性肿瘤滋养血管不同,心脏占位性病变可表现出造影剂增强程度的不一致。大多数恶性肿瘤滋养血管丰富,注入造影剂后显示为明显的高增强(图 5-2-2);良性肿瘤(如黏液瘤)一般表现为低灌注增强(图 5-2-3)。

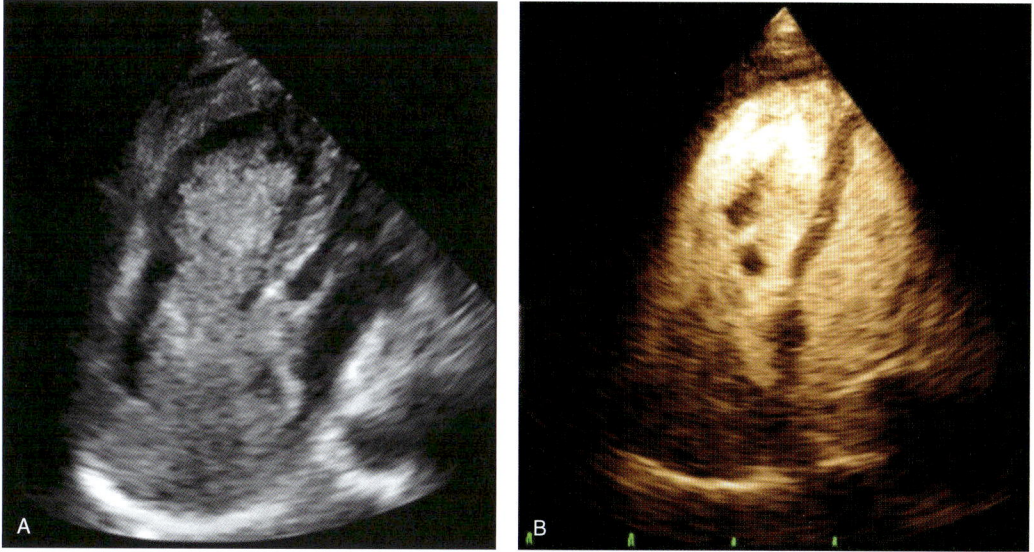

**图 5-2-2 心脏恶性占位**
左心室心腔造影模式下,右心占位病变灌注丰富(A、B),病理结果为梭形细胞恶性肿瘤。

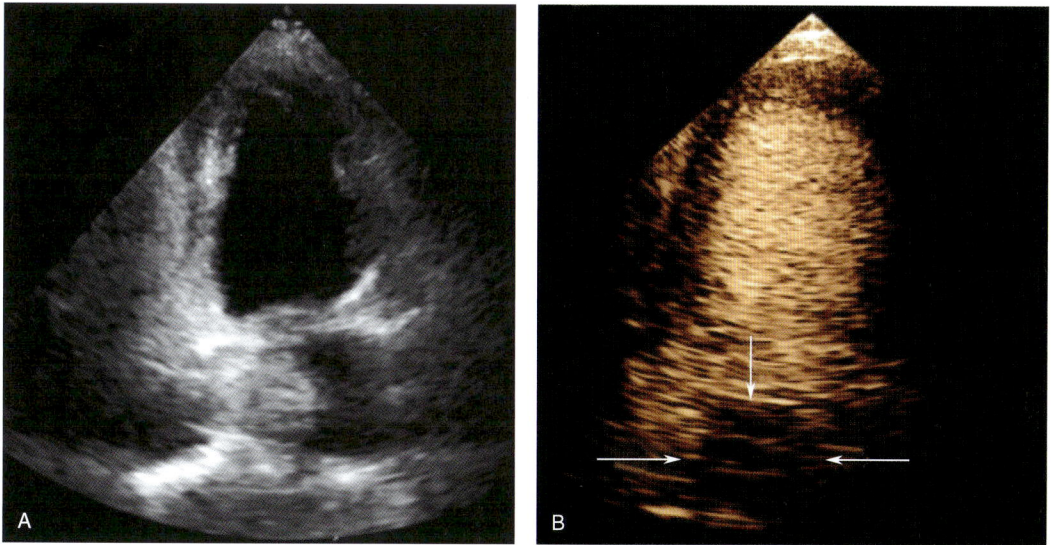

**图 5-2-3 心脏良性占位**
左心室心腔造影模式下,左心房占位呈低灌注增强(A、B),病理结果为左心房黏液瘤。

(6)心肌致密化不全:心肌致密化不全的心室壁由较薄的致密化心外膜下心肌和较厚的

非致密化心内膜下心肌组成。当怀疑左心室致密化不全,LVO 检查可更清楚地显示突入左心室腔的肌小梁间隐窝(图 5-2-4)。

(7)增强多普勒信号:当二维超声心动图发现检查多普勒血流困难时,可通过注入造影剂增强多普勒信号,从而更有利于评估瓣膜狭窄的峰值和三尖瓣反流速度等。

2. MCE 模式

(1)定性分析:对采集的心尖三切面造影图像依次进行目测观察,当"FLASH"爆破之后,心肌内微泡被破坏再次充盈,正常心肌一般 5 个心动周期内会出现造影剂显影,心肌均匀显像被认为是心肌正常灌注,反之微泡显像不均匀或缺失则代表异常灌注(图 5-2-5),使用半定量评分系统可以评估灌注程度:灌注缺损或无灌注计为 3 分;不均匀灌注计 2 分;均匀灌注计 1 分。计算心肌灌注指数(17 节段总分除以 17)。

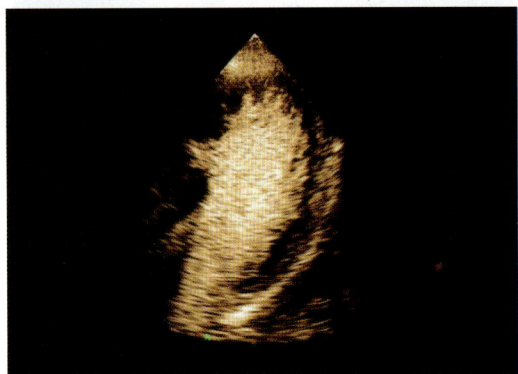

图 5-2-4　心肌致密化不全
左心室心腔造影模式下,可见数个突入左心室腔的肌小梁间隐窝。

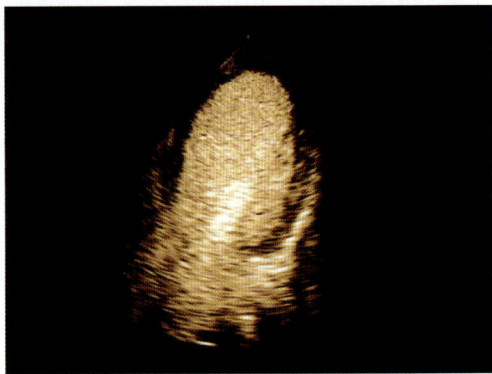

图 5-2-5　心肌灌注缺损
心肌造影模式下,心尖部心肌灌注显著缺损。

(2)定量分析:将造影存储图像导入专业分析软件,心室收缩末期时在各心肌节段勾画感兴趣区进行取样,软件自动生成时间强度曲线,然后将其拟合为一次负指数函数 $Y=A(1-e^{-\beta t})$,其中 $A$ 反映造影剂平台期信号强度或微血管横截总面积,代表心肌血容量;曲线斜率 $\beta$ 代表心肌血流速度。心肌血容量和血流速度的乘积$(A \times \beta)$代表心肌血流量。

## 三、评价标准

1. 图像质量评价标准　一般应将焦点放于二尖瓣环的水平,然后通过评估左心室心尖部到二尖瓣水平造影剂的均匀性,直观地确定图像质量是否最佳,且应调整增益和压缩设置,减少来自心肌或血液的背景信号,尽量将左心室心腔完整置入屏幕中间。

2. 操作技能评分标准　5 分:对患者疾病特点熟练掌握,充分掌握本次检查目的;检查前准备充分,充分告知患者及签署知情同意书,指导护士建立良好的静脉通路,熟悉造影剂注入方法;熟练操作仪器,恰当调节增益、聚焦、深度、扇角等功能;熟练应用脱机分析软件,得出准确的测量值;熟悉造影剂不良反应及急救处理;得出准确的检查结论;检查操作流畅,有条理,可熟练获取心脏标准切面及清晰显示病灶造影剂动态灌注过程;手法轻柔。

4 分:介于 5 分与 3 分之间。

3 分:对患者疾病特点掌握不熟练,不能够充分掌握本次检查目的;检查前准备不足,不能充分告知患者及签署知情同意书,不能与护士协作建立满意的静脉通路,不熟悉造影剂注入方法;操作仪器欠熟练,图像调节欠佳;脱机分析应用不熟练,得出的测量值不具可重复性;不够熟悉造影剂不良反应及急救处理;得出的结论不够准确;检查操作不熟练,欠缺条理,病灶显示不清晰。

2分:介于3分与1分之间。

1分:对患者疾病特点不了解;未进行检查前准备工作,检查前与患者无沟通,未履行知情同意告知;不能正确建立静脉通路,造影剂注入方法错误;对仪器使用不熟练,检查过程中不会调节仪器;不会使用脱机分析软件;完全不了解造影剂不良反应及急救措施;不能得出结论;检查操作无条理,无目的性,手法生疏,获取标准切面耗时长。

操作技能等级评分表见表5-2-1。

表5-2-1 操作技能等级评分表

| 项目 | 5分 | 4分 | 3分 | 2分 | 1分 |
|---|---|---|---|---|---|
| 患者疾病情况的了解 | | | | | |
| 检查前准备 | | | | | |
| 仪器操作 | | | | | |
| 图像脱机分析 | | | | | |
| 注意事项 | | | | | |
| 检查结论 | | | | | |
| 检查熟练度 | | | | | |

## 四、常见错误及分析

1. 当造影剂输注过快或浓度过高时容易产生伪影,可以多次使用"FLASH"爆破过多的微泡,消除伪影干扰。

2. MI 设置过高或造影剂不足时容易产生造影剂的涡流现象,此时应需调节合适的 MI 或及时补充造影剂。此外,若有心尖部室壁瘤形成,由于此处血流缓慢,亦容易形成涡流现象。

3. 在 MCE 中,由于声束与心尖两腔心切面的前壁基底段及心尖四腔心切面的侧壁基底段夹角较小,易出现"回声失落"的伪像,此时应调整图像,增大前壁或侧壁与声束的夹角,减少伪像形成。

## 五、常见不良反应及处理

注入造影剂后 1h 内出现的不良反应,属于急性不良反应,根据程度不同,分为轻度、中度及重度。轻度不良反应主要包括恶心、轻度呕吐、荨麻疹、瘙痒等;中度不良反应主要包括严重呕吐、显著荨麻疹、支气管痉挛、喉头水肿等;重度不良反应主要包括低血压休克、呼吸骤停、心搏骤停、惊厥等。轻度不良反应通常是暂时性的,不需要治疗,只需告知患者并心理安慰即可。若发生喉头水肿,可给予患者 6~10L/min 面罩吸氧及肌内注射 0.1% 肾上腺素 0.5ml,必要时重复给药;若发生支气管痉挛,同样首先给予患者 6~10L/min 面罩吸氧并给予 2~3 喷 β 受体激动剂喷剂,若无效,则皮下注射 0.1% 肾上腺素 0.1~0.3ml,按需使用;若发生单纯性低血压,改变患者体位,抬高患者下肢,增加回心血流量,快速给予生理盐水补液。

## 六、相关知识测试题

1. 声学造影检查中,**不属于**轻度不良反应的是
    A. 恶心                              B. 荨麻疹
    C. 支气管痉挛                    D. 瘙痒
    E. 轻度呕吐
2. LVO 适应证包括
    A. 心尖部室壁瘤                B. 心内血栓
    C. 左心室心肌致密化不全        D. 心腔内占位
    E. 以上均包含
3. MCE 适应证包括
    A. 评价再灌注损伤及再灌注治疗效果   B. 检测心肌活力
    C. 诊断心肌缺血             D. 急性心肌梗死检测危险心肌面积
    E. 以上均包含
4. 极低机械指数模式是指机械指数**低于**
    A. 0.1                         B. 0.2
    C. 0.3                         D. 0.4
    E. 0.5
5. 低机械指数模式是指机械指数**低于**
    A. 0.1                         B. 0.2
    C. 0.3                         D. 0.4
    E. 0.5
答案:1. C　2. D　3. D　4. B　5. C

（朱文晖　朱　芳）

## 推荐阅读资料

［1］中华医学会超声医学分会超声心动图学组 . 中国心血管超声造影检查专家共识 . 中华超声影像学杂志 , 2016, 25 (4): 277-293.

［2］朱天刚 , 靳文影 , 张梅 , 等 . 心脏超声增强剂临床应用规范专家共识 . 中华医学超声杂志 ( 电子版 ), 2019, 16 (10): 731-734.

［3］PORTER T R, ABDELMONEIM S, BELCIK J T, et al. Guidelines for the cardiac sonographer in the performance of contrast echocardiography: a focused update from the American Society of Echocardiography. J Am Soc Echocardiogr, 2014, 27 (8): 797-810.

［4］PORTER T R, MULVAGH S L, ABDELMONEIM S S, et al. Clinical application of ultrasonic enhancing agents in echocardiography: 2018 American Society of Echocardiography guidelines update. J Am Soc Echocardiogr, 2018, 31 (3): 241-274.

［5］SENIOR R, BECHER H, MONAGHAN M, et al. Clinical practice of contrast echocardiography: recommendation by the European Association of Cardiovascular Imaging (EACVI) 2017. Eur Heart J Cardiovasc Imaging, 2017, 18 (11): 1205-af.

# 第三节　子宫输卵管超声造影

## 一、概述

不孕症是指有正常性生活的夫妇,未采取避孕措施同居 1 年以上而不能使女方妊娠或维持妊娠者。全球受不孕症困扰的夫妻占总数的 8%~12%。在我国,1998 年婚后 1 年内未妊娠率为 22.4%;2000 年后,婚后 1 年内未妊娠率上升到 35.9%。随着性早熟、婚龄晚、育龄晚、环境污染、生活压力及青少年和育龄人群肥胖发生率的增加,不孕症的发病率呈上升趋势。输卵管不孕是女性不孕症的主要因素之一。

子宫输卵管碘油造影(hysterosalpingography,HSG)为诊断输卵管通畅性的首选方法。但辐射是该检查的最大缺点。随着商用超声造影剂的出现,子宫输卵管超声造影(hysterosalpingocontrast sonography,HyCoSy)成为 21 世纪新兴的检查手段,它的特异性和敏感性与 HSG 相当。HyCoSy 无辐射,对子宫内膜息肉、黏膜下肌瘤、宫腔粘连等病变的诊断有高的准确性。虽然 HyCoSy 检查的准确性很大程度依赖于超声检查医生的技术,但随着该检查的不断推广和对该检查认识的深入,HyCoSy 作为输卵管不孕诊断的初筛试验,有广阔的应用前景。

## 二、操作规范流程

### (一) 适应证

1. 女性不孕症疑有输卵管阻塞(如盆腔炎症、下腹部手术史、子宫内膜异位症等)。
2. 子宫畸形或宫腔病变。
3. 输卵管结扎再通术后或其他输卵管的手术或药物治疗后进行疗效评估。
4. 不愿意接受射线或计划怀孕。
5. 对碘过敏。

### (二) 禁忌证

1. 内外生殖器急性炎症及念珠菌、滴虫、线索细胞感染。
2. 盆腔活动性结核。
3. 宫颈或宫腔疑有恶性病变。
4. 超声造影剂过敏。
5. 月经期或子宫出血性疾病。

### (三) 检查前准备

1. 月经干净 3~7d(月经周期>35d 者,也可月经干净后 5~8d 检查),子宫内膜厚度 5~7mm 为佳。如子宫内膜厚度<5mm,容易产生造影剂逆流,干扰输卵管成像;如子宫内膜太厚,宫角部增厚的内膜阻塞输卵管间质,可造成输卵管阻塞的假阳性表现。
2. 白带常规,清洁度Ⅱ度。
3. 检查前 3d 禁止性生活。
4. 告知及签署知情同意书。
5. 造影前 30min 肌内注射阿托品 0.5mg 或间苯三酚 20~40mg。

**(四) 造影剂的配制**

1. 造影开始前进行造影剂配制。

2. 将 0.9% 生理盐水 5ml 注入声诺维(六氟化硫粉针剂)瓶中,配制成乳白色混悬液。

3. 抽取 2~2.5ml 混悬液注入 18ml 的 0.9% 生理盐水配制成造影剂。

**(五) 检查步骤**

1. 消毒　嘱患者取膀胱结石位,常规进行外阴和阴道消毒。

2. 置管　将 12G 的双腔造影管插入宫腔,气囊内注入 1.0~3.0ml 生理盐水,气囊大小占据宫腔 1/2~2/3 即可。如气囊太大,患者疼痛感明显,造影时,宫腔显影受影响;如气囊太小,容易滑脱到宫颈管或阴道内,影响输卵管显影。随后将气囊往宫颈管方向轻拽,调整气囊位置,一般距宫腔底部 2~3cm。

3. 经阴道二维超声检查(transvaginal,TVS)观察子宫及附件

(1)子宫及附件的常见病变:包括内膜息肉、子宫肌瘤、腺肌症、卵巢囊肿、宫腔粘连、子宫畸形。

(2)子宫及卵巢的空间位置:子宫有前倾位、前屈位、水平位、后倾位、后屈位,也有略向左偏、向右偏、左旋、右旋。卵巢可位于宫体水平、宫体下段、宫底水平,也可以紧邻子宫或远离子宫。

(3)子宫及卵巢的移动度:手持探头分别轻轻推移子宫和卵巢。正常情况下,卵巢和子宫是反向或交错运动。如果子宫与卵巢有粘连,则是同向运动。

4. 宫腔注液　将 5ml 的生理盐水注入宫腔,同时前后摆动探头,观察液体有无进入输卵管,并且对推注压力有一个初步了解。

5. 宫腔推注造影剂,采集子宫输卵管超声造影图像。

(1)选择经阴道三维容积探头,进入仪器设定的子宫输卵管造影模块,最大扇角 180°,容积角 120°。

(2)3D 预扫描显示子宫横切面,尽量包含双侧卵巢和宫角,固定探头,进入 3D 造影模式。

(3)推注配制好的造影剂,采用设置好的 4D 模式进行持续显影。观察内容:①宫腔显影,宫腔的大小、形态、有无充盈缺损、凹陷;②输卵管显影,输卵管走行是否柔顺、僵硬,形态有无扭曲、反折,以及造影剂从伞端喷射方向等;③盆腔显影,造影剂在盆腔是否均匀弥散,是否呈环状或半环状包绕卵巢;④逆流,肌层或静脉是否逆流,逆流将影响输卵管显影。

6. 4D 实时输卵管造影后,在 2D 造影状态下观察双侧卵巢周围造影剂包绕情况和盆腔内造影剂弥散情况,补充追踪双侧输卵管走行及伞端造影剂流出情况。

7. 3D 容积成像继续采集造影剂在盆腔分布情况。检查全过程和扫查图像均存储于硬盘内以备分析。

8. 记录注入造影剂量,推注压力大小,造影剂的反流量及造影过程中患者的疼痛程度。

9. 调出容积图像进行分析、旋转、剪切。

**(六) 经阴道三维子宫输卵管超声造影流程**

经阴道 3D 子宫输卵管超声造影流程见图 5-3-1。

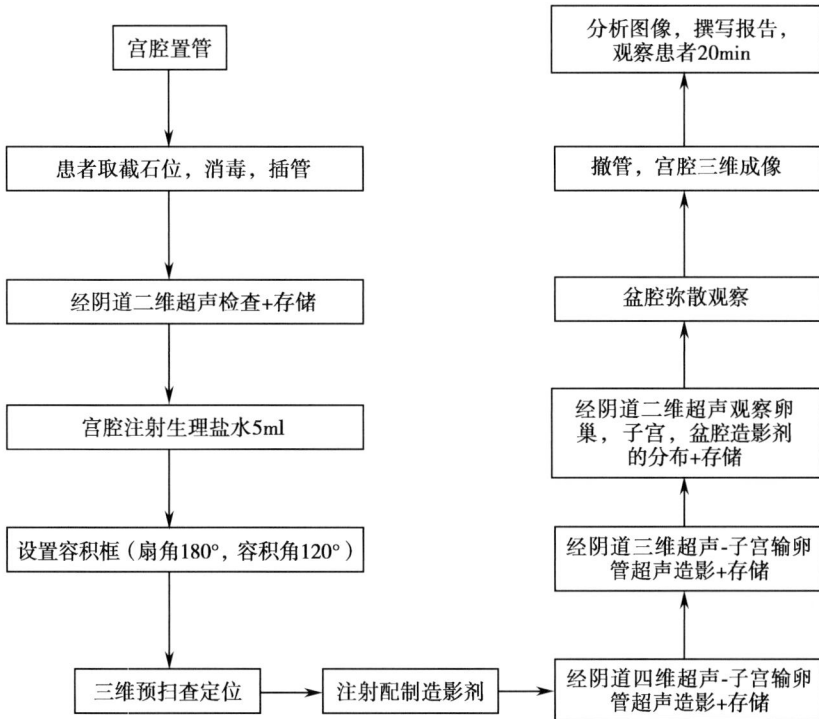

图 5-3-1 经阴道三维子宫输卵管超声造影流程

### (七)造影剂逆流的预防及处理

1. 缓慢推注。

2. 适当缩小气囊。

3. 将气囊位置调整在宫腔下段。

4. 疏导患者紧张情绪。

5. 发生逆流时,建议 20~30min 后待体内造影剂清除后再次进行检查。

## 三、子宫输卵管超声造影报告

1. 常规部分　经阴道超声检查对子宫、附件描述,有病变则应对相应的病变进行描述。

子宫及两侧卵巢空间位置描述:前位(前倾前屈、后倾后屈)子宫,左(右)卵巢位于宫体(宫底、宫体下段)水平,紧邻(远离)子宫。

2. 宫腔注射情况

(1)注入生理盐水的量,推注压力大小,有无反流及反流量。

(2)注入造影剂的量,推注压力大小,有无反流及反流量。

(3)患者的反应:①无明显不适;②稍感疼痛,与经期疼痛相似;③明显疼痛,重于经期;④严重疼痛,或伴有迷走神经反射;⑤明显的迷走神经反射(晕厥/抽搐)。

3. 超声造影描述

(1)宫腔形态有无异常,有无宫腔病变。

(2)输卵管通畅情况判定

1)通畅:造影剂全程显示,呈高增强的连续条带状;管腔内可见造影剂持续快速流动;

227

伞端可见造影剂大量溢出;卵巢周围可见环状强回声带。

2)不通:输卵管全程不显影或中远端部分不显影;伞端未见造影剂流出;卵巢周围未见环状强回声带;盆腔未见造影剂弥散;推注造影剂阻力大,有反流。

3)通而不畅:输卵管呈粗细不一、结节状、局部膨大、过度扭曲、反折;伞端可见造影剂少量溢出;注入造影剂有阻力,少量反流。

(3)输卵管伞端造影剂流出方向:朝向卵巢 / 其他方向等。

(4)盆腔造影剂分布:弥散均匀 / 不均匀,有无粘连带。

(5)结论:①子宫附件有无病变;②输卵管通畅性评估;③盆腔造影剂弥散情况;④肌层或静脉丛造影剂有无逆流。

4. 报告模板

(1)造影前检查:常规妇科超声的内容,对子宫和卵巢进行大小和形态的描述,以及有无占位病变。

(2)造影操作步骤

1)双腔造影管置于宫腔内。

2)于气囊内推注生理盐水 1~3ml。

3)推注造影剂,记录推注剂量及反流剂量,描述推注压力(大 / 小 / 无),记录患者有无疼痛感。

(3)造影表现　左侧输卵管管腔显影,周边光整,粗细均匀,走行稍弯曲,形态柔顺,伞端见造影剂溢出,溢出方向(朝向卵巢)。

右侧输卵管管腔近端纤细,走行稍弯曲,形态柔顺,伞端见造影剂溢出,溢出方向(朝向卵巢)。

左侧卵巢周围可见强回声环包绕。

右侧输卵管周围可见强回声半环状包绕。

盆腔周围弥散均匀。

子宫肌层及静脉丛未见造影剂逆流。

(4)造影后建议

1)2 周内不能性生活、坐浴、游泳。

2)口服消炎药。

3)阴道出现少许血性分泌物为正常现象。

(5)检查提示:超声造影提示:双侧输卵管通畅。

## 四、探头选择,参数设置,图像的存储,分析和剪切(以 GE 12 超声诊断仪为例)

1. 选用经阴道 3D 容积探头,进入预先设置好的输卵管造影模块　点击触摸屏上"Gynecology"下的"HyCoSy"(图 5-3-2A),接着在面板上启动 3D 模式键(图 5-3-2B),调节最大扇角为 180°,容积角 120°,点击操控面板的"start"键开始 3D 预扫描(图 5-3-2C)。当感兴趣区即双侧宫角和卵巢位于 3D 扫查容积框内时,保持探头固定不移动,启动触摸屏上的造影模式键("contrast")进入造影模式(图 5-3-2D)。

2. 经阴道实时 3D 造影　激活操作面板上的"4D"键(图 5-3-2E),调节容积框至最大,选择触屏上的"Code PI"模式,当荧光屏右下角的时间指示条开始计时 2s 后向宫腔匀速推注造影剂,同时点击操控面板的"start"键开始动态录制造影过程(图 5-3-2F)。当动态造影图像满意时,按压动态存储"P2"键,将动态数据存储到硬盘内。

经阴道静态 3D 造影时,激活操作面板上的 3D 键,启动 3D 采集的同时向宫腔内持续匀速推注造影剂,扫描完成后,点击"P1"键(静态储存键)将 3D 造影数据存储在仪器的硬盘内。

3. 从硬盘中调取数据  点击操作面板上的"achieve"键,屏幕上弹出患者信息数据,选择需要进行编辑的数据,双击文件名,进入当前文件夹,点击显示屏上的"reload"键,加载当前文件。选择文件中的图片或视频文件,点击触摸屏上的"magic"键,进行图片或视频的编辑和剪切。

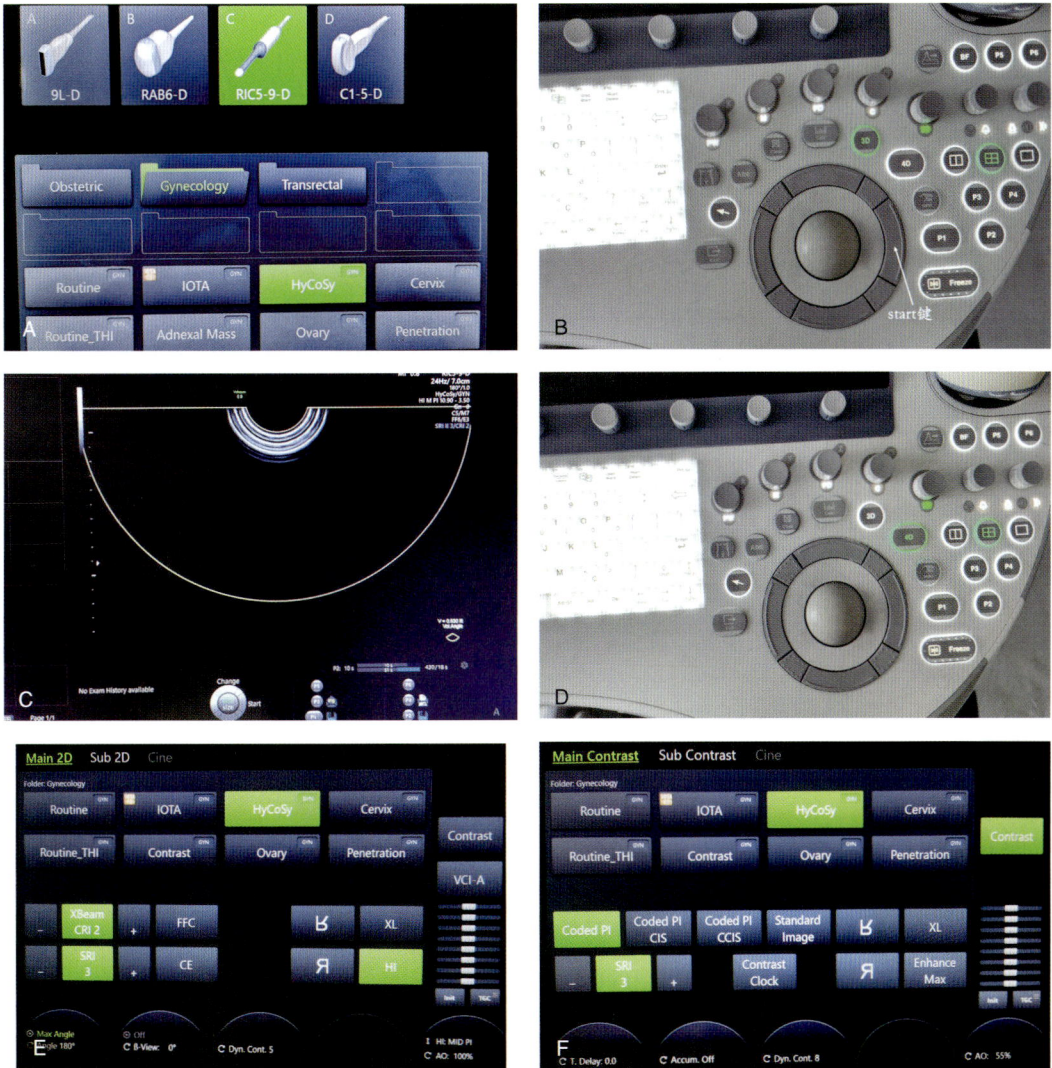

图 5-3-2  子宫输卵管造影的探头和模块选择

A. 选择正确的探头和造影模块:绿色代表激活的探头和模式;B. 选择 3D 模式(绿色激活键),并且启动 start 键(箭头);C. 3D 预扫描开始的屏幕;D. 启动 4D 模式(绿色激活键);E. 在 4D 模式下选择触屏上的 contrast (绿色激活模块)进入造影模式;F. 选择触屏上的 Code PI 模式,同时点击操控面板的 start 键开始动态录制造影过程。

## 五、技能水平评价标准

操作技能评分共分为 5 分。

5 分：对患者疾病特点熟练掌握，充分掌握本次检查目的；检查前准备充分，充分告知患者及签署知情同意书，指导护士建立良好的静脉通路，熟悉造影剂注入方法及时间点；熟练操作仪器，恰当调节增益、聚焦、深度、扇角、放大等功能；脱机分析软件应用熟练，得出准确的测量值；得出准确的检查结论；检查操作流畅，有条理，可熟练获取子宫附件标准切面及显示清晰的病灶，观察造影剂动态灌注过程，手法轻柔。

4 分：介于 5 分与 3 分之间。

3 分：对患者疾病特点掌握不熟练，不能够充分掌握本次检查目的；检查前准备不足，不能充分告知患者及签署知情同意书，不能与护士配合建立满意的静脉通路，不熟悉造影剂注入方法及时间点；操作仪器欠熟练，图像调节欠佳；脱机分析应用不熟练，得出的测量值不具可重复性；得出的结论不够准确；检查操作不熟练，欠缺条理，病灶显示不清晰。

2 分：介于 3 分与 1 分之间。

1 分：对患者疾病特点不了解；未进行检查前准备工作，检查前与患者无沟通，未履行知情同意告知；不能建立正确的静脉通路，造影剂注入方法错误；不能熟练使用仪器；不会使用脱机分析软件；不能得出结论；检查操作无条理，无目的性，手法生疏，获取标准切面耗时长。

评分标准见表 5-3-1。

表 5-3-1　操作技能等级评分表

| 项目 | 5分 | 4分 | 3分 | 2分 | 1分 |
|---|---|---|---|---|---|
| 患者疾病情况的了解 | | | | | |
| 检查前准备 | | | | | |
| 仪器操作 | | | | | |
| 图像脱机分析 | | | | | |
| 注意事项 | | | | | |
| 检查结论 | | | | | |
| 检查熟练度 | | | | | |

## 六、相关知识测试题

1. 子宫输卵管超声造影的适应证包括

　　A. 女性不孕症患者疑有输卵管阻塞

　　B. 子宫畸形或宫腔病变

　　C. 输卵管结扎再通术后或其他输卵管的手术 / 药物治疗后，进行疗效评估

　　D. 不愿接受射线或计划怀孕

　　E. 对碘过敏

2. 子宫输卵管超声造影的禁忌证包括
  A. 内外生殖器急性炎症及滴虫、念珠菌、线索细胞感染
  B. 盆腔活动性结核
  C. 宫颈或宫腔疑有恶性病变
  D. 超声造影剂过敏
  E. 月经期或子宫出血性疾病

3. 子宫输卵管超声造影后可以进行性生活的时间是
  A. 1 个月　　　　　　　B. 1 周　　　　　　　C. 2 周
  D. 3 个月　　　　　　　E. 6 个月

4. 子宫输卵管超声造影一般在月经周期的
  A. 月经期　　　　　　　B. 月经干净 3~7d　　　C. 月经干净 15d
  D. 排卵期　　　　　　　E. 下次月经前 1 周

5. 子宫输卵管超声造影后可以开始备孕的时间是
  A. 1 年　　　　　　　　B. 3 个月　　　　　　　C. 6 个月
  D. 9 个月　　　　　　　E. 1 个月

**答案:** 1. ABCDE　2. ABCDE　3. C　4. B　5. E

（罗声娟）

## 推荐阅读资料

［1］侯丽艳，周猷，茅群霞，等. 安徽省蚌埠市新婚人群不孕症发生率分析. 中国计划生育学杂志, 2011, 19 (5): 285-287.
［2］林小娜，黄国宁，孙海翔，等. 输卵管性不孕诊治的中国专家共识. 生殖医学杂志, 2018, 27 (11): 1048-1056.
［3］INHORN M C, PATRIZIO P. Infertility around the globe: new thinking on gender, reproductive technologies and global movements in the 21st century. Hum Reprod Update, 2015, 21 (4): 411-426.

# 第六章

## 无创性肝纤维化检查

### 一、概述

肝脏代偿性功能很强,多数慢性肝炎甚至早期肝硬化患者没有特征性的症状、体征及血清学指标的改变,一旦有明显的症状及体征,大部分患者已处于肝硬化期甚至肝衰竭期。肝脏纤维化是各种慢性肝脏疾病过程中的病理变化,表现为肝组织细胞外基质的过度增生与沉积。肝纤维化的持续存在伴随正常肝实质细胞的坏死和凋亡,肝实质逐渐被肝组织内细胞外基质替代,最终发展为肝硬化。及时评估并发现进展期肝纤维化和早期肝硬化,是慢性肝病管理的关键环节。慢性肝病肝纤维化的评估对于判断病情、决定治疗方案、疗效随访及判断预后具有重要价值。肝纤维化程度是判断各种肝病严重程度及预后的重要预测指标。

目前,评价肝纤维化程度的"金标准"仍然是肝脏穿刺活检组织病理学检查。但肝活检是有创检查,患者依从性差,难以作为常规随访复查的检查方法;而且由于肝脏病变分布不均匀,肝脏组织取样误差及取样标本量较少,不能反映肝脏整体纤维化程度,故肝活检不能满足临床所需的多次动态检查的要求,因此采用无创肝纤维化诊断技术至关重要。超声检测肝纤维化主要利用弹性成像技术,包括瞬时弹性成像(transient elastography,TE)、二维剪切波弹性成像(two-dimensional shear wave elastography,2D-SWE)等,通过测量肝脏硬度值(liver stiffness measurement,LSM)来判断肝纤维化的程度。由于其具有无创、简便、快速、易于操作、安全性好、可重复性及可客观定量等优点,在一定程度上弥补了组织病理学观察的不足,现已被临床广泛应用。本节主要介绍 TE 在肝纤维化检查中的应用。

### 二、基本原理及应用注意事项

1. 基本原理　剪切波在肝脏组织传播速度与肝脏硬度直接相关,肝组织硬度越大,剪切波传播速度越快,弹性数值就越大,可依此评估肝纤维化的程度。

2. 应用注意事项　测量时患者仰卧,右手上抬,充分暴露肝脏右叶区的肋间隙。探头垂直紧贴于皮肤,于肋间隙选定测量位置。有效 TE 检测的要求为操作成功率≥60% 且四分位数间距(interquartile range,IQR)/中位数(median,M)≤0.3。

3. 影响测值的因素

(1)肝脏炎症:谷丙转氨酶升高时,LSM 升高。

(2)肝脏胆汁淤积:总胆红素升高时,LSM 显著升高。

(3)肥胖:体重指数≥30kg/m²,皮肤至肝脏表面距离≥25mm,腹围≥102cm,操作失败率明显增加。

(4)肋间隙过窄:TE操作失败率为2.4%~9.4%。

(5)肝内淤血:右心衰竭导致肝内淤血,进食及运动后肝脏血流量增加等,均可以导致肝硬度增加。

(6)腹腔积液:剪切波不能在水中传播,故肝脏前缘有腹腔积液的患者不适用使用TE检查。

(7)孕妇为敏感人群,装有起搏器的患者可能影响检测准确性,故这两类患者不建议实施TE。

(8)操作者经验:操作者至少有100~500次操作经验才可使结果稳定。

### 三、操作规范流程

#### (一)检查前患者准备

患者接受无创肝纤维化检测前不需特殊准备,但进食会增加肝血流量而使LSM增高,且肝硬化患者的LSM升高幅度最大,故检查前应该至少空腹2~3h;运动后肝血流量增加,影响肝硬度测值,故检查前应休息10~20min。

嘱患者仰卧于检查床,右臂自然上抬,放于头部上方,头和脚略向左侧弯,体位呈"C"形,充分暴露肝右叶区的肋间隙。

#### (二)操作步骤

1. 超声探头定位 通常选取剑突水平线,右腋中线及肋骨下缘所包绕的区域,即第7~9肋间隙为肝脏检测位置。超声探头应垂直于患者体表进行定位。要求探头中心线下均匀的肝组织厚度不低于7cm(8.5cm以内),需要避开大血管及较大肝脏占位,以获得更准确的肝硬度值。

2. 按"模式"键进入纤维扫描模式 嘱患者在平静呼吸下轻屏气3~5s。稍加压稳定托住E超探头,不使其滑动或改变位置;将其放于超声定位的中心位置,且与超声探头定位时的角度保持一致,并使压力指示区显示为绿色。

3. 观察图像

(1)M超:不同深度亮度无较大差异且呈平稳分层状态。

(2)A超:信号无剧烈急速抖动且不同深度无较大起伏。

(3)E超:为相对规则的条纹状图像。

4. 脚踏采集 测量次数≥10次,成功率≥60%,相对偏差≤33%。

5. 打印报告 选取最佳图像,点击打印报告。

6. 关闭系统 点击"退出",再点击"关机"。

### 四、瞬时弹性成像检测结果判读

1. 肝脏纤维化程度病理学分期一般推荐采用国际上常用的Metavir评分系统(表6-0-1)。

2. 不同病因所导致的肝病的肝脏组织学特征有差异,故在同等程度肝纤维化时所测的LSM会有不同,各期LSM临界值也有一定重叠,应根据病因不同而分别制订各自LSM阈值。LSM正常参考值范围为2.8~7.4kPa。TE技术诊断肝纤维化的专家意见见表6-0-2。

表 6-0-1　Metavir 评分系统肝组织纤维化分期评分

| 纤维化分期(F) | 病变 |
| --- | --- |
| 0 期 | 无纤维化 |
| 1 期 | 汇管区纤维性扩大,但无纤维间隔形成 |
| 2 期 | 汇管区纤维性扩大,少数纤维间隔形成 |
| 3 期 | 多数纤维间隔形成,但无硬化结节 |
| 4 期 | 肝硬化 |

表 6-0-2　不同肝病不同肝纤维化分期(Metavir 评分系统)的肝脏硬度值参考值

单位:kPa

| 肝病分类 | ≥F1 | ≥F2 | ≥F3 | F4 | 建议行肝活检 |
| --- | --- | --- | --- | --- | --- |
| 慢性乙型肝炎病毒感染 | | 7.5~8 | | 11~14 | 6~9 |
| 慢性丙型肝炎病毒感染 | | 7.5~8 | | 11~14 | |
| 非酒精性脂肪性肝病 | | | 7.9 | 10.3 | 7.9~9.8 |
| 酒精性肝病 | | | 8.0 | 12.5 | |
| 胆汁淤积性肝病 | 7.1~7.3 | 8.8 | 9.8~10.7 | 16.9~17.3 | |

## 五、临床应用

1. 慢性乙型肝炎病毒(hepatitis B virus,HBV)感染

(1)未进行肝活检的慢性 HBV 感染患者,推荐使用 TE 评估肝纤维化程度。

(2)判断 TE 检测值需充分考虑谷丙转氨酶及总胆红素的影响:异常谷丙转氨酶和 / 或总胆红素会导致肝纤维化患者 LSM 升高,应在谷丙转氨酶及总胆红素正常时进行 TE 检查。对于病情相对稳定肝硬化患者,轻度谷丙转氨酶升高(<3 倍正常值上限)对 LSM 影响不大。

(3)谷丙转氨酶及总胆红素均正常时,显著肝纤维化(F2)的 LSM 阈值为 7~8.5kPa,肝硬化(F4)的 LSM 阈值为 11~14kPa。

(4)谷丙转氨酶及总胆红素均正常时,若 LSM<5kPa,则不需要进行抗病毒治疗;若 LSM>9kPa,不需进行肝活检即可确定进行抗病毒治疗;当 LSM 为 6~9kPa 时需要进行肝活检评估肝纤维化及炎症程度(当谷丙转氨酶升高,LSM 为 7~12kPa 时需进行肝活检)。

(5)TE 还可以作为 HBV 感染者抗病毒治疗疗效评价的方法。

(6)HBV 初治患者无创检测流程见图 6-0-1。

2. 慢性丙型肝炎病毒(hepatitis C virus,HCV)感染

(1)未进行肝活检的慢性 HCV 感染患者,可以应用 TE 检查评估肝纤维化程度;解读 TE 检测值时需充分考虑谷丙转氨酶及总胆红素等因素的影响。

(2)慢性 HCV 感染患者肝纤维化各期 LSM 阈值如下。

1)F2 : 7~8.5kPa。

2)F3 : 8.5~8.6kPa/9~10.8kPa(阳性预测值和阴性预测值分别为 71%~89% 和 78%~95%)。

3)F4 : 11~17kPa。

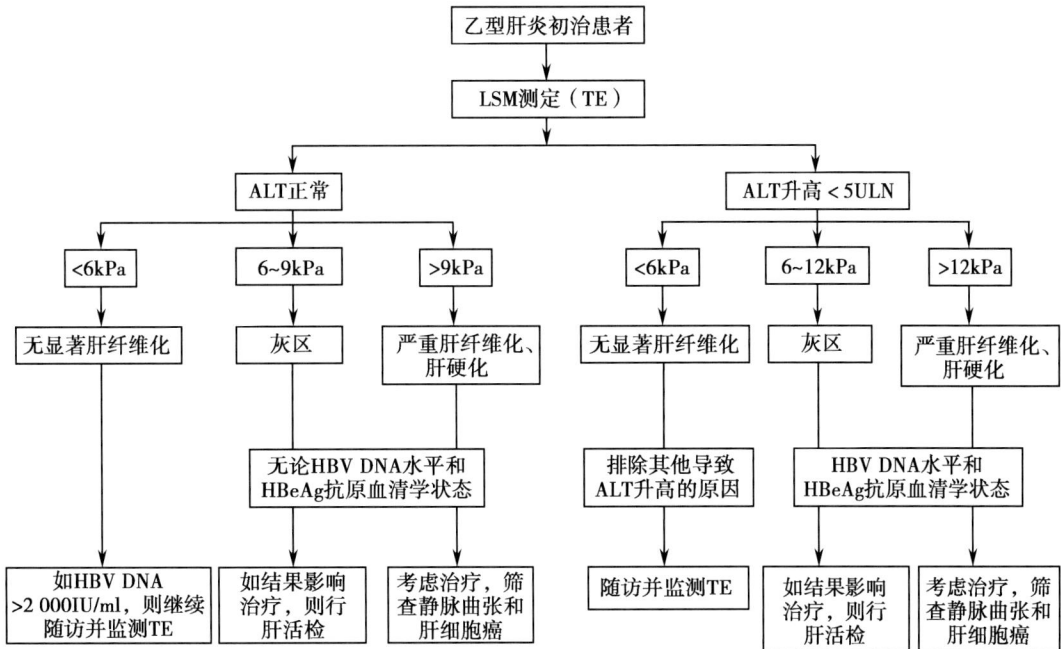

TE. 瞬时弹性成像;ALT. 谷丙转氨酶;LSM. 肝脏硬度值;ULN. 正常值上限;HBeAg. 乙型肝炎 e 抗原。

图 6-0-1 慢性乙型肝炎病毒(HBV)感染初治患者无创检测推荐流程

(3)慢性 HCV 感染者治疗及随访期间,一般推荐间隔 1 年复查 1 次 TE。

(4)HCV 初治患者无创检测流程见图 6-0-2。

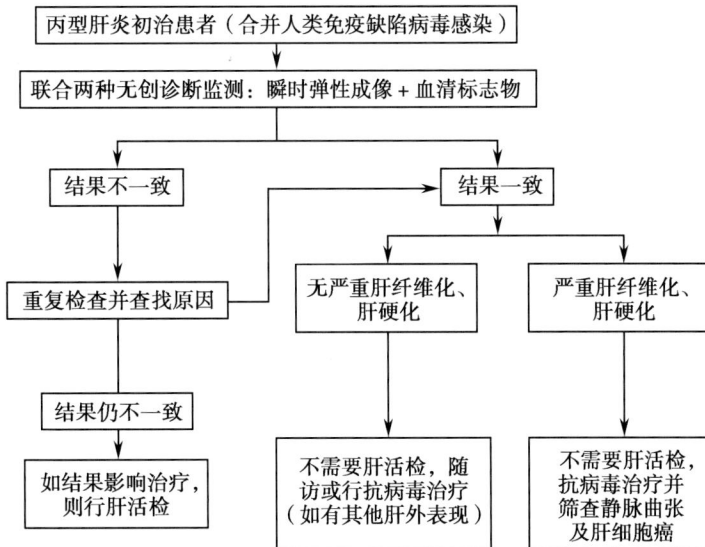

图 6-0-2 慢性丙型肝炎病毒感染初治患者无创检测推荐流程

3. 非酒精性脂肪性肝病(nonalcoholic fatty liver disease,NAFLD)

(1)TE 可用于 NAFLD 肝纤维化的评估诊断,其 LSM 阈值如下。

1)F3:7.9kPa。

2）F4：10.3kPa。

3）LSM≥9.8kPa 时，则考虑为进展性肝纤维化，应进行临床干预。

4）LSM 为 7.9~9.8kPa 时，应行肝活检以评估肝纤维化程度。

（2）肥胖患者宜采用 XL 探头以提高检测成功率，应适当降低（1~2kPa）LSM 诊断数值。

4. 酒精性肝病

（1）TE 可用于酒精性肝病肝纤维化的评价，但应考虑饮酒状态及活动性肝炎对检测结果的影响。

（2）酒精性肝病中肝纤维化各期 LSM 界值。

1）F3：8.0kPa。

2）F4：12.5kPa。

5. 胆汁淤积性肝病

（1）TE 可用于胆汁淤积性肝病肝纤维化的评价，包括原发性胆汁性肝硬化（primary biliary cirrhosis，PBC）及原发性硬化性胆管炎（primary sclerosing cholangitis，PSC）。

（2）胆汁淤积性肝病中肝纤维化各期 LSM 界值

1）F1：7.1~7.3kPa。

2）F2：8.8kPa。

3）F3：9.8~10.7kPa。

4）F4：16.9~17.3kPa。

6. 预测慢性肝病相关事件 肝纤维化的进展，可导致食管 - 胃底静脉曲张，进一步引起静脉曲张破裂出血、肝性脑病、自发性腹膜炎及败血症等。LSM 可预测门静脉高压及食管 - 胃底静脉曲张发生的风险及原发性肝癌发生的风险。

（1）LSM 预测食管静脉曲张发生的风险可作为内镜筛查的指征：当 LSM>21.0kPa，对食管 - 胃底静脉曲张预测的阳性预测值及阴性预测值分别为 92.5% 及 90.7%。

（2）TE 检测可预测原发性肝癌的发生风险，随着 LSM 增高，原发性肝癌的风险性明显增高。

（3）LSM≥14kPa 且随访时 LSM 均值每升高 1kPa，发生肝硬化失代偿、原发性肝癌及死亡的相对危险性分别为 1.07%、1.11% 及 1.22%。

（4）LSM 增高>2.1kPa/ 年为 PBC 不良预后的预测因素。

7. 其他慢性肝病 目前尚无明确证据推荐无创检测手段用于自身免疫性肝炎患者。

## 六、技能水平评价标准

影响 TE 检测准确性的因素较多，如何获得可信、可重复且客观的弹性测量值至关重要。采用 FibroTouch 瞬时弹性成像检测肝硬度过程中，需要做到如下几个方面。

1. 录入正确的患者基本信息，包括姓名、性别、出生日期、身高、体重等，根据身高、体重计算出体重指数。

2. 患者取仰卧位，体位呈肝右叶区略向右，头脚略向左的"C"形，充分暴露肝右叶区的肋间隙。

3. 检测报告中 B 超、M 超、A 超、E 超四种图像，其中 B 超用来直观定位检测区域，其余三种用来质控操作检测质量，且需达到五个标准（图 6-0-3）：① A 超信号无剧烈急速抖动；② A 超不同深度无较大起伏；③ M 超不同深度亮度无较大差异；④ M 超呈现平稳分层形态；⑤E超为相对规则的条纹状图像。

4. 检测数据达到三个有效条件：①测量次数≥10次；②成功率≥60%；③相对偏差≤33%。

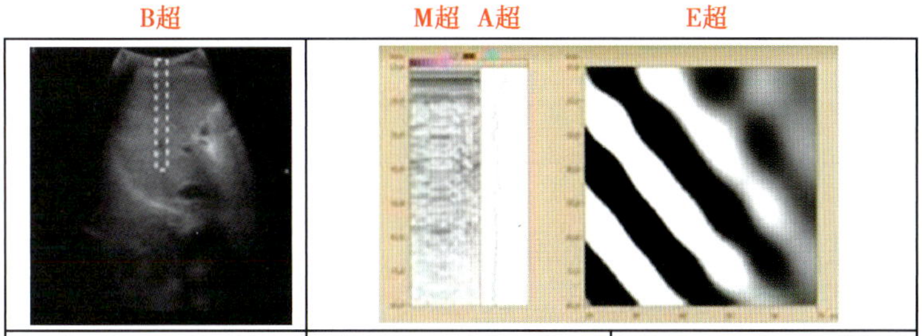

| 肝脏硬度（KPA） | | 测试记录 | | 脂肪衰减（db/m） | |
|---|---|---|---|---|---|
| 中位数 | 8.6 | 成功率 | 100.0 | 中位数 | 231 |
| 相对偏差 | 6% | 有效次数 | 10/10 | 相对偏差 | 2% |

图 6-0-3　FibroTouch 检测报告图

## 七、无创性肝纤维化检查的评价标准

TE 核查表见表 6-0-3。TE 技能等级评分共为 5 分（表 6-0-4）。5 分：检查前准备充分；能熟练操作仪器；测量规范，测量方法准确；检查操作流畅，手法轻柔。4 分：介于 5 分与 3 分之间。3 分：检查前准备不足；对仪器使用欠熟练，图像调节欠佳；检查操作不熟练，获取高质量图像耗时长。2 分：介于 3 分与 1 分之间。1 分：未进行检查前准备工作；对仪器使用不熟练，检查过程中不会调节仪器；测量方法不正确；检查操作手法生疏，获取高质量图像耗时长。

表 6-0-3　瞬时弹性成像核查表

| 项目 | 内容 | 是 | 否 |
|---|---|---|---|
| 操作前准备 | 患者空腹 2~3h，检查前应休息 10~20min | | |
| | 确认超声诊断仪及计算机图文报告系统工作正常 | | |
| | 录入患者信息，包括姓名、性别、年龄、身高、体重等 | | |
| | 患者仰卧，摆好"C"形体位 | | |
| 检查时操作 | 超声探头定位：取样区位于第 7~9 肋间隙，均匀的肝组织厚度不低于 7cm（8.5cm 以内），需要避开大血管及较大的肝脏占位 | | |
| | 按"模式"键进入纤维扫描模式，压力指示区显示为绿色 | | |
| | 观察图像：<br>（1）M 超：不同深度亮度无大的差异，且呈平稳分层状态<br>（2）A 超：信号无剧烈急速抖动，且不同深度无大的起伏<br>（3）E 超：为相对规则的条纹状图像 | | |
| | 脚踏采集：测量次数≥10 次，成功率≥60%，相对偏差≤33%。 | | |
| | 存图：取样区 B 超、M 超、A 超、E 超图像 | | |
| 检查后事项 | 书写打印检查报告 | | |

表 6-0-4　瞬时弹性成像技能等级评分

| 项目 | 5分 | 4分 | 3分 | 2分 | 1分 |
|------|-----|-----|-----|-----|-----|
| 检查前准备 | | | | | |
| 仪器操作 | | | | | |
| 检查熟练度 | | | | | |

## 八、瞬时弹性成像临床应用的局限性

1. LSM 值受多种因素的影响,如谷丙转氨酶、总胆红素、肝水肿或淤血、肝淀粉样变性等。

2. TE 评价肝脏纤维化分期的准确性尚且不足,各期 LSM 阈值有一定重叠。

3. TE 对不同病因的肝纤维化分期给出的具体 LSM 诊断阈值,是基于现有有限数据得出的参考值,还需更多的大样本、有配对肝活检的临床研究进一步验证。

## 九、相关知识测试题

1. 瞬时弹性成像(TE)检测肝硬度的原理是

　　A. TE 产生的剪切波在肝组织传播速度与肝硬度直接相关

　　B. 肝组织硬度越大,剪切波传播速度越快

　　C. 剪切波传播速度越快,弹性数值越大

　　D. 肝组织硬度越大,剪切波传播速度越慢

　　E. 剪切波传播速度越快,弹性数值越小

2. 影响 TE 测量值的因素

　　A. 肝脏炎症程度　　　　B. 肝脏胆汁淤积　　　　C. 检查前进食

　　D. 右心衰竭　　　　　　E. 休息

3. 检测肝纤维化的"金标准"是

　　A. TE　　　　　　　　　B. 血清学指标　　　　　C. 2D-SWE

　　D. 肝活检　　　　　　　E. 胃镜

4. TE 测量值有效的指标

　　A. 检测次数 ≥ 10 次　　B. 检测成功率 ≥ 60%　　C. IQR/M ≤ 0.3

　　D. 检测成功率 ≥ 50%　　E. 腹水时获得的测值

5. TE 的临床应用包括

　　A. 可用于评价慢性 HBV 感染患者的肝纤维化

　　B. 可用于评价慢性 HCV 感染患者的肝纤维化

　　C. 可用于评价 NAFLD 患者的肝纤维化

　　D. 可用于评价酒精性肝病患者的肝纤维化

　　E. 可作为预测食管 - 静脉曲张发生的风险,从而需要内镜筛查的指征

**答案:**1. ABC　2. ABCD　3. D　4. ABC　5. ABCDE

（高　峰　严岳琼）

## 推荐阅读资料

［1］付甜甜, 丁红 .《肝脏超声弹性成像 : 2018 年世界超声医学和生物学联合会指南更新》摘译 . 临床肝胆病杂志 , 2019, 35 (1): 60-64.

［2］鹏, 丁惠国 .《2015 年欧洲肝病学会和拉丁美洲肝病学会临床实践指南 : 无创性检查对肝脏疾病严重程度与预后的评估》推荐意见 . 临床肝胆病杂志 , 2015, 31 (8): 1193-1197.

［3］瞬时弹性成像技术 (TE) 临床应用共识专家委员会 . 瞬时弹性成像技术 (TE) 临床应用专家共识 . 中国肝脏病杂志 ( 电子版 ), 2015, 7 (2): 12-18.

［4］中华医学会超声医学分会介入超声学组弹性成像评估肝纤维化专家组 . 二维剪切波弹性成像评估慢性乙型肝炎肝纤维化临床应用指南 . 中华超声影像学杂志 , 2017, 26 (11): 921-927.

# 第七章
# 自动乳腺容积扫描成像

## 一、概述

近年来,乳腺癌的发病率逐渐上升并且年轻化,成为危害女性健康较常见的恶性肿瘤之一,因此需要早期发现并诊断乳腺癌。目前,最常用的检查方法是乳腺二维超声,随着三维超声技术的发展,自动乳腺容积扫描(automated breast volume scanner,ABVS)系统在乳腺疾病的诊断中占有重要地位。

ABVS 是三维立体超声成像技术,因为该系统具有特殊的高频自动探头,能采集到乳腺容积图像,获取到乳腺的横断面、纵断面及冠状面图像信息,可有效提高诊断的精确度,且其独特的冠状面也为检查提供了新的视角,对小肿瘤及微钙化有较高的灵敏度。同时,ABVS 使邻近乳腺导管附近的小叶及周围组织能得到很好的显示,是乳腺常规二维超声检查较好的补充。

## 二、操作规范流程

### (一) 适应证

1. 临床触诊或常规超声发现乳腺肿块,需要进一步鉴别诊断其良恶性。

2. 乳腺结节多发,需精准定位,需全面了解从皮肤到腺体深面的情况,提供精准定位参考标记,包括病变部位距乳头位置、深度和距皮肤的距离。

3. 不适合行钼靶放射诊疗。

4. 常规体检筛查。

### (二) 禁忌证

1. 乳腺皮肤表面有化脓或破溃等感染灶。

2. 乳腺疼痛难忍,无法耐受探头压力。

3. 僵硬巨大的乳房(巨大血肿、脓肿、乳腺癌晚期呈铠甲胸样改变)。

4. 肿物明显突出于皮肤表面。

### (三) 检查前准备

1. 患者准备　不需特殊准备。

2. 仪器　ABVS 系统,彩色多普勒超声诊断仪,乳腺影像处理系统,其中 ABVS 系统包括可调机械臂、触屏显示器和内置 14L5BV 高频线阵探头的扫描盒,探头扫描范围 15.4cm,

最大扫描深度 6cm,探头频率 5~14MHz。

3. 其他　检查环境及涂抹的耦合剂应温度适宜,房间温度较低或使用温度较低的耦合剂会导致乳头和乳晕处的平滑肌收缩,增加乳晕皱褶和声影,从而降低乳晕深部组织图像质量。

(四)操作步骤

1. 信息录入　核对患者个人信息,包括姓名、年龄。按控制面板上的"Patient-registration"键注册新患者,输入患者个人信息,选择"14L5BV"探头及"Breast"预设置。

2. 患者体位　一般采取仰卧位或侧卧位,扫查侧乳腺位置应略高于对侧乳腺,可在患者背后放一个支撑物,固定患者体位。乳腺的大小、下垂程度和感兴趣区的位置决定患者倾斜的程度。要求患者将同侧的手臂举到头上方,然后将同侧的手放于头后,体位结合探头适当加压,可使探头的声波充分穿透胸壁,从而获得满意的声像图。

3. 涂抹耦合剂　在乳腺上涂耦合剂,用压舌板将耦合剂抹匀,在乳头区域涂抹较多耦合剂可以保持探头与乳腺的密切接触。

4. 放置探头盒及加压　将探头盒置于乳腺上,探头上中间位置的箭头放在目标区域。手动加压时以患者耐受性为准,压力需适中。按操作手柄上的"+"键,适当加压(一次约 2.27kg),一般加压 1~2 次。若患者感到疼痛难忍,可按"−"键减少压力。调整的同时观察触摸屏图像,保证图像稳定清晰。然后按手柄上的锁定键,固定探头罩位置。

5. 选择扫描参数　根据患者乳房大小,在触摸屏上选择适当的罩杯尺寸(A、B、C、D、D+),并且调整深度、焦点区域位置和整体增益等参数(可通过触摸屏及主机控制面板调节),使图像质量达到最佳。

6. 选择扫查面及注意点

(1)一般对乳腺进行外侧位、正中位和内侧位扫描,每侧乳房获得三个视图,必要时加行上位或下位扫描。扫查位包括右侧前后位(乳腺中心)(RAP)、右侧外外侧位(近腋中线侧)(RLAT)、近右侧内侧位(近胸骨侧)(RMED)、近右侧高位(乳头上方)(RSUP)、右侧低位(乳头下方)(RINF)、左侧前后位(乳腺中心)(LAP)、左侧外侧位(近腋中线侧)(LLAT)、近左侧内侧位(近胸骨侧)(LMED)、近左侧高位(乳头上方)(LSUP)、左侧低位(乳头下方)(LINF)。

(2)各种扫查面的注意点

1)前后位(AP):将探头中点(箭头处)对准乳头,缓慢平稳下压,探头两端用力均匀。从图像上看,乳头图像位于中点,两侧的组织图像对称,一直到探头两端均有图像显示。

2)外侧位(LAT):将患者检查侧垫高,探头一侧对准腋中线,探头中心(箭头处)对准乳头,将此侧紧贴乳房,均匀将乳房推向胸骨方向。

3)内侧位(MED):患者检查对侧垫高,探头一侧放在胸骨处,探头中心(箭头处)对准乳头,将此侧紧贴乳房,均匀将乳房推向身体外侧方向。

4)高位(SUP):探头放置在乳头正上方。

5)低位(INF):探头放置在乳头正下方。

7. 开始扫描　按探头手柄上的箭头(指向患者头侧),由患者的足侧至头侧扫描,以保证图文分析时图像镜像显示。

8. 扫描结束确认　扫描结束后在采集的视图中标记乳头位置,选择 Mark/Nipple 选项卡放置乳头标记,点击触摸屏上"Accept"将采集的图像信息发送至相应的工作站,以备图像分析使用。检查过程中可以点击"Stop"以中止扫描或"Cancel"取消扫描。

9. 图像后处理 ①选择患者;②选择左右侧及扫查方位;③选择显示格式;④根据不同轴位进行自由旋转,找寻并分析结节;⑤标注病灶及测量(包括时钟位置),描述病变距乳头的距离等;⑥截屏图像;⑦打印胶片。

10. 报告 通过乳腺影像处理系统评估 ABVS 检测到的病变数量和特征,包括病变大小、形态、方向、边界、回声、声学特征、钙化和"汇聚征",并与 BI-RADS 诊断标准结合进行分类并生成报告。

（五）诊断要点

相关研究表明,ABVS 冠状面出现的"汇聚征"是浸润性乳腺癌所特有的征象,因为肿瘤浸润到周围组织,牵拉周围腺体,形成了以低回声结节为中心,周边呈低回声及高回声放射状条索向结节中心汇聚,亦称为"汇聚现象""太阳征"(图 7-0-1)。

因为 ABVS 获得的冠状面与钼靶的头足位相符,所以相比常规超声检查的横切面及纵切面,前者显示的钙化数目更多。除此之外,冠状面还可以直观呈现钙化区沿导管分布。另外,由于乳腺影像处理系统具备图像后处理功能,故可进行对比度调节,进一步促进钙化点的检出(图 7-0-2)。

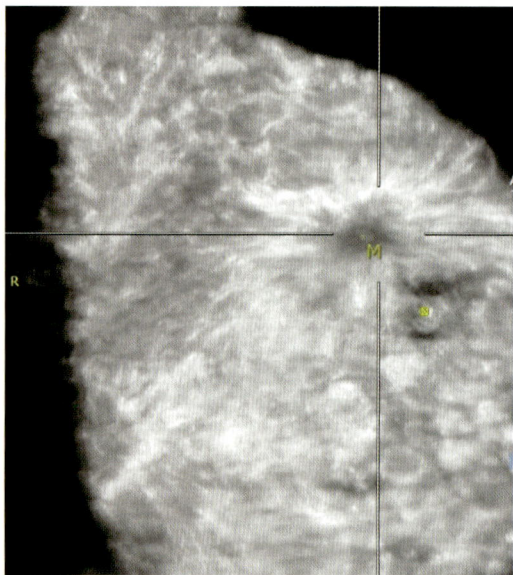

图 7-0-1 "汇聚征"声像图 1
以低回声结节为中心,周边呈低回声及高回声放射状条索向结节中心汇聚。

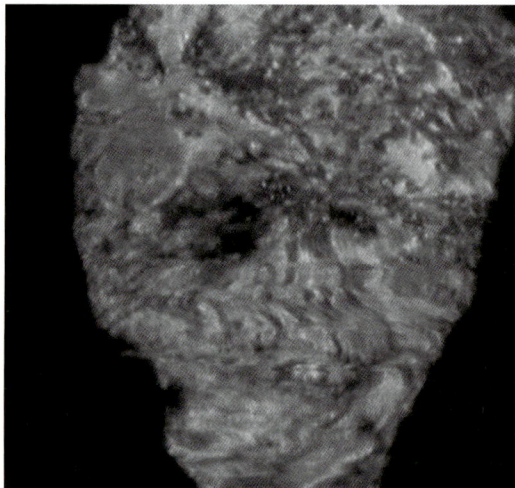

图 7-0-2 "汇聚征"声像图 2
相比常规超声,自动乳腺容积扫描可显示更多的钙化数目。

## 三、图像质量评价标准

图像清晰均匀,图像无缺失,确保由皮肤层到深面肋骨扫描范围的完整性,图像无斑点、雪花、网纹、"波浪"伪像,乳头位置清晰,位于正中、内侧或外侧;探测深度适宜。

## 四、常见操作错误及分析

1. 检查失败
(1)探头的扫描覆盖范围不足。
(2)探头压力增加不够,以致探头与皮肤贴合度欠佳。
(3)调节深度不够,不能观察到腺体深面情况。
(4)图像质量差难以诊断,如出现暗区等。

2. 改善图像质量、减少伪影的方法
(1)训练患者平静自主呼吸,以减少波浪伪像。
(2)耦合剂涂抹均匀,不要有气泡且要防止耦合剂过厚或过薄。
(3)探头压力应适当。
(4)探头的扫描覆盖范围应覆盖整个乳腺,不要有遗漏区域。
(5)适当调节深度,使腺体深面清晰显示。

## 五、相关知识测试题

1. ABVS 适用于
   A. 临床触诊或常规超声发现乳腺肿块,需进一步鉴别诊断其良恶性
   B. 乳腺结节多发,需精准定位
   C. 不适合行钼靶放射诊疗
   D. 常规体检筛查
   E. 以上都可以

2. ABVS 三维冠状面独有特征性征象是
   A. "汇聚征"          B. "毛刺征"          C. "成角征"
   D. 边界不清          E. 钙化灶

3. ABVS 可以提供的标准诊断切面有
   A. 横向          B. 矢向          C. 冠状
   D. 镜像、反镜像          E. 以上都是

4. ABVS 冠状面的"汇聚征"是指
   A. 肿块与周边组织分界不清
   B. 肿块边界不规则,向外延伸并且相互交错的线状高回声和低回声
   C. 在冠状面观察到肿块,以低回声结节为中心,周边呈低回声及高回声放射状条索向结节中心汇聚
   D. 肿块边缘不规则,向内延伸并且相互交错形成角状突起的高回声及低回声
   E. 肿块内部回声不均匀,边界不清晰

5. ABVS 检查乳腺时,扫描的方位为
   A. 正中位          B. 外侧位          C. 内侧位
   D. 上位或下位          E. 以上都是

答案:1. E  2. A  3. E  4. C  5. E

(严岳琼  章 燕)

## 推荐阅读资料

［1］龙莎, 胡萍香, 许瑞瑶. 三维超声在乳腺肿块术前诊断中的应用价值. 临床超声医学杂志, 2015, 6 (17): 412-414.

［2］A. 托马斯·斯塔夫罗斯. 乳腺超声经典诊断学. 王知力, 译. 北京: 科学出版社, 2017.

［3］WOJCINSKI S, FARROKH A, HILLE U, et al. The automated breast volume scanner (ABVS): initial experiences in lesion detection compared with conventional handheld B-mode ultrasound: a pilot study of 50 cases. Int J Womens Health, 2011, 3: 337-346.

# 第八章

## Ⅲ级产科超声检查

### 一、概述

超声检查具有较好的时间分辨力与空间分辨力,无创、安全,目前已广泛应用于产前诊断。中孕期是超声检出胎儿畸形的最理想时期,大部分严重胎儿畸形是在孕 24 周之前的超声检查中发现的。2012 年中国医师协会超声医师分会推出了产科超声检查指南,提出了规范化的产科超声检查分级方案,Ⅲ级产科超声检查包括对胎儿生长发育的评估及对胎儿畸形的系统筛查,具有重要的临床价值,有助于提高胎儿畸形检出率,降低围产儿死亡率。

### 二、操作规范流程

#### (一) 适应证

适合所有中、晚孕期孕妇,尤其适合以下人群。

1. 既往超声检查怀疑存在胎儿畸形,或已明确胎儿畸形。

2. 胎儿畸形高风险(35 岁以上高龄孕妇,血清学指标异常,妊娠期病毒感染,有先天性染色体异常,有遗传性疾病或家族史,有致畸药物、毒物或辐射接触史,有原因不明的流产、死产、畸形和新生儿死亡史,羊水过多或过少等)。

#### (二) 禁忌证

无禁忌证。

#### (三) 检查前准备

1. 检查超声诊断仪及图文报告系统是否工作正常。

2. 核对孕妇姓名,登记孕妇信息。

3. 询问末次月经 / 孕周、孕产史、既往史、家族史、遗传史。

4. 向孕妇告知检查目的、检查内容、风险及局限性,签署知情同意书。

5. 嘱孕妇仰卧于检查床,充分暴露腹部,注意保护孕妇隐私。

6. 选择合适探头开始扫查。

#### (四) 操作步骤

1. 确定胎儿数目　若为多胎妊娠,确定绒毛膜囊及羊膜囊数目。

2. 确定胎方位　显示宫颈,观察胎先露。根据胎头及脊柱的方位判断胎儿的前后、左右、上下方位。

3. 测量胎心率　采用脉冲多普勒超声测量胎儿心率。

4. 胎儿生物学测量

(1)双顶径及头围测量：显示丘脑水平横切面，调整探头使声束尽量垂直于大脑镰，测量近侧颅骨外侧缘到远侧颅骨内侧缘之间的最大距离即为双顶径，测量时游标垂直于大脑镰。采用椭圆测量功能测量颅骨强回声环外侧缘的周长(不包括颅骨光环外的软组织)即为头围。

(2)腹围测量：显示上腹部横切面，采用椭圆测量功能沿上腹部皮肤外侧缘测量其周长即为腹围。

(3)肱骨长度及股骨长度测量：显示肱骨/股骨长轴切面，调整探头使声束尽量垂直于肱骨/股骨，测量肱骨/股骨一端斜面中点至另一端斜面中点的距离即为肱骨长/股骨长。

5. 胎儿解剖结构观察

(1)颅脑：探头横切头颅，调整探头使声束垂直于大脑镰，双侧大脑半球对称，自颅顶向颅底连续滑动探头扫查并适当调整角度。主要通过侧脑室水平横切面、丘脑水平横切面、小脑水平横切面观察颅脑解剖结构。

侧脑室水平横切面上颅骨呈椭圆形强回声环，脑实质呈低回声，前部为双侧侧脑室前角及侧脑室前角之间的透明隔腔，中间为丘脑，后部可见双侧侧脑室后角及其内高回声的脉络丛。在侧脑室最宽处垂直于侧脑室长轴测量侧脑室宽度。

显示侧脑室水平横切面后，探头稍向颅底滑动，可以获得丘脑水平横切面。丘脑水平横切面上颅骨呈椭圆形强回声环，大脑镰居中，前部显示侧脑室前角及透明隔腔，中间为双侧对称的丘脑及丘脑之间的第三脑室，大脑及大脑外侧裂清晰可见，后部不显示小脑。

显示丘脑水平横切面后，探头继续向颅底滑动，探头切面后方略向胎儿足侧旋转，可以获取小脑水平横切面。小脑水平横切面上后方可见左右对称的小脑半球及小脑半球间的小脑蚓部，小脑后方为颅后窝池，中部可见双侧对称的丘脑，前部可见侧脑室前角及透明隔腔。于小脑水平横切面测量小脑横径。

胎儿颅脑超声主要观察颅骨形状、骨化程度、颅骨强回声环完整性、大脑、大脑镰、透明隔腔、丘脑、第三脑室、侧脑室、小脑半球、小脑蚓部、颅后窝池等。

(2)颜面部：主要通过双眼球水平横切面、鼻唇冠状切面、颜面部正中矢状切面观察颜面部解剖结构。

显示丘脑水平横切面后探头向颅底平行滑动，可以获取双眼球水平横切面，观察眼球、眼眶及鼻骨。

显示双眼球水平横切面后，将探头移动至双眼球连线正对探头中央，旋转探头90°至冠状面，探头平面略向胎儿前方平行滑动，可获取胎儿鼻唇冠状切面，观察鼻、鼻孔、上唇、下唇。

显示丘脑水平横切面后，移动探头至大脑镰正对探头中央，旋转探头90°至矢状面，可获取胎儿颜面部正中矢状切面，观察鼻骨、鼻、上唇、下唇。

(3)颈部：于颈部横切与纵切滑动扫查观察颈部皮肤有无水肿、异常增厚，有无肿块，有无脐带缠绕。

(4)胸部：探头横切胎儿胸部，自上而下滑动探头扫查，观察胸廓形态、胸腔及双肺。显示胸部横切面后旋转探头可获取膈肌-左肺矢状切面、膈肌-右肺矢状切面及膈肌冠状切面,观察双肺、膈肌。

(5)心脏:主要通过上腹部横切面、四腔心切面、左心室流出道切面、右心室流出道切面、三血管切面、三血管气管切面对胎儿心脏进行观察。

显示胎儿上腹部横切面,观察腹主动脉、下腔静脉与脊柱的位置关系,以及肝、胃的位置关系,进而判断心房的位置。

探头向胎儿头侧滑动,显示胸部横切面,追踪下腔静脉至其汇入右心房,调整探头显示出一侧肋骨长轴时可获取四腔心切面,观察心脏位置、心胸比值、心尖指向、心轴,观察房间隔、室间隔、房室瓣形成的十字交叉结构,确定左右心房、左右心室位置及房室连接关系,观察心房和心室的大小、卵圆孔、卵圆孔瓣及肺静脉与左心房的连接关系。

显示四腔心切面后探头切面向胎儿头侧倾斜,获取左心室流出道切面,观察左心室与主动脉的连接关系。

探头切面继续向胎儿头侧倾斜,获取右心室流出道切面,观察右心室与肺动脉的连接关系。

探头切面继续向胎儿头侧倾斜,依次获取三血管切面、三血管气管切面,观察肺动脉及其分支、动脉导管、主动脉、上腔静脉的内径及其位置排列关系。

(6)腹部:主要通过以下切面观察胎儿腹部解剖结构,分别为上腹部横切面、双肾横切面、脐带腹壁入口横切面、膀胱横切面。

上腹部横切面呈类圆形,左侧可见胃与脾脏,中央为脐静脉汇入门静脉左支,右侧为肝脏,后方为脊柱,脊柱左前方为腹主动脉,右前方为下腔静脉。显示上腹部横切面后探头略向胎儿足侧滑动可显示胆囊。

探头向胎儿足侧滑动获取双肾横切面,旋转探头可进一步获取双肾冠状切面及矢状切面,观察双肾大小及回声,观察肾盂有无扩张。

显示双肾横切面后探头向胎儿足侧滑动扫查获取脐带腹壁入口横切面,观察腹壁是否连续、脐带腹壁插入点处是否有包块膨出、腹腔有无肿块、肠管是否扩张。

探头继续向胎儿足侧滑动获取膀胱横切面,观察腹壁是否连续,观察膀胱及两侧的脐动脉。

(7)脊柱:显示胎儿脊柱矢状切面、横切面及冠状切面,观察脊柱排列是否整齐连续、生理弯曲是否存在、脊髓圆锥位置是否下移、表面覆盖的皮肤是否完整、有无异常突起或包块形成。

(8)四肢:主要通过显示双侧肱骨长轴切面、尺桡骨长轴切面、手切面、股骨长轴切面、胫腓骨长轴切面、足切面观察四肢。

于胸部横切显示双侧肩胛骨,沿肩胛骨外侧摆动探头显示肱骨,旋转探头显示肱骨长轴,滑动探头沿肱骨往远端追踪,显示尺骨与桡骨长轴切面、手切面。探头显示膀胱横切面时可见其后外侧的双侧髂骨,沿髂骨外侧摆动探头显示股骨,旋转探头显示股骨长轴,滑动探头沿股骨向远端追踪,显示胫腓骨长轴切面、足切面。

6. 胎儿附属物

(1)胎盘:观察胎盘实质回声、胎盘位置、胎盘成熟度,测量胎盘厚度。显示脐带胎盘入口切面,观察脐带插入点距胎盘边缘的距离。显示宫颈矢状切面,观察胎盘下缘与宫颈内口之间的距离。

（2）脐带：观察脐带腹壁入口与脐带胎盘入口、脐血管数目并检查有无前置血管，采用脉冲多普勒超声测量脐动脉血流频谱。

（3）羊水：以孕妇脐为中心，探头垂直于水平面，测量左上、左下、右上、右下四个象限的最大羊水深度，将四个象限最大羊水深度相加即为羊水指数。

7. 孕妇子宫附件　观察母体子宫肌层及双侧附件。显示宫颈矢状切面，测量宫颈长度，观察宫颈形态，判断有无宫颈机能不全。

Ⅲ级产科超声检查切面见图 8-0-1。

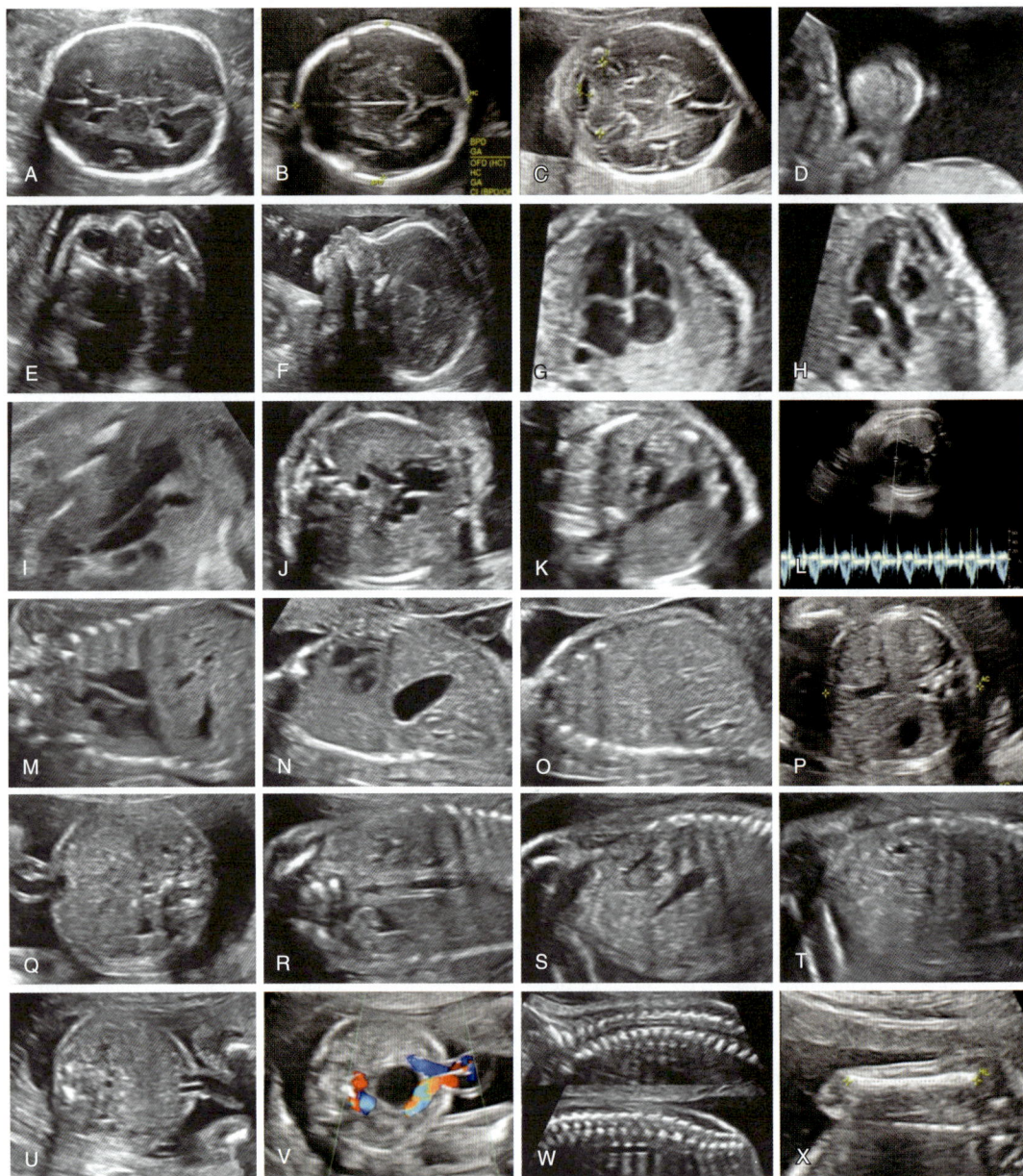

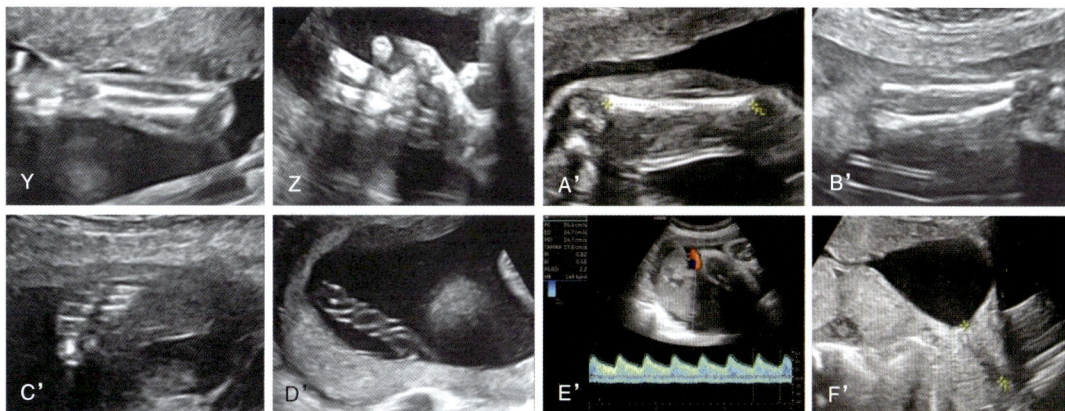

图 8-0-1　Ⅲ级产科超声检查切面

A. 侧脑室水平横切面；B. 丘脑水平横切面；C. 小脑水平横切面；D. 鼻唇冠状切面；E. 双眼球水平横切面；F. 颜面部正中矢状切面；G. 四腔心切面；H. 左心室流出道切面；I. 右心室流出道切面；J. 三血管切面；K. 三血管气管切面；L. 胎心率测量；M. 膈肌冠状切面；N. 膈肌 - 左肺矢状切面；O. 膈肌 - 右肺矢状切面；P. 上腹部横切面；Q. 双肾横切面；R. 双肾冠状切面；S. 左肾矢状切面；T. 右肾矢状切面；U. 脐带腹壁入口横切面；V. 膀胱横切面；W. 脊柱矢状切面；X. 肱骨长轴切面；Y. 尺桡骨长轴切面；Z. 手切面；A'. 股骨长轴切面；B'. 胫腓骨长轴切面；C'. 足切面；D'. 脐带胎盘入口切面；E'. 脐动脉血流频谱；F'. 宫颈矢状切面。

### (五) 检查后处理

检查结束后完成产科超声检查报告，告知孕妇检查结论及超声检查的局限性，如有异常发现则引导其至产科或遗传优生门诊就诊。

### (六) 操作注意事项

1. 建议检查的时期为妊娠 20~24 周。

2. 多胎妊娠时需明确绒毛膜性与羊膜性，注明胎盘与胎儿间的位置关系。

3. 无脑畸形、严重脑膜脑膨出时，不宜采用双顶径及头围估测孕周。脐膨出、腹裂畸形时，不宜采用腹围估测孕周。

4. 胎儿超声心动图检查时建议运用彩色多普勒超声观察心腔、瓣口及血管的血流信号。

5. 宫缩、膀胱过度充盈影响观察胎盘下缘与宫颈内口的关系。

6. 当临床怀疑存在宫颈机能不全、胎盘前置、脐血管前置等，经腹扫查难以清晰显示宫颈内口时，可采用经会阴或经阴道超声检查。

### (七) 相关知识

先天性心脏病节段分析诊断法：1964 年 Van Praagh 提出将心脏与大血管分为 3 个主要节段和 2 个连接，来对先心病进行分析诊断。3 个节段分别为心房、心室、大动脉，2 个连接分别为心房与心室的连接、心室与大动脉的连接。节段分析诊断法是分析复杂性先天性心脏畸形最基本和最重要的方法。

## 三、技能水平评价标准

Ⅲ级产科超声检查技能等级评分标准见表 8-0-1。

5 分：检查前准备充分，进行了知情同意告知；能熟练操作仪器，恰当调节增益、聚焦、深度、扇角、放大等功能；超声检查切面规范，解剖结构筛查无遗漏；生物学测量切面规范，测量方法正确;检查操作流畅,有条理,可熟练获取标准切面;检查结论正确,完整。

表 8-0-1　Ⅲ级产科超声检查技能等级评分标准

| 项目 | 5分 | 4分 | 3分 | 2分 | 1分 |
|---|---|---|---|---|---|
| 检查前准备 | | | | | |
| 仪器操作 | | | | | |
| 超声切面图像 | | | | | |
| 生物学测量 | | | | | |
| 扫查手法 | | | | | |
| 检查结论 | | | | | |

4分:介于5分与3分之间。

3分:检查前准备不足,知情同意告知不充分;对仪器使用欠熟练,图像调节欠佳;超声检查切面与标准切面比较有差异,切面上解剖结构显示欠清晰,解剖结构筛查有少量遗漏;生物学测量切面与测量方法有缺陷;检查手法不熟练,欠缺条理、获取标准切面耗时长;检查结论正确,不完整。

2分:介于3分与1分之间。

1分:未进行检查前准备工作,与孕妇无交流,未履行知情同意告知;对仪器使用不熟练,检查过程中不会调节仪器;超声检查切面不规范,有遗漏,解剖结构筛查遗漏多,对胎儿六大类重大畸形的筛查切面存在遗漏;生物学测量切面不标准,测量方法不正确;检查操作无条理,手法生疏,获取标准切面耗时长;检查结论错误,不完整。

## 四、常见错误及分析

1. 操作轻柔,检查中可适当加压推挤,但忌动作粗暴,当解剖结构因胎位影响无法观察时,可待胎动后胎位改变时再行检查。如果仍无法获取清晰的切面图像,则应在检查结论中注明。

2. 检查时应滑动探头连续扫查,动态观察,而不是选择特定切面进行跳跃式扫查,否则容易导致漏诊。

3. 测量最大羊水深度时,羊水测量区域不能包括胎儿肢体及脐血管,不能在胎儿的同一侧测量。

4. 检查时不要忽视对孕妇子宫壁及附件区的检查。

## 五、目前常用训练方法简介

超声模拟器集成了虚拟的三维胎儿模型,采用电磁跟踪系统定位探头位置,当学员移动探头时,模拟器可以感知探头的三维位置数据,并实时显示相应位置的胎儿超声切面图像,仿真度高。目前可用于产科超声训练的模拟器有 Simbionix U/S Mentor、CAE Vimedix 等。模拟器培训减少了胎儿的超声暴露时间,增加了学员动手操作的机会,学员可以在无压力环境下学习,有利于制定标准化培训课程,提高学员的技能水平,具有较好的成本效益。

## 六、相关知识测试题

1. 孕妇,28 岁,孕 1 产 0,孕 31$^{+5}$ 周。既往产科超声检查疑小头畸形,测量双顶径及头围最为恰当的切面是

  A. 侧脑室水平横切面       B. 丘脑水平横切面

  C. 正中矢状切面        D. 小脑水平横切面

  E. 双眼水平横切面

2. 孕妇,31 岁,孕 1 产 0,孕 28$^{+5}$ 周。阴道少量流血 5h 来院就诊。**不恰当**的检查是

  A. 显示胎盘切面,观察有无胎盘增厚,胎盘与子宫壁间有无血肿

  B. 保持膀胱过度充盈,以利于观察胎盘下缘与宫颈内口的关系

  C. 经阴道扫查观察胎盘下缘与宫颈内口的关系

  D. 显示宫颈矢状切面,测量宫颈内口与宫颈外口之间的距离

  E. 应用彩色多普勒血流成像观察宫颈内口处有无脐血管前置

3. 孕妇,45 岁,孕 2 产 0,孕 23 周。既往胎儿超声检查疑十二指肠闭锁。针对该疾病进行检查时的重点切面是

  A. 上腹部横切面        B. 双肾横切面

  C. 双肾冠状切面        D. 膀胱横切面

  E. 脐带腹壁入口横切面

4. 测量羊水时,**错误**的是

  A. 采用羊水池最大深度进行评估

  B. 测量 4 个羊水池最大深度,将其求和计算羊水指数

  C. 测量羊水深度时探头应垂直于水平面

  D. 测量 4 个羊水池深度时应位于胎儿一侧进行测量

  E. 测量羊水池深度时,测量区域不能包含有肢体与脐带

5. 胎儿四腔心切面的解剖结构**不包括**

  A. 左心室          B. 肺静脉

  C. 左心房          D. 室间隔

  E. 肺动脉

  **答案:**1. B 2. B 3. A 4. D 5. E

(赵永锋)

## 推荐阅读资料

[ 1 ] SALOMON L J, ALFIREVIC Z, BERGHELLA V, et al. Practice guidelines for performance of the routine mid-trimester fetal ultrasound scan. Ultrasound Obstet Gynecol, 2011, 37 (1): 116-126.

[ 2 ] 李胜利, 邓学东. 产前超声检查指南 (2012). 中华医学超声杂志 ( 电子版 ), 2012, 9 (7): 1-3.

[ 3 ] 李胜利. 对中国医师协会超声医师分会《产前超声检查指南 (2012)》的深入解读. 中华医学超声杂志 ( 电子版 ), 2014, 11 (4): 6-22.

[ 4 ] 李胜利, 罗国阳. 胎儿畸形产前超声诊断学. 2 版. 北京: 科学出版社, 2017.

[ 5 ] 中国医师协会超声医师分会. 中国产科超声检查指南. 北京: 人民卫生出版社, 2019.

# 第九章

## 妇科三维超声检查

## 第一节　子宫附件三维超声检查

### 一、概述

1989 年，人类首次获得胎儿面部三维图像，这是三维技术在超声领域的重大突破。30 多年来，三维超声（three-dimensional ultrasonograph，3D USG）技术在妇科领域有了长足发展。据报道，该技术诊断先天性子宫异常的敏感性和特异性均接近 100%，可与 MRI 和腹腔镜检查相媲美。使用 3D USG，可将图像通过计算机重构从而获得子宫的冠状视图，清楚地勾勒出子宫的外部轮廓，并提供有关宫腔形状的准确信息。3D USG 在定义和定位子宫肌瘤、子宫腺肌病和宫腔粘连等病变方面比二维超声（two-dimensional ultrasonograph，2D USG）具有更高的敏感性和特异性。在泌尿妇科超声检查中，经阴道 3D USG 被证明是一种有价值的工具，因为它可以立即进入轴平面，该平面可清楚地显示阴道、尿道、直肠和盆底肌肉的关系。总之，在常规的妇科检查中添加 3D USG 对临床医生是有益的，因为它可以在相对经济高效的环境中提供快速而准确的结果。随着 3D 技术的不断更新，3D USG 在妇科领域将具有巨大的应用潜力。

### 二、操作规范流程

（一）适应证

1. 先天性子宫畸形。

2. 盆底超声。

3. 子宫黏膜下肌瘤及宫腔粘连等宫腔的病变。

4. 判断宫内节育器位置有无下移、旋转、嵌顿。

5. 子宫肌瘤、腺肌症等肌壁的肿瘤。

6. 早孕期判断孕囊位置。

7. 子宫输卵管超声造影，宫腔生理盐水显影。

8. 在进行体外受精 - 配子移植前，评估子宫内膜体积和血管形成。

（二）禁忌证

1. 生殖道急性炎症。

2. 先天性无阴道,处女膜闭锁。

3. 月经期或子宫出血性疾病。

4. 宫颈恶性肿瘤。

（三）检查前准备

1. 嘱患者排空膀胱,取膀胱截石位。

2. 宫腔粘连和子宫畸形的患者建议排卵期后进行检查,息肉和子宫输卵管造影建议月经干净3~7d进行。

3. 阴道出血的患者,应消毒阴道、外阴,探头外覆无菌避孕套进行检查。

（四）容积数据采集准备

1. 采集容积数据之前优化二维图像　一个三维容积数据是基于一系列相邻的二维图像重建而成,每幅二维图像的分辨力都决定了容积数据的分辨力。除了提高线密度和图像帧频外,还要把"感兴趣区"放在采集框内,调整合适的焦点。容积采集框的角度大小和深度很重要。如果需要采集彩色多普勒容积数据,还要优化彩色分辨力(彩色优先)和帧频。

2. 根据不同的预期成像结果,选择一个最好的采集初始切面　三维超声中,参考切面和与之相平行的切面图像质量是最佳的,重建的正交平面图像质量会有所下降,因此操作者在采集容积数据之前最好能够知晓容积数据的使用目的。

3. 根据扫查图像的大小调整采集框或容积数据框　采集框的大小范围应涵盖目标容积的所有解剖结构。建议适当调大采集框,从而避免把解剖结构邻近的其他结构遗漏。

4. 容积角度的调整　建议容积角度调为120°(最大容积角度),这样可以涵盖对整个子宫和卵巢的扫描。如果子宫或卵巢体积过大,可以分别进行扫描。

5. 容积数据质量和分辨力的调整　三维容积数据的质量取决于所选择的容积采集的时间。在相同的容积角度下,采集速度减慢,采集的图像越多,获得的分辨力越高。同时还应了解,选择最大档采集质量的设置不一定总能获得最佳的图像质量,操作者必须找到最合适的最佳预设。

（五）扫描技术(妇科容积数据常用的采集类型)

1. 静态三维(3D)采集　静态3D是采集单一的3D容积,它包含无数相邻二维(2D)超声切面图,不包括时间和空间运动信息。静态3D采集通常以2D灰阶为预设,但也可以联合彩色多普勒,能量多普勒或2D灰阶血流(e-flow)对含血管的结构进行数据采集。

2. 实时3D(4D)的采集　机械容积探头的集成旋转微电机可以获得连续的容积图像,从而获得胎儿的面部、手和足等动态图,使胎儿显示更真实,更人性化。这种成像类型适合初学者和大多数检查者。但是该采集技术需要获取高质量的4D图像和保证内置微电机旋转速度之间达到最佳平衡,才可以获得真实效果。它的帧频是4幅/s,与15幅/s图像的最佳视觉效果有差距,因此获得的动态图像不流畅,适合于胎儿手臂、腿、打哈欠等慢动作。实时3D(4D)的采集多用于产科,妇科领域运用少。

## 三、图像后处理(三维容积渲染成像方法)

3D立体图像的重建过程称为"渲染"。容积数据的3D重建需遵从一定的原则和标准,本节进行基础操作的阐述,并分别讲解不同渲染模式的调节,以获取高品质图像。

1. 渲染框和方向定位　在多平面模式下,通过激活"rendering"按钮来启动3D容积渲染。激活该按键时,三个平面(A、B和C平面)和右下角的第4幅重建的3D立体图像上都会出现一个矩形框,称为容积数据渲染框。该框的高度、宽度和厚度可以任意调节。操作者选择的渲染框即为3D运算的范围,其处理的结果就是3D立体图。该框在两个平面上各有一条框线为绿线,其余框线为白色。绿色框线代表3D立体图像观察方向的"投影线"。为了便于定位,该框有2个定位标记,分别为方形和菱形标记。渲染框一旦设置好,所包含信息即被"固定",以供进一步操作。换言之,在采集的整个容积数据中,只有渲染框内涵盖的信息才能够形成3D图像,渲染框外即使是邻近的信息也将不再显示在3D图像中。

2. 表面模式　在表面模式中,被分析的主要是位于绿线后面且邻近绿线的超声信息。一般说来,如果需观察宫腔形态,则应将绿线放在子宫内膜处。为了获得满意的3D容积数据,检查者首先应该注意调高2D初始切面上相邻结构之间的对比度。感兴趣结构的表面应尽可能与声束垂直,而不是平行,才有利于后期图像重建。同时应注意,取样框设定需要范围应大于感兴趣区域,这样可以避免在3D图像中丢失某一部分的结构。

3. 最小模式　最小模式的优势在于能够凸显感兴趣区内低回声或无回声的结构信息,可以清晰地观察和识别透声结构及其囊壁的结构,适用于卵巢囊肿、输卵管积液的显影。在获取容积数据之前,注意对2D图像进行优化,使液体显示为"黑色",并且无伪像和斑点噪声。理想状态下,采集容积数据时要尽量避开声影,因为声影也将与液体一起以相同的方式被显示。"最小模式"混合"X线模式"(80%:20%的混合比例)通常可以获得较好的成像效果。在某些情况下,调节对比度和增益后,也可以改善图像质量。

4. 反转模式　反转模式渲染成像实际上是将信息的颜色框反转,从而把低回声的结构显示为高回声的实性结构,把周围大部分组织显示为黑色。与最小模式相比,其空间纵深感更好。而且该模式可以使用魔术剪功能,去掉感兴趣区域周围的伪像。使用反转模式,需要调高"阈值"水平(70或更高),直至反转结构在屏幕上出现。反转模式可以采用亮度(light)模式,也可以采用"梯度亮度(gradient light)"或HD-live模式,这两种模式可以很好地与表面模式相结合。

5. 容积对比成像(volume contrast imaging,VCI)　静态3D检查时,可以获得薄层容积信息,这种方法的优势在于提高了图像的分辨率,降低了伪像,这就是容积对比成像的原理。通过A平面、C平面或自由解剖切面(Omniview)的薄层容积信息,获得容积对比A平面(VCI-A)、容积对比C平面(VCI-C)和容积对比自由解剖切面(VCI-Omniview)。VCI的图像虽然显示为一个切面,但实际上它是一个薄层容积图像,根据所需内容,薄层厚度选择范围为1~20mm。

薄层容积的渲染模式与常规3D渲染模式相同,如X线模式、最大模式、最小模式或表面模式。

X线模式适用于增强组织信息。大多数情况选择层厚1~5mm。

最大模式适用于胎儿骨骼成像或显示宫内节育器形状,一般适用于层厚5~20mm。

最小模式适用于无回声结构成像,可与X线模式联合。

6. 多平面成像　正交三平面模式可以用不同的方式从原始容积数据块中重建单幅图像称多平面成像。在采集容积数据之前,可以先选择正交三平面模式的预设。数据采集完成后,利用3D数据内的导航切换平面。有三种方式进行导航。

（1）通过在一个切面上移动交叉点获得：在正交三平面模式中，A、B、C 三个平面互相垂直，三平面相交处称为相交点。交叉点在 A、B、C 平面上均为相同的位置。当 A 平面的相交点移动时，B 平面及 C 平面的图像随之发生改变，出现新的图像。

（2）通过旋转相交轴获得：选择 x、y、z 轴中的任一个，使图像沿该轴旋转。可以通过机器上的三个旋转钮中的一个进行旋转。

（3）通过在容积数据中前后平移获得平行的图像：在屏幕上选择激活一个平面，转动"平移"按钮可以得到与激活平面平行的平面。这种平移类似于实时扫查探头的移动。

初始位置"INIT"：位于触屏键上的中下方。有时在转动各种旋钮和移动相交点后，检查者可能会失去图像的方向，最简单的恢复方法是按下复位按钮"INIT"，图像就返回到容积数据采集后或存储后的初始位置。

7. 多平面成像：断层模式　断层超声成像是一种显示容积数据内相互平行切面的多平面模式，类似于 CT 和 MRI 工作站获得的断层图像。选择感兴趣区后，激活断层模式，相互平行的切面就会显示在屏幕上，操作者可以调节屏幕上的切面数量及层间距。此外，屏幕的左上角还有参考图像，用于显示每个切面的位置。可调节的层间距显示在参考图像的右下角。在断层模式下，正交三平面模式的所有操作工具都可以使用。如焦点导航，切面旋转和容积内切面的移动。为了提高图像质量，建议使用容积斑点噪声抑制或激活 VCI 模式来降噪。

## 四、相关知识测试题

1. 子宫附件三维超声检查的适应证有
    A. 先天性子宫畸形
    B. 盆底超声
    C. 宫腔粘连、黏膜下肌瘤等宫腔占位病变
    D. 子宫输卵管超声造影，宫腔负显影
    E. 卵巢肿瘤

2. 子宫附件三维超声检查的禁忌证有
    A. 生殖道急性炎症　　　　　B. 先天性无阴道，处女膜闭锁
    C. 月经期或子宫出血性疾病　D. 宫颈恶性肿瘤
    E. 早孕

3. 子宫附件三维超声检查容积数据中渲染框的大小选择
    A. 比感兴趣区域小　　　　　B. 比感兴趣区大
    C. 随意大小　　　　　　　　D. 以上都不对
    E. 以上都不对

4. 渲染框中的绿线代表
    A. 水平线　　　　　　　　　B. x 轴
    C. 观察方向的"投影线"　　　D. 观察对侧的"投影线"
    E. 与观察方向垂直的"投影线"

5. 3D 超声可以根据子宫原始容积数据，重构的平面是
    A. A 平面　　　　　　　　　B. B 平面

C. C 平面　　　　　　　　　　　　D. 冠状平面

E. 任意平面

**答案:** 1. ABCDE　2. ABCD　3. B　4. C　5. D

(罗声娟)

### 推荐阅读资料

[ 1 ] 谢红宁. 三维超声在产前诊断中的应用. 北京 : 人民卫生出版社 , 2018.

[ 2 ] SARAVELO S H, JAYAPRAKASAN K, OJHA K, et al. Assessment of the uterus with three-dimensional ultrasound in women undergoing ART. Hum Reprod Update, 2017, 23 (2): 188-210.

# 第二节　盆底三维超声检查

## 一、概述

女性盆底功能障碍性疾病(female pelvic floor dysfunction, FPFD)是由于盆底结构功能异常引起的一系列疾病的总称。其发生率高,是严重影响女性生活质量的五大慢性疾病之一。随着盆底外科手术及盆底康复技术的快速发展,盆底影像学的应用受到了高度重视,尤其是盆底超声检查技术,不仅可以帮助临床医生了解盆底功能障碍的解剖学改变,对病因及病变程度作出判断,协助诊疗方案的制订;还可对治疗的效果进行评估,其实时、简便、准确性高,具有其他检查技术无可比拟的优势。

## 二、操作规范流程

### (一) 适应证

1. 妊娠期、分娩后盆底功能的筛查及评估。

2. 与前腔室异常相关的疾病,如压力性尿失禁等。

3. 子宫脱垂。

4. 阴道前壁、穹窿和 / 或后壁脱垂。

5. 与后腔室异常相关的病变,如功能性便秘等。

6. 盆底肌损伤包括肛提肌损伤及肛门括约肌损伤的筛查。

7. 盆底康复治疗前后的评估。

8. 其他各种与盆底病变相关的手术前后的筛查及疗效评价,如阴道前壁和 / 或后壁修补术;盆腔植入材料如吊带及补片等手术等。

### (二) 禁忌证

无绝对禁忌证,但在盆底植入材料手术后 1 个月复查盆底超声时应避免做瓦尔萨尔瓦动作(Valsalva 动作),以免造成植入材料的移位。

### (三) 检查前准备

1. 仪器准备

(1)选用配有三维容积探头的仪器进行盆底超声检查,探头频率 4~8MHz,深度 7~9cm,设置 1~2 个聚焦点,容积扫查使用最大扫查角度。

（2）选择盆底超声检查模式,输入患者姓名、年龄等基本信息。

（3）探头表面均匀涂抹耦合剂,用无菌探头套包裹探头,在探头套表面再次涂抹足量的消毒型或无菌耦合剂,尽量使探头套内外均无气体,以免影响观察。

2. 患者准备

（1）排空膀胱和直肠 10min 内进行检查。

（2）检查前详细询问并记录患者基本情况、病史、症状、体征等。

（3）检查时患者取仰卧截石位,如患者无法配合等特殊情况下可选择蹲位或站立位检查。

（4）部分尿潴留患者需导尿并拔出尿管后再进行检查,对于子宫、膀胱等脏器已脱出阴道口的患者应还纳脏器后检查。

（5）一般首先进行静息状态及收缩状态下的检查,然后进行 Valsalva 动作状态下的检查,以尽量减少脱垂脏器对检查结果的影响。

（6）患者臀部下方需垫较厚可吸水的医用垫巾。

3. 检查者准备

（1）检查者需熟练掌握盆底超声检查操作规范,并与患者进行良好的沟通交流。

（2）部分患者会出现尿失禁及粪失禁现象,检查者需做好自身防护,佩戴一次性医用口罩、帽子、乳胶手套,必要时戴上袖套。

（3）医患沟通及动作指导

1）检查前医生需与患者进行有效沟通,使患者理解检查的过程和意义,避免紧张、羞怯心理,以便更好地配合医生检查。

2）医生应用通俗易懂的语言使患者理解盆底肌收缩即肛门收缩上提的动作,Valsalva 动作即向下屏气增加腹压的动作。在检查前对患者进行动作训练,以达到动作规范标准。

有效的盆底肌收缩动作的训练标准：盆腔脏器向头腹侧移动；肛提肌裂孔缩小；持续时间 3s 或 3s 以上。

有效的 Valsalva 动作训练标准：盆腔脏器向背尾侧移动；肛提肌裂孔扩大；持续时间 6s 或 6s 以上。

4. 操作步骤

（1）二维超声检查

1）患者取截石位,探头紧贴会阴部和耻骨联合,指示点朝上,纵向将探头置于患者两侧大阴唇之间,获得静息状态下的盆底标准正中矢状切面,此时可清晰地显示耻骨联合、尿道、膀胱颈及膀胱、阴道、直肠、肛管和肛管周围的肛门括约肌、肛提肌板等结构。观察静息状态下各脏器的位置及尿道、膀胱、阴道、直肠周围有无异常回声,膀胱黏膜表面是否光滑,膀胱壁有无增厚,可测量膀胱逼尿肌厚度、残余尿量、膀胱、子宫、直肠与参考线（过耻骨联合后下缘的水平线）的垂直距离、膀胱尿道后角、尿道倾斜角等指标。

2）探头保持盆底标准正中矢状切面,嘱患者做最大 Valsalva 动作,即深吸气后用最大力气向下屏气增加腹压,此时可以观察到盆腔脏器向患者的背尾侧移动,肛提肌裂孔扩大。冻结最大 Valsalva 动作时的图像,可测量膀胱最低点、膀胱颈、子宫、直肠与参考线（过耻骨联合后下缘的水平线）间的垂直距离,以及膀胱颈移动度、膀胱尿道后角和尿道旋转角等指标。

3）探头保持盆底标准正中矢状切面,嘱患者做盆底肌收缩运动,可以观察到盆腔脏器向患者的头腹侧移动,肛提肌裂孔缩小。然后向左右侧偏移探头,在旁矢状切面观察静息状态下左右侧肛提肌的完整性。嘱患者做盆底肌收缩动作,观察收缩状态下肛提肌的完整性及运动情况。

4)探头逆时针旋转90°,指示点位于患者右侧,稍向后下方倾斜,调整至横切面观察肛门括约肌,需上下摆动探头观察肛门括约肌的完整性。

(2)3D/4D超声检查:启用3D/4D超声检查程序,分别获得静息状态、盆底肌收缩状态、Valsalva动作下的超声容积数据。在三种不同状态下观察盆底肌群、盆腔各脏器的位置和实时运动情况,观察有无脏器脱垂,肛提肌及肛门括约肌有无损伤等,可通过不同的模式获得盆底轴平面,包括容积渲染模式(Render模式)、多平面显示模式(Multiplane模式)。

1)静息状态

Render模式:获取盆底正中矢状切面,然后启动3D/4D,获得容积数据。首先调整容积框大小,宽度0.5~2cm。选择A平面,旋转z轴,使左侧取样框所在的绿线位于耻骨联合后下缘表面至肛提肌板中心的连线,右侧即可获得肛提肌裂孔轴平面。

Multiplane模式:起始A平面为盆底正中矢状切面,在A平面将取样点置于耻骨联合后下缘,旋转z轴,使耻骨联合后下缘与肛提肌位于同一水平线,此时肛提肌显示完整。选择C平面,旋转90°即可获得肛提肌裂孔平面。盆底轴平面可显示肛提肌裂孔和周围的肌群,此平面能够评估肛提肌有无损伤、断裂,并可以测量静息状态下肛提肌裂孔的面积、大小等。

2)盆底收缩状态:嘱患者做盆底肌收缩动作,启用3D/4D检查模式,获得容积数据。盆底收缩状态主要用于观察肛提肌和肛门括约肌有无损伤和断裂。在盆底肌收缩状态时,最重要的是断层超声成像模式(tomographic ultrasound imaging,TUI)。TUI模式的特点是可根据受累平面的层数及层间距对损伤级别和累及范围进行评估。

盆底肌收缩状态下肛提肌完整性的评估:首先在Render模式下获得盆底正中矢状切面,嘱患者做盆底肌收缩动作,确保耻骨联合及肛提肌在视野内可见,启动3D/4D;切换至Multiplane模式下调节图像,选择A平面旋转z轴至肛提肌裂孔最小平面放于取样框中间,旋转C平面至竖直状态(可直接调节至耻骨联合闭合状态),使用TUI模式。此时层间距固定选择2.5mm,层数为9层,正中参考平面显示的图像为耻骨联合闭合状态,标准要求第3~5幅图像显示的耻骨联合状态分别是开放、闭合、闭合。肛提肌断裂时表现为肛提肌回声不连续甚至不显示,据此可诊断部分或完全性肛提肌断裂。

盆底肌收缩状态肛门括约肌完整性的评估:探头逆时针旋转90°,指示点位于患者右侧,向后下方倾斜,嘱患者做盆底肌收缩动作,启动3D/4D,冻结后调节至肛门括约肌在图像中清晰显示,启用TUI模式,旋转x轴调整肛管至水平,调节层间距至包含整个肛管,一般采用1.5mm及以上,层数为9层,要求第1幅图像在肛门内括约肌尾侧起点,最后一幅图像在肛门外括约肌头侧止点。此方法可评估肛门括约肌的完整性。

3)Valsalva状态:嘱患者做Valsalva动作即屏气用力增加腹压,同时启用3D/4D模式,获得盆底轴平面图像,动态观察前、中、后三个腔室的脏器移动情况,评估各腔室有无脏器脱垂或膨出,并在最大Valsalva动作时测量肛提肌裂孔面积。存储动态图像以便于回放和分析。

5. 操作注意事项

(1)整个操作过程中,确保耻骨联合始终在图像中,且耻骨联合与皮肤间距应<1cm;膀胱完全排空后膀胱颈的位置不易显示;膀胱前上缘显示不清时,可以嘱患者轻轻增加腹压

观察。

(2)一般建议在盆底肌收缩状态下观察盆底肌群的连续性,但对于部分无法完成收缩动作的患者,可以采用静息状态下进行观察。

(3)观察肛门括约肌的连续性时,要注意探头的旋转方向。

(4)Valsalva 动作(≥6s)明确脏器下移的情况,不要对会阴施加压力,使膨出物脱出不受阻,手不要倾斜(保证图像在正中矢状切面);不要对探头施加压力,避免肛提肌共激活的影响。

### 三、测量参数

#### (一) 参考线及指示点的设定

1. 参考线的设定　以耻骨联合后下缘为标志点做一水平线,该水平线即为参考线,测量各脏器与参考线的垂直距离。

2. 各脏器的指示点

(1)膀胱:以膀胱最低点为指示点,一般膀胱颈即为膀胱最低点,测量其与参考线的垂直距离。在Ⅲ型膀胱膨出时,膀胱后壁会低于膀胱颈,此时以膀胱后壁为最低点。

(2)子宫:以宫颈最低点(前唇或后唇)为指示点,测量其与参考线的垂直距离。

(3)直肠:以直肠壶腹部为指示点,测量其与参考线的垂直距离。

#### (二) 观察及测量指标

1. 静息状态下观察及测量指标(图 9-2-1)

(1)残余尿:残余尿 = 膀胱上下径(cm)× 膀胱前后径(cm)× 膀胱左右径(cm)× 0.52。

(2)逼尿肌厚度:需在残余尿小于 50ml 时测量,在膀胱穹顶部从膀胱壁的内缘到外缘测量三次取平均值;膀胱壁的局限性收缩可导致逼尿肌的测量值偏大,可建议患者半小时后复查。

(3)观察尿道内口有无开放、尿道周边有无病变,测量膀胱尿道后角及尿道倾斜角。

膀胱尿道后角:近端尿道与膀胱后壁之间的夹角。

尿道倾斜角:近端尿道与人体纵轴所形成的夹角。

(4)膀胱颈的位置:测量膀胱颈至参考线的垂直距离。

(5)膀胱 / 子宫 / 直肠的位置:测量膀胱 / 子宫 / 直肠指示点至参考线的垂直距离。

2. Valsalva 动作时观察及测量指标(图 9-2-1)

(1)观察尿道内口有无开放及漏斗形成。

(2)尿道旋转角:静息状态和最大 Valsalva 动作时尿道倾斜角的差值。Valsalva 动作时尿道跨过人体纵轴线,尿道旋转角为静息状态时与 Valsalva 动作时尿道倾斜角数值相加,反之则为静息状态与 Valsalva 动作时尿道倾斜角的差值。

(3)膀胱颈的移动度:静息状态与 Valsalva 动作后膀胱颈与参考线距离的差值。

(4)膀胱尿道后角:同静息状态下的测量。

(5)膀胱 / 子宫 / 直肠下降位置:同静息状态下的测量,测量最大 Valsalva 动作时各脏器最低点与参考线的距离。观察有无肠疝等。

(6)直肠膨出的高度:最大 Valsalva 动作时,在正中矢状切面沿肛门内括约肌与肛管平行向头侧做一延长线,测量膨出物最顶端与其的垂直距离,即为直肠膨出高度。

（7）肛提肌裂孔的面积：选用最大 Valsalva 动作时的裂孔面积。如果肛提肌裂孔明显扩张，最大 Valsalva 动作时耻骨联合后下缘与肛提肌不能同时显示，则需要回放图像至肛提肌刚好显示的平面来测量。

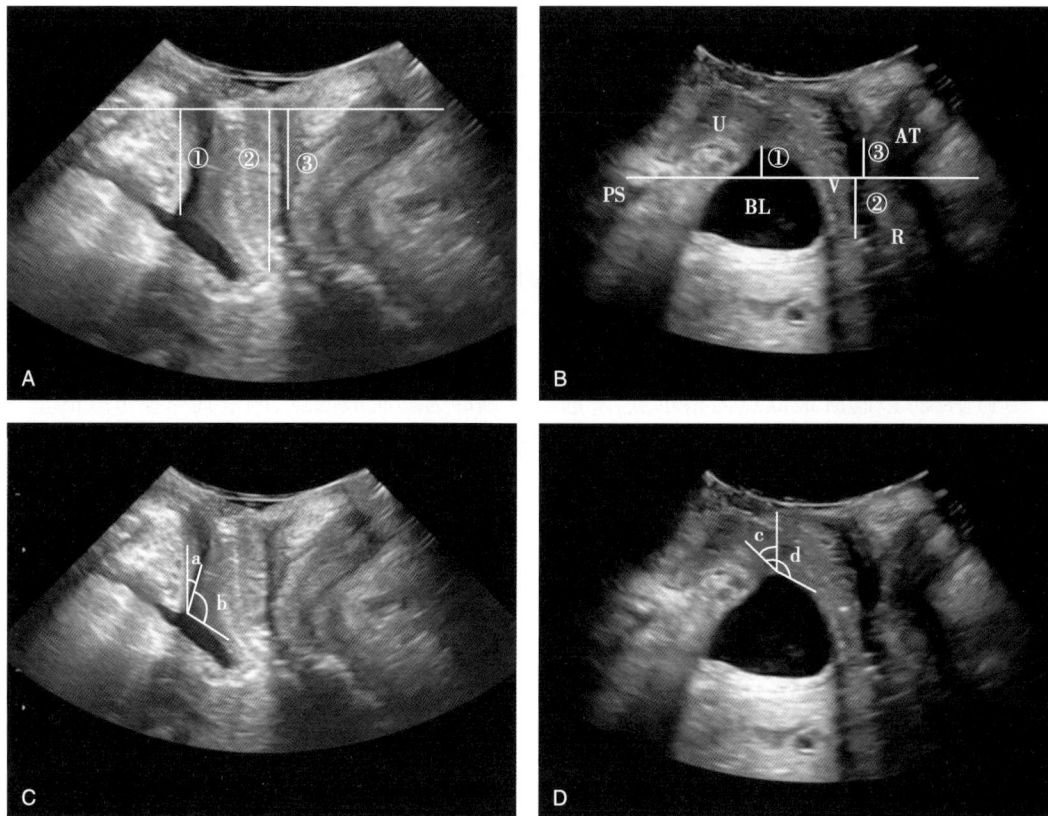

PS. 耻骨联合；U. 尿道；BL. 膀胱；V. 阴道；AT. 肛管；R. 直肠；①膀胱颈与参考线的距离；②宫颈与参考线的距离；③直肠壶腹部与参考线的距离；a. 静息状态下尿道倾斜角；b. 静息状态下膀胱尿道后角；c. 最大 Valsalva 动作时尿道倾斜角；d. 最大 Valsalva 动作时膀胱尿道后角。

**图 9-2-1　盆底超声检查**

静息状态下盆底正中矢状切面（A、C）和最大 Valsalva 动作时盆底正中矢状切面（B、D）。

3. 盆底肌收缩动作时观察及测量指标

（1）观察肛提肌的完整性，TUI 模式下难以判断肛提肌是否有裂伤时，可以测量尿道至耻骨内脏肌附着点间距，在正常情况下两侧对称，间距基本相等。如果双侧不对称，往往提示存在肛提肌损伤。

（2）观察肛门括约肌的完整性。

## 四、超声报告的内容

1. 前腔室

（1）有无残余尿、逼尿肌厚度、尿道周边有无病变，尿道内口有无开放或漏斗形成。

（2）膀胱颈移动度是否增大，膀胱尿道后角有无开放，尿道旋转角是否增大。

(3)膀胱有无膨出。

2. 中腔室　有无阴道前壁或后壁膨出,有无子宫脱垂。

3. 后腔室　有无直肠膨出;有无会阴体过度运动;有无肠疝。

4. 肛提肌　肛提肌裂孔有无扩张、肛提肌及肛门括约肌是否完整。

5. 存在以下情况时需在报告书写中说明

(1)患者无法配合 Valsalva 动作,盆腔脏器脱垂情况无法观察。

(2)膀胱排空障碍,膀胱过度充盈。

(3)某腔室脏器脱垂或膨出明显时,可能会影响其他腔室的脏器运动情况。

(4)肛提肌裂孔过宽,超出探头扫查范围。

## 五、诊断标准

1. 前腔室　①膀胱颈移动度增大:静息状态和最大 Valsalva 动作后膀胱颈的相对位移 ≥25mm;②膀胱膨出:膀胱最低点位于参考线下 0~10mm 为轻度膨出,膀胱最低点位于参考线下 10mm 为明显膨出;③膀胱尿道后角开放: ≥140°;④正常膀胱残余尿量:<50ml;⑤正常逼尿肌厚度:<5mm;⑥正常尿道倾斜角:<30°;⑦正常尿道旋转角:<45°。

2. 中腔室　子宫脱垂:平参考线或参考线下。

3. 后腔室　①直肠膨出:平参考线或参考线下,且与肛管所呈夹角≤90°;②会阴体过度运动: ≥参考线下 15mm,且与肛管所成夹角>90°;③肛提肌裂孔扩张: ≥20cm$^2$。

## 六、相关知识测试题

1. 盆底功能障碍性疾病患者首选的检查方法是

　　A. X 线　　　　　　　　　　B. MRI　　　　　　　　　　C. 盆底超声

　　D. 盆底肌力检测　　　　　　E. CT

2. 观察评估盆底手术植入材料的首选方法是

　　A. X 线　　　　　　　　　　B. MRI　　　　　　　　　　C. CT

　　D. 盆底超声　　　　　　　　E. 经腔超声

3. 有效 Valsalva 动作是指

　　A. 使劲增加腹压

　　B. 增加腹压持续 6s 以上,盆腔脏器向背尾侧移动,肛提肌裂孔扩大

　　C. 增加腹压持续 6s 以上,盆腔脏器向背尾侧移动,肛提肌裂孔缩小

　　D. 增加腹压时盆腔脏器未见明显移动

　　E. 增加腹压持续 6s 以上,膀胱及子宫向背尾侧移动,肛管向头侧移动

4. 诊断膀胱颈移动度增大的条件是

　　A. 最大 Valsalva 动作时膀胱颈位于参考线上 25mm

　　B. 静息状态和最大 Valsalva 动作后膀胱颈的相对位移≥25mm

　　C. 静息状态和最大 Valsalva 动作后膀胱颈的相对位移≥20mm

　　D. Valsalva 动作时膀胱颈位于参考线上 20mm

　　E. Valsalva 动作时膀胱颈位于参考线上

5. Ⅱ型膀胱膨出与Ⅲ型膀胱膨出的鉴别要点是

A. 尿道倾斜角<45°　　　　　　　　B. 尿道旋转角<45°

C. 尿道旋转角>45°　　　　　　　　D. 膀胱最低点低于膀胱颈

E. 膀胱尿道后角<140°

**答案:** 1. C　2. D　3. B　4. B　5. C

（彭　洪）

## 推荐阅读资料

张新玲. 实用盆底超声诊断学. 北京:人民卫生出版社, 2019.

# 第十章

## 超声引导穿刺活检

### 第一节　超声引导甲状腺细针穿刺细胞学检查

#### 一、概述

甲状腺结节在人群中的检出率为 19%~68%，其中 5%~10% 是甲状腺癌，术前准确鉴别甲状腺结节的性质可以为甲状腺结节的个性化治疗提供依据。甲状腺结节细针穿刺活检（fine needle aspiration biopsy，FNAB）是在超声引导下运用细针对可疑甲状腺结节进行穿刺取样，获取结节内细胞成分，通过细胞病理学诊断对目标病灶的良恶性进行判断。FNAB 是术前评估甲状腺结节的最可靠手段，可以为甲状腺结节的临床决策提供高质量的循证医学证据。

#### 二、操作规范流程

##### （一）适应证

1. 直径 >1cm 的甲状腺结节，超声检查有恶性征象者。

2. 直径 ≤1cm 的甲状腺结节，不推荐常规行 FNAB。但如果存在下述情况之一者，可考虑 FNAB。

（1）超声检查提示结节有恶性征象。

（2）伴颈部淋巴结超声影像异常。

（3）童年期有颈部放射线照射史或辐射污染接触史。

（4）有甲状腺癌家族史或甲状腺癌综合征病史。

（5）氟 -18- 脱氧葡萄糖正电子发射体层摄影术（$^{18}$F-fluorodeoxyglucose positron emission tomography，$^{18}$F-FDG PET）显像阳性。

（6）伴血清降钙素水平异常升高。

##### （二）排除指征

以下类型的结节通常不推荐细针穿刺活检。

1. 经甲状腺核素显像证实为有自主摄取功能的"热结节"。

2. 超声检查提示为纯囊性的结节。

##### （三）禁忌证

1. 具有出血倾向，出凝血时间显著延长，凝血酶原活动度明显减小。

2. 穿刺针途径可能损伤邻近重要器官。

3. 长期服用抗凝药。

4. 频繁咳嗽、吞咽等难以配合者。

5. 拒绝有创检查者。

6. 穿刺部位软组织感染,须治疗后方可穿刺。

7. 女性月经期为相对禁忌证。

### (四) 穿刺前准备

1. 患者准备

(1)完善术前超声评估:纵切、横切逐个层面滑动探头扫查甲状腺,观察并记录结节位置、大小、形态、边界、内部构成情况、纵横比、是否存在钙化及钙化类型、结节内部与周边组织血流分布情况。确定需要进行细针穿刺的可疑结节,若为多发结节,则选取恶性风险高的结节作为穿刺目标。

(2)完善血常规、凝血功能检查,检查患者是否存在凝血功能异常。完善乙型肝炎、丙型肝炎、梅毒、艾滋病等感染性疾病相关检查,制订合理的消毒措施,防范院内感染。

(3)完善甲状腺功能检查,甲状腺功能亢进患者需控制病情后择期穿刺,以减少出血风险。

(4)术前 1 周需停用抗血小板药和抗凝药,如阿司匹林、华法林等。

(5)女性需避开月经期。

(6)通常不需禁食。

(7)患者穿开领或低领衣服,颈部不要佩戴饰物。

2. 告知患者及家属进行活检的必要性、穿刺风险、可能的并发症及处理、注意事项、穿刺结果可能出现假阳性及假阴性、可能存在取材不足或无法诊断需再次活检的情况,并签署知情同意书。

3. 器材准备

(1)彩色多普勒超声诊断仪,配备高频线阵探头。

(2)穿刺针:甲状腺部分结节血流丰富,通常无正常甲状腺组织包绕或仅有很薄的正常组织包绕,而且甲状腺周围皆为重要脏器或组织。因此,通常选择细针对甲状腺结节进行针吸细胞学活检,常用的有 22G、23G、25G 穿刺针或 7 号针头。

(3)其他:消毒包、碘附、无菌手套、探头套、5ml 注射器、载玻片、95% 无水乙醇、用于无水乙醇浸泡固定涂片的酒精瓶。

### (五) 操作步骤

1. 核对患者信息,查看其术前检查结果,确认已签署知情同意书。

2. 患者取仰卧位,肩部垫高,使颈部后伸,充分暴露颈部。

3. 二维超声定位拟穿刺的甲状腺结节,运用彩色多普勒超声观察结节及周边血流分布情况,规划穿刺路径。穿刺路径需避开颈部大血管、神经及重要器官。

4. 常规监测患者生命体征。

5. 常规消毒、铺无菌孔巾,用无菌探头套包裹探头备用。

6. 采用 2% 利多卡因进行局部麻醉。

7. 超声实时引导穿刺针进入甲状腺结节,穿刺时务必始终保持穿刺针在超声图像上清晰显示。嘱患者在穿刺过程中尽量避免吞咽及咳嗽,以免穿刺针误穿损伤毗邻组织。

8. 穿刺针针尖进入甲状腺结节后拔出针芯,在结节内多方位、多角度反复提插数次,通过虹吸作用,组织进入穿刺针针管。提插过程中保持针尖始终位于结节内,避免对周边正常甲状腺实质进行提插取样。重点取样区域为超声图像中高度可疑部位,如穿支血管汇集处、结节内微小钙化聚集处及极低回声区域。

9. 当观察到穿刺针针管尾部有抽吸物出现时,拔出穿刺针。回抽预备的 5ml 注射器,使注射器内充满空气,连接穿刺针,针尖斜面向下对准载玻片,快速推动注射器,利用气压将抽吸物推出到载玻片上。

10. 将另一张载玻片盖在抽吸物上,适当加压使细胞团分散成薄层,右手持载玻片进行推片,将细胞团均匀涂开,而后置入 95% 的无水乙醇内浸泡固定 15min。

11. 观察涂片上有无细胞团,是否符合细胞学诊断要求。通常要求一张涂片至少有 6 个滤泡细胞团,每个细胞团至少有 10 个细胞。

12. 每个结节穿刺 2~4 针,涂片 4~10 张,固定后送至病理科制片。

13. 穿刺结束后消毒穿刺点,无菌敷料覆盖。

超声引导甲状腺结节 FNAB 操作步骤见图 10-1-1。

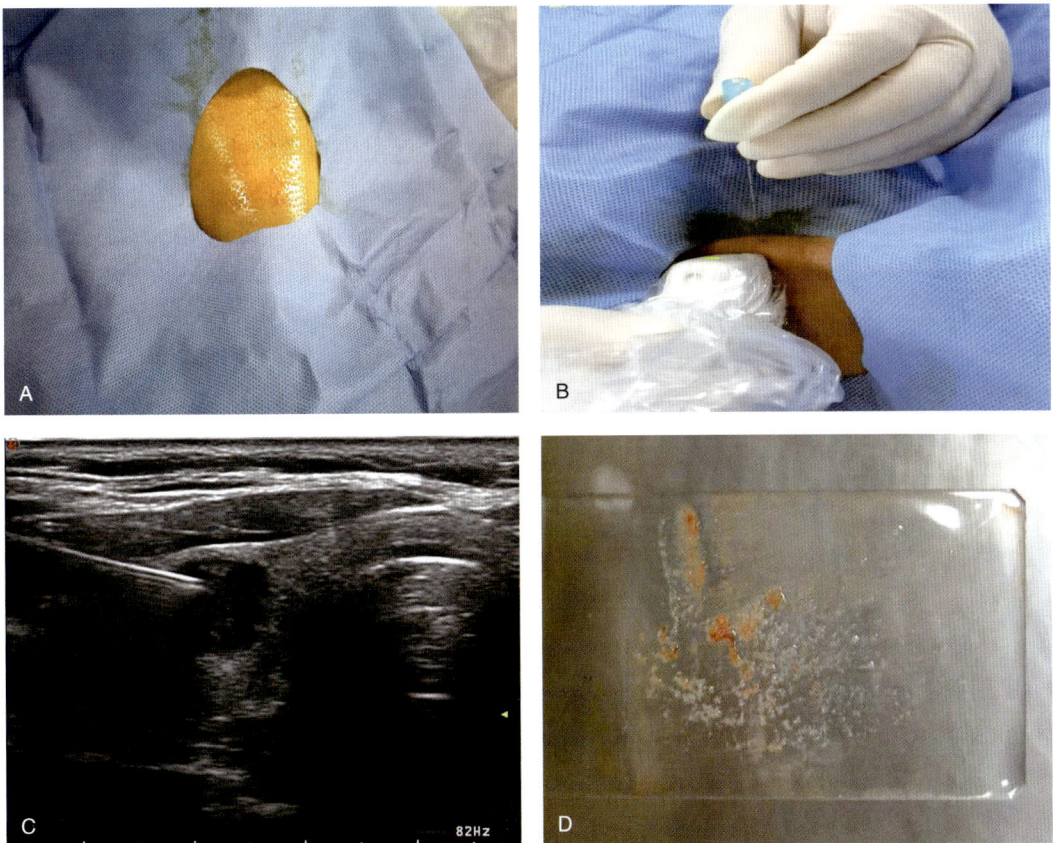

**图 10-1-1　超声引导甲状腺结节细针穿刺活检操作步骤**

A. 患者取仰卧位,肩部垫高,使颈部后伸,充分暴露患者颈部,常规消毒、铺无菌孔巾;B. 操作者一手持探头,一手持穿刺针,穿刺针于平行探头的位置进针;C. 超声实时引导穿刺针使其进入甲状腺结节,保持穿刺针在超声图像上清晰显示;D. 用载玻片适当加压使细胞团分散成薄层,推片将细胞团均匀涂开。

## （六）穿刺后管理

1. 压迫穿刺部位 30min 预防出血。

2. 留院观察 30min，无不适且复查超声未见明显血肿形成，方可离开。

3. 避免进食增加出血风险的食物、药物。

4. 避免颈部剧烈活动。

5. 当出现颈部肿胀、疼痛加剧、呼吸困难时应及时就医。

## （七）常见并发症及处理

甲状腺 FNAB 并发症发生率较低，局部疼痛是最常见的并发症，其他严重的并发症罕见。

1. 疼痛　大部分患者可以耐受，少数患者可有穿刺部位的轻微疼痛或放射痛，一般不需处理，如果疼痛明显或持续存在可口服镇痛药缓解。

2. 出血及血肿　穿刺术后甲状腺内或甲状腺周围出血可能是由结节内或周围血管的外渗引起。出血的临床表现包括疼痛加剧、颈部肿胀和瘀斑、呼吸困难、发音困难和吞咽困难。如果怀疑有出血，应在穿刺术后对患者颈部进行超声检查，以确保出血情况没有继续进展。小到中等大小的血肿最有效的处理方式是用手按压和冰敷，通常在几日内就可以自行吸收。大量血肿可导致气管移位和 / 或压迫，如果急性上呼吸道阻塞迅速发展，则可能致命，发现后应立即采取干预措施，包括气管插管、气管造口或减压手术［血肿清除、结扎和 / 或甲状腺切除术］。

3. 血管迷走反应　极少数患者在术前、术中或术后出现血管迷走神经反应，如头晕、恶心、出汗或癫痫样活动。如患者发生癫痫样活动（如手臂或腿的不可控制的抽搐运动，症状通常持续 2~3min），建议将患者置于仰卧位，双腿稍微抬高，冷敷前额，并立即监测生命体征。

4. 针道转移　甲状腺癌细针穿刺活检针道转移发生率极为罕见，其可能与较大的穿刺针针径、重复穿刺次数过多、针头拔出前未消除负压及肿瘤本身的侵袭性有关，穿刺针应尽可能做到一针一换。

## 三、操作注意事项

1. 需严格掌握适应证，对符合适应证的结节进行细针穿刺。

2. 穿刺活检时应遵守确保安全和质量的原则。穿刺路径应避开周围神经、大血管及重要的器官。

3. 取材时应遵守代表性原则。强调多方向、多角度穿刺的重要性，并保证取得足够的标本；在穿刺过程中，要求患者在穿刺过程中尽量避免吞咽及咳嗽，以免穿刺针误穿他处，如吞咽或咳嗽时应立即将穿刺针拔出。

4. 在结节内同一针道反复提插容易导致样本中血液成分增多，造成涂片血性背景，影响阅片。

5. 当结节血供丰富，样本中血液成分较多时，可改用更细的穿刺针进行取样。

6. 如结节内伴有钙化，应尽量在钙化灶周边穿刺；个别结节质地很硬，穿刺两针仍然无相应组织，建议改变进针方向。

## 四、相关知识测试题

1. 介入性超声在甲状腺结节诊断中应用最广泛的是
   A. 甲状腺结节细针穿刺活检      B. 甲状腺结节粗针穿刺活检
   C. 甲状腺结节超声造影          D. 甲状腺结节超声弹性成像
   E. 甲状腺结节超微血管成像技术

2. 甲状腺结节进行细针穿刺活检的适应证包括
   A. 直径>1cm 的甲状腺结节,超声检查有恶性征象
   B. 直径≤1cm 的甲状腺结节,超声提示可疑恶性征象
   C. 直径≤1cm 的甲状腺结节,有甲状腺癌家族史或甲状腺癌综合征病史
   D. 直径≤1cm 的甲状腺结节,伴血清降钙素水平异常升高
   E. 以上都是

3. 以下临床处理**错误**的是
   A. 对于直径>1cm 但超声发现呈海绵状囊性改变明显良性的结节可以不行穿刺检查
   B. 对于超声高度提示恶性的直径<5mm 的结节,可以不行穿刺检查
   C. 大多数良性甲状腺结节仅需定期随访观察,不需特殊治疗
   D. 对于 TSH 值低于正常下限,直径<1cm 的甲状腺结节应行甲状腺核素检查评估有无热结节
   E. 超声检查提示为纯囊性的结节,通常不推荐细针穿刺活检

4. 下列细针穿刺细胞学检查的优点中,应**除外**
   A. 操作简单                    B. 诊断较快
   C. 应用范围广                  D. 不良反应少
   E. 对肿瘤细胞能进行准确分型

5. 细针穿刺活检的禁忌证包括
   A. 穿刺针途径可能损伤邻近重要器官    B. 长期服用抗凝药
   C. 频繁咳嗽、吞咽等难以配合者        D. 穿刺部位感染
   E. 以上均是

**答案:**1. A  2. E  3. D  4. B  5. E

(刘稳刚)

## 推荐阅读资料

[1] 田文,孙辉,贺青卿.超声引导下甲状腺结节细针穿刺活检专家共识及操作指南(2018 版).中国实用外科杂志,2018,38 (3): 6-9.

[2] LEE Y H, BAEK J H, JUNG S L, et al. Ultrasound-guided fine needle aspiration of thyroid nodules: a consensus statement by the Korean Society of Thyroid Radiology. Korean J Radiol, 2015, 16 (2): 391-401.

# 第二节　超声引导经皮穿刺肝活检术

## 一、概述

超声引导经皮穿刺肝活检术即通过实时超声引导穿刺的方法,应用穿刺针从肝实质内或肝内肿瘤组织中获取组织,结合病理及临床资料,对肝脏疾病作出诊断。目前研究证实,超声引导经皮穿刺肝活检术是一种简单、安全的操作技术,与传统的盲目肝穿刺法相比,超声引导经皮穿刺肝活检术定位准确、安全,临床成功率高,能够最大限度地减少对肝脏组织的损伤,获取更为完整的病理标本。超声引导经皮穿刺肝活检术是明确肝脏疾病病因、判断疾病严重程度,从而指导临床治疗的重要技术。

## 二、操作规范流程

### (一)适应证

1. 肝脏占位性病变,临床要求明确病理性质或病理分型及疗效评估

(1)良恶性肿瘤鉴别诊断。

(2)原发性肿瘤与转移性肿瘤鉴别诊断。

(3)肿瘤组织学分型及肿瘤分化程度。

(4)肝内肿瘤治疗后疗效判定、了解有无复发及癌组织残留等。

2. 肝实质弥漫性病变,为明确诊断或为治疗提供依据

(1)肝硬化或肝纤维化早期发现并预防治疗。

(2)原因不明的肝脾肿大或肝功能异常。

(3)原因不明的黄疸且已排除肝外胆道梗阻者。

(4)慢性肝炎纤维化分期和炎症分级、活动及进展或判断疗效。

(5)弥漫性肝病或肝外疾病累及肝脏。

(6)自身免疫性肝炎诊断。

(7)血色素沉着病中铁的定量评估。

(8)酒精性肝病严重程度的评估。

(9)药物毒性评估。

(10)胆汁淤积性肝病的诊断。

(11)浸润性或肉芽肿性疾病评估。

(12)免疫抑制剂所致肝损伤程度的评估等。

3. 肝脏移植患者术后并发症的诊断

(1)诊断急性细胞排斥反应。

(2)诊断慢性排斥反应。

(3)诊断丙型肝炎复发。

(4)诊断移植淋巴增生性疾病。

(5)诊断巨细胞病毒(cytomegalovirus,CMV)肝炎等。

（二）禁忌证

1. 凝血功能障碍或有出血倾向。如出凝血时间显著异常，国际标准化比值（international normalized ratio，INR）>1.5；血小板计数<50×10$^9$/L；凝血酶原时间高于正常 3s。抗凝治疗有出血倾向，包括抗血小板治疗、溶栓治疗等患者；充血性肝大、镰状细胞贫血的肝病致严重贫血者、血友病患者等。

2. 穿刺路径存在感染。如右侧胸腔及膈下有急性炎症、腹壁感染等。

3. 穿刺路径难以避开肿瘤前方的大血管。

4. 肿瘤较大，突出肝脏表面，穿刺途径无肝组织覆盖。

5. 生命体征不稳定；不能合作；预计生存期<1 个月等。

6. 其他，如重度黄疸、大量腹水、疑似血管瘤、肝包虫病、病态肥胖、严重高血压（收缩压>180mmHg）等。

（三）操作前准备

1. 患者准备

（1）术前常规超声检查，明确穿刺部位与类型。

（2）完善常规检查，包括心电图、血常规、凝血功能、肝肾功能、血生化等。

（3）对有明显出血倾向或凝血功能障碍的患者术前对症或预防性处理，如术前输注新鲜冰冻血浆纠正 INR 异常、输注冷沉淀纠正纤维蛋白原异常、输注血小板纠正血小板下降；介入治疗前口服维生素 K 阻断剂的患者，建议提前 3~5d 停药，对于心房颤动、心脏瓣膜手术后的患者，需在医生指导下给予肝素过渡性治疗，停用抗血小板药物 1 周。

（4）如存在腹腔积液，术前行腹水引流。

2. 穿刺器具及相关物品准备

（1）超声仪器及超声探头。

（2）选用可供引导穿刺的探头或导向器，引导熟练者可以不使用。

（3）无菌活检装置，包括活检枪及活检针等。自动活检枪通常采用内槽式 18G 自动活检针，手动负压抽吸通常采用 21G 手动抽吸活检针。

（4）无菌活检包，含孔巾、弯盘、布巾钳、无菌纱布、探头无菌隔离套。

（5）5ml 或 10ml 注射器、2% 利多卡因 3~5ml、络合碘、棉签、胶带、生理盐水、承载标本的滤纸纸片、标本盒或标本瓶、标本固定液、血压计、心电监护仪、氧气袋等。

（6）各种必备药品，包括常规抢救药品、抗过敏药物、止血药物等。

3. 穿刺前准备

（1）查对患者信息，询问病史，了解病情，包括有无出血史、手术史、过敏史、用药情况等，予以记录。

（2）禁食 4~6h，清洁穿刺区域皮肤。

（3）穿刺前测血压，检查心电图，观察生命体征是否平稳。

（4）症状较重的咳喘患者应在症状缓解后再行穿刺。

（5）训练患者呼吸屏气配合穿刺。

（6）向患者及家属说明穿刺目的、过程和围手术期注意事项，取得患者配合，并签署穿刺活检知情同意书。

（四）操作步骤

1. 患者常规取仰卧位,根据病灶部位也可选择左侧卧位或右前斜位,充分暴露肝区皮肤。左侧卧位可垫高背部,右臂上举,使肋间隙增宽。具体情况可根据患者舒适程度予以选择调控。

2. 超声扫查整个肝脏,观察病灶的位置、大小、数目及回声特征,应用彩色多普勒超声观察病灶血供及周边血管,确定最佳穿刺点及进针路径,避开大的血管、胆管及胆囊、膈肌等重要器官,并测量穿刺点至肝包膜的距离。标记穿刺定位点。如无特殊要求,肝脏穿刺活检一般选择穿刺右肝。取腋前线第 8 肋间和腋中线第 9 肋间为穿刺点。

3. 常规消毒肝区皮肤,超声引导者及操作者戴无菌手套,铺无菌洞巾。用无菌塑料套包裹超声探头后再次确定进针点及穿刺路径,根据超声测量皮肤至肝包膜距离,应用 2% 利多卡因局部麻醉全腹壁层至肝包膜。

4. 嘱患者配合屏气或平静呼吸,将穿刺针沿着定位点进针,在超声引导下实时监控针道及穿刺到达肿瘤靶部位全程。穿刺针到达肝内至少 1cm（肝硬化背景至少 1.5cm）。激发活检枪后,实时观察穿刺针所在位置后迅速退针,可选取不同区域进行 2~3 次穿刺取材,避免在同一点反复穿刺。注意进针、拔针均在屏气状态下进行。

5. 取出活检针内的穿刺组织,注意观察针槽内组织的颜色、质地和长度,大致判断所取组织是否满意,必要时予以重复穿刺。

6. 每次拔针后立即按压穿刺点止血,取材全部结束后消毒皮肤,盖上无菌纱布,再胶带固定,采用沙袋加压并系高弹力腹带。

7. 将标本和纸片放入装有 95% 乙醇溶液或甲醛固定液的活检瓶,固定后送病理检查。

（五）术后管理

1. 患者门诊观察 2~4h,生命体征监护,注意意识、血压和心率等。

2. 绝对卧床 4~6h。

3. 超声检查观察肝脏周边有无积液。

（六）常见并发症及处理

1. 出血 多发生在活检后 2h 内,一般出血量少,可留院观察 2h,不需特殊处理。严重的出血发生率约为 1%,多数由于凝血功能障碍或操作粗暴,或穿刺针在包膜时患者呼吸引起包膜划伤。肿瘤较大或邻近肝表面有出血倾向者,穿刺后右侧卧位或仰卧位 2~4h。密切观察血压、脉搏,若出现肝周积血、脉搏增快且细弱、血压下降、面色苍白,内科治疗无效则需外科紧急处理。

2. 疼痛 局部疼痛,一般为钝痛,少有剧痛,24h 多数缓解,若持续疼痛,应仔细查找原因,必要时予以止痛。

3. 发热 少数病例为一过性,体温低于 38℃,不需处理。

4. 胆汁性腹膜炎 发生率约 0.2%,多因损伤梗阻性黄疸患者的肝脏或位置变异的胆囊所致,需要外科专科处理。

5. 周围组织器官损伤 发生率较低,一般可自愈,不需处理。

6. 如果出现任何出血、胆漏、气胸或其他器官穿刺证据,患者应在活检后入院进行外科专科处理。

### 三、操作注意事项

1. 穿刺点及穿刺路径应易于穿刺,且穿刺路径最短。

2. 避免直接穿刺到肝表面的肿块,必须途经一定厚度的正常肝脏组织,避免出血的风险。

3. 对于有出血倾向的患者选用细针,减少穿刺次数。

4. 对于肝脏近膈面病变,患者应取仰卧位,由足侧向头侧斜进针,以免穿入肺叶而发生气胸。

5. 肿瘤有坏死灶存在时,避免同一部位重复进针。

6. 对于肝脏巨大占位性病变,穿刺点应避开肿块膨隆区域,以免发生肝破裂。

7. 进针路径要避开胆囊、胆管、肝内血管等重要器官和危险区域。

### 四、报告记录及管理

1. 患者信息　包括姓名、性别、年龄、门诊号 / 住院号和床号、超声检查号、申请科室、检查部位、申请目的、仪器和探头型号和术前诊断。

2. 图像资料　采集的图像包括标有肿物二维声像图、彩色多普勒声像图、穿刺针及其针道的声像图、术后复查的图像(图 10-2-1)。

3. 文字描述　患者穿刺体位,穿刺操作前的准备流程,如常规消毒、铺巾,局部麻醉。肝组织回声、血供情况。穿刺方法及过程,包括引导方法、穿刺针规格、进针次数、取出组织数量及病理表现、标本的保存和处理方式、压迫穿刺点方法和时间等。术后复查有无术后出血。记录生命体征是否平稳,术后有无不适及并发症;术后注意事项等。如有异常,及时随诊。

4. 医师操作者签名,记录操作日期和时间,记录者姓名等。

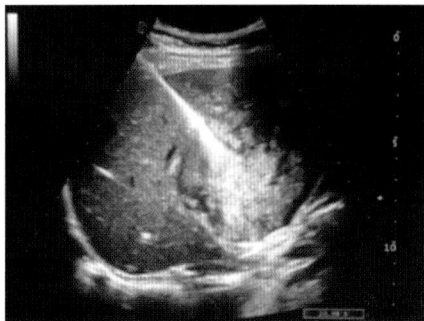

图 10-2-1　超声引导经皮穿刺肝活检术图像

### 五、技能水平评价标准

超声引导经皮穿刺肝活检规范检查表见表 10-2-1。超声引导经皮穿刺肝活检规范检查评估表见表 10-2-2,其中评分说明如下。好:操作过程清晰流畅,检查熟练,操作过程 1 次完成,穿刺路径清晰安全,人文关怀到位,有术前交流、术中安慰及术后注意事项的交代;一般:操作过程能整体完成,操作过程卡顿次数 ≤2 次,熟练度一般,有部分的术前交流、术中安慰及术后饮食及注意事项的交代;差:操作过程卡顿次数 >2 次,操作粗暴,出现并发症,无人文关怀。

### 六、常见操作错误及分析

1. 损伤周边器官　如肝内血管、胆管等,由于患者紧张、恐惧、不合作,难以配合等原因,也可能由于操作者操作技术欠熟练、穿刺路径显示不清晰等。

2. 活检取材阳性率低　可能由于取材部位不佳或引导路径不清晰等,因此操作者操作时需注意引导探头平面与穿刺针平面一致,选取病变实质组织,避开坏死区域。

表 10-2-1　超声引导经皮穿刺肝活检规范检查核查表

| 项目 | 内容 | 是 | 部分 | 否 |
|---|---|---|---|---|
| 操作前准备 | 核对患者信息,包括姓名、性别、年龄、主诉 | | | |
| | 询问禁食禁饮情况 | | | |
| | 询问患者既往有无高血压及心、肺、脑疾病等病史 | | | |
| | 询问有无服用抗血小板药物、抗凝药物等的情况及有无出凝血异常疾病病史、药物过敏史等。 | | | |
| | 查看患者血常规、凝血功能、心电图及既往检查结果 | | | |
| | 明确患者有无适应证及禁忌证 | | | |
| | 确定患者已签署穿刺活检知情同意书 | | | |
| | 物品(器械)准备:确定肝穿刺活检相关设备正常,包括超声仪器、活检枪、活检针等;超声图像采集系统及图文报告系统操作正常。监护设备、氧气及急救药品准备妥当 | | | |
| 操作过程 | 穿刺过程: | | | |
| | 超声引导麻醉达到肝包膜 | | | |
| | 嘱患者配合屏气或平静呼吸 | | | |
| | 超声引导将穿刺针沿着定位点进针,在超声引导下实时监控针道及穿刺到达肿瘤靶部位全程。穿刺针到达肝内至少 1cm(肝硬化背景至少 1.5cm) | | | |
| | 激发活检枪后,实时观察穿刺针所在位置后迅速退针 | | | |
| | 观察图像:穿刺针达到靶目标需采集超声图像 | | | |
| 操作后事项 | 向患者简要介绍穿刺活检情况 | | | |
| | 向患者交代术后注意事项,如卧床休息等建议,观察是否有出血 | | | |

表 10-2-2　超声引导经皮穿刺肝活检规范检查评估表

| 项目 | 好(5分) | 一般(3分) | 差(1分) |
|---|---|---|---|
| 操作过程流畅度 | | | |
| 操作检查熟练度 | | | |
| 人文关怀 | | | |

## 七、相关知识测试题

1. 超声引导经皮穿刺肝活检的常用部位是

　　A. 右侧腋中线第 8、9 肋间　　　　　　B. 右侧腋后线第 8、9 肋间

　　C. 右侧腋前线第 8、9 肋间　　　　　　D. 右侧锁骨中线第 8、9 肋间

　　E. 左侧锁骨中线第 8、9 肋间

2. 患者,女,46 岁。近日拟行肝穿刺活检术。下列术后注意事项中,**错误**的是

    A. 术后患者应卧床 24h

    B. 测量血压、脉搏,开始 4h 内每 15~30min 测 1 次

    C. 注意观察穿刺部位有无渗血、红肿、疼痛

    D. 术后禁食禁饮 24h

    E. 若穿刺部位疼痛明显,可遵医嘱给予止痛剂

3. 超声引导经皮穿刺肝活检的禁忌证有

①难以显示病灶或显示不清;②缺乏合适的进针路径;③患者呼吸不能配合;④凝血机制不正常

    A. ①②③               B. ①③               C. ②④

    D. ④                   E. ①②③④

4. 为确诊肝脏肿块,最有价值的辅助检查为

    A. 细针穿刺细胞学检查            B. MRI

    C. 切取部分肿块组织活检         D. 超声检查

    E. 核芯针穿刺活检

5. 下列**不属于**介入性超声的是

    A. 超声引导胆囊造瘘            B. 超声引导微波消融治疗

    C. 超声引导囊肿硬化治疗         D. 超声引导穿刺活检

    E. 胆囊脂餐试验

    **答案**:1. C   2. D   3. E   4. E   5. E

(肖际东)

### 推荐阅读资料

[ 1 ] 陈敏华,吴薇,沈理 . 介入性超声 // 超声医学 . 郭万学 . 6 版 . 北京:人民军医出版社,2011.

[ 2 ] 陈敏华,吴薇,严昆,等 . 介入性超声应用指南 . 中国医刊,2016,51(增刊):13-18.

# 第三节　超声引导经皮穿刺肾活检术

## 一、概述

    超声引导经皮穿刺肾活检术是获得肾脏活体组织较常用的方法,即在超声引导下,从肾脏取出少量肾组织,进行病理学诊断确定疾病病理学类型,对肾脏疾病选择治疗方案及判断预后有重要意义。1961 年,Berlyne 首次采用 A 型超声仪引导肾穿刺活检,以后随着超声仪器的发展尤其是实时超声的普及,超声引导经皮穿刺肾活检诊断方法被临床广泛应用,成为肾脏疾病诊断的重要手段之一。

## 二、操作规范流程

### (一)适应证

1. 肾小球肾炎或肾病的分型。

2. 累及肾脏的系统性及免疫性疾病,如红斑狼疮、糖尿病肾病、结节性动脉周围炎及硬皮病等。

3. 不明原因的持续性高血压、蛋白尿、血尿。

4. 不明原因的急性肾衰竭。

5. 慢性肾病治疗后疗效评估。

6. 移植肾监测有无排异反应。

7. 疑似药物性急性间质性肾炎。

（二）禁忌证

1. 凝血功能障碍,有严重出血倾向。

2. 肾血肿、肿瘤、囊肿、脓肿或感染、积水、多囊肾。

3. 一般情况差、意识不清、严重咳嗽、无法配合穿刺活检。

4. 血压控制不佳的高血压。

5. 大量腹水、肾周积液、全身多脏器衰竭、妊娠等。

6. 孤立肾或一侧肾功能丧失、慢性肾病双肾缩小但结构尚清为肾穿刺活检相对禁忌证。

（三）操作前准备

1. 患者准备

(1)检查血常规、凝血功能和肾功能,排除凝血功能障碍。

(2)检查尿常规,怀疑有尿路感染时应行中段尿细菌培养。

(3)术前应告知患者肾脏穿刺目的、可替代方法、存在的风险、并发症的处理等。

(4)训练患者呼吸屏气动作,有严重高血压时需要先控制血压,应用抗凝药物者需在穿刺前 7d 暂停使用。

2. 穿刺器具及相关物品准备

(1)超声仪器及超声探头。

(2)自动活检枪,一次性穿刺活检针 18G 或 16G。

(3)肾穿刺活检包,含孔巾、弯盘、布巾钳、无菌纱布。

(4)5ml 或 10ml 注射器,1% 利多卡因 3~5ml,5% 的生理盐水 500ml。

(5)络合碘、棉签、胶带、生理盐水、标本瓶和标本固定液。

(6)血压计、心电监护仪、氧气袋、急救药品、止血药、加压包扎用的腹带。

3. 穿刺前准备

(1)查对患者信息,询问病史,了解病情,包括有无出血史、手术史、过敏史、用药情况等,予以记录。

(2)穿刺前测血压,检查心电图,观察生命体征是否平稳。

(3)常规超声检查肾脏,了解双侧肾大小及肾内结构,排除穿刺活检禁忌,选择穿刺肾侧别,测量肾皮质厚度、肾下极至皮肤的距离。

(4)患者签署手术知情同意书。

（四）操作步骤

1. 患者取俯卧位,全身放松,腹部(相当于肾下极位置处)垫一硬枕,以固定肾脏,避免穿刺时肾脏移位。确定穿刺点及穿刺路径,穿刺点选肾下极实质宽厚处且避开肾窦回声,做好体表标志。

2. 常规消毒,范围覆盖整个穿刺肾的体表投影,铺巾,2% 利多卡因于穿刺点局部浸润麻醉,麻醉深度以达肾包膜为宜。

3. 嘱患者屏气,活检针自皮肤麻醉穿刺点进入皮下,在实时超声引导下,观察屏幕上的穿刺针至穿刺引导线位于欲穿刺的肾下极,嘱患者屏气后随即触发活检装置,完成切割过程,立即拔针。

4. 观察标本颜色及长度,判断穿刺标本中肾小球组织的量是否足够。一般穿刺 2~3 针。

5. 穿刺完毕后,对穿刺处压迫止血,超声观察穿刺肾有无肾盂、肾盏积液和肾周出血情况。对穿刺点采用络合碘消毒,沙袋加压,腹带包扎腰腹部。

（五）术后管理

1. 术后患者卧床休息 24h,24h 后仍有肉眼血尿者应当延长卧床时间,继续卧床休息 3d,1 周内避免体力劳动及过度运动。3 个月内避免剧烈活动和体力劳动。

2. 密切观察血压和脉搏等生命体征、腹部情况及尿液性状,进行常规实验室检查等,适量多饮水。

3. 术后常规应用抗生素及止血剂 2~3d。

4. 患者定期复查,注意穿刺后可能发生的并发症,如有异常,需及时就诊。

（六）常见并发症及处理

1. 血尿　是肾穿刺活检的主要并发症,绝大多数患者都有不同程度的镜下血尿,少数患者可出现肉眼血尿,一般不需特殊处理,延长卧床时间,术后多饮水,经一般的止血药治疗后均可痊愈。如因穿刺损伤肾内较大血管出现大量血尿、膀胱血块或严重血压降低,应紧急输血、补液或外科手术处理。

2. 出血　包括穿刺点出血、肾被膜下出血及血肿形成。肾周血肿发生率约 1%,是肾穿刺活检较易发生的并发症,多数由穿刺针划伤肾被膜引起。小血肿常无任何症状,数日后即消退;若血肿范围较大,也可引起患者穿刺侧腰部酸痛、发热等不适。一般肾周血肿不需特殊治疗,数周后血肿可自行吸收,症状出现消退。若肾脏或周围组织出血量大,难以控制,出现血压下降者可考虑外科手术处理。

3. 疼痛　少数患者在活检部位有轻微的钝痛,一般 2~5d 消失,如疼痛长期持续存在应予以关注。

4. 感染　发生率较低,多存在肾感染的原发灶,穿刺后引起扩散所致。只要严格进行无菌操作,一般可以预防,一旦发现感染,应及时给予抗菌药物治疗。

5. 动静脉瘘　肾穿刺活检后的动静脉瘘多发生在三级分支以下,多数患者无临床症状,无症状者多可自行愈合,偶可出现持续性血尿、顽固性高血压等,绝大多数可自愈,少数出血内科保守治疗不能控制者,需酌情行瘘闭塞手术予以治疗。

6. 肾撕裂伤　多由于穿刺时患者剧烈咳嗽所致,患者的配合和术前训练很重要。

7. 损伤其他脏器　少见,常由盲目穿刺、引导不准确或穿刺过程中穿刺针偏离引导线所致。

8. 血肌酐升高　该并发症发生率较低。

## 三、操作注意事项

1. 穿刺的成功率及并发症主要与穿刺部位有关,穿刺点应选择在肾下极无肾窦回声部位,该处肾皮质宽厚且无大的血管,容易取到较多肾小球组织。穿刺点过高,达到肾窦区会造成标本长度不够,含髓质多而皮质少,且易损伤肾盏,发生大量血尿或持续血尿;穿刺点过低,接近肾边缘容易导致穿刺失败。此外,穿刺深度不要过深,针尖达肾脏前缘为宜。

2. 术中准确引导是穿刺成功的关键。因此,需遵从引导,注重操作者之间的配合。

## 四、报告记录及管理

1. 患者信息　包括患者的姓名、性别、年龄、门诊号/住院号和床号、超声检查号、申请科室、检查部位、申请目的、仪器和探头型号和术前诊断。

2. 图像内容　超声穿刺典型图像,包括显示穿刺切面的二维声像图、彩色多普勒声像图、穿刺针及其针道声像图、穿刺术后复查的超声图像等(图10-3-1)。

3. 文字描述　超声穿刺体位,穿刺前的准备程序,如常规消毒、铺巾,局部麻醉。声像图包括术前双肾位置、大小、边界、回声、血供情况。穿刺过程包括引导方法、穿刺部位、进针次数、取出组织长度、数量及大体病理表现、标本的保存和处理方式,超声检查术后有无出血。记录生命体征是否平稳,术后有无不适及并发症;术后注意事项,包括术后卧床休息24h、禁止剧烈运动和体力劳动1周。告知患者可能的并发症,如有异常,及时随诊。

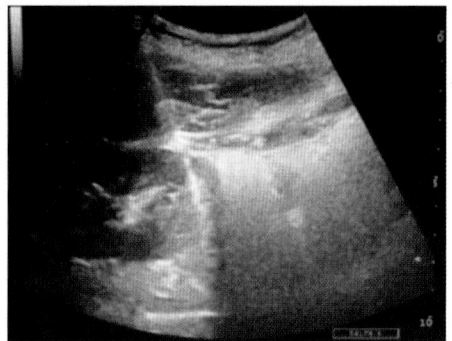

图 10-3-1　超声引导经皮穿刺肾活检术图像

4. 操作医师签名,记录操作日期和时间,记录者姓名等。

## 五、技能水平评价标准

超声引导经皮穿刺肾活检术规范检查核查表见表10-3-1。超声引导经皮穿刺肾活检术规范检查评估表见表10-3-2,其中评分说明如下。好:操作过程清晰流畅,检查熟练,操作1次完成,穿刺路径清晰安全,人文关怀到位,有术前交流、术中安慰及术后注意事项的交代;一般:操作过程能整体完成,操作过程卡顿次数≤2次,熟练度一般,有部分的术前交流、术中安慰及术后饮食及注意事项的交代;差:操作过程卡顿次数>2次,操作粗暴,出现并发症,无人文关怀。

表 10-3-1　超声引导经皮穿刺肾活检术规范检查核查表

| 项目 | 内容 | 是 | 部分 | 否 |
|---|---|---|---|---|
| 操作前准备 | 核对患者信息,包括姓名、性别、年龄、主诉 | | | |
| | 询问禁食禁饮情况 | | | |
| | 询问患者既往有无高血压及心、肺、脑疾病等病史 | | | |
| | 询问有无服用抗血小板药物、抗凝药物等情况及有无出凝血异常疾病病史、药物过敏史等 | | | |

续表

| 项目 | 内容 | 是 | 部分 | 否 |
|---|---|---|---|---|
| 操作前准备 | 查看患者血常规、凝血功能、心电图及既往检查结果 | | | |
| | 明确患者有无适应证及禁忌证 | | | |
| | 确定患者已签署穿刺活检知情同意书 | | | |
| | 物品(器械)准备:确定肾脏穿刺活检相关设备正常,包括超声仪器、活检枪、活检针等;超声图像采集系统及图文报告系统操作正常。监护设备、氧气及急救药品准备妥当 | | | |
| 操作过程 | 穿刺过程: | | | |
| | 超声引导局部麻醉,以达到肾脏包膜为宜 | | | |
| | 嘱患者配合屏气或平静呼吸 | | | |
| | 超声引导将穿刺针沿着定位点进针,在超声引导下实时监控针道及穿刺到达肾脏下极全程 | | | |
| | 激发活检枪后,实时观察穿刺针所在位置后迅速退针 | | | |
| | 观察图像:穿刺针达到肾下极皮质层需采集图像 | | | |
| 操作后事项 | 向患者简要介绍穿刺活检情况 | | | |
| | 向患者告知术后注意事项,如卧床休息等建议,观察是否有出血情况 | | | |

表 10-3-2　超声引导经皮穿刺肾活检术规范检查评估表

| 项目 | 好(5分) | 一般(3分) | 差(1分) |
|---|---|---|---|
| 操作过程流畅度 | | | |
| 操作检查熟练度 | | | |
| 人文关怀 | | | |

## 六、常见操作错误及分析

1. 为避免损伤肾脏及周边器官出现血肿等并发症,患者需要配合呼吸,穿刺点应选择在肾下极无肾窦回声部位,穿刺深度不要过深,针尖达肾脏前缘为宜。

2. 操作者操作时需探头平面与穿刺针平面一致,引导路线清晰。

## 七、相关知识测试题

1. **不属于**肾穿刺活检指征的是

　　A. 中老年肾病综合征,儿童肾病综合征激素治疗无效、激素依赖或频繁复发

　　B. 急性肾炎综合征临床症状不典型、病程迁延或伴有肾功能受损

　　C. 原因不明的血尿、蛋白尿,疑为急进性肾小球肾炎,急性肾衰竭原因不明

　　D. 继发性肾小球疾病,慢性肾衰竭原因不明双肾缩小等

E. 先天性多囊肾

2. 属于肾穿刺活检适应证的是

    A. 肾脏占位性病变明确其性质　　　　B. 肾结核

    C. 慢性肾盂肾炎　　　　　　　　　　D. 肾小球性血尿

    E. 肾脓肿

3. 肾穿刺的禁忌证**不包括**

    A. 严重不能控制的高血压　　　　　　B. 多囊肾

    C. 肾移植　　　　　　　　　　　　　D. 独肾

    E. 肾实质感染

4. 肾穿刺活检的主要并发症有

    A. 血尿　　　　　　　　　　　　　　B. 出血

    C. 疼痛　　　　　　　　　　　　　　D. 感染

    E. 动静脉瘘

5. 超声引导穿刺时,常遇到穿刺针尖显示不清的情况,是由于

    A. 声速失真　　　　　　　　　　　　B. 棱镜伪像

    C. 入射角较大产生回声失落　　　　　D. 旁瓣伪像

    E. 增益过大

**答案:**1. E　2. D　3. C　4. A　5. C

(肖际东)

### 推荐阅读资料

[1] 胡兵,陈磊,童明辉.肾脏、肾上腺穿刺活检.中国医刊,2016,51(增刊):22-27.
[2] 蒋珺,陈亚青,周永昌,等.超声引导下经皮肾穿刺活检术并发症分析.中国超声医学杂志,2006,22(11):858-860.

# 第四节　超声引导经直肠穿刺前列腺活检术

## 一、概述

前列腺癌是男性常见的恶性肿瘤,也是导致男性癌症死亡的主要原因之一。经直肠高频超声检查是目前诊断前列腺疾病常用的技术,此项技术不但可以发现前列腺内早期占位性病变,观测前列腺及占位性病变的血流情况,还可安全准确地引导前列腺穿刺活检。1989年,Hodge等首先提出了经直肠B超引导的前列腺穿刺活检术,自20世纪90年代末期至今,该法一直被作为活检取得前列腺组织的"金标准"而广泛运用于临床。超声引导经皮穿刺前列腺活检术是一项通过超声引导,将细针穿入前列腺内,获得前列腺组织,确诊前列腺疾病所进行的有创性病理检查。该技术获得病变组织精确,诊断准确性、活检阳性率高。根据穿刺路径不同,超声引导经皮穿刺前列腺活检可分为经直肠穿刺前列腺活检和经会阴穿刺前列腺活检。这两种穿刺活检方法各有利弊,均具有较高的穿刺准确性和安全性,是目前临床最常用的前列腺穿刺活手段。

## 二、操作规范流程

### (一) 适应证

1. 影像学检查发现可疑病灶,确定病理性质。

2. 明确前列腺肿瘤的组织学类型,以便选择合理的治疗方案。

3. 判断前列腺癌治疗后的效果评估。

4. 对血清前列腺特异抗原(prostate specific antigen,PSA)升高的患者,包括 PSA>10ng/ml,任何游离 PSA 与总 PSA 比值(f/t PSA)和前列腺特异性抗原密度(prostate specific antigen density,PSAD)值;PSA 4~10ng/ml,f/t PSA 异常或 PSAD 值异常。

5. 临床症状和直肠指检怀疑前列腺癌。

6. 经尿道前列腺术发现恶性肿瘤。

7. 出现转移性癌而原发部位不明确的男性。

### (二) 禁忌证

1. 凝血功能障碍,有严重出血倾向。

2. 局部急性感染。

3. 糖尿病未控制。

4. 肛门闭锁、肛门狭窄或有严重痔疮。

5. 其他严重肝、肾、心血管疾病,一般状态差,不能耐受手术。

### (三) 操作前准备

1. 患者准备

(1)术前必须检查的项目:包括血常规、尿常规、电解质、肝功能测定、肾功能测定、血糖测定、血蛋白测定、血型、凝血功能测定、感染筛查、PSA 测定、心电图等。

(2)根据患者病情可选择的检查项目:包括超声心动图、血气分析、全身核素骨扫描等。

(3)停用口服抗凝药物 1 周,低分子量肝素停用 24h。

2. 穿刺器具及相关物品准备

(1)超声仪器及经直肠超声探头。

(2)自动活检枪,一次性穿刺活检针 18G 或 16G。

(3)前列腺穿刺活检包,含孔巾、弯盘、布巾钳、无菌纱布。

(4)5ml 或 10ml 注射器、络合碘、生理盐水、标本瓶和标本固定液。

(5)血压计、心电监护仪、氧气袋、急救药品、止血药等。

3. 穿刺前准备

(1)查对患者信息,询问病史,了解病情,包括有无出血史、过敏史、用药情况等,予以记录。

(2)穿刺前测血压,检查心电图,观察生命体征是否平稳。

(3)经直肠穿刺活检的患者,穿刺前 1d 需进行肠道准备,进行清洁灌肠。术前 1d 口服抗生素。

(4)经会阴穿刺活检的患者,不必清洁灌肠,也不必服用泻剂,只要术前清洁肠道。术前不必预防性使用抗生素。

(5)术前告知患者及家属穿刺中及穿刺后可能发生的情况、并发症等,进行必要的解释,患者签署手术知情同意书。

### (四) 操作步骤

1. 超声引导经直肠穿刺前列腺活检

(1) 患者取侧卧位或膝胸位,先进行直肠指检,超声常规扫查前列腺,确认患者是否清洁洗肠,初步了解前列腺情况。

(2) 肛门周围使用 5% 聚维酮碘溶液消毒,不需麻醉。

(3) 直肠探头套上灭菌胶套,装上灭菌穿刺附加器(穿刺架),在探头表面涂灭菌润滑剂。将探头轻轻放入肛门,对前列腺、精囊由上而下进行全面扫查。

(4) 发现穿刺目标后,调整超声探头方位,使待穿刺目标显示清晰,并与穿刺引导线方向一致,调整穿刺进针深度,打开自动活检枪开关,按动引发钮,穿刺针自动弹向靶组织,切割立即完成,即可退针。

(5) 大致观察穿刺所得的条状组织标本是否满意,并将组织置于一小块消毒滤纸片上,使之呈直线状,尽量避免卷曲断裂,将其放入 4% 甲醛溶液送病理检查。多点穿刺所得到标本必须编号,分别放入标本瓶,并注明患者姓名和穿刺部位。

2. 超声引导经会阴穿刺前列腺活检

(1) 患者取截石位,暴露会阴部,常规消毒铺巾,通常选用肛门上方 2cm、中线旁开 1.5cm 处为穿刺点,予以标记。

(2) 用 5ml 注射针抽取 2% 利多卡因,经直肠超声引导下,进针至前列腺包膜,对包膜及尖部进行阻滞麻醉,注意回抽确认针尖不在血管内。应用彩色超声观察血流分布区,注意避开血管丰富区。

(3) 将装有穿刺模板的直肠超声探头插入直肠进行检查,观察前列腺病变周边器官及内部结构,观察血流分布及丰富程度。选择穿刺部位和深度。

(4) 在直肠超声定位下通过穿刺模板进行前列腺穿刺,对前列腺各个区域予以穿刺,具体针数根据患者情况而定。

(5) 从穿刺枪上取下活检标本,将标本放入标本瓶固定,处理方法同经直肠穿刺前列腺活检。

(6) 穿刺完毕后拔针,敷以纱布加压包扎会阴部的进针点。

### (五) 术后管理

1. 术后卧床休息,嘱患者在 8h 内多饮水,继续口服 2d 抗生素,注意观察大小便,术后可以恢复正常活动,但禁止重体力活动。

2. 患者出现发热、寒战等症状,需对症积极处理。

### (六) 常见并发症及处理

穿刺后主要并发症包括疼痛、感染、发热、排尿困难、尿潴留、迷走神经反射、损伤周边其他脏器,包括膀胱、直肠、精囊腺等损伤引起出血(血精、血尿、血便、血肿)、勃起功能障碍等。

1. 血尿 血尿是经直肠穿刺前列腺活检的最常见并发症,予以抗炎止血处理可消失,严重血尿时可留置三腔导尿管牵引压迫止血。

2. 血便 穿刺针损伤直肠黏膜可引起血便,其发生率较低,一般常在穿刺术后很快消失。如术中出现直肠活动性出血,可利用手指压迫出血点,必要时外科处理。

3. 感染 前列腺穿刺术后感染的发生率为 0.1%~7.0%,大多数感染较轻,仅表现为低热、尿频、尿急等；严重感染可导致患者死亡。经直肠穿刺前列腺活检术前及术后需常规预防性应用抗生素。

4. 迷走神经反射　发生率为 1.4%~5.3%。前列腺穿刺过程中，患者过度紧张和不适引起迷走神经反射，主要表现为呕吐、心动过缓和血压下降。当出现血管迷走神经反射时，可将患者体位调整为头低足高位并静脉补液，以缓解相关症状。

### 三、操作注意事项

1. 穿刺应避开尿道。

2. 注意穿刺深度，切勿到达膀胱及周围组织。

3. 注意无菌操作，经直肠穿刺活检前必须做好肠道准备，术前 / 术后预防性应用抗生素。

4. 如有下列症状，应到医院就诊

(1)有明显感染症状，如发热 38.5℃以上或寒战。

(2)持续性血尿。

(3)直肠大出血。

(4)急性尿潴留。

(5)剧烈疼痛，服用镇痛药无效。

5. 穿刺针数及穿刺方式的选择　1989 年，Hodge 等采用随机 6 点系统前列腺穿刺活检术，促进了前列腺癌诊断技术的提高。但一些研究报道显示，这种穿刺活检方法在诊断前列腺癌时存在漏诊的可能性，提出应增加穿刺的针数。穿刺点次数或部位越多，前列腺癌的检出率就越高，但并发症可能增加，甚至出现严重并发症。

前列腺穿刺的方式主要有经会阴穿刺和经直肠穿刺两种。2015 年的欧洲泌尿外科学会（EAU）前列腺癌诊疗指南中，这两种穿刺均被推荐为前列腺穿刺活检的标准方式，临床医生可根据自身的穿刺经验及患者的个体条件选择合适的穿刺操作方式，从而兼顾肿瘤的诊断率和手术的安全性。疼痛程度上，经会阴前列腺穿刺患者疼痛显著，经直肠前列腺穿刺患者疼痛轻微。并发症方面，经直肠前列腺穿刺后发生出血、感染的概率高于经会阴前列腺穿刺。

因此，在临床实际工作中，前列腺穿刺应严格掌握适应证，在保证患者安全及效果的基础上，选用不同的穿刺方式，选用不同的多点穿刺方法，提高穿刺确诊率，并将穿刺并发症降到最低水平。

6. 重复穿刺指征　第 1 次前列腺穿刺结果为阴性，但直肠指检、复查 PSA 或其他衍生物水平均提示有前列腺癌可能的患者，下列情况需要重复穿刺。

(1)首次穿刺病理发现非典型小腺泡样增生（atypical small acinar proliferation，ASAP），3 针以上高级别前列腺上皮内瘤（prostatic intraepithelial neoplasia，PIN）或高级别 PIN 周围可见不典型腺体存在。

(2)复查 PSA>10ng/ml。

(3)复查 PSA 4~10ng/ml、f/t PSA、PSAD 值、DRE 或影像学表现异常，如 TRUS 或 MRI 检查提示可疑癌灶，可在影像融合技术下行可疑点的靶向穿刺。

(4)PSA 4~10ng/ml、f/t PSA、PSAD 值、DRE、影像学表现均正常的情况下，每 3 个月复查 PSA，当 PSA 连续 2 次>10ng/ml，或 PSA 速率>0.75ng/(ml·年)，需要重复穿刺。

## 四、报告记录及管理

手术医生书写超声报告,内容包括术前超声检查结果,记录穿刺点分布,且将该部分内容写入病理申请单,最后手术签名。穿刺过程图像记录要保存(图 10-4-1)。如果有穿刺过程中抢救,需要详细记录抢救过程及药物应用等。

## 五、技能水平评价标准

超声引导前列腺穿刺活检规范检查核查表见表 10-4-1。超声引导穿刺活检规范检查评估表见表 10-4-2,其中评分说明如下。好:操作过程清晰流畅,检查熟练,操作 1 次完成,穿刺路径清晰安全,人文关怀到位,有术前交流、术中安慰及术后注意事项的交代;一般:操作过程能整体完成,操作过程卡顿次数 ≤2 次,熟练度一般,有部分的术前交流、术中安慰及术后饮食及注意事项的交代;差:操作过程卡顿次数 >2 次,操作粗暴,出现并发症,无人文关怀。

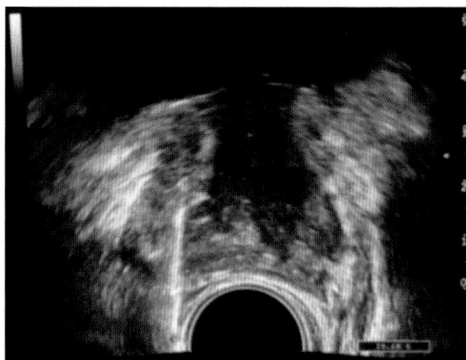

图 10-4-1　超声引导经直肠穿刺前列腺活检图像

表 10-4-1　超声引导前列腺穿刺活检规范检查核查表

| 项目 | 内容 | 是 | 部分 | 否 |
|---|---|---|---|---|
| 操作前准备 | 核对患者信息,包括姓名、性别、年龄、主诉 | | | |
| | 询问禁食禁饮情况 | | | |
| | 询问患者既往有无高血压及心、肺、脑疾病等病史 | | | |
| | 询问有无服用抗血小板药物、抗凝药物等的情况及有无出凝血异常疾病病史、药物过敏史等。 | | | |
| | 查看患者血常规、凝血功能、心电图及既往检查结果 | | | |
| | 明确患者有无适应证及禁忌证 | | | |
| | 确定患者已签署穿刺活检知情同意书 | | | |
| | 物品(器械)准备:确定穿刺活检相关设备正常,包括超声仪器、活检枪、活检针等;超声图像采集系统及图文报告系统操作正常。监护设备、氧气及急救药品准备妥当 | | | |
| 操作过程 | 穿刺过程:<br>待穿刺目标在超声仪屏幕上显示清晰,并与穿刺引导线方向一致,调整穿刺进针深度,打开自动活检枪开关,按动引发钮,穿刺针自动弹向靶组织,切割立即完成,即可退针 | | | |
| 操作后事项 | 向患者简要介绍穿刺活检情况 | | | |
| | 向患者交代术后注意事项,如卧床休息等建议,观察是否有出血情况 | | | |

表 10-4-2　超声引导前列腺穿刺活检规范检查评估表

| 项目 | 好(5分) | 一般(3分) | 差(1分) |
|---|---|---|---|
| 操作过程流畅度 | | | |
| 操作检查熟练度 | | | |
| 人文关怀 | | | |

## 六、常见操作错误及分析

前列腺穿刺活检时,需要了解前列腺及周边器官的位置,清晰显示穿刺路径,掌握穿刺深度和方向,切勿到达膀胱,避免损伤尿道、精囊腺及肠管等。

## 七、相关知识测试题

1. **不属于**前列腺穿刺活检后并发症的是
   A. 出血　　　　　　　　　B. 感染　　　　　　　　　C. 疼痛
   D. 血管迷走神经反射　　　E. 肠套叠

2. 直肠指检发现下列情况中,属于前列腺穿刺活检指征的是
   A. 前列腺增大　　　　　　B. 前列腺硬结　　　　　　C. 前列腺触痛
   D. 前列腺囊性变　　　　　E. 前列腺萎缩

3. 超声引导穿刺小目标时,常会遇到穿刺针或导管显示不准确的困扰,其原因是
   A. 混响伪像所致　　　　　B. 部分容积效应所致　　　C. 折射声影所致
   D. 声束斜行引起回声失落所致　　　　　　　　　　　E. 镜面伪像所致

4. 超声引导穿刺精确性的影响因素有
   ①超声仪分辨率;②声束厚度;③穿刺目标大,影响不明显;④穿刺目标大,影响明显;⑤穿刺目标小,影响不明显;⑥穿刺目标小,影响明显
   A. ①②③⑥　　　　　　　B. ①②④⑤　　　　　　　C. ①②④⑥
   D. ①②③⑤　　　　　　　E. ②③⑤⑥

5. 关于超声引导经直肠前列腺穿刺活检,下列叙述**错误**的是
   A. 患者术前谈话,介绍穿刺活检的目的、方法、过程及风险
   B. 穿刺前不需要清洁灌肠
   C. 有严重糖尿病、心脑血管疾病、出血倾向和凝血功能障碍者,穿刺时应做好各种应急措施准备
   D. 侧卧位,不需局部麻醉
   E. 穿刺后肛门纱布填塞,压迫止血

答案:1. E　2. B　3. B　4. A　5. B

(肖际东)

推荐阅读资料

[1] 胡兵,陈磊. 前列腺穿刺活检. 中国医刊,2016,51(增刊):27-31.

［2］国家卫生和计划生育委员会.前列腺穿刺活检临床路径(2016年版).[2020-07-20]. http://www. doc88. com/p-9723919412549. html.

［3］那彦群.中国泌尿外科疾病诊断治疗指南.北京：人民卫生出版社, 2013.

［4］中国医促会泌尿健康促进分会,中国研究型医院学会泌尿外科专业委员会.超声引导下经直肠前列腺穿刺安全共识.现代泌尿外科杂志, 2018, 23 (11): 814-819.

［5］中华医学会泌尿外科学分会前列腺癌联盟.中国前列腺癌早期诊断专家共识.中华泌尿外科杂志, 2015, 36 (8): 561-564.

［6］中华医学会泌尿外科学分会中国前列腺癌联盟.前列腺穿刺中国专家共识.中华泌尿外科杂志, 2016, 37 (4): 241-244.

# 第十一章

## 超声引导囊肿穿刺抽液与硬化治疗

### 一、概述

肝囊肿、肾囊肿及子宫内膜异位囊肿是临床常见的疾病。以往的治疗方式以外科开放性手术、腹腔镜手术为主，随着介入超声诊断和治疗技术的不断推广和普及，超声引导下经皮穿刺注射无水乙醇硬化治疗肝囊肿、肾囊肿广泛地应用于临床，同时也为子宫内膜异位囊肿提供了新的治疗途径。超声介入硬化治疗具有费用低、操作简便、创伤小、并发症少、术后恢复快等诸多优点。其基本原理是向囊肿注入硬化剂后，囊肿内壁具有分泌功能的上皮细胞脱水、蛋白质凝固变性，导致细胞死亡并产生无菌性炎症，使囊腔粘连、纤维化，最终囊肿消失。

### 二、操作规范流程

#### (一) 适应证

1. 直径>5cm 的单发或多发的单纯性肝囊肿、肾囊肿。

2. 囊肿影响肝肾功能或引起压迫症状，如上腹不适、腰背酸痛、血尿等。

3. 囊肿合并出血或感染者，合并感染者应先穿刺引流，待感染控制后再行硬化治疗。

4. 多囊肝或多囊肾疗效差，为缓解症状可行穿刺抽液治疗，不宜注入硬化剂，且不宜一次治疗过多囊肿。

5. 其他，如直径>3cm 的子宫内膜异位囊肿；直径>6cm 的胰腺假性囊肿，经非手术治疗观察 6~8 周以上仍未见吸收消退。

#### (二) 禁忌证

1. 有明显出血倾向及凝血功能障碍。

2. 有严重心、肺、脑等重要脏器疾患，不能配合完成治疗。

3. 对局部麻醉药过敏。

4. 囊性病变性质不明，不能排除动脉瘤、动静脉瘘、肿瘤性病变等。

5. 与胆道、肾盂、主胰管有交通的囊性病变。

6. 无安全穿刺路径。穿刺路径无法避开大血管、胆管等重要脏器。

7. 未婚及有严重外阴、生殖道畸形或瘢痕，不宜经阴道路径穿刺。

（三）操作前准备

1. 患者准备

（1）完善术前常规检查,如血常规、凝血功能、肝肾功能及心电图等检查。

（2）术前超声评估、定位,了解囊肿位置、大小、深度、囊内结构、囊液性质、囊壁血流及与周围脏器的关系,选择距体表最近、显示病灶清晰且进针路径能避开重要结构的部位为穿刺点,做好体表标记并采集图像。

（3）肾囊肿术前应行增强 CT 或静脉肾盂造影等检查以明确囊肿是否与肾盂相通;肝囊肿术前需排除与胆道相通,可疑者应行胆道造影等检查以明确。

（4）局部麻醉下穿刺通常不需禁食,考虑到注入无水乙醇后部分患者可能有恶心、头晕、呕吐等反应,建议术前禁食 4~6h。

（5）行盆腔囊肿穿刺时,膀胱可完全排空或适度充盈,以能清晰显示病变又不影响穿刺操作为宜。

（6）巧克力囊肿治疗尽量安排在月经干净后 3~7d 进行。此时囊内有新鲜出血,囊液相对较稀薄,便于穿刺抽吸,同时囊壁上异位的子宫内膜变薄,容易被硬化剂灭活。

（7）术前应向患者解释治疗过程及注意事项等,客观地交代手术风险,消除患者不必要的紧张情绪,引导患者签署介入手术知情同意书。

2. 物品（器械）准备

（1）仪器:彩色多普勒超声诊断仪,经腹壁路径穿刺多选用 3.5MHz 凸阵探头引导,浅表部位囊肿穿刺有时可选用 5~7MHz 线阵探头,经阴道路径穿刺常选用 5~7MHz 腔内探头,探头配备相应穿刺架。

（2）穿刺器具:穿刺针多选用 20cm 长的 18G~21G PTC 针（小囊肿一般选择 20G 或 21G PTC 针,大囊肿可选择 18G 或 19G PTC 针）,亦可选择相应型号 20cm 长的套管针;抽吸软管,注射器,穿刺消毒包（主要包括弯盘、无菌孔巾、纱布、镊子、手术刀片、持针器、缝合针线等）。

（3）药品准备:1%~2% 利多卡因,生理盐水,高浓度乙醇溶液（95%~98% 乙醇或无水乙醇）,对乙醇过敏者则准备其他硬化剂（50% 葡萄糖、平阳霉素、聚桂醇等）,常用抢救药品等。

3. 操作者准备

（1）核对患者信息,包括姓名、性别、年龄、主诉。

（2）询问患者既往有无心、肺、脑疾病等病史,有无服用抗血小板药物、抗凝药物,有无凝血异常疾病病史及药物过敏史。明确有无禁忌证。

（3）查看患者血常规、凝血功能、心电图及既往检查结果。

（4）确定患者已签署手术知情同意书。

（5）准备穿刺硬化治疗相关物品及器械。戴好帽子、口罩,常规洗手、消毒,穿手术衣。

（四）操作步骤

1. 体位　根据囊肿所在部位和穿刺进针路径而定。肝囊肿穿刺多选用仰卧位或侧卧位,肾囊肿穿刺取俯卧位或侧卧位,腹部用薄枕垫高,子宫内膜异位囊肿可选取仰卧位或截石位。

2. 穿刺路径　以距离最短、病灶显示清晰且能避开重要脏器为宜。肝囊肿穿刺路径宜经过一定厚度正常肝组织；肾囊肿则无硬性要求；靠近前腹壁的子宫内膜异位囊肿,选择经腹壁路径穿刺,靠近阴道穹窿的囊肿,宜选择经阴道路径穿刺。启动超声仪的引导线,确定穿刺路径及皮肤穿刺点,做好体表标记。

3. 手术区域皮肤常规消毒、铺巾,探头套无菌塑料保护套并附穿刺引导架。用灭菌生理盐水或 1:1 000 新洁尔灭溶液作为耦合剂,再次行超声检查,复核穿刺进针点及穿刺路径,测量穿刺深度。于穿刺点周围腹壁注射 1% 或 2% 利多卡因行局部浸润麻醉。

4. 穿刺抽吸(图 11-0-1) 在超声实时引导下将穿刺针刺入目标囊肿中心,微调针尖至囊肿中后 2/3 处,拔出针芯,连接抽吸软管及注射器。抽出囊液,证实穿刺成功。将首次抽出的囊液留取约 30ml 送生化、细胞学、微生物学等分析。若仅做诊断性穿刺,抽液之后即可拔针。若对囊肿进行硬化治疗,则抽净囊液,并对抽出的囊液准确计量。

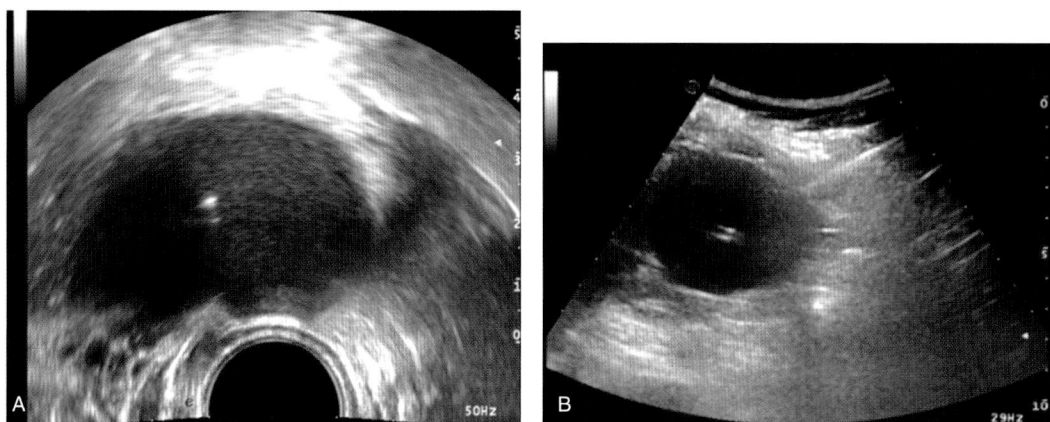

**图 11-0-1 囊肿穿刺抽液治疗**
A. 巧克力囊肿穿刺；B. 肾囊肿穿刺。

5. 硬化剂治疗 囊液抽尽后向囊腔内注入无水乙醇(或其他硬化剂),单次注入量为抽出囊液量的 1/4~1/3。较大的囊肿可适当增加乙醇的注入量,但是单次注入量最多不宜超过 100ml。注入无水乙醇后保留 3~5min 再完全抽出。如果抽出的液体量与注入乙醇量相近,可认为在注入乙醇前囊液已抽尽,且注入的乙醇也全部抽出,治疗可以就此结束。为保险起见,也可再注入 5ml 无水乙醇保留在囊腔内。若抽出液体量较注入无水乙醇量多 10% 以上,说明囊液残留过多,无水乙醇被稀释,视为一次无效硬化治疗,应在抽尽囊液后重复一次无水乙醇治疗。

6. 治疗结束 硬化剂治疗完成后,如无异常,即可拔针。再次消毒穿刺点,取无菌纱布覆盖并用胶带固定。不合并感染的单纯性肝囊肿、肾囊肿治疗后不需常规使用抗生素。

（五）术后处理及疗效评价

1. 术后处理 囊肿介入硬化治疗通常在门诊进行,不需住院,患者术后应卧床休息,至少观察 2h,生命体征平稳后方可离院。

2. 术后早期治疗效果评价 主要是预防并发症的发生。出血是穿刺操作的主要并发症之一,在术后早期相对常见,此外,不同程度乙醇刺激和吸收入血后全身不适反应也较为常见,表现为穿刺局部疼痛不适、头晕、心悸等。

3. 术后远期疗效评价　囊肿硬化治疗后 2~3 个月内,大部分囊肿缩小不明显或无变化,最初 1 个月内甚至比治疗前略增大,这与囊壁组织坏死后液体渗出或治疗不彻底有关。渗液的吸收需要较长的过程,以 3 个月内最为明显,术后 6 个月以后吸收速度减慢。且囊肿越大,吸收时间会越长。因此,疗效评价应在硬化治疗 3~6 个月以后,甚至更长时间进行。目前多采用的疗效评价标准为:治疗 3~6 个月后,囊肿直径缩小 1/3 以上为有效,完全消失为治愈,6 个月后无缩小或缩小小于 1/3 可认为无效。

### (六) 常见并发症及处理

只要严格掌握适应证,遵循规范的操作方法,超声引导下囊肿穿刺硬化治疗通常是安全的,很少发生严重并发症。

1. 囊腔内出血　是较常见的并发症,多发生在术中囊液将抽净时,为穿刺针尖划伤囊壁血管所致,出血量不大者可继续进行硬化治疗,多数注入无水乙醇硬化后出血即可停止。

2. 感染　绝大多数感染与消毒不严格有关,严格掌握无菌消毒制度,可避免感染的发生。合并感染者应及时穿刺引流行抗生素冲洗治疗。

3. 发热　少数患者硬化治疗后出现发热,体温一般不超过 38℃,持续 3d 左右消失,与囊壁细胞凝固坏死后吸收及囊肿内残余乙醇吸收等有关,不需特殊处理,但要注意与感染鉴别。

4. 乙醇吸收反应　表现为头晕、恶心、呕吐、皮肤潮红、心动过速甚至一过性虚脱。与患者乙醇耐受性低,无水乙醇保留过多有关。经对症处理及卧床休息,以上症状大多可以自行缓解。

5. 腹部疼痛　与乙醇沿穿刺针外渗至脏器表面或流入腹腔有关。一般持续 3~5d,多为局部隐痛,可自然缓解,不需特殊处理。

### (七) 操作注意事项

1. 纵向排列的多个囊肿应行串联式穿刺,即先对穿刺距离最远的目标囊肿行抽吸硬化治疗,再逐渐退针至近处囊腔。当多个囊肿呈横向排列时,建议先穿刺较大囊腔,治疗完成后适当向边缘退针并稍偏转针尖方向逐个刺入邻近的囊腔,尽量不要全部退出后重新穿刺。多房囊肿可选择多点进针,逐个囊肿分别硬化。

2. 部分或大部分凸出于肝、肾表面的囊肿,穿刺点应选择在凸出囊壁与肝、肾实质交界处的囊壁侧,以免引起出血。

3. 肝包虫囊肿以往列为穿刺禁忌,主要是以防囊液漏出,导致播散和发生过敏性休克。近年有许多肝包虫病穿刺硬化治疗的报道,效果良好。包虫性囊肿的硬化剂常选用高浓度乙醇或 25% 高渗盐水,但需要注意的是,穿刺进针后应立即抽吸,以免囊液漏出。

4. 对多囊肾作穿刺硬化治疗,主要是减轻肾内压力,延缓肾功能衰退。对大囊肿(直径 ≥4cm)多的肾脏适宜作穿刺硬化治疗,切忌对过多小囊肿注入硬化剂。对多囊肾作穿刺硬化治疗后,应将硬化剂全部抽净,不做保留。

5. 对于囊肿体积较大、囊液黏稠的子宫内膜异位囊肿,建议在初次硬化治疗后 1~2 周内重复硬化治疗,此时,囊壁与硬化剂作用后渗出达到高峰,囊液变稀薄且囊壁附着物脱落,再次行硬化治疗多能取得较好效果。

## 三、技能水平评价标准

超声引导囊肿穿刺抽液与硬化治疗操作规范核查表见表 11-0-1,技能等级评分表见表 11-0-2。技能等级评分说明如下。5 分:操作前准备完善;操作过程流畅、熟练,操作方法正确;存图清晰;无明显术后早期并发症;人文关怀到位,如术前交流、术中安慰及术后注意事项交代。4 分:介于 5 分与 3 分之间。3 分:操作前准备基本完善;操作过程能整体完成,卡顿次数少于 3 次,操作方法基本正确;能注意人文关怀。2 分:介于 3 分与 1 分之间。1 分:操作过程卡顿次数大于 6 次,操作粗暴,穿刺针尖反复触及囊壁,无人文关怀。

表 11-0-1　超声引导囊肿穿刺抽液与硬化治疗操作规范核查表

| 项目 | 内容 | 是 | 否 |
|---|---|---|---|
| 操作前准备 | 核对患者信息,包括姓名、性别、年龄、主诉 | | |
| | 询问禁食、禁饮情况 | | |
| | 询问患者既往有无高血压及心、肺、脑疾病等病史 | | |
| | 询问有无药物过敏史,有无服用抗血小板药物、抗凝药物及有无出凝血异常疾病病史 | | |
| | 查看患者血常规、凝血功能、心电图及既往检查结果 | | |
| | 确定患者已签署检查知情同意书 | | |
| | 确认超声诊断仪及计算机图文报告系统工作正常,准备手术相关物品、器械及急救药品 | | |
| | 戴好帽子、口罩,常规洗手、消毒,穿手术衣 | | |
| 操作过程 | 协助患者摆好合适的体位 | | |
| | 确定最佳穿刺路径及皮肤穿刺点,并做好体表标记 | | |
| | 手术区域皮肤常规消毒、铺巾,探头套无菌塑料保护套 | | |
| | 复核穿刺进针点及穿刺路径,测量穿刺深度 | | |
| | 穿刺部位 1% 或 2% 利多卡因局部浸润麻醉 | | |
| | 在超声实时引导下将穿刺针刺入目标囊肿中后 2/3 处,拔出针芯,连接抽吸软管及注射器,抽出囊液,证实穿刺成功并存图 | | |
| | 将首次抽出的囊液留取约 30ml 送检 | | |
| | 抽净囊液并存图,并将抽出的囊液准确计量 | | |
| | 向囊腔内注入硬化剂,保留 3~5min 后抽出 | | |
| | 拔针。再次消毒穿刺点,取无菌纱布覆盖并用胶带固定 | | |
| | 脱手术衣、手套、帽子,再次洗手消毒 | | |
| 操作后事项 | 书写检查报告 | | |
| | 向患者简要介绍治疗情况 | | |
| | 嘱患者留院观察 2h,生命体征平稳后方可出院 | | |
| | 交代术后注意事项 | | |

表 11-0-2 超声引导囊肿穿刺抽液与硬化操作技能等级评分表

| 项目 | 5分 | 4分 | 3分 | 2分 | 1分 |
|---|---|---|---|---|---|
| 操作前准备 | | | | | |
| 操作过程 | | | | | |
| 超声图片存储 | | | | | |
| 治疗早期疗效 | | | | | |
| 人文关怀 | | | | | |

## 四、常见错误及分析

1. 穿刺针尖反复触及囊壁 在实时超声监视下对囊肿穿刺抽液过程中,随着囊腔缩小、囊壁皱缩,使针尖回声显示不清或针尖移位所致。

2. 注入硬化剂后,抽出液体量较注入液体量多 10% 以上,说明穿刺抽液过程中囊液残留过多,无水乙醇被稀释,应视为一次无效硬化治疗。

3. 子宫内膜异位囊肿急性破裂 子宫内膜异位囊肿的囊液通常极其黏稠,常采用注入少量生理盐水冲洗稀释后抽吸,但必须在抽出少量囊液的情况下进行,因为囊壁韧性较差,受挤压或囊内张力加大后容易造成囊肿破裂。

## 五、常用训练方法简介

目前有学者尝试在凝胶或豆腐中置入充水的乳胶手套,自制囊肿穿刺训练模型。学员可以训练在实时超声引导下如何将穿刺针穿入囊肿中央,抽尽囊液,再以生理盐水代替硬化剂注入其内,模拟硬化治疗。学员还可以练习如何始终保持穿刺针位于囊腔内,防止穿刺针脱出。通过模型可以练习囊肿穿刺的基本操作,缺点在于无法重复使用,且进针时无人体组织穿刺手感。

## 六、相关知识测试题

1. 患者,男,48 岁。超声体检发现左肾下段病变,直径 1.0cm,呈圆形,边界清晰,边缘整齐光滑,内部呈无回声,后方回声明显增强。根据声像图特征,诊断是
   A. 肾囊肿 　　　　 B. 肾囊肿合并感染 　　　 C. 肾囊肿合并出血
   D. 肾肿瘤 　　　　 E. 肾积水
2. 以下肝脏肿块中,在囊肿中有子囊的是
   A. 肝包虫病 　　　 B. 多囊肝 　　　　　　 C. 肝脓肿
   D. 肝癌 　　　　　 E. 肝血肿
3. 穿刺活检针中,粗针与细针的区别在于
   A. 外径>1.0mm 为粗针,<1.0mm 为细针
   B. 内径>1.0mm 为粗针,<1.0mm 为细针
   C. 外径>0.8mm 为粗针,<0.8mm 为细针
   D. 内径>0.8mm 为粗针,<0.8mm 为细针
   E. 内径> 0.6mm 为粗针,<0.6mm 为细针

4. 可行超声引导囊肿穿刺硬化治疗的囊肿有

①单纯性肝囊肿、肾囊肿直径>3cm；②多发性肝囊肿、肾囊肿直径>5.0cm；③多囊肝、多囊肾囊肿直径>3.0cm；④多囊肝、多囊肾囊肿直径>4.0cm；⑤卵巢单纯性囊肿、巧克力囊肿。

A. ①②⑤          B. ①③⑤          C. ①④⑤

D. ②③⑤          E. ②④⑤

5. 介入性超声的禁忌证有

A. 严重出血倾向

B. 伴少量腹腔积液

C. 二维超声显示病灶不明确、不清楚或不稳定

D. 穿刺路径无法避开大血管及重要器官

E. 化脓性感染病灶可能因穿刺途径而污染胸腔或腹腔

答案：1. A　2. A　3. A　4. E　5. ACDE

（高　峰）

## 推荐阅读资料

［1］陈敏华，梁萍，王金锐. 中华介入超声学. 北京：人民卫生出版社，2017.

［2］何文. 实用介入性超声学. 北京：人民卫生出版社，2012.

［3］中国医师协会超声医师分会. 中国介入超声临床应用指南. 北京：人民卫生出版社，2017.

［4］SIDHU P S, BRABRAND K, CANTISANI V, et al. EFSUMB guidelines on interventional ultrasound (INVUS), part Ⅱ. Diagnostic ultrasound-guided interventional procedures (long version). Ultraschall Med, 2015, 36 (6): E15-E35.

# 第十二章

## 超声引导穿刺抽液与置管引流术

### 一、概述

超声引导穿刺抽液及置管引流术是在超声实时引导下进行穿刺抽吸或置管后持续引流的操作技术,具有实时、微创、经济、无辐射、可在床旁操作等优势,能迅速缓解症状,从而挽救生命。该操作可应用于全身各部位正常液体的异常积聚及病理积液等,并对抽出液或引流液进行生化及病理学检查,协助临床明确诊断及指导用药,同时还可以通过注入相应的药物,达到局部治疗的目的。因此,它作为一种安全、简便、有效的手段,可解决许多内科和外科操作均无法解决的难题,在临床应用广泛。

### 二、超声引导穿刺抽液与置管引流

#### (一)操作规范流程

1. 适应证

(1)胸腔积液、腹水

1)穿刺抽吸:①中大量胸腔积液、腹水需抽液缓解症状;②原因不明的积液需定性;③结核性胸膜炎、腹膜炎需抽液治疗;④包裹性积液或积脓需抽液并局部注入抗生素治疗。

2)置管引流:①进行性增加的中大量胸腔积液、腹水需持续引流缓解症状;②脓性、血性胸腔积液、腹水,尤其是积液抽吸不充分,以及需要脓腔灌洗注药治疗。

(2)心包积液

1)穿刺抽吸:①原因不明的心包积液需定性;②急性心包填塞。

2)置管引流:①化脓性心包积液;②大量心包积液及增长较快的复发性心包积液。

(3)盆腔积液:盆腔积液一般与炎症有关且多为包裹性积液,继发于盆腔炎和腹盆腔手术后,部分症状明显。对于大量积液患者,一般采取经腹壁穿刺抽液或置管引流的方法;对于较深处的聚集于直肠子宫陷凹的包裹性积液或积脓,因其前方肠管、血管、膀胱、子宫等的影响,不宜经腹壁操作,对于已婚女性可采用经阴道穿刺抽吸以达到治疗目的。

1)穿刺抽吸:①腹盆腔术后盆腔包裹性积液或积脓,深度≥3cm;②黄体破裂、异位妊娠破裂行保守治疗;③复发的卵巢巧克力囊肿;④中重度输卵管积水或积脓需缓解症状;⑤宫颈或阴道壁囊肿。

2)置管引流:仅用于大量的积液或包裹性积液,一次抽吸无法达到疗效需持续引流或注入药物治疗。

2. 禁忌证

(1)超声无法清晰显示的积液。

(2)严重凝血功能障碍。

(3)没有安全的穿刺路径,无法避开重要的结构及较大的血管、神经。

(4)无法配合操作。

(5)全身状态差,有严重的多器官功能衰竭或心肺功能衰竭。

(6)对于心包积液,舒张期积液深度<5mm 或严重的心包粘连。

(7)严重咯血、咳嗽频繁需控制症状后方可行胸腔穿刺。

3. 操作前准备

(1)患者准备

1)术前辅助检查:①血常规;②凝血四项;③甲型、乙型、丙型肝炎标志物;④抗人类免疫缺陷病毒(HIV);⑤心电图;⑥相应部位的彩色多普勒超声检查。

2)患者如果长期服用阿司匹林、华法林、波立维等抗凝血及活血药物,需要停药 1 周以上复查凝血功能正常方可进行操作。

3)血液透析患者术前及术后均需进行无肝素血液透析 1 次。

4)签署超声引导穿刺抽液与置管引流术知情同意书。

5)女性患者尽量避开月经期。

6)高血压患者用药后能将血压控制在 145/95mmHg 以下,糖尿病患者用药后能将餐后 2h 血糖值控制在 10mmoL/L 以下。

7)必要时可使用镇静药物,对于幼年患者,可考虑全身麻醉下进行操作。

(2)物品(器械)准备

1)必须具备由国家市场监督管理总局批准用于临床治疗的超声引导设备和抽吸及置管引流材料,包括穿刺针、导丝、引流管(一次性中心静脉导管或猪尾导管、消毒探头隔离套)、注射器、引流袋、2% 利多卡因、采样瓶等。

2)彩色多普勒超声诊断仪正常。

3)图像采集系统及图文报告系统正常。

4)监护设备、氧气及急救药品准备妥当。

5)无菌消毒包等均在有效期内,无拆开或破损。

6)依据病因和不同治疗目的准备相应的注射药物(抗生素、抗肿瘤药物、激素纤维素溶解药物等)。

(3)操作者准备

1)核对患者信息,包括姓名、性别、年龄、住院号、操作部位及手术名称等。

2)询问病史,既往有无高血压及心、肺、脑疾病等病史,有无服用抗血小板药物、抗凝药物如阿司匹林、氯吡格雷等情况及有无出凝血异常疾病病史。有无局部麻醉药过敏史。

3)查看检查结果。

4)充分告知患者(或法定监护人)关于疾病情况、治疗目的、治疗过程、治疗风险、当前治疗现状和替代治疗方法,签署超声引导穿刺抽液与置管引流术知情同意书。

5)嘱患者平静呼吸、保持体位,对于精神紧张的患者,可适当给予镇静药物。

6)建立静脉通路,方便静脉给药。

7)对病灶行多角度、多切面超声检查并存储图像,明确病灶的位置及与周围组织的解剖关系,根据最近距离、最深液体和避开周边重要组织的原则,选取穿刺点及探头引导处并标记。

8)穿隔离衣,戴帽子、口罩,戴无菌手套,探头上包裹专用的无菌探头套。

4. 操作步骤

(1)体位与局部麻醉

1)胸腔积液一般采取坐位,特殊情况下也可采用半坐卧位、侧卧位或卧位;腹水及经腹部操作的盆腔积液一般采用仰卧位,偶尔也可采用侧卧位;经阴道穿刺抽液或置管引流的患者采用膀胱截石位;心包积液多采用半坐卧位,也可用卧位、坐位或左侧卧位。

2)常规消毒、铺巾,在超声引导下以2%利多卡因或其稀释液自皮肤穿刺点逐层浸润麻醉。

(2)呼吸控制:嘱患者平静呼吸,尽量在呼气末期进针,减少对周边脏器损伤的机会。

(3)进针路径

1)心包积液:剑突下进针时与胸壁成30°~40°,向左肩方向进针;心尖区进针时垂直肋间或左侧偏斜进针,针尖尽量避开心脏。

2)胸腔积液:一般垂直胸壁进针,少数位置偏斜的包裹性积液也可在超声密切监测下斜向进针。

3)腹腔积液及经腹抽取盆腔积液:一般垂直腹壁进针,避开肠管及飘动的肠系膜。

4)经阴道盆腔积液抽取或置管:在腔内探头上置引导架,在探头指向积液较深处且周边无其他重要组织时从引导架进针。

(4)进针深度:依据实时超声图像可见针尖到达积液内及穿刺针有落空感或突破感,拔出针芯接注射器可抽出液体或液体自发流出,随后将穿刺针继续推进至针尖到达液性无回声区的中央靠近中外1/3处。

(5)穿刺抽液:穿刺针进入积液后,随着液体的抽出应适时改变针尖位置,积液量少的情况下一次性抽吸干净。液体量较多时,胸腔积液一次性抽取600~1 000ml,心包积液一次性抽取100~150ml。

(6)置管引流:置管引流有两种穿刺方法,分别为二步法和一步法。

1)二步法(Seldinger法)置管引流:用合适管径的PTC针穿刺至积液内,拔出针芯,用注射器可顺畅抽出积液,去掉注射器后沿PTC针置入导丝,当导丝通过穿刺针管进入积液内足够深度后(无阻力情况下推进,遇到阻力时可适当转动导丝改变方向,勿盲目推进),固定导丝,拔出PTC针管,扩张管套入导丝后适度扩张皮肤通道,去扩张管,经导丝置入中心静脉导管或猪尾导管(已拔出针芯),确认侧孔均在积液中后(不同厂家及型号猪尾导管侧孔段长度有所不同),固定中心静脉导管或猪尾导管套管,退出导丝(如为猪尾导管则同时拔出支撑管),注射器再次抽吸并确认有液体流出(如未抽出液体或流出不畅可调整引流管深度及方向)。见图12-0-1。术毕,皮肤缝线将引流管固定于皮肤,接无菌引流袋。

2)一步法置管引流:根据超声定位点,于皮肤进针处切直径2mm的小口,适度扩张皮下组织、肌肉层,在超声引导下将猪尾导管(已插入支撑管及针芯)穿刺至积液内,拔出针芯,液体流出后,向前推猪尾导管直至其前端带孔段全部进入积液,同时向外退出金属支撑管,抽吸确认液体流出后,皮肤缝线固定引流管,接无菌引流袋。

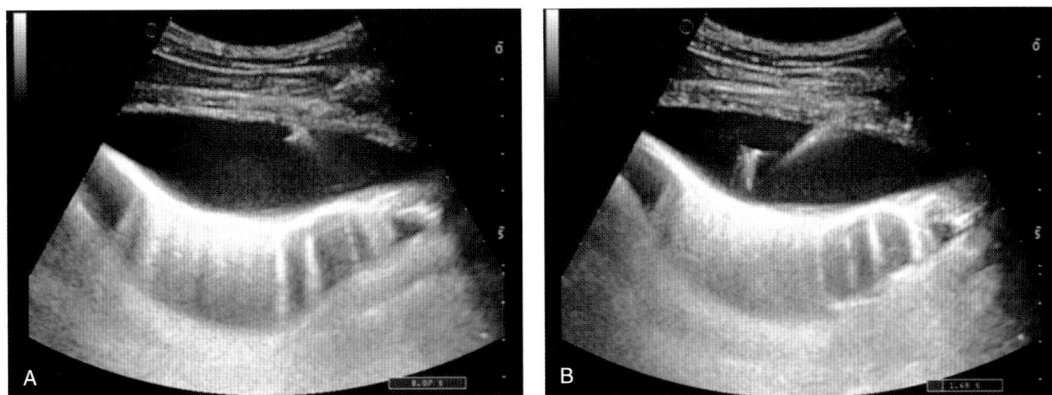

图 12-0-1　超声引导下二步法进行腹腔包裹性积液置管引流
A. 穿刺针尖进入积液切面;B. 拔出针芯,导丝经针管进入积液。

(7)治疗报告描述

1)治疗信息:患者术前诊断;治疗体位;治疗前的准备程序,如常规消毒、铺巾、麻醉方式、麻醉用药名称及用量;穿刺部位;积液位置及大小、回声、周边血流情况等。

2)治疗过程:引导方法、手术名称、穿刺针的规格、穿刺进针次数、进针途径、进针深度、抽取的液体量、颜色、性状及标本送检项目;注入药物的名称、剂量、停留时间等。

3)图像:留存 4 张以上图像,包括治疗前最深处积液切面、针尖进入积液内的针道切面、引流管入积液内的切面、治疗后原积液位置切面图。

4)术后复查:操作完成后探测积液有无残留、周边有无出血等。

5)结果评估:记录患者有无不适表现及不良反应,术中处理、用药和效果,并描述患者离开诊室时的一般情况。

6)术后注意事项:术后压迫止血 10~15min,需记录术后注意预防的并发症,术后监护 4h,卧床 4~8h,可进普通饮食,保持穿刺部位干燥,近 1 周禁止剧烈运动。

7)署名:包括引导医生签名、操作日期和时间、操作者、记录者姓名等。

(8)术后处理

1)再次消毒穿刺点,覆盖两块干净纱布,局部包扎。

2)嘱患者卧床休息,注意观察生命体征及穿刺部位的情况等,必要时超声复查。

3)术后应至少留院观察 12h。

5. 常见并发症及处理

(1)疼痛:为各种超声介入治疗常见并发症,术前进行局部浸润麻醉,可减轻术中疼痛。术后出现疼痛一般较为轻微,不需处理;若疼痛较严重,要考虑是否出现了其他并发症,如液体外渗刺激等,需要进一步查明原因,对症处理,对于疼痛难忍者可给予相应止痛药物治疗。

(2)周围组织损伤:轻微损伤不需特殊处理,密切观察即可;极少见的严重损伤可能需外科手术干预。

1)肠管损伤:16G 以下的穿刺针误穿入肠管多不会发生严重并发症。一旦引流管误入肠管,不要立即拔出,应立即联系相关临床医生处理。多数情况下,术后4~6周,引流管周边形成稳定窦道,此时拔出引流管是安全的。

2)膀胱损伤:细针刺入膀胱,即便穿透膀胱也不会产生严重后果。但粗针或一步法置入的引流管如果触及或穿透膀胱壁可造成膀胱撕裂性损伤。术前嘱患者充分排空膀胱、选择细针穿刺及二步法置管均可有效避免此并发症。

3)气胸:多为针头后方皮管未夹紧漏入空气或因穿破脏层胸膜所致。量少不必处理,量较多时可以抽出气体。气胸症状明显时应严密观察,由临床医生按气胸处理。

4)损伤心肌或冠状动脉:为避免此类并发症,心包穿刺前应仔细检查,明确积液的分布,测量进针的最大深度,正确选择穿刺点。一旦发生,立即停止操作,联系心脏专科医师紧急处理。

(3)出血:对于术前有出血倾向者,术前、术后应予对症治疗;出血量少且能自行止血者不需特殊处理;若对于较大血管损伤造成出血,立即进行压迫止血及应用止血药,密切监测生命体征,必要时进行血管栓塞治疗,严重者需开放性手术进行止血。

(4)感染:术中注意无菌操作,若术后体温持续不降或达39℃以上应考虑感染,需进行全身及局部抗感染治疗,必要时再次抽吸或置管引流。

(5)穿刺或置管失败:引流管脱出,如情况允许可重新选择穿刺点,或采用其他方法再次穿刺。穿刺成功后出现引流管脱出,可根据现存积液量的多少决定是否再次穿刺。

(6)胸膜反应:少部分患者胸膜腔穿刺时会出现头晕、冷汗、面色苍白、心率加快、低血压,甚至晕厥,多半是因刺激迷走神经所致,此时应立刻停止操作,仰卧,予吸氧,必要时皮下注射1:1 000肾上腺素0.3~0.5ml或静脉注射葡萄糖,观察血压、脉搏,谨防休克。

(7)复张后肺水肿:由于过多过快地抽液或抽气,或抽吸负压过大,使胸膜腔负压骤然增大,被压缩的肺组织迅速复张,肺部血管随之扩张,很快造成血管外渗,形成复张后肺水肿,应按急性肺水肿处理。

(二)操作注意事项

1. 先了解病史,与临床医生沟通穿刺目的。

2. 进针速度宜缓,看到针尖后方可进针,且不宜过深。抽液过程中实时监视,随时调整针尖位置,切勿让针尖触及肺、膈肌和心脏等周边脏器。

3. 胸膜腔穿刺时穿刺点要设在下一肋骨上缘,避开肋间动脉。穿刺针进针路径尽量与局部麻醉进针重叠,局部麻醉进针回抽发现有血立刻停止进针,压迫止血,出血停止后更换穿刺点及穿刺路径。若不慎损伤肋间动脉,由于胸腔负压作用,可能会导致胸腔内大出血,甚至危及生命。

4. 置管引流时应将引流导管置于积液低位,以利于充分引流,长期置管引流者应适当使用抗生素预防感染。

5. 抽液和引流应缓慢进行,避免抽液过快过多导致急性肺充血或纵隔摆动。注射药物时严格控制剂量及速度,避免注射过快引起心律失常等。

6. 部分积液非常黏稠,甚至呈胶冻状,此时可以在液腔内注入糜蛋白酶,以分解变性的蛋白质,使液体可以抽引流出。当积液黏稠,或液体性质为脓性、胆汁或胰液时,单根引流管难以充分引流,此时可以在同一个腔隙中置入两根引流管,其中一根引流管内灌注生理盐水以稀释积液,另一根引流管流出液体,以达到充分引流。此时要注意详细记录出入量。

7. 心包积液穿刺时进针深度不能超过积液的最小深度以免伤及心肌。由于心包积液穿刺并发症较为严重,操作过程中最好有心脏专科医生在场,并需要准备除颤仪,以防穿刺过程中出现心房颤动或心室颤动,危及生命。

8. 导致积液的原因繁多,如怀疑恶性积液要注意操作时避免针道传播,如为炎性积液要注意避免炎症扩散。

### (三) 技能水平评价标准

超声引导穿刺抽液与置管引流操作规范评价表见表12-0-1。

表 12-0-1　超声引导穿刺抽液与置管引流操作规范评价表

| 项目 | 内容 | 是 | 部分 | 否 |
|---|---|---|---|---|
| 操作前准备 | 核对信息,包括患者姓名、性别、年龄、住院号、操作部位、手术名称等 | | | |
| | 询问病史,既往有无高血压及心、肺、脑疾病等病史 | | | |
| | 询问有无服用抗血小板药物及抗凝药物、出凝血异常疾病病史、麻醉药物过敏史 | | | |
| | 查看检查结果 | | | |
| | 明确有无超声介入治疗禁忌证 | | | |
| | 充分告知患者或法定监护人关于疾病的情况及治疗情况等 | | | |
| | 确定已签署超声介入治疗知情同意书 | | | |
| | 建立静脉通路 | | | |
| | 做好无菌措施 | | | |
| | 物品(器械)准备充分;确定彩色多普勒超声诊断仪正常;图像采集系统及图文报告系统操作正常;监护设备及急救药品准备妥当 | | | |
| 操作过程 | 进针过程: | | | |
| | 正确体位 | | | |
| | 调整呼吸 | | | |
| | 选择进针点、进针路径及目标靶点 | | | |
| | 测量进针深度 | | | |
| | 消毒铺巾 | | | |
| | 局部麻醉药逐层浸润麻醉 | | | |
| | 选择合适的穿刺针,确定一步法还是二步法置管 | | | |
| | 在超声图像上实时动态引导针尖由皮肤进入目标液腔内 | | | |
| | 及时采集图像,4张以上:治疗前最深处积液切面、针尖进入积液内的针道切面、引流管入积液内的切面、治疗后原积液位置切面图 | | | |
| | 调整位置至顺畅抽出液体 | | | |
| | 确定抽取的液体量,留取适量标本送检 | | | |
| | 置管引流后,皮肤缝线固定引流管 | | | |

续表

| 项目 | 内容 | 是 | 部分 | 否 |
|---|---|---|---|---|
| 操作过程 | 根据病因选择是否需要注入药物及具体的药物种类、剂量、停留时间等 | | | |
| | 术中注意患者情况并及时处理 | | | |
| | 再次消毒穿刺部位皮肤 | | | |
| | 覆盖无菌纱布,加压包扎 | | | |
| | 彩色多普勒超声复查穿刺部位及周边情况 | | | |
| | 是否成功抽出液体及成功置管引流,操作过程的流畅度、熟练度、人文关怀等 | | | |
| | 详细书写治疗报告,包括治疗信息、治疗过程、图像部分、术复查情况、术后注意事项、结果评估及署名等 | | | |
| 操作后事项 | 交代术后注意事项,如卧床休息,观察穿刺部位情况等,门诊患者需留院观察12h | | | |
| | 根据病情选择抗生素及止血药,及时更换引流管,拔管前复查彩色多普勒超声 | | | |

**(四)常见操作错误及分析**

1. 操作中找不到穿刺针针尖　穿刺针与超声探头不在同一平面,或穿刺路径与靶区不在一条直线上,需随时根据实际情况调整穿刺针方向,务必使靶区在穿刺路径上。

2. 穿刺针伤及周围重要结构　部分穿刺导管外径略粗、针尖稍钝,在操作过程中切忌用力过猛、过快而伤及周围气管、大血管,拟定的穿刺路径周边需要一定的安全距离,以防针尖稍许偏斜也不至于误伤其他重要脏器。

**(五)训练方法简介**

目前经常利用魔芋豆腐或自制胶体简易模型进行穿刺训练,还可以用离体的动物器官(猪肝)及活体动物模型(活体猪)来进行穿刺及置管引流训练。

## 三、经皮经肝胆管穿刺置管引流术

**(一)操作规范流程**

1. 适应证

(1)各种良恶性病变引起梗阻性黄疸,其肝内胆管直径在4mm以上,需要术前进行胆道减压或姑息性胆道引流。

(2)胆道梗阻合并化脓性胆管炎,尤其对于高龄和休克等患者,须紧急行胆道减压引流。

(3)超声下肝内胆管较窄,直径4mm左右,但肝门区胆管直径大于10mm,且细针在胆管内诊断性穿刺抽出混浊或脓性胆汁也可置管引流。

2. 禁忌证

(1)严重出血倾向及全身衰竭。

(2)扩张的肝内胆管直径小于4mm。

(3)肝前大量腹水。

(4)非胆道感染所致中高热(体温38°以上)。

经皮经肝穿刺胆管引流术

(5)明确的肝内较大的血管畸形或穿刺路径上有无法避开的较大的血管、胆管等重要结构。

(6)不能配合穿刺。

3. 操作前准备

(1)患者准备：恶性胆道梗阻的患者术前 1~2d 使用广谱抗生素。余同前文"超声引导穿刺抽液与置管引流"。

(2)物品(器械)准备：同前文"超声引导穿刺抽液与置管引流"中的第 1~5 条。

(3)操作者准备：第 1~8 条同前文"超声引导穿刺抽液与置管引流"，其中第 4 条中的知情同意书改为"经皮经肝胆管穿刺置管引流知情同意书"。

4. 操作步骤

(1)呼吸控制：为了一次性准确进针到位，应训练患者呼吸配合，嘱患者小幅度平静呼吸以减少针尖对肝脏的损伤。

(2)体位与局部麻醉

1)仰卧位或侧卧位，尽量选取便于操作又能维持较长时间的体位。

2)常规消毒、铺巾，在超声引导下以 2% 利多卡因或其稀释液从皮肤穿刺点至肝包膜处逐层浸润麻醉。

(3)进针路径：超声反复探查，选择有一定长度的显著扩张的胆管，距肝表面及肝门区有一定的距离。双侧胆管扩张且相通时优先选择右侧胆管，于第 6~7 肋间进针，进入右肝内三级胆管穿刺引流，该段肝管较平直固定，且离门静脉较远不易损伤。双侧胆管扩张但互不相通时，左右肝内胆管分别引流。进针方向与目标胆管之间的夹角尽可能小，以方便引流管置入。穿刺路径上避开较大的血管。

局部麻醉后，再次确定穿刺路径及皮肤进针点，测量进针处至穿刺靶点的距离。用 18G 或 21G(穿刺风险较大时选用)的 PTC 针，在进入肝脏前调整好针尖位置，进入肝脏后嘱患者屏气后迅速向目标胆管进针，尽量一次性完成操作。到达胆管后可选择一步法或二步法置管引流，详细步骤见前文。引流管内抽出胆汁后固定包扎。

(4)治疗报告描述

1)治疗信息：患者术前诊断；治疗体位；治疗前的准备工作，如常规消毒、铺巾等，麻醉方式、麻醉用药名称及用量、具体的穿刺部位；拟穿刺的胆管位置及内径、周边血流情况等。

2)治疗过程：引导方法、手术名称、引流管名称及规格、进针次数、进针深度。留存 4 张以上图像，包括治疗前扩张的胆管情况、针尖进入胆管内的切面、引流管入胆管的切面、治疗后胆管及其内引流管切面。

3)术后复查：探测引流管所处的位置，肝脏周边有无出血等。

4)结果评估：记录患者有无不适表现和其他反应，给予的处理方式、用药及效果，并描述患者离开诊室时的一般情况。

5)术后注意事项：术后压迫包扎止血，需记录术后注意预防的并发症，术后监护 12h，卧床 24h，使用抗生素及维生素 K 3d 以上。

6)署名：包括医师签名、操作日期和时间、记录者姓名等。

(5)术后处理

1)将引流管固定于穿刺处皮肤，再次消毒，覆盖两块剪好的纱布，局部包扎，腹带固定。

2）嘱患者卧床休息，不要压迫置管部位，注意观察生命体征及穿刺部位的情况等，必要时超声复查。注意观察胆汁成分，是否混有血液，注意记录引流量，并标记引流管的长度防止引流管脱出。

3）术后应住院治疗，由临床医师根据病情决定置管引流的时间和下一步治疗方案。

（二）常见并发症及处理

1. 胆漏和胆汁性腹膜 最常见，与梗阻的胆道内压力较高、穿刺损伤及引流管放置不顺或引流管短期内脱落有关。早期发现胆漏可尽量避免引起严重的胆汁性腹膜炎。如置管引流后右上腹剧烈疼痛、腹肌紧张，提示胆漏发生可能。应尽早进行检查，还可经引流管造影了解引流管的位置。若术后腹腔内有较多积液，可做腹腔穿刺抽液及置管引流，病情严重者需采取手术治疗。

2. 胆道内出血 如引流胆汁内混有少量血液可不做特殊处理，数日后可自行消失；如出现大量血液应立即封闭引流管，并进行肝动脉栓塞。胆道内出血是因置管过程中损伤血管所致，甚至形成假性动脉瘤等。

3. 腹腔内出血 较少见，常发生于操作失误或置管操作失败，肝表面留有裂隙伤口等造成，通常保守治疗即可。如出血量大且不能止血者可采取肝动脉栓塞或手术治疗。

4. 胆管 - 门静脉瘘 由于胆管与门静脉相伴走行，穿刺针穿破胆管后容易进入门静脉，从而导致压力较高的胆汁经针道进入门静脉，患者出现寒战、高热，继而发生菌血症；而当门静脉压力高于胆道压力时，门静脉血液进入胆道，引流管内有血性液体流出，量大时可形成凝血块，引起胆道系统感染和黄疸加重。可调整引流管位置或更换粗引流管压迫止血。

5. 其他非特异性的并发症 如过敏反应、低血压、气胸等，一旦发生要立即处理。

6. 引流管堵塞 引流管放置时间较长时发生，可用生理盐水冲洗或更换引流管，必要时重新置管。

（三）操作注意事项

1. 选择合适的目标胆管。扩张的目标胆管直径至少大于 4mm，胆管的进针点距梗阻部位至少需有 4~6cm，这样引流管在胆管内才能保留一定的长度以防脱出。一般选择右肝内胆管，原因是 S2、S3 段的肝内胆管在穿刺路径上往往无法避开门静脉；置管方向与穿刺针的方向几乎垂直，若要从此处将引流管插至肝门附近胆管内，还须在门静脉左支矢状部拐弯两次，操作难度较大，且易引起引流不畅；左肝活动性较大，肝组织较薄，引流管无法通过足够厚的正常肝组织固定，置管后容易脱出。另外目标胆管不能距肝表面太近，也不能距离太深。胆管位置过浅则不便利用实性的肝脏组织固定，并且因为胆管位置过浅，胆汁易顺针道流入腹腔引起胆汁性腹膜炎，而胆管位置过深时则穿刺针易偏移且对肝脏损伤较大。切忌对左右肝管、肝总管及肝外胆道进行穿刺引流。

2. 选择穿刺位置后，入针前要仔细扫查以找到最大管径切面。因超声存在部分容积效应，有时穿刺针未进入胆管，超声图像叠加后可显示穿刺针已进入胆管，但却抽不出胆汁。所以在穿刺时要尽量选择最大管径切面，引导过程中需左右微调探头，胆管显示最清楚时进行穿刺，同时操作者应注意穿刺针刺入胆管瞬间的突破感。穿刺针与胆管间夹角尽可能小。进针时的角度见图 12-0-2。穿刺时可采用冲击手法，应用腕部的力量。先进针至皮下，确保穿刺针在穿刺线上，再快速刺入目标胆管。

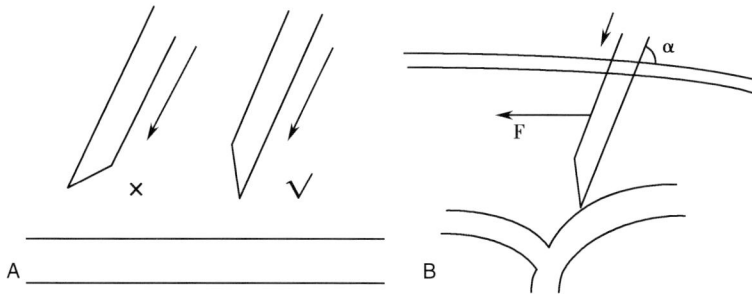

图 12-0-2　穿刺针进入胆管时针尖方向及穿刺针入肝时与肝表面角度的关系
A. 穿刺针尖斜面应朝上；B. 穿刺针入肝时应尽量与肝表面保持垂直，与肝表面的角度（α）越小，操作时使肝脏侧向运动的力（F）就越大，肝内胆管越容易偏移，穿刺准确率会下降。

3. 扩张管扩皮时要注意深度，避免穿入腹腔，否则可能会将空气带入腹腔，影响下一步的操作。

4. 引流管推入扩张的胆管时，有 3 处抵抗力较大，即腹直肌鞘、肝表面和胆管壁，特别是腹直肌鞘，必要时可以边捻转导管边顺势稍施加力推进。引流管在胆管内推进如遇弯曲明显的部位也会受阻，此时将导丝回拉 1~2cm，再推进导管则有可能通过。一步法操作向前推引流管时，管芯不可退出太快，否则易引起引流管在肝表面弯折，无法全部进入肝组织，且此时会误认为已有足够长度的引流管进入胆管，但实际长度可能很短。对于肿瘤引起的胆道梗阻，导丝和引流管不可置入过深，以免刺入肿瘤引起胆道内出血。

5. 穿刺过程中如果胆管内压力较大，刺破胆管时胆汁会顺着穿刺通道渗至肝表面引起剧烈疼痛，这种情况可通过穿刺前超声引导下对穿刺点附近的腹膜及肝包膜进行浸润性麻醉进而避免。

6. 训练患者呼吸配合十分重要，因胆管与血管伴行，有时只在呼吸的瞬间可以避开血管，同时胆管又能显示为最大切面。所以应在患者尽量平静呼吸时进行操作，而不是大力吸气后停止呼吸，因每次吸气时的力度可能不同，皮肤内针道与肝内针道会有错位，入引流管时受影响。

7. 扩张的胆管系统内胆汁淤积、压力大，操作过程要求一次完成，但如果一次穿刺不成功，不能将穿刺针完全拔出肝表面，避免胆汁顺针道流出，引起剧烈腹痛。应尽量在肝内重新调整针尖方向，完成穿刺。

8. 对于基础情况差、胆管积气、近期有感染的患者应术前预防性使用足量的抗生素。

（四）相关知识

胆道结石、肿物等原因引起的肝内外胆管和胰管的梗阻扩张，临床症状重，大部分患者起病隐匿，发现晚，后期手术风险大、并发症多，重度梗阻性黄疸患者的手术死亡率高。如先进行胆管内减压治疗，改善患者的一般情况及肝功能后再进行手术治疗，可大大降低手术死亡率及并发症的发生率。经皮经肝穿刺胆管引流术（percutaneous transsherpatic cholangiodrainage，PTCD）是实时超声引导下进行的解除阻塞、引流胆汁的较安全简便的微创手段。对于不能进行根治术的患者，PTCD 更是简便且行之有效的姑息性治疗方案，可改善患者临床症状，延长生存期，提高生活质量。

（五）技能水平评价标准

同表 12-0-1。

# 四、相关知识测试题

1. 超声引导置管引流的并发症有

①出血；②感染；③毗邻脏器损伤；④疼痛。

    A. ①②③　　　　　　　　B. ①③　　　　　　　　C. ②④

    D. ①②③④　　　　　　　E. ②③④

2. 超声引导穿刺抽液的禁忌证有

①难以显示病灶或显示不清；②缺乏合适的进针路径；③患者被动仰卧位；④凝血功能不正常。

    A. ①②③　　　　　　　　B. ①②④　　　　　　　C. ②③④

    D. ①②③④　　　　　　　E. ②③

3. 以下超声介入时进针路径**错误**的有

    A. 胸腔积液穿刺抽液采用半坐卧位，腋后线进针

    B. 心包积液穿刺抽液采用坐位，剑突下进针

    C. 腹水穿刺引流采用卧位，耻骨联合上方进针

    D. 心包积液穿刺抽液采用卧位，心尖区进针

    E. 双侧胆管扩张且相通时优先选择右侧胆管，于第 6~7 肋间进针

4. 经皮经肝穿刺胆管置管引流的适应证有

    A. 胆道良性狭窄　　　　　　　　　　B. 有梗阻性黄疸表现，病因不明者

    C. 严重胆道感染　　　　　　　　　　D. 手术后梗阻性黄疸复发

    E. 肝内胆管扩张在 4mm 以下

5. 经皮经肝穿刺胆管置管引流的优点是

    A. 超声定位，穿刺成功率高，创伤性小，患者易接受

    B. 适应范围广

    C. 安全性高，黄疸消退的效果明显而迅速

    D. 高位胆道梗阻传统手术难度大，并发症多，而介入治疗有较大的优势

    E. 能彻底治疗原发病

**答案：**1. D　2. B　3. D　4. BCD　5. ABCD

（叶玲娟）

## 推荐阅读资料

［1］李凯，许尔蛟.介入性超声的临床应用.广州：华南理工大学出版社，2018.

［2］谢晓燕.穿刺抽吸与置管引流.中国医刊，2014,49（增刊）:110-120.

［3］中国医师协会超声医师分会.中国介入超声临床应用指南.北京：人民卫生出版社，2017.

# 第十三章

## 超声引导热消融治疗

### 第一节　超声引导肝脏肿瘤热消融治疗

#### 一、概述

超声引导肝脏肿瘤热消融治疗是在超声实时引导下进行经皮穿刺,通过热效应进行原位灭活肝脏肿瘤的局部治疗方法,包括射频消融(radiofrequency ablation,RFA)、微波消融(microwave ablation,MWA)、激光消融(laser ablation,LA)等。适用于对病变部位无法切除的患者,局限病灶或有轻微肝外转移的局限病灶因身体状况或并发症而无法手术的患者。热消融是当前除手术切除、肝移植治疗肝癌外的首选局部治疗方法,其疗效及微创性越来越受到重视。超声引导肝脏肿瘤热消融的优点是创伤小、操作简易、可有效灭活肿瘤等,在肝肿瘤治疗效果方面取得了突破性进展。

#### 二、操作规范流程

（一）适应证

1. 直径≤5cm 的单发肝癌和最大直径≤3cm 且病灶数≤3 个的原发、复发或转移性肝癌,转移性肝癌需原发病灶已得到有效控制、无肝外转移或肝外转移灶稳定。

2. 肝血管瘤直径>5cm、有临床症状。

3. 肝功能 Child-Pugh 分级 A 级或 B 级。

4. 肝脏肿瘤距离重要脏器及结构 0.5cm 以上,如胆囊、膈肌、胃肠道、胆总管等。

5. 对于手术难以切除的特殊部位、肝功能差或门静脉高压不能耐受手术切除的肝癌治疗。

6. 肿瘤直径>5cm 或病灶数>3 个的不适宜手术者,可行姑息性热消融治疗。

7. 作为肝动脉栓塞化疗术(transcatheter arterial chemoembolization,TACE)后残留或复发、局限性门静脉癌栓的治疗。

8. 肝移植等待期的过渡治疗。

（二）禁忌证

1. 弥漫型肝癌或肝外转移灶不稳定。

2. 侵犯邻近空腔脏器。

3. 肝功能 Child-Pugh 分级 C 级。

4. 不可纠正的凝血功能障碍。

5. 合并有活动性感染,特别是胆道系统感染等。

6. 顽固性大量腹水和 / 或恶病质。

7. 心、脑、肺、肾等重要器官功能衰竭。

8. 意识障碍或不能配合治疗。

9. 近期有门静脉高压引起食管静脉曲张破裂大出血。

10. 对置入心脏起搏器的患者严禁实施单极射频消融治疗。

### (三) 操作前准备

1. 患者准备

(1)向患者及家属(被委托人)告知消融治疗的潜在风险,并嘱其签署手术知情同意书。

(2)术前 2 周以内的血、尿、大便常规,凝血功能、肝肾功能,肿瘤标志物,血型,感染筛查[人类免疫缺陷病毒(HIV)、乙型肝炎病毒(HBV)及丙型肝炎病毒(HCV)、梅毒],肝脏超声造影 / 增强 CT/ 增强 MRI,心电图,X 线胸片等。

(3)局部麻醉或全身麻醉前 4h 禁水,全身麻醉前 12h 禁食。

(4)建立静脉通路。为缓解手术时疼痛,术前 30min 肌内注射 100mg 盐酸布桂嗪或 50~100mg 哌替啶。

(5)常规服用高血压、糖尿病药物,服用抗凝药物者需停药 7d。

2. 物品(器械)准备

(1)设备或器材准备:彩色多普勒超声诊断仪、消融治疗仪(射频 / 激光 / 微波等)、消融针(射频电极针 / 激光光纤 / 微波消融针等)、活检针、抢救车、电除颤仪等,保证上述设备或器材运行正常。

(2)药品准备:常规药品和急救药品如麻醉、镇痛、镇静、止血、止吐药物等。

3. 操作者准备

(1)核对患者信息,包括姓名、性别、年龄、主诉。

(2)确认禁食、禁饮时间。

(3)询问患者既往病史,包括有无服用抗凝药物、抗血小板药物,有无凝血异常疾病病史。

(4)如全身麻醉则需询问患者是否有药物过敏史。

(5)核对患者血常规、凝血功能、心电图及既往检查结果。

(6)明确患者有无热消融禁忌证。

(7)确保患者已签署超声引导下肝脏肿瘤热消融同意书。

### (四) 操作步骤

1. 体位选择、确定穿刺路径　再次对患者进行全面超声扫查,视病变位置选择适宜体位,确保充分暴露手术部位。对病灶行多角度、多切面超声检查,测量病灶三条径线并存储图像,明确病灶的位置及与周围组织的解剖关系,进行常规超声造影检查,并记录动态影像。视患者的病灶位置、大小等情况制订治疗方案,包括选择最佳的消融方式,制订合理的进针点、进针角度及布针方案。选择的穿刺路径必须避开大血管、胆管及其他重要脏器,并尽可能经过部分肝脏组织。射频消融术前必须将皮肤电极置于患者的大腿处,作为"参照"电极,以建立电气连接。

2. 呼吸屏气训练　在超声引导下,根据需求进行呼吸屏气训练。

3. 穿刺部位消毒、铺巾　常规消毒、铺巾,采用 2% 利多卡因进行局部麻醉,先在皮肤穿刺点做一皮丘,再于肋间进针并逐层麻醉至肝包膜,视消融针类型必要时皮肤穿刺点做小切口。

4. 消融针穿刺　穿刺前检查并确保消融治疗仪及消融针运行正常。

(1)射频电极针:在超声引导下,使用射频电极针穿刺至其活性端到达预消融区。多电极针可视肿瘤大小选择展开探针范围,最大可至 5cm。

(2)微波消融针:在超声引导下,将微波消融针穿刺至其活性端到达预消融区。随即接好冷循环系统。

(3)激光光纤:在超声引导下,将 21G 穿刺导管针穿刺至预消融区,退出针芯后插入激光光纤。在平齐穿刺针过程中,后退穿刺针以卡紧接口,保证光纤尖端裸露长度约 10mm。

5. 消融治疗　使消融针与消融治疗仪连接畅通,视患者肝功能、体能、耐受情况及肿瘤大小、数目、部位、与周围结构毗邻关系等制订适宜的消融方案。对多发及大肿瘤进行分次消融,采取先深后浅、先难后易的方法,消融范围应超出肿瘤边缘 0.5cm 以上。针对存在粗大滋养血管的结节,可首先阻断滋养血管,而后再进行消融治疗。当肿瘤邻近重要脏器或结构时,为避免其受到损伤,可联合化学消融或采取水 / 气分离等辅助措施加以保护,并在超声连续监视下进行。随着能量的释放,消融针逐步出现回声增强区并不断扩大,逐渐覆盖肿瘤和安全边缘。术中行心电监护、予以吸氧,严密监测患者心率、血压、血氧饱和度的变化,每 15~30min 测量并记录一次,密切关注患者的面色、表情变化,询问其有无不适并采取相应措施,同时需给予心理支持,以缓解患者情绪。

6. 撤针　确认消融完成后,将输出功率设置为针道消融功率,具体数值可参考各设备厂家指导数值酌情控制。撤针时,在充分消融针道的同时缓慢撤出消融针,防止烫伤皮肤。

7. 即刻疗效评价　治疗结束前再次行全面超声检查,待气体部分消散,确定消融范围已完全覆盖肿瘤,保证有 5mm 的安全消融边界,排除发生肿瘤破裂、出血、血气胸等并发症的可能因素。有条件者术后即刻行肝脏超声造影检查评价消融疗效,如肿瘤残余可予以补充消融。

8. 术后处理

(1)消融治疗完毕后,采用无菌纱布对穿刺点进行覆盖包扎。包扎后嘱患者休息 30min,经观察发现无任何不适感后方可将其送回病房。嘱患者卧床休息 24h,其间观察穿刺部位有无渗血、出血情况。心电监护 12~24h,必要时可延长。

(2)治疗结束后,患者须禁水、禁食 4h,肿瘤邻近胃肠道者适当延长时间。

(3)术后 3d 复查血常规、肝肾功能等指标。

(4)予以适当补液、保肝、止血等对症治疗,必要时使用抗生素。

9. 术后随访

(1)术后第 1、3、6、12、18 个月进行随访超声检查,观察消融区域范围及坏死情况。

(2)术后首次复查时,行超声造影及增强 CT 或增强 MRI,观察消融灶及其周边有无强化现象。消融灶及其周边无强化现象为完全消融者,每 3 个月行超声造影、每 12 个月行增强 CT 或增强 MRI。消融灶或其周边有强化高度怀疑消融不完全者,可再次行热消融治疗。每次复查详细记录消融灶情况并存储图像。

（3）记录发生的并发症及其处理、恢复情况。肝脏恶性肿瘤热消融患者随访时必需复查肝功能及相关肿瘤标志物〔如甲胎蛋白（alpha fetoprotein,AFP）、糖类抗原 19-9（carbohydrate antigen 19-9,CA19-9）、癌胚抗原（carcinoembryonic antigen,CEA）等〕。

（五）常见并发症及处理

根据严重程度分为轻微并发症和严重并发症。轻微并发症通常不需特殊处理或对症处理,1~2 周即可恢复。严重并发症必须及时处理,否则可能引起实质性脏器损害和功能障碍,甚至危及患者生命。

1. 疼痛　消融治疗最常见的症状。多为轻度,可持续数日至 2 周,不需干预。少数患者可能出现中度以上疼痛,在排除急腹症、出血等情况后引起的中重度疼痛,应给予充分镇痛。

2. 感染　为了防止出现感染,在医生指导下使用抗生素;保持室内空气新鲜,防止病菌滋生;尽可能减少陪床或探视,防止带入外界病菌,避免发生交叉感染。

3. 消融后综合征　即消融治疗后出现一过性的低热、乏力、恶心、呕吐、全身不适等症状,通常呈自限性;严重程度及持续时间往往与消融病灶体积大小成正相关,但少数病例也存在个体差异;一般持续 2~7d,消融病灶体积较大时可能持续 2~3 周;必要时给予对症处理。

4. 肝功能损害　部分患者在接受消融治疗后出现肝功能损伤,通常在术后 1 周 ~1 个月恢复,其损伤程度与消融肿瘤的大小及位置有关。可予以积极保肝、营养支持治疗,并及时处理并发症(抗感染、脓肿引流、止血、扩容、胆管引流等)。

5. 肝内血肿、肝包膜下和/或腹腔出血　通常发生在肿瘤邻近肝包膜的患者,主要原因包括穿刺针道或穿刺损伤血管、针道消融不充分等;少量出血可行压迫或烧灼针道止血;活动性出血、大量出血应及时行动脉栓塞或消融止血,必要时行开腹止血;患者出现失血性休克时须积极抗休克治疗,同时行动脉栓塞止血,必要时采取手术探查。

6. 气胸　少数病例由于穿刺损伤脏层胸膜或肺组织可能引起气胸。少量气胸仅需保守治疗,中大量气胸则需采取穿刺抽气或行胸腔闭式引流。

7. 腹水　多数消融治疗后出现的少量反应性腹水,通常不需任何处理即可自行吸收。术后观察患者有无明显腹胀、尿少、下肢水肿等现象,记录 24h 尿量,并定期测量其腹围,若出现大量腹水,可行穿刺抽液或引流。

8. 胸腔积液　由于部分肿瘤邻近膈肌,消融治疗过程释放的热能及术后的坏死组织刺激胸膜引起反应性胸腔积液。少量胸腔积液一般不需处理即可自行吸收,中大量胸腔积液行穿刺抽吸或置管引流。

9. 邻近脏器的损伤　包括胆道、胆囊、胃肠道及膈肌的损伤。轻度损伤不需处理即可恢复。中重度梗阻性黄疸应置管引流或行胆道成形术;胆囊穿孔者则须切除胆囊。胃肠道穿孔时须行胃肠减压、禁食、禁水并及时进行手术治疗;膈肌损伤如果出现气胸或胸腔积液,其处理方法同前述"气胸"及"胸腔积液"的处理。

10. 肿瘤种植　肿瘤种植是由反复多次穿刺肿瘤、针道消融不充分等引起,一旦发现应立即予以消融治疗。

11. 穿刺点皮肤烫伤　当针道过度消融时,穿刺点处皮肤可能出现烫伤,应保持局部皮肤的清洁干燥、预防感染,必要时局部应用烫伤膏。

12. 其他　少数患者术后会出现肋间动脉及肋间神经损伤、胆管 - 支气管瘘、肝动脉 - 门静脉 / 肝静脉瘘等症状。

## 三、操作注意事项

1. 应准确定位穿刺点,避免反复多次穿刺,导致肿瘤种植、损伤邻近组织或肿瘤破裂出血。

2. 消融针活性端到达肿瘤内部后需调整位置时,应原位消融后再进行调整。

3. 消融针如未到达肿瘤,需调整位置或更换皮肤穿刺点重新选择穿刺路径时,应充分消融针道后再进行其他操作。

4. 穿刺过程中应时刻观察消融针尖的位置,消融过程中应固定好针柄,避免针尖位置随呼吸运动而移动。

5. 对于初发肿瘤,消融前应行穿刺活检明确病理性质。

## 四、评价指标

1. 消融成功是指是否按照术前制订的方案完成肿瘤消融,通过消融术后即刻超声造影、增强 CT 或增强 MRI 评价。

2. 消融疗效是指消融术后特定时间点(消融后即刻、1 周或 1 个月)行超声造影、增强 CT 或增强 MRI 等影像学检查证实肿瘤是否完全消融。

3. 并发症情况。

4. 消融结局包括影像学检查评价的局部疗效,疼痛、肿瘤症状缓解情况等全身疗效,相关的肿瘤标志物变化,患者的生存质量,疾病进展时间(或无进展生存期)及总体生存期等。

## 五、相关知识

目前临床应用的热消融方式主要有三种类型。

1. 激光消融(LA)　LA 是利用激光物理特性通过光纤传递的能量与生物组织作用发生散射被组织吸收,从而沉积能量并使局部组织温度快速升高,以达到使靶区组织热毁损的目的。组织细胞出现不可逆损伤需要达到一定的温度与时间,在 60~100℃的温度下,蛋白质会发生快速而持久的凝固反应,而在 105~110℃以上的温度下则直接出现组织炭化和气化。

2. 射频消融(RFA)　RFA 由射频发生器、电极(贴片和消融针)和人体共同构成闭合回路,在 200~1 200kHz 的交变电流作用下,射频电极尖端相邻的肿瘤的离子会快速振动摩擦转化为热能,从而使靶区组织热毁损。射频消融产生的温度与肿瘤组织之间的相互作用关系类似于 LA。

3. 微波消融(MWA)　MWA 是利用高频电磁波(2 450MHz)辐射天线周围的组织,导致组织中的水、蛋白质等极性分子和带电粒子吸收能量后产生剧烈摩擦振动产生热能并导致靶组织凝固变性。由 MWA 引起的热毁损性质与程度同样取决于加热时间及组织所达到的温度。

## 六、常见操作错误及分析

1. 消融针伤及周围重要结构 消融针外径略粗、针尖稍钝,在操作过程中切忌用力过猛而伤及重要大血管、胆管或胆囊。

2. 消融后快速退针且未消融针道 操作者无瘤原则意识淡薄,操作不规范直接拔针。

## 七、目前常用训练方法简介

目前,多利用自制胶体简易模型进行穿刺训练,还可以用离体的动物器官(猪肝)或活体动物模型(活体兔)进行消融训练。

## 八、相关知识测试题

1. **不能**进行外科手术治疗的肝癌首选治疗方式为

A. 口服药      B. 静脉化疗      C. 热消融治疗

D. 放疗      E. 中医药治疗

2. **不属于**超声引导肝脏肿瘤热消融治疗的禁忌证为

A. 肿瘤弥漫分布

B. 侵犯邻近空腔脏器

C. 肝功能 Child-Pugh C 级

D. 肝血管瘤直径>5cm、有临床症状

E. 植入心脏起搏器

3. 射频电极针可根据肿瘤大小选择展开探针的最大刻度是

A. 3cm      B. 4cm      C. 5cm

D. 6cm      E. 7cm

4. 热消融术后最常出现的并发症是

A. 疼痛      B. 感染

C. 肝功能损害      D. 肝动脉 - 门静脉瘘

E. 肝内血肿、肝包膜下和 / 或腹腔出血

5. 消融综合征的表现包括

A. 低热      B. 全身不适      C. 恶心、呕吐

D. 乏力      E. 以上都是

**答案:**1. C 2. D 3. C 4. A 5. E

(伍晓敏 邓 金)

## 推荐阅读资料

[1] 高君,范瑞芳,杨家印,等. 肝血管瘤的射频消融治疗 ( 国内 ) 专家共识. 中华肝胆外科杂志, 2017, 23 (5): 289-295.

[2] 国际肝胆胰协会中国分会肝血管瘤专业委员会. 肝血管瘤诊断和治疗多学科专家共识 (2019 版 ). 临床肝胆病杂志, 2019, 35 (9): 1928-1932.

［3］国家肿瘤微创治疗产业技术创新战略联盟专家委员会, 中国医师协会介入医师分会消融治疗专家工作指导委员会, 北京医师协会介入医师分会. 影像引导肝脏肿瘤热消融治疗技术临床规范化应用专家共识. 中华医学杂志, 2017, 97 (31): 2420-2424.

［4］经翔, 陈敏华. 肝肿瘤热消融治疗并发症原因及其防治. 中华医学杂志, 2015, 95 (27): 2147-2149.

［5］中国抗癌协会肝癌专业委员会, 中国抗癌协会临床肿瘤学协作专业委员会, 中华医学会肝病学分会肝癌学组. 肝癌局部消融治疗规范的专家共识. 中华肝脏病杂志, 2011, 19 (4): 257-259.

［6］中华人民共和国国家卫生健康委员会医政医管局. 原发性肝癌诊疗规范 (2019 年版). 肿瘤综合治疗电子杂志, 2020, 6 (2): 55-85.

# 第二节　超声引导甲状腺结节热消融治疗

## 一、概述

随着超声介入诊疗的不断发展, 超声引导下热消融术以其疗效确切、并发症少、微创、可重复治疗的优势逐渐成为治疗甲状腺良恶性结节的新兴治疗方式并取得了满意的疗效。超声引导下甲状腺热消融术是指在超声实时引导下, 将消融针经体表精准置入甲状腺病灶, 利用物理原理 (激光、射频、微波) 产生高温使病灶组织发生不可逆性坏死的治疗技术。自 1989 年 Steger 首次探索将热消融技术应用于甲状腺领域以来, 热消融术逐步开启了甲状腺结节治疗的新时代。经过 20 余年发展, 各种消融方式日臻完善并使甲状腺结节热消融术更快普及。目前, 甲状腺结节热消融术已经成为外科手术的重要补充方式。

## 二、操作规范流程

### (一) 适应证

1. 甲状腺良性结节

(1) 有与结节相关的临床症状 (如颈部疼痛、异物感、压迫症状、自主功能性结节引起甲状腺毒性症状等), 但不能耐受外科手术治疗或拒绝传统外科手术治疗。

(2) 无明显临床症状, 但因思想顾虑过重而影响正常工作生活且拒绝临床观察。

2. 甲状腺微小乳头癌

(1) 直径 ≤1cm, 甲状腺针吸细胞学检查或组织病理学检查证实为乳头状癌, 颈部无可疑淋巴结转移。此外, 患者自身不能耐受或主观拒绝外科手术治疗, 以及思想顾虑过重影响正常工作生活且拒绝临床观察也为禁忌。

(2) 手术治疗后复发, 不适宜再次手术。

3. 颈部转移性淋巴结需同时满足以下条件

(1) 甲状腺癌根治术后颈部复发转移性淋巴结放射性碘治疗无效或拒绝放射性碘治疗。

(2) 存在手术困难且自身条件不能耐受或主观拒绝外科手术治疗。

(3) 颈部 Ⅱ~Ⅵ区每个分区内可疑转移性淋巴结不超过 1 枚, 总数量不超过 3 枚且较大

甲状腺结节微波消融术

淋巴结长径不超过 2cm。

#### (二) 禁忌证

1. 甲状腺良性结节

(1)病理提示结节为滤泡状肿物或可疑恶性变。

(2)甲状腺弥漫性结节。

(3)结节内存在粗大钙化灶。

(4)巨大胸骨后甲状腺肿或结节大部分位于胸骨后方。

2. 甲状腺微小乳头状癌

(1)多灶性病变。

(2)累及包膜和周围组织。

(3)颈部淋巴结或远处转移。

(4)病理学高危亚型。

3. 颈部转移性淋巴结

(1)转移性淋巴结中存在粗大钙化灶。

(2)病灶不能与大血管、重要神经分离至足够的操作空间。

除以上禁忌证外,如满足下列任意一条即排除:①严重的凝血功能障碍;②重要脏器功能不全;③甲状腺内结节或颈Ⅳ区转移性淋巴结,其对侧声带功能异常;④病灶邻近重要解剖结构,且不能建立有效隔离带。

#### (三) 术前准备

1. 患者准备

(1)充分告知患者及家属(授权委托人)治疗目的及风险,并嘱其签署知情同意书。

(2)术前 2 周内检查血、尿、大便常规,肝功能、肾功能、甲状腺功能、凝血功能,感染筛查(HIV、HBV、HCV、梅毒),甲状腺彩色多普勒超声(可行超声造影),心电图及 X 线胸片等。

(3)术前 2h 及术后 6h 禁食。

(4)体内有金属植入物者禁用射频消融方式,以防术中发生危险。

(5)高血压、糖尿病患者应常规服药;服用抗凝血药物者须停药 1 周以上。

(6)女性患者应避开月经期。

2. 物品(器械)准备

(1)设备或器材准备:彩色多普勒超声诊断仪、消融治疗仪、消融针、抢救车、电除颤仪、心电监护仪、氧气等,并保证其可正常运行和使用。

(2)药品准备:常规及急救药品如麻醉、镇痛、镇静、止血药等。

3. 操作者准备

(1)操作者应具备肿瘤消融治疗操作资质。

(2)术前核对患者信息、行相应体格检查并询问相关病史(包括有无服用抗凝血药物或凝血功能障碍史,有无药物过敏史等)。

(3)查看患者血常规、凝血功能、心电图等既往检查结果,明确无消融禁忌证。

(4)告知患者手术风险及术中注意事项,确认患者已签署知情同意书。

(5)建立静脉通路,方便静脉给药。

**（四）操作步骤**

1. 体位与局部麻醉

（1）患者取仰卧位，可在肩部垫一软枕，使颈部呈后仰过伸位，以便充分暴露患者颈部及双侧锁骨上区。

（2）常规消毒、铺巾，在超声引导下以 2% 利多卡因或其稀释液从皮肤穿刺点至甲状腺前缘外周包膜逐层浸润麻醉。

2. 消融方案设计

（1）对病灶行多角度、多切面超声检查并存储图像，明确病灶的位置及其与周围组织的解剖关系。根据病灶位置、大小及其与周围组织关系制订消融方案，包括选择最佳的消融方式，设定合理的进针点、进针角度及布针方案。

（2）根据消融方式选择合适的进针路径，其中经峡部入路为相对安全且常用的路径。无论选用何种穿刺路径，均应遵循安全、近距离的原则，避开颈部血管、气管、食管、神经等重要结构。

3. 穿刺进针　穿刺前检查并确保消融治疗仪及消融针运行正常，在超声引导下，将消融针沿设计路径穿刺置入预消融区，必要时可在皮肤穿刺点做小切口。

（1）射频消融：电极针活性端穿刺到达预消融区，多电极针应视肿瘤大小选择探针展开范围。

（2）微波消融：消融针活性端穿刺到达预消融区。随即接好冷循环系统。

（3）激光光纤：先将 21G 穿刺导管针置于预消融区，退出针芯后插入激光光纤。

4. 消融方法

（1）常规消融方法：①对于体积较小的病灶，应使用"固定消融法"，将热源固定于病灶中进行消融；②对于体积较大的病灶，可使用"移动消融法"或"叠加式消融法"，将病灶分为多个小的消融单元，通过移动消融针或多针叠加对各个单元进行热消融，各单元相互重叠以确保病灶被全部覆盖。

（2）辅助消融技术

1）隔离液技术：如目标病灶与颈部重要解剖结构距离较近，应使用隔离液技术以对重要结构形成保护。具体如下：将生理盐水或生理盐水与 2% 利多卡因混合液 10~40ml 注射于甲状腺外包膜与颈动脉间隙、甲状腺与气管食管间隙、甲状腺后包膜与喉返神经穿行区域、转移性淋巴结与周围组织间隙，尽可能形成宽度至少 5mm 的安全隔离区。

2）囊肿抽吸与硬化技术：对于以囊性为主的囊实混合性结节，可先行抽吸或抽吸硬化后，再消融。

滋养血管阻断技术：对于有粗大滋养血管的结节，可以先阻断滋养血管后，再消融。

5. 消融操作

（1）消融治疗仪输出功率的设置：一般微波 30W，射频 5W，激光 3W。

（2）消融过程：在超声实时监控下，病灶内肿瘤细胞因受热产生气化现象，气体逐渐聚集在消融针周边形成回声增强区域。当回声增强区完全覆盖结节及其周边安全区域时，停止消融。使用"移动消融法"时，应待前一单元消融完成后，将消融针移动至下一单元，逐单元消融，使病灶及周边安全区域全部被气化形成的强回声区覆盖后，停止消融。有条件者，可待气体消散后，即行超声造影检查以评估消融毁损范围，便于及时对残余病灶进行补充消融(图 13-2-1)。

(3)术中应予心电监护,密切观察患者生命体征变化。

6. 退针方法

(1)病灶消融结束后,将输出功率设置为针道消融功率,具体数值可参考各设备厂家指导数值酌情控制。

(2)采用边消融边缓慢退针的方法,在消融针退出甲状腺组织之后停止消融并拔出消融针,以免损伤甲状腺周围组织或烫伤皮肤。

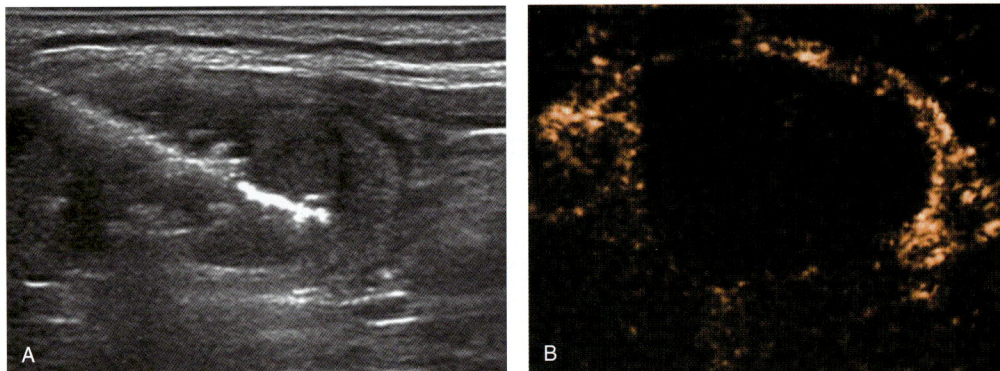

**图 13-2-1 结节性甲状腺肿消融过程**

A. 术中组织受热气化产生气体聚集于消融针周边;B. 术后超声造影显示消融损毁区内无增强。

7. 术后处理

(1)皮肤进针点处覆盖两块纱布,局部包扎好后可用冰敷。

(2)嘱患者卧床休息,注意观察生命体征及颈部情况等,必要时超声检查颈部水肿、血肿等情况。

(3)适当补液、抗炎、止血治疗。

(4)对较大结节需要补充治疗者,可在前次治疗后 1 周再酌情进行。

8. 术后随访(图 13-2-2)

(1)热消融治疗后第 1、3、6、12、18 个月随访超声检查,观察消融区域范围及坏死情况,计算体积及结节缩小率,计算公式:结节体积缩小率 =(治疗前体积 – 随访时体积)/ 治疗前体积 ×100%。

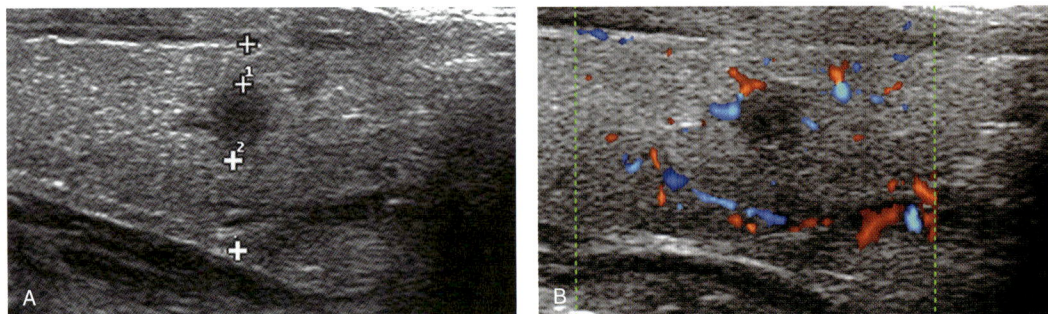

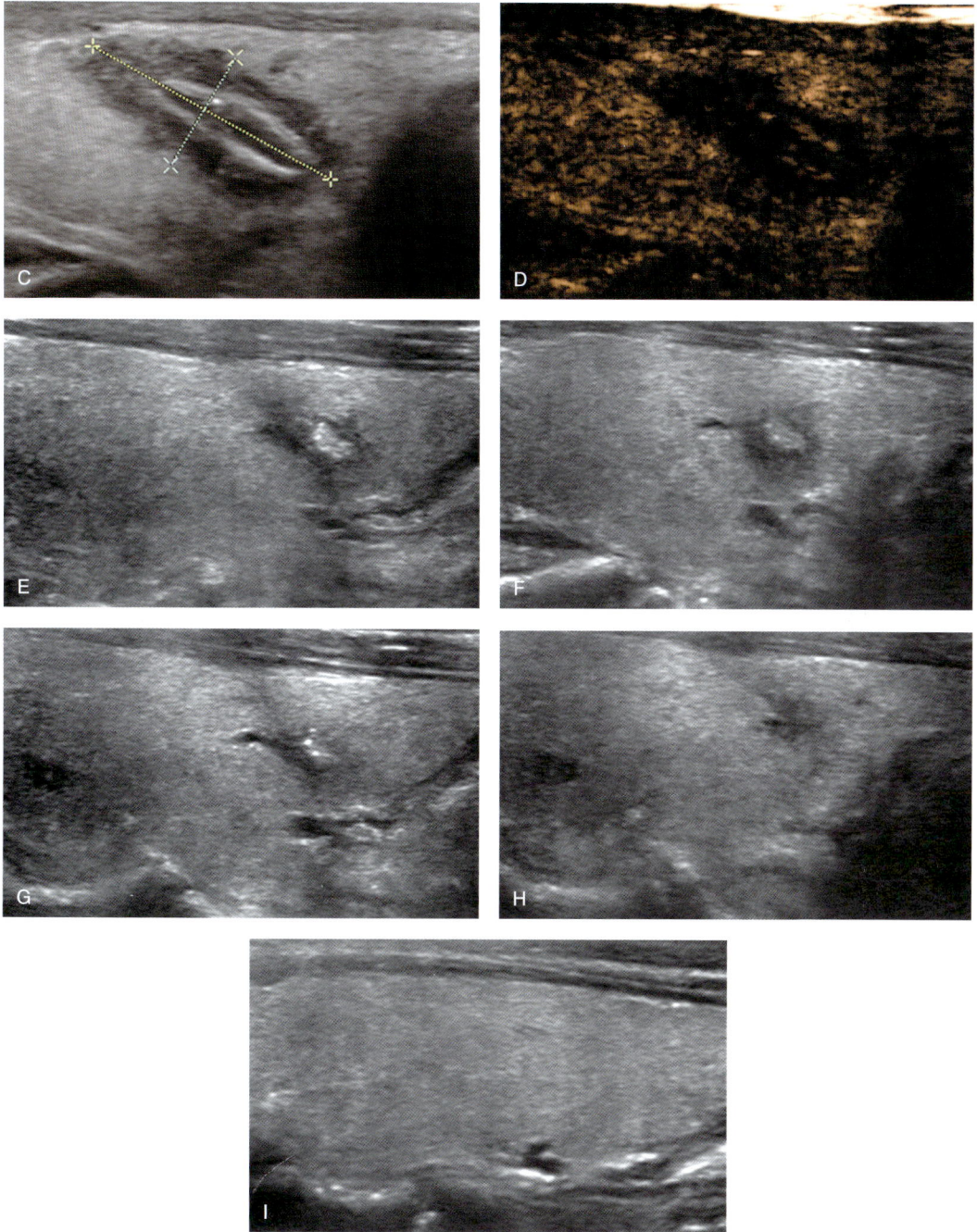

**图 13-2-2　甲状腺微小乳头状癌患者消融前后对比**

术前可见甲状腺实性低回声结节，纵横比>1（A），彩色多普勒提示结节内未见明显血流信号（B），术后 1d 复查消融损毁范围（C），术后 1d 超声造影提示损毁区内无增强（D），术后 1、3、6、12、18 个月复查（E~I），损毁区逐渐吸收缩小，最终消失。

　　（2）术后初次复查时，应行超声造影检查以评估病灶毁损情况；其后随访可采用常规超声，每次复查应详细记录结节吸收情况并存储图像。

（3）记录相关并发症及其治疗、恢复情况。

（4）甲状腺肿瘤及颈部转移性淋巴结热消融患者随访时需检测甲状腺功能全套及相应肿瘤标志物。

### （五）常见并发症及处理

热消融治疗的不良反应及并发症较轻，多数症状可于治疗后 1~2 周内自行消失，严重的并发症出现时需及时干预以避免引起严重后果。

1. 疼痛　为各种消融治疗后常见并发症，数日后可缓解消失，若疼痛剧烈可给予相应止痛药物治疗。

2. 出血　对于术前有出血倾向者，术前、术后应对症治疗；术中注意避开大血管，若肿瘤内或周边有大血管穿入，可先使用大功率对其凝固止血。

3. 发热及感染　发热常由肿瘤坏死物质吸收所致，一般体温<38.5℃，数日后可消失，无须特殊治疗；若体温持续不降或达 39℃以上应考虑感染，需及时进行专科治疗。

4. 喉返神经及喉上神经损伤　由于术中热量传导可致喉返神经或喉上神经损伤，单侧喉返神经损伤时可出现声音嘶哑，多数患者会于 3~6 个月内逐渐恢复，可给予激素或神经营养类药物等；双侧喉返神经损伤易导致窒息，须及时行气管插管或气管切开；喉上神经损伤时可出现饮水呛咳、音调变化等。

5. 皮肤损伤　消融时针杆热量可造成针旁皮肤烫伤，可局部冰敷 1d 后涂抹烫伤膏。

6. 针道种植转移　较少发生，边消融边退针可有效避免。

7. 气管穿孔　对于特殊部位的病灶，如病灶邻近气管，不仅要进行隔离带保护，还需要适当减少热量输出控制消融范围。

8. 消融不完全　因肿瘤较大或其他因素，部分病灶可能存在消融不完全，需要进行多次消融。

9. 肿瘤复发　术后应定期随访以便及时发现异常情况，复发病灶可选择再次消融或开放手术治疗。

## 三、操作注意事项

1. 术前应充分告知患者可能存在的风险与并发症，并签署知情同意书；术中要注意与患者交流，了解其感受及发声情况。

2. 如果甲状腺双侧叶内均有结节，单次尽量只对一侧结节进行消融治疗。

3. 有效的消融范围应包括肿瘤及其周围约 2mm 的正常甲状腺组织。

4. 如果良性结节靠近重要解剖结构，不必过分追求整个结节的完全消融，同时应做好隔离技术，适当减少靠近重要脏器处的能量输出，尽量避免损伤重要结构。

5. 对于较大结节的消融，应遵循先危险侧后安全侧、先深面后浅面的原则；如其周边有较大的滋养血管，应予以凝固和封闭；同时采用多点、多方位消融方案，力求使毁损区相互叠加覆盖肿瘤及其外周部分正常组织，以达到肿瘤完全灭活，最大限度减少复发。

## 四、相关知识

1. 甲状腺的生理功能　甲状腺是人体重要的内分泌器官，它的生理功能主要为促进蛋白质、糖、脂肪代谢，调节生长发育，提高组织的耗氧量，增加产热和提高基础代谢。甲状腺通过分泌甲状腺素来调节这些反应。甲状腺激素包括三碘甲状腺原氨酸(triiodothyronine，$T_3$)和甲状腺素(thyroxine，$T_4$)，二者均由碘和酪氨酸合成。故机体碘缺乏会导致甲状腺激素合成不足。甲状腺也可分泌降钙素(calcitonin)，调节体内钙的平衡。儿童甲状腺激素分泌不足会影响骨骼和大脑的发育，导致身材矮小、智力障碍(即呆小症)；成人甲状腺激素分泌不足则表现为记忆力减退、言行迟缓、神情淡漠等症状。

2. 热消融区的构成　研究显示，消融毁损区组织可以分成两个区域。

(1)中心区域：即肿瘤区域，能量由消融针直接在该区域传导，其最高热量能直接达到组织致死温度($>50℃$)，使细胞发生凝固性坏死。该区域的坏死碎片还能够作为肿瘤抗原传递到区域淋巴结，激活机体的特异性免疫。

(2)周边区域：是热量由中心区域传导到周围组织的区域。该区域温度虽无法始终保持致死性高热，但可激活溶酶体并造成线粒体等细胞器损伤，使细胞消融术后发生凋亡，或使该区域微血管血栓形成导致细胞死亡。

## 五、技能水平评价标准

甲状腺热消融技能水平评价标准见表13-2-1，其中的评分说明如下。好(5分)：熟练掌握操作原则及标准，操作方法正确，过程清晰流畅，安全合理地完成操作过程；人文关怀到位，有术前交流、术中安慰及术后注意事项的交代。一般(3分)：基本掌握操作原则及标准，操作方法基本无误，过程有卡顿或未达预期效果而需多次重复，能顺利完成操作过程；人文关怀基本到位，有部分术前交流、术中安慰及术后注意事项的交代。差(1分)：操作原则及标准掌握不熟练，操作方法存在错误，不能完成操作或存在损伤颈部重要组织结构的可能；不能体现人文关怀。

表 13-2-1　甲状腺热消融技能水平评价标准

| 项目 | 好(5分) | 一般(3分) | 差(1分) |
|---|---|---|---|
| 进针路径设计 | | | |
| 隔离液注射技术 | | | |
| 进针准确度 | | | |
| 消融范围把控 | | | |
| 实时引导能力 | | | |
| 人文关怀 | | | |

## 六、常见操作错误及分析

1. 隔离带建立不充分　因为对甲状腺及其毗邻器官的解剖关系掌握不够清晰，在注射器针尖尚未完全到达筋膜间隙时即停止进针，隔离液进入周边组织间隙，未能建立有效液体隔离带。

2. 消融针损伤颈部重要组织结构　消融针外径略粗、针尖稍钝,在操作过程中切忌用力过猛而伤及周围气管、食管及血管等。

3. 消融后快速退针,未消融针道　操作者无瘤原则意识淡漠,操作不规范,消融后直接退针。

## 七、常用训练方法简介

目前,利用果冻或自制胶体简易模型进行穿刺训练,也可以用离体的动物器官(猪甲状腺)及活体动物模型(活体猪)进行消融训练。

## 八、相关知识测试题

1. **不属于**甲状腺结节热消融术治疗方法的有
    A. 激光消融　　　　　　　　B. 乙醇消融
    C. 微波消融　　　　　　　　D. 射频消融
    E. 氩氦消融

2. 在甲状腺结节热消融过程中,操作者评价病灶的毁损情况需凭借的指标有
    A. 消融针杆温度　　　　　　B. 病灶气化区
    C. 病灶处皮肤温度　　　　　D. 操作者的经验
    E. 超声造影

3. 在甲状腺消融中为了保护周围重要的结构需要先建立隔离带,**不是**必需的隔离带的是
    A. 食管周围隔离带
    B. 颈动脉周围隔离带
    C. 喉返神经周围隔离带
    D. 胸锁乳突肌周围隔离带
    E. 甲状旁腺周围隔离带

4. 在甲状腺结节病灶完成消融后退针操作中,正确的做法是
    A. 设置为高功率输出
    B. 反复消融针道
    C. 边撤针、边消融
    D. 快速抽针
    E. 全程消融至皮肤处

5. 患者,女,51岁。行甲状腺左侧叶良性大结节消融治疗后出现声音嘶哑。最适当的检查
    A. 心电图检查　　　　　　　B. 甲状腺功能检查
    C. 头颈部 CT 检查　　　　　D. 血常规检查
    E. 口服甲钴胺1个月后复查
    答案:1. BE　2. BE　3. D　4. C　5. E

(周　平)

推荐阅读资料

［1］葛明华, 徐栋, 杨安奎, 等. 甲状腺良性结节、微小癌及颈部转移性淋巴结热消融治疗专家共识 (2018
版 ). 中国肿瘤, 2018, 27 (10): 768-773.

［2］CHEN J, CAO J, QIU F, et al. The efficacy and the safety of ultrasound-guided ablation therapy for treating
papillary thyroid microcarcinoma. J Cancer, 2019, 10 (21): 5272-5282.

# 第三篇　核医学专科技能

## 第十四章

# SPECT 及 SPECT/CT 显像

## 第一节　骨　骼　系　统

### 一、概述

自 20 世纪 70 年代放射性核素 $^{99m}Tc$ 标记的膦（或磷）酸盐作为骨显像剂问世以来，经过显像剂、核医学仪器、探测技术、计算机技术等多年来的发展，放射性核素骨显像已成为临床核医学的主要检查项目，也是临床骨骼系统影像诊断的重要手段之一，其诊断价值已被临床所公认。骨显像不仅可显示骨骼的形态，还能反映骨骼和病变的血流和代谢，具有简便、无创、灵敏度高、能早期检出病变的优势，通常能比 X 线、CT 提早 3~6 个月发现异常，且能一次完成全身骨骼检查。近年来，单光子发射计算机断层成像（single-photon emission computed tomography，SPECT）/CT 图像融合技术的发展和应用，较大程度地提高了骨显像的特异性和灵敏度，扩大了临床适应证范围。

### 二、操作规范流程

#### （一）适应证

1. 恶性肿瘤患者探查有无骨转移及骨转移瘤治疗随访。
2. 骨痛筛查。
3. 原发性骨肿瘤患者，评估病灶侵犯范围、转移及复发情况。
4. 早期诊断骨髓炎。
5. 早期诊断股骨头缺血性坏死。
6. 移植骨的血供和存活评估。
7. 各种代谢性骨病的诊断。
8. X 线未能确定的隐匿性骨折。
9. 关节炎的诊断。
10. 关节置换术后随访。
11. 骨折愈合评估。

12. 骨活检定位。

### (二) 禁忌证

妊娠或疑受孕者,相对禁忌证为哺乳期患者。

### (三) 检查前准备

1. 患者不需特殊准备,可正常进食、饮水。

2. 采集病史及临床资料,包括患者的年龄、性别、身高、体重、肿瘤病史、骨痛程度及部位、外伤骨折史、手术史、既往检查及简单的治疗过程。交代检查注意事项。

3. 显像剂为 $^{99m}$Tc-MDP,成人静脉注射 $^{99m}$Tc-MDP 为 555~925MBq(15~25mCi),儿童注射剂量按 250μCi/kg 计算,一般最小剂量不应低于 74MBq(2mCi)。

4. 平面采集一般在显像剂注射后 3~4h 开始。嘱患者多饮水,多排尿,注意避免尿液污染衣物和身体。显像前排空膀胱,摘除随身携带的金属物品。

5. 技术人员指导患者仰卧于检查床,嘱患者肢体尽量放松。患者的肢体和躯干位置应尽量保持双侧对称;双手五指分开平放于身体两侧,双足跖屈。

6. 根据病情和需要,可加做其他特殊体位。嘱患者避免位置移动,对疼痛较剧烈、有意识障碍或婴幼儿等配合检查有难度者,应先给予镇静药物,必要时借助外力或物固定成合适体位。

### (四) 操作步骤

1. 扫描技术

(1)仪器条件:γ 相机、SPECT 或 SPECT/CT 仪,配置低能通用型准直器或低能高分辨准直器。

(2)全身平面采集:能峰为 140keV,能窗窗宽 20%,全身采集矩阵 256×256 或 256×1024。全身扫描速度 10~20cm/min;全身分段采集时,每个部位采集 2min 以上。图像采集时,探头应尽量贴近患者,设备条件允许下,可使用体表轮廓跟踪技术,以提高图像质量。

(3)局部平面采集:根据检查需要选择部位及合适体位,采集矩阵为 128×128 或 256×256,设置足够的采集时间或计数使图像清晰显示。

(4)局部断层采集:采集矩阵为 64×64 或 128×128,探头旋转 360°,5.6°~6°/帧,每帧采集 25s(每帧采集时间可根据具体情况调整)。采集后经计算机重建处理获得轴位、矢状位、冠状位图像。

(5)动态采集:"弹丸"式静脉注射 $^{99m}$Tc-MDP 的同时立即以 1 帧/1~3s 动态采集 1min 获得动脉血流灌注影像;注射显像剂后第 2~5 分钟以 1 帧/1~2min 动态采集 4min 获得血池相;3~4h 后进行延迟采集,如全身平面采集,根据需要可进行局部平面采集、局部断层采集。

(6)SPECT/CT 断层融合显像:根据检查目的确定显像范围,分别行 SPECT 和 CT 两种断层采集。

2. 图像后处理

(1)原始图像审阅:评估采集图像质量是否合格。

(2)平面采集(全身+局部):平面采集后获得平面二维图像,平面二维图像一般不需特殊处理,选择相应的显示的格式,根据需要标注检查体位、检查时间、放射性核素体表标志点等。

(3)动态采集：通过勾画感兴趣区可获得相应部位的时间 - 放射性曲线,必要时可进行定量或半定量测定,计算血流灌注和摄取比值等。

(4)SPECT 断层采集：通过计算机重建处理后获得横断位、矢状位及冠状位断层影像。

(5)SPECT/CT 断层融合显像：分别对 SPECT、CT 断层采集数据通过计算机重建处理获得横断位、矢状位和冠状位断层影像,然后再通过计算机融合技术将二者进行同机融合处理获得融合影像。有条件和需要时可进行三维影像重建。

### (五) 检查后指导

诊断医师应对采集图像进行质量评估。若图像质量不合格,则需再次采集;若图像质量合格,方可指引患者离开检查室。

### (六) 诊断要点

1. 骨显像异常表现

(1)放射性分布异常浓聚：可见于骨转移瘤、骨原发肿瘤、炎症、手术、外伤、骨折及骨其他良性病变等。

(2)放射性分布稀疏、缺损：可见于骨转移瘤、骨原发肿瘤、骨囊肿、骨坏死、手术切除、放疗后等。

(3)放射性分布"混合型"改变：既有放射性分布稀疏缺损区(冷区),又有放射性分布异常浓聚区(热区),常表现为病灶中心冷区,周边热区,可见于骨转移瘤、骨原发肿瘤、骨坏死、手术等。

(4)"超级骨显像"：全身骨显影异常清晰,血及软组织内放射性本底极低,放射性分布可均匀、双侧对称,有时亦可不均匀、不对称,双肾常不显影或轻度显影,多见于恶性肿瘤广泛骨转移或代谢性骨病。

(5)骨骼外异常放射性浓聚：如钙化的肿瘤组织、钙化的软组织、骨化性肌炎、肌肉或软组织急性炎症等。

2. 综合分析　从上述情况可知不同骨骼疾病的骨显像表现缺乏特异性,存在很多"同影异病、同病异影"的情况,所以要作出准确的影像诊断必须密切结合患者的临床资料进行综合分析,尽量给出肯定性诊断或否定性诊断,无法确定病变性质时则提出可能性诊断及进一步检查措施的建议。

3. 骨显像诊断步骤

(1)了解病史和检查资料。

(2)了解技术条件及检查方法。

(3)明确所分析的图像是正常还是异常。

(4)具体分析异常病灶的详细情况,如位置、大小、形态、显像剂浓聚程度、分布规律等。

(5)结合临床资料,综合分析,作出影像诊断。

## 三、图像质量评价标准

### (一) 主观评价

1. 图像整体清晰度。影响图像清晰度的可控因素主要有骨显像剂的标记率、注射显像剂至仪器开始采集的时间长短、探头与体表的轮廓跟踪情况、扫描速度、饮水情况等,各岗位工作人员对检查过程的各环节严格把关,以保证图像清晰。

2. 照片信息是否完整,图像缩放比例是否恰当,标识是否清楚。

3. 检查体位是否标准,照射野大小是否合适,加做特殊体位或做体表标记时标注是否清楚。

4. 有无伪影,如检查过程中患者位置移动、肢体重叠、金属异物遮挡造成衰减、注射显像剂外漏、小便污染、外置导尿管及尿袋有无与身体重叠等。

5. 有无膀胱过度充盈影响骨盆观察的情况。

(二) 客观评价

骨显像图像可受多种因素影响,如生物学因素、技术因素、伪影等(图 14-1-1)。

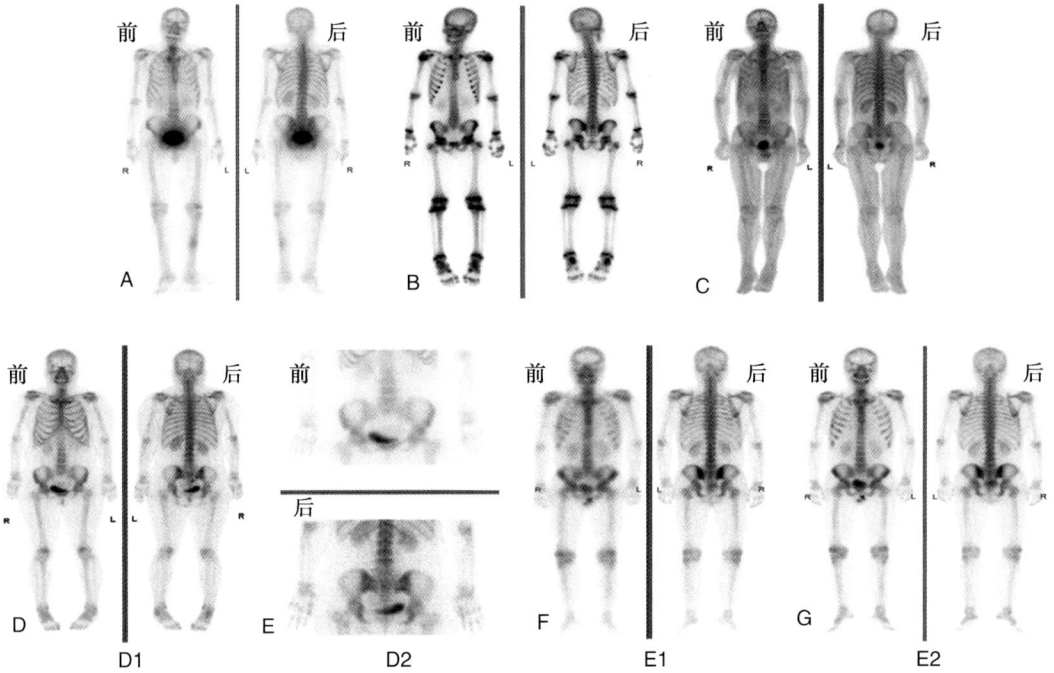

图 14-1-1 影响骨显像图像质量的常见因素

A. 膀胱未排空骨盆显像受干扰;B. 膀胱排空较好骨盆显像清晰;C. 肾功能不全致软组织本底增高,骨骼清晰度差;D. 前位探头未体表跟踪;E. 前位探头体表跟踪后;F. 后位骶尾部浓聚灶;G. 更换衣服浓聚灶消失。

1. 饮水情况 机体失水状态可导致肾清除率降低,血液及软组织本底增高,骨骼或病变/本底比值降低而影响图像清晰度。所以注射显像剂后要嘱患者多饮水、多排尿,降低血液及软组织本底计数。

2. 肾功能 肾功能受损致显像剂清除率降低,血液及软组织本底增高,骨骼或病变/本底比值降低,图像质量变差。

3. 显像剂质量 自用 $^{99m}TcO_4^-$ 淋洗液标记骨显像剂 MDP 冻干品时,须按要求进行质控,标记率应在 95% 以上,尽量使用新鲜 $^{99m}TcO_4^-$ 淋洗液标记显像剂,标记好的显像剂应尽早使用,避免脱标,否则会影响骨骼影像清晰度。进行骨动态显像时,要保证注射质量。

4. 显像时间 注射显像剂后显像时间过早,或等待时间过长,或采集速度过快,均可使图像质量变差。

5. 年龄　一般来讲,青中年以后,年龄越大,骨骼对显像剂的摄取越少,骨显像的清晰度越差。

6. 治疗情况　化学药物治疗、皮质激素治疗等可使骨显像剂的生物学分布发生改变,骨骼对显像剂的摄取减少,血液、软组织和肾脏内的显像剂增加,影响骨骼影像的质量。

7. 组织衰减或其他　如肥胖、乳房肥大、腹水等可使靶器官与探头距离增加及组织对 γ 光子的吸收增加造成衰减,或探头未采取跟踪技术,探测距离较远,均会降低骨骼影像质量。

## 四、常见操作错误及分析

### (一) 全身平面显像

1. 检查失败

(1)注射显像剂后 3h 以内患者饮水量不够,显像剂在血液和软组织内清除减慢,骨/软组织摄取比值较低,影响骨骼影像的清晰度。

(2)静脉注射显像剂时显像剂外漏,或患者尿液污染衣物和身体。

(3)显像前未移除身体上的金属物品,导致伪影。

(4)近期使用过钡剂者影响骨骼影像清晰度。

(5)显像前患者未排空膀胱,影响邻近骨盆骨的观察。

2. 改善图像质量、减少伪影的方法

(1)对肾脏功能严重受损、严重水肿的患者,如图像质量差,可根据情况,条件许可时适当推迟显像时间,等待显像剂从软组织中进一步排除后再显像,以提高骨/软组织的对比度。

(2)如发现显像剂已经污染衣服或体表,应清除污染后再显像,或行断层显像加以鉴别。

(3)如患者体内金属物不能去除,应予以记录说明。

(4)近期使用钡剂患者需将钡剂排出后再进行骨显像。

(5)对不能自主排空膀胱者,如诊断需要,条件许可,可建议在显像前到相关科室导尿后再检查。

### (二) 断层融合显像

1. 检查失败

(1)由于断层融合显像采集时间较长,患者较易在采集过程中移动造成伪影。

(2)因注射剂量不足或等待时间过长导致计数率不足,图像不清晰。

2. 改善图像质量、减少伪影的方法

(1)检查时应嘱患者尽量取正确体位,并在采集时静止,对疼痛较剧烈、意识障碍或婴幼儿等不能配合保持正确检查体位者,可以采取相应的干预措施,如止痛、镇静或借助外力固定等。

(2)可适当增加采集时间,如颅骨计数率<1.5k/s、脊柱计数率<2.5k/s、膝关节计数率<1.5k/s、骨盆计数率<2.5k/s。通过增加采集时间来增加计数率。

### 五、相关知识测试题

1. 放射性核素骨显像的显像剂为

    A. $^{99m}$Tc-MDP                B. $^{99m}$Tc-MIBI               C. $^{99m}$Tc-DTPA

    D. $^{99m}$Tc-MAA                E. $^{99m}$Tc-DX

2. 胸部前斜位骨显像常用于

    A. 区分胸骨和肋骨病灶            B. 区分肋骨和肩胛骨病灶

    C. 区分胸骨和锁骨病灶            D. 区分胸骨与胸椎病灶

    E. 怀疑耻骨病灶

3. 下列**不属于**骨显像适应证的是

    A. 不明原因的骨痛               B. 前列腺癌

    C. 临床可疑骨折,X 线检查阴性      D. 淋巴水肿

    E. 代谢性骨病

4. 有关骨显像中异常放射性浓聚区,下列说法正确的是

    A. 仅见于骨肿瘤                B. 仅见于骨外伤

    C. 仅见于骨炎症                D. 可见于骨肿瘤、炎症、外伤

    E. 不见于骨肿瘤、炎症、外伤

5. **不属于**骨显像对骨转移性病变诊断优点的是

    A. 灵敏度高                  B. 特异性高

    C. 提供放射性核素治疗的依据       D. 可显示全身骨病灶

    E. 属无创检查

**答案:**1. A　2. D　3. D　4. D　5. B

(熊玲静　李新辉)

### 推荐阅读资料

[1] 安锐,黄钢.核医学.北京:人民卫生出版社,2015.

[2] 黄钢.核医学与分子影像临床操作规范.北京:人民卫生出版社,2014.

[3] 李少林,王荣福.核医学.8 版.北京:人民卫生出版社,2016.

# 第二节　内分泌系统

## 一、甲状腺静态显像

### (一) 概述

甲状腺是人体较大的内分泌腺体,位于颈前甲状软骨下方,紧邻气管前方,分左右两叶,由峡部相连,形似蝴蝶。甲状腺主要功能是合成、贮存和分泌甲状腺激素,调节靶细胞的生理活动。甲状腺的功能受下丘脑-垂体-甲状腺轴和甲状腺自身的调节。

SPECT 甲状腺静态显像是利用甲状腺具有摄取和浓聚放射性碘或摄取高锝酸盐的功能,在体外通过显像仪器显示甲状腺位置、大小、形态及其放射性分布状况,用于诊断和鉴别

诊断某些甲状腺疾病。

正常的甲状腺影像位于颈部正中,分左右两叶,类似蝴蝶状。两叶间的下 1/3 由峡部相连,也可有峡部缺如。两叶显像剂分布均匀,约 17% 的正常人峡部或某一叶的上方可见锥体叶。另外,邻近组织如唾液腺、口腔、鼻咽腔也可显影,哺乳期妇女可见乳腺显影。

(二) 操作规范流程

1. 适应证

(1) 了解甲状腺的位置、大小、形态及功能状态。

(2) 甲状腺结节的功能评价。

(3) 异位甲状腺的诊断。

(4) 估计甲状腺重量。

(5) 判断颈部肿块与甲状腺的关系。

(6) 寻找甲状腺癌转移病灶,评价 $^{131}I$ 治疗效果。

(7) 甲状腺术后残余组织及其功能的评估。

(8) 各种甲状腺炎的辅助诊断等。

2. 禁忌证　妊娠、哺乳期妇女禁用 $^{131}I$ 行甲状腺显像,但使用 $^{99m}TcO_4^-$ 无特殊禁忌,宜停止哺乳 48h。

3. 显像剂　显像剂主要有 $^{99m}TcO_4^-$、$^{131}I$ 和 $^{123}I$(国内少见)(表 14-2-1)。

表 14-2-1　常用甲状腺显像剂

| 显像剂 | 半衰期 | 射线种类 | γ 射线能量 /keV | 给药剂量 /MBq | 显像开始时间 |
|---|---|---|---|---|---|
| $^{131}I$ | 8.02d | β、γ | 364 | 1.85~3.7 | 24h |
| | | | | 74~148(寻找甲状腺癌转移灶) | 24~48h(寻找甲状腺癌转移灶) |
| $^{123}I$ | 13.27h | γ | 159 | 7.4~14.8 | 6~8h |
| $^{99m}TcO_4^-$ | 6.04h | γ | 140 | 74~185 | 20~30min |

4. 检查前准备

(1) 停用含碘丰富的食物、药物及其他影响甲状腺吸碘功能的药物 1~2 周。检查当日空腹。

(2) 患者检查时应去除颈区饰品及遮蔽物,以避免对显像结果造成影响。

5. 操作步骤

(1) 甲状腺 $^{99m}TcO_4^-$ 显像:静脉注射显像剂后 20~30min 进行甲状腺显像。患者去枕平卧,颈部伸展,充分暴露甲状腺部位。采用低能高分辨准直器,能峰 140keV,窗宽 20%,矩阵 128 × 128 或 256 × 256,通常预置计数 200~600k 或采集 150~200s。常规采集前位、后位像,必要时采集斜位或侧位像。

(2) 甲状腺癌转移灶和异位甲状腺显像:一般应用 $^{131}I$ 显像。空腹口服 $^{131}I$ 后 24h 行颈部甲状腺和异位甲状腺显像,范围包括颈部和胸骨后。寻找甲状腺癌转移灶显像时,空腹口服 $^{131}I$ 后 24~48h 进行全身显像,必要时加做 72h 显像,在进行 24h 显像前需排空大小便。

患者一般取仰卧位,应用高能平行孔准直器,能峰 364keV,窗宽 20%。

(3)技术要求:①采用平行孔准直器时,探头尽可能贴近患者,以保证分辨率;②采用针孔准直器时,调整距离以使靶器官影像占据视野的 80%,一般情况下所有患者都使用一致的探测距离,可以方便对比患者甲状腺大小;③采集视野可以包含颌下腺、腮腺等参照影像;④一定要保证足够的采集总参数。

6. 检查后指导

(1)采集图像疑似食管显影,应嘱患者进食、进水后再次显像加以鉴别。

(2)结节定位要准确,若结节与甲状腺组织有重叠,需加作斜位、侧位或断层来鉴别结节功能。

(3)诊断医生应对采集图像进行质量评估。若图像质量不合格,则需根据情况调整方案进行再次采集。若图像质量合格,方可指引患者离开检查室。

7. 诊断要点

(1)正常影像:甲状腺呈"蝴蝶"或"H"形,但可有多种形态变异。甲状腺两侧叶显像剂分布均匀,中央高于周边,边缘较齐整;因峡部较薄,显像剂分布稀疏,影像不明显。少数患者可见甲状腺锥体叶显影。在 $^{99m}TcO_4^-$ 显像图像上,甲状腺显影较清晰,周围本底组织隐约显影,唾液腺较清晰,但常低于甲状腺影像。

(2)异常影像:异常影像主要表现为甲状腺增大,位置异常,形态不规则,轮廓不完整,显像剂分布弥漫性稀疏或浓聚增强,有功能异常的结节时,甲状腺内显像剂分布不均,可见局限性显像剂分布稀疏区和浓聚灶,在手术切除或先天性发育异常的情况下,甲状腺可表现出部分或全部缺如。

(三)常见操作错误及分析

1. 检查前应停用影响甲状腺功能的药物、碘制剂或含碘食物、含碘对比剂等。

2. 部分儿童及摄 $^{131}I$ 率低于正常的患者,可使用 $^{99m}TcO_4^-$ 作显像剂。

3. 寻找异位甲状腺时,除胸骨后、舌根部、舌骨后等常见部位,还可能出现在腹部、下颌下、颈侧、食管、腋部、腭扁桃体、颈动脉分叉、虹膜、垂体、胸腔、甚至卵巢、输卵管、肺、胆囊、子宫、阴道等部位。

## 二、甲状旁腺显像

### (一)概述

甲状旁腺来源于胚胎发育时的第Ⅲ对及第Ⅳ对咽囊。正常成人甲状旁腺一般有四个,上下各一对。上对位于甲状腺上极后方,下对位于甲状腺下极前或后外方,但甲状旁腺的位置及数目变异较大。一般长 5~6mm,宽 3~4mm,厚 1~2mm,重量 30~45mg。上对甲状旁腺77% 位于环状软骨与甲状软骨交界处的后面,22% 在甲状腺上极的后方,有 1% 位于咽后或食管后。下对甲状旁腺位置变异较多,可以位于下颚以下至心包膜间的任何位置,但最常见的位置在甲状腺下端的外侧。甲状旁腺有丰富的血液供应,由主细胞和嗜酸性粒细胞构成。主细胞含丰富的糖原,是分泌甲状旁腺激素(PTH)的细胞。PTH 的主要功能是影响体内钙和磷的代谢,对骨健康至关重要。

甲状旁腺显像目前主要采用减影显像和延迟显像。①减影显像:$^{201}Tl$ 和 $^{99m}Tc-MIBI$ 可以被甲状旁腺细胞摄取,但同时也被正常甲状腺组织摄取,因此用这些放射性药物所获影像为两种腺体的合影。$^{99m}TcO_4^-$ 只被正常甲状腺组织摄取而不被甲状旁腺摄取,即只显示甲状腺影像而不显示甲状旁腺影像。从上述合影减去甲状腺影像即可获得甲状旁腺影像。②延迟显像:$^{99m}Tc$-MIBI 在正常的甲状腺组织中清除快,在功能亢进的甲状旁腺组织中清除慢,在初始相主要显示甲状腺和甲状旁腺,在延迟相正常甲状腺影已消退变淡,而功能亢进的甲状旁腺则显示清晰。延迟显像主要用于甲状旁腺功能亢进的诊断、甲状旁腺肿瘤术前定位、异位甲状旁腺的诊断。

#### (二) 操作规范流程

1. 适应证

(1) 甲状旁腺功能亢进的诊断与术前定位。

(2) 异位甲状旁腺的诊断。

2. 禁忌证　妊娠或怀疑受孕者,相对禁忌证为哺乳期妇女。

3. 显像剂　常用显像剂为 $^{99m}Tc$-MIBI,注射剂量为 185~370MBq(5~10mCi),以及 $^{99m}TcO_4^-$,注射剂量为 185~370MBq(5~10mCi)。

4. 检查前准备

(1) 患者不需特殊准备,建议完善 PTH、血钙、血磷、25 羟维生素 D 及颈部超声检查。

(2) 医务人员需了解患者病情,尤其是患者颈部手术史,如甲状腺手术史、甲状旁腺手术史及是否有甲状旁腺切除后再移植术史。

5. 操作步骤

(1) 患者取仰卧位,头部固定,显像范围包括颈部及上纵隔。

(2) 当采用 $^{99m}Tc$-MIBI 双时相法时,于静脉注射 $^{99m}Tc$-MIBI 后 15min 和 2h 分别在甲状腺部位采集早期和延迟影像。早期影像主要反映甲状腺组织,延迟影像反映功能亢进的甲状旁腺组织,此法较简便,临床较常用。

(3) 当采用 $^{99m}Tc$-MIBI/$^{99m}TcO_4^-$ 显像减影法时,于静脉注射 $^{99m}Tc$-MIBI 后 10~15min 行甲状腺显像。患者保持静止,然后再注射 $^{99m}TcO_4^-$,10~15min 后再次行甲状腺显像,将前者甲状腺影像减去后者,即为甲状旁腺影像。

(4) 扫描技术:① γ 相机、SPECT 或 SPECT/CT 仪,配置针孔或平行孔低能通用型准直器,或低能高分辨准直器;②能峰为 140keV,能窗窗宽 20%,局部静态采集矩阵 128 × 128 或 256 × 256,设置足够的采集时间或计数使图像清晰显示;③放大倍数以靶器官的影像占据视野的 80% 为原则适当调整。

6. 检查后指导　诊断医师应对采集图像进行质量评估。若图像质量不合格,则需根据情况调整方案进行再次采集。若图像质量合格,方可指引患者离开检查室。

7. 诊断要点

(1) 血 PTH 水平在诊断甲状旁腺功能亢进症中有绝对的指导意义。当 PTH 高于正常参考值上限 2 倍以上,应考虑甲状旁腺功能亢进诊断;当 PTH 高于正常参考值上限但低于 2 倍上限水平,要怀疑甲状旁腺功能亢进的可能;当 PTH 在正常参考值之内或低于正常参考值,则不应考虑甲状旁腺功能亢进。

(2) 血钙、血磷水平对鉴别原发性甲状旁腺功能亢进及继发性甲状旁腺功能亢进有指导意义。

(3) 25 羟维生素 D 水平测定有助于鉴别 PTH 是否为代偿性分泌增加。

(4) 颈部超声具有一定的参考价值。

(5) 甲状旁腺核素显像阳性病灶需要通过 CT 来鉴别的疾病：①亢进的甲状旁腺，病灶边界多清晰光滑，病灶密度多均匀一致；②结节性甲状腺肿，边界清楚或不清楚，病灶 CT 密度多不均匀。

### （三）常见操作错误及分析

1. 约 10% 的人群有甲状旁腺异位，大多位于纵隔，对于疑有甲状旁腺异位的患者，应加做胸部前位和后位显像。

2. 严格执行各显像剂的开始采集时间，以保证图像的准确性。

3. 尽量使患者两次检查的体位一致，否则会造成假阳性。

4. 对于甲状旁腺术后移植患者，应对移植部位加做早期及延迟显像。

5. 由于 $^{99m}$Tc-MIBI 可以被多种恶性肿瘤组织选择性摄取，分析结果时应注意排除胸部疾患，尤其是肺部恶性肿瘤及其转移病灶所引起的局部放射性聚集。

6. 甲状旁腺显像诊断的阳性率取决于瘤体大小，>1.5g 者阳性率较高，但对于较小的腺瘤容易漏诊；对于增生的阳性率也较低。

## 三、相关知识测试题

1. 甲状腺静态显像适应证**不包括**

　　A. 了解颈部包块与甲状腺的关系

　　B. 异位甲状腺诊断

　　C. 甲状腺结节功能判断

　　D. 亚急性甲状腺炎及慢性淋巴细胞性甲状腺炎（桥本甲状腺炎）的辅助诊断等

　　E. 了解甲状腺结节的钙化及血运的情况

2. 诊断异位甲状腺最适宜的放射性核素显像是

　　A. $^{99m}$Tc　　　　　　　　B. $^{113m}$In　　　　　　　　C. $^{201}$Tl

　　D. $^{131}$I　　　　　　　　E. $^{18}$F

3. 下列甲状旁腺显像原理**错误**的是

　　A. $^{99m}$TcO$_4^-$ 和 $^{99m}$Tc-MIBI 都可以聚集于功能亢进的甲状旁腺组织

　　B. $^{99m}$Tc-MIBI 被甲状旁腺的摄取为非特异性，同时也被正常甲状腺组织摄取

　　C. $^{99m}$TcO$_4^-$ 只被正常甲状腺组织摄取而不被甲状旁腺摄取

　　D. 通过计算机减影技术，从 $^{99m}$TcO$_4^-$ 与 $^{99m}$Tc-MIBI 合影图像减去甲状腺影像即可得到功能亢进的甲状旁腺影像

　　E. 以上都不对

4. 下列甲状旁腺显像的临床意义**错误**的是

　　A. 出现假阳性的因素有甲状腺结节、甲状腺癌及转移的淋巴结

　　B. 鉴别诊断低钙血症

　　C. 多种影响因素可导致甲状旁腺显像出现假阴性或假阳性

　　D. 甲状旁腺肿瘤的术前定位及术后追踪

　　E. 假阴性多由于病灶较小或位置较深

5. **不会出现**甲状旁腺显像阳性的疾病是
    A. 甲状旁腺功能亢进　　　B. 甲状腺功能亢进　　　　C. 结节性甲状腺肿
    D. 甲状腺癌　　　　　　　E. 恶性肿瘤淋巴结转移灶

**答案:**1. E　2. D　3. E　4. B　5. B

（刘妙妙　刘进言　李新辉）

## 推荐阅读资料

［1］安锐,黄钢.核医学.北京:人民卫生出版社,2015.
［2］李少林,王荣福.核医学.8版.北京:人民卫生出版社,2016.

# 第三节　泌　尿　系　统

## 一、概述

　　放射性核素示踪技术测定肾脏功能始于 20 世纪 50 年代初。随着 SPECT 的普及,以及 $^{99m}$Tc 标记各种肾脏示踪剂的研制成功与广泛临床应用,在理论和技术方法上形成了核肾脏病学,并已成为临床核医学的经典内容。其中,放射性核素肾动态显像与肾功能测定已常规用于评价肾脏与上尿路疾病的病理生理变化,膀胱显像有助于诊断儿童输尿管反流,睾丸显像能及时诊断睾丸扭转等。

## 二、肾动态显像

### （一）操作规范流程

1. 适应证
(1)了解双肾大小、形态、位置、功能及上尿路通畅情况。
(2)评估肾动态病变及双肾血供情况,协助诊断肾血管性高血压。
(3)了解肾内占位性病变区域的血流灌注情况,用以鉴别良恶性病变。
(4)诊断肾动脉栓塞及观察溶栓疗效。
(5)监测移植肾血流灌注和功能情况。
(6)肾外伤后,了解其血运及观察是否有漏尿存在。
(7)腹部肿物的鉴别诊断,确定其为肾内或肾外肿物。
(8)肾实质病变主要累及部位(肾小球或肾小管)的评估。

2. 禁忌证　无明显禁忌证,相对禁忌证为妊娠、怀疑受孕及哺乳期孕妇。

3. 检查前准备
(1)检查前 2d 应停服利尿剂。检查前行肾盂静脉造影患者需要间隔 2d。
(2)检查前 30~60min 需饮水 300~500ml,对于严重肾衰竭患者限制摄水量时可适量饮水,显像前排空膀胱。

4. 显像剂　$^{99m}$Tc-DTPA(二乙三胺五醋酸)是目前临床最常用的肾小球滤过型显像剂,成人剂量为 185~740MBq(5~20mCi),儿童剂量为 7.4MBq/kg(0.2mCi/kg)。

5. 操作步骤

(1)嘱患者注意避免尿液污染衣物和身体。显像前患者排空膀胱,摘除随身携带的金属物品。

(2)技术人员指导患者坐或仰卧于检查床,嘱患者尽量放松。患者的肢体和躯干位置应尽量保持双侧对称;双手五指分开平放于身体两侧,双足跖屈。

(3)常规使用后位采集,肾移植患者采集前位影像。视野包括双肾和膀胱。

6. 检查后指导 诊断医生应对采集图像进行质量评估。若图像质量不合格,则需根据情况调整方案进行再次采集。若图像质量合格,方可指引患者离开检查室。嘱患者检查后多饮水排尿,排除体内的药物,减少对输尿管、膀胱的辐射损伤。

7. 扫描及图像后处理

(1)扫描技术

1)仪器条件:γ 相机、SPECT 或 SPECT/CT 仪,配置低能通用型准直器,$^{99m}$Tc 能峰选择140keV,窗宽 20%,矩阵 64×64。

2)动态采集:弹丸式静脉注射 $^{99m}$Tc-DTPA 的同时启动采集开关,行双肾连续动态采集。采集分两个时相进行,肾血流灌注相以 1 帧/s 连续采集 30~60s,肾功能动态相以 1 帧/15~60s 连续采集 20~30min。

(2)图像后处理:应用感兴趣区(ROI)技术分别勾画双肾区及腹主动脉区,经计算机处理后,获得有关肾血流灌注、肾功能动态及尿路排泄的图像与曲线,并获得相关功能参数。

8. 诊断要点

(1)正常肾动态显像表现

1)血流灌注相:肘静脉弹丸式注射显像剂后 9~15s 腹主动脉上端显影,其后 2s 双肾显影,4~6s 双肾影轮廓显示清楚,并逐渐增浓,此时反映肾小球动脉和毛细血管床的血流灌注。左右肾影出现的时间差<2s,峰值差<25%,双肾影大小一致,形态完整,放射性分布均匀、对称。

2)动态功能相:也称皮质功能相,静脉注射显像剂后 1min 双肾显影,并随着时间增强,2~4min 肾实质内放射性活度达到最高峰,此时双肾显影最清楚,形态完整,放射性活度分布均匀对称,它反映了肾皮质摄取浓聚的功能。随后显像剂随着尿液离开肾实质进入肾盂、肾盏,肾盂、肾盏的放射性活度逐渐增高,肾皮质显影开始减淡,随后膀胱开始显影并逐渐增浓,20~25min 双肾放射性基本消退,反映了肾皮质排泄的功能及上尿路通畅情况。输尿管一般不显影,但上尿路梗阻时可见梗阻上端增粗的输尿管显影。

3)肾图:正常的肾图曲线由 a、b、c 三段组成,各段反映肾脏的不同生理功能。

a 段:显像剂出现段,静脉注射显像剂后 10s 出现的急剧上升段,此段放射性计数 60% 来自肾外血管床,10% 来自肾内血管床,30% 来自肾小管上皮细胞摄取;b 段:示踪剂聚集段,是继 a 段之后逐渐上升的斜行段,3~5min 达到高峰,其上升的斜率和高度反映了肾小管上皮细胞从血液中摄取显像剂的速度和数量,主要与肾有效血浆流量和肾小管分泌功能有关;c 段:显像剂排泄段,是继 b 段后下降的斜行段,其初始部分下降较快,后段下降较慢,其下降的斜率反映了肾清除显像剂的速度和数量,主要与尿流量和尿路通畅程度有关。

（2）异常肾图表现（图 14-3-1）

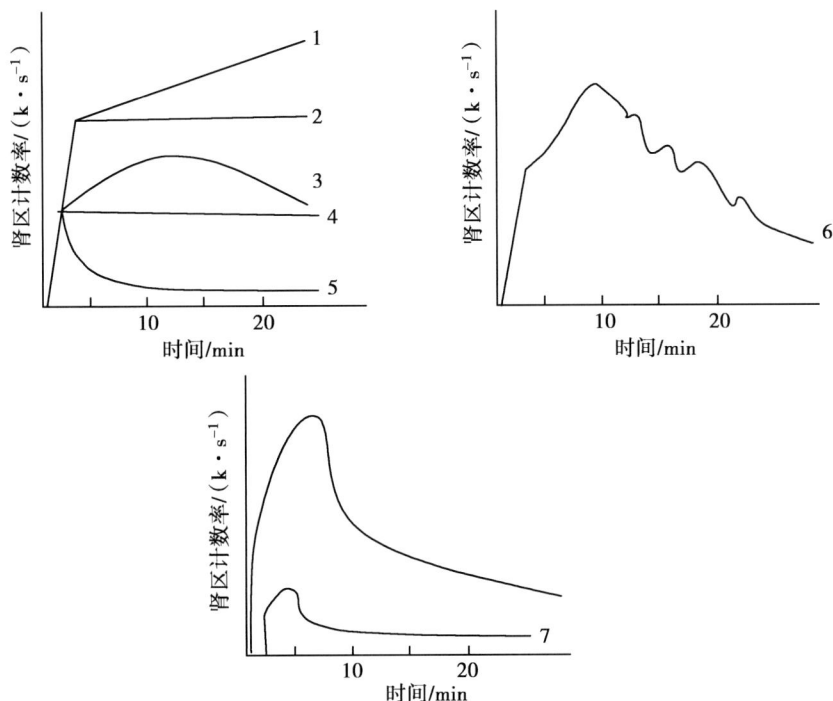

图 14-3-1　异常肾图示意图

1. 持续上升型；2. 高水平延长型；3. 抛物线型；4. 低水平延长型；
5. 低水平递降型；6. 阶梯状递降型；7. 单侧小肾图。

1）持续上升型：a 段基本正常，b 段持续上升，至检查结束也不见下降的 c 段。单侧出现者多见于急性上尿路梗阻；双侧同时出现者多见于急性肾衰竭或继发于下尿路梗阻所致的双侧上尿路引流不畅。

2）高水平延长型：a 段基本正常，b、c 段融合并近似水平延伸，未见明显下降的 c 段。多见于上尿路不全梗阻和肾盂积水并伴有肾功能损害。

（3）抛物线型：a 段正常或稍低，b 段上升和 c 段下降缓慢，封顶圆钝，呈抛物线状。多见于脱水、肾缺血、肾功能损害和上尿路引流不畅伴轻中度肾盂积水。

（4）低水平延长型：a 段明显下降，b、c 段融合呈一水平直线。多见于肾功能严重损害，慢性上尿路严重梗阻，以及急性肾前性肾衰竭，偶见于急性上尿路梗阻，当梗阻原因解除后肾图可很快恢复正常。

（5）低水平递降型：a 段降低，b 段不出现，a 段后曲线逐渐下降。常见于肾脏无功能、肾功能极差、肾缺如或肾切除术后。

（6）阶梯状下降型：a、b 段正常，c 段呈规则或不规则的阶梯状下降。常见于尿反流或因疼痛、精神紧张、尿路感染所致的上尿路痉挛。

（7）单侧小肾图：一侧肾图正常，另一侧患肾明显缩小，比健侧低 1/3~1/2，但曲线形态正常。多见于单侧肾动脉狭窄或先天性一侧肾发育不良。

## （二）图像质量评价标准

肾动态显像图像质量评判分为良好、较差及差。

（1）良好的肾血流灌注曲线表现为一光滑的放射峰，相应的功能曲线与患者真实临床资料较为一致，利用目测法图像清晰，肾脏与软组织对比度好。

（2）较差的肾血流灌注曲线表现为一"锯齿状"的放射峰，为注射质量欠佳，相应肾功能曲线较患者真实临床资料偏低。

（3）差的肾血流灌注曲线表现为双峰样灌注曲线，为注射失败。相应肾功能曲线呈现持续上升型，图像模糊，肾脏与软组织对比度差。

## （三）常见操作错误及分析

1. 检查前 30min 患者饮水量不够，显像剂在血液和软组织内清除减慢，骨/软组织摄取比值较低，影响双肾 ROI 勾画。

2. 弹丸式注射质量不高。

3. 双肾与本底的 ROI 勾画错误。

4. 检查过程中患者体位移动。

# 三、膀胱 - 输尿管反流显像

## （一）操作规范流程

1. 适应证

（1）反复泌尿系统感染查因。

（2）观察下尿路梗阻或神经源性膀胱患者有无尿反流及其程度。

（3）尿反流疗效观察。

2. 禁忌证

（1）尿路感染急性期。

（2）相对禁忌证为妊娠、怀疑受孕及哺乳期患者。

3. 检查前准备

（1）检查前 2d 应停服利尿剂。检查前行肾盂静脉造影患者需要间隔 2d。

（2）采用间接法显像时，患者正常进食、饮水，显像前 30min 饮水 300ml，不排尿。

（3）采用直接法显像时，检查前需排尿，按无菌操作将适当粗细的导尿管插入膀胱，导管连接 500ml 生理盐水瓶。当证实生理盐水可以顺利进入膀胱且无外漏时，用止血钳夹住导管。

4. 显像剂　显像剂为 $^{99m}$Tc-DTPA，间接法剂量为 74~185MBq（2~5mCi），直接法剂量为 37~74MBq（1~2mCi）。

5. 操作步骤

（1）将 γ 相机探头从后背对位膀胱及肾区。

（2）采用间接法显像时，静脉注射显像剂后，待显像剂已大部分从肾排出膀胱，肾区和输尿管放射性已明显减低时，开始进行动态显像。

（3）采用直接法显像时，放开止血钳，待显像剂注入导管随生理盐水缓慢灌入膀胱。立即开始以 1 帧/min 的速度连续采集。当患者主诉膀胱已充盈到难以忍受即充满时（小儿不能主诉，但当膀胱充满时会出现不安静和拇指上翘等表现），即让患者用力排尿。在整个排尿过程中连续动态采集,排尿后再采集 2 帧。年龄较大的小儿和成人排尿前拔去导管,取坐位,背靠探头,视野包括膀胱和双肾,婴幼儿排尿时仍保持仰卧,勿移动体位,不拔导管,以防污染。

6. 扫描及后处理

(1)扫描技术

1)仪器条件:γ 相机、SPECT 或 SPECT/CT 仪,配置低能通用型准直器,$^{99m}$Tc 能峰选择 140keV,窗宽 20%,矩阵 64×64。

2)动态采集:间接法显像时,以 5s/ 帧连续采集 40 帧。采集 1~8 帧时嘱患者放松安静 9~16 帧时嘱患者用力憋尿,但尿液不能排出;17 帧开始用力排尿,保持原体位直至排尿结束。

(2)图像后处理　用 ROI 技术获得膀胱、双肾和双输尿管(全程或某段)各时相计数,绘制各自的时间 - 放射性曲线。观察曲线上是否出现上升段。

7. 检查后指导　诊断医师应对采集图像进行质量评估。若图像质量不合格,则需根据情况调整方案进行再次采集。若图像质量合格,方可指引患者离开检查室。嘱患者检查后多饮水排尿,排除体内的药物,减少对输尿管、膀胱的辐射损伤。

(二) 诊断要点

1. 正常影像表现:显像过程中仅有膀胱显影,双侧输尿管和肾脏不显影。

2. 异常影像表现:除膀胱显影外,输尿管或肾区内出现放射性影像,即可确定膀胱 - 输尿管反流。

(三) 常见操作错误及分析

1. 憋尿过程中要注意预防尿液漏出,防止放射性污染。

2. 对于严重肾功能损害或肾积水的患者,因肾区放射性下降缓慢而无法行间接显像。

# 四、睾丸显像

(一) 操作规范流程

1. 适应证

(1)睾丸扭转的诊断及疗效评价。

(2)急性附睾炎、急性附睾 - 睾丸炎的诊断。

(3)睾丸附件、附睾附件扭转的诊断。

(4)阴囊创伤的诊断。

(5)阴囊包块的鉴别诊断。

(6)精索静脉曲张的诊断。

2. 禁忌证　无特殊禁忌证。

3. 检查前准备　一般不需特殊准备,静脉注射显像剂前 1h 口服过氯酸钾 400mg。

4. 显像剂　临床常使用的显像剂为 $^{99m}$TcO$_4^-$。成人剂量为 550~740MBq(15~20mCi),儿童最小用量不少于 185MBq(5mCi)。经肘静脉弹丸式注射显像剂。

5. 操作步骤

(1)患者取仰卧位。双腿分开、外展,将阴茎用胶带向上固定于耻骨或向一侧固定于大腿,阴囊平放使其平行于探头并处于视野中心,且视野中包括双侧髂动脉。

(2)不需用铅板遮掩腹股沟和大腿。

(3)常规行血流灌注动态显像和静态显像。

(4)考虑炎症时还需做 2h 后延迟显像。

6. 显像扫描及后处理

(1)扫描技术

1)仪器条件:γ 相机、SPECT 或 SPECT/CT 仪,配置低能通用型准直器,$^{99m}$Tc 能峰选择 140keV,窗宽 20%,矩阵 64×64。

2)动态采集:肘静脉弹丸式注射显像剂,于视野内出现示踪剂或 10s 后开始采集,5s/ 帧,共采集 6~8 帧。

3)静态显像:动态采集后随即行阴囊静态显像,用和不用铅板遮掩腹股沟和大腿各采集 1 帧,总计数 300~500k。必要时可再行立位显像。

(2)图像后处理:用 ROI 技术获得阴囊的放射性计数,绘制时间 - 放射性曲线。观察曲线是否出现上升或下降。

7. 检查后指导 诊断医师应对采集图像进行质量评估。若图像质量不合格,则需根据情况调整方案进行再次采集。若图像质量合格,方可指引患者离开检查室。

(二)诊断要点

1. 血流相 腹主动脉、髂动脉和股动脉呈三角形显影;阴囊部位放射性极少,阴囊不显影。当发生睾丸炎症时,可见患侧睾丸放射性摄取增加。

2. 血池相 股动脉清晰,阴囊显影淡,放射性均匀、对称。急性睾丸扭转时,可见患侧睾丸中心区放射性呈椭圆形减低;急性附睾炎时,患侧睾丸区可见放射性增浓。

(三)常见操作错误及分析

1. 静态显像图像左右阴囊标识错误,可在阴囊缝处用胶布固定一铅条,再采集 1 帧,以作对比。

2. 膀胱的放射性干扰、血管影像的减淡和非血管区放射性的增浓导致假阴性,建议静态显像应在显像剂注射后 15min 内完成。

## 五、相关知识测试题

1. 经过肾小球滤过的肾动态显像剂为

    A. $^{131}$I-OIH                B. $^{99m}$Tc-DTPA               C. $^{99m}$Tc-MAG$_3$

    D. $^{99m}$Tc-EC               E. $^{99m}$Tc-DMSA

2. 表示上尿路梗阻的曲线是

    A. 抛物线                B. 持续上升曲线             C. 高水平延长线

    D. 低水平延长线         E. 低水平递降曲线

3. 可以同时得到肾图曲线的肾显像是

    A. 肾静态显像          B. 肾动态显像            C. 肾断层显像

    D. 肾血流灌注显像     E. 肾血管显像

4. 有关肾图 b 段的描述,**错误**的是

    A. 为显像剂的聚集段

    B. 是 a 段之后曲线缓慢上升直至到达高峰的线段

C. 上升的斜率和高度与显像剂剂量有关

D. 上升的斜率和高度与肾有效血浆流量有关

E. 上升的斜率和高度与肾小管上皮细胞的分泌功能有关

5. 有关膀胱输尿管反流显像检查的描述,**错误**的是

A. 通过肾脏、输尿管及膀胱的放射性变化来判断膀胱输尿管反流的存在及反流的程度

B. 检查有直接法和间接法两种

C. 间接法在肾动态显像后进行,不需再用显像剂

D. 通过测量排尿后膀胱区的残留放射性量,可计算膀胱残余尿量

E. 为避免逆行感染的发生,婴幼儿适宜用间接法检查

**答案:**1. B　2. B　3. B　4. C　5. E

(石光清　李　建)

**推荐阅读资料**

[1] 黄钢,李亚明.核医学.北京:人民卫生出版社,2016.
[2] 李少林,王荣福.核医学.8 版.北京:人民卫生出版社,2016.

# 第四节　循 环 系 统

## 一、概述

根据 2019 年中国心血管病报告,我国现有心血管疾病患者约 2.9 亿例,每年因心血管疾病死亡的人数约 400 万例,其发病率和致死率仍在逐年上升。核医学 SPECT 和 PET 作为非侵入性的检查手段,在心血管疾病尤其是冠心病的诊断、病变部位确定、心肌活力判断、危险分层、治疗方案制订、疗效和预后评估等方面发挥着重要的临床作用,且多次被国内外权威指南所推荐。本节将着重介绍 SPECT 核素心肌灌注显像。

## 二、运动负荷心肌灌注显像

### (一) 操作规范流程

1. 适应证

(1)可疑稳定性冠心病的鉴别诊断。

(2)冠心病患者评估心肌缺血部位、范围和程度。

(3)冠状动脉血运重建术后疗效评估及再狭窄评估。

(4)冠状动脉微血管病变的诊断。

(5)冠心病患者拟行外科手术(非心脏手术)的术前评估。

(6)心肌梗死后危险度的分层。

2. 禁忌证

(1)妊娠期及哺乳期妇女。

（2）急性心肌梗死血流动力学不稳定,高危不稳定型心绞痛。

（3）心力衰竭失代偿期。

（4）难以控制的高血压（血压＞200/110mmHg）。

（5）有症状的引起血流动力学改变的未控制的心律失常。

（6）主动脉瓣重度狭窄、梗阻性肥厚型心肌病。

（7）急性主动脉夹层、急性期心肌炎、心包炎及心内膜炎。

（8）严重的肺动脉栓塞或肺动脉高压患者。

3. 检查前准备

（1）若患者能够运动且预计能达到负荷量要求,应首选运动负荷试验,否则采用药物负荷试验。

（2）检查开始前禁食 3h,备脂肪餐（全脂牛奶 250~300ml 或油煎蛋）。

（3）检查前 24h 内禁服钙通道阻滞剂,48h 内禁服 β 受体拮抗剂,12h 内禁服含咖啡因食品和药物。但能否停药应由转诊医生依据患者病情决定。

（4）详细告知潜在检查风险,签署知情同意书。

（5）若患者病情较重或风险较高,需提前联系心内科医生陪同。

（6）准备好脚踏车或运动平板、十二导联动态心电监护、血压监护及各种急救用品。

4. 显像剂　心肌灌注显像剂为 $^{99m}$Tc-MIBI（25~30mCi）（最常用）、$^{99m}$Tc-tetrofosmin 等。

5. 操作步骤

（1）检查前再次确认患者信息,连接心电及血压监护,记录患者基础心率、血压及静息心电图。

（2）采用 Bruce 设计的分级式次极量踏车运动方案。运动起始重量为 25~30W,每隔 3min 增加重量 20~30W,至少持续 4~6min,根据患者体力实时调整。试验全程监测患者心率、血压、心电图,每 3min 至少记录 1 次;适时询问患者症状情况。

（3）运动负荷试验终止指标:①出现中 - 重度心绞痛;②明显呼吸困难、疲劳、头晕、脸色苍白、发绀;③心电图 ST 段水平型或下斜型压低＞2mm,或无 Q 波时 ST 段抬高＞1mm;④血压升高（收缩压＞230mmHg）或血压较基础血压下降（收缩压下降 ≥ 10mmHg）;⑤心电图提示恶性心律失常（持续性室上性心动过速、室性心动过速等）;⑥患者要求终止试验。

（4）当心率达到最大预测心率（190– 年龄）的 85% 时,提示负荷量达标,但不是提前终止运动的指标。对于已知患有冠心病（尤其是在未停扩管药物）的患者,即使未达到最大预测心率的 85%,仍具有预后价值。

（5）记录运动高峰时的症状、心率、血压、心电图。立即为患者静脉注射显像剂 $^{99m}$Tc-MIBI,药物注射不宜与监测血压手臂同侧。注射完毕应鼓励患者继续运动至少 1min,必要时可减轻负重、减速。

（6）终止运动后观察 2~3min,记录恢复期的症状、心率、血压及心电图。

（7）如果患者无法在有效时间内充分运动,可更换为药物负荷试验或两者同时进行。

（8）嘱患者于显像剂注射后 15~30min 进食脂肪餐;30~60min 时行 SPECT。SPECT 扫描时嘱患者提前排空小便,避免尿液污染衣物和身体,去除体表的金属物品。技师指导患者仰卧于检查床,双臂上举过头顶且用束带固定,嘱患者平静呼吸。

## (二) 不良反应及处理

1. 不良反应及并发症　试验过程中出现运动所致的心跳过速、气促、疲劳、下肢乏力等不适,在运动终止后一般可自行缓解。并发症及死亡率极低,严重并发症(死亡、心肌梗死、心室颤动)的发生率极低。

2. 处理方案　①严格掌握试验适应证、禁忌证和试验终止指标;②提前备好抢救药品及设备;③试验过程中密切监测患者生命体征、症状变化情况。

## (三) 检查后指导

诊断医师应对采集图像进行质量评估。若图像质量不合格,则需根据情况调整方案进行再次采集。若图像质量合格,方可指引患者离开检查室。

# 三、药物负荷心肌灌注显像

## (一) 操作规范流程

1. 适应证　同"运动负荷心肌灌注显像",但在下列情况中推荐选择药物负荷心肌灌注显像。

(1)心肌梗死后病情稳定患者的风险分层。

(2)左束支传导阻滞、预激综合征、有心脏起搏装置。

(3)因身体原因无法运动或运动量不足。

2. 禁忌证

(1)妊娠期及哺乳期妇女。

(2)气管痉挛、哮喘等气道反应性高的肺部疾病。

(3)Ⅱ度及以上房室传导阻滞或窦房结疾病。

(4)收缩压<90mmHg 或高风险的严重低血压。

(5)难以控制的高血压(血压>200/110mmHg)。

(6)急性心肌梗死病情不稳定;高危不稳定型心绞痛。

(7)对负荷试验所用药物过敏。

3. 检查前准备

(1)患者评估、空腹准备、知情同意等同"运动负荷心肌灌注显像"。

(2)检查前 12h 内禁服茶碱类药物、含咖啡因的食品,48h 内禁服双嘧达莫或含双嘧达莫成分药物。

(3)其余同"运动负荷心肌灌注显像"。

4. 负荷药物和显像剂

(1)显像剂:同"运动负荷心肌灌注显像"。

(2)负荷药物　①血管扩张剂:腺苷、双嘧达莫、瑞加德松等。在我国,三磷酸腺苷(adenosine triphosphate,ATP)作为腺苷的替代用药在临床应用更普遍,需注意其代谢时间对检查结果产生的影响;②正性肌力药:多巴酚丁胺等。

5. 操作步骤(以腺苷为例)

(1)试验前再次确认患者信息,连接心电及血压监护,记录患者基础心率、血压及静息心电图。

(2)患者取仰卧位,建立静脉输液通路(推荐双静脉通路,分别用于负荷药物和显像剂),

若仅有一条通路,则需采用带有双端口"Y"形连接器的静脉导管。

(3)药物输注需使用微量输液泵,腺苷输注速率为 0.14mg/(kg·min),通常体重应不超过 125kg。在第 3 分钟时注射 $^{99m}$Tc-MIBI(25~30mCi),输注总时长为 6min。

(4)试验全程监测患者心率、血压、心电图,每 1min 记录 1 次;适时询问患者情况。

(5)若患者出现明显心肌缺血症状,心肌显像剂可提早注射,但最早应在腺苷输注的第 1 分钟之后进行,注射后必须小剂量再持续输注腺苷 1min。

(6)若患者出现下列情况,应尽快终止药物输注:①严重低血压(收缩压<80mmHg);②持续性二度及以上房室传导阻滞,其他严重的心律失常;③喘息;④严重的胸痛症状伴心电图 ST 段压低>2mm;⑤外周灌注不良征象(面色苍白、嘴唇发绀等);⑥患者要求终止试验。

(7)腺苷输注完毕后观察 3~5min,记录恢复期的症状、心率、血压及心电图。至此负荷试验结束。

(8)嘱患者于心肌显像剂注射后约 30min 时进食脂肪餐;60~90min 时行 SPECT。SPECT 扫描同"运动负荷心肌灌注显像"。

### (二) 不良反应及处理

1. 不良反应及并发症 ①一般不良反应:80% 患者会出现,表现有面色潮红、呼吸急促、胸部不适、血压下降、心律失常等;②严重不良反应:严重心绞痛、急性支气管哮喘发作、严重窦房传导阻滞、急性心肌梗死等。

2. 处理方案 ①一般不良反应处理:绝大部分轻度不良反应是短暂且可逆的,可自行缓解,亦可通过减慢腺苷输注速度和 / 或缩短输注时间加以控制;②严重不良反应处理:应立即停止腺苷输注,尽快给予吸氧,注射氨茶碱拮抗,用法为缓慢静脉注射氨茶碱 2mg/kg,最大不超过 250mg。再针对不同情况分别处理(如严重心绞痛时给予硝酸酯类药物治疗,急性哮喘发作时给予地塞米松治疗)。

### (三) 检查后指导

同"运动负荷心肌灌注显像"。

## 四、静息心肌灌注显像

### (一) 操作规范流程

1. 适应证

(1)配合负荷心肌灌注显像使用。

(2)其他心脏疾病(心肌炎、心肌病等)的鉴别诊断。

(3)缺血性心力衰竭患者心肌血流灌注的评价。

2. 禁忌证 妊娠期及哺乳期妇女。

3. 检查前准备 无特殊。

## 五、心肌灌注显像扫描及后处理

### (一) 扫描技术

1. CT 定位像和扫描范围 正位定位像,扫描范围从胸廓入口至心脏膈面。

2. 衰减校正 CT 参数设定和扫描范围 嘱患者平静呼吸,采用低剂量 CT 扫描,扫描管电压 120kV,管电流 50mA,层厚 3~5mm。

3. SPECT 扫描参数(以传统双探头机型为例)　探头配置低能高分辨或通用型准直器,能峰 140keV,矩阵 64×64 或 128×128(依据仪器型号选择),窗宽 15%~20%。采集时探头尽量靠近患者胸壁,自右前斜位 45° 至左后斜位 45°,每 3~6° 采集 1 帧,每帧至少采集 25s,共采集 30~60 帧。推荐心电门控采集:扫描前于患者双侧锁骨中线下方及左上腹区连接心电导联,电极片及导线避免遮挡心脏体表投影区域。以心电图 R 波作为门控信号,每个 RR 间期采集 8 帧或 16 帧图像。监测心率窗,对于明显心律不齐(心率波动范围超 ±20%,心率拒绝比 ≥ 5%)的患者不推荐门控采集。

(二) 图像后处理

1. 原始图像评估　采集图像质量是否合格,是否有明显运动位移。

2. CT 衰减校正　SPECT 与 CT 图像应匹配且对位准确,必要时手工校正。

3. 移动校正　呼吸时膈肌运动会引起心脏上下移动,应常规行移动校正。

4. 图像重建　采用滤波反投影方式进行重建,推荐有序子集最大期望值迭代法(ordered subset expectation maximization,OSEM),滤波函数根据仪器型号具体选择。重建后获得左心室短轴、水平长轴及垂直长轴断层图像。

5. 图像调节　①轴位调节:水平长轴图像中调节心室长轴与水平面相垂直,垂直长轴图像中调节心室长轴与水平面相平行,负荷与静息图像中心脏轴位方向应保持一致;②帧幅调节:确保负荷与静息两组图像每帧一一对应(如在短轴序列中,两组第一帧均应选择心室腔刚出现图像为宜);③亮度调节:负荷与静息图像选用相同的伪彩子集,图像亮度不宜过高或过低,两组亮度应尽量保持一致(通常以心肌显影最亮处的亮度保持一致为准)。

6. 半定量或定量分析　分析软件根据仪器型号具体选择。心肌灌注靶心图由左心室短轴序列影像处理获取,心动电影和心功能参数图由门控断层影像处理获取。靶心图采用美国心脏学会(American Heart Association,AHA)17 节段模型显示。

## 六、诊断要点

1. 描述扫描技术及检查过程,包括负荷试验方案、基础心率和血压、负荷峰值心率、血压,患者临床症状及心电图改变,注射显像剂种类及剂量。

2. 评估图像质量,描述左心室形态、心腔大小是否正常,是否存在明显的室壁增厚,右心室是否显影,肺内显像剂摄取增加及负荷后左心室心腔一过性扩张提示严重的左心室缺血病变。

3. 比较运动和静息断层图像并描述放射性分布的差异,包括可逆性缺损(可逆性心肌缺血)部位及其占左心室的比例、固定性缺损(提示心肌梗死、心肌瘢痕、冬眠心肌等)部位及其占左心室的比例、部分可逆性缺损(提示心肌梗死伴缺血)部位及其占左心室的比例,以及花斑样改变(提示心肌炎或心肌病)。

4. 描述门控图像,计算心功能定量参数,包括左心室舒张末期容积(end-diastolic volume,EDV)、收缩末期容积(end-systolic volume,ESV)、左心室射血分数(left ventricular ejection fraction,LVEF)、左心室局部室壁运动及室壁增厚率,安装同步性软件时应计算左心室收缩同步性参数,包括带宽(band width,BW)和标准差(standard diviation,SD)。

5. 结论和印象。

## 七、图像质量评价标准

1. 客观评价　①心脏计数是否不足或摄取欠佳；②确保心脏扫描范围的完整性；③检查过程中患者没有发生明显位移；④ CT 与 SPECT 图像配准正确。

2. 主观评价　①体位移动是否明显；②邻近肝脏或肠道的放射性是否明显浓聚影响心脏下壁摄取；③门控采集时心率是否整齐；④负荷和静息断层图像在每个轴位对位良好。

## 八、常见操作错误及分析

1. 检查失败

(1)因患者无法耐受导致负荷试验被迫终止。

(2)图像显示邻近肝脏或肠道放射性较高干扰心肌显像。

(3)图像出现明显的运动伪影。

(4)SPECT 与 CT 配准失败导致衰减校正图像出现伪影。

(5)门控定量分析软件测定的心功能参数错误。

2. 改善图像质量、减少伪影的方法

(1)熟知负荷试验适应证及禁忌证，做好患者评估。

(2)扫描前嘱患者适量饮水或慢走以加速肠道排泄，或延长时间再次扫描。

(3)扫描时嘱患者平静呼吸，若有明显位移需重新扫描。

(4)扫描后应同时评估衰减校正和非衰减校正图像。

(5)重新检查定量软件自动勾画心脏轮廓是否准确，必要时通过手动勾画重新测定(图 14-4-1)。

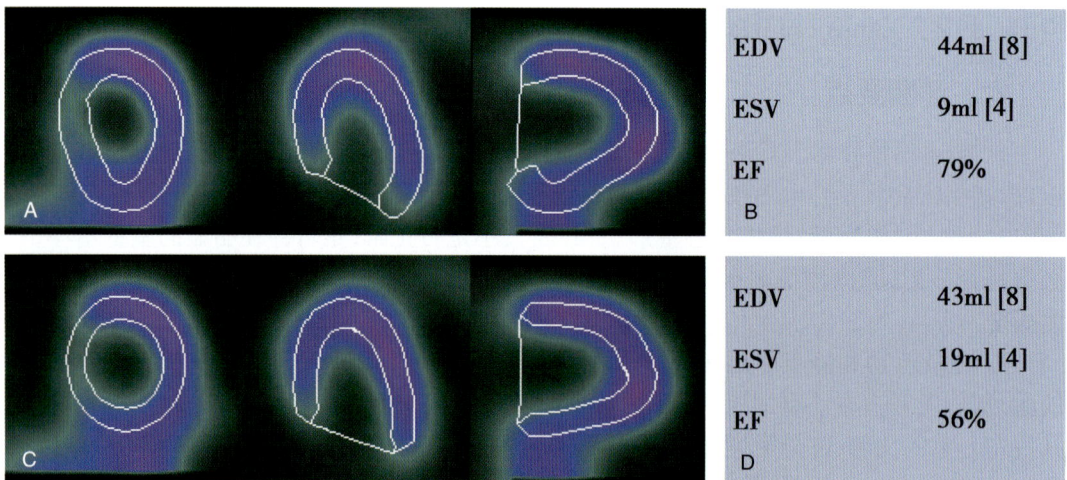

图 14-4-1　心脏轮廓勾画不当导致心功能评估错误

患者，男，63 岁，冠心病，行 99mTc-MIBI 门控心肌灌注显像。计算机自动勾画心脏轮廓形态异常(A)，分析所得左心室射血分数为79%(B)。手动勾画心脏轮廓正常(C)，分析所得左心室射血分数为56%(D)。因计算机自动勾画心脏轮廓范围不当，从而导致左心室射血分数被高估。

## 九、相关知识测试题

1. **不属于**运动负荷试验禁忌证的是
   - A. 不稳定型心绞痛
   - B. 血压 > 200/110mmHg
   - C. 心尖部肥厚型心肌病
   - D. 心肌炎急性期
   - E. 1 周前跌倒致右侧胫骨骨折

2. 通常情况下,运动负荷试验心率达标是指达到预计最大心率的
   - A. 65%
   - B. 70%
   - C. 75%
   - D. 80%
   - E. 85%

3. 在药物负荷试验中,**不需**立即终止药物输注的情况是
   - A. 收缩压低于 80mmHg
   - B. 面色苍白、嘴唇发绀
   - C. 一度房室传导阻滞
   - D. 喘息
   - E. 患者要求终止试验

4. 心肌灌注图像质量合格的有
   - A. 肺脏 / 心脏摄取比值为 0.7
   - B. 采集时患者取仰卧位,双臂放置于躯体两侧
   - C. 图像上左肝与心脏轮廓难以区分
   - D. 门控采集时心率拒绝比为 4%
   - E. 左束支传导阻滞患者行运动负荷试验后的采集图像

5. 在心肌灌注影像分析中,下列说法**错误**的是
   - A. 正常图像中,室间隔基底部心肌显像剂分布缺损
   - B. 负荷和静息影像中心尖部显像剂分布均缺损,提示该处心肌已无活力
   - C. 静息影像中左心室散在分布且无规律的显像剂稀疏区,提示心肌炎改变可能
   - D. 门控采集图像可评估左心室舒张末期容积
   - E. 冠心病患者负荷后出现左心室心腔一过性扩张,提示预后不良

**答案:** 1. C　2. E　3. C　4. D　5. B

(邓子龙　赵　敏)

### 推荐阅读资料

[1] 李剑明,李思进,方纬,等. SPECT 心肌灌注显像技术与图像处理要点专家共识(2019 版). 中华核医学与分子影像杂志, 2020, 40 (1): 32-36.

[2] HENZLOVA M J, DUVALL W L, EINSTEIN A J, et al. ASNC imaging guidelines for SPECT nuclear cardiology procedures: stress, protocols, and tracers. J Nucl Cardiol, 2016, 23 (3): 606-639.

# 第五节　呼　吸　系　统

## 一、概述

急性肺栓塞是继冠状动脉疾病、脑卒中之后的第三大急性心血管疾病。急性肺栓塞起病隐匿,2/3 患者无症状,或偶然发现,或首发表现为猝死,临床上容易误诊、漏诊,不典

型临床表现的急性肺栓塞的临床诊断依靠影像学检查。核医学肺通气/灌注显像诊断肺栓塞是目前最敏感的检查方法,能早期反映肺部的气道通畅和血液灌注情况,而且同其他检查相比,该方法安全、无创、敏感性高。除诊断肺栓塞外,肺通气/灌注显像同时对慢性阻塞性肺疾病(chronic obstructive pulmonary disease,COPD)、肺动脉高压、肺叶切除术前定量评估肺功能等具有辅助诊断及疗效监测的重要价值。SPECT/CT 通过图像融合能够从不同的断面观察肺部通气及血流灌注情况,CT 图像还可以深入了解肺部解剖结构情况,大大提高了诊断的灵敏度和特异性。本节介绍肺通气/灌注显像在呼吸系统的应用。

## 二、操作规范流程

### (一) 适应证

1. 肺栓塞的诊断及疗效监测。
2. 肺肿瘤术前判断分肺功能。
3. COPD 的评价。
4. 评估肺动脉高压的病因。
5. 其他疾病,如移植肺的评估、先天性肺部疾病的评估(包括心脏分流、肺动脉狭窄、动静脉瘘及其治疗疗效)、支气管胸膜瘘的诊断、慢性肺实质疾病的评估(如囊性纤维化)。

### (二) 禁忌证

1. 有严重肺动脉高压、肺血管床极度受损。
2. 有由右到左分流的先天性心脏病。

### (三) 检查前准备

1. 对患者进行全面评估,包括临床症状(如胸痛、呼吸困难、咯血等),既往史(下肢深静脉血栓史、高血压病史、心脏病史等)、个人史(吸烟、长途旅行史、家族史),既往的相关检查结果 [ 包括 D- 二聚体、肺动脉 CT 血管造影(CT angiography of pulmonary artery,CTPA)、超声心动图、肺功能等 ],以及治疗情况(抗凝、溶栓等)。

2. 检查当日不需特殊准备,必要时可先吸氧 10min;检查前携带相关病情资料。

3. 疑似大面积肺栓塞的患者,建议仅行肺灌注显像进行诊断和评估。

4. 对孕妇患者为了使辐射量最小化,建议第 1 日仅进行灌注显像,使用减量的 $^{99m}$Tc-MAA。对大多数患者,可以根据正常的灌注显像排除肺栓塞。当灌注显像异常但不能诊断肺栓塞时,可以皮下给予低分子量肝素,然后在第 2 日进行通气显像。

5. 告知患者检查的基本原理、目的、流程、潜在风险及应对措施,以取得患者同意及配合,签署知情同意书。

6. 准备锝气体发生装置、一次性通气管及各种急救药品。

7. 再次评估患者当日病情及能否耐受检查情况,训练患者呼吸,监测患者情况;若患者病情较重或风险较高,需提前联系临床医生陪同。

### (四) 显像剂

肺通气显像剂为 $^{99m}$Tc-Technegas 气体或 $^{99m}$Tc-DTPA 气溶胶。肺灌注显像剂为 $^{99m}$Tc-MAA,标记 4h 内尽快使用。通气/灌注给药活度比例为 1∶4 时,联合显像的效果最佳,建议 $^{99m}$Tc-MAA 活度为 140~160MBq,孕妇、大面积肺栓塞、单肺、儿童患者剂量酌减。

（五）操作步骤

1. 肺通气显像　确保 $^{99m}$Tc-Technegas 制成后 10min 内使用完毕。取立位或仰卧位面罩或口管吸入给药,活度为 25~30MBq,查看患者病历资料及训练患者吸气时,可大体评估患者通气功能。使用探测仪紧贴患者后背评估是否成功吸入足够放射性气体（紧贴后背约 0.5mR/h）,SPECT 探头下采集的计数率为 1 000~1 500k/s。

2. 肺灌注显像　一般采用仰卧位注射 $^{99m}$Tc-MAA,肺动脉高压患者建议坐位注射。$^{99m}$Tc-MAA 为悬浮液,抽取时和注射前需振荡摇匀,注射时尽量避免回血,以防止血液与 MAA 凝聚成更大颗粒,引起不应有的栓塞,或造成持续不退的肺内大"热点"。注射速度要缓慢,建议注射时间>30s,注射后 5min 开始扫描。

3. 嘱患者检查前排空小便,避免尿液污染衣物和身体,去除体表金属物品。技师指导患者仰卧于检查床,尽量双臂上举过头顶且用束带固定,嘱患者平静呼吸。

（六）检查后指导

技师及诊断医生确认检查完成且无明显异常情况后,指引患者离开检查室,并进行简要患者告知。

（七）扫描及后处理

1. 扫描技术

（1）SPECT 平面扫描参数:探头配置低能高分辨或通用型准直器,能峰 140keV,推荐矩阵为 256×256,窗宽 20%,放大倍数 1.5~2.0。采集时探头尽量靠近患者胸壁,推荐采集 8 个体位（前位、后位、左侧位、右侧位、左前斜、右前斜、左后斜、右后斜）,每个体位采集 500~1 000k 计数。

（2）CT 定位像和 SPECT 断层扫描范围:肺部 CT 扫描范围定位为肺尖至肋膈角下 2~3cm;SPECT 断层扫描定位范围大于或等于 CT 定位范围即可。

（3）衰减校正 CT 参数设定:嘱患者平静呼吸,采用低剂量 CT 扫描,扫描管电压 120kV,管电流 50mA,层厚 3~5mm。扫描参数根据仪器型号具体设定,层厚以 3~5mm 为宜。

（4）SPECT 扫描参数:探头配置低能高分辨或通用型准直器,能峰 140keV,矩阵 128×128,放大倍数 1.5~2.0。采集时探头尽量靠近患者胸壁,旋转 360°,6°/ 帧,共采集 60 帧,通气 10s/ 帧,灌注 5s/ 帧。

2. 图像后处理

（1）原始图像:评估采集图像质量是否合格。

（2）平面扫描图像处理:平面采集后获得平面二维影像,一般不需特殊处理,利用仪器自带的肺显像处理软件,将肺通气 / 灌注按相同体位并列显示,根据需要标注异常部位等。

（3）SPECT 图像重建:断层软件根据仪器型号具体选择,重建后获得横断位、矢状位和冠状位断层影像。

（4）SPECT/CT 断层图像融合处理:融合软件根据仪器型号具体选择,分别对 SPECT、CT 断层采集数据通过计算机重建处理,然后再通过融合技术将二者进行同机融合获得融合影像。有条件可进行三维影像重建。

3. 诊断要点

（1）异常图像表现:包括肺通气显像和肺灌注显像的异常图像。

肺通气 / 灌注（V/Q）SPECT 显像

1)肺通气显像：①弥散性放射性稀疏或缺损，表现为两肺放射性分布不均匀，有多发散在放射性稀疏或缺损，多见于COPD；②局限性放射性稀疏或缺损，包括一侧肺、肺叶性、肺段性及亚段性放射性稀疏或缺损，多见于气道狭窄或阻塞、肺泡内存有渗出物或萎陷等。

2)肺灌注显像：①弥散性放射性稀疏或缺损，表现为两肺放射性分布不均匀，有多发散在放射性稀疏或缺损，多见于COPD；②局限性放射性稀疏或缺损，包括一侧肺、肺叶性、肺段性及亚段性放射性稀疏或缺损，多见于肺栓塞，也可见于先天性肺动脉异常、肿瘤压迫和主动脉炎综合征致肺动脉受累等；③放射性分布逆转，表现为肺尖部放射性分布反而高于肺底部，多见于肺源性心脏病和二尖瓣狭窄引起的肺动脉高压。

(2)肺通气/灌注显像联合分析：①肺通气/灌注"不匹配"表现，见于肺栓塞，原发或继发累及肺血管的疾病，未累及肺通气功能(涉及肺、肺叶、肺段或亚段动脉的其他疾病)，如先天性肺血管异常、静脉闭塞性疾病、血管炎、肺癌或结核性纵隔淋巴结肿大等；②肺通气/灌注"匹配"表现，由气道或肺实质的紊乱引起，通气受损重于灌注受损(反向通气/灌注不匹配)，见于COPD、肺炎、肺占位等。

(3)肺栓塞诊断要点：①诊断肺栓塞，至少1个肺段或2个亚肺段的通气/灌注不匹配，且符合肺血管解剖结构；②排除肺栓塞，正常的灌注模式且符合肺的解剖学边界；没有不匹配情况，也没有任何大小、形状或数量匹配的或反向不匹配的通气/灌注缺损；虽然不匹配，但没有肺叶、肺段或亚肺段分布的模式。

## 三、图像质量评价标准

1. 图像整体清晰度评价 ①评估通气显像是否清晰，关键是所吸入锝气剂量是否在合适范围内；②通气/灌注显像剂活度比是否恰当；③有无异常热点。

2. 确保肺部扫描范围的完整性，没有患者手臂阻挡。

3. 检查过程中患者未发生明显位移，CT与SPECT图像配准正确。

4. 没有较大的呼吸运动伪影、金属伪影等。

## 四、常见操作错误及分析

1. 检查失败

(1)检查前准备不符合申请单要求。

(2)吸气量不够或$^{99m}$Tc-MAA形成大颗粒导致异常热区，图像质量差，难以诊断。

(3)图像出现明显运动伪影。

(4)患者不能耐受检查。

2. 改善图像质量、减少伪影的方法

(1)检查前充分评估患者病情，是否能耐受检查时间，个性化选择检查方案。

(2)确保患者吸入锝气剂量在合适范围内，尽量使用探测仪预估患者吸入剂量。在通气显像计数率基础上，调整$^{99m}$Tc-MAA使用剂量，使肺通气/灌注显像剂活度比在合适比例(1:4)。

(3)检查前嘱患者摘除金属佩饰，检查过程中保持平静呼吸；辅助患者保持双手抱头姿势，充分暴露肺野；扫描后立即浏览采集图像，如果有明显位移或扫描范围不全应立即重新扫描。

## 五、相关知识测试题

1. 国内目前最广泛使用的肺通气 / 灌注的显像剂是
   A. $^{133}$Xe，$^{99m}$Tc-MAA
   B. $^{81m}$Kr，$^{99m}$Tc-HAM
   C. $^{99m}$Tc-DTPA，$^{99m}$Tc-MAA
   D. $^{99m}$Tc-Technegas，$^{99m}$Tc-MAA
   E. $^{99m}$Tc-Technegas，$^{99m}$Tc-HAM

2. 下列**不属于**肺通气 / 灌注显像临床适应证的是
   A. 肺栓塞的诊断及疗效监测
   B. 肺癌术前定量判断分肺功能
   C. 右向左分流的先天性心脏病
   D. 评估肺动脉高压的病因
   E. 评估先天性肺部疾病，包括肺动脉狭窄、动静脉瘘等

3. 肺通气 / 灌注显像联合显像的效果最佳时，使用药物的活度比例为
   A. 1∶2
   B. 1∶3
   C. 1∶4
   D. 1∶5
   E. 1∶6

4. 以下关于肺通气 / 灌注给药注意事项，**错误**的是
   A. 通气给锝气剂量应在合适范围内，并不是越多越好
   B. 肺灌注显像时，孕妇、大面积肺栓塞、单肺患者给药剂量酌减
   C. MAA 入血后受重力的影响，易向肺的低下部位沉降，故注射时应采用仰卧位，只有在检查是否有肺动脉高压时，才使用坐位注射
   D. $^{99m}$Tc-MAA 为悬浮液，抽取时和注射前需振荡摇匀，注射时尽量避免回血，以防止血液与 MAA 凝聚成更大颗粒，引起不应有的栓塞，或造成持续肺内大"热点"
   E. 注射 $^{99m}$Tc-MAA 速度要缓慢，但建议注射时间小于 30s

5. 对于肺通气 / 灌注显像图像质量控制的说法**错误**的是
   A. 检查前充分评估患者病情及耐受检查时间，个性化选择检查方案
   B. 在通气显像计数率基础上，调整 $^{99m}$Tc-MAA 使用剂量，使通气 / 灌注显像剂活度比在合适比例，形成较佳的图像质量
   C. 为使重症患者完成检查，可让患者双臂置于身侧，改善患者舒适度
   D. 如扫描图像出现位移，可重新扫描
   E. 如图像肺野中出现异常"热点"，应择日重新检查

**答案:**1. D 2. C 3. C 4. E 5. C

（黄 金 赵 敏）

## 推荐阅读资料

[1] BAJC M, SCHÜMICHEN C, GRÜNING T, et al. EANM guideline for ventilation/perfusion single-photon emission computed tomography (SPECT) for diagnosis of pulmonary embolism and beyond. Eur J Nucl Med Mol Imaging, 2019, 46 (12): 2429-2451.

[2] PARKER J A, COLEMAN R E, GRADY E, et al. SNM practice guideline for lung scintigraphy 4. 0. J Nucl Med Tech, 2012, 40 (1): 57-65.

［3］王蒙，汪蕾，方纬.肺通气/灌注显像在肺栓塞诊断中的现状及进展.中华核医学与分子影像杂志，2020, 40 (9): 563-566.

［4］SCHÜMICHEN C, SCHMIDT M, KRAUSE T. Lung scintigraphy. Nuklearmedizin, 2018, 57 (3): 74-91.

［5］MORTENSEN J, BERG R M G. Lung Scintigraphyin COPD. Semin Nucl Med, 2019, 49 (1): 16-21.

# 第六节 消 化 系 统

## 一、概述

核医学在消化系统显像中应用非常广泛，与其他影像学相比其具有无创、灵敏度高等优点，因此在梅克尔憩室诊断及消化道出血定位诊断中具有非常大的优势。此外，消化系统核医学在肝胆显像及消化道动力学显像方面也有广泛应用。本节对核医学专科医生应掌握的常用消化道显像方法进行概述。

## 二、异位胃黏膜显像操作规范流程

1. 适应证

(1)儿童消化道出血的病因诊断。

(2)下消化道出血疑有梅克尔憩室或小肠重叠畸形。

(3)肠梗阻或肠套叠疑与梅克尔憩室或小肠重复畸形有关。

(4)不明原因的腹部包块。

(5)反流性食管炎患者了解有无巴雷特（Barrett）食管。

(6)小儿慢性腹痛。

(7)成人食管疾病的鉴别诊断。

2. 禁忌证　妊娠或怀疑受孕者，相对禁忌证为哺乳期妇女。

3. 检查前准备

(1)检查前 3d 禁行钡灌肠或钡餐。

(2)检查当日禁食、禁水 4h 以上。

(3)检查前排空大小便。

(4)禁用过氯酸钾、水合氯醛、阿托品等药物。

(5)药物介入可于检查前 3d 开始口服西咪替丁 10mg/（kg·d）抑制胃酸分泌。

(6)病史采集包括患者的年龄、性别等，临床症状（便血或腹痛等）、病程，既往完成的辅助检查及简单的治疗过程。

4. 显像剂

(1)显像剂及给药方式：显像剂为 $^{99m}TcO_4^-$，静脉注射。

(2)给药剂量：一般 0.2mCi/kg，儿童最大不超过 10mCi，成人 10~15mCi。

5. 操作步骤

(1)采集方法：患者取仰卧位。视野范围：Barrett 食管显像以剑突为中心；梅克尔憩室显像及小肠重复畸形显像采集范围从剑突至耻骨联合。

(2)采集时间：动态显像可采用 5min/帧，连续采集 30min、60min 静态像；静态显像也可采用注射后即刻、5min、10min、30min、60min 各采集 1 帧(图 14-6-1)。总观察时间 60~120min，每帧计数 500~1 000k。

(3)如前 30min 显像阴性,也应采集 1h 延迟像再次确认,必要时延迟至 2h 再次采集。

(4)出现胃影欠清晰、胃液下排致肠道显影影响诊断可进行 2h 延迟显像。

(5)无法鉴别肾内显像剂滞留与异位胃黏膜时可考虑加做侧位像。

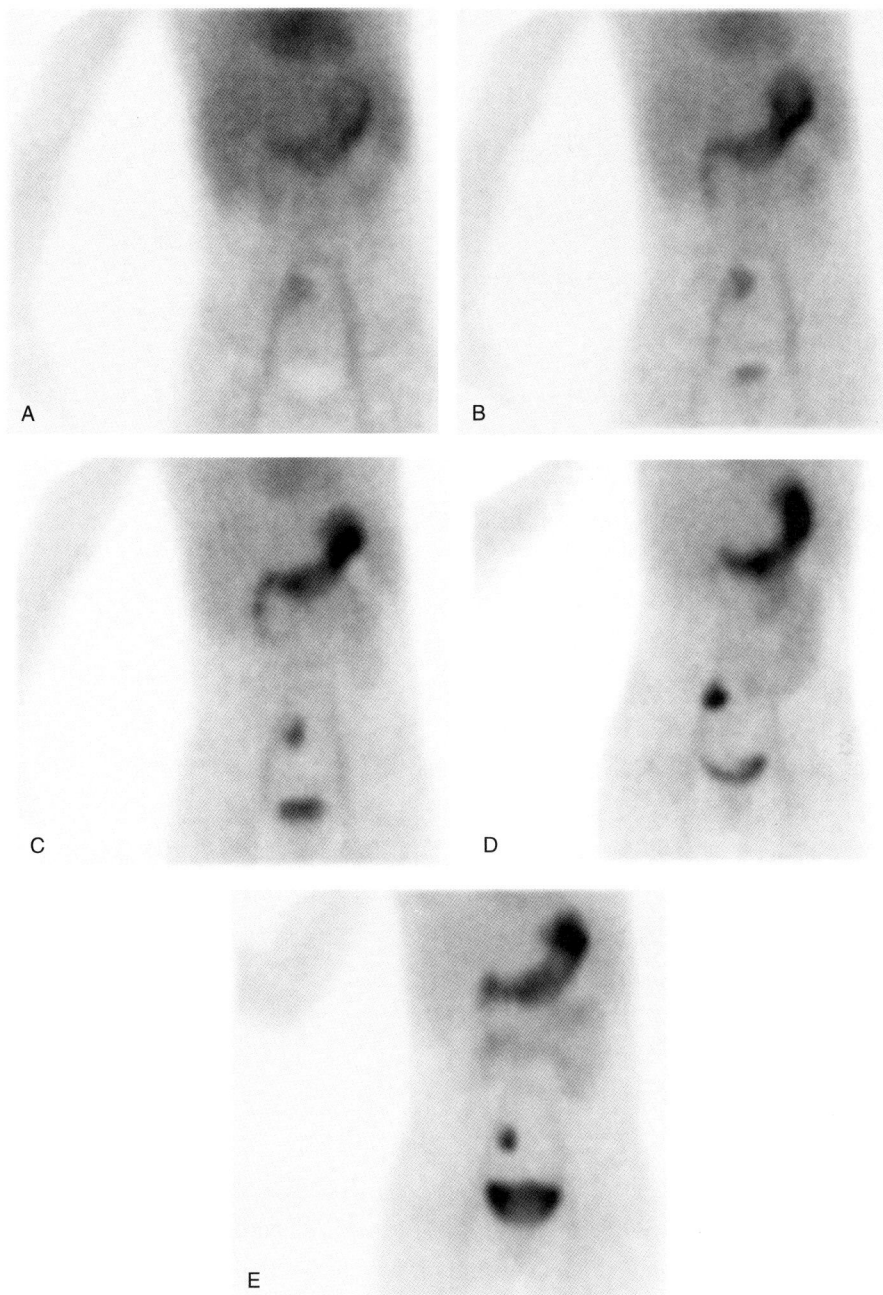

图 14-6-1　梅克尔憩室显像图
A. 注射显像剂即刻;B. 注射显像剂后 5min;C. 注射显像剂后 10min;
D. 注射显像剂后 30min;E. 注射显像剂后 60min。

6. 检查后指导　诊断医师应对采集图像进行质量评估。若图像质量不合格,则需根据情况调整方案进行再次采集。若图像质量合格,方可指引患者离开检查室。

7. 诊断要点

(1)评估图像质量和扫描技术。

(2)描述使用显像剂种类及剂量。

(3)描述病灶位置,放射性浓聚位置是否相对固定。

(4)描述异常放射性浓聚灶形状。

(5)描述病灶显影时间,与胃黏膜显影是否同步。

(6)描述病灶显影强度及与时间变化关系。

(7)描述胃显影情况。

(8)结论和印象。

## 三、消化道出血显像操作规范流程

1. 适应证

(1)已有消化道出血症状或怀疑有消化道出血的各类急性、慢性消化道出血的诊断与定位诊断。

(2)胃镜或结肠镜无法达到出血部位。

(3)临床上有出血症状,而其他常规检查结果为阴性。

(4)血管造影结果可疑或阴性。

(5)患者拒绝有创或有痛苦的检查方法。

2. 禁忌证　妊娠或怀疑受孕者,相对禁忌证为哺乳期妇女。

3. 检查前准备

(1)检查前停用止血药以避免造成假阴性。

(2)显像前 1h 口服过氯酸钾 200~400mg 封闭胃黏膜。

(3)对于出血量较大患者,显像时要有临床医生监护。

(4)在出血量过少时,定位诊断会有误差,$^{99m}$Tc- 硫胶体显像只适用于急性活动性胃肠道出血。

(5)病史采集包括患者的年龄、性别等,临床症状如便血病程、目前接受的药物治疗情况,既往完成的相关检查及简单的治疗过程。

4. 显像剂

(1)$^{99m}$Tc-RBC

1)标记方法:①体内标记法,静脉注射亚锡焦磷酸盐 1 支(焦磷酸钠 10mg 与氯化亚锡 1.0mg),30min 后静脉注射 $^{99m}$TcO$_4^-$ 10mCi;②体外标记法,采集患者肘静脉血 2ml,肝素抗凝,置于 10ml 密封、冷冻、干燥 RBC 反应瓶内,瓶内含氯化亚锡,充分混匀,室温下混匀 5min,然后加入 0.1% 的 NaClO 0.1ml,混匀,再加入 4.4% 的 Na$_2$EDTA 0.4ml,混匀 1min。将反应瓶放入铅防护套,加 20mCi $^{99m}$TcO$_4^-$ 1.0ml,混匀后反应 20min,反应期间摇匀数次,操作注意无菌原则。

2)静脉注射剂量:体内标记法的 $^{99m}$Tc-RBC 剂量为 0.2mCi/kg,儿童最大不超过 10mCi,成人 10~15mCi;体外标记法的 $^{99m}$Tc-RBC 剂量与体内标记法剂量相同。

（2）$^{99m}$Tc- 硫胶体　一般静脉注射剂量为 5~10mCi。

5. 操作步骤

（1）患者取仰卧位,视野范围为全腹部。

（2）显像剂为 $^{99m}$Tc-RBC 时,注射的同时开始动态采集,先 1 帧 /min 连续采集 10min,然后可采用 1 帧 /5min,连续采集 60min。

（3）显像剂为 $^{99m}$Tc- 硫胶体时,注射的同时动态采集,先 1 帧 /2s 连续采集 60s,然后可采用 1 帧 /min,连续采集 15min;如未发现出血点可以每隔 5~10min 采集 1 帧,直至 60min。

（4）如 $^{99m}$Tc-RBC 显像前 1h 显像阴性,应采集 2h 延迟像再次确认,可在 24h 内多次采集。

（5）怀疑出血位置与大血管及腹腔内脏器重叠时,可加做侧位显像,必要时可做断层显像。

6. 检查后指导　诊断医师应对采集图像进行质量评估。若图像质量不合格,则需根据情况调整方案进行再次采集。若图像质量合格,方可指引患者离开检查室。

7. 诊断要点

（1）评估图像质量和扫描技术。

（2）描述使用显像剂种类及剂量。

（3）描述腹部大血管及血运丰富的脏器显影情况,如 $^{99m}$Tc-RBC 显像大血管及肝、脾、肾等显影,胃肠道不显影,$^{99m}$Tc- 硫胶体显像时肝、脾显像,大血管及双肾不显影。

（4）描述腹部异常放射性浓聚点首先出现的位置和时间。

（5）根据动态采集的时间变化描述浓聚灶位置的变化过程。

（6）结论和印象。

## 四、肝胆动态显像操作规范流程

1. 适应证

（1）诊断急、慢性胆囊炎。

（2）肝外胆道梗阻与肝内胆汁淤积的鉴别诊断。

（3）先天性胆道闭锁及新生儿肝炎的鉴别诊断。

（4）先天性胆道异常的诊断。

（5）肝胆术后胆道情况评价。

2. 禁忌证　妊娠或怀疑受孕者,相对禁忌证为哺乳期妇女。

3. 检查前准备

（1）检查前禁食 6h 以上。

（2）停用对 Oddi 括约肌有影响的麻醉镇痛药物(芬太尼、吗啡等)8h 以上。

（3）患儿可采用地西泮或水合氯醛镇静。

（4）病史采集包括患者的年龄、性别等,临床症状如黄疸、腹痛病程等,目前接受的药物治疗情况,目前进食状态、既往完成的相关检查及简单的治疗过程。

4. 显像剂　显像剂包括 $^{99m}$Tc-EHIDA(最常用)、$^{99m}$Tc-DISIDA、$^{99m}$Tc-Mebrofenin、$^{99m}$Tc-PAA、$^{99m}$Tc-PMT。成人静脉注射 3~10mCi,婴儿不超过 1mCi。

5. 操作步骤

(1)患者取仰卧位,视野范围为肝脏及尽可能多的肠道。

(2)可采用动态采集的方式,静脉弹丸式注射显像剂后 1 帧 /s 采集 60 帧,然后 1 帧 / min,共采集 60min,以了解肝胆功能;亦可采用静态采集的方式,前位相计数 500~1 000k/ 帧,注射后 5min、10min、15min、20min、30min、60min 各采集 1 帧,1h 胆囊或肠道未显影可采集 6h 甚至 24h 延迟相。

(3)观察胆囊可增加右侧位像或右前斜位像。

(4)如怀疑胆漏可多体位多次延迟扫描。

(5)胆总管梗阻、胆管狭窄患者需行 24h 后延迟显像。

(6)必要时采用介入试验

1)促胆囊收缩素试验:当需观察患者胆囊收缩功能时,待胆囊显像稳定后进行,静脉滴注促胆囊收缩素 0.02μg/kg 30~60min,即刻以 1 帧 /min 连续采集胆囊影像,直至胆囊缩小后或采集至 30min 停止。勾画胆囊感兴趣区,通过胆囊收缩前及收缩 30min 时的计数率计算排胆分数(gallbladder ejection fraction,GBEF)。

2)吗啡介入试验:如胆囊 40min 持续不显影,可静脉注射吗啡 0.04mg/kg,最大用量 3mg,如胆总管通畅一般注射 30min 后胆囊显影,但当患者出现胆囊管征时,禁止使用吗啡,以免产生假阴性结果;有呼吸抑制及吗啡过敏患者禁用。

3)苯巴比妥诱导试验:主要适用于首次肝胆显影,肠道内 24h 无放射性分布的新生儿,采用口服苯巴比妥钠 2.5mg/kg,每日 2 次,连续 5d 后再常规行胆道系统显影。

6. 检查后指导 诊断医师应对采集图像进行质量评估。若图像质量不合格,则需根据情况调整方案进行再次采集。若图像质量合格,方可指引患者离开检查室。

7. 诊断要点

(1)评估图像质量和扫描技术。

(2)描述使用显像剂种类及剂量。

(3)是否行介入试验及介入方式。

(4)血流灌注相各脏器显影时间及顺序。

(5)肝实质像心影消失情况及肝脏显像情况。

(6)描述胆管排泄相,胆管、胆囊显影排泄时间及 GBEF。

(7)描述肠道排泄相,放射性药物排泄至肠道时间。

(8)急性胆囊炎:肝与肝胆管可显影,肠道排泄相正常,胆囊持续不显影。先天性胆道闭锁:肝实质像中,心影消退正常,肝脏显影清晰,但消退缓慢,但胆道及肠道持续性不显影。婴肝综合征:肝脏显影欠清晰,心影放射性可持续浓聚,一般 24h 内可见肠道及胆道显影。

(9)结论和印象。

## 五、图像质量评价标准

1. 确保所要观察的器官扫描范围的完整性。

2. 检查过程中患者没有发生明显位移。

3. 采集开始时间无延误。

4. 非靶器官无显影。

## 六、常见操作错误及分析

1. 检查失败

(1)检查前准备不符合申请单要求。

(2)异位胃黏膜显像诊断梅克尔憩室及小肠重复畸形时显示较多胃液流入肠道,图像质量影响诊断。

(3)图像出现明显运动伪影。

(4)消化道出血显像时显像剂标记率低,非靶器官如正常胃黏膜、甲状腺显影。

(5)消化道出血显像,较长时间观察未见出血点。

(6)肝胆动态显像患者禁食时间长、完全静脉营养者胆汁无法进入胆囊。

2. 改善图像质量、减少伪影的方法

(1)检查前嘱患者平静呼吸,保持扫描部位不动;扫描后立即浏览原始动态图像,如果有明显位移需要重新扫描。

(2)异位胃黏膜显像检查前 3d 开始口服西咪替丁抑制胃酸分泌。

(3)消化道出血显像,较长时间观察未见出血点者,可在医师严密监护下嘱患者轻微活动后继续显像。

(4)对于禁食时间长、完全静脉营养者,肝胆动态显像检查前 30min 缓慢静脉注射胆囊收缩素。

## 七、相关知识测试题

1. 急性活动性出血,行出血灶定位诊断显像的显像剂最好是

    A. $^{99m}TcO_4^-$　　　　　　　　B. $^{99m}Tc$- 硫胶体　　　　　　　　C. $^{99m}Tc$-RBC

    D. $^{99m}Tc$-EHIDC　　　　　　　E. $^{99m}Tc$-ECD

2. **不能**服用过氯酸钾的核素显像为

    A. 异位胃黏膜显像　　　　　　　B. 肝胆动态显像

    C. 消化道出血显像　　　　　　　D. 肝血池显像

    E. 肝脾胶体显像

3. 异位胃黏膜显像诊断梅克尔憩室患者检查前需

    A. 应用胰岛素　　　　　　　　　B. 服用抗生素

    C. 行钡餐检查　　　　　　　　　D. 禁食 4h

    E. 口服甲氧氯普胺

4. 有关消化道出血显像的描述,正确的是

    A. 显像剂必须采用 $^{99m}Tc$-RBC

    B. 腹部放射性异常浓聚位置固定无移动

    C. 胃肠道出血经常是间歇的,可多时相采集

    D. 该检查只适用于成人

    E. 出血部位局限性浓聚并可移动

5. 在诊断先天性胆道闭锁中,可提高肝胆动态显像特异性的是

　　A. 苯巴比妥钠　　　　　　　　B. 服用抗生素

　　C. 促胆囊收缩素　　　　　　　D. 吗啡

　　E. 进食脂肪餐

**答案:**1. B　2. A　3. D　4. C　5. A

（房智慧　何建军）

## 推荐阅读资料

[ 1 ] 潘中允 . 实用核医学 . 北京 : 人民卫生出版社 , 2014.

[ 2 ] 王荣福 . 核医学 . 9 版 . 北京 : 人民卫生出版社 , 2018.

[ 3 ] METTLER Jr F A, GUIBERTEAU M J. Essentials of nuclear medicine and molecular imaging. New York: Elsevier, 2019.

# 第七节　淋 巴 系 统

## 一、概述

淋巴系统由各级淋巴管、淋巴干、淋巴导管、淋巴结和其他淋巴组织构成,它起自组织间隙内具有膨大盲端的毛细淋巴管,彼此相交汇合成淋巴管、淋巴干,然后汇合成胸导管和右淋巴导管。淋巴液在淋巴管道中沿向心方向流动,途经各级淋巴结,最后汇总到主要淋巴干,在静脉角处注入体循环。淋巴显像是一种简单、无创的核素显像方法,不仅能动态观察淋巴回流,而且能提供淋巴链及其结构的变化信息。目前临床上常用淋巴显像了解淋巴回流通畅情况及有无淋巴漏,还用来观察多种肿瘤如乳腺癌、黑色素瘤、盆腔肿瘤、口腔咽喉癌等的前哨淋巴结,并结合前哨淋巴结活检病理结果来明确恶性肿瘤的前哨淋巴结是否有转移,以反映其下站淋巴结存在转移的可能性,该方法对肿瘤分期、手术方案选择和疾病的预后预测有重要意义。

## 二、操作规范流程

### (一) 适应证

1. 了解某一区域或组织器官正常淋巴回流的生理性分布。

2. 淋巴水肿。

3. 乳糜漏的定位。

4. 前哨淋巴结探查。

### (二) 禁忌证

妊娠或怀疑受孕者,相对禁忌证为哺乳期患者。

### (三) 检查前准备

1. 患者不需要特殊准备,可正常进食、饮水。

2. 医务人员接诊患者,采集病史包括患者的年龄、性别、身高、体重、主要症状和体征、手术史、前期完成的检查及简单的治疗过程。交代检查注意事项。熟悉体表标志有利于淋

巴结定位(表 14-7-1)。

表 14-7-1　淋巴显像体表标志点

| 显像部位 | 前位标志点 | 侧位标志点 | 后位标志点 |
|---|---|---|---|
| 颈淋巴 | 胸骨上缘、下颌尖 | 外耳孔 | |
| 腋淋巴 | 胸骨上缘、肩峰 | 腋窝前、后缘中心 | |
| 胸廓内淋巴 | 胸骨上缘、剑突 | | |
| 腹股沟、髂淋巴、 | 耻骨联合、脐、剑突 | | 尾骨尖、髂嵴 |
| 盆腔内淋巴 | 耻骨联合、脐、剑突 | | 尾骨尖、坐骨结节 |
| 其他 | 根据具体观察部位而定 | | |

### (四) 显像剂

$^{99m}$Tc- 右旋糖酐(DX)和 $^{99m}$Tc- 硫化锑胶体(SC)是最常用的淋巴显像剂。标记好后按规定进行质量控制(标记率测定),标记率达标后(>98%)再行注射,如果标记率太低,过多的游离 $^{99m}$TcO$_4^-$ 会迅速通过毛细血管吸收进入体循环,影响结果判断。

### (五) 操作步骤

1. 显像剂注射。淋巴显像根据显像目的和观察范围的不同注射部位不同(表 14-7-2),注射方式有皮下注射或瘤周注射。一般需采用多点注射,每个注射点的剂量 0.1~0.5mCi(可根据注射点数不同适当调整),体积 0.05~0.1ml,一般总剂量(以 $^{99m}$Tc-DX 为例)37~74MBq (1~2mCi),儿童注射剂量按体重酌减。多点注射应尽量缩短点与点的注射时间差,并保持注射深度尽量一致。进针后注药前应回抽针芯,以确认针头不在血管内,避免将显像剂注入体循环。

2. 肢体远端给药时,患者肢体应作主动运动,必要时在注射点按摩,有助于显像剂进入淋巴回流,这点在该肢体有淋巴水肿时尤为重要。

3. 对双侧对称分布的淋巴结进行显像时,原则上应先在患侧注射显像剂,然后再在对侧以同样方法及同样条件注射显像剂。

4. 盆腔淋巴显像。必要时在注射时作直肠指诊协助,以防误注入直肠壁。

5. 特殊部位病灶引流淋巴的投药法。如通过内镜,将显像剂分 3~5 点注入胃肠道、膀胱、支气管黏膜下或前列腺等器官包膜下,以观察上述部位的淋巴引流情况。患者一般取仰卧位,另需根据注射部位及局部淋巴引流生理特征和淋巴结分布决定体位。每人每次用量不超过 185MBq(5mCi)。

6. 扫描体位可根据需要安排(表 14-7-2)。

7. 检查时应尽量让患者按体位要求进行摆位,采集时保持体位不变;对疼痛较剧烈、意识障碍或婴幼儿等不能配合者,应先采取相应的干预措施,如镇静、止痛等,或检查时借助外力固定。

表 14-7-2  常用注射部位和显像体位

| 显示范围 | 注射部位 | 显像体位 |
|---|---|---|
| 颈部、耳后、锁骨上淋巴 | 双侧耳后乳突尖端皮下 | 前位、左右侧位 |
| 颌下淋巴结 | 下唇黏膜下 | 前位、左右侧位 |
| 腋窝淋巴结 | 乳晕、乳房皮下 | 前位 |
| 双上肢、腋窝、锁骨下淋巴 | 双手拇指、示指间皮下 | 前位、左右侧位 |
| 乳内和胸骨旁淋巴 | 双肋弓下、腹直肌后鞘 | 前位 |
| 纵隔淋巴 | 右下腹阑尾点下 | 前位 |
| 盆腔内淋巴 | 肛 - 尾骨尖连线中点或肛周 3 点、9 点 | 后位、前位 |
| 双下肢、腹股沟、髂、腹淋巴及主动脉旁淋巴 | 双足第 1、2 趾蹼皮下 | 前位、后位 |
| 病灶引流淋巴 | 病灶周边皮下 | 按需 |

### (六) 检查后指导

诊断医师应对采集图像进行质量评估。若图像质量不合格,则需根据情况调整方案进行再次采集。若图像质量合格,方可指引患者离开检查室。

### (七) 淋巴显像扫描及后处理

1. 扫描技术

(1) 仪器条件:γ 相机、SPECT 或 SPECT/CT 仪,配置低能通用型准直器,或低能高分辨准直器。

(2) 全身平面采集:全身、下肢和躯干部淋巴显像时,可采用全身采集,设置采集矩阵 256×1 024,能峰 140keV,窗宽 20%,扫描速度 10~20cm/min,可根据使用淋巴显像剂的不同或淋巴的引流速度调整扫描速度。肝、脾放射性过强时,可用铅片屏蔽。

(3) 动态采集:如应用小颗粒、淋巴引流速度快的显像剂,需在观察部位远端注射显像剂后即以 1 帧 /30~60s 的速度动态采集 20~30min。

(4) 局部平面采集:根据检查需要选择部位和体位,探头配置低能通用型准直器,采集矩阵 128×128,能峰 140keV,窗宽 20%,设置足够的采集时间或计数使图像清晰显示,如采集时间 3~6min 或预置计数 200~300k。

(5) 多种采集方式相结合:为更好地观察淋巴引流与分布,有时需将全身采集、动态采集或局部平面采集两种或两种以上方式相结合。

(6) 显像时间:根据所用显像剂不同和检查目的不同,其最佳显像时间亦不同。

注射显像剂为 $^{99m}$Tc-SC 时,观察盆腔、颈部、特殊部位淋巴结分别在注射后 30min、60min 和 120min 显像,必要时延迟显像。观察腹膜后、腋窝、胸廓内等部位淋巴结在注射后 120min 或 180min 显像,必要时延迟至 4h 甚至 6h 显像。

注射显像剂为 $^{99m}$Tc-DX 时,动态显像采集需在观察部位远端注入显像剂后立即开始采集,以 30~60s/ 帧速度采集至 20~30min 结束。静态显像时间一般在注射后的 2h 内进行,根据需要可在 2h 内的不同时间进行多次静态采集,必要时加作延迟采集。

2. 图像后处理

(1)平面采集(全身＋局部)：获得重叠的平面二维影像。平面二维影像一般不需要特殊处理，选择相应的显示格式，标注检查体位、检查时间、体表标志点等。

(2)动态采集：获得一系列不同时间的平面二维影像，即动态影像。

(八) 诊断要点

1. 淋巴显像正常表现　由于淋巴结数量、形态、大小及分布等变异大，分析时应结合显像部位淋巴系统的解剖特点，双侧对比分析，观察淋巴链走行、连贯性和显像剂分布状况。

2. 淋巴显像异常表现

(1)淋巴显影明显延迟：2~4h 后仍不见明确的淋巴结或淋巴管显影。

(2)淋巴系统梗阻：淋巴链中断，局部显像剂滞留，或有明显的淋巴侧支通路，淋巴管扩张、迂曲，显像剂外漏，或向皮肤反流，提示淋巴系统严重受阻。

(3)淋巴结增大：单处或多处淋巴结影像增大，显像剂摄取降低，伴或不伴淋巴结形态改变。

(4)淋巴链改变：单处或多处淋巴结影像缺失，或淋巴链影像明显中断。

(5)双侧影像对称性改变：双侧淋巴结明显不对称，一侧淋巴管扩张，淋巴结增大，显像剂摄取增多或缺失。

(6)显像剂外漏：如乳糜胸腔积液、乳糜腹水、乳糜尿等，显像时尽可能对瘘口或瘘管进行定位，以便手术根治。

3. 诊断步骤

(1)了解病史和检查资料。

(2)标明检查方法。

(3)明确所分析的图像是正常还是异常。

(4)具体分析异常表现的详细情况。

(5)结合临床资料，综合分析，作出影像诊断。

## 三、图像质量评价标准

1. 淋巴链显示清晰度　影响清晰度的可控因素主要有淋巴显像剂的标记率、注射是否符合要求、扫描速度、显像时间、探头与体表的轮廓跟踪情况等。各岗位工作人员对各自环节严格把关，以保证图像质量。

2. 图像信息　图像是否完整，图像缩放比例是否合适，体表标志是否恰当、清晰。

3. 检查体位　体位是否标准，扫描视野大小是否合适，加做特殊体位时标注是否明确。

4. 有无伪影　如患者位置移动、肢体重叠、金属异物遮挡造成衰减等。

## 四、常见操作错误及分析

1. 检查失败

(1)淋巴链不显影。

(2)当淋巴显像剂标记率过低时，游离的 $^{99m}TcO_4^-$ 可迅速通过毛细血管吸收进入体循环而使心、肾等脏器提前显影(图 14-7-1)。

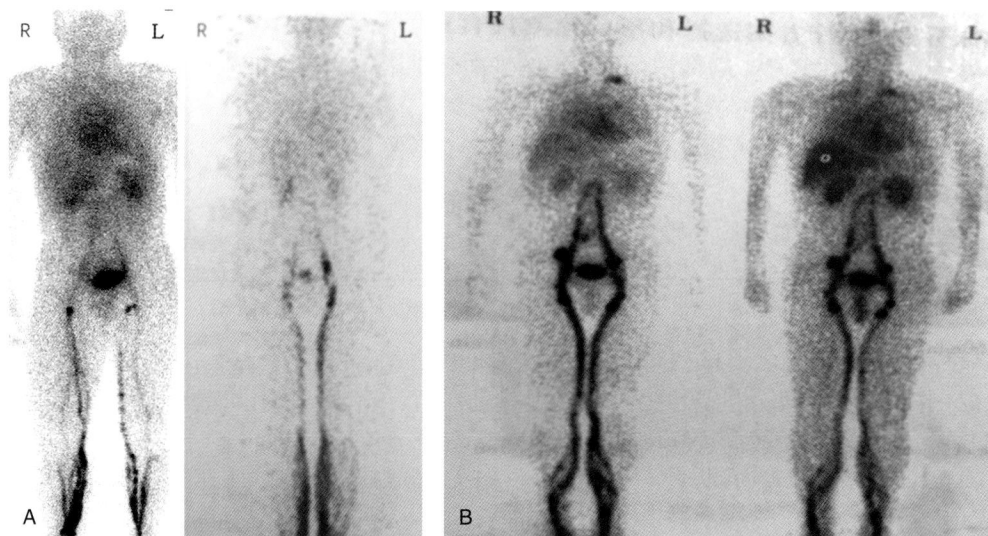

图 14-7-1 淋巴显像剂标记率低对显像的影响

A. 于双足第 1、2 趾间皮下注射 $^{99m}$Tc-DX 的同时开始自下往上全身扫描,左图见体循环部分脏器(心、肾)提前显影,提示显像剂标记率过低或注射欠佳;右图见体循环脏器除肾脏略微显影外,余未见明显显影,提示显像剂标记相对较好,注射比较成功;B. 于双足第 1、2 趾间皮下注射 $^{99m}$Tc-DX 后,分别为注射后约 1h(左)和 2h(右)的全身扫描图像(正常下肢淋巴回流图)。

2. 改善图像质量、减少伪影的方法

(1)对淋巴链不显影者,应观察肝、脾、肾、膀胱显影情况,以排除注射技术原因,注射成功者,在淋巴显像剂经胸导管汇入静脉之前,上述脏器均不显影。

(2)重新标记,确保标记率在 >98% 以上。

## 五、相关知识测试题

1. **不能**作为淋巴显像剂的是

    A. $^{99m}$Tc-MDP               B. $^{99m}$Tc-DX                     C. $^{99m}$Tc-HAS

    D. $^{99m}$Tc- 硫化锑          E. $^{99m}$Tc- 植酸钠

2. 在淋巴系统内移行速度较快而且常用的显像剂是

    A. $^{99m}$Tc- 硫胶体          B. $^{99m}$Tc-HAS               C. $^{99m}$Tc- 脂质体

    D. $^{99m}$Tc- 右旋糖酐      E. $^{99m}$Tc- 植酸钠

3. **不属于**淋巴显像的注射方法的是

    A. 皮下或皮内注射      B. 瘤周注射               C. 静脉注射

    D. 黏膜下注射         E. 组织内注射

4. 淋巴显像的适应证**不包括**

    A. 乳糜漏               B. 淋巴水肿               C. 前哨淋巴结探查

    D. 淋巴结炎          E. 骨转移瘤

5. 注射部位与淋巴显像范围**不匹配**的是

    A. 双足第 1、2 趾蹼皮下与下肢淋巴

    B. 双足第 1、2 趾蹼皮下与腋淋巴

C. 双足第 1、2 趾蹼皮下与髂、腹淋巴

D. 双耳后乳突尖端皮下与颈淋巴

E. 双手拇指、示指间皮下与上肢淋巴

**答案:** 1. A　2. D　3. C　4. E　5. B

(熊玲静　李新辉)

## 推荐阅读资料

[1] 安锐,黄钢.核医学.北京:人民卫生出版社,2015.

[2] 黄钢.核医学与分子影像临床操作规范.北京:人民卫生出版社,2014.

[3] 李少林,王荣福.核医学.8 版.北京:人民卫生出版社,2016.

# 第十五章

## PET/CT 显像

## 第一节 ${}^{18}$F-FDG PET/CT 肿瘤显像

### 一、概述

正电子发射计算机断层显像（positron emission tomography，PET）是反映人体病变的基因、分子、代谢及功能状态的显像方式。CT 是大家熟悉的 X 线成像技术，能清楚获得人体解剖结构信息及病灶细微结构变化。通过将 PET 和 CT 两种技术整合到同一检查设备，并将两种不同性质的图像进行同机融合和比较分析，PET/CT 实现了对病变形态与功能代谢评估的优势互补。目前，PET 最常用的显像剂为 ${}^{18}$F 氟代脱氧葡萄糖（${}^{18}$F fluoro deoxy glucose，${}^{18}$F-FDG）。绝大多数恶性肿瘤细胞由于分裂及增殖快，能量消耗高，具有高葡萄糖代谢特点，尤其是糖酵解明显增多。静脉注射 ${}^{18}$F-FDG 后，该显像剂随血液循环到达组织中，PET 探测 ${}^{18}$F 发生湮灭辐射时发射出的高能 γ 射线（511keV），可获得 ${}^{18}$F-FDG 在活体体内的分布影像，借此了解肿瘤细胞的代谢状态，以及肿瘤的部位、大小、数量及全身分布情况。

### 二、操作规范流程

#### （一）适应证

1. 肿瘤的良恶性鉴别诊断。

2. 寻找不明原因的肿瘤原发灶。

3. 肿瘤的分期和治疗后再分期。

4. 肿瘤的疗效评价。

5. 鉴别肿瘤治疗后复发和瘢痕形成。

6. 不明原因发热、副肿瘤综合征、肿瘤标志物持续升高，以及肿瘤高危患者等的肿瘤筛查、诊断及鉴别诊断。

7. 指导肿瘤放疗计划的制订。

8. 指导临床选择有价值的活检部位，提高活检阳性率。

#### （二）禁忌证

1. 无绝对禁忌证。

2. 相对禁忌证 ①怀孕及哺乳期女性,原则上孕妇和哺乳期妇女应避免 PET/CT 检查。若因病情需要,应详细向患者说明可能对胎儿的影响,并签署知情同意书,哺乳期妇女注射 $^{18}$F-FDG 后 24h 内避免哺乳,并远离婴幼儿;②不能安静仰卧 15~30min 或有幽闭恐惧症史。

### (三) 检查前准备

1. 检查前 2d,应避免剧烈运动。检查当日,检查前应禁食 4~6h 以上,禁饮含糖饮料及静脉输入葡萄糖注射液;对怀疑有胃肠道、盆腔和腹部肿瘤的患者,检查前 1d 必要时清洁肠道。

2. 测量身高、体重。

3. 测定血糖浓度,PET 检查当日血糖应控制在一定范围内,如果血糖>11.1mmol/L,应先调整血糖低于 11.1mmol/L 后再进行检查。临床上需要每日静脉注射胰岛素的患者,应选择注射胰岛素 2h 后再行 PET/CT 检查。

4. 无法在整个采集期间内(15~30min)保持仰卧不动者,如疼痛或儿童患者,应给予止痛剂或镇静剂。

5. 病史采集包括有无糖尿病病史、结核病史及最近感染史、药物过敏史、手术史等,还需了解与肿瘤相关的病史,包括肿瘤的部位、病理、诊断和治疗的情况;其他影像学检查结果;与肿瘤和感染相关的生化指标;患者的身体状态,有无幽闭恐惧症史及患者能否将双臂上举等,并向患者介绍检查流程,取得配合。

6. 详细告知潜在的检查风险,指导患者及家属签署《PET/CT 检查知情同意书》。

### (四) 显像剂

注射显像剂前患者平静休息 10~15min。根据不同生产厂家的设备,成人一般静脉注射剂量为 $^{18}$F-FDG 2.96~7.4MBq/kg,儿童应根据年龄及体重酌情减量。

### (五) 操作步骤

1. 对于全身显像,注射显像剂后患者应在安静、温暖、避光的房间仰卧休息 45~60min,避免交谈或运动,保持放松,避免肌肉紧张,以免出现肌肉生理性摄取,必要时注射地西泮 5~10mg。应力求避免应激情况,如运动、紧张、寒冷等刺激,因为这些刺激可导致肌肉、棕色脂肪的生理反应,干扰诊断。

2. 对于脑显像,$^{18}$F-FDG 注射前应封闭视听 15min 以上;注射显像剂后患者仍应在安静、避光的房间内仰卧休息,避免与人交谈或运动。

3. 显像前应尽可能排空膀胱,减少尿液放射性对盆腔区域病变影响,必要时使用利尿剂加速放射性尿液的排出后,再进行延迟显像减少膀胱内放射性对周围组织的干扰。

4. 患者常规取仰卧位,双手尽量上举抱头,其他特殊情况下也可采用其他体位,进行脑 3D 采集时双手不能上举,置于身体两侧。

### (六) 检查后指导

技师及诊断医生确认检查完成且图像质量无误后,指引患者离开检查室,并告知患者可正常进食、按时领取检查结果等。

### (七) 扫描及后处理

1. 扫描技术

(1) CT 采集方案:CT 扫描可以用于衰减校正、解剖定位及 CT 诊断。根据 CT 扫描目的,选择不同的管电流。

(2)PET 采集方案:采用 2D 或 3D 扫描时,常规采用静态采集,多数为 2~4min/ 床位;必要时可进行动态采集,门控采集主要用于心脏和肺显像。

(3)扫描范围:PET/CT 多采用全身检查,主要用于恶性肿瘤的诊断及全身转移情况评估。全身扫描范围应从颅顶至大腿中段,也可以从颅底至大腿中段,脑部单独进行 3D 扫描。对于临床怀疑肿瘤累及下肢的患者,扫描范围应延长至足底,对于临床怀疑肿瘤累及上肢的患者,扫描视野应包括双侧上肢;局部采集多用于某些特定脏器的显像,如脑和心脏。

(4)延迟显像:对可疑病灶区域,结合病史,可加做延迟显像,延迟显像一般选择注射药物后 2h 左右进行。对于怀疑来自胃肠道病灶,可常规显像后通过饮水、进食、排尿、排便等再做延迟显像;对于怀疑泌尿系统的病变,可常规显像后,注射或口服呋塞米并大量饮水加速排出体内放射性物质,再行利尿后延迟显像,有助于病变的诊断和鉴别诊断;部分早期高分化肝肿瘤及前列腺肿瘤,延迟显像可提高阳性检测率。

2. 图像后处理　PET 图像重建常规利用自带系统进行迭代重建。若设备具备相关条件,加用 TOF 技术获取数据和重建。图像处理及重建的最佳参数由患者本身和探测器等因素决定。低剂量 CT 图像重建采用软组织算法,诊断性 CT 图像重建根据诊断目的不同而采用软组织、骨、高分辨率等不同算法。

(八) 诊断要点

1. 正常图像表现　阅读 PET 图像前,首先区分浓聚影是生理性浓聚还是病理性改变。须熟悉和准确判断脑实质、心肌、棕色脂肪、肌肉运动、胃肠道、唾液腺、淋巴样组织(如扁桃体)、胸腺、乳腺、泌尿系统、子宫、卵巢、睾丸等组织在不同生理状态下所产生的生理性浓聚。对于小儿还应注意鼻咽部腺样体增生、胸腺增生、红骨髓增生活跃所产生的生理性浓聚。

以下情况生理性浓聚可能会更明显,如视觉未封闭好,眼肌及大脑的视皮质会出现较高的放射性浓聚;注射显像剂后说话较多,可出现喉部肌肉 $^{18}$F-FDG 摄取增高;颈部和其他部位肌肉紧张时可出现与肌肉走行一致的浓聚;精神紧张及寒冷刺激可引起棕色脂肪 $^{18}$F-FDG 高摄取;使用胰岛素可出现全身肌肉 $^{18}$F-FDG 高摄取;双侧乳腺在月经期可出现轻度均匀性浓聚,乳头的浓聚可能会更明显;月经期子宫腔内绝大多数会出现明显生理性浓聚;双侧卵巢在卵泡的刺激下常可出现不同程度的生理性浓聚;部分患者睾丸可出现不同程度浓聚。

2. 异常图像表现　除以上生理性变化外,全身出现放射性显像剂摄取超过或低于该部位正常组织的摄取,即为异常,包括高代谢病灶或低代谢病灶。

(1)高代谢病灶:是指病灶处放射性分布高于周围正常组织。

(2)低代谢病灶:是指病灶处放射性分布低于周围正常组织。

3. 病灶分析要点

(1)分析病灶的放射性分布位置、大小、形态、病灶边缘及病灶与周边组织(特别是重要脏器)的关系。

(2)通过比较病灶与全身其他组织(参照点多为纵隔血池、肝脏和小脑等)的放射性分布差异,判断病灶的 $^{18}$F-FDG 摄取强度变化,并进一步分析病灶内放射性分布的均匀性,以及对应部位 CT 所显示的病灶的密度变化,以及 CT 显示病灶的细微结构和形态的变化,尽可能参照患者既往其他影像资料,然后比较病灶的特征变化,并结合临床相关病史,包括实验室检查,全面综合分析。

(3)定量分析:计算病灶的标准化摄取值(standardized uptake value,SUV)和肿瘤/非肿瘤比值(tumour/non tumor,T/NT)。其中 SUV 为目前最常用的半定量指标,有最大 SUV(即 $SUV_{max}$,代表病灶内 $^{18}$F-FDG 摄取最高部分的 SUV)和平均 SUV(即 $SUV_{mean}$ 或 $SUV_{ave}$,代表病灶内 $^{18}$F-FDG 摄取平均值),$SUV_{max}$ 受 ROI 的勾画影响较小,重复性好,目前应用较多。$SUV_{ave}$ 受 ROI 的勾画影响大,不利于比较。

(4)确定是单发病灶和多发病灶。对于单发病灶,根据病灶的大小、位置、放射性浓聚程度、形态、密度及与周围组织的关系,结合其他影像资料等,进行良恶性鉴别。对于多发病灶,首先应根据肿瘤和其他疾病的生物学行为,判断多发病灶之间是否存在相关性。其次应判断多发病灶的 $^{18}$F-FDG 摄取和密度变化特征是否存在相关性,对于恶性肿瘤,多数情况下,肿瘤原发灶和转移灶之间的 $^{18}$F-FDG 摄取高低常与病灶大小相一致或近似;对于炎症来说,病灶的放射性浓聚常与其炎症活动程度及临床表现相关。

(5)对于疗效评估,应比较相对应病灶多次显像中病灶大小、放射性浓聚程度及形态的变化。

(6)以下情况易出现假阳性:①局部或全身感染性病灶,如活动性结核病、化脓性感染、霉菌病等;②非特异性炎性病灶,如慢性胰腺炎(IgG4)、甲状腺炎、食管炎、胃肠炎、非特异性淋巴结炎、嗜酸性肉芽肿等;③一些良性肿瘤可不同程度摄取 $^{18}$F-FDG,如垂体腺瘤、腮腺混合瘤、甲状腺腺瘤、肾上腺腺瘤、沃辛瘤及神经纤维瘤等;④手术、放疗或化疗等影响,如手术或活检部位的炎症、放射性肺炎、化学治疗后骨髓增生或胸腺增生、粒细胞集落刺激因子引起骨髓 $^{18}$F-FDG 代谢增高等;⑤其他,如大动脉炎等。

(7)以下情况常出现假阴性:如肿瘤太小(<2 倍 PET 系统分辨率)、细支气管肺泡癌、类癌、少部分高分化腺癌、富黏液成分的肿瘤、高分化低代谢肝细胞肝癌、高分化低代谢前列腺癌、肾脏透明细胞癌、低级别脑胶质瘤、成骨性和骨硬化性骨转移瘤、神经内分泌肿瘤,以及近期曾给予大剂量的类固醇激素治疗、肿瘤坏死、高血糖症、高胰岛素血症等。

### 三、图像质量评价标准

全身骨骼浓聚程度高常提示显像剂放化纯度低、血液中游离 $^{18}$F 离子水平高。如果受检者是高血糖水平,会导致脑实质摄取 $^{18}$F-FDG 明显降低,同时肿瘤病灶和全身大多数组织和脏器对 $^{18}$F-FDG 的摄取也会一定程度降低。如果注射处有局灶性放射性高度浓聚灶,多位于皮肤旁,可能有注射点显像剂外漏。如果 PET、CT 相应部位图像模糊或缺失,或 PET 和 CT 图像对位匹配不准,说明显像过程中患者体位有移动。还应评估是否有密度较高的物质导致显像伪影等。

### 四、常见操作错误及分析

1. 检查失败
(1)图像出现明显运动伪影。
(2)PET 与 CT 配准失败导致衰减校正图像出现伪影。
(3)检查前血糖水平过高,或检查前 4~6h 静脉输入含有葡萄糖注射液和含糖饮料。

(4)检查前对病史了解不够,缺少四肢病灶的扫描。

(5)运动、紧张、寒冷等刺激导致肌肉、棕色脂肪的生理反应,干扰诊断。

(6)近期使用高密度对比剂,或患者未取掉佩戴的高密度物体,导致显像伪影。

(7)注射处有局灶性放射性高度浓聚灶,或放射尿液污染皮肤。

2. 改善图像质量、减少伪影的方法

(1)扫描前嘱患者平静呼吸,保持身体静止;扫描后立即浏览原始电影图像,如果有明显位移需要重新扫描。

(2)扫描后应同时检查衰减校正和非衰减校正图像。

(3)按操作流程,控制好血糖。

(4)了解病史后,安排扫描视野,减少遗漏病灶的扫描。

(5)检查前详细告知患者注意事项,注射后嘱患者严格在安静、温暖和避光的房间仰卧休息等待 45~60min,避免交谈或运动,保持放松,避免肌肉紧张。

(6)检查或预约前详细了解病史,避免钡剂等高密度对比剂的干扰。

(7)注射显像剂前,应预留好留置针,显像剂勿污染患者皮肤;检查前嘱患者取出佩戴金属饰物。

## 五、相关知识测试题

1. 不属于 $^{18}$F-FDG 肿瘤显像原理的是

　　A. 多数肿瘤细胞无氧葡萄糖酵解异常旺盛

　　B. 肿瘤细胞膜上葡萄糖转运蛋白对 $^{18}$F-FDG 转运速率增快

　　C. $^{18}$F-FDG 在肿瘤细胞内经己糖激酶作用转变为 6- 磷酸 -$^{18}$F-FDG 而滞留在细胞内

　　D. 多数肿瘤细胞内葡萄糖 -6- 磷酸酶活性增高,导致肿瘤内浓聚的显像剂很快消退

　　E. 肿瘤靶向治疗后,肿瘤细胞无氧葡萄糖酵解能力降低

2. 在 $^{18}$F-FDG PET 显像中可能会出现假阴性的肿瘤不包括

　　A. 高分化肝细胞癌　　　　　　　　B. 肾脏透明细胞癌

　　C. 细支气管肺泡癌　　　　　　　　D. 弥漫性大 B 细胞淋巴瘤

　　E. 高分化前列腺癌

3. $^{18}$F-FDG PET 显像不具优势的疾病是

　　A. 脑膜瘤　　　　　B. 鼻咽癌　　　　　C. 直肠癌

　　D. 神经内分泌癌　　　E. 肺癌

4. $^{18}$F-FDG PET/CT 显像时,说法错误的是

　　A. 恶性病灶糖代谢常高于良性病灶

　　B. 炎性灶可呈 $^{18}$F-FDG 高摄取

　　C. 活动性结核病灶可呈 $^{18}$F-FDG 阳性

　　D. 良性病变均不摄取 $^{18}$F-FDG

　　E. 部分良性肿瘤可呈 $^{18}$F-FDG 高摄取

5. 肿瘤骨转移灶 $^{18}$F-FDG PET 显像易出现假阴性的是

　　A. 前列腺癌　　　　　B. 肺癌　　　　　C. 鼻咽癌

　　D. 乳腺癌　　　　　　E. 胃癌

答案：1. D　2. D　3. A　4. D　5. A

（吴永港）

## 推荐阅读资料

［1］李方.北京协和医院医疗诊疗常规：核医学科诊疗常规.北京：人民卫生出版社，2012.

［2］BOELLAARD R, DELGADO-BOLTON R, OYEN W J G, et al. FDG PET/CT: EANM procedure guidelines for tumour imaging: version 2. 0. Eur J Nucl Med Mol Imaging, 2015, 42(2):328-354.

# 第二节　非 $^{18}$F-FDG 肿瘤 PET/CT 显像

肿瘤 PET/CT 显像除最常用的反映糖代谢的 $^{18}$F-FDG 外,还有氨基酸 / 核苷酸 / 磷脂代谢、乏氧、血流灌注、受体、抗体、免疫、基因等特异性显像。本节以生长抑素受体 PET/CT 显像和前列腺特异性膜抗原 PET/CT 显像为例叙述特异性 PET/CT 显像操作流程。

## 一、神经内分泌肿瘤生长抑素受体 $^{68}$Ga-DOTA-SSA PET/CT 显像

### (一) 概述

神经内分泌肿瘤(neuroendocrine neoplasm,NEN)起源于肽能神经元和神经内分泌细胞,常见于胃肠道、胰腺和肺等。大多数 NEN 表达生长抑素受体(somatostatin receptor,SSTR),以 SSTR2 型表达最为常见。用放射性核素 $^{111}$In、$^{123}$I、$^{99m}$Tc、$^{68}$Ga、$^{18}$F 等标记行生长抑素类似物(somatostatin analogue,SSA)激动剂或拮抗剂 SPECT 或 PET 生长抑素受体显像用于 NEN 临床诊断,也可用 $^{177}$Lu、$^{90}$Y、$^{225}$Ac 等标记用于 NEN 靶向内照射治疗。

### (二) 操作规范流程

1. 适应证

(1)明确诊断和分期(NEN 原发灶、转移灶)。

(2)再分期(已明确诊断并接受治疗的 NEN,治疗后定期复查,判断是否肿瘤残留、复发,如残留或复发则再次分期)。

(3)判断预后(若此显像 NEN 阳性,则病灶对生长抑素类似物靶向治疗可能有反应)。

(4)指导治疗方案(未出现远处转移者主要治疗手段是根治性手术,已出现远处转移者不宜行根治性手术,可个性化选择化学治疗、生物治疗、靶向治疗、介入及放射治疗等中的一项或多项)。

(5)疗效评价。

2. 禁忌证　无绝对禁忌证,相对禁忌证为孕妇和哺乳期妇女、幽闭恐惧症患者。

3. 检查前准备

(1)了解女性患者是否怀孕。如已怀孕,仅获益高于对母体和胎儿的辐射危险时方可在知情同意的情况下行检查。

(2)为减少全身辐射剂量并提高成像质量,需保证显像剂迅速排出体外,其主要措施是让显像剂在体内充分水化,如不存在饮水禁忌证,检查前多饮水(检查前 2h 内饮水 500ml 左右),注射显像剂后再次适当饮水。显像前排空膀胱,膀胱排空不佳者,如无明显尿路梗阻,可使用利尿剂。尿失禁者,提前留置导尿管、尿袋等。

(3)为避免显像剂注射后渗漏,注射前建立静脉通路,经留置针给药。

(4)检查前不需禁食,可以服用降压药、降糖药等。长期使用短效奥曲肽治疗者至少应停药24h;使用长效奥曲肽治疗者,最好停药3~4周。一般推荐显像时间在接受下一疗程治疗之前1~2日最佳。

(5)临床资料采集包括病史、症状、体征、既往史(肿瘤、活检、手术、化疗、放疗、奥曲肽治疗及肽受体-放射性核素治疗史等);相关实验室检查,包括空腹血浆胰岛素水平、血浆嗜铬粒蛋白、胰岛素原及其裂解产物C肽、神经元特异性烯醇化酶(neuron-specific enolase,NSE)、血管活性肠肽(VIP)、突触素(synaptophysin,Syn)、囊泡单胺转运体2(vesicular monoamine transport 2,VMAT-2)、CD56等;既往影像检查,包括$^{18}$F-FDG PET/CT、MRI、CT、超声、X线平片等;近期病理结果,包括肿瘤分级、Ki-67指数等。

(6)详细告知患者检查注意事项,并指导患者及家属签署《PET/CT检查知情同意书》。

4. 显像剂 $^{68}$Ga-DOTA-SSA静脉注射,成人推荐剂量2MBq/kg,通常100~200MBq,肥胖者酌情增量。推荐至少使用100MBq,放射性药物不能与肠外营养液一起注入。目前对儿童患者的最低推荐剂量为14MBq(0.38mCi)。通常在注射后45~60min时行PET/CT扫描。

5. 操作步骤

(1)全身检查者双上肢置于身体两侧,胸腔和腹腔检查者双上肢置于头顶。

(2)一般进行全身采集,也可根据临床需求进行局部采集。每个床位的采集时间2~4min,根据注射剂量、衰减时间、体重指数及探测器的不同可适当调整。

6. 检查后指导 技师及诊断医师确认检查完成且图像质量合格后,指引患者离开检查室,并进行简要告知,即如无不良情况可正常进食、按时领取检查结果等。

7. 诊断要点

(1)基本信息和临床资料:患者姓名、性别、年龄、病历号、检查项目、检查号、检查日期等;除检查目的和需要回答的特定问题外,还包括临床诊断、简明治疗史、相关检查和既往影像检查结果。

(2)显像过程描述:包括放射性药物名称、剂量、注射时间、注射部位、注射途径、扫描开始时间、检查扫描范围、扫描时间和患者体位等。如果患者在检查前使用过非放射性药物,也需在报告中注明。对CT扫描部分需说明是诊断性CT还是用于PET图像衰减校正和解剖定位的低剂量CT。

(3)影像描述:影像描述时应注意逻辑性、严谨性,一般从上到下按部位进行分段描述。对于显像剂的生理性摄取首先给予常规描述,然后就异常发现进行分别描述。描述病灶时,首先进行定位,其次描述病灶在CT图像的形态、大小、密度、边界、与毗邻组织及器官的关系,最后在PET图像判断有无显像剂异常摄取,如有异常摄取,则应描述异常摄取的范围(局限性或弥漫性)、形态,并测量病灶的标准化摄取值(通常测$SUV_{max}$)。报告或结论中应包含与既往PET/CT或CT检查的对比。如患者之前接受过相同显像剂或其他显像剂(如$^{18}$F-FDG等)PET/CT检查,还应对比同一病灶2次显像剂的摄取变化情况或对不同显像剂的摄取情况。

(4)诊断意见:尽可能提出明确诊断;若不能提出明确诊断,应提出可能诊断和鉴别诊断(可提出假阳性或假阴性结果的潜在原因),建议进一步检查或随访。

### (三)图像质量评价标准

$^{68}$Ga-DOTA-TATE(图 15-2-1)分布于垂体、唾液腺、甲状腺、肝、脾、肾上腺、肾、肠道、泌尿集合系统及膀胱内,几乎完全通过肾脏排泄。除泌尿系统外,显像剂摄取最高的是脾。正常生理情况下,肾、肝、肾上腺及垂体表现为中等程度放射性摄取,肺、纵隔血池及肌肉的放射性摄取明显低于上述脏器,脑组织中基本无放射性摄取。一般认为沿肠管分布的、非局灶性的肠道中等程度摄取是非病理性的。正常不摄取显像剂的组织或器官中出现异常浓聚灶则为病理性摄取,若与肝脏相比,病变摄取明显增高,则认为 SSTR 表达阳性。$^{68}$Ga-DOTA-SSA 显像结果与肿瘤病理分级、SSTR 表达情况密切相关。

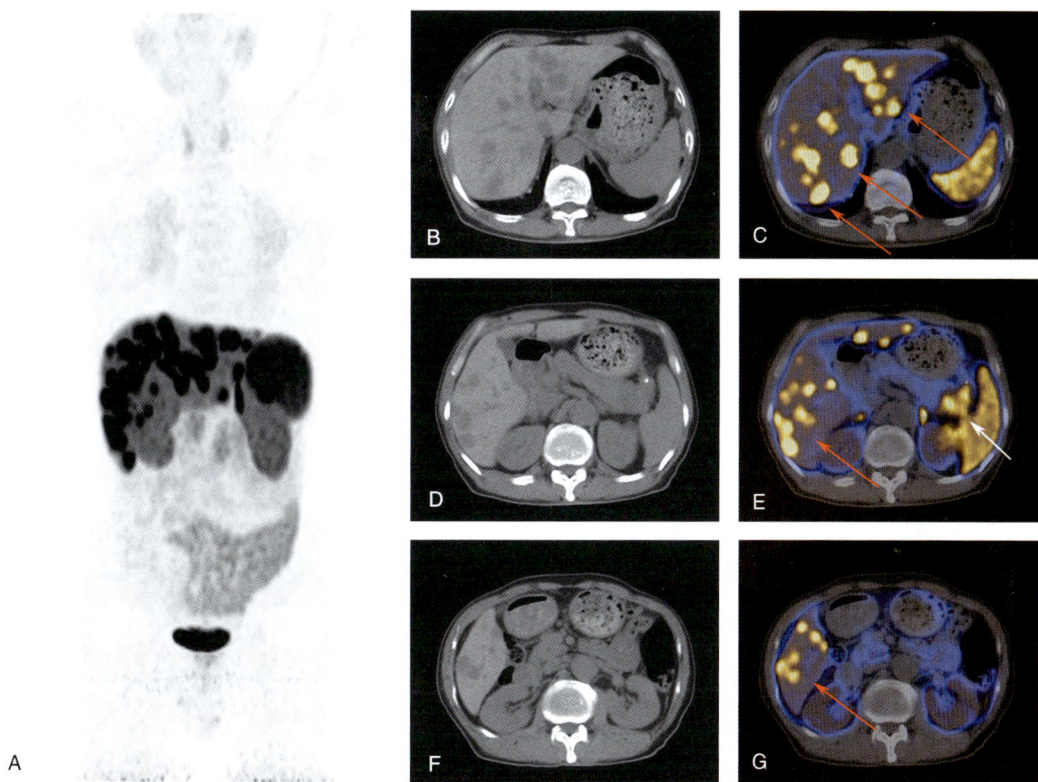

图 15-2-1　神经内分泌肿瘤 $^{68}$Ga-DOTA-TATE PET/CT 显像
分别为最大密度投影(A)、CT 图(B、D、F)、PET 与 CT 的融合图(C、E、G),
白箭示胰腺尾部原发灶,红箭示肝脏多发转移瘤。

## 二、前列腺癌 $^{18}$F-PSMA-1007 PET/CT 显像

### (一)概述

前列腺特异性膜抗原(prostate specific membrane antigen,PSMA)位于前列腺上皮细胞,前列腺癌组织中 PSMA 表达是正常前列腺组织的 100~1 000 倍。PSMA 在 95% 的中晚期前列腺癌患者中有较高水平表达,在去势抵抗性前列腺癌和转移性前列腺癌、行雄激素剥夺治疗后表达水平均上调。常见的 PSMA 分子探针有单克隆抗体、小分子抑制剂等。PSMA 小分子抑制剂可用 $^{18}$F、$^{68}$Ga、$^{64}$Cu 等标记行前列腺癌 PSMA PET 显像用于临床诊断,也可用

$^{177}$Lu、$^{90}$Y 等标记用于前列腺癌靶向内照射治疗。

### (二)操作规范流程

1. 适应证

(1)定位诊断(前列腺癌原发灶、转移灶及生化复发灶)。

(2)术前或根治性放射治疗前分期。

(3)指导治疗方案的制订(转移性 CRPC 在 PSMA 治疗前或治疗期间的分期或再分期,若转移灶 PSMA 显像高摄取,则可联合放射配体治疗)。

(4)靶向活检定位(高度疑诊前列腺癌而活检未发现阳性证据者,可对 PSMA 显像高摄取病灶进行靶向定位活检)。

(5)监测疗效(前列腺癌原发灶、转移灶及生化复发灶等的全身治疗效果)。

2. 禁忌证 无绝对禁忌证。相对禁忌证为幽闭恐惧症。

3. 检查前准备

(1)检查前患者不需要禁食,可服用其他日常所需药物。

(2)为了减少全身辐射剂量并提高成像质量,需保证显像剂迅速排出体外,主要措施是让显像剂在体内充分水化。如不存在饮水禁忌证,嘱患者在检查前多饮水(检查前 2h 内饮水 500ml 左右),注射显像剂后再次适当饮水。显像前排空膀胱,膀胱排空不佳者,如无明显尿路梗阻,也可使用利尿剂。对尿失禁患者,提前留置导尿管、尿袋等。

(3)为避免显像剂注射后渗漏,注射前建立静脉通路,经留置针给药。

(4)病史采集包括前列腺特异性抗原(prostate specific antigen,PSA)水平、病理结果、Gleason 评分。生化复发者包括 PSA 水平、PSA 动态变化、既往治疗方式(如前列腺切除术、体外根治性放疗等),此外,还包括既往治疗史、目前用药情况(雄激素剥夺疗法或其他雄激素受体靶向治疗及近期化疗、$^{223}$Ra 或 PSMA 靶向 RLT 治疗等情况)、相关临床表现(骨痛、尿频、夜尿、血尿、排尿困难、勃起功能障碍、疼痛性射精等)、既往史(非前列腺恶性肿瘤、过敏、肾衰竭等疾病史,既往影像检查结果)。

(5)详细告知患者检查注意事项,指导患者及家属签署《PET/CT 检查知情同意书》。

4. 显像剂 $^{18}$F-PSMA 静脉注射剂量推荐为 1.8~2.2MBq/kg(0.05~0.06mCi/kg)。通常注射后 60min 开始 PET/CT 扫描,可接受范围为 50~100min。

5. 操作步骤

(1)患者体位:全身检查者双上肢置于身体两侧;胸腔和腹腔检查者双上肢置于头顶;如 PET/CT 数据用于放射治疗计划的制订,则应采用与放射治疗相同的定位设备进行准确摆位。

(2)一般进行全身采集,也可根据临床需求进行局部采集。每个床位的采集时间 2~4min,根据注射剂量、衰减时间、体重指数及 PET 型号的不同可适当调整。

6. 检查后指导 技师及诊断医师确认检查完成且图像质量合格后,指引患者离开检查室,并进行简要告知,即如无不良情况可正常进食、按时领取检查结果等。

7. 诊断要点

(1)基本信息和临床资料:患者姓名、性别、年龄、病历号、检查项目、检查号、检查日期等;除检查目的和需要回答的特定问题外,还包括临床诊断、简明治疗史、相关检查(尤其 PSA 值)和既往影像检查结果。

(2) 显像过程描述：放射性药物名称、剂量、注射时间、注射部位、注射途径、采集开始时间、检查扫描范围、扫描时间和患者体位等。如患者在检查前曾使用非放射性药物，也需在报告中注明。对 CT 部分需说明是诊断性 CT 还是用于 PET 图像衰减校正和解剖定位的低剂量 CT。

(3) 影像描述：影像描述时应注意逻辑性、严谨性，一般从上到下按部位进行分段描述。首先对显像剂的生理性摄取进行描述。然后对异常摄取灶进行分别描述。描述病灶时，首先进行定位，其次描述病灶的形态、大小、密度、边界、与毗邻组织及器官的关系，最后判断是否有显像剂异常摄取，如有异常摄取，则需描述异常摄取的范围（局限性或弥漫性）及形态，并测量病灶的 $SUV_{max}$，必要时给出靶 / 非靶比值（target/non-target ratio，T/NT）。除了对有临床症状的相关部位给予特别关注外，还应重点观察前列腺床区、精囊腺、局部和远处淋巴结、骨、肝、肺的情况。对 $^{18}$F-PSMA 摄取灶的部位、范围、程度及相应部位的 CT 表现均进行详细、对应描述。如有可能，报告中应包含与既往 PET/CT 检查或其他影像检查（如 CT、MRI、骨显像等）检查结果的对比。

(4) 诊断意见：明确判定显像结果是正常还是异常，提出最可能的诊断和鉴别诊断。对于前列腺癌患者，应对原发灶、淋巴结、骨转移等情况及其他可能病变进行总结及提出肿瘤原发灶 - 淋巴结 - 转移（tumor-node-metastasis，TNM）分期。

### (三) 图像质量评价标准

$^{18}$F-PSMA-1007 主要经泌尿系统排泄，在膀胱中浓聚；少量通过肝胆系统清除。$^{18}$F-PSMA-1007 生理性摄取主要分布在泪腺、唾液腺、肝、脾、小肠、结肠及肾脏等。与周围正常组织相比，前列腺内外的肿瘤病灶通常 T/NT 较高（图 15-2-2）。如果不适当调整膀胱附近软组织 SUV 阈值，则可能漏诊膀胱周围小的局部复发病灶。建议患者大量饮水，排尿或给予利尿剂后行局部延迟采集。

值得注意的是，约 5% 的前列腺癌病灶无 PSMA 过度表达。由于肝脏本底摄取高可能掩盖潜在的肝转移灶，在前列腺癌晚期肝转移灶中往往 PSMA 表达相对较低。因此，为了提高肝转移瘤的检出率，应行诊断性 CT 或多参数 MRI 及增强 MRI。PSMA 不仅表达于前列腺癌上皮细胞膜，其他实体肿瘤如肺癌、结肠癌、肾癌、甲状腺癌、脑肿瘤等的新生血管内皮细胞膜也有表达。多种良性病变如支气管扩张伴感染、结节病、佩吉特病等的病灶也能摄取，但这些疾病一般不伴 PSA 升高。

## 三、PET/CT 扫描及后处理

### (一) 扫描技术

1. CT 采集方案　用于衰减校正及病灶定位，采用低剂量 CT 扫描；用于明确病变与毗邻组织、器官的关系，采用或加做诊断性 CT 扫描。剂量参数尽量满足低剂量原则，在更多诊断信息与由此带来的辐射剂量增加之间进行权衡。

2. PET 采集方案　一般行全身采集，也可根据临床需求进行局部采集。每个床位的采集时间 2~4min，根据注射剂量、衰减时间、体重指数及探测器的不同可适当调整。

3. 延迟显像　若显像剂注射后 60min 病灶显像不明确，建议于注射后 3~4h 行局部延迟显像，有利于显示靠近输尿管或膀胱的病变及 PSMA 表达较低的病变。

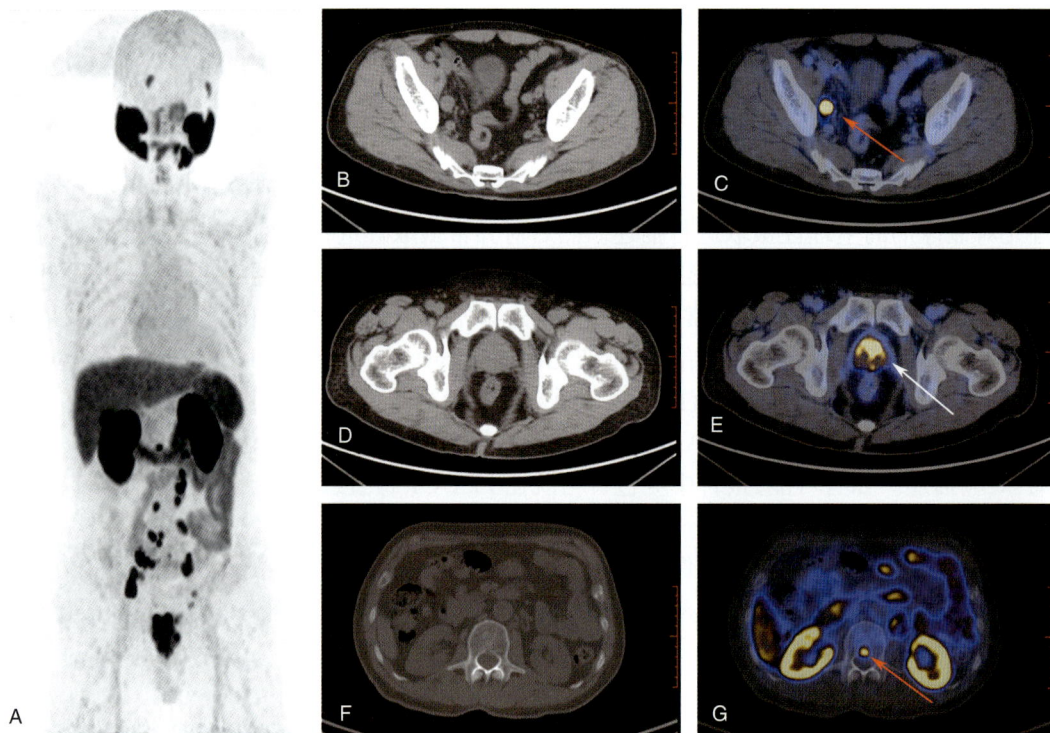

图 15-2-2 前列腺癌 $^{18}$F-PSMA-1007 PET/CT 显像

分别为最大密度投影图(A)、CT 图(B、D、F)、PET 与 CT 的融合图(C、E、G),
白箭示前列腺原发灶,红箭示右盆壁淋巴结转移(C)、椎体骨转移(G)。

## (二) 图像后处理

PET 图像重建常规利用设备自带系统软件进行迭代重建。若设备具备相关条件,加用 TOF 技术获取数据和重建。图像处理及重建的最佳参数由患者本身和探测器等因素决定。低剂量 CT 图像重建采用软组织算法,诊断性 CT 图像重建根据诊断目的不同而采用软组织、骨、高分辨率等不同算法。

## 四、常见操作错误及分析

1. 检查失败

(1)检查前准备不符合申请单要求。

(2)图像出现明显运动伪影。

(3)PET 与 CT 配准失败导致衰减校正图像出现伪影。

(4)水化不足,影响泌尿道邻近病变的观察。

2. 改善图像质量、减少伪影的方法

(1)检查前嘱患者平静呼吸,保持身体静止;扫描后立即浏览原始图像,如有明显位移需重新扫描。

(2)扫描后同时检查衰减校正和非衰减校正图像。

(3)注射显像剂后嘱患者多饮水,充分水化,如仍影响观察则给予利尿剂后再次采集图像。

## 五、相关知识测试题

1. 下列生长抑素受体显像中,目前最常用的核素是

    A. $^{111}$In
    B. $^{123}$I
    C. $^{18}$F
    D. $^{99m}$Tc
    E. $^{68}$Ga

2. 对于神经内分泌肿瘤,属于生长抑素受体 PET/CT 显像适应证的有

    A. 明确诊断和分期
    B. 治疗后再分期
    C. 判断预后
    D. 诊断治疗方案的制订与选择
    E. 疗效评估

3. 长期使用奥曲肽的神经内分泌肿瘤患者行生长抑素受体显像前的停药时间为

    A. 长期使用短效奥曲肽者至少应在显像前 24h 停用
    B. 使用长效奥曲肽者尽量停药 3~4 周,推荐在接受下一疗程治疗之前进行显像
    C. 长期使用短效奥曲肽者至少应在显像前 4h 停用
    D. 长期使用短效奥曲肽者至少应在显像前 6h 停用
    E. 用长效奥曲肽者至少停药 6 周

4. 前列腺癌 PSMA PET/CT 显像适应证有

    A. 定位诊断
    B. 分期、再分期
    C. 指导治疗方案的制订与选择
    D. 靶向活检定位
    E. 疗效监测

5. PSMA PET/CT 显像特别适合的前列腺癌患者是

    A. 去势抵抗性前列腺癌
    B. 转移性前列腺癌
    C. 前列腺癌行雄激素剥夺治疗后
    D. 早期前列腺癌
    E. 以上都不是

**答案:** 1. E　2. ABCDE　3. AB　4. ABCDE　5. ABC

(龙婷婷　唐永祥　陈登明)

## 推荐阅读资料

[1] 陈跃,霍力,兰晓莉,等. $^{68}$Ga-DOTA- 生长抑素受体 PET/CT 神经内分泌肿瘤显像操作指南. 中国医学影像技术, 2019, 35 (9): 1281-1284.

[2] 陈跃,霍力,兰晓莉,等. $^{68}$Ga- 前列腺特异性膜抗原 PET/CT 前列腺癌显像操作指南. 中国医学影像技术, 2019, 35 (10): 1441-1444.

[3] LONG T, YANG N, ZHOU M, et al. Clinical application of $^{18}$F-AlF-NOTA-octreotide PET/CT in combination with $^{18}$F-FDG PET/CT for imaging neuroendocrine neoplasms. Clin Nucl Med, 2019, 44 (6): 452-458.

[4] PERERA M, PAPA N, ROBERTS M, et al. Gallium-68 prostate-specific membrane antigen positron emission tomography in advanced prostate cancer-updated diagnostic utility, sensitivity, specificity, and distribution of prostate-specific membrane antigen-avid lesions: a systematic review and meta-analysis. Eur Urol, 2020, 77 (4): 403-417.

# 第三节　神经系统 PET/CT 显像

随着现代核医学影像迅速发展和新型显像剂研制成功,神经核医学有望在 CT、MRI 发展促进下进一步提高其在临床的地位及应用价值,从分子水平反映脑内生理、代谢及病理变化,为中枢神经系统疾病诊治提供更有价值的信息及分子影像诊断平台。本节以缺血性脑血管病、阿尔茨海默病(Alzheimer disease,AD)和帕金森病(Parkinson disease,PD)为例叙述神经系统 PET/CT 显像操作流程。

## 一、缺血性脑血管病 PET/CT 显像

### (一)概述

缺血性脑血管病是目前全球最常见的脑血管疾病,是主要致死性疾病之一,并已成为我国致残和致死的主要原因,且其发病有逐年增高的趋势,造成严重的社会和家庭负担。PET 和 SPECT 脑血流灌注显像对缺血性脑血管病具有较好的诊断价值,而 PET 显像空间分辨率更高,还可以定量分析,目前 SPECT 局部脑血流灌注显像使用较少。PET 脑血流灌注显像主要示踪剂为 $^{15}O-H_2O$ 和 $^{13}N$ 氨水($^{13}N$-ammonia,$^{13}N$-$NH_3$):$^{15}O-H_2O$ 主要用于脑血流量定量分析,其半衰期极短($T_{1/2}$ 为 2min)、使用成本高、制备困难,临床上难以普及;$^{13}N$-$NH_3$ PET 在临床上用于冠心病心肌灌注显像及脑血流灌注显像,$^{13}N$-$NH_3$ PET 脑血流灌注显像安全无创,影像清晰、灵敏度高且缺血性脑血管病灶定位准确。

### (二)操作规范流程

1. 适应证

(1)短暂性脑缺血发作(transient ischemic attack,TIA)的诊断、血流灌注和功能受损范围的评价。

(2)急性缺血性脑卒中早期诊断、缺血半暗带指导临床治疗方案选择和评价预后。

(3)脑梗死的诊断。

2. 禁忌证　无绝对禁忌证,相对禁忌证有孕妇和哺乳期妇女、幽闭恐惧症。

3. 检查前准备

(1)检查前 48h 内停用氨茶碱类药物、停止服用镇静剂、兴奋剂及其他作用于神经系统的药物,禁止咖啡类饮料。

(2)检查前避免剧烈运动,一般要求患者禁食 1h 以上。

(3)注射显像剂前封闭视听 10~15min。

(4)注射前需建立静脉通路,可通过留置导管给药,以避免显像剂渗漏。

(5)不能坚持仰卧不动者,如疼痛或儿童患者,扫描前可适当给予止痛剂及镇痛剂。

(6)病史采集包括有无脑梗死、高血压、糖尿病、结核等,有无药物过敏史、手术史,最近有无感染等;与脑神经系统相关的病史,包括疾病的类型、病理分型、诊断和治疗的时间(外科手术等治疗史等)和目前的身体状态;其他影像学检查结果,如 CT、MRI、超声、SPECT 显像及胸片等检查结果;与颅内感染、肿瘤相关的生化指标,如肿瘤标志物、C 反应蛋白、红细胞沉降率、脑脊液检查、血清或脑脊液自身抗体、血常规、铁蛋白等结果。

(7)详细告知患者检查注意事项并大致介绍检查流程,指导患者及家属签署《PET/CT 检

查知情同意书》。

4. 显像剂　显像剂包括 $^{13}$N-NH$_3$(临床常用) 和 $^{15}$O-H$_2$O,推荐 $^{13}$N-NH$_3$ 注射剂量为 370~740MBq(10~20mCi)。儿童酌情减量,因 PET 显像仪器等不同,剂量可适当调整。

5. 操作步骤

(1)检查开始前将检查室房间灯光调暗,以减少光、声等刺激对脑血流的影响。

(2)技师指导患者仰卧于检查床,激光线定位并固定头部。扫描时患者手臂摆放于腹部或身体两侧,嘱患者平静呼吸。

(3)建议在注射 $^{13}$N-NH$_3$ 封闭视听后 5min 开始 PET/CT 脑显像。

(4)负荷显像:当脑的储备血流轻度下降时,静态脑血流灌注显像难以发现轻微的异常变化,此时通过负荷试验可以提高对缺血性脑血管病微小或隐匿性病变的检出。乙酰唑胺药物负荷试验在缺血性脑血管病中的价值已经得到公认。但由于国内尚无乙酰唑胺针剂供应,因此在临床上的应用受到了一定限制。除应用乙酰唑胺外,潘生丁作为心肌灌注负荷试验药物也可用于脑血流灌注负荷显像。负荷显像的显像剂注射剂量、注射后采集时间、采集参数和图像处理条件与静态显像相同。

6. 检查后指导　技师及诊断医师确认检查完成且无明显异常情况后,指引患者离开检查室,并进行简要告知,如可正常进食、多饮水,按时领取检查结果等。

7. 诊断要点

(1)基本信息和临床资料:患者姓名、性别、年龄、病历号、检查项目、检查号、检查日期等;除检查目的和需要回答的特定问题外,还包括临床诊断、简明治疗史、相关检查和既往影像检查结果。

(2)显像过程描述:包括显像剂名称、剂量、注射时间、注射部位、注射途径、扫描开始时间、扫描范围、扫描时间和患者体位等。对 CT 扫描部分需说明是诊断性 CT 还是用于 PET 图像衰减校正和解剖定位的低剂量 CT。

(3)影像描述:描述影像学表现时需要注意逻辑性、严谨性,通常从额叶、顶叶、颞叶、枕叶到基底节和丘脑等按部位进行分段描述。描述病灶时,首先进行定位,其次描述病灶的形态、大小、密度、边界、与毗邻组织及器官的关系,然后判断是否存在显像剂异常摄取,若出现异常摄取,则需要描述异常摄取的范围(局限性或弥漫性)及形态,并测量病灶及病灶对侧同源区域的 SUV、小脑区域 SUV。对 $^{13}$N-NH$_3$ 低摄取灶的部位、范围、程度及相应部位的 CT 表现均应进行详细描述,报告病灶区 SUV,并与小脑 SUV 相比,获得病灶脑区 SUV/ 小脑 SUV 比值(SUV ratio,SUVR);与病灶健侧同源区域相比,按照以下公式进行计算:脑血流减低率 = [1-(患侧脑 SUV/ 健侧脑同源区域 SUV)] × 100%。如有负荷显像,对负荷后显像病灶区域描述和 SUV 基本同静态显像报告模式,然后与静态显像对比新见病灶。

报告截图一般截取具有代表性的静态显像、负荷显像图像,包括关键脑区正常图像,相同病灶区域静态和负荷显像对比图像,负荷显像新发病灶及静态显像对应区域对比图像。如有可能,报告中应该包括与既往检查和 / 或其他影像学(如 MRI、SPECT 显像、$^{18}$F-FDG PET 显像等)检查结果的对比。

(4)诊断意见:要与 PET/CT 影像表现描述相对应;明确判定结果为正常或异常,给出最可能的诊断和鉴别诊断;对于疗效评估者,需给出治疗效果初步评估;先描述主要病变,后描述次要病变;尽可能给出明确诊断,必要时给出鉴别诊断,对诊断不明确者,提出进一步检查方法或建议随访。

### (三) 图像质量评价标准

核医学医师需熟悉 $^{13}$N-NH$_3$ PET 脑血流灌注显像正常生物学分布和异常分布表现。观察全脑各断层面的形态、结构、局部放射性分布均匀性和对称性。

正常影像：大脑皮质沟和回、小脑、中脑、脑桥、脑干、基底节、丘脑、垂体等清晰可辨，形态、结构对称，脑白质、脑室为显像剂稀疏 - 空白区。由于各结构对显像剂摄取的差异，使得大脑皮质额叶、顶叶、颞叶和枕叶的放射性分布明显高于脑白质和脑室部位；丘脑、基底节的放射性分布与脑皮质相近甚至会高于脑皮质；脑干和小脑的放射性分布亦较高。影像上脑组织显像剂摄取与分布的高低，反映了不同区域局部脑血流灌注和脑细胞功能的差异。在正常情况下，虽然存在放射性分布增高与减低，但一般都具有左右对称的特点。利用计算机勾画 ROI 和一定的生理数学模型，还可以计算出各部位的局部脑血流量和全脑平均血流量。

异常影像：在两个或两个以上的断层层面皮质区同一部位出现一处或多处显像剂分布异常稀疏区或缺失区，也可见于两侧基底节、丘脑及小脑明显不对称，脑室及脑白质区域扩大或尾状核间距增宽等。

## 二、阿尔茨海默病 PET/CT 显像

### (一) 概述

阿尔茨海默病（AD）是痴呆最常见的类型，AD 是一种起病隐匿的进行性发展的神经系统退行性疾病，临床主要表现为认知功能障碍。AD 主要特征性病理改变：① β 淀粉样蛋白（amyloid β-protein，Aβ）过度沉积形成的细胞外老年斑（senile plaque，SP）；② Tau 蛋白（tau protein）过度磷酸化后错误折叠形成的神经纤维缠结（neurofibrillary tangles，NFT）。AD 影像学检查主要包括 CT、MRI、SPECT 及 PET/CT 检查。CT、MRI 主要显示病变脑区形态学的改变，对临床辅助诊断帮助有限。

PET/CT 显像在 AD 诊断中的应用包括 $^{18}$F-FDG 显像、Aβ 显像（$^{11}$C-PIB、$^{18}$F-AV45）及 Tau 显像。$^{11}$C-PIB 是匹兹堡大学首先开发用于淀粉样蛋白 PET 显像的显像剂，可以与大脑皮质内 Aβ 特异性结合，从而显示大脑皮质 Aβ 异常沉积的情况，可以用于 AD 早期诊断及鉴别诊断。$^{18}$F-AV45 是首个由美国食品与药品管理局（Food and Drug Administration，FDA）批准的用于 AD 诊断的正电子药物，其显像原理与 PIB 类似，因 $^{18}$F 较 $^{11}$C 半衰期更长，具有较好的临床应用前景。Tau 蛋白 PET 显像剂（T807、MK6240、THK5117 等）目前还处于临床试验阶段，但显示出较好的临床价值和应用潜能。

### (二) 操作规范流程

1. 适应证

（1）AD 早期诊断。

（2）AD 与其他类型痴呆鉴别诊断。

（3）认知功能损害评价。

（4）AD 危险人群筛查。

2. 禁忌证　无绝对禁忌证，相对禁忌证有孕妇和哺乳期妇女、幽闭恐惧症。

3. 检查前准备

（1）检查前 1~3d 尽量避免和减少运动，包括锻炼、按摩、长时间行走和拿重物等。注意保暖，避免寒冷刺激。

（2）检查前停服影响中枢神经代谢相关药物，如 AD 治疗、抗癫痫、PD 治疗等相关药物。

（3）$^{18}$F-FDG 检查前应禁食 4~6h，避免输入含葡萄糖的液体和药物，可饮用纯净水；$^{11}$C-PIB 检查前不需禁食。

（4）测量身高、体重；测定空腹血糖浓度，原则上应低于 11.1mmol/L，如果血糖 >11.1mmol/L，建议在医生指导下使血糖水平降至 11.1mmol/L 以下再进行检查。

（5）注射显像剂前应封闭视、听 10~15min，注射显像剂后患者应在安静、避光的房间内平卧平静休息，不与人交谈或走动。

（6）注射前显像剂需建立静脉通路，可通过留置导管给药，以避免显像剂渗漏。

（7）不能坚持仰卧不动者，如疼痛患者，扫描前可适当给予止痛剂及镇痛剂。

（8）采集病史包括有无糖尿病史、药物过敏史、脑部手术史、家族史、受教育程度及职业、有无幽闭恐惧症史等；了解与 AD 相关的病史，包括患者出现记忆力障碍的时间及相关症状、诊断和服用药物治疗等过程；了解 MRI 等其他影像学检查结果；了解神经心理学检查评估情况，包括如简易精神状态检查量表（mini-mental state examination，MMSE）、蒙特利尔认知评估（Montreal cognitive assessment，MoCA）、AD 认知功能评价量表（AD assessment scale-cognitive subscale，ADAS-cog）、临床痴呆评定（clinical dementia rating，CDR）量表、汉密尔顿抑郁量表（Hamilton depression scale，HAMD）、神经精神症状问卷（neuropsychiatric inventory，NPI）等；了解与 AD 相关的生化指标（如脑脊液 Aβ、Tau 蛋白检测等结果）及基因检测结果。

（9）详细告知潜在的检查风险并大致介绍检查流程，指导患者及家属签署《PET/CT 检查知情同意书》。

4. 显像剂　AD 患者一般联合 $^{18}$F-FDG 和 Aβ 显像。$^{18}$F-FDG 注射剂量约 3.7MBq/kg（0.1mCi/kg）。常见的 Aβ 显像包括 $^{11}$C-PIB（常用）和 $^{18}$F-AV45。$^{11}$C-PIB 注射剂量为 555MBq（15mCi），两次检查应间隔 1d。注射显像剂后等待检查期间应注意保暖，尽量放松，避免肌肉紧张，必要时可给予 5~10mg 地西泮。

5. 操作步骤

（1）指导患者仰卧于检查床，激光线定位并固定头部。扫描时患者手臂摆放于腹部或身体两侧，嘱患者平静呼吸。显像前取下患者头部金属等高密度物体。

（2）$^{18}$F-FDG 显像通常在注射显像剂后 50~60min 开始进行，$^{11}$C-PIB 显像通常在注射显像剂后 50min 进行。

6. 检查后指导　确认检查完成且图像质量合格后，指引患者离开检查室，并进行简要告知，如可正常进食、多饮水，按时领取检查结果等。

7. 诊断要点

（1）基本信息和临床资料：患者姓名、性别、年龄、病历号、检查项目、检查号、检查日期等；除检查目的和需要回答的特定问题外，还包括临床诊断、简明治疗史、相关检查和既往影像检查结果。

（2）显像过程描述：包括放射性药物名称、剂量、注射时间、注射部位、注射途径、扫描开始时间、扫描范围、扫描时间和患者的体位等。对 CT 扫描部分需要说明是诊断性 CT 还是用于 PET 图像衰减校正和解剖定位的低剂量 CT。

（3）影像描述：顺序为从上到下、从右到左。对于病变区图像，除轴位，还应在冠状位和矢状位阅读图像，分别描述 PET 及 CT 的影像表现，包括病变的位置、形态、大小、数目、密度、与邻近组织器官的关系，描述显像剂浓聚程度，计算 $SUV_{max}$、SUVR 等。如果多次检查应进行对比。综合获取病变部位的影像学信息。重点观察以下脑区，分别为楔前叶、外侧顶叶、扣带回、外侧颞叶、内侧颞叶、枕叶、额叶、基底节等。$SUV_{max}$ 受 ROI 的勾画影响较小，重复性好，目前应用较多。$^{11}$C-PIB 显像时通常以小脑皮质区作为参照，计算 SUVR，目前一般采用 SUVR ≥ 1.5 作为阳性病灶的标准。

（4）诊断意见　①要与 PET/CT 影像表现描述相对应；②先描述主要病变，后描述次要病变；③对于两次或多次检查的患者应进行前后比较；④尽可能给出明确的诊断，必要时给出鉴别诊断，对诊断不明确者，提出进一步检查方法或建议随访。

### （三）图像质量评价标准

阅片前判断图像质量是否合格，如患者显像时是否有移动，具体表现为相应部位图像模糊，PET 和 CT 图像配位不准。此外，还要阅读图像有无高密度异物所致的伪影等。

正常影像：葡萄糖为脑部的最主要能量来源，因此 $^{18}$F-FDG 显像脑实质显像剂分布很高。FDG 显像应注意脑萎缩的影响，如过宽的脑沟会引起视觉评估时邻近脑皮质 FDG 摄取"减低"，此外还应注意如视觉未封闭好，眼肌及大脑的视皮质会出现较高的显像剂摄取浓聚。$^{11}$C-PIB 显像时应注意脑白质区显像剂分布为生理性摄取，此外鼻窦黏膜可有生理性摄取。

异常影像：除生理性摄取显像剂而显影的组织器官外，任何部位出现显像剂摄取的增高及减低超过该部位正常组织的摄取变化，即为异常。

## 三、帕金森病 PET/CT 显像

### （一）概述

帕金森病（PD）是最常见的神经系统变性疾病之一，患病率随年龄的增长而增高。患者典型的临床表现包括静止性震颤、运动迟缓、肌肉强直和姿势步态异常等运动症状。PD 通常呈慢性进展性，病程晚期可致残。PD 约占 PD 综合征的 75%，其他常见不典型 PD 综合征包括多系统萎缩（multiple system atrophy，MSA）、进行性核上性麻痹（progressive supranuclear palsy，PSP）和皮质基底节变性（corticobasal degeneration，CBD）等，临床表现与 PD 多有类似，早期鉴别诊断困难。特发性震颤（essential tremor，ET）与早期 PD 在临床表现上也非常容易混淆，而两者的治疗方法与预后截然不同。

根据显像剂反映的病理生理功能不同，PET 显像分为以下三大类。

（1）多巴胺转运体（dopamine transporter，DAT）神经递质显像：是目前 PD 临床诊断和研究最常用的 PET 显像方法。PET 显像根据多巴胺能通路分为突触前和突触后显像两类，突触前 DAT 显像［显像剂是 $^{11}$C- 甲基 -N-2β- 甲基酯 -3β-(4-F- 苯基) 托烷，即 $^{11}$C-β-CFT，以下简称 $^{11}$C-CFT］已经得到公认，可用于 PD 的早期诊断。

（2）脑葡萄糖代谢显像：显像剂为 $^{18}$F-FDG，脑葡萄糖代谢显像在 PD 和不典型 PD 综合征鉴别诊断方面有重要的作用，其鉴别诊断能力被证明显著优于多巴胺 $D_2$ 受体显像。

（3）其他显像：包括以相关蛋白为基础的标志物显像、氧化应激与炎症显像。如 α 突触核蛋白（α-synuclein）沉积来反映全脑病变情况，突触囊泡糖蛋白 2（synaptic vesicle protein 2，SV$_2$）评估突触密度，而 $^{11}$C-PIB PET 显像发现 Aβ 在皮层的沉积可用于 PD 痴呆的评估。炎症反应方面如 $^{11}$C-PK 11195 显示转运蛋白（translocator protein，TSPO）的情况。目前这些显像剂处于临床研究阶段。

**（二）操作规范流程**

1. 适应证 PD 综合征与特发性震颤（ET）、药物引起的震颤等疾病之间的鉴别诊断，其中包括：①严重的 ET；②精神抑制药物引起的震颤 /PD；③原因不明的震颤；④心因性震颤；⑤痴呆。

2. 禁忌证 无绝对禁忌证，相对禁忌证有孕妇和哺乳期妇女、幽闭恐惧症。

3. 检查前准备

（1）患者检查当日应停止服用精神类及 PD 类治疗等可能影响显像剂结合的药物 12h 以上。包括：①可能使基底节 DAT 摄取显像剂减少的药物，如阿片类药物（芬太尼）、觉醒促进化合物（Eugeroic）（莫达非尼）、抗抑郁药物（安非他酮、马吲哚、拉达法辛）、抗胆碱能药物（苯托品）、麻醉剂（异氟醚、氯胺酮、苯环克里定）、中枢神经系统兴奋剂（可卡因）、抗 PD 药物（多巴 L-DOPA，长期使用 L-DOPA 可能会下调 DAT 的表达）；②可能使基底节 DAT 摄取显像剂改变的药物，包括肾上腺素激动剂（去甲肾上腺素、去氧肾上腺素）、安非他命（d- 安非他命、甲基苯丙胺、哌甲酯）、中枢神经系统兴奋剂（麻黄素、芬特明）。

（2）检查过程中不建议使用镇静剂，如必须使用镇静剂，建议 PET 扫描前 30min 口服 50mg/kg 水合氯醛。

（3）精神行为异常症状及活动受限者须有家属陪同，提前与医生沟通防止出现意外。

（4）病史采集包括临床诊断、现病史及既往史等，尤其是神经、精神方面障碍者，需详细了解目前的神经和精神状态，脑部手术史、放疗史、外伤史等。对患者行 PD 相关评分，如 UPDRS、H&Y 评分等；影像学检查结果及相关的实验室检查结果；用药情况，尤其是精神药物和治疗 PD 的药物。

（5）详细告知潜在的检查风险并大致介绍检查流程，指导患者及家属签署《PET/CT 检查知情同意书》。

4. 显像剂 显像剂为 $^{11}$C-CFT，注射剂量 185~370MBq（5~10mCi），推荐剂量为 296MBq（8mCi）。

5. 操作步骤

（1）技师指导患者仰卧于检查床，头部应用头托、约束带及海绵垫等进行固定、制动，限制患者头部运动的设施是必要的，特别是头部震颤症状较重的患者。扫描时患者手臂摆放于腹部或身体两侧，嘱患者平静呼吸。

（2）注射 $^{11}$C-CFT 后 50~70min 行 PET/CT 脑显像，推荐时间为注射后 60min。

6. 检查后指导

（1）检查结束在医生确认图像合格后患者方可离开，并在 3~4h 内多饮水排尿，以利于显像剂排泄。

（2）根据病情，结合患者检查结果，可进一步推荐其是否进行 FDG（帮助鉴别不同类型 PD 综合征）或其他检查，推荐的依据为 DAT 显像出现纹状体分布减少，但不能判断 PD 综合征的亚型。

7. 诊断要点

(1) 基本信息和临床资料：患者姓名、性别、年龄、病历号、检查项目、检查号、检查日期等；除检查目的和需要回答的特定问题外，还包括临床诊断、简明治疗史、相关检查和既往影像检查结果。

(2) 显像过程描述：包括放射性药物名称、剂量、注射时间、注射部位、注射途径、扫描开始时间、扫描范围、扫描时间和患者体位等。对 CT 扫描部分需说明是诊断性 CT 还是用于 PET 图像衰减校正和解剖定位的低剂量 CT。

(3) 影像描述：分别描述 PET 的影像表现，正常生理性摄取，病灶的放射性浓聚程度，包括左右纹状体（尾状核、壳核前部及后部）等部位受累情况，半定量指标（$SUV_{max}$、$SUV_{mean}$ 等）的测量。推荐将枕叶皮层放射性摄取作为脑本底摄取参照区，纹状体 DAT 结合率 =（纹状体平均计数 − 枕叶平均计数）/ 枕叶平均计数。

(4) 诊断意见：判断 DAT 减低的脑区。根据实际情况，可进一步推荐患者是否行 FDG。

**（三）图像质量评价标准**

首先核对图像基本信息是否正确，与患者检查项目是否一致。判断图像显像质量，是否存在运动或衰减伪影；图像融合配准情况；脑部扫描是否左右对称，有无偏移，因为头部倾斜可能导致纹状体不对称的假象。判断生理性分布是否正常，排除仪器、药物及患者因素所致伪影。确认图像质量适合判读后，进行灰度调节，包括选择有助于定性解释的"冷"色标。不合适的伪彩图可能导致对图像的错误判读。

正常影像（图 15-3-1A）：正常 $^{11}$C-CFT PET/CT 影像可见双侧基底节显影清晰，放射性摄取主要分布在双侧尾状核头部及壳核，呈"八"字形，均匀对称，大脑皮质及小脑呈本底放射性摄取。

异常影像（图 15-3-1B、图 15-3-1C）：病程早期，纹状体摄取显像剂呈不对称性摄取减低，通常起病肢体对侧的壳核后部减低最明显，而起病肢体同侧壳核后部亦可出现轻度减低；病程中晚期，双侧壳核对显像剂的摄取均明显减低，尾状核亦可出现减低。TE 患者 DAT 显像结果正常，可以与 PD 相鉴别；而 MSA 和 PSP 患者均可出现 DAT 显像异常，难以与 PD 相鉴别，需进一步结合葡萄糖代谢显像。

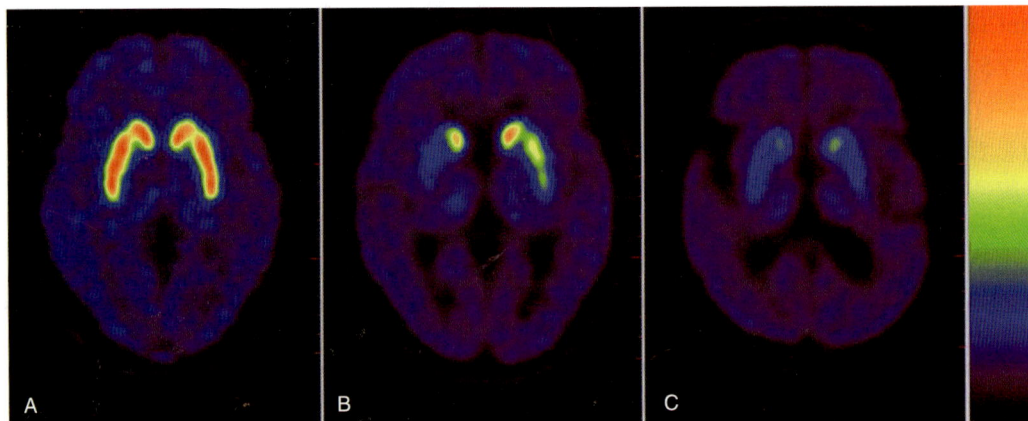

图 15-3-1　$^{11}$C-CFT PET/CT 脑显像示意图
A. 正常；B. H&Y 分级 2 级；C. H&Y 分级 4 级。

## 四、PET/CT 扫描及后处理

1. 扫描技术　CT 采集：首先进行定位低剂量 CT 扫描，电压 120kV，电流 35mA，根据定位相确定 CT 扫描范围。诊断 CT 扫描具体参数：峰值电压 120~140kV，电流 200~300mA，采用螺旋扫描，不同厂商、不同型号机器层厚、螺距存在一定差异。PET 采集：采用 3D 扫描，常规采用静态采集，根据显像剂注射剂量、衰减时间、体重指数及探测器的不同可适当调整。扫描范围：头部为颅顶至颅底范围，通常扫描一个床位。

2. 图像后处理　PET 图像重建利用系统软件进行迭代重建，若设备条件允许，可加用 TOF 技术获取数据和重建，获得脑轴位、冠状位及矢状位断层图像。图像融合是将 PET 和 CT 两种不同图像经过变换处理使它们的空间位置坐标相匹配，图像融合处理系统利用 PET 和 CT 各自成像的特点对两种图像进行空间配准与结合，将 PET 和 CT 图像数据融合为单一图像。在融合图像中，通常 CT 以灰阶显示，PET 的放射性分布以伪彩色显示，以便更清楚地突出病灶。

3. 定量分析　目前主要通过勾画 ROI 的方式进行半定量分析。当定性判读不确定时，必须使用半定量分析来协助诊断。对于无 DAT PET 正常数据库的科室，可采用最简单的半定量分析方法，手动勾画 ROI，计算左右尾状核、壳核前部及后部之间的差异。如科室已建立 DAT PET 正常数据库，应使用固定的重建算法对 PET 图像进行定量分析并且与正常数据库进行比较。

## 五、常见操作错误及分析

1. 检查失败
(1)由于合成显像剂的量不够造成图像不够清晰。
(2)检查前服用精神类药物及 AD 或 PD 类治疗药物等。
(3)患者意识障碍不能配合检查产生运动伪影。

2. 改善图像质量、减少伪影的方法
(1)合成显像剂的量不够时，适当延长采集时间以保证图像质量。
(2)检查前停服影响中枢神经代谢相关药物，如 AD 治疗、抗癫痫、PD 治疗等相关药物。
(3)患者意识障碍不能配合检查时，可扫描前 30min 口服 50mg/kg 水合氯醛。

## 六、相关知识测试题

1. 下列关于 PD 患者典型临床表现**错误**的是
    A. 静止性震颤　　　　　　B. 运动迟缓　　　　　　　　C. 记忆力下降
    D. 肌肉强直　　　　　　　E. 姿势步态异常
2. 下列**不属于**多巴胺能神经显像的是
    A. 多巴显像　　　　　　　　　　　　B. 2 型囊泡单胺转运体显像
    C. 多巴胺转运体显像　　　　　　　　D. 多巴胺受体显像
    E. α 突触核蛋白显像
3. 脑血流灌注显像患者注射药物前准备描述**错误**的是
    A. 注射前 15min 患者应保持平静　　　B. 在无噪声、较暗的室内休息

C. 注射前患者可戴眼罩、耳塞　　　　　D. 检查室内光照暗淡,保持安静

E. 注射前患者应该适量运动

4. 脑血流灌注显像所反映的是

A. 局部脑血流量

B. 局部脑功能

C. 既反映局部脑血流量,又反映局部脑功能

D. 既反映脑摄取量,又反映脑清除量

E. 局部脑代谢

5. 痴呆最常见的类型是

A. 额颞叶痴呆　　　　　B. 血管性痴呆　　　　　C. AD

D. 路易斯体痴呆　　　　E. PD

**答案:**1. C　2. E　3. E　4. C　5. C

(李建　李玉来　胡硕)

## 推荐阅读资料

[1] PEREIRA J B, JANELIDZE S, OSSENKOPPELE R, et al. Untangling the association of amyloid-β and tau with synaptic and axonal loss in Alzheimer's disease. Brain, 2021, 144 (1): 310-324.

[2] LIVINGSTON G, HUNTLEY J, SOMMERLAD A, et al. Dementia prevention, intervention, and care: 2020 report of the Lancet Commission. Lancet, 2020, 396 (10248): 413-446.

[3] CHÉTELAT G, ARBIZU J, BARTHEL H, et al. Amyloid-PET and [18]F-FDG-PET in the diagnostic investigation of Alzheimer's disease and other dementias. Lancet Neurol, 2020, 19 (11): 951-962.

[4] JACK C R, WISTE H J, BOTHA H, et al. The bivariate distribution of amyloid-β and tau: relationship with established neurocognitive clinical syndromes. Brain, 2019, 142 (10): 3230-3242.

[5] CHEN M K, MECCA A P, NAGANAWA M, et al. Assessing synaptic density in Alzheimer disease with synaptic vesicle glycoprotein 2A positron emission tomographic imaging. JAMA Neurol, 2018, 75 (10): 1215-1224.

# 第四节　心脏 PET/CT 显像

## 一、概述

心脏 PET/CT 作为一种无创性检查手段,可以提供心肌细胞的代谢和功能信息。目前应用较多的是 [18]F-FDG 代谢显像,用于评估存活心肌,对冠心病心肌梗死或缺血性心肌病患者血运重建术进行术前、术后评估,是国际公认的用以判断存活心肌的"金标准",并且在检测心肌炎性疾病中有着其他手段无可比拟的优势。此外,PET/CT 还可用于心肌灌注显像,诊断准确性高,辐射剂量低,检查时间短,尤其适合病情较重及严重肥胖的患者。随着 PET 心肌血流绝对定量技术的迅速发展,通过 $^{13}$N-NH$_3$ 心肌灌注显像测定冠状动脉的血流储备,为冠状动脉微循环功能的评价提供了重要的技术手段,是目前国内外研究的热点。

## 二、$^{18}$F-FDG 心肌代谢显像

### (一) 操作规范流程

1. 适应证

(1)慢性缺血性心力衰竭患者血运重建术前检测存活心肌。

(2)新诊断、无心绞痛的缺血性心力衰竭患者检测存活心肌。

(3)心脏结节病炎症活动性的评估。

(4)感染性心内膜炎的术前评估。

2. 禁忌证

(1)怀孕或怀疑受孕者。

(2)临床不稳定(如急性心肌梗死、失代偿性心功能不全)情况。

3. 检查前准备

(1)检查前 1d 不宜剧烈运动,糖尿病患者应尽量控制好血糖。

(2)检查前应空腹 6~12h,测量体重及空腹血糖。

(3)对于检查目的为检测心脏结节病、感染性心内膜炎、心脏肿瘤时,需要饮食准备,推荐以下注意事项:①使用胃管进食患者,检查前禁食 12~18h;②检查前 1d 的中餐与晚餐进食高脂、高蛋白、低碳水化合物食物,检查前禁食 6h 以上;③无肝素使用禁忌证的患者,在注射 $^{18}$F-FDG 前 15min 静脉注射 50IU/kg 肝素;④联合第 2 条和第 3 条方法。

(4)能够配合的患儿,做好患儿和家长的宣教,保证扫描时身体不动;不能配合的患儿,需麻醉镇静后再行 PET/CT 检查。

(5)采集病史包括患者的年龄、性别、身高、体质量等,临床症状(如胸闷、胸痛等)、目前接受的心脏疾病治疗情况、心血管危险因素(吸烟、糖尿病、高血压、高脂血症病史)、以前发生的心脏事件情况、以前完成的诊断检查及简单的治疗过程。

(6)详细告知潜在检查风险,指导患者及家属签署《PET/CT 检查知情同意书》。

4. 显像剂　检查目的为检测存活心肌时,显像剂为 $^{18}$F-FDG,推荐剂量为 5~15mCi,推荐注射后 45~60min(非糖尿病患者)或 60~90min(糖尿病患者)开始扫描;检查目的为监测心肌炎症时,显像剂为 $^{18}$F-FDG,推荐剂量为 8~10mCi,注射后 90min 开始扫描。

5. 操作步骤

(1)检查目的为检测存活心肌时,需要通过口服葡萄糖联合注射胰岛素的方法进行血糖调节。

1)空腹血糖<13.9mmol/L 的患者:先给予口服葡萄糖(表 15-4-1)升高血糖(糖负荷),于 45~60min 后测量血糖,当血糖为 5.55~7.77mmol/L 时,静脉注射显像剂 $^{18}$F-FDG;当血糖>7.77mmol/L 时,根据血糖浓度,分次静脉或皮下注射胰岛素(表 15-4-2),每隔 20~30min 测量一次血糖,直至血糖浓度降至 5.55~7.77mmol/L 时,静脉注射显像剂 $^{18}$F-FDG。

2)空腹血糖 ≥13.9mmol/L 的患者:不需口服葡萄糖(糖负荷)。根据血糖浓度,分次静脉或皮下注射胰岛素(表 15-4-2),每隔 20~30min 测量血糖,直至血糖浓度降至 5.55~7.77mmol/L 时,静脉注射显像剂 $^{18}$F-FDG。糖尿病患者建议同时口服阿昔莫司 250mg 以减少心肌游离脂肪酸的摄取。

表 15-4-1　不同空腹血糖浓度下口服葡萄糖剂量

| 空腹血糖浓度 /(mmol·L⁻¹) | 口服葡萄糖剂量 /g |
| --- | --- |
| 2.8~5.7 | 40~50 |
| 5.8~6.2 | 30~40 |
| 6.3~7.2 | 25~30 |
| 7.3~7.8 | 20~25 |
| 7.9~8.9 | 10~20 |

表 15-4-2　不同血糖浓度下胰岛素使用剂量

| 血糖浓度 /(mmol·L⁻¹) | 胰岛素剂量 |
| --- | --- |
| 7.2~7.8 | 1U |
| 7.8~8.9 | 2U |
| 8.9~10.0 | 3U |
| 10.0~11.1 | 4U |
| >11.1 | 通知医生 |

3）如果糖负荷后血糖浓度>11.11mmol/L，需通知临床医生共同指导调节血糖；如果患者病情严重，合并糖尿病病史时间长，建议取消当日检查，调节血糖浓度稳定后再行代谢显像。

4）预防低血糖发生，建议注射 $^{18}$F-FDG 后 30~45min，嘱患者分次进食鸡蛋等蛋白质类食物及少量碳水化合物，避免发生低血糖。一旦发生低血糖，立即口服葡萄糖并测定血糖浓度，给予进一步处理。

（2）嘱患者检查前排空小便，避免尿液污染衣物和身体，取除体表金属物品。指导患者依照正确体位仰卧于检查床，嘱患者平静呼吸。

（3）建议常规门控采集，连接心电门控，注意患者心电图及心率，明显心律不齐患者建议非门控采集。心电识别欠佳时要及时调整，方式主要包括调整电极位置、改善电极片与皮肤贴合程度（如湿润皮肤）、更换导联等。

6. 检查后指导　确认检查完成且无明显异常情况后，帮助患者移除电极等相关检查设备，指引其离开检查室，并进行简要患者告知，如建议大量饮水以促进显像剂排泄、无不良情况可正常进食、按时领取检查结果等。

7. 诊断要点

（1） $^{18}$F-FDG 存活心肌显像诊断要点：需与 $^{13}$N-NH₃ 或 $^{99m}$Tc-MIBI 心肌灌注显像图像结合分析。①评估图像质量和扫描技术；②描述灌注 - 代谢不匹配（存活心肌）部位及占左心室的比例；③描述灌注 - 代谢匹配（梗死心肌）部位及占左心室比例；④计算心功能定量参数，包括左心室舒张末期容积（end-diastolic volume，EDV）、收缩末期容积（end-systolic volume,ESV)和左心室射血分数(left ventricular ejection fraction,LVEF);⑤描述局部室壁运动,安装同步性软件时应计算左心室收缩同步性参数,包括带宽(band width,BW)和标准差(standard diviation,SD);⑥描述右心室是否显影;⑦当有心外异常摄取应描述心外病变;⑧结论和印象。

(2)$^{18}$F-FDG 心肌炎症显像诊断要点:建议与 $^{13}$N-NH$_3$ 或 $^{99m}$Tc-MIBI 心肌灌注显像图像结合分析:①评估图像质量和扫描技术;②描述灌注减低、代谢增高(炎症活动期,有纤维化)部位及程度;③描述灌注正常、代谢增高(炎症活动期,无纤维化)部位及程度;④描述灌注减低、代谢不高(炎症非活动期,纤维化)部位及程度;⑤描述灌注正常、代谢不高(正常)部位及程度;⑥描述右心室是否显影;⑦当有心外异常摄取应描述心外病变;⑧结论和印象。

### (二)图像质量评价标准

1. 主观评价 采用 4 分制评分标准(图 15-4-1),包括显影清晰程度,以及血液本底和心脏邻近非靶器官(主要指肝、胃肠道)、脊柱的摄取程度。评分标准:0 分,图像质量优,心肌显影清晰,血液本底极低,非靶器官无放射性摄取;1 分,图像质量良,心肌显影清晰,血液本底低,非靶器官无放射性摄取;2 分,图像质量中,心肌显影清晰,有一定的血液本底,非靶器官或脊柱可见轻度放射性摄取;3 分,图像质量差,心肌显影欠清晰,血液本底高,非靶器官或脊柱可见明显放射性摄取,一定程度上影响诊断;4 分,图像质量极差,心肌摄取不清晰,血液本底非常高,非靶器官、脊柱可见明显的放射性摄取,明显影响诊断或无法诊断。

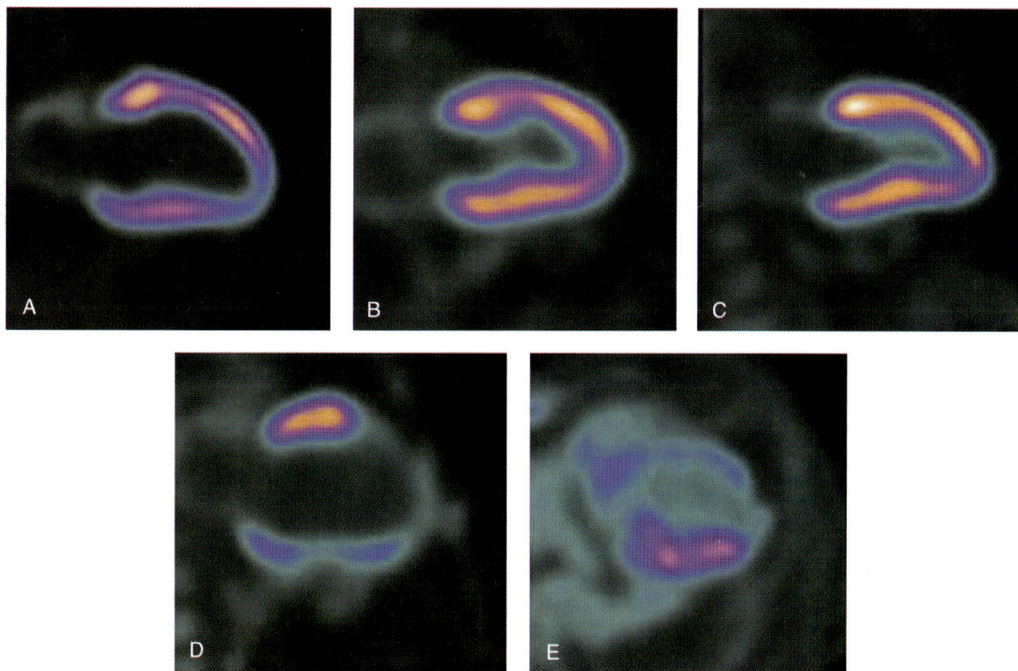

图 15-4-1 $^{18}$F-FDG 心肌代谢显像图像质量评分
A. 0 分;B. 1 分;C. 2 分;D. 3 分;E. 4 分。

2. 客观评价 ①确保心脏扫描范围的完整性;②检查过程患者未发生明显位移;③灌注和代谢断层图像在每个轴位对位良好;④CT 衰减校正图像与心肌 PET 图像配准正确。

### 三、$^{13}$N-NH$_3$ 心肌灌注显像

(一) 操作规范流程

1. 适应证

(1) SPECT 显像检查图像质量差,结果难以确定,受组织衰减伪影的影响,与临床初步诊断或冠状动脉造影结果等不一致。

(2) 由于患者原因影响图像质量,以及难以保持合适体位采集图像。

(3) 与 $^{18}$F-FDG 心肌代谢 PET/CT 显像联合评估存活心肌。

(4) 评价冠状动脉微循环功能。

2. 禁忌证 同第十四章第四节。

3. 检查前准备 同第十四章第四节。

4. 显像剂 显像剂为 $^{13}$N-NH$_3$,推荐剂量 10~20mCi,注射后 3~5min 开始扫描。

5. 操作步骤 同第十四章第四节。

6. 检查后指导 同第十四章第四节。

7. 诊断要点 同第十四章第四节。

(二) 图像质量评价标准

同第十四章第四节。

### 四、心脏 PET/CT 扫描及后处理

1. 扫描技术

(1) CT 定位像和扫描范围:正位定位像,扫描范围从胸廓入口至心脏膈面。

(2) 衰减校正 CT 参数设定和扫描范围:嘱患者平静呼吸,采用低剂量 CT 扫描,扫描管电压 120kV,管电流 50mA,层厚 3~5mm。扫描范围自气管隆嵴下 1~2cm 水平至心脏膈面下方 1~2cm,左右各大于心缘两侧 1~2cm。

(3) 静态 PET 扫描参数设定:扫描模式采用 2D 或 3D 列表模式,扫描范围为 1 个床位,扫描时间约 10min。推荐心电门控采集,每个心动周期采集 8 帧,矩阵 128×128,放大倍数 1.0。扫描时间 10~30min,可根据患者体重、探测计数率及注射剂量综合决定。

(4) 动态 PET 扫描参数设定:在 $^{13}$N-NH$_3$ 心肌灌注显像中需要测定心肌绝对血流量时,应采用动态扫描,即建立双静脉通路,预启动 PET 动态采集 10min(采集设置为 10s/ 帧 × 12 帧,30s/ 帧 ×2 帧,60s/ 帧 ×1 帧,360s/ 帧 ×1 帧),再于静态或药物负荷高峰经高压注射器弹丸注射显像剂,立即用 10ml 生理盐水快速推注,冲洗管内残留显像剂。动态采集结束后,进行静态 PET 扫描(方法同上)。扫描时间 20min。

(5) 延迟显像:静态 PET 扫描后根据图像质量判断,如果心肌摄取较差,可根据血糖水平注射 1~3IU 胰岛素,45~60min 后再行延迟扫描,扫描方案同前。

2. 图像后处理 采用滤波反投射方法进行图像重建,滤波函数根据机器型号进行选择,推荐有序子集最大期望值迭代法(ordered subsets expectation maximization,OSEM)对 PET 图像进行重建(迭代 2 次,子集数为 21),重建得到短轴、水平长轴和垂直长轴断层系列图像。

3. 半定量及定量分析 分析软件根据扫描仪器型号选择。心肌灌注靶心图由左心室

短轴序列影像处理获取,心动电影和心功能参数图由门控断层影像处理获取。靶心图采用美国心脏学会(AHA)17 节段模型显示。

## 五、常见操作错误及分析

1. 检查失败

(1)检查前准备不符合申请单要求。

(2)血糖调节失败,图像质量差难以诊断。

(3)图像出现明显运动伪影。

(4)PET 与 CT 配准失败导致衰减校正图像出现伪影。

2. 改善图像质量、减少伪影的方法

(1)糖尿病患者检查前请临床科室协助控制好血糖。

(2)检查前嘱患者平静呼吸,保持胸部无位移;扫描后立即浏览原始电影图像,如果有明显位移需要重新扫描。

(3)扫描后应同时检查衰减校正和非衰减校正图像。

## 六、相关知识测试题

1. 下列评价存活心肌的检查中,最为准确的是

    A. $^{201}$TI 再注射显像      B. 小剂量多巴酚丁胺介入灌注显像

    C. $^{18}$F-FDG 心肌代谢显像      D. 硝酸甘油介入灌注显像

    E. 门控心肌灌注显像

2. **不属于** $^{18}$F-FDG 心肌代谢显像适应证的是

    A. 慢性缺血性心力衰竭患者血运重建前评估

    B. 新诊断、无心绞痛的缺血性心力衰竭患者血运重建前评估

    C. 心脏结节病炎症活动性的评估

    D. 感染性心内膜炎的诊断

    E. 急性心肌梗死的诊断

3. 糖负荷后静脉注射 $^{18}$F-FDG 显像剂的血糖标准是

    A. <6.1mmol/L      B. >6.1mmol/L      C. 5.55~7.77mmol/L

    D. 7.77~11.11mmol/L      E. >11.11mmol/L

4. **不属于**心脏结节病检查前的饮食准备的是

    A. 检查前禁食 6h 以上

    B. 使用胃管进食患者,检查前禁食 12~18h

    C. 检查前 1 日的中餐与晚餐进食高脂、高蛋白、低碳水化合物食物;检查前禁食 6h 以上

    D. 无肝素使用禁忌证的患者,在注射 $^{18}$F-FDG 前注射肝素

    E. 联合选项 B 和 C

5. **不属于** $^{13}$N-NH$_3$ 心肌灌注显像适应证的是

    A. SPECT 显像检查图像质量差,结果难以确定,受组织衰减伪影的影响,与临床初步诊断或冠状动脉造影结果等不一致

B. 由于患者原因影响图像质量，以及难以保持合适体位采集图像，如无法将双手放于 SPECT 探头之外等情况

C. 存活心肌的检测

D. 与 $^{18}$F-FDG 心肌代谢显像联合评估存活心肌

E. 评价冠状动脉微循环功能

**答案：**1. C　2. E　3. C　4. E　5. C

（赵　敏）

## 推荐阅读资料

［1］黄钢, 石洪成. 心脏核医学. 上海：上海科学技术出版社, 2011.

［2］HENZLOVA M J, DUVALL W L, EINSTEIN A J, et al. ASNC imaging guidelines for SPECT nuclear cardiology procedures: stress, protocols, and tracers. J Nucl Cardiol, 2016, 23 (3): 606-639.

# 第十六章

## 放射性核素治疗

## 第一节　放射性 $^{131}$I 治疗甲状腺功能亢进症

### 一、概述

甲状腺功能亢进症(hyperthyroidism)简称"甲亢",是甲状腺腺体本身产生甲状腺激素过多而引起的甲状腺毒症[格雷夫斯病(Graves' disease,GD)、甲状腺自主高功能腺瘤(Plummer 病)、多结节性毒性甲状腺肿等]。甲亢的病因很多,最常见的病因是 GD。GD 是一种自身免疫性疾病,是患者体内的促甲状腺激素(thyroid stimulating hormone,TSH)受体抗体(TSH receptor antibody,TRAb)刺激甲状腺细胞上的 TSH 受体,引起甲状腺激素生成和释放增加。GD 患者占甲亢患者的 80%~85%,年发病率为(20~50)/10 万,任何年龄段均可发病,但发病高峰年龄在 20~50 岁;女性多见,男女比例 1:5~1:7。甲亢治疗方案主要包括药物治疗、$^{131}$I 治疗及手术治疗。

放射性 $^{131}$I 治疗甲亢是核医学科最经典、最成熟的治疗项目之一,已有近 80 年历史。放射性 $^{131}$I 治疗甲亢的优点为方法简便、一次治愈率高、并发症少、对其他脏器组织损害很小、复发率低、费用低廉,一次性治疗完全缓解率为 60%~80%,总有效率达 95% 以上,治疗后复发率为 1%~4%,无效率为 2%~4%。缺点是治疗过程存在少量放射性。目前,$^{131}$I 治疗已成为国内外众多医疗机构治疗甲亢的首选治疗方法。

### 二、放射性 $^{131}$I 治疗甲状腺功能亢进症的原理

碘是合成甲状腺激素的必备原料,放射性碘和稳定性碘具有相同的理化特性,$^{131}$I 和天然碘互为同位素。甲状腺滤泡细胞通过钠/碘转运体(sodium iodide symporter,NIS)克服电化学梯度从血液循环中主动摄取 $^{131}$I。口服 $^{131}$I 24h 后 70%~90% 的 $^{131}$I 储存在甲状腺内。利用 $^{131}$I 发射出的 β 射线产生的电离辐射作用,可使甲状腺中心部位接受的辐射剂量大于腺体边缘部分,使部分甲状腺滤泡细胞变性、坏死,导致甲状腺激素的合成、分泌减少,甲状腺体积也随之缩小,达到治疗甲亢的目的。$^{131}$I 进入甲状腺组织后,最终 90% 以上的碘被甲状腺组织吸收。其他未被吸收的碘多由泌尿系统和其他途径排出体外。$^{131}$I 在甲状腺外组织中分布较少、滞留时间较短,所以常规治疗甲亢的 $^{131}$I 剂量对骨髓、性腺、肝、脾和胃肠道产生的辐射剂量很低,一般不会产生器质性损害。

## 二、操作规范流程

### (一) 适应证

1. GD 甲亢。

2. 抗甲状腺药物(antithyroid drug,ATD)过敏、ATD 疗效差、用 ATD 治疗后多次复发、手术后复发的甲亢。

3. GD 甲亢伴白细胞或血小板或全血细胞减少。

4. GD 甲亢伴肝功能异常。

5. GD 甲亢伴心房颤动。

6. GD 甲亢合并桥本甲状腺病,摄碘率增高。

7. 甲状腺自主性高功能腺瘤。

8. 其他如多结节性毒性甲状腺肿等。

### (二) 禁忌证

1. 妊娠、哺乳期。

2. 不能遵循放射性治疗安全指导。

3. 计划在未来 6 个月内妊娠的女性。

### (三) 治疗前准备

1. 患者准备

(1)停用 ATD:甲巯咪唑 3~7d;丙硫氧嘧啶 10~14d;根据患者情况,可延长停药时间。

(2)低碘饮食 2~3 周,不使用复合维生素、海产品、凉茶;停用含碘消毒剂 2~3 周后;停用含碘对比剂后至少 6~8 周;停用胺碘酮后 3~6 个月。

(3)病情严重者,可服用甲巯咪唑,短程治疗 1 周左右后,停药 3d,再行 $^{131}$I 治疗;病情需要者,综合治疗。功能自主性腺瘤患者,$^{131}$I 治疗前,口服甲状腺激素抑制正常甲状腺组织。

2. 治疗前评估

(1)全面采集病史。

(2)体格检查,包括心率、血压、体重及甲状腺的大小、质地、是否有压痛、是否存在结节、细震颤和血管杂音;同时还应评估是否存在水肿、突眼等。

(3)必须完善的辅助检查:甲状腺功能全套;血常规;肝肾功能;电解质;绝经前女性检测 β- 人绒毛膜促性腺激素(β-human chorionic gonadotropin,β-HCG);心电图,必要时心脏超声检查;心功能不全者检测脑钠肽(brain natriuretic peptide,BNP);甲状腺彩色多普勒超声;甲状腺摄 $^{131}$I 率;核素甲状腺显像等。

3. 知情同意　向患者说明各种方法治疗过程中可能出现的相关情况,推荐适宜的治疗方案并尊重患者的选择。如推荐 $^{131}$I 治疗,应详细介绍该方法的治疗原理、优缺点、方法、潜在风险和对策等。当患者决定采用 $^{131}$I 治疗时,治疗前指导患者及家属签署相关知情同意书(含《放射性药物治疗甲亢知情同意书》)。

### (四) 治疗方法

1. GD 患者 $^{131}$I 治疗剂量的确定

(1)计算剂量法或个性化剂量方案:是最常用的方案(目前指南推荐)。根据甲状腺的重量和摄碘率进行计算。每克甲状腺组织的剂量范围为 2.59~4.44MBq。口服 $^{131}$I 的活度（MBq）＝［计划量（MBq/g）× 甲状腺重量（g）］/ 最高摄碘率或 24h 摄碘率（%）× 校正系数。

（2）半固定剂量法：在估算甲状腺重量的基础上进行计算。较小甲状腺（<30g）剂量为 185MBq，中等大小甲状腺（30~50g）剂量为 370MBq，较大甲状腺（>50g）剂量为 555MBq。

（3）固定剂量法：给予 $^{131}$I 370~740MBq 的固定剂量。

（4）酌情增加或减少剂量的情况：增加 $^{131}$I 剂量的因素包括甲状腺较大和质地较硬者；年龄大、病程长、长期 ATD 治疗效果不佳者；有效半衰期较短者；首次 $^{131}$I 治疗疗效差或无效者；伴有甲亢性肌病、甲亢性心脏病等严重合并症者等。

（5）减少剂量的因素：年龄小、病程短、甲状腺组织较小者；未进行任何治疗或术后复发者；经过 $^{131}$I 治疗后疗效明显，但未完全缓解者；有效半衰期较长者。

2. 功能自主性腺瘤 $^{131}$I 治疗剂量的确定

（1）计算剂量法：根据结节重量计算给药剂量，每克结节组织给予 $^{131}$I 剂量为 7.4~14.8MBq。结节重量（g）估算 =4/3π × 1/2 结节长径 × 1/2 结节短径 $^2$。

（2）标准剂量法：一次剂量为 550~1 110MBq。

3. 给药方法　给药前患者空腹 4h 以上，将 $^{131}$I 溶于饮用水中，患者一次性全量口服，避免药物外漏。

4. 甲亢相关并发症及处理

（1）甲亢合并甲状腺相关性眼病（thyroid associated ophthalmopathy，TAO）：合并 TAO 的甲亢患者在 $^{131}$I 治疗前需评估 TAO 的严重程度，如临床活动性评分（clinical activity score，CAS）、MRI 和眼眶 SPECT/CT 显像。伴非活动性 TAO 的甲亢患者，进行 $^{131}$I 治疗时，不需要同时使用糖皮质激素；轻度活动性 TAO（尤其是吸烟）患者进行 $^{131}$I 治疗时，常规推荐同时使用糖皮质激素，并在 $^{131}$I 碘治疗后定期监测眼病的变化情况，及时应用甲状腺激素防止或纠正临床甲状腺功能减退（简称"甲减"）或亚临床甲减，可有效地防止突眼加重；伴中、重度活动性 TAO 或威胁视力的活动性 TAO 甲亢患者，建议选用 ATD 或手术治疗。

（2）甲亢并发或合并白细胞、粒细胞或血小板减少：部分甲亢患者或 ATD 治疗的甲亢患者，会出现白细胞、粒细胞或血小板减少，此时首选 $^{131}$I 治疗，同时给予升白细胞等对症支持治疗，并定期检查血常规评估治疗后血常规变化；如合并其他原因引起的白细胞、粒细胞或血小板减少，则应明确病因，并针对病因对症治疗，必要时血液科医生会诊，联合制订治疗方案。

（3）甲亢合并肝衰竭：甲亢合并肝功能损害的治疗原则是尽快有效地控制甲亢。ATD 治疗往往会加重肝功能的进一步受损，所以首选 $^{131}$I 治疗。甲亢伴急性肝衰竭者，通过 $^{131}$I 治疗联合"人工肝"、血浆置换支持治疗，绝大多数甲亢肝功能损害在甲状腺激素水平恢复正常后可逐渐恢复。

（4）甲亢并发甲亢性心脏病：对于甲亢伴有甲亢性心脏病患者，宜尽早采取以甲减为目的的 $^{131}$I 一次性治疗方案，以尽快缓解甲亢，为治疗甲亢性心脏病争取时间。心功能极差的患者应先经内科住院综合治疗，待心功能好转后行 $^{131}$I 治疗。随着甲状腺功能恢复正常，心血管系统可以恢复正常或部分恢复正常。但病程较长，出现心肌重构的患者，心功能情况缓解不佳。

（5）甲亢合并低钾性周期性麻痹：部分甲亢患者会合并低钾性周期性麻痹，而严重的低钾性周期性麻痹甚至会引起呼吸肌麻痹而致死,所以在应用 $^{131}$I 治疗甲亢的同时,需积极地纠正低钾,并定期监测电解质,及时调整补钾方案,从而维持血钾在正常水平。

(6) 甲状腺危象及其处置:甲状腺危象的诊断主要根据临床表现而非甲状腺激素水平,以预防为主。如患者出现高热、大汗、心率>120 次/min 等表现时,建议患者就近到医院就诊。

### (五) 治疗后指导

1. 口服 $^{131}$I 后继续禁食 2h;有晕车史患者 2h 内禁止乘车,避免呕吐;建议私家车返程。

2. 居家休息 1 个月,避免重体力劳动、精神刺激、感染,主要是预防甲状腺危象和保证疗效。

3. 低碘饮食和禁用含碘量高的药物 1 个月,少食豆制品和辛辣食品。

4. 嘱患者戒烟、戒酒。

5. 嘱患者口服 $^{131}$I 治疗后不要揉压甲状腺。

6. 有周期性瘫痪病史或低钾患者,病情控制前禁止驾驶车辆。

7. $^{131}$I 治疗甲亢是以 $^{131}$I 为主的综合治疗,必要时联合其他药物治疗,如 β 受体拮抗剂、糖皮质激素、碳酸锂;病情需要者给予补钾、保肝、升白细胞等对症支持治疗。病情严重者,住院治疗。

8. $^{131}$I 治疗后 2~3 个月复查,必要时 1 个月后复查。

### (六) 治疗后放射防护

1. 嘱患者服 $^{131}$I 后 2d 内,多饮水、多排尿。使用独立卫生间,及时冲洗排泄物。服用 $^{131}$I 1 个月内,宜减少与家人的密切接触,特别避免与婴幼儿及孕妇密切接触。$^{131}$I 治疗后,育龄女性避孕半年以上,男性避孕 4 个月以上,备孕前到核医学科或相关专科咨询相关事宜。

2. 单次 $^{131}$I 治疗剂量 ≤ 400MBq 可门诊治疗,超此剂量的患者,应在专门的隔离病房治疗。甲亢 $^{131}$I 治疗期间,患者体内带有少量射线,其向体外释放的辐射量有限,对周围人群和环境不会造成明确的辐射危害。治疗甲亢的常用 $^{131}$I 剂量,对患者的有效辐射剂量有限,不会构成明确的辐射危害,也不会影响患者的生殖能力,更不会增加患者发生甲状腺癌、血液系统肿瘤的风险性。

## 四、疗效评价及治疗方案调整

### (一) $^{131}$I 治疗疗效评价

1. 完全缓解(临床治愈) 治疗后半年以上,患者甲亢症状和体征完全消失,血清游离三碘甲状腺原氨酸(free triiodothyronine,FT$_3$)、游离甲状腺素(free thyroxine,FT$_4$)恢复正常,甲状腺体积缩小。

2. 部分缓解 甲亢症状减轻,体征部分消失,血清 FT$_3$、FT$_4$ 明显降低,但未降至正常水平。

3. 无效 患者的症状和体征均无改善或反而加重,血清甲状腺激素水平无明显降低。

4. 复发 $^{131}$I 治疗达完全缓解标准之后,再次出现甲亢症状和体征,血清甲状腺激素水平再次升高。

5. 甲减 $^{131}$I 治疗后出现甲减症状和体征,血清甲状腺激素水平低于正常,TSH 高于正常。

## （二）不同疗效患者的处理

1. $^{131}$I 治疗 3~6 个月后，随访证实未缓解、疗效差或复发的患者，根据病情需要可建议再次行 $^{131}$I 治疗。再次治疗时，对无效或加重及伴有并发症的患者可适当增加 $^{131}$I 的剂量。少数甲状腺体积较大、质地较硬的患者需经多次 $^{131}$I 治疗后才能达到完全缓解。而对于多次应用 $^{131}$I 治疗无效或复发的少数难治性甲亢患者建议手术治疗。

2. $^{131}$I 治疗后效果较好，但未完全缓解，轻度甲亢或处于亚临床甲亢的患者，可适当延长随访时间，观察患者激素水平变化。如病情进展，激素水平进一步升高，可建议行第二次 $^{131}$I 治疗；病情稳定，长期处于亚临床甲亢患者，可予以 ATD 小剂量维持治疗；转变为甲减者，予以甲状腺激素替代治疗。

3. $^{131}$I 治疗后告知患者，理论上甲减发生的必然性及不可预测性，建议治疗后增加复诊频率，及时调整甲状腺激素的剂量，使患者激素水平控制在正常范围内。当情况稳定后，可适当延长复诊时间，一般建议半年至少复诊一次。

4. 甲状腺激素替代治疗期间欲妊娠的甲减患者，调整甲状腺激素剂量，控制 TSH 孕早期在 0.1~2.5mU/L，孕中期在 0.2~3.0mU/L，孕晚期在 0.3~3.0mU/L。

## 五、相关知识测试题

1. $^{131}$I 治疗甲亢的适应证**不包括**
   - A. 对抗甲亢药物过敏或出现其他不良反应
   - B. 有手术禁忌证或手术风险高
   - C. 病程较长
   - D. 老年患者
   - E. 亚急性甲状腺炎伴甲状腺毒症者

2. 甲亢病因中，最常见的是
   - A. 自主高功能甲状腺腺瘤
   - B. 格雷夫斯病
   - C. 桥本甲状腺病
   - D. 亚急性甲状腺炎并甲状腺毒症
   - E. 结节性甲状腺肿伴甲亢

3. 影响和确定 $^{131}$I 治疗甲亢剂量的因素**不包括**
   - A. 甲状腺的大小和重量
   - B. 甲状腺最高摄 $^{131}$I 率和有效半衰期
   - C. 甲状腺结节
   - D. 个体敏感性
   - E. 患者性别

4. 甲亢 $^{131}$I 治疗后注意事项中**不包括**
   - A. 服药后 1h 方可进食
   - B. 服药后 2h 方可进食
   - C. 甲亢服药后近期内禁食含碘食物
   - D. 禁止揉压颈部，预防感冒
   - E. 甲亢服药后注意休息，1 个月内居家休息

5. 关于 $^{131}$I 治疗甲亢合并并发症的说法中**错误**的是
   - A. 甲亢合并相关性眼病者，不建议使用 $^{131}$I 治疗
   - B. 甲亢合并肝功能损害的治疗原则是及时有效地控制甲亢，辅以保肝治疗的同时

建议首先考虑 $^{131}$I 治疗

  C. 肝衰竭者,在内科予以"人工肝"后几日内予以 $^{131}$I 治疗

  D. 对于甲亢伴有心血管系统异常者,宜尽早采取 $^{131}$I 一次性、以甲减为目的的治疗,以尽快缓解甲亢

  E. 心功能特别差的患者,可先经内科住院综合治疗,心功能好转后行 $^{131}$I 治疗

**答案:** 1. E　2. B　3. E　4. A　5. A

(黄金 刘进言 邓豪余)

## 推荐阅读资料

[1] 王荣福,安锐.核医学.9版.北京:人民卫生出版社,2018.

[2] 李林,李思进.$^{131}$I治疗格雷夫斯甲亢指南(2021版).中华核医学与分子影像杂志,2021,41(4):242-253.

[3] 陈晓波,宋福英.儿童甲状腺功能亢进症的诊断、治疗及预后.中华实用儿科临床杂志,2019,34(8):561-564.

[4] 蒋宁一,匡安仁,谭建,等.$^{131}$I治疗Graves甲亢专家共识(2010年).中华核医学杂志,2010,30(5):346-351.

[5] 单忠艳,滕卫平,刘兴会,等.妊娠和产后甲状腺疾病诊治指南(第2版).中华围产医学杂志,2019,22(8):505-539.

[6] 魏锐利,陈子瑜,程金伟.Graves眼病的管理:解读2016欧洲甲状腺协会及欧洲GO专家组指南.中华眼科杂志,2017,53(2):158-160.

# 第二节　放射性 $^{131}$I 治疗甲状腺癌

## 一、概述

甲状腺癌是一种常见的内分泌系统肿瘤。在全球范围内,甲状腺癌发病率增长较快,最新数据显示,其发病率居我国居民第7位、女性人群第4位。甲状腺癌主要可分为乳头状癌、滤泡状癌、髓样癌和未分化甲状腺癌四种病理类型。分化型甲状腺癌(differentiated thyroid cancer,DTC)主要包括乳头状癌和滤泡状癌,DTC占全部甲状腺癌病例的90%以上。DTC治疗通常分为三步,即手术切除、选择性 $^{131}$I 治疗和内分泌抑制治疗。$^{131}$I 治疗是术后复发危险度为中高危患者的必要措施,$^{131}$I 治疗可降低 DTC 的复发风险,$^{131}$I 治疗是DTC 复发、远处转移及死亡的独立预测因素。

$^{131}$I 治疗 DTC 涵盖了两个概念:清甲及清灶。清甲为清除术后残余甲状腺,残留甲状腺组织被完全清除后,体内无甲状腺球蛋白(thyroglobulin,Tg)的正常来源,有利于通过检测血清 Tg 水平的变化对 DTC 的复发或转移进行诊断,达到初始分期及长期随诊的目的,清甲后的 $^{131}$I 全身核素显像(whole body scan,WBS)及 SPECT/CT 融合显像可发现部分摄 $^{131}$I 的颈部淋巴结转移甚至远处转移灶。清灶是采用 $^{131}$I 清除无法手术切除的残余、复发及转移性DTC 病灶,旨在改善疾病特异性生存率及无病生存率。因此,$^{131}$I 清除手术残留或无法切除的甲状腺组织,有利于术后随访监测;有利于 DTC 术后再分期,指导后续治疗和随访;亦可辅助治疗潜在的 DTC 病灶,缓解病情,改善预后。

## 二、放射性 $^{131}$I 治疗甲状腺癌的原理

目前的研究认为 NIS 位于甲状腺滤泡细胞基底外侧膜,是一种特定的钠依赖性碘化物转运蛋白,进入甲状腺滤泡细胞的碘通过膜上的钠碘转运蛋白转运到滤泡腔,参与碘的有机化过程,NIS 将碘化物在甲状腺滤泡细胞中的浓度相对于血液提高了 30~60 倍,甲状腺细胞浓聚放射性碘的能力是治疗甲状腺疾病的基础。术后残余组织(包括残余甲状腺、颈部淋巴结转移灶等)细胞表面存在 NIS,这种跨膜糖蛋白发挥"碘泵"功能,将碘离子转运进入细胞。$^{131}$I 是一种放射性同位素,半衰期为 8.02d,正常情况下自然界不存在。它是 β 衰变核素,发射 β 射线(99%)和 γ 射线(1%)。β 射线最大能量为 0.606 5MeV,γ 射线能量为 0.364MeV,富集的放射性碘衰变发出 β 射线,引起组织细胞的损伤,有效抑制或破坏病变组织,表现为局部受到连续照射的细胞增殖能力丧失、代谢紊乱、细胞衰老或死亡,从而达到治疗目的。γ 射线可用来显像,显示 $^{131}$I 在体内的分布并探查可疑病灶。

## 三、操作规范流程

### (一)适应证

根据美国甲状腺学会(ATA)指南中的甲状腺癌复发危险分层,中高危患者建议术后常规行 $^{131}$I 治疗,清除残留甲状腺及残留病灶,以控制病情并减少疾病的复发和转移。2015 年 ATA 指南甲状腺癌危险分层患者如下。

1. 高危患者　包括已知存在远处转移、肉眼可见的甲状腺外侵犯、肿瘤未完全切除、术后 Tg 提示远处转移(Tg 明显异常升高)、病理分期为 $N_1$ 期伴任何最大直径 ≥ 3cm 的转移性淋巴结。

2. 中危患者　包括显微镜下可见肿瘤侵犯甲状腺周围软组织,术后首次全身放射性碘扫描(Rx-WBS)发现颈部异常碘聚集灶,侵袭性病理组织学类型(如高细胞压型、钉状突起亚型、柱状细胞亚型等),合并血管侵犯的甲状腺乳头状癌,临床分期为 $N_1$ 期或病理分期为 $N_1$ 期且转移淋巴结 > 5 枚但淋巴结最大直径 < 3cm,局限于甲状腺内的甲状腺乳头状癌,原发肿瘤直径 1~4cm,伴有 B-RAF 基因 V600E 突变,合并甲状腺外侵犯和 B-RAF 基因 V600E 突变的多灶性微小乳头状癌,综合评估放射性 $^{131}$I 治疗获益。

3. 低危患者　通常不推荐行放射性 $^{131}$I 治疗,主要包括无局部或远处转移,所有肉眼可见肿瘤病灶均已被切除,局部组织或结构未被肿瘤侵犯,肿瘤无侵袭性病理组织学类型(如高细胞亚型、钉状突起亚型、柱状细胞亚型等),如已行 $^{131}$I 治疗则治疗后首次 Rx-WBS 未发现甲状腺床外异常碘聚集,无血管侵犯,临床分期为 $N_0$ 期或病理分期为 $N_1$ 期(转移淋巴结 ≤ 5 枚,最大直径 < 0.2cm),局限于甲状腺内包膜内的滤泡亚型甲状腺乳头状癌,局限于甲状腺内伴包膜侵犯但没有合并血管侵犯或受侵犯 < 4 个的高分化滤泡状癌,局限于甲状腺内的微小乳头状癌,单发或多灶性,B-RAF 基因 V600E 突变者。

### (二)禁忌证

妊娠期、哺乳期及计划 6 个月内妊娠者;严重心、肝、肾功能异常;白细胞计数 < $3.0 \times 10^9$/L;手术切口未愈合。

需要注意的是,术后 $^{131}$I 治疗前的临床评估是辅助决策是否行 $^{131}$I 治疗的重要步骤,临床评估主要包括 TNM 分期、危险程度分层及动态评估复发风险及预后,权衡 $^{131}$I 治疗的利

弊,优化 $^{131}$I 治疗的临床决策,实现个性化治疗,最大程度保护患者利益。

### (三) 治疗前准备

1. 患者准备 治疗疗效依赖于进入残留甲状腺组织和 DTC 病灶内的 $^{131}$I 剂量。由于人体内稳定碘离子与 $^{131}$I 竞争进入甲状腺组织和 DTC 病灶,因此患者在治疗前通常需要低碘饮食至少 3~4 周(<50μg/d),同时需注意避免行增强 CT 检查,如已行增强 CT 检查,建议 1~2 个月后再行 $^{131}$I 治疗;正常甲状腺滤泡上皮细胞和 DTC 细胞的胞膜上表达 NIS,在 TSH 刺激下可使其摄取 $^{131}$I,因此,清甲治疗前需使血清 TSH 升高到 30μU/ml 以上。有 2 种方法可升高 TSH 水平:①升高内源性 TSH 水平,治疗前需要停服左甲状腺素片 2~3 周。②给予外源性 TSH,治疗前 2d 给予重组人 TSH 注射液 1.1mg 肌内注射,每日 1 次,连续 2d。

2. 治疗前评估 准备行 $^{131}$I 治疗的女性应注意避孕,入院后需检查甲状腺激素水平、Tg、TgAb、三大常规、肝肾功能、电解质、血脂、心电图、颈部彩色多普勒超声、胸部 CT 等。

3. 给予必要的支持及对症治疗,以利于后续的封闭式放射性治疗。

4. 根据患者心理状况做好健康教育和心理疏导,解除恐慌。

5. 详细告知 $^{131}$I 治疗的目的及可能出现的风险,指导患者及家属签署《放射性 $^{131}$I 治疗知情同意书》及《自愿封闭式放射性治疗管理知情同意书》。

### (四) 治疗方法

1. $^{131}$I 治疗剂量的确定

(1) 推荐采用 30~100mCi 剂量的放射性 $^{131}$I 进行中、低危患者的清甲治疗。

(2) 伴可疑或已证实的镜下残存病灶或高侵袭性组织学亚型(高细胞型、柱状细胞型等)但无远处转移的中、高危患者,推荐辅助治疗剂量为 150mCi。

(3) 颈部残留手术未切除的 DTC 组织、伴颈部淋巴结或远处转移,但无法手术或拒绝手术、全甲状腺切除术后不明原因血清 Tg 尤其刺激性 Tg 水平升高者,清甲治疗的同时应兼顾清灶治疗,放射性 $^{131}$I 剂量为 100~200mCi。

(4) 远处转移:肺转移的治疗,病灶仍摄碘并评价为临床有效,应每隔 6~12 个月再次治疗,经验性治疗剂量推荐为 100~200mCi,70 岁以上剂量为 100~150mCi;骨转移灶剂量为 100~200mCi。

(5) 对于青少年、育龄妇女、高龄患者和肾脏功能轻、中度受损患者,可酌情减少放射性 $^{131}$I 剂量。

2. 给药方法 患者服用 $^{131}$I 前、后需要禁食 2h,可以饮水。$^{131}$I 治疗后多饮水,前 24h 内饮水量约 2 000ml;24h 后,至少饮水 3 000ml/d。同时,要勤排尿,及时排空膀胱,避免 $^{131}$I 的放射性对全身不必要的照射。

### (五) 治疗后指导

1. 治疗剂量的 $^{131}$I 会导致不同程度的放射性炎性反应,尤其是残留甲状腺组织较多时更为明显。为减轻局部症状,可口服泼尼松 15~30mg/d,一般服用 3~5d,部分患者可持续约 1 周。

2. $^{131}$I 治疗后,大部分患者可能出现恶心、呕吐、便秘及腹部不适等消化道症状,在 $^{131}$I 治疗前可根据情况,适当选择护胃止呕药物,并建议患者自备必要的通便药物,酌情促进排便。

3. 一般在口服 $^{131}$I 24h 内开始含服酸性糖果或维生素 C,并通过按摩唾液腺等,可刺激唾液分泌,减轻唾液腺的辐射损伤。

4. $^{131}$I 治疗后,通常 24~72h 开始口服左甲状腺素片,进行 TSH 替代及抑制治疗。

5. 一般在 $^{131}$I 清甲治疗后 2~10d 内进行 Rx-WBS。可通过 Rx-WBS 发现 DTC 转移病灶(图 16-2-1),因发现新病灶而改变清甲治疗前的肿瘤分期,同时根据 Rx-WBS 结果调整后续的治疗方案。

6. 治疗 1~3 个月应常规随诊,包括甲状腺激素、Tg、TgAb 水平监测,及时了解 Tg 变化,同时调整甲状腺素剂量,将 TSH 控制在相应的水平。必要时加做颈部超声监测可疑转移淋巴结经 $^{131}$I 治疗后的变化。

### (六) 住院期间放射防护

开展放射性 $^{131}$I 治疗工作的医疗机构应对放射性工作人员、患者及公众的防护与安全负责,最终使核素治疗更加规范、科学,最大限度保护患者,保证医疗质量和安全。

1. 除医护人员之外的人员不应进入隔离病房。

2. 向隔离病房内传递生活必需品,应通过病房外的缓冲区传递。

3. 服用放射性药物后 1 周内,不得在病室内"串门"或集聚。

4. 服药过程中应遵守防污染管理条例。

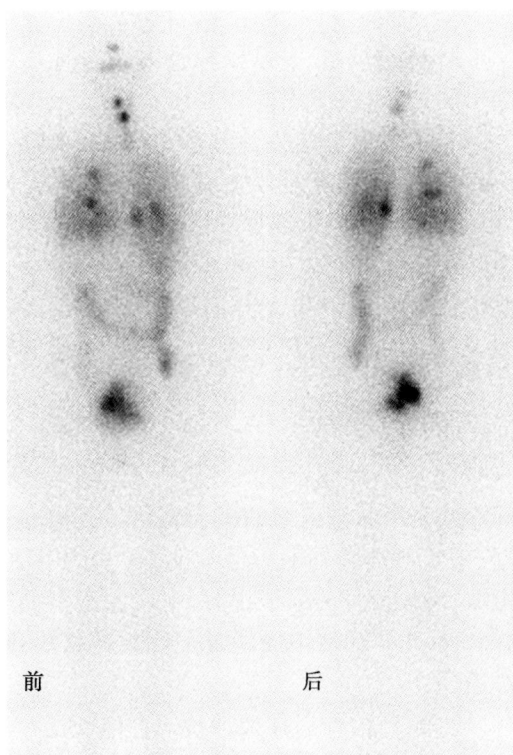

图 16-2-1 甲状腺癌患者全身放射性碘扫描

5. 医护人员宜通过视频及对讲进行查房等医疗活动,当医护人员必须进入隔离病房对患者进行救治时,应穿戴个人辐射防护用品。

6. 病房区域内应配备测量患者体内放射性活度的设备或可测量周围剂量当量率的仪器。

7. 对陪护者、探视者和家庭成员采取有关的辐射防护措施(如限定接触或接近患者的时间等)及相应的书面指导,使其在患者治疗期间所受的剂量不应超过 5mSv。儿童应尽量避免探视已施用放射性药物的患者,无法避免时所受剂量不应超过 1mSv。

### (七) 出院后放射防护

1. 接受 $^{131}$I 治疗的患者,应在其体内的放射性活度降至 400MBq 或距离患者体表 1m 处的周围剂量当量率不大于 25μSv/h 方可出院,以控制该患者家庭与公众成员可能受到的辐射。

2. 出院时应按要求给出接触同事和亲属、或到公众场所的合理限制和有关防护措施(限制接触时间及距离等)的书面建议。

## 四、常见不良反应及处理方案

1. $^{131}$I 治疗后短期(1~15d)内常见的不良反应包括乏力、颈部肿胀和咽部不适、口干、唾液腺肿痛、味觉改变、鼻泪管阻塞、上腹部不适甚至恶心、泌尿道损伤等。可服用泼尼松、酸性糖果或维生素 C 片及嚼无糖口香糖、按摩唾液腺或补液对症处理等。

2. $^{131}$I 治疗后部分患者可能出现白细胞或血小板下降,可评估血常规情况并对症处理,每周复查血常规,直至连续 2 周正常。

3. 大量饮水、多排尿和服用缓泻剂等有助于减轻腹腔和盆腔的辐射损伤,但需注意可能引发的电解质紊乱。

4. 合并其他慢性疾病和 / 或高龄 DTC 患者,持续甲减加上清甲后 $^{131}$I 的损伤,其基础疾病病情可能在短期内加重,需密切观察并及时处理。

5. $^{131}$I 治疗后,部分女性患者短期内可出现月经推迟、经量减少或短暂性闭经,多数在 1 个月内恢复正常。$^{131}$I 治疗不会对卵巢产生永久性损害,$^{131}$I 治疗 1 年后,患者的受孕能力及妊娠结果不会因 $^{131}$I 治疗而受到影响;$^{131}$I 对男性睾丸损伤不足以导致不育、生产事件及后代先天性发育不良等风险增加。$^{131}$I 治疗后 6~12 个月后可考虑生育计划。

## 五、疗效评价

1. 清甲治疗后疗效评价　在清甲治疗后 6 个月进行疗效评价。甲状腺手术后行 $^{131}$I 清除残余甲状腺组织的患者满足如下标准,被认为肿瘤完全缓解:①无肿瘤存在的临床证据;②无肿瘤存在的影像学证据;③清甲治疗后 $^{131}$I WBS 未发现甲状腺床和床外组织 $^{131}$I 摄取;④在无 TgAb 干扰时,甲状腺激素抑制治疗情况下测不到血清 Tg,TSH 刺激情况下 Tg<1μg/L。如清甲成功且未发现转移灶,则每年随访 1 次,若发生转移,应尽早安排下一步治疗。

2. 清灶治疗后疗效评价　在清灶治疗后 6 个月进行疗效评价。转移灶数目减少或直径减小,Tg 和 TgAb 的水平降低或消失为治疗有效;与治疗前相比转移灶数目增加,或旧的转移灶直径增大,则为进展。病灶仍摄取碘并评价为临床有效,应每隔 6~12 个月再次施行治疗。重复治疗使用剂量的原则与首次治疗相同,如首次治疗效果差,可考虑适当增加剂量。应注意随着累积活度增高,发生不良反应和并发症的危险性也增高,所以对重复治疗的风险与效益应慎重评估。

## 六、相关知识测试题

1. 某 DTC 患者术后经两次 $^{131}$I 治疗后出现口干、咀嚼时腮部疼痛,应考虑

    A. 甲状腺癌转移　　　　　　　　　　B. 甲状腺功能减退

    C. 唾液腺辐射损伤　　　　　　　　　D. 喉返神经受损

    E. 喉上神经受损

2. 下列关于 $^{131}$I 治疗清除 DTC 术后残留甲状腺组织后的处理及注意事项的说法,**错误**的是

    A. $^{131}$I 治疗后,嘱患者多饮水,及时排空小便,减少对膀胱和全身的辐射损伤

    B. 患者服用 $^{131}$I 后 1 周内给予口服泼尼松,以减轻颈部的水肿

    C. 患者服用 $^{131}$I 后给予含化维生素 C 片或经常咀嚼口香糖,以促进唾液分泌,减轻 $^{131}$I 对唾液腺的辐射损伤

    D. 患者服用 $^{131}$I 后 1 个月后仍应继续禁碘饮食

E. 患者服用 $^{131}$I 后 48~72h 后给予左甲状腺素钠替代治疗

3. 下列关于 DTC 患者 $^{131}$I 治疗后的防护,说法**错误**的是

    A. 患者应一人一个房间,以减少患者之间相互产生辐射损伤

    B. 患者病房内最好有单独的卫生间,以坐式马桶为最佳

    C. 患者的衣物、被褥应作一定时间衰变处理后单独洗涤

    D. 医护人员与患者的接触不需要采取防护措施

    E. 出院前应进行辐射剂量检测,达到国家规定标准才能出院

4. 下列措施中**不能**增强 DTC 转移灶摄取 $^{131}$I 能力的是

    A. 提高患者 TSH 水平

    B. 降低患者 TSH 水平

    C. 给予患者口服锂制剂,以延长 $^{131}$I 在 DTC 病灶内的滞留时间

    D. 降低患者体内碘池

    E. 注射重组 TSH 注射液

5. $^{131}$I 治疗甲状腺癌**不适用于**

    A. 甲状腺乳头状癌、滤泡状癌和混合性癌术后残留甲状腺

    B. DTC 术后转移灶

    C. 甲状腺未分化癌术后

    D. DTC 不能手术切除者

    E. DTC 肺转移患者

**答案:**1. C　2. D　3. D　4. B　5. C

(石　峰)

## 推荐阅读资料

［1］高明. 甲状腺结节和分化型甲状腺癌诊治指南. 中国肿瘤临床, 2012, 39 (17): 1249-1272.

［2］中华人民共和国卫生部. 医疗照射放射防护基本要求 (GBZ 179—2006). [2021-01-23]. http:// www. nhc. gov. cn/cmsresources/zwgkzt/wsbz/new/20080118095736. pdf.

［3］中华人民共和国国家卫生健康委员会. 职业性外照射个人监测规范 (GBZ 128—2019). ［2020-12-24]. http://www. nhc. gov. cn/wjw/pcrb/202003/b8e35438a2f24cd7bf8facf30d2dbaf3/files/a5feb-9256224435faf3117f2f3d0d854. pdf.

［4］中华医学会核医学分会. $^{131}$I 治疗分化型甲状腺癌指南 (2014 版). 中华核医学与分子影像杂志, 2014, 34 (4): 264-278.

# 第三节　放射性核素治疗骨转移癌

## 一、概述

骨转移癌是恶性肿瘤较为常见的并发症之一,据统计,约有 50% 的恶性肿瘤患者会发生骨转移。骨痛、病理性骨折及高钙血症是骨转移癌比较常见的临床表现,而顽固性、持续性的骨痛严重影响了恶性肿瘤晚期患者的生存质量。骨转移癌常用的治疗方法通常包括外科手

术、放疗、化疗、放射性药物治疗、靶向治疗及中药治疗。其中,手术治疗目的是切除单一部位骨转移癌,骨缺损修补和旁路生物力学重建。放疗对于单一部位的骨转移癌具有较好的治疗作用,但是对于全身多处骨转移的病灶则具有一定的难度。放射性药物由于其缓解疼痛疗效确切、操作方便、不良反应小,在治疗骨转移癌方面发挥着重要作用。目前,临床上用于治疗骨转移癌的放射性药物主要包括 $^{89}$Sr(氯化锶 -89, $^{89}$SrCl$_2$)、钐 -153- 乙二胺四甲撑膦酸 ( $^{153}$Sm-EDTMP)、铼 -186-1- 羟基亚乙基二膦酸( $^{186}$Re-HEDP)、$^{188}$Re-HEDP,以及 2020 年在中国获得批准上市的 $^{223}$Ra(氯化镭 -223, $^{233}$RaCl$_2$)等。本节将重点介绍 $^{89}$Sr 和 $^{223}$Ra 的治疗流程。

## 二、放射性药物治疗骨转移癌的原理

$^{89}$Sr 和 $^{223}$Ra 均具有选择性地浓聚于骨转移病灶的特点,其摄取量是正常骨的 2~25 倍,靶向性强,故能使骨转移病灶大量浓聚该药物。$^{89}$Sr 发射纯 β 射线,在病灶局部对肿瘤细胞发挥内照射作用,利用其电离辐射的生物学效应,可直接杀伤病灶细胞或诱导细胞凋亡。因其平均能量约为 1.5MeV,射程短,穿透力差,因此除骨转移病灶本身,其他组织和器官辐射剂量小。$^{223}$Ra 是发射 α 粒子的放射性治疗药物,其活性部分模拟了钙离子,具有亲骨性,通过与骨骼中的羟基磷灰石(hydroxyapatite,HAP)形成复合物,尤其是骨转移病理骨增生活跃的区域,具有定位精确、局部小剂量、作用时间长等优势。

1. 镇痛作用的原理
(1)辐射作用缩小瘤体,减轻对受累骨膜和骨髓腔的压力。
(2)病灶缩小后,受肿瘤侵蚀的骨质可以重新钙化。
(3)电离辐射可以影响神经末梢的去极化过程,干扰疼痛信号的传导。
(4)辐射生物效应可以有效抑制缓激肽和前列腺素等疼痛介质的产生。
2. 预防和治疗骨相关事件的原理
(1)降低碱性磷酸酶和前列腺素的水平,减轻骨质溶解,减少病理性骨折的发生。
(2)活化蛋白激酶信号通路,促进成骨细胞生长和抑制破骨细胞形成。

## 三、操作规范流程

(一)适应证
1. 诊断明确的多发性骨转移癌,骨转移癌伴有骨痛,且全身放射性核素骨显像( $^{99m}$Tc-MDP)证实病灶处有浓聚。
2. 原发性骨肿瘤手术无法切除或术后有残留病灶或伴骨内多发转移,且全身放射性核素骨显像( $^{99m}$Tc-MDP)证实病灶处有浓聚。
3. 治疗前 1 周内的血红蛋白>90g/L,白细胞计数≥ $3.5 \times 10^9$/L,血小板计数≥ $80 \times 10^9$/L。
4. $^{223}$Ra 目前仅用于转移性去势抵抗性前列腺癌(metastatic castration resistant prostate cancer,mCRPC)骨转移无内脏转移患者。
(二)禁忌证
1. 绝对禁忌证　妊娠或哺乳期。
2. 相对禁忌证　①6 周内进行过化疗;②化疗或放疗后出现严重的骨髓抑制;③全身放射性核素骨显像( $^{99m}$Tc-MDP)显示病灶无明显的放射性浓聚,呈放射性"冷区"的溶骨性病变;④严重肾功能损害,血肌酐>180μmol/L 和 / 或肾小球滤过率<30ml/min;⑤脊髓压迫

和病理性骨折急性期；⑥预期生存短于 8 周。

### （三）治疗目标

以姑息治疗为主，主要包括三大目标：①缓解疼痛，改善生活质量；②预防和治疗骨相关事件；③控制肿瘤进展，延长生存期。

### （四）治疗前准备

1. 患者准备　①排除非骨肿瘤导致的骨痛患者，如脊髓压迫、肿瘤组织压迫等；②受肿瘤侵犯的骨骼有 50% 以上的骨质破坏（尤其是四肢骨），或伴有病理性骨折，应避免单独使用放射性药物治疗；③治疗前 6 周内停用具有长效骨髓抑制作用的化疗药物；④治疗前后可行局部放疗，但治疗前后 3 个月内应避免行大野（半身）放疗；⑤治疗前停用双膦酸盐药物至少 2d。

2. 治疗前评估　治疗前 1 周内进行血常规、肝肾功能、凝血功能等检查；治疗前 8 周内完善全身骨显像。

3. 注射前适量饮水，正常饮食。

4. 详细告知患者治疗的可行性及安全性，指导患者和 / 或家属签署相关知情同意书（含《放射性药物治疗骨转移癌知情同意书》）。

### （五）治疗方法

1. 放射性药物　$^{89}$Sr 常用剂量为 1.48~2.22MBq/kg，成人一般为 148 MBq/ 次（4mCi）；$^{223}$Ra 常用剂量为 55kBq/kg，每 4 周 1 次，建议 5~6 次。

2. 给药方法　操作人员应注意适当防护，参照 β 粒子和 α 粒子防护原则；建立静脉通路，静脉缓慢（1~2min）注射给药，注射后用生理盐水冲管，确保所有药液全部注入；如果注射期间发生渗漏，应局部热敷加快药物吸收，降低局部辐射剂量。所有接触药液操作物品按放射性废物处理。

### （六）治疗后指导

1. 注射后多饮水，促进放射性药物排出体外。

2. 治疗后 1 周禁服钙剂及高钙食物。

3. 密切监测骨髓功能。治疗后第 1 个月，每周复查 1 次血常规，如果正常，第 2~3 个月，每月复查 1 次，此后根据情况而定。

4. 定期复查全身骨显像。每 3~6 个月 1 次，用于评估疗效。

5. 应注意避免剧烈运动，防止发生病理性骨折。

6. 有 5%~10% 的患者治疗后 1~2 周内出现短暂的疼痛加重，称为"反跳痛"，往往提示可获得较好的疗效。

7. 必要时可重复治疗，治疗指征及方案如下。

(1) 第 1 次治疗疗效好，骨痛未完全消失或复发，可重复治疗。

(2) 第 2 次治疗间隔时间在 3 个月以上。

(3) 对于第 1 次治疗无反应的患者，第 2 次治疗 50% 的患者可获得疗效。

### （七）治疗后放射防护

治疗后不需要与家人隔离，但需要注意以下几点。

1. 放射性药液可存在于血、尿、粪便中，应告知患者上卫生间后一定用流动水清洗双手，如手被尿液污染，立即用大量流动的凉水反复冲洗手。

2. 为防止污染的尿液溅出,应优先选用坐便器,便后至少冲洗 2 次;如有尿液溅在便池上或周围的地上,立即用双层棉质手纸擦拭干净,之后把该手纸扔入便池冲掉。

3. 衣物若染上小便,应立即清洗干净,注意要与其他未被污染的衣物分开清洗。

4. 如有外伤出血,应立即处置伤口,清除血液,并适当包扎。

## 四、常见不良反应及处理

1. 骨髓抑制 治疗后 4~6 周 20%~30% 的患者会出现一过性白细胞和 / 或血小板降低,通常其下降幅度小于治疗前基础值的 20%,对症处理即可。不可逆性骨髓抑制较为罕见。

2. 疼痛 如果出现"反跳痛"疼痛加重,可增加止痛药的用量或将止痛药按阶梯升级〔世界卫生组织(World Health Organization, WHO)推荐第一阶梯为非阿片类止痛药〕。

## 五、疗效评价

1. 骨痛的评价标准

Ⅰ级:所有部位的骨痛完全消失。

Ⅱ级:25% 以上部位的骨痛消失或骨痛明显减低,必要时服用少量的止痛药物。

Ⅲ级:骨痛减轻不明显或无任何改善。

2. 转移灶疗效的评价标准

Ⅰ级:为显效,影像学证实所有部位的转移灶出现钙化或消失。

Ⅱ级:为有效,转移灶长径与短径乘积减小 50% 或钙化大于 50%,或骨显像显示转移灶数目减少 50%。

Ⅲ级:为好转,转移灶长径与短径乘积减小 25% 或钙化大于 25%,或骨显像证实转移灶数目减少 25% 以上。

Ⅳ级:为无效,转移灶长径与短径乘积减小或钙化小于 25%,或无变化,或骨显像显示转移灶数目减少不到 25%,或无变化。

据统计,治疗疼痛缓解率平均为 76%;疼痛完全缓解率平均为 32%;治疗后 1 周内约 64% 的患者有效,治疗后 4 周 90% 的患者有效;$^{89}$Sr 可以在骨转移癌病灶内滞留约 100d,因此疼痛缓减一般可持续 3 个月,部分患者疼痛缓解持续最长时间可达 15 个月(图 16-3-1)。

## 六、影响疗效的因素

1. 原发肿瘤的类型和骨转移灶的表现形式

(1)原发肿瘤为乳腺癌和前列腺癌疗效最好。

(2)骨转移瘤表现为散发性局灶性小病灶,病灶在中轴骨,疗效较好。

(3)如骨转移癌为巨块型,位于四肢或骨盆等疗效较差。

2. 已有病理性骨折,或除骨转移以外,还有其他多脏器的转移患者止痛效果差。

3. 长期使用止痛药物已成瘾的患者,疗效差。

4. 骨显像病灶>3cm 者常伴有周围软组织侵犯,疗效差。

前　　　　后　　　　　　　　前　　　　后

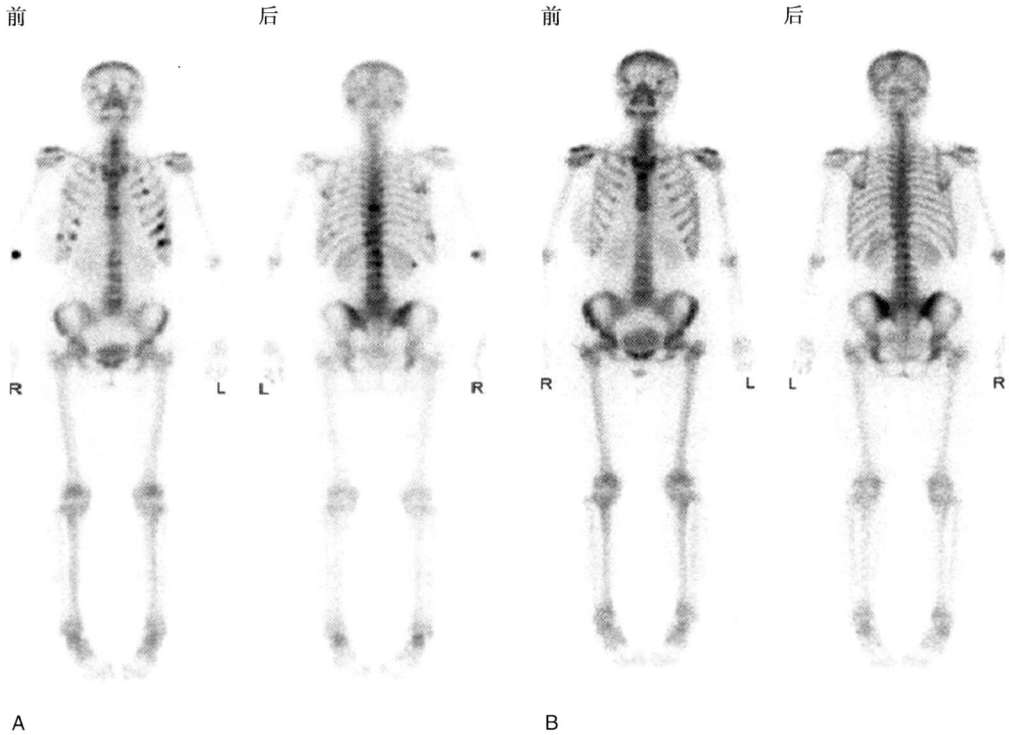

A　　　　　　　　　　　　　　　B

图 16-3-1　前列腺癌骨转移患者 $^{89}$Sr 治疗效果对比

患者,男,48 岁。确诊前列腺癌骨多发转移,疼痛评分 7 分。$^{89}$Sr 治疗前骨显像示多发骨转移(A),治疗后 19 个月复查骨显像示病灶明显减少(B),疼痛评分 4 级。

## 七、相关知识测试题

1. **不属于**放射性药物治疗骨转移癌适应证的是
   A. 多发性骨转移癌伴有骨痛
   B. 原发性骨肿瘤未能手术切除
   C. 原发性骨肿瘤术后有残留
   D. 脊髓压迫和病理性骨折急性期
   E. 全身 MDP 骨显像证实病灶处有浓聚

2. 放射性药物治疗骨转移癌的禁忌证包括
   A. 3 个月内进行过化疗
   B. 全身 MDP 骨显像证实病灶处有浓聚
   C. 妊娠或哺乳期
   D. 血肌酐>140μmol/L 和 / 或肾小球滤过率<45ml/min
   E. 预期生存超过 8 周

3. 以下说法**错误**的是
   A. 核素治疗骨转移癌前后 3 个月内应避免行大野半身放疗
   B. 核素治疗骨转移癌前 8 周内行全身 MDP 骨显像

  C. 核素治疗骨转移癌时应排除脊髓压迫导致的骨痛

  D. 伴有病理性骨折的患者应避免单独使用 $^{89}$Sr 治疗

  E. 核素治疗骨转移癌注射时发生渗漏应局部冰敷减少药物在组织间扩散

4. **不属于**骨转移癌核素治疗后注意事项的有

  A. 定期复查血常规

  B. 不可逆性骨髓抑制比较罕见

  C. "反跳痛"往往提示预后欠佳

  D. 注意避免剧烈运动

  E. 骨痛加重时可服用其他止痛药物

5. **不属于**核素治疗骨转移癌的特点的有

  A. 第 1 次治疗效好,但骨痛未完全消失者,可以重复治疗

  B. 第 1 次注射后无反应的患者,可以重复治疗

  C. 重复治疗间隔应 <3 个月

  D. $^{89}$Sr 可以在骨转移癌病灶内滞留约 100d

  E. 任何癌症骨转移均可选择该治疗手段

  **答案:**1. D 2. C 3. E 4. C 5. C

(赵雅洁 邓豪余)

## 推荐阅读资料

［1］匡安仁 , 李林 . 核医学 . 2 版 . 北京 : 高等教育出版社 , 2017.

［2］李少林 , 王荣福 . 核医学 . 8 版 . 北京 : 人民卫生出版社 ,2013.

［3］李少林 , 王荣福 . 核医学 . 8 版 . 北京 : 人民卫生出版社 , 2016.

［4］MANAFI-FARID R, MASOUMI F, DIVBAND G, et al. Targeted palliative radionuclide therapy for metastatic bone pain. J Clin Med, 2020,9(8):2622.

［5］CLÉZARDIN P, COLEMAN R, PUPPO M, et al. Bone metastasis: mechanisms, therapies, and biomarkers. Physiol Rev, 2021,101(3):797-855.

［6］中国抗癌协会癌症康复与姑息治疗专业委员会 , 中国抗癌协会 , 临床肿瘤学协作专业委员会 . 恶性肿瘤骨转移及骨相关疾病临床诊疗专家共识 (2014 版 ). 北京 : 北京大学医学出版社 , 2014.

［7］FLORIMONTE L, DELLAVEDOVA L, MAFFIOLI L S. Radium-223 dichloride in clinical practice: a review. Eur J Nucl Med Mol Imaging, 2016,43(10):1896-1909.

# 第四节 放射性核素敷贴治疗

## 一、概述

  放射性核素敷贴治疗作为一种近距离放射治疗方法,是核医学应用最早、最普遍、也是最成熟的治疗方法之一。该方法早在 1958 年就在国内陆续开展,当时其主要治疗范围是浅表性血管瘤。

  放射性核素敷贴器是由发射纯 β 射线的核素制备而成,常见核素包括磷 -32($^{32}$P) 和锶 -90($^{90}$Sr)。作用于病变皮肤的 β 射线有效照射深度为 3~4mm,射线中的绝大部分能量都

在皮肤浅层被吸收。经过β射线的电离辐射生物效应,病变组织细胞出现形态改变,如核固缩、溶解、碎裂,胞质内空泡形成,线粒体、溶酶体破坏,细胞膜通透性改变;进一步细胞发生凋亡、坏死,从而达到治疗目的。敷贴器β射线的有效射程较短,不会对病损邻近和深部组织造成损害。所以,放射性核素敷贴治疗主要被用于一些表浅的皮肤疾患。随着对核素近距离治疗研究的深入,放射性核素敷贴治疗开始应用于病理性瘢痕的治疗,是电子射线抵抗及激素注射无效者的治疗的很好补充。除此之外,放射性核素敷贴治疗亦可用于手术切除后预防瘢痕复发。放射性核素敷贴治疗是一种无创治疗方法,在治疗过程中及治疗后几乎不会使患者感觉不适,故临床应用越来越广。

## 二、操作规范流程

### (一) 适应证

1. 皮肤毛细血管瘤、部分鲜红斑痣、病理性瘢痕、局限性神经性皮炎、慢性湿疹、银屑病。
2. 口腔黏膜白斑、女性阴道白斑。
3. 角膜移植后新生血管、角膜和结膜非特异性炎症、翼状胬肉、腋臭。

### (二) 禁忌证

1. 过敏性皮炎,如复合性湿疹、日光性皮炎。
2. 广泛性湿疹、神经性皮炎、银屑病。
3. 开放性皮肤损伤和感染。

### (三) 治疗前准备

1. 皮损组织性质、特点的准确评估 皮损组织的评估方法包括问、视、触、量、动五种。

(1)问:即为问诊,需要了解患者皮损组织出现的起始时间、有无特殊诱因、起始时皮损的表现、患者主观感受、皮损组织的发展变化情况,以及既往就医、治疗情况等。

(2)视:即为视诊,需要观察皮损组织的部位、颜色、形状、与周边正常皮肤组织的边界是否清晰、是否引起周边正常皮肤的皱缩等。

(3)触:即为触诊,需感知皮损组织的质地、是否受压褪色、疼痛、与深部结缔组织粘合紧密程度,以及周边皮肤组织的弹性状况等。

(4)量:即为测量,需对皮损组织的轮廓、大小进行精确测量。部分皮损组织较厚,除了测量长、宽外,也需测量其厚度。

(5)动:即为关节活动情况的评估,部分皮损组织如邻近关节周围的瘢痕疙瘩会导致关节活动受到不同程度限制,关节活动的受限程度需要进行准确评估。对关节活动有影响的瘢痕提示皮损周边张力高,在治疗方案的制订上需要进行额外的考虑。

2. 鉴别诊断

(1)单纯性毛细血管瘤、鲜红斑痣与海绵状血管瘤、混合性血管瘤鉴别

1)单纯性毛细血管瘤:多为圆形或不规则形,高出体表,色鲜红或暗红,边缘清楚,质地软,压之褪色,多为单发、少数多发。患者出生时或出生后不久出现,病变生长到一定程度会停止生长,少部分可自行消退。

2)鲜红斑痣:形状不规则的持久性斑片,不高出体表,呈红色、暗红色或青红色,边界清楚,压之可部分褪色或完全褪色,多为单侧,偶有双侧。患者出生时或出生后不久出现,成年后,病变处可长出大小不等的疣状、结节状突起。

3)海绵状血管瘤:圆形或不规则形,可以突出体表呈结节状或分叶状生长,多呈淡紫色或紫蓝色,边界不太清楚,有弹性,挤压后可缩小的皮下肿块,深浅不一。患者出生时或出生后不久出现,随着年龄增长而不断扩大,至成年后停止生长。肿瘤较大时伴有沉重感或隐痛,继发血栓或感染时,有疼痛、溃疡生成。超声检查可见丰富血流。

4)混合性血管瘤:为合并了海绵状血管瘤的单纯性毛细血管瘤或鲜红斑痣。

(2)病理性瘢痕(增生性瘢痕、瘢痕疙瘩)与普通瘢痕、萎缩性瘢痕鉴别

1)增生性瘢痕:通常在外伤、烧伤等刺激下,形成突出皮肤表面的瘢痕组织,颜色从鲜红至暗红色不等,不向周边正常皮肤组织浸润生长。

2)瘢痕疙瘩:皮肤微小的外部刺激(如蚊虫叮咬、青春痘等)即可引起突出皮肤的瘢痕生长,颜色鲜红至暗红,多伴有瘙痒、疼痛,质地硬,随时间延长不断生长,向周边正常皮肤组织浸润生长。

3)普通瘢痕:表面平坦,质地柔软、与周边皮肤弹性相仿,颜色与正常皮肤接近,无明显不适及功能障碍。

4)萎缩性瘢痕:多因大面积的皮肤组织缺失引起,瘢痕组织呈条索状,并随时间逐渐挛缩,常引起相邻关节畸形、功能障碍。

**(四)放射性核素敷贴器的制作与敷贴**

1. $^{32}$P 敷贴器的制作与敷贴(图 16-4-1)

(1)测量皮损组织面积:将透明薄膜紧密敷贴在皮损区域,用标记笔印拓、勾画皮损区域的轮廓。

(2)滤纸制作:取下透明薄膜,取一张清洁滤纸,根据透明薄膜上勾画的皮损组织轮廓图样,准确剪切相应图样的滤纸片作为敷贴器的基础膜片。

(3)给药剂量计算:用表面积测量装置测量勾画皮损图样面积。根据不同皮肤疾病,采用不同的辐照剂量,以符合要求的比活度乘以皮损组织面积即为给药活度。

(4)抽吸与配用:通过移液枪准确抽吸符合治疗要求活度的 $^{32}$P 溶液,根据皮损组织面积的大小适度添加蒸馏水稀释 $^{32}$P 溶液,使稀释后的溶液能满足于均匀浸润符合皮损组织面积大小的滤纸。

(5)上样:将稀释后的 $^{32}$P 溶液按照一定的顺序均匀浸润整张基础膜片,确保将所有配备好的 $^{32}$P 溶液滴注到滤纸膜片上。

(6)干燥:$^{32}$P 溶液浸润滤纸膜片后,通过烘烤等方式将湿润的滤纸膜片进行烘干,使 $^{32}$P 溶液成为磷盐均匀地敷贴在整张滤纸膜片上。

(7)封膜:将含有 $^{32}$P 的滤纸膜片放入较薄的薄膜套内,通过熨烫方式将其四周封闭。

(8)敷贴:将制备好的敷贴器对准患者皮损区,先以透气医用胶布将敷贴器一侧固定于皮损一侧边缘,再次确认敷贴器与皮损区的对位关系,确保对位精确,再固定剩余敷贴器部分,最终确保敷贴器与皮损区对位准确、贴合无缝隙。

2. $^{90}$Sr 敷贴器的敷贴(图 16-4-2) $^{90}$Sr 放射性核素敷贴器是由厂家制作好的金属敷贴器,形状固定。在临床应用时,需要根据患者皮损区域制作相应的防护隔离垫,从而达到对皮损周边正常皮肤进行保护的目的。

(1)测量皮损组织面积:具体操作方法同 $^{32}$P 敷贴器。

(2)防护胶垫的制作:根据透明薄膜上勾画的皮损组织轮廓图样,在一张平整的塑胶垫

上勾画出皮损轮廓,将皮损轮廓图样内的胶垫剪下,形成符合皮损轮廓的防护胶垫。

(3)敷贴:将制备好的防护胶垫准确地敷贴在皮损区四周,将 $^{90}$Sr 金属敷贴器紧贴在皮损及防护胶垫上,治疗过程中确保敷贴器与皮损组织贴紧。

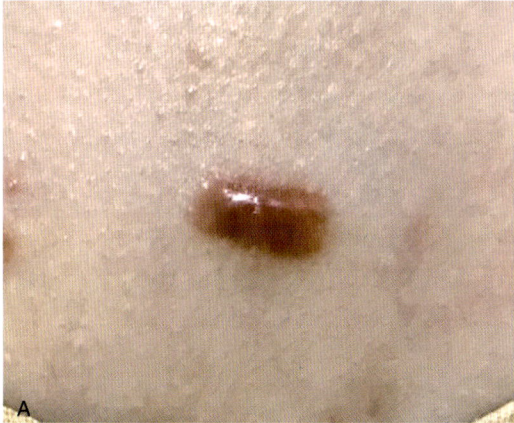

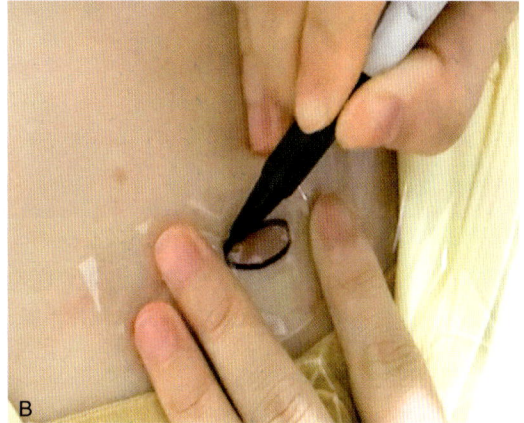

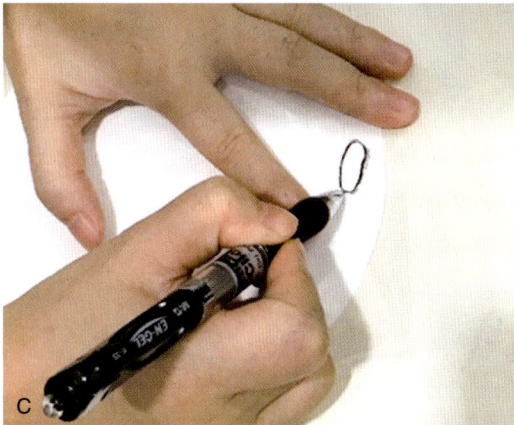

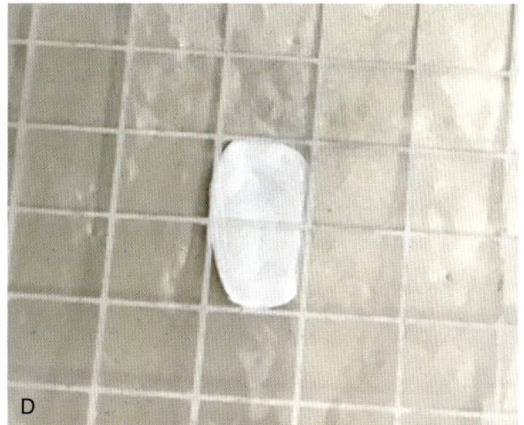

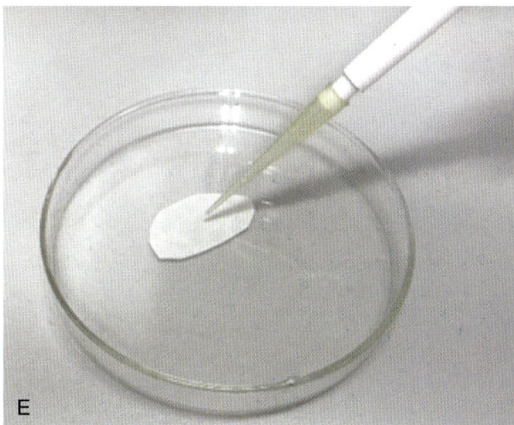

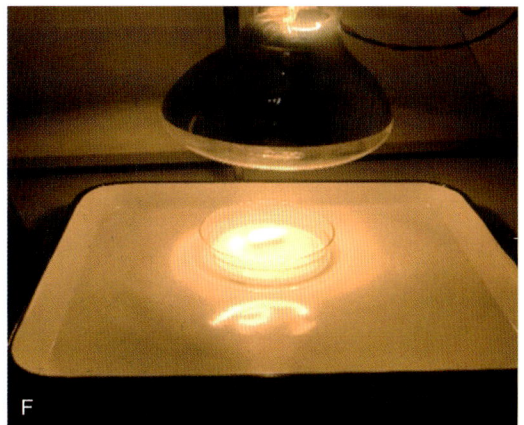

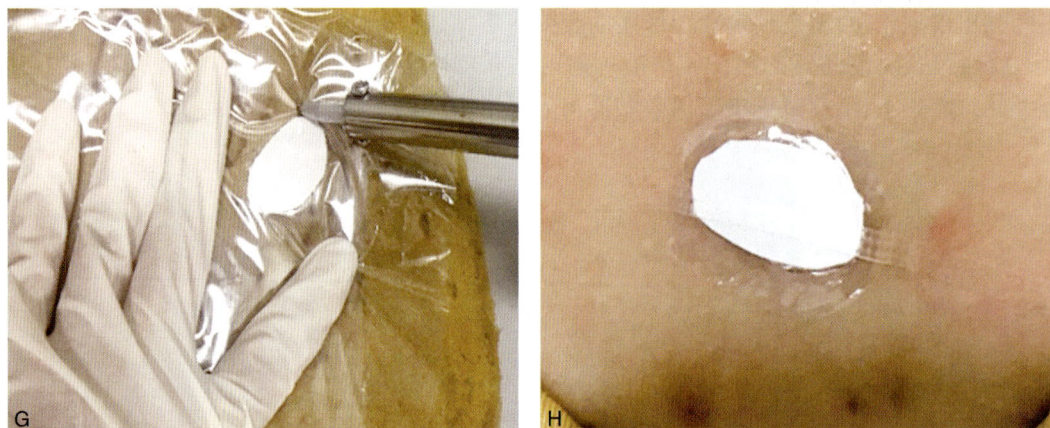

图 16-4-1 $^{32}$P 敷贴器制作及敷贴

A. 瘢痕皮损部位暴露;B. 皮损轮廓勾画;C. 滤纸面积勾画;D. 滤纸面积测量;
E. $^{32}$P 溶液上样;F. 滤纸膜片干燥;G. 滤纸膜片封膜;H. 皮损敷贴固定。

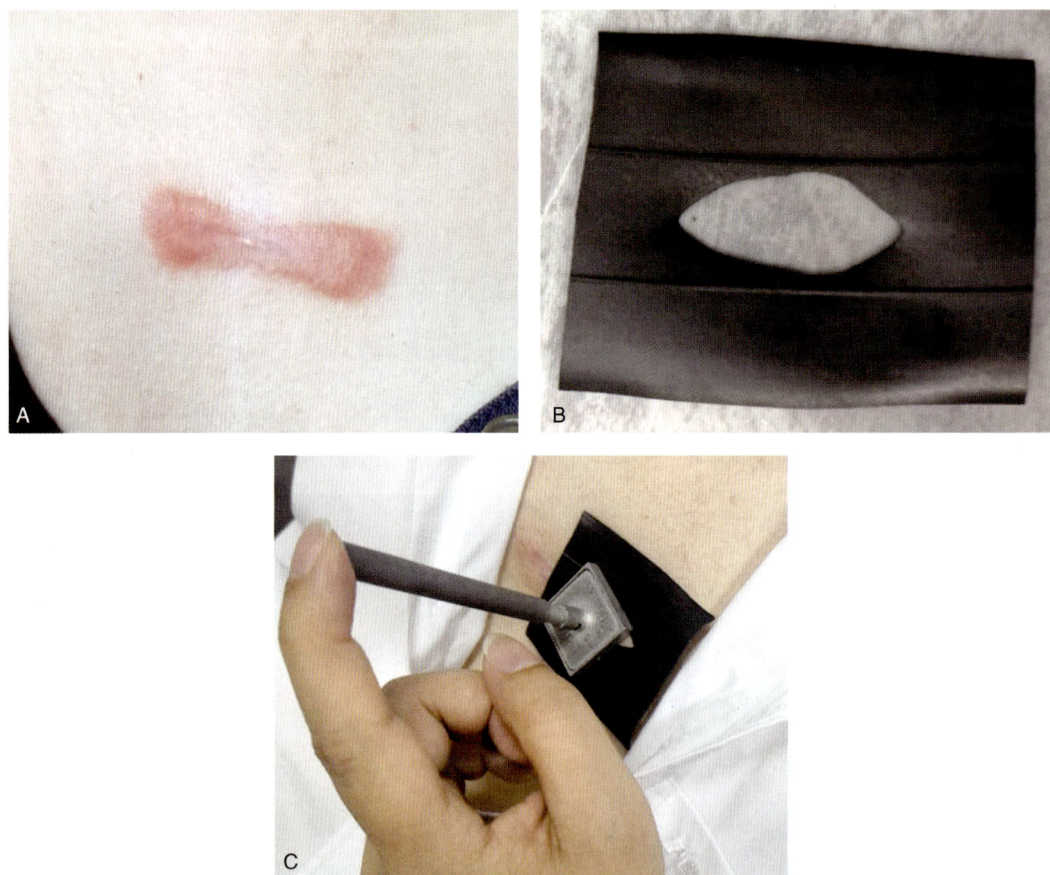

图 16-4-2 $^{90}$Sr 敷贴器的敷贴

A. 瘢痕皮损部位暴露;B. 防护胶垫制作;C. $^{90}$Sr 敷贴器敷贴治疗。

**（五）治疗方法**

1. 单纯放射性核素敷贴治疗　主要应用于皮损组织较薄、皮损面积较小的皮肤疾病。

2. 放射性核素敷贴联合药物注射治疗　主要用于病理性瘢痕的治疗,在完成瘢痕内皮质类固醇药物(常用曲安奈德)注射治疗后 1 周内进行放射性核素敷贴治疗。利用药物使病理性瘢痕软化、变薄,提高核素辐照对瘢痕深部组织的治疗效果。

3. 放射性核素敷贴联合手术切除治疗　主要用于病理性瘢痕的治疗,在手术切除瘢痕疙瘩伤口愈合拆除缝线后一定时间内,对手术切口进行放射性核素敷贴治疗,从而预防切口病理性瘢痕的复发。

4. 放射性核素敷贴联合激光治疗　主要用于病理性瘢痕的治疗,通过激光使病理性瘢痕萎缩、变软,激光治疗后定期放射性敷贴治疗,预防病理性瘢痕的复发。

**（六）治疗过程中指导**

1. 治疗敷贴固定过程中避免敷贴器发生移位　对于敷贴治疗,需避免敷贴与衣物发生摩擦、避免敷贴部位与周边物体发生碰撞移位、避免敷贴治疗期间大量出汗或敷贴局部被水等液体打湿,造成敷贴器脱离皮损表面;对于 $^{90}$Sr 敷贴治疗,在敷贴治疗时尽量保持静止不动,避免敷贴器与皮损部分发生位移。

2. 治疗剂量的控制　不同皮肤疾病的放射性敷贴治疗剂量是不同的。如毛细血管瘤每一疗程总剂量 20~25Gy;局限性神经性皮炎、慢性湿疹、银屑病每一疗程总剂量 6~15Gy;翼状胬肉总剂量不超过 40Gy;瘢痕疙瘩每一疗程总剂量 20~30Gy。不同年龄患者的每一疗程总剂量也是不同的,需根据情况适当减少照射剂量。

**（七）治疗后指导**

1. 局部组织护理　敷贴器照射过的局部组织应尽量减少摩擦、搔抓、热水烫洗,避免造成损伤及感染。敷贴治疗后短期内应避免化学洗液刺激照射部位引起皮损区瘙痒。

2. 放射性皮炎的早发现、早诊断、早治疗　受敷贴器照射过的部位出现结痂属于正常现象,不需要特殊处理。当受照射部位出现长期渗液、创面不愈合的情况时,应考虑湿性放射性皮炎的发生。此时,需针对性处理皮损创面,避免创面感染(具体处理方法参照本节"常见不良反应及其处理方案")。

3. 治疗后复查　敷贴治疗后,如无特殊并发症,一般 3 个月复诊,评估疗效并制订下一步治疗方案。如出现湿性放射性皮炎则需要及时复诊。

**（八）治疗后放射防护**

$^{90}$Sr 敷贴器需在医院内完成治疗,每次治疗后需由专职人员妥善保管。$^{32}$P 核素敷贴器每次贴敷治疗时间由数小时至数十小时不等,常随患者带离医院,有条件者将应用后的敷贴器送回医院处理最为理想,距离医院较远的患者需将用过的敷贴器进行深埋处理。

## 三、常见不良反应及处理方案

1. 放射性核素敷贴治疗,一般无明显不良反应。

2. 少数皮肤病患者可能在短时间内出现敷贴局部皮肤发红、表皮脱落、脱毛(发)、色素沉着等,不需要特殊处理。上述症状随时间推移一般会逐渐减轻或消失。

3. 部分患者可能出现难以恢复的色素脱失或色素沉着,目前尚无有效的预防措施。

4. 少数患者可能局部出现水疱、皮肤破溃等急性湿性放射性皮炎的表现,此时需要针对湿性放射性皮炎创面进行常规处理,包括创面换药、预防局部创面感染,常用的局部外用药物包括湿润烧伤膏、莫匹罗星软膏等,有条件者可以用凡士林纱布包扎,定期更换包扎敷料。必要时,寻求有经验的烧伤科医师帮助。

## 四、疗效评价及治疗方案调整

1. 单纯性毛细血管瘤、鲜红斑痣的疗效与年龄、病变发展速度、疗程相关。年龄越小、病变发展越快,治愈率越高。核素敷贴治疗一般需要 1~3 个疗程,最多不超过 5 个疗程。达到极限疗程后,如仍不能有效治疗此型血管瘤,则应更改治疗方案,采用他方法(如外科手术、激光治疗)治疗。

2. 病理性瘢痕的疗效与瘢痕部位、病程长度、瘢痕厚度有关。病程越长,瘢痕组织对敷贴的敏感性越低。皮肤高张力部位及皮层较厚部位(如耳垂),瘢痕复发的概率高。大面积、长病程的病理性瘢痕常需联合手术切除治疗。皮层较厚的组织可考虑电子线或皮下埋置放射性金属线、核素胶体注射等方法。

3. 神经性皮炎、慢性湿疹、春季结膜炎、病毒性角膜炎、翼状胬肉术后预防复发、角膜移植术后避免排斥、女性阴道白斑、腋臭手术后残余汗腺的疗效较好。对于单纯敷贴治疗的疾病,症状复发后可再次治疗。

## 五、相关知识测试题

1. 放射性核素敷贴治疗时应用
   A. α 射线　　　　　　　　B. β 射线　　　　　　　　C. γ 射线
   D. X 线　　　　　　　　　E. β 和 γ 射线

2. 适合单独应用核素敷贴治疗的血管瘤类型包括
   A. 单纯性毛细血管瘤　　　B. 鲜红斑痣　　　　　　　C. 海绵状血管瘤
   D. 混合性血管瘤　　　　　E. 蔓状血管瘤

3. 需要核素敷贴治疗的瘢痕种类包括
   A. 增生性瘢痕　　　　　　B. 瘢痕疙瘩　　　　　　　C. 普通瘢痕
   D. 萎缩性瘢痕　　　　　　E. 陈旧性瘢痕

4. 皮损组织评估方法有
   A. 问诊　　　　　　　　　B. 视诊　　　　　　　　　C. 触诊
   D. 测量　　　　　　　　　E. 关节活动度评估

5. 放射性核素敷贴治疗的禁忌证包括
   A. 过敏性皮炎　　　　　　　　　　　B. 广泛性神经性皮炎、湿疹、银屑病
   C. 开放性皮肤损伤　　　　　　　　　D. 皮损部位感染
   E. 毛细血管瘤

**答案:** 1. B　2. AB　3. AB　4. ABCDE　5. ABCD

(刘进言　邓豪余)

## 推荐阅读资料

［1］中华医学会.临床技术操作规范：核医学分册.北京：人民军医出版社，2012.

［2］潘中允.放射性核素治疗学.北京：人民卫生出版社，2006.

［3］张奇亮.敷贴治疗核医学.济南：济南出版社，2004.

［4］中华人民共和国卫生部.放射性核素敷贴治疗卫生防护标准(GBZ 134—2002). [2021-01-12]. https://wenku. so. com/d/e681051d42e6674e536f11bbca034512？　src=www_rec.

［5］RENZ P, HASAN S, GRESSWELL S, et al. Dose effect in adjuvant radiation therapy for the treatment of resected keloids. Int J Radiat Oncol Biol Phys, 2018,102(1):149-154.

［6］XU J, YANG E, YU N Z, et al. Radiation therapy in keloids treatment: history, strategy, effectiveness, and complication. Chin Med J (Engl), 2017, 130 (14): 1715-1721.

# 第五节　放射性 $^{125}$I 粒子植入治疗

## 一、概述

恶性肿瘤已经成为我国健康的主要杀手,目前每年新发肿瘤患者 300 万例,每年肿瘤造成的死亡 200 万例,恶性肿瘤给个人、家庭和社会带来巨大负担。随着现代医学、生物科技、物理科技、生物电子技术的巨大发展和进步,许多新的治疗方法在临床医学中获得重要地位,尤其是用于肿瘤的治疗,改变了化疗、放疗一统肿瘤非手术治疗的局面。在近距离治疗中,根据 CT、MRI、超声等三维影像学资料,正向或逆向设计插植计划,并给出患者肿瘤解剖位置的剂量分布,已在多种肿瘤的近距离治疗中应用,是近十年来近距离治疗不断发展的重要标志,并被认为是 21 世纪近距离治疗的主要方法之一,而放射性粒子植入是其中的代表。近几年,放射性粒子组织间植入治疗在肿瘤治疗中得到应用,并取得了良好的疗效(图 16-5-1),该治疗方法局部控制效果好、操作方便、可明显改善患者生存质量。

## 二、放射性 $^{125}$I 粒子植入治疗的原理

放射性粒子组织间植入是近年来发展迅速的一种局部控制恶性肿瘤的治疗方法。将放射性核素 $^{32}$P 或 $^{90}$Y- 胶体、$^{90}$Y- 玻璃微球或 $^{125}$I 粒子在多普勒超声、CT 或 MRI 引导下或采用先进的粒子治疗计划系统(treatment planing system,TPS)及相关配套定位模板等设施,进行精确的剂量计算和定位,植入放射性核素粒子至实体肿瘤组织中,并使其长时间滞留,利用放射性核素不断衰变自发地放射 γ 射线、核衰变中电子俘获的韧致辐射等机制综合作用下,不断地对病变部位进行集中持续照射,让更多的肿瘤细胞进入 $G_2/M$ 期,照射无间歇期,亚致死细胞没有机会修复,通过直接作用即射线直接损伤或破坏活体生物大分子(蛋白质、酶、核苷酸等),或间接作用即射线对机体水分子电离产生的自由基(H、OH)和水合电子(e-aq)与生物大分子相互作用,引起组织细胞的损伤,达到有效抑制或破坏病变组织,表现为局部受到连续照射的细胞繁殖能力丧失、代谢紊乱、细胞衰老或死亡,从而达到治疗目的。目前已在头颈部鳞状细胞癌、局部非小细胞肺癌、食管癌和胃癌等方面取得了较好的临床疗效。

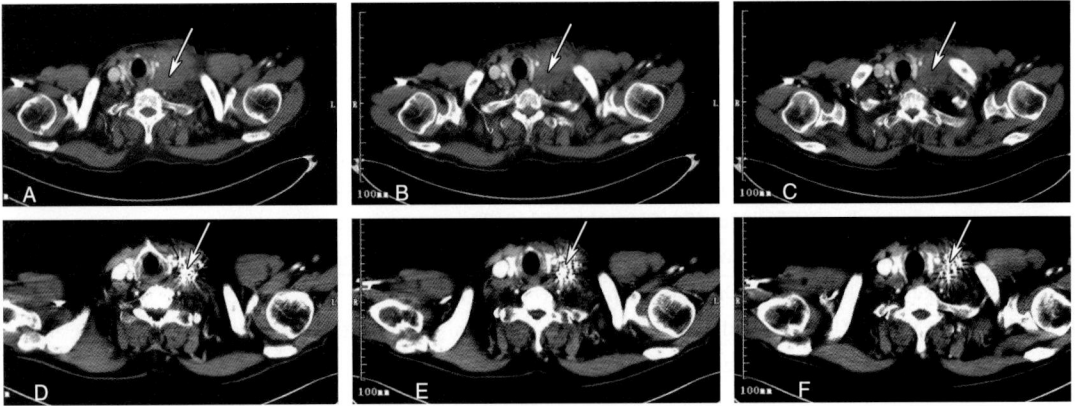

图 16-5-1 颈部淋巴结转移灶治疗效果

治疗前(A~C)颈部 CT 扫描图像和粒子植入治疗后(D~F)颈部 CT 扫描图像。可见治疗后病灶(箭头)明显缩小,仅见植入粒子的高密度影。

　　放射性粒子植入局部适形放疗,使肿瘤得到高剂量辐照能量,而周围正常组织受量很少,可增加肿瘤与正常组织剂量分配的差值,减少并发症,提高疗效。永久性植入的粒子,长期释放射线,使肿瘤细胞增殖减少,局部控制率提高,剂量率较低,对氧的依赖性小,可降低氧增强比,射线作用增强,部分克服了乏氧细胞的放射抵抗性,达到根治剂量,提高局部控制率。

## 三、操作规范流程

### (一) 适应证

1. 头颈部实体肿瘤。
2. 鼻咽部肿瘤。
3. 肺部肿瘤。
4. 乳腺肿瘤。
5. 前列腺肿瘤。
6. 消化道实体肿瘤。
7. 妇科肿瘤。
8. 软组织肿瘤。
9. 转移性实体肿瘤。

### (二) 禁忌证

1. 严重出凝血功能障碍。
2. 心功能不全。
3. 恶病质,一般情况差,不能耐受粒子治疗。
4. 妊娠及哺乳的女性。
5. 严重感染病。
6. 严重糖尿病。
7. 估计重要器官可能受到超过耐受剂量的照射。

### (三) 治疗前准备

1. 评估患者生命体征、意识状态、饮食、睡眠、配合情况、自理能力、心理状况。

2. 评估肿瘤大小、部位、性质等,完善 CT、超声、血常规、出凝血时间、心电图等检查。

3. 指导患者适当休息,避免劳累,饮食清淡易消化。

4. 根据患者心理状况做好健康教育和心理疏导,解除恐慌。

5. 术前指导患者进行体位训练和呼吸训练,保证术中患者能正确配合。

6. 详细告知粒子治疗的风险,指导患者及家属签署《放射性粒子治疗知情同意书》。

7. 准备心电监护、急救药品及其他物品,吸氧设备准备必要的防护设备。

8. 检查核对粒子消毒包,内容物、粒子数量、剂量、消毒日期等均应在消毒包上标明,送消毒室高压蒸汽灭菌,做好交接核对并记录。做好粒子植入手术标识。

9. 手术间做好空气和物表的消毒。

(四) 治疗方法

1. 植入术前制订治疗计划

(1)根据肿瘤的临床检查结果、临床分期、以往治疗情况、肿瘤生长部位、肿瘤大小、肿瘤病理分型、患者全身情况及合并症等综合分析及确定肿瘤体积,正确勾画实际肿瘤靶区,使用粒子 TPS,将 CT 图像导入 TPS 在相应层面勾画临床靶区(clinical target volume,CTV)及可能危及的正常器官确定植入粒子的分布。根据临床分期、病理分型及可能危及的正常器官确定处方剂量,选取合适活度的粒子,根据所需要的处方剂量调整粒子位置及数目,计算等剂量曲线,确定所需的粒子总活度及靶区所需粒子的个数。

(2)对于靶区与周围组织器官相对固定的肿瘤,术前可应用个性化 3D 打印模板。但注意在患者影像数据采集前,需要确定手术体位,体位的要求要遵循穿刺路径"垂直+最短"的原则,体位可以是俯卧、仰卧、侧卧等。可使用热塑膜或体部真空垫等体位固定装置固定体位,使术前和术中患者体位一致。固定装置可直接放置在 CT 平板床上。记录与手术区域有关的器官状态,如手臂位置、呼吸等。采集影像数据时,器官状态与术中一致,能减少器官形变所致的粒子植入空间误差。计划制订完成后将数据传输至 3D 打印机,模板打印完毕后即可应用。

2. 给药剂量  处方剂量一般为 120~180Gy,粒子活度范围为 0.5~0.8mCi(1.85 × $10^7$Bq~2.96 × $10^7$Bq)。

3. 放射性粒子植入及术中质控  对影像设备进行质控,选择最佳的影像设备曝光条件和图像对比度,选择最佳进针体位,且患者采用最舒服姿势,真空固定垫固定患者,再按 TPS 方案完成植入针穿刺工作,粒子植入过程中根据实时的针道位置及植入的粒子位置随时计算剂量,实行剂量优化,具体如下。

(1)根据术前制订预计划,术中根据影像学图像及实际情况实时调整粒子治疗计划完成植入手术:①治疗医师应根据临床检查结果,分析及确定肿瘤体积,正确勾画实际肿瘤靶区。根据治疗计划报告,确定所需的粒子总活度及靶区所需粒子的个数;②治疗医师和技术人员一起完成摆位;③扫描后将 CT 通过 DICOM 接口直接传入 TPS,在相应层面勾画 CTV 及危及器官,确定处方剂量,选取模板类型和合适活度的粒子,选取模板角度及切实可行的穿刺路径,自动载入粒子;④根据所需要的处方剂量在预设的植入针路径上调整粒子位置及数目;⑤计算等剂量曲线;⑥导出术中预计划剂量体积直方图(dose-volume-histogram,DVH);⑦在体表标记预设针穿刺点,打印粒子治疗计划报告以指导粒子植入,治疗医师在影像设备引导下,准确无误地将粒子植入肿瘤靶区,保护靶区相邻的重要器官;⑧粒子植入后应对手术区域进行清点,确认植入的粒子个数;⑨手术结束后应对手术区域进行检测,以排除粒子在手术植入过程中遗漏的可能。

(2)植入方式建议模板引导下粒子植入,特殊部位建议使用 3D 打印模板引导粒子植入治疗,确认患者资料信息是否与模板上标记一致,浏览计划。仔细浏览每一针道的进针位置。如必要,可根据手术实际情况增减粒子数目(手术医生决定),术中将体位摆成与术前 CT 一致体位。用 CT 激光线依据患者体表的三个十字标记线复位。摆位模板置于人体体表,重合模板和患者体表上的十字定位线和标记点。移动 CT 床,使得 CT 激光线、患者体表十字标记、模板十字标记线三者重贴一致。调整模板,使得 CT 激光线与定位参考针道孔径重叠并被照亮。参考针道定位穿刺,并在 CT 下获取误差,用于校正其他针道数据。或可以再选择其他针道穿刺定位矫正。或选择与危及器官邻近的针道穿刺,以确认实际针道与危及器官位置关系是否准确。

(3)在保证质量的前提下不排斥徒手操作。

(4)执行术前计划,术中 / 术后验证标准化流程,同时为保证粒子植入计划的同质化,强调术中剂量验证,确保肿瘤得到精确的处方剂量。

4. 放射性粒子植入术后验证　术后即刻或术后适当时间根据实际的粒子植入位置设计剂量验证计划。①根据术后即时 CT 扫描,层厚 0.5cm;②扫描后将 CT 图像传入 TPS,在相应层面勾画 CTV 及可能危及正常器官;③选取植入粒子的活度,手动识别植入的粒子;④计算等剂量曲线;⑤导出术后 DVH 图;⑥评价粒子植入质量,如有剂量冷点立即补植;⑦ TPS 计划质控,按剂量学评估参数要求进行评估。

(五)治疗后放射防护

基于放射性粒子,$^{125}I$ 的半衰期为 60d。对于直接操作的医务人员与接触患者的人群具有辐射防护的要求。

1. 患者与患者之间的防护　病房应尽量安排一人一室并避免到其他病房走动,以减少对其他患者的辐射。

2. 患者与家属之间的防护　嘱家属尽量保持在 1m 以上的距离陪护患者,防止长时间受照射,影响身体健康。孕妇及儿童不宜接触患者,避免对他们的辐射。

3. 患者与医护之间的防护　医护人员在为患者行护理及治疗时,应与患者保持的距离为 1m 以上,如术后需近距离治疗及护理时(医护人员与患者的距离<0.5m),应当将患者的放射源部位覆盖含铅防护衣或医护人员穿防护衣自我保护。

医护人员要具备熟练的操作技能,各种治疗护理应集中进行,缩短受辐射的时间。

4. 在 $^{125}I$ 粒子植入半年内,家属应控制与患者接触的时间、距离,尽量避免与患者密切接触,儿童孕妇及体质虚弱、免疫力低下的人与患者尽量保持>2m 的距离。

5. 治疗期间 $^{125}I$ 粒子可能脱落,一旦脱落,置于密闭铅容器中,同时联系主管医师进行处理。

## 四、常见不良反应及处理

1. 与穿刺相关的感染、出血、气胸。气胸、血胸一般发生在术后 48h 内,是胸部粒子植入常见的并发症之一,其发生率与病灶部位、穿刺针型号、穿刺技术熟练程度、胸膜穿刺层数、胸膜穿刺次数、手术时间等因素有关,咯血与穿刺部位有关,应给予对症处理。

2. 针刺部位发生短期麻木感、肿胀、血肿或轻度出血。短期症状可能是术中穿刺针刺伤神经、血管或破坏局部微循环所致,一般应用冰袋和抗炎止痛治疗,症状会缓解,晚期症状可能因局部放射治疗引起末梢神经、血管损伤或功能障碍所致,可用激素、大剂量 B 族维生素缓解症状。

3. 术后创伤热。大多患者感觉粒子植入部位发热,创伤较大还可能出现全身发热,一般不超过 38℃,多于 2~3d 内恢复正常,无须特殊处理。

4. 粒子植入区域及周围小范围组织放射性损伤,主要包括皮肤溃疡、放射性皮炎、放射性肺炎,应按照放射性炎症进行处理。

5. 肺栓塞是放射性粒子植入治疗最严重的并发症之一。肺栓塞的发生主要是放射性粒子植入术后粒子发生移位迁移至远端肺动脉所致,但发生率极低,一旦发生,需急诊处理。

## 五、治疗后管理及疗效评价

1. 记录　做好记录,包括姓名、性别、年龄、住院号(门诊号)、病理诊断、粒子植入部位、粒子植入时间、数量、剂量、登记人等信息。

2. 注意并发症的处理　常见的并发症有出血、感染、气胸、血胸等。

3. 根据植入的粒子总活度,采取适当的放射防护管理措施。

4. 随访　进行定期术后随访,术后第 1 日、第 4~6 周应进行随访,以后每间隔 3 个月随访 1 次,随访时间不少于 2 年。随访的内容包括生活质量评分、疼痛评分、肿瘤大小变化情况、相应肿瘤标志物变化情况、SPECT 全身显像观察有无粒子移位、不良反应的发生情况等。统计无进展生存期(progression-free survival,PFS)、疾病控制率(disease control rate,DCR)、客观缓解率(objective response rate,ORR)、缓解持续时间(duration of overall response,DOR)等肿瘤疗效评价指标。

## 六、相关知识测试题

1. $^{125}$I 粒子的物理半衰期是

　A. 40.2d　　　　B. 50.2d　　　　C. 60.2d
　D. 70.2d　　　　E. 90.2d

2. 当患者或家属成员发现患者体外有粒籽源时,应

　A. 徒手捡起扔入垃圾桶
　B. 戴手套捡起扔入医疗垃圾桶
　C. 不做任何处置
　D. 用勺子或镊子取夹粒籽源,放在预先准备好的铅容器内
　E. 用勺子或镊子取夹粒籽源,随意放置

3. 植入粒籽源的患者床边__处或单人病房应划为临时控制区。控制区入口处应有电离辐射警示标志,除医护人员外,其他无关人员不得入内

　A. 1.5m　　　　B. 2m　　　　C. 3.5m
　D. 4m　　　　E. 3m

4. 患者在接受粒子治疗期间,对家庭和亲属成员的剂量约束值应控制在__以下,对怀孕妇女和儿童的剂量约束值应控制在__以下

  A. 5mSv;5mSv    B. 5mSv;1mSv    C. 1mSv;5mSv

  D. 1mSv;1mSv    E. 2.5mSv;1mSv

5. $^{125}$I 粒子的平均光子能量是

  A. 18 keV     B. 28 keV     C. 38 keV

  D. 48 keV     E. 58keV

**答案:** 1. C 2. D 3. A 4. B 5. B

(石　峰)

## 推荐阅读资料

[1] 陈万青,孙可欣,郑荣寿,等.2014年中国分地区恶性肿瘤发病和死亡分析.中国肿瘤,2018,27 (1): 1-14.

[2] 陈杰,石峰,黄文孝,等.术中瘤床植入放射性 $^{125}$I 粒子治疗颈部转移性鳞癌.中国耳鼻咽喉颅底外科杂志,2016, 22 (4): 269-272.

[3] 丛慧,梁军,林岩松.碘难治性分化型甲状腺癌的诊断与靶向治疗.国际放射医学核医学杂志,2015, 39 (1): 25-31.

[4] 底学敏,牛书雷,赵静,等.CT引导下 $^{125}$I 粒子植入治疗晚期胃癌淋巴结转移.山东大学学报(医学版),2017, 55 (9): 79-81.

[5] 郭金和,胡效坤,滕皋军.放射性粒子治疗技术行业存在的问题和发展方向.中华医学杂志,2017, 97 (19): 1444-1445.

[6] 李敏,文鹏,钱秋琴,等.碘-125粒子植入治疗碘难治性分化型甲状腺癌淋巴结转移灶的临床研究.中国癌症杂志,2020, 30 (2): 122-127.

[7] 林岩松,杨雪.碘难治性甲状腺癌的诊治进展.中国癌症杂志,2017, 27 (6): 442-450.

[8] 石峰,秦昂.放射性核素 $^{125}$I 粒子治疗恶性淋巴结转移瘤临床观察.实用临床医药杂志,2011, 15 (7): 37-40.

# 第六节　肽受体放射性核素治疗

肽受体放射性核素治疗(peptide radioreceptor therapy,PRRT)是核素靶向治疗的重要组成部分,基于生长抑素受体(somatostatin receptor,SSTR)的核素靶向治疗在神经内分泌肿瘤治疗领域取得了巨大成功,PRRT得到了临床广泛关注。PRRT是手术无法切除G1~G2神经内分泌肿瘤(neuroendocrine tumor,NET)的有效治疗方法,其原理是利用GEP-NET丰富表达SSTR,核素标记其激动剂或抑制剂,或射线直接作用于肿瘤细胞双链DNA杀灭肿瘤细胞,受体表达越高,靶向性越好。NETTER-1研究表明,4周期 $^{177}$Lu-DOTA-TATE+ 善龙或兰瑞肽对中肠NET有较好的治疗价值,可显著改善无进展生存期(PFS)和总生存期(overall survival,OS)。

## 一、神经内分泌肿瘤肽受体放射性核素治疗原理

SSTR是G蛋白偶联受体,在神经内分泌肿瘤细胞的广泛表达使其成为功能显像和治

疗的理想靶点。肽受体放射性核素药物通常由多肽、螯合剂［如 1,4,7,10- 四氮杂环十二烷 -1,4,7,10- 四羧酸(1,4,7,10-tetraazacyclododecane-1,4,7,10-tetraaceticacid,DOTA)］和放射性核素（表 16-6-1）三部分组成。

表 16-6-1　可能适用于肽受体放射性核素治疗治疗的放射性核素

| 核素 | 半衰期 | 主要射线 | 能量 /keV | 最大组织穿透范围 | 来源 |
|---|---|---|---|---|---|
| [111]In | 2.81d | γ | 171,245 | | 回旋加速器 |
| | | 俄歇电子 | 25 | 10μm | |
| [90]Y | 2.67d | β | 934 | 12mm | 发生器 |
| [177]Lu | 6.65d | γ | 208 | 3mm | 反应堆 |
| | | β | 149 | | |
| [67]Cu | 2.58d | γ | 184 | 2~3mm | 反应堆 / 回旋加速器 |
| | | β | 121 | | |
| [213]Bi | 45min | α | 8 320 | 84μm | 发生器 |
| [225]Ac | 10d | α | 6 800 | 64μm | 加速器 |

　　铟 -111([111]Indium,[111]In) 发射 γ 射线,1990 年,Krenning 的团队与 Sandoz 研究所成功开发了 [111]In- 喷曲肽［Indium([111]In)Pentetreotide］用于 NET 影像诊断,并成为 NEN 诊断 "金标准",该放射性药物于 1994 年获得 FDA 批准。1992 年,Erasmus 小组使用大剂量 [111]In- 喷曲肽治疗了 1 例胰岛素瘤患者,发现临床症状缓解。但后续研究表明,接受 [111]In- 喷曲肽治疗的患者病情缓解不佳,血液学毒性大,故该治疗未得到广泛推广。

　　目前,临床最常用的核素为 [90]Y 和 [177]Lu,前者发射纯 β 射线,组织最大穿透范围为 12mm,适合治疗较大的病灶;后者组织最大穿透范围为 3mm,适合小病灶。[177]Lu 发射 γ 和 β 两种射线,治疗后 SPECT/CT 探测 γ 射线评估体内放射性聚集,进行个性化剂量学研究,并预测疗效。[68]Ga-DOTATATE(NETSPOT) 于 2016 年 5 月被 FDA 批准用于 NET 的诊断研究;[177]Lu-DOTATATE 作为 NET 的放射性治疗药物,于 2018 年 1 月被 FDA 批准用于晚期 NET 治疗（图 16-6-1）。

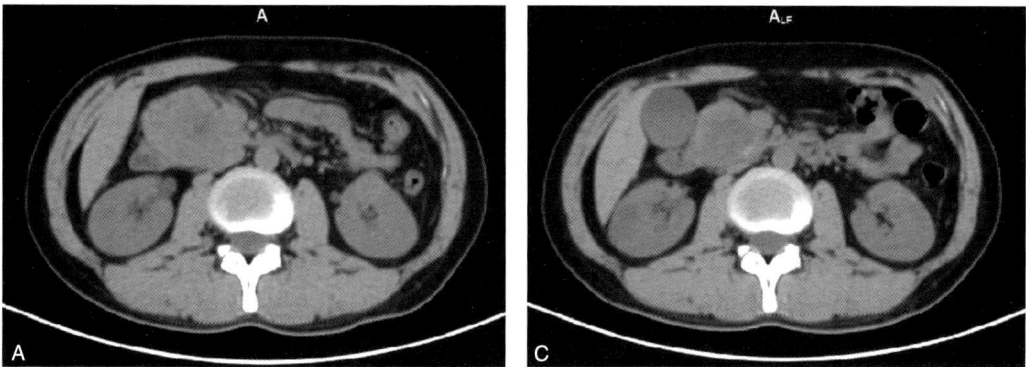

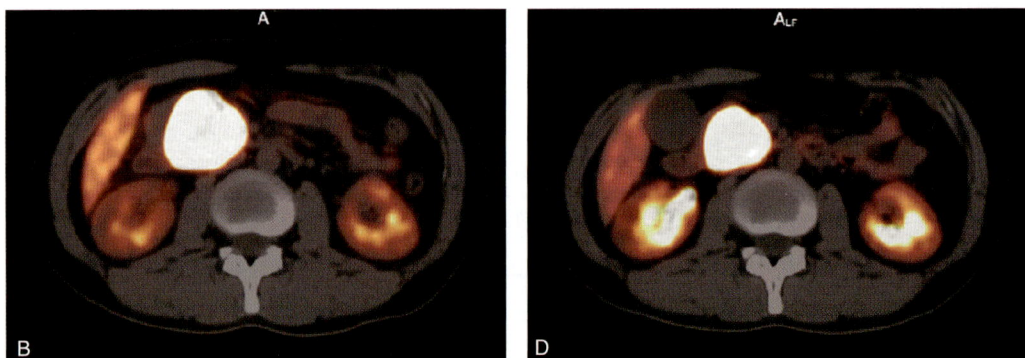

图 16-6-1　$^{68}$Ga-DOTA-NOC PET/CT 评价（肽受体放射性核素治疗 PRRT 疗效）

患者，男，25 岁。胰腺神经内分泌肿瘤。经过 4 次 PRRT 后，肿瘤原发病灶缩小 50%，症状基本消失，肿块中央有部分坏死。分别为治疗前 CT 图（A）、治疗前 PET/CT 融合图（B）、4 次 PRRT 治疗后 CT 图（C）和 4 次 PRRT 治疗后 PET/CT 融合图（D）。

　　$^{213}$Bi 和 $^{225}$Ac 具有 α 射线，其特征在于高线性能量传递（LET），每微米可产生 2 000~7 000 个离子对，导致成簇的双链 DNA 断裂，使肿瘤细胞快速死亡。相比之下，发射 β 射线的核素通常仅导致单链 DNA 断裂，杀伤力较小。$^{213}$Bi 发射的 α 射线不仅具有更高的能量，对周围正常组织的伤害较小，无明显骨髓毒性反应，对 $^{90}$Y 和 $^{177}$Lu 标记药物产生耐药性的 NET 患者提供更有效的疗法。

## 二、操作规范流程

### （一）适应证

1. 经组织病理学证实的 NE。
2. 生长抑素受体显像阳性或免疫组化证实 SSTR 受体高表达。
3. 卡氏评分>60 分或 ECOG 评分>2 分。
4. G1~G2 患者，尤其是 Ki-67 指数<20%。
5. 有无法手术切除的原发灶或转移灶。
6. 经多学科联合会诊共同讨论。

### （二）禁忌证

1. 绝对禁忌证
（1）妊娠妇女。
（2）严重的急性伴发疾病。
（3）严重的无法控制的精神障碍。

2. 相对禁忌证
（1）哺乳期妇女。
（2）严重的肾功能损害。
（3）严重骨髓抑制：治疗前应输血、升高白细胞、升高血小板对症治疗。建议当血常规各项低于以下参考值时对症处理：①白细胞计数<$3.0 \times 10^9$/L，中性粒细胞计数<$1.0 \times 10^9$/L；②拟接受 $^{177}$Lu-DOTATATE 治疗，血小板计数<$7.5 \times 10^9$/L 或拟接受 $^{90}$Y-DOTATOC 治疗，血小

板计数$<9.0\times10^9/L$；红细胞计数$<3.0\times10^{12}/L$。

（4）即使无明确的骨髓抑制，在4周内接受过放疗或化疗患者慎用。

（三）治疗前准备

1. 患者准备

（1）完善相关实验室检查，如血常规、尿常规、大便常规、生化、肿瘤标志物（如血清嗜铬蛋白A、神经元特异性烯醇化酶、癌胚抗原、糖类抗原19-9、糖类抗原125、甲胎蛋白等）、胰岛素、C肽、胃泌素、胰高血糖素、生长激素、甲状腺功能、内因子抗体、壁细胞抗体、心肌酶等。

（2）完善相关影像学检查，如肾动态显像获得肾小球滤过率（GFR）、肾有效血浆流量（ERPF）及$^{68}$Ga-DOTA-NOC PET/CT检查等。

（3）PRRT治疗前应对患者进行血液学检查，如未达标，对症治疗达到上述指标并稳定半个月到1个月后再进行治疗。

（4）对于用$^{90}$Y治疗的患者，肾功能需正常；对于用$^{177}$Lu治疗的患者，肾功能应达到同龄人的60%，肌酐水平$\leq 1.7\text{mg/dl}$。

2. 物品（器械）准备　包括心电监护仪、微量注射泵、有机玻璃、铅屏和一次性中单若干等。

3. 操作者准备　包括确定放射性药物治疗剂量和核验放射性药物质控报告。

4. 向患者说明PPRT治疗的目的及可能出现的风险，指导患者及家属签署相关知情同意书（含《PRRT治疗神经内分泌肿瘤知情同意书》）。

（四）治疗方法

1. 治疗开始前30min　①保护肾脏药物治疗（一定配比的精氨酸-赖氨酸混合液或琥珀珠明胶）；②保肝、护胃、抗过敏等治疗（根据患者病情可选择）；③预防放射性炎症治疗（糖皮质激素如地塞米松等）；④预防呕吐治疗（5-HT$_3$受体拮抗药）。

2. 治疗过程中　①微量注射泵以每小时60ml速度的注入$^{177}$Lu标记肽受体靶向药物；②采用心电监护仪密切监测患者血压、心率变化并予以记录，观察患者是否出现恶心、呕吐、乏力、面色潮红等不适。

3. 治疗结束后　①给予利尿剂（呋塞米、托拉塞米等）、番泻叶等促进药物排泄；②继续予保护肾脏药物治疗（氨基酸或琥珀酰明胶注射液）；③嘱患者治疗后3d多饮水（3L/24h）；④治疗24~72h后，行$^{177}$Lu全身显像评估疗效（图16-6-2）。

（五）并发症

PRRT最常见的3~4级不良反应（$\geq4\%$，发病率较高）为淋巴细胞减少、$\gamma$-谷氨酰转肽酶升高、呕吐、恶心、谷丙转氨酶升高、谷草转氨酶升高、高血糖和低钾血症。

（六）治疗后指导

1. PRRT治疗后有可能会出现骨髓抑制（白细胞及血小板总数有一定下降），但可逐渐恢复；需定期进行血液学复查，及时对症处理。

2. 患者可接受连续PRRT治疗，间隔时间遵医嘱，必须在专业医生评估指导下治疗。

（七）放射防护

1. PRRT所使用药品有放射性，应严格按照国家药品监督管理部门对放射性药物使用和管理的有关规定操作、防护和使用。

2. 治疗后于隔离病房观察48h，注意距离防护。

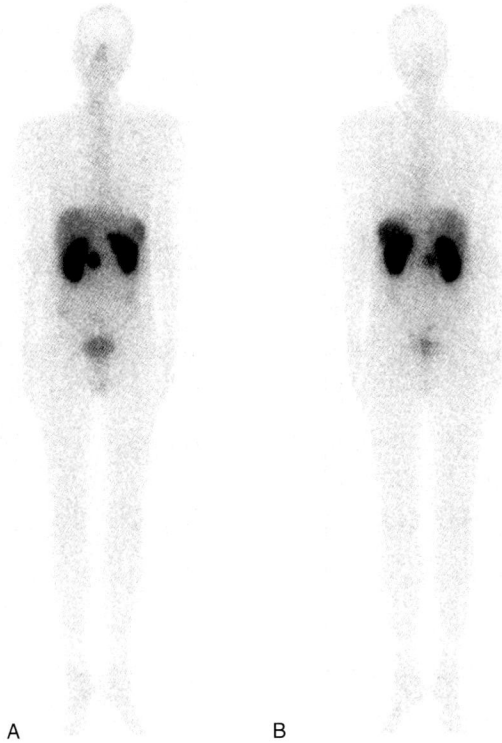

**图 16-6-2 注射 $^{177}$Lu-DOTA-TOC 3d 后全身显像**
前位图(A)和后位图(B)示肿瘤部位(胰腺头部)有显著放射性摄取。

## 三、相关知识测试题

1. 肽受体放射性核素治疗(PRRT)的原理是
   A. 是利用受体和小分子多肽特异性结合的原理,将治疗剂量的放射性核素靶向至肿瘤组织进而破坏肿瘤细胞 DNA 双螺旋结构,起到杀灭肿瘤细胞的作用
   B. 酶和底物特异性结合的原理,利用发射 β 射线的核素标记底物,然后主动运输到肿瘤组织,起到杀灭肿瘤细胞的作用
   C. 被动扩散的形式,放射性药物到达肿瘤组织,发挥其杀伤作用
   D. 抗原和抗体相结合的形式,利用放射性核素标记抗体,与肿瘤表面丰富表达的特异性抗体结合,发挥抗体的生物学效应及核素的杀伤机制
   E. 利用多肽与受体的结合,直接发挥生长抑素受体的抑瘤效应

2. 肽受体放射性核素治疗(PRRT)在神经内分泌肿瘤治疗中的优势为
   A. 放射性药物通过静脉引入,治疗方法相对简单,副作用小
   B. PRRT 采用的配体以激动剂为多,在血液中循环,并不断内化的优势
   C. PRRT 的肾毒性比较小
   D. PRRT 同化疗相比,骨髓毒性反应也比较小
   E. PRRT 可与靶向治疗和化疗联合使用

3. 神经内分泌肿瘤行 PRRT 治疗的前提条件是

    A. 病理证实是神经内分泌肿瘤

    B. 治疗前,须行生长抑素受体(SSTR)显像,特别是 $^{68}$Ga-SSA PET/CT 病灶的放射性摄取及 SSTR 受体表达水平增高

    C. 患者家属的知情同意

    D. 患者能获益于 PRRT,预计存活不少于 6 个月

    E. 患者是否是功能性神经内分泌肿瘤

4. $^{177}$Lu 的优良的理化性质主要有

    A. $^{177}$Lu 能发射 γ 射线

    B. $^{177}$Lu 能发射 β 射线

    C. $^{177}$Lu 发射 γ 和 β 两种射线,治疗后 SPECT/CT 探测 γ 射线评估体内放射性聚集,进行个性化剂量学研究,并可预测疗效

    D. $^{177}$Lu 能发射多个能峰的 γ 射线,可采用多能峰采集,获得高质量图像

    E. $^{177}$Lu 半衰期比较理想,β 射线的穿透距离 2~3mm,骨髓毒性反应较小

5. 胃、肠、胰腺神经内分泌肿瘤是发病率逐年增加,其主要的治疗策略有

    A. 以长效奥曲肽为主的生物治疗

    B. 卡培他滨和替莫唑胺的化疗

    C. 介入栓塞治疗

    D. 手术减瘤

    E. 靶向治疗

**答案:** 1. A　2. ABCDE　3. ABCDE　4. ABCD　5. ABCDE

(王　峰)

## 推荐阅读资料

[1] BODEI L, CREMONESI M, GRANA C M, et al. Peptide receptor radionuclide therapy with $^{177}$Lu-DOTATATE: the IEO phase Ⅰ—Ⅱ study. Eur J Nucl Med Mol Imaging, 2011, 38 (12): 2125-2135.

[2] RICHARD B P, RÖSCH F. Theranostics, Gallium-68, and other radionuclides: a pathway to personalized diagnosis and treatment. Berlin: Springer, 2012.

[3] ZAKNUN J J, BODEI L, MUELLER-BRAND J, et al. The joint IAEA, EANM, and SNMMI practical guidance on peptide receptor radionuclide therapy (PRRNT) in neuroendocrine tumours. Eur J Nucl Med Mol Imaging, 2013, 40 (5): 800-816.

[4] HICKS R J, KWEKKEBOOM D J, KRENNING E, et al. ENETS consensus guidelines for the standards of care in neuroendocrine neoplasms: peptide receptor radionuclide therapy with radiolabelled somatostatin analogues. Neuroendocrinology, 2017, 105 (3): 295-309.

[5] STROSBERG J, EL-HADDAD G, WOLIN E, et al. Phase 3 trial of $^{177}$Lu-Dotatate for midgut neuroendocrine tumors. N Engl J Med, 2017, 376 (2): 125-135.

[6] HOPE T A, ABBOTT A, COLUCCI K, et al. NANETS/SNMMI procedure standard for somatostatin receptor–based peptide receptor radionuclide therapy with $^{177}$Lu-DOTATATE. J Nucl Med, 2019, 60 (7): 937-943.

# 第十七章

## 放射性药物

### 一、概述

放射性药物(radiopharmaceutical)是指含有放射性核素、用于医学诊断和治疗的一类特殊药物,需要在当地药品监督管理部门备案,只能作为医院制剂在研制单位使用,其中用于显像的放射性核素及其标记的化合物也可称为显像剂。放射性药物如果获得国家药品监督管理部门的批准文号又称为放射性药品,允许市场流通与销售。放射性药物可以是含有放射性核素的无机化合物,如 $^{99m}TcO_4^-$、$^{201}TlCl$、$Na^{18}F$ 等,也可以是由放射性核素和被标记物组成的复合物,被标记物可以是小分子化合物、抗生素、血液成分、生化制剂(多肽、激素)、生物制品(单克隆抗体)等,其化学和生物学性能决定着放射性药物在体内生物学分布。因其分子含有能够释放射线的放射性核素原子,放射性核素可以被探测,主要用于医学诊断,或利用其辐射生物效应治疗疾病。

放射性药物属于特殊药物,与普通药物不同,它具有以下几个特点。

(1)放射性:放射性药物中放射性核素发出的粒子或射线是医生诊断和治疗的应用基础,与普通药物的药理作用基础明显不同。

(2)特定的物理半衰期和有效期:由于放射性药物中的放射性核素会自发地进行放射性衰变,放射剂量会随时间增加而不断减少,其内在质量也可能改变。

(3)特殊计量单位和使用量:放射性药物以放射性活度为计量单位,而不是采用化学量。与普通药物的一次用量(g 或 mg 级)相比,放射性药物引入的化学量相对少得多,可以达到纳克(ng)级。

(4)脱标及辐射自分解:放射性药物在贮存过程中标记的放射性核素会脱离被标记物,致使放射化学纯度及比活度改变。另外,某些被标记物对射线作用较敏感,在射线的作用下可以发生化学结构变化或生物活性丧失,导致放射性药物在体内的生物学行为改变,这种现象称作辐射自分解。因此,若放射性药物运输或储存较久,应进行放射性核素纯度和放射性化学纯度鉴定,符合要求才能使用。

### 二、放射性核素的种类

#### (一) 反应堆生产的放射性核素

放射性核素主要生产途径:①从核燃料的裂变产物中分离提取,如 $^{131}I$ 等常用核素为

$^{235}$U 的裂变产物；②利用核反应堆强大的中子流轰击各种靶核,吸收中子后的靶核发生核反应,变为不稳定的(放射性的)新核素,如 $^{125}$I、$^{99}$Mu、$^{186}$Re 等。

### (二) 加速器生产的放射性核素

医用放射性核素的加速器一般为回旋加速器。回旋加速器是通过电流和磁场使带电粒子(如质子 p、氘核 d 及 α 粒子)得到加速轰击,以足够的能量克服原子核势垒,引起不同核反应,生成多种放射性核素。回旋加速器生产的放射性核素主要有两类：①长半衰期,如 $^{67}$Ga(3.3d)、$^{111}$In(2.8d)、$^{123}$I(13.2d) 等；②短半衰期,如 $^{11}$C(20.5min)、$^{13}$N(10min)、$^{15}$O(2.1min)、$^{18}$F(110min)。

### (三) 发生器生产的放射性核素

放射性核素发生器是一种定期从较长半衰期的放射性母体核素中分离出其衰变产生的较短半衰期的子体放射性核素的一种装置。由于母体和子体之间半衰期的差别,这种分离可以在一定的时间间隔反复多次地进行,直至母体衰变完,就如同母牛可以每日按时挤奶。因此,放射性核素发生器常被人称为"母牛"。放射性核素发生器的应用可以得到半衰期很短的放射性核素,包括 $^{99m}$Tc、$^{113m}$In、$^{68}$Ga 等。图 17-0-1 是临床常用的钼锝发生器。

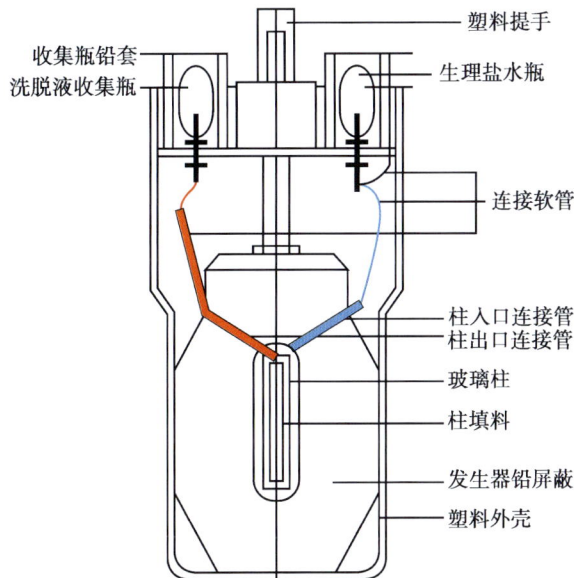

图 17-0-1　钼锝发生器

## 三、放射性药物的制备

### (一) 放射性药物的标记

1. 生物合成法　是利用动物、植物或微生物的代谢过程或生物酶的活性,将放射性核素引入到需要的分子上。如胰腺显像用的 $^{75}$ 硒($^{75}$Se)蛋氨酸,就曾经以生物合成的方法制备。对于生物大分子和结构复杂的难以通过化学反应途径进行标记的物质,以及为获得在生化过程中有重要意义的标记物,生物合成法是一种很有用的方法。但在放射性药物制备中,现在已很少使用。

2. 化学合成法 是制备放射性药物的最经典的方法,其原理与普通化学合成法相似,只是在合成中使用了放射性核素作为原料。化学法又分为逐步合成法、加成法、取代法等。

3. 交换法 是标记分子中一个或几个原子,被具有不同质量数的同种原子的放射性核素所置换的标记方法。由于标记上的放射性核素与被标记分子上被置换的非放射性原子是核素,因此,除了有核素效应外,它们的理化和生物学性质是相同的。

4. 金属络合法 大部分金属类放射性药物是利用放射性金属核素以共价键或配位键的形式络合到被标记的分子中形成络合物,这种标记法称为金属络合法,如 $^{99m}Tc$、$^{68}Ga$、$^{111}In$ 和 $^{201}TI$ 等金属类放射性核素标记药物大多采用此种方法。双功能螯合剂法也属于这类标记法。不同的是,双功能螯合剂法先把某种双功能螯合剂连接在被标记的分子上,再将放射性核素标记到螯合剂上,形成"放射性核素 - 螯合剂 - 被标记物"的复合物。此种方法大多用来标记多肽、单克隆抗体等。由于螯合剂的存在,被标记物有可能出现理化和生物学性质的改变,在临床应用前应予注意。

**(二) 放射性药物的质量控制**

医用放射性药物由于是直接引入人体进行疾病的诊断和治疗,放射性药物的质量直接影响放射性药物在临床应用中的安全性、有效性和稳定性。因此,放射性药物必须根据国家制定的标准进行严格的质量控制,其内容主要包括物理鉴定、化学鉴定和生物学鉴定三个方面。

1. 物理鉴定

(1)性状:外观性状是对药品的色泽和外表感观的规定。药品外观性状的变化往往反映了药品质量的变化。在有防护措施的条件下,通过目视镜检查放射性药品物理状态、颜色及有无异常絮状物或沉淀。

(2)放射性核素纯度:放射性核素纯度是指特定放射性核素的活度占总活度的百分比。放射性药物中如果混有其他放射性核素杂质,不仅给患者增加不应有的辐射危害,同时也会影响显像的质量。

(3)放射性活度:放射性活度是放射性药物的一个重要指标,使用前必须准确测定其活度。用药剂量不足会明显降低诊断质量或治疗效果,而剂量过高则会使患者接受额外辐射剂量或过度治疗。一般放射性药物质量标准中活度测定值在标准值的 ±10%,治疗用放射性药物的活度应控制在标准值的 ±5% 为佳。

2. 化学检验

(1)pH:放射性药物绝大部分是注射液,特定的 pH 对保证放射性药物的稳定性非常重要。由于血液的缓冲能力强,放射性药物的 pH 为 3~9,但最理想的放射性药物应为 pH 7.4 的等渗溶液。

(2)放射化学纯度:是指以特定化学形式存在的放射性药物,是其放射性活度占总放射性活度的百分比。放射性药物中的放射化学杂质可以从制备过程中或药物的自身分解中产生。由于放射化学杂质可能对人体有害或影响放射性药物的体内分布,因此应对其进行控制,即放射化学纯度不低于 90%~95%。

(3)化学纯度:是指以特定化学形式存在的某物质的质量占总质量的比例,与放射性无关。化学杂质一般是生产过程带入的,过量的化学杂质可能引起毒副作用或影响进一步放射性药物的制备和使用。化学纯度的质控内容主要是控制化学杂质或载体含量。

3. 生物学鉴定

(1) 无菌及无热源：放射性药物必须是无菌和无热源的。无菌检查是药品安全重要检查项目之一，通常采用灭菌或除菌的方法，对于热稳定性好的制品，多选用灭菌方法，对于不宜灭菌或短半衰期需即时标记的放射性药物，多采用微孔滤过膜过滤法除菌。无菌检查最大不足是时间长，不适合短半衰期放射性药物的检测。

(2) 生物活性与生物分布：生物活性指放射性药物在体内的生物学特性。如受体显像中标记配体与受体的亲和力，放射免疫显像中标记抗体与抗原的免疫结合能力。此外，放射性药物在靶器官中的摄取量、浓聚程度及排泄速率应能反映靶器官的功能状态。

(3) 毒性：放射性药物的毒性包括两方面，一是被标记药物的毒性，二是辐射安全性。被标记药物的一次性使用量很小，其化学毒性甚微。辐射安全性的评价指标为医用内照射量，估算体内辐射剂量（medical internal radiation dose，MIRD）应符合国家有关法规，并通过异常毒性及急慢性毒性实验。

### (三) 放射性药物的分装

分装过程应在有辐射防护的分装框中，按无菌操作的要求进行。分装人员应熟悉当日所要分装药品的名称、剂量、校准时间（标示时间）、数量及临床特殊要求。以 $^{99m}$Tc 为例描述药物分装的过程。

1. 先用一次性注射器对已制备好的放射性药物取样作质量检验用，送质检室。活度计显示状态应符合当前分装放射性药物的核素名称，如显示为测锝[$^{99m}$Tc]的状态标志，校准时间设置为所要分装放射性药物标签的校准时间（标示时间）。在质检人员做质检的同时，可按药名、剂量、校准时间（标示时间）、数量及临床特殊要求进行放射性药物的分装。分装时选择药名、剂量、校准时间（标示时间）、数量及特殊要求与放射性药物标签相一致的防护罐，并按药品标签的次序，将防护罐从左到右放置在分装框内。但在接到质检人员检验的某种药品不合格的通知时应及时追回这批药品。

2. 分装时注射器应配上对应的防护套，注射器刻度应在可视范围内，一手拿注射器，另一手拿所要分装的药品的防护套[分装锝 $^{99m}$Tc 聚合白蛋白注射液（$^{99m}$Tc-MAA），要充分摇匀，使沉积的颗粒均匀分散]，针尖对准注射瓶橡皮塞的正中插入抽取，结束后盖上防护罐盖并套好针尖帽。

3. 分装体积较小时，应用氯化钠注射液稀释至目标体积。分装的放射性药物的注射器应保证无空气（分装 $^{99m}$Tc-MAA 时要留一定的空气，以方便给患者注射前充分摇匀后再使用）。

4. 注射器如反复抽取 3 次或针尖歪曲变形应更换新针尖保证针尖的锋利。

5. 注射器抽取结束后连注射器防护套放置在防护架上，用长柄镊夹入活度剂探测井中测放射性活度。放射性活度读数应待活度剂测量状态稳定后读校准时间（标示时间）的活度。

6. 分装放射性药物时剂量误差不得超过预定剂量的 ±10%，并要符合临床要求。每分装完 1 针药后立刻盖上注射器针帽，在药品标签上认真填写实际所给剂量、体积、批号，并把装有放射性药物的防护套与对应的放射性药物标签转交给包装人员。

7. 分装完每一批放射性药物后，应及时清场，按《PR-SMP-003 清场管理规程》进行，清场后方可进行另一批即时标记药物的分装。全部分装结束后，用表面沾污仪检测操作台面及工作区域是否沾污。如有沾污立即按《RS-SOP-001 放射性去污操作规程》进行去污处理。

### 四、放射性药物的使用

#### (一)放射性药物使用原则

1. 正当性判断　在决定是否要给患者使用放射性药物进行诊断和治疗时,首先要作出正当性判断,即衡量预期的需要或治疗后的益处与辐射引起的危害,得出进行这项检查或治疗的正当性。

2. 最优化分析　若有几种同类放射性药物可供诊断检查用,则选择所致辐射吸收剂量最小者;对用于治疗疾病的放射性药物,则选择病灶辐射吸收剂量最大而全身及重要器官辐射吸收剂量较小者。

3. 在保证显像或治疗效果的前提下使用放射性药物剂量尽量小,诊断检查时尽量采用先进的测量和显像设备,以便获得更多的信息,提高诊断水平,同时尽可能降低使用的放射性活度;采用必要的保护(如封闭某些器官)和促排措施,以尽量减少不必要的照射;对恶性疾病患者可以适当放宽限制;对小儿、孕妇、哺乳期妇女应用放射性药物要从严控制。

#### (二)诊断用放射性药物操作规范流程

1. 工作人员操作放射性药物时必须穿上防护衣,戴口罩、帽子及一次性手套。

2. 如果使用自行制备的放射性药物,则药物制备操作应在通风柜内进行,柜内要有足够的气流,滑动门开启 1/3 时,气流速度应为 30m/min。所有器械和装放射性物质的器皿应放在托盘内。托盘内放上干净滤纸。所用托盘应能装下可能溢出的全部液体。

3. 施予放射性药物前必须仔细核对,包括:①患者是否与申请单上的姓名、ID 号相符;②准备施予的放射性药物名称、化学形式和活度是否与要求的相符;③患者是否已做好准备工作,如禁食或停用影响检查的药物等;④安排好各项检查时的先后顺序;⑤给药时必须小心谨慎,注意注射药物是否泄漏于静脉周围,规定的活度是否全部注入,如有意外,必须立即向核医学医师报告;⑥给予口服药物前检查患者能否正常吞咽,嘱患者不要将口服药物漏在口外,服药时应观察药物是否已全部吞下,并注视患者是否出现呕吐;⑦给药者在给药后立即登记药物名称、药物来源、药物剂量、给药方式、给药时间、有无不良反应,给药者签名。

4. 用药后注射器及其他器皿应置入放射性废物袋内。废物袋上应根据使用的核素种类与半衰期长短分类。在废物袋外贴上标签,注明废物种类和丢弃时间。最后置于放射性废物库内保存,待 10 个半衰期后按照普通医疗废物进行处理。

#### (三)治疗用放射性药物操作规范流程

1. 分装给药室应靠近病房,尽量减少放射性药物和已接受治疗的患者通过非限制区。

2. 工作人员操作放射性药物时必须穿上防护衣,戴口罩、帽子及一次性手套。

3. 给药前必须仔细核对,内容同"诊断用放射性药物操作规范流程"。

4. 给药后详细记录药物名称、药物来源、药物剂量、给药方式、给药时间、给药后有无不良反应,最后剂量复核者和给药者签名。

5. 应建立避免给错药物或药物给错患者的防范措施。如发生治疗给药失误,核医学医师应立即对患者进行妥善处理,并向有关部门报告。

6. 使用的污染放射性的器皿应放入放射性废物袋,袋外要贴上标签,注明废物种类、放置时间,置废物库内保存,待 10 个半衰期后按照普通医疗废物进行处理。

7. 接受 $^{131}$I 治疗的患者,在出院时体内允许最大活度为 400MBq。

## 五、放射性药物废物的处理

同第十八章第五部分。

## 六、相关知识测试题

1. **不属于**放射性药物的是

    A. $^{99m}$Tc-MDP             B. $^{131}$I             C. $^{18}$F-FDG

    D. 普通氧气             E. $^{99m}$Tc-DTPA

2. 放射性药物的特点有

    A. 放射性                 B. 半衰期

    C. 特殊的计量单位放射性活度       D. 辐射自分解

    E. 脱标

3. 放射性药物的标记方法包括

    A. 生物合成法         B. 化学合成法         C. 金属络合法

    D. 交换法              E. 浓缩法

4. **不属于**放射性药物质量控制的是

    A. 物理鉴定          B. 产地鉴定         C. 生物学鉴定

    D. 化学鉴定          E. 毒性

5. 以下属于放射性药物使用操作**不正确**的是

    A. 工作人员操作放射性药物时必须穿上防护衣,戴口罩、帽子及一次性手套

    B. 自行制备放射性药物时,药物制备操作应在通风柜内进行

    C. 给药者向患者施予放射性药物前必须仔细核对患者信息和药物信息

    D. 用药后注射器及其他器皿可以直接作为普通非放射性医疗垃圾处理

    E. 如果使用自行制备的放射性药物,则药物制备操作应在通风柜内进行

**答案:**1. D   2. ABCDE   3. ABCD   4. B   5. D

(石光清   周 明)

## 推荐阅读资料

[1] 黄钢,李亚明. 核医学. 北京:人民卫生出版社,2016.

[2] 李少林,王荣福. 核医学. 8 版. 北京:人民卫生出版社,2016.

[3] 中华医学会. 临床技术操作规范:核医学分册. 北京:人民军医出版社,2004.

# 第十八章

## 放射性防护

### 一、概述

对核医学从业人员加强辐射安全防护知识的培训必不可少,其目的是在从事核医学诊疗实践时既要做到社会效益和经济效益的最大化,也要有效地保障职业人员、受诊治者和社会公众的健康权益。

### 二、放射性核素和核射线基础

#### (一) 核物理基本概念

1. 原子和原子核 原子是由一个原子核(带有正电荷)和若干个绕核运动的电子所组成,原子核的半径不到原子半径的万分之一,但占有原子质量的 99.9% 以上。原子核由质子和中子组成,它们统称为核子。质子带一个单位的正电荷,中子为电中性,不带电荷

2. 核素 原子核内质子数和中子数相同,并处于同一能量状态原子,称为一种核素。

3. 同位素 凡属于同一种元素的不同核素,在元素周期表中处于相同的位置,质子数相同而中子数不同,它们互称为元素的同位素。

4. 同质异能素 原子核内的中子数和质子数相同,但核能态不同的核素互为同质异能素。

5. 稳定性核素和放射性核素 原子核分为两大类:一类原子核稳定存在,不会自发地发生核内能级和结构的变化,这种核素称为稳定性核素;另一类原子核为不稳定性原子核,能够通过自发地调整核内部能级和结构变化才能趋于稳定,并在此过程中伴有各种射线的发射,这种核素称为放射性核素。

6. 放射性核衰变 指放射性核素的原子核自发地放出射线而转变成另一种原子核的过程(简称核衰变)。

#### (二) 放射性核衰变方式

1. α 衰变 核衰变时放出 α 粒子的衰变称为 α 衰变。α 粒子是由两个质子和两个中子组成,实际上就是氦原子核。

2. β 衰变 β 衰变分为 $\beta^+$ 衰变和 $\beta^-$ 衰变两种:①$\beta^-$ 衰变是指放射性核素的核内放射出 $\beta^-$ 射线的衰变方式;②$\beta^+$ 衰变是指由于核内中子缺乏而放射出正电子的衰变。

3. 电子俘获衰变 原子核俘获一个核外轨道电子使核内一个质子转变成一个中子和

放出一个中微子的过程称为电子俘获衰变。

4. γ衰变　又称γ跃迁,是指核素由激发态或高能态向基态或低能态转变,多余的能量以γ射线的形式释放出来。

### (三)放射性活度与半衰期

1. 放射性活度　是指一定范围内的某种放射性核素在单位时间内发生核衰变的次数。

2. 半衰期　放射性核素的数量或活度减少到原来的一半所需要的时间称为放射性核素的半衰期。

## 三、作用于人体的电离辐射

### (一)天然本底辐射

1. 宇宙射线　是指从外层空间进入地球大气层的高能粒子流,其初始状态称为初级宇宙射线,当其进入大气层后与空气中的氮、氧等原子的核发生反应后,形成质子、中子、光子、电子和介子等次级宇宙射线。宇宙射线的能量范围宽,照射强度与海拔高度密切相关,如从事商业飞行和经常乘坐飞机旅行的人员在高空接受的宇宙射线要明显高于地面人员。

2. 地球辐射　地球上存在的天然放射性核素有两类,即原生放射性核素和宇生放射性核素。原生放射性核素主要指存在于地球岩石、土壤、大气和水中的系列衰变的放射性核素,包括铀系、钍系和锕系三种,也指 $^{40}K$、$^{14}C$、$^{87}Rb$ 等天然放射性核素。宇生放射性核素主要是指宇宙射线与大气层中的空气分子相互作用后形成的射线和产生的放射性核素,对人类的影响同宇宙射线。它们中的部分可以飘浮在空气中,也可以随着雨雪和尘埃降落到地表,这也是产生内照射的来源之一。

### (二)人工电离辐射

核技术在各个领域的广泛应用过程中,对工作人员及周围人群存在着人工电离辐射。按照受照对象,可分为职业照射、医疗照射和公众照射。

1. 职业照射　从事放射性工作人员在工作过程中受到的与职业因素有关的照射,如医院的核医学科、放射科、放射治疗及介入治疗科室的工作人员在工作过程中受到的照射属于此类。

2. 医疗照射　患者由于疾病的原因而接受核医学、放射学诊断及放射治疗而产生的照射是医疗照射的主体,对于知情但自愿帮助或安慰患者的人员(不包括实施诊治的医、护、技人员)及生物医学研究计划中志愿者所受的照射,也属于医疗照射的范围。

3. 公众照射　社会公众人员所受的辐射源的照射,不包括职业照射、医疗照射和天然本底辐射,但包括获准的辐射源和辐射实践所产生的照射。

职业照射、医疗照射和公众照射均属于人工电离辐射范畴,不包括天然本底辐射。

## 四、辐射生物效应与辐射防护

### (一)辐射生物效应及分类

电离辐射生物效应是指通过放射性物质的照射(包括生物体内、外照射),将辐射能量传递给有机体所引起的一切改变的统称。按照剂量-效应关系把辐射生物效应分为确定性效应和随机性效应。

1. 确定性效应 指在通常情况下存在着剂量阈值的一种辐射效应,超过了剂量的阈值后,效应的严重程度与所受剂量呈正相关,剂量不超过阈值则不会发生有害效应。主要表现形式有白内障、再生障碍性贫血、不育等。

2. 随机性效应 指在通常情况下不存在剂量阈值水平,效应发生的概率与受照剂量的大小有关,而效应的严重程度与剂量大小无关,主要表现形式如遗传效应和辐射诱发癌变等。

(二) 辐射防护的目的和基本原则

1. 辐射防护的目的 防止有害的确定性效应,限制随机性效应发生的概率,使之达到合理的可接受的水平。

2. 辐射防护的基本原则 ①实践的正当化:是指在实施带有任何电离辐射的实践活动之前,都必须进行论证,确认这种实践活动对个人和社会带来的利益远大于包括对健康损害和辐射防护费用在内的所付出的代价,即获得的利益远大于付出的代价,才认为这种实践是正当的;②辐射防护的最优化:在实践正当化的前提下,应尽量避免不必要的照射,使受照剂量保持在可合理达到的尽可能低的水平;③个人剂量限值:指对公众及放射职业工作人员所受到的照射利用剂量限值加以限制。医疗照射没有个人剂量限值,取而代之的是剂量指导水平。

(三) 辐射防护的剂量限值

剂量限值又称为当量剂量限值,是为实践的正当化和辐射防护的最优化原则而设立的具体量化标准,即受照人员所接受的当量剂量不应超过规定的限值。根据我国《电离辐射防护与辐射源安全基本标准》(GB18871—2002),必须对职业照射和公众照射加以控制,使其不超过下列限值。

1. 职业照射 连续 5 年内平均有效剂量低于 20mSv,任何单一年份内不超过 50mSv;1 年中眼晶状体所受的当量剂量低于 150mSv;1 年中四肢及皮肤所受的当量剂量低于 500mSv;未满 16 岁者,不得从事放射性工作,年龄在 16~18 岁的实习人员接受的年当量剂量不得超过职业照射限值的 3/10,对于从事放射性工作的孕妇或具有生育计划的妇女,每月接受的当量剂量不得超过年当量剂量限值的 1/12。

2. 公众照射 1 年中的有效剂量低于 1mSv;特殊情况下,连续 5 年内的年平均有效剂量不超过 1mSv,则某单一年份有效剂量可提高到 5mSv;1 年中眼晶状体所受的当量剂量低于 15mSv;1 年中四肢及皮肤所受的当量剂量低于 50mSv。

(四) 外照射与内照射防护措施

1. 外照射防护措施

(1)时间防护:人体受照的累积剂量是随着时间的延长而增多的,因此,除工作需要,应避免在放射性工作场所中停留,如确因工作需要,在保证完成工作质量的前提下,也应尽量缩短与辐射源接触的时间。

(2)距离防护:对于点状放射源,某一位置的辐射剂量与该位置与放射源的距离的平方成反比,即距离增加 1 倍时,所受辐射量减少到原来的 1/4。在操作放射性核素时,可通过采用长柄钳、机械手等措施较大幅度减少职业照射。

(3)屏蔽防护:是通过在人体和辐射源之间设置屏障,使射线被屏蔽体吸收,以达到防护的效果。X 射线和 γ 光子通过屏蔽材料时辐射剂量呈指数衰减,衰减量与屏蔽材料的密度和厚度成正比,常用含有高原子序数、高密度的铅、钨等金属材料及混凝土材料。β射线的射程短,常用含有低原子序数、低密度的如机玻璃、铝、塑料等屏蔽材料进行防护,以减少韧致辐射的发生。

2. 内照射的防护措施　对于职业放射工作人员而言,内照射防护的目的,就是要切断放射性物质进入人体的各种途径(包括经呼吸道、经口、经体表或经伤口),以减少造成超过剂量限值的照射。具体措施如下。

(1)正确使用必要的个人防护用品,了解所操作核素的物理性能、活度和存在形态;工作场所禁止存放食物及饮食;出现皮肤损伤时,应立即停止操作放射性物质;离开工作场所前,应及时有效的清洗手。

(2)手及皮肤污染时,应及时清洗,具体方法是用温水加肥皂和软毛刷刷洗,或使用专门配制的核素消洗液清洗,清洗后应进行放射性测量,测量值越接近或达到本底水平说明清洗效果越好。衣物被污染时,应及时脱掉,最好是放置衰变达到本底水平后再清洗处理。

(3)操作放射性物质时,除注射外,包括淋洗、开瓶、分装、煮沸等操作必须在运行状态的防护通风柜中进行,工作台面应配备铺有吸水纸的不锈钢或搪瓷托盘,在托盘内操作有利于防止放射性液体撒泼而污染台面。

(4)如工作台面、墙壁、设备或地面被放射性液体污染,必须先画出污染区,继而用吸水纸或毛巾吸干擦拭,然后用水或核素消洗液处理,除污过程中,所用吸水纸或毛巾等应从外围轻污染区向中心重污染区移动,并及时更换,切忌来回擦洗、反复使用,污染区处理完毕,同样需进行放射性测量,要求达到该场所放射性污染控制水平后,方可再使用。

(五) 核医学工作场所的分区与辐射防护监测

核医学的工作场所一般分为三区,即控制区(包括源库、回旋加速器室、放射性药物制备分装及给药室、核素治疗病房等)、监督区(包括标记实验室、测量室、给药后候诊室、显像室、核素敷贴治疗室等)和非限制区(包括办公室、阅片室、工作人员休息区等),控制区必须设立醒目的电离辐射标识,禁止一切与工作无关的人员在该区滞留,并且,控制区和监督区内应配置一定数量的符合防护标准要求的防护器材。

核医学工作场所的所有放射职业工作人员就业前必须经健康体检满足职业健康要求,且在上岗前必须进行放射防护知识培训,达到合格水平后方能从事核医学诊疗工作,以后还需按要求定期培训、体检和个人剂量监测,并建立个人档案,工作场所除配备辐射防护器材和个人防护用品外,还必须进行辐射防护监测,监测内容如下。

1. 给药室、标记实验室、显像室、核素治疗病房等活性区的地面、工作台面、家具及仪器表面、门把手等都应进行表面污染常规监测。

2. 在使用挥发性或放射性气体的操作场所进行气体、气溶胶活度的常规监测。

3. 工作场所及周围外环境的外照射水平监测。

4. 工作人员的防护用具及患者卧具的常规监测。

5. 各种监测及监测结果必须按辐射防护要求记录台账,以备查验。

## 五、放射性废物的处理

在核医学的诊疗实践中,由于要应用放射性药物、显像剂等放射性核素,必然会产生放射性废物,它们不能按照对普通医疗垃圾的处理方法进行处理,而要根据废物所涉及的放射性核素种类、活度、性状、体积和半衰期等情况分别进行不同的处理,并做好放射性废物处理登记记录备查,其目的是在造福患者健康的同时不至于对社会公众和人类赖以生存的自然环境造成危害。

**(一) 固体放射性废物的处理**

固体放射性废物包括带有放射性的注射器、给药杯和被放射性污染了的敷料、安培瓶、去污时留下的吸水纸等,也包括被污染的衣服、床单等,需按照放射性核素半衰期的长短不同分别收存,并标明放射性核素种类、开始放置时间、重量等,总的处置原则是储存衰变,一般半衰期<15d 的固体放射性废物在集中放置 10 个半衰期后,即可作为非放射性医疗垃圾处理。但半衰期较长的固体放射性废物则需交由区域有资质的放射性废物库进行最终处置。

**(二) 液体放射性废物的处理**

核医学科液体放射性废物主要包括放射性核素诊疗患者的排泄物、患者用药后的呕吐物及去污时产生的洗涤水等,按照国家放射防护要求,液体放射性废物必须进入专门为核医学诊疗工作场所建的放射性衰变池,储存 10 个半衰期以上,达到相应国家排放标准后方可进入单位下水道,继而稀释排放。

**(三) 气体放射性废物的处理**

气体放射性废物常见有放射性碘、放射性气溶胶和气态放射性核素。此类放射性核素通常在带有过滤装置的防护通风柜内进行操作,通风柜内抽风系统的风速不得低于 1m/s。

## 六、相关知识测试题

1. 放射防护监测的对象包括
   A. 工作场所的污染情况　　　　B. 防护用具的污染情况
   C. 放射防护屏蔽效果　　　　D. 核素治疗患者的活动
   E. 以上都正确

2. 关于放射防护原则**错误**的是
   A. 尽量不进行放射性诊疗
   B. 尽可能减少放射性物质进入人体
   C. 尽可能缩短接触放射源的时间
   D. 尽量增大与辐射源之间的距离
   E. 设置屏蔽防护

3. **不属于**职业照射的是
   A. 在核医学科工作　　　　B. 从事铀矿开采
   C. 从事放射性药品生产　　　　D. 接受核医学诊疗
   E. 从事辐射育种工作

4. 以下关于放射性废物处置的说法**错误**的是
   A. 放射性废物不能以普通废弃物的方法进行处理
   B. 放射性废物根据其形状分为固体、液体和气体三种类型
   C. 患者的排泄物应以固体放射性废物对待
   D. 患者服药后的口杯、用过的注射器和棉签属于固体放射性废物
   E. 放射性气溶胶应以气体放射性废物对待

5. 申请核医学检查与治疗时应遵循的原则是

    A. 必须掌握各种核医学诊疗的技术特点和适应证

    B. 在保证达到核医学诊疗目的和质量的前提下尽可能降低医疗照射剂量

    C. 核医学工作人员必须学习和掌握放射防护知识

    D. 对儿童、孕妇、哺乳期妇女及育龄期妇女在选择核医学诊疗时要谨慎

    E. 以上都正确

**答案:** 1. E　2. A　3. D　4. C　5. E

（何建军）

## 推荐阅读资料

［1］安锐, 黄钢. 核医学. 北京: 人民卫生出版社, 2015.

［2］潘中允. 实用核医学. 北京: 人民卫生出版社, 2014.

# 第四篇　放射介入专科技能

# 第十九章

## 血管穿刺与选择性插管造影技术

## 第一节　经皮血管穿刺术

### 一、概述

血管性介入诊疗是介入医学的重要组成部分。经皮血管穿刺术（以下简称"血管穿刺术"）是血管性介入诊疗的基础,其目的是为导管、导丝、支架等器材进入血管腔建立通道。目前在临床上应用最为广泛的经皮血管穿刺技术为 Seldinger 术。常用的穿刺入路包括股动脉、桡动脉、肱动脉、股静脉、颈内静脉等,在特定情况下,还可选择足背动脉、腘动脉入路。本节将重点叙述通过 Seldinger 术穿刺股动脉。其他血管穿刺术的要点将在本节"四、其他常见血管穿刺术简述"部分适当讨论。

### 二、操作规范流程（股动脉入路逆行穿刺）

#### （一）适应证

1. 绝大部分外周及颅内动脉性疾病的介入诊疗。

2. 经皮冠状动脉造影和介入（尤其需要较大型号血管鞘的情况）诊疗。

3. 经皮结构性心脏病的治疗（如经皮主动脉瓣置入术）。

4. 血流动力学支持装置的置入［如主动脉内球囊反搏（intraaortic balloon counterpulsation,IABP）、体外膜肺氧合（extracorporeal membrane oxygenation,ECMO）等］。

5. 有创性血流动力学监测（非首选,该情况优选桡动脉、足背动脉）。

#### （二）禁忌证

一般而言,股动脉入路并无绝对禁忌证。但如存在以下情况,需特别关注或考虑其他入路。

1. 无法触及股动脉搏动或触诊股动脉搏动微弱（此时可考虑对侧股动脉穿刺,桡动脉入路,超声引导）。

2. 近期同侧股动脉使用过血管闭合装置。

3. 同侧髂 - 股动脉旁路移植术后（此时可考虑对侧股动脉穿刺,桡动脉入路,使用微穿刺针)。

4. 既往同侧股动脉出现过血管并发症,如假性动脉瘤、动静脉瘘、动脉夹层、远端肢体缺血(此时可考虑对侧股动脉穿刺,桡动脉入路)。

5. 主 - 髂动脉或髂 - 股动脉动脉瘤(此时可考虑桡动脉入路)。

6. 病态性肥胖(此时可考虑桡动脉入路)。

7. 无法耐受仰卧手术,如无法耐受的背部疼痛、心功能衰竭、慢性阻塞性肺疾病等。

8. 腹股沟区术后瘢痕增生 / 放疗史(此时可考虑对侧股动脉或桡动脉入路)。

### (三)术前准备

1. 患者检查及治疗准备

(1)术前检查:最好是 2 周以内的实验室检查。

(2)如非急救,育龄期妇女应排除妊娠(检查前 2 周内的血 / 尿 β-HCG 阴性)。

(3)如需清醒镇静或中度镇静,术前应至少禁食 6h。如为全身麻醉,术前应禁食 8h,禁饮料 6h,禁水 2h。如为急救,应权衡误吸风险与手术获益后作出选择。

(4)对于糖尿病患者,手术当日早晨不服用口服降糖药,当日手术台次安排应尽量靠前。按要求监测血糖水平。以往认为手术当日及术后 48h 内禁服二甲双胍以避免发生乳酸酸中毒,但对于肾功能正常的患者,这并非完全必要。

(5)对于合并慢性肾功能不全的患者,推荐在术前使用等渗盐水进行 3~12h 的水化,并持续到术后 6~12h,以避免发生对比剂诱导的急性肾损伤。手术当日早晨禁服肾毒性药物[如非甾体抗炎药(non-steroidal anti-inflammatory drugs,NASIDs)]。

(6)有对比剂过敏史的患者应在使用对比剂前接受甾体类药物和抗组胺类药物。推荐方案:醋酸泼尼松片 50mg 口服(术前 13h、7h、1h)+ 苯海拉明 50mg 静脉注射 / 肌内注射 / 口服(术前 1h)。如为急诊手术,可使用氢化可的松 200mg 静脉注射(即刻,并每 4h 追加一次直到开始使用对比剂)+ 苯海拉明 50mg 静脉注射(对比剂使用前 1h)。

(7)对于抗凝治疗患者,术前停服华法林 3~5d,并监测国际标准化比值(international normalized ratio,INR)≤1.5。

2. 知情同意。

3. 器材准备 血管穿刺鞘,内含塑料外套管穿刺针(18G)、导丝、扩张器、鞘管、注射器。

### (四)操作步骤

1. 患者取仰卧位,下肢伸直略外展、外旋。

2. 常规消毒双侧腹股沟区皮肤,铺无菌单。

3. 再次确认患者姓名、手术名称、手术部位、术前用药(如预防性抗生素)、麻醉方式。

4. 局部麻醉(2% 利多卡因),必要时镇静(咪达唑仑 1mg,芬太尼 25μg)。全身麻醉患者不需使用局部麻醉。

5. 常规监测生命体征。

6. 在可能会引起疼痛的步骤(如局部麻醉)前告知患者,以改善患者的配合程度。

7. 体表触诊确定股动脉搏动最明显处为血管穿刺点(内穿刺点,常位于腹股沟韧带中点下方 2~3cm,即髂前上棘与耻骨结节连线中点下方 2~3cm),选择该处远端 1~2cm、正对血管走行的皮肤表面为皮肤进针点(外穿刺点)。

8. 左手示指指尖触摸内穿刺点,穿刺针斜面向上,与皮肤表面成 30°~45°,自外穿刺点对准其平滑刺入（如局部软组织薄，可适当减小角度，如肥胖患者则可适当加大角度）；计划使用 6Fr 及以下血管鞘者可直接穿刺，如计划使用 6Fr 以上血管鞘者，可在皮肤穿刺点局部先做 5mm 皮肤切口再进行穿刺。

9. 尽量使用前壁穿刺法（改良 Seldinger 技术）。当刺中动脉时，可见鲜红的血液迅速充满塑料腔，左手固定外套管，右手退出针芯，可见搏动性血流从外套管喷出。

10. 经套管送入短导丝，注意送入导丝时应十分顺畅，即几乎感觉不到阻力。如有较明显阻力或患者主诉疼痛，切勿强行推送，此时应在透视下观察导丝的走行。

11. 前送至短导丝在体外剩余 10cm 左右或在透视下观察短导丝进入腹主动脉下段时，左手示指或中指压迫皮肤穿刺点，退出外套管，右手持导管鞘沿短导丝旋转前送进入血管；拔出扩张器，鞘的侧臂有顺利的回血证明穿刺成功。

右股动脉穿刺的主要步骤见图 19-1-1。

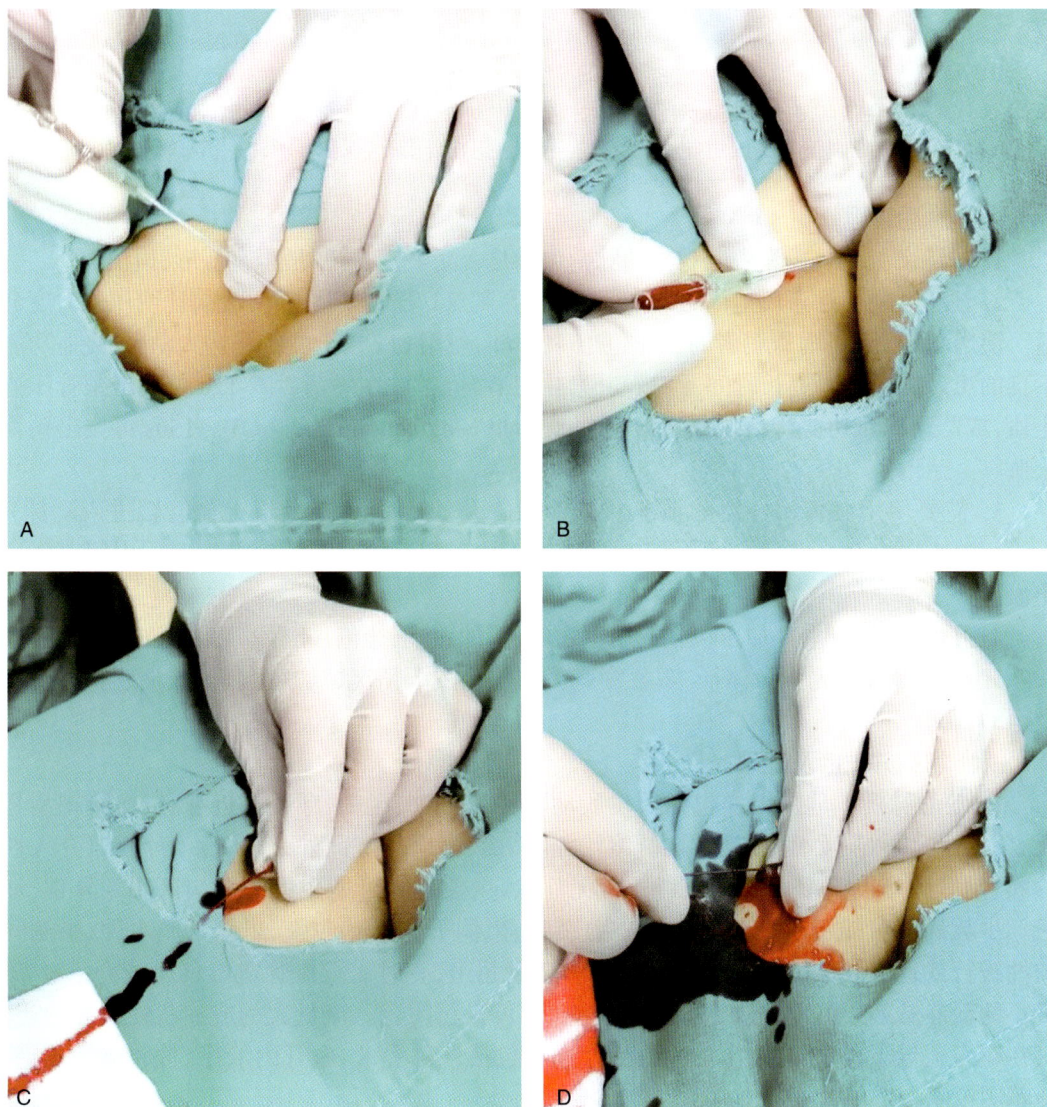

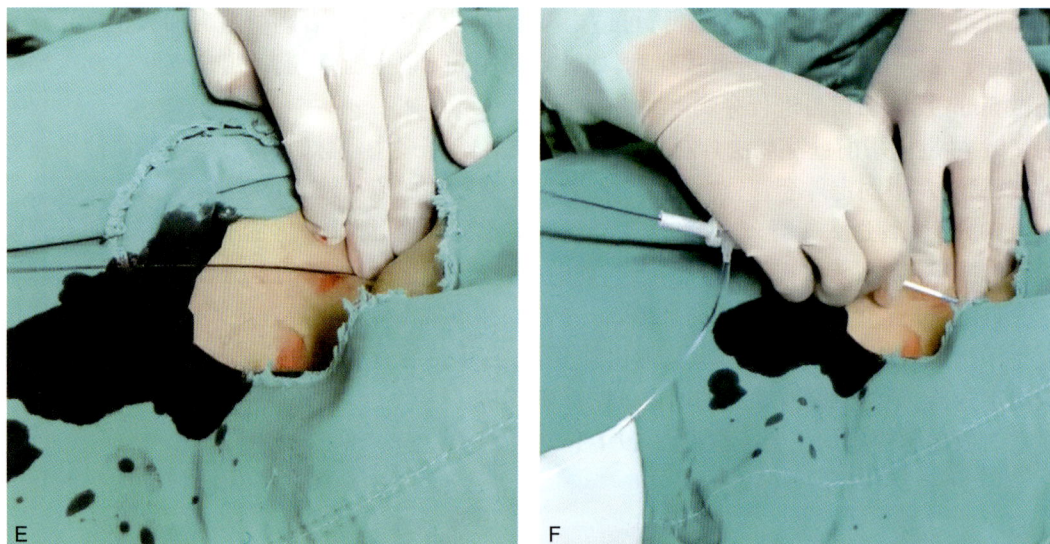

图 19-1-1　右侧股动脉穿刺

A. 左手触摸定位穿刺点，右手持穿刺针穿刺；B. 针尖刺中动脉，鲜红色血液充满塑料腔；C. 退出针芯，外套管可见喷血；D. 经外套管送入短导丝；E. 压迫穿刺点，退出外套管，保留导丝；F. 沿导丝送入血管鞘。

### （五）术后管理

1. 拔除动脉鞘　拔除后应观察动脉鞘尖端是否完整，动脉鞘是否有变形、损伤。

2. 压迫止血　注意压迫内穿刺点（不是外穿刺点），若外穿刺点不出血，证明压迫力度合适。使用 6Fr 及以下血管鞘者通常压迫 10~15min，使用 6Fr 以上血管鞘进入动脉、凝血功能不良的患者需要压迫更长时间。对于肝素化患者，可考虑在停药后 6~12h 再拔出鞘管压迫止血，或监测凝血功能待活化凝血时间（activated coagulation time，ACT）<150s 再拔出鞘管止血。

3. 需要使用血管闭合器的情况　血管伤口大（如使用 8Fr 及以上血管鞘进入动脉），人工压迫难以完全止血；凝血功能较差，或处于抗凝和溶栓状态下需要短时间内闭合伤口止血。

4. 止血彻底后，局部加压包扎或用重物压迫（如沙袋、盐包）6h。术后卧床 6~8h。

5. 术后常规监测生命体征，观察穿刺区皮肤及皮下情况，观察穿刺侧肢端感觉、血供、及运动情况。

### （六）常见并发症及处理

1. 动静脉瘘　危险因素包括低位股动脉穿刺、多次穿刺、穿透邻近静脉、血管鞘型号大、压迫止血不足、女性、抗凝/抗纤溶治疗、高龄、高血压。此外，介入性治疗相对介入性诊断，动静脉瘘发生率偏高。患者通常无症状，少数患者可能主诉腹股沟区感觉异常、疲乏。少数病例可能引起高输出量性心力衰竭、患侧下肢静脉曲张、患侧下肢水肿、患侧间歇性跛行或远端肢体缺血。诊断多依靠多普勒超声，有时需行血管造影（CT 或介入）。流量小的动静脉瘘建议动态观察及超声复查，常可自行闭合。流量大的或症状性动静脉瘘，可在超声引导下压迫至少 1h。其他治疗选择包括外科手术、血管内治疗（覆膜支架隔绝、弹簧圈栓塞）。

2. 假性动脉瘤　危险因素包括低位穿刺、血管鞘型号大、压迫止血不足、抗凝/抗纤溶治疗、高龄、高血压。患者可能无症状或主诉穿刺区疼痛、肿胀。局部可能触诊到一搏动性包块。诊断多依靠多普勒超声,有时需行血管造影(CT或介入)。小的假性动脉瘤(≤2cm)建议动态观察及超声复查,大的假性动脉瘤(>2cm)建议超声引导下压迫(30~300min)或凝血酶局部注射、血管内治疗(覆膜支架隔绝、弹簧圈栓塞)、外科手术。

3. 股动脉夹层　通常为逆撕夹层,其方向与股动脉血流方向相反,所以撕裂的内膜片通常保持开放状态,较少引起股动脉的完全闭塞。股动脉闭塞的患者将出现同侧下肢疼痛并伴有"5P"征:患肢疼痛(pain)、苍白(pallor)、无脉(pulselessness)、感觉异常(paraesthesia)、运动障碍(paralysis)。若在术中发现股动脉夹层,较为谨慎的处理方式是适当回撤鞘管,手推对比剂行股动脉造影,以明确在鞘管完全撤除后股动脉是否会出现闭塞。若出现股动脉闭塞,应从对侧股动脉入路尝试经皮开通或外科手术再通。

4. 急性下肢缺血　可能因穿刺部位血栓形成、股动脉夹层所致,也可能是血管闭合装置的少见并发症。危险因素包括股动脉直径小(女性,合并外周动脉疾病、糖尿病)、血管鞘型号大、女性、导管留置时间长、股浅动脉或股深动脉插管。典型的症状及体征见上述的"5P"征。该并发症一旦发生必须急诊处理,立即从对侧股动脉入路行血管造影,尝试行血栓清除或血管成形或支架置入。动脉内溶栓或外科手术也是可能的选择。

5. 腹膜后血肿　危险因素包括高位穿刺、后壁穿刺、使用了糖蛋白Ⅱb/Ⅲa抑制剂。患者可能主诉侧腹部/背部疼痛,可能出现心动过速、低血压,查体可能发现Turner征、Cullen征。诊断依靠CT扫描。髂-股动脉造影可明确出血部位。治疗包括液体复苏、输血,对侧股动脉入路行血管内修复、外科手术。

## 三、操作注意事项

1. 熟悉股三角区的解剖　股三角区的上界为腹股沟韧带(体表投影为髂前上棘与耻骨联合上缘的连线),其内股静脉(vein,V)、股动脉(artery,A)、股神经(nerve,N)由内向外排列,相当于"厢式货车(VAN)",可帮助记忆。该区域股动脉搏动易于触及,压迫止血方便,是较为适宜的穿刺入路。股静脉穿刺时,按前述方法确定股动脉搏动点后,在其内侧0.5~1cm处平行动脉穿刺即可。

2. 股动脉定位　通常采用手指触摸法定位股动脉。如因肥胖、动脉位置深或搏动弱难以触及搏动,可选择透视定位、超声引导等方式予以辅助。定位手型无统一标准,有医生习惯仅用左手示指轻触定位,也有医生习惯用左手示指、中指(或再加环指)并排轻触股动脉以指示血管走行。若因动脉滑动难以刺中,可用左手示指、中指平行位于动脉两侧轻柔卡住以利于定位。

3. 拔出针芯后喷血不理想　可能是外套管尖端顶壁或位于血管壁内,可适当旋转并稍微回退外套管,见喷血明显后送入短导丝。

4. 导丝、血管鞘前送时阻力较大　切勿强行前推,应在透视下观察导丝是否在血管内盘曲或进入分支(股动脉逆行穿刺时常见为腹壁下动脉、股浅动脉)。适当回撤并旋转短导丝,直至进入髂外动脉。若反复尝试不能成功,则拔除外套管,局部妥善压迫止血后重新穿刺。

5. 有医生主张在置入血管鞘后进行股动脉造影,投照方位为同侧前斜位,目的在于评估可能的血管性并发症(如穿孔、夹层等)。如拟进行该操作,建议将导丝暂时留置于血管内,一方面可防止因鞘管尖端顶住血管壁而在造影时形成夹层,另一方面可防止造影时不慎将血管鞘拔出。

6. 若髂动脉股动脉迂曲严重,可更换硬导丝引导,也可采用长血管鞘超越严重迂曲的部位,以利于后续操作。

## 四、其他常见血管穿刺术简述

### (一)其他动脉入路

桡动脉入路在冠状动脉介入治疗中常用,在外周血管介入领域的应用目前也趋于流行。若选择桡动脉入路,必须先行 Allen 试验判断同侧尺动脉是否为优势动脉。Allen 试验方法为同时压迫尺动脉、桡动脉,嘱患者反复用力握拳、张开手指 5~7 次直至手掌变白,松开尺动脉的压迫并继续压迫桡动脉,若在 10s 内手掌颜色迅速变红或恢复正常,则 Allen 试验(+),即同侧尺动脉为优势动脉,可尝试经桡动脉入路进行介入诊疗;反之,若在 10s 以上手掌颜色仍苍白,则 Allen 试验(−),不应选择该侧桡动脉入路进行介入诊疗。桡动脉入路穿刺应选择微穿刺套装,操作中使用"药物鸡尾酒"预防桡动脉痉挛,方案为利多卡因 20mg,硝酸甘油 100~200μg,普通肝素 2 000~4 000U,稀释至 10ml,经鞘管推注。颈内动脉、锁骨下动脉、腋动脉、肱动脉、腘动脉、足背动脉多在某些特殊术式中使用,可参见相关章节。

### (二)静脉穿刺

静脉穿刺的原理及主要技术步骤与动脉穿刺类似。穿刺进入血管时,可见暗红色血液缓慢回流并充满塑料腔(此处不同于动脉穿刺时所见的鲜红色血液快速充满塑料腔),有时可能无明显回血,需在穿刺针尾接注射器边退针边回抽,当顺畅抽得暗红色血液时说明已进入静脉血管腔。

1. 股静脉穿刺　静脉性疾病介入治疗的最常用入路。定位方法为触摸到股动脉搏动点后,在其内侧 0.5~1cm 处平行动脉穿刺。观察到回血顺利后依次引入导丝、血管鞘。若感觉前送导丝时阻力较大,在透视下调整。

2. 颈内静脉穿刺　常用的有高位及低位穿刺法。因颈内静脉常作为一些介入手术(如 TIPS、下腔静脉滤器置入术等)的入路,故多选用高位穿刺,以利于后续的插管等操作。多取右侧穿刺,患者去枕仰卧,右肩稍垫高,头偏向左侧,以胸锁乳突肌的锁骨头、胸骨头和锁骨所形成的三角形的顶点为穿刺点,穿刺针长轴与冠状面呈 30°,沿身体纵轴方向穿刺。若试穿未成功,将穿刺针适当向外平移,指向胸锁乳突肌锁骨头内侧的后缘,常能成功。若误穿颈总动脉,此时会抽得或喷出鲜红色回血,需立即拔针、压迫止血后重新穿刺。前送导管、导丝时应在透视下进行,因导管导丝进入右心房甚至右心室过深可能诱发心律失常。

3. 锁骨下静脉穿刺　常采用锁骨下入路穿刺右侧锁骨下静脉。患者去枕仰卧,右肩稍垫高,头偏向左侧,于右锁骨外侧头下方 1~3cm 处进针,进针角度较平(与冠状面呈 10°~30°),针尖指向胸锁关节。边进针边回抽,顺利抽得回血时送入导丝,需注意导丝可能打折进入颈外静脉或颈内静脉,必要时透视观察。需注意不要误穿胸腔形成气胸或误穿锁骨下动脉。

## 五、相关知识测试题

1. 最常用的动、静脉穿刺入路是
   A. 股动脉、股静脉
   B. 颈总动脉、颈内静脉
   C. 股动脉、锁骨下静脉
   D. 桡动脉、股静脉
   E. 肱动脉，锁骨下静脉

2. 腹股沟韧带的体表投影位于
   A. 髂前上棘与耻骨结节连线
   B. 脐与髂前上棘连线
   C. 双侧髂前上棘连线
   D. 腹股沟皮肤皱褶
   E. 过耻骨结节的水平线

3. 沿套管前送导丝时阻力较大，处理方法为
   A. 加大力度推送
   B. 透视下引导操作
   C. 直接插入血管鞘
   D. 立即拔除套管及导丝，重新穿刺
   E. 换用导丝的硬头推送

4. 下列动脉穿刺时的定位方法，**不合适**的是
   A. 体表轻柔触摸法
   B. 透视定位法
   C. 超声实时引导
   D. 用力压紧以防血管滑移
   E. 应根据患者的体型、体位等因素适当调整穿刺位置

5. 股动脉入路的患者，主诉穿刺区胀痛及右下肢疼痛，下列处理**不适宜**的是
   A. 观察穿刺区外敷料及皮肤情况，触诊局部有无包块、震颤
   B. 安慰患者，告知其介入诊疗是微创手术，好好休息症状会缓解
   C. 观察穿刺侧肢端感觉、血供及运动情况
   D. 及时完善局部超声，必要时进行 CT、DSA 检查
   E. 做好可能需要进一步治疗的相关准备

**答案：**1. A　2. A　3. B　4. D　5. B

（石亮荣　彭畅立）

## 推荐阅读资料

［1］陈韵岱，陈纪言，傅国胜，等．碘对比剂血管造影应用相关不良反应中国专家共识．中国介入心脏病学杂志，2014, 22 (6): 341-348.

［2］奎师那坎达巴，林赛·马尚．介入放射学操作手册．4 版．施海滨，倪才方，译．北京：人民卫生出版社，2018.

［3］李彦豪，何晓峰，陈勇．实用临床介入诊疗学图解．3 版．北京：科学出版社，2021.

## 第二节　选择性和超选择性插管与造影术

### 一、概述

通过血管穿刺建立的操作通道,将导管插入主动脉/上、下腔静脉的二级分支称为选择性插管,插入二级以上分支乃至细小分支称为超选择性插管。通过插管到位的导管将对比剂(目前绝大多数使用水溶性含碘对比剂)直接注入血管,对对比剂流经的血管轨迹连续摄片,通过电子计算机辅助成像使血管系统显影,称为数字减影血管造影(digital subtraction angiography,DSA)。近年来,无创性血管成像技术如 CTA、MRA 飞速发展,但 DSA 仍是诊断血管性疾病的"金标准",对制订经血管介入诊疗手术方案具有重要的作用。准确的插管是高质量造影和治疗的基础。

### 二、操作规范流程

#### (一) 适应证

1. 血管性疾病　如动脉瘤、动脉夹层、假性动脉瘤、血管畸形、动静脉瘘、血管狭窄、血管栓塞、血管外伤、出血等。

2. 非血管性疾病　如肿瘤的血管腔内治疗。

3. 治疗后随访。

#### (二) 禁忌证

1. 严重碘过敏、严重甲状腺功能亢进症、骨髓瘤。

2. 凝血功能明显异常,伴有明显出血倾向或出血性疾病。

3. 严重心、肝、肾功能不全。

4. 全身感染未控制,穿刺部位感染。

5. 其他危及生命的情况。

#### (三) 术前准备

1. 患者检查及治疗准备　血管插管及造影通常紧接血管穿刺术进行。患者检查及治疗前准备见本章第一节。

2. 知情同意。

3. 器材准备　造影导管、导丝,超选择性插管往往需要使用微导管、微导丝。

#### (四) 常用导管、导丝

目前介入器材的发展日新月异。根据不同血管的解剖形态、开口角度、走行路径等设计的各种预成形导管、微导管,使得介入医生能使用常规的导管导丝配合技术、导管成袢技术、同轴导管技术等完成全身各主要血管及主要分支的插管。因此,熟悉常见导管、导丝的性能及其适用范围具有重要意义。

1. 普通导管　目前血管造影术最常使用外径为 5Fr 的普通导管,其内腔可通过直径为 0.035~0.038inch(1inch=2.54cm)的导丝,偶尔可能会用到 4Fr 或 6Fr 的导管。从功能上来说,普通导管可分为非选择性导管和选择性导管两大类。非选择性导管(也称冲洗导管,如猪尾导管)的头端有一个端孔和多个侧孔,可在短时间内注射较大量的对比剂,适用于大血管(如主动脉、腔静脉、主肺动脉)或高流量系统的造影。带黄金标记的猪尾导管则用于血管腔内治疗中的测量及定位。选择性导管仅在头端有一个端孔,其头端性状各不相同,以适应各血管分支的不同解剖角度。通常是将导管头端先插入靶血管的开口,可根据需要在导丝引导下进一步推进导管或直接引入微导管(丝)进一步超选。

对于弓上血管(包括双侧上肢动脉),选用 H1 导管(俗称猎人头导管)或椎动脉导管(也称单弯导管),一般能完成大部分情况下的弓上血管造影。若遇Ⅱ/Ⅲ型主动脉弓、牛型主动脉弓等情况,可选用 Simmons 导管(导管成袢技术见后述)。

对于胸腹主动脉的主要分支(包括支气管动脉、肋间动脉、腰动脉、肾动脉、腹腔干、肠系膜上动脉、肠系膜下动脉、膈动脉等),可酌情选用 Cobra 导管(俗称眼镜蛇导管)、RH 导管(俗称肝管)、RLG 导管(俗称胃左导管、牧羊钩导管)、Yashiro 导管等。将导管前送至靶动脉以上成袢(通常可在主动脉弓与降主动脉移行部旋转成袢,但 Cobra 导管一般不需要该过程),回拉至靶动脉开口附近,缓慢旋转并沿动脉壁适当前后推拉导管以寻找靶动脉开口。手推少量对比剂(即"冒烟")证实插管成功后进行下一步操作。

对于盆腔及子宫动脉,一般选用 H1 导管或 Cobra 导管。借助导丝引导跨越髂总动脉分叉部,一般可完成对侧盆腔内主要动脉分支的插管。同侧髂内动脉及子宫动脉插管则需先将 Cobra 导管在腹主动脉下段成一较大的袢(导管成袢技术见后述),再顺势旋转并下拉进入同侧髂内动脉。

对于下肢动脉,一般采用对侧股动脉入路,选用 Cobra 或 H1 导管,跨越髂总动脉分叉部后完成。

2. 导引导管　通常直径在 6Fr 以上,管壁较普通导管硬,支撑力强,可引导普通导管、微导管、相关介入治疗器械等通过迂曲的血管顺畅到达治疗部位。导引导管内径较大,当普通导管、导丝等置于其中时仍可通过腔内的间隙进行造影,在某些复杂的介入治疗中有助于定位。

3. 微导管　外径通常在 3Fr 以下。微导管多用于扭曲细小的靶血管的超选择性插管,往往需长距离输送且有多支靶血管需反复操作超选,因此好的微导管需具有易通过迂曲结构、易推送、便于输送栓塞材料、抗折耐用、显影性好等特点。

4. 导丝　引导血管鞘、导管、治疗器械等进入血管并在血管内运行。根据直径可分为普通导丝、微导丝,根据头段形态可分为直头导丝、J 型导丝、弯头导丝,根据硬度和表面顺滑程度可分为普通导丝、超滑导丝、超硬导丝、超滑超硬导丝、超长(硬)导丝。根据不同的情形需选用不同的导丝。

**(五) 插管中的常用技术**

1. 导丝引导技术　导管插入靶血管开口后,"冒烟"烟路图引导/造影先了解血管走行,然后引入超滑导丝,将导丝送入目标血管,再沿导丝推送导管前行。不主张在血管内直接推送普通导管,以免造成血管壁损伤乃至形成动脉夹层。目前有部分微导管可直接在血管内推行,但必要时(如血管过于迂曲、推送距离过长等)仍需使用微导丝引导。

2. 导管成袢技术　目前大部分普通导管的头端均为生产厂家预塑形,由血管鞘进入血管后不同程度被拉直,需成袢恢复其预塑形后方能使用。成袢方法如下。将导管插入一较为粗大的二级动脉(锁骨下动脉、肾动脉、肠系膜上动脉、对侧髂总动脉等),插入深度约5cm,再适当旋转和推送导管成袢;部分导管(如 RH 导管、RLG 导管、Yashiro 导管等)可在主动脉弓与降主动脉移行处旋转成袢。

（1）Simmons 导管成袢方法：可利用左锁骨下动脉成袢。主要步骤见图 19-2-1。

（2）同侧髂内动脉插管导管成袢方法：利用对侧髂动脉，于腹主动脉下段成袢。主要步骤见图 19-2-2。

3. 防止导管内血栓、气体栓塞的相关技术　在脑血管插管及造影中尤其重要。当然，其他血管造影中也不能忽略。

（1）双冲：在每次撤出导丝后、注射对比剂前，用 10ml 含有肝素盐水的注射器抽出并弃去导管内容物，再用第二管肝素盐水稍回抽并冲洗导管腔。目的是去除导管内的血凝块或气泡。

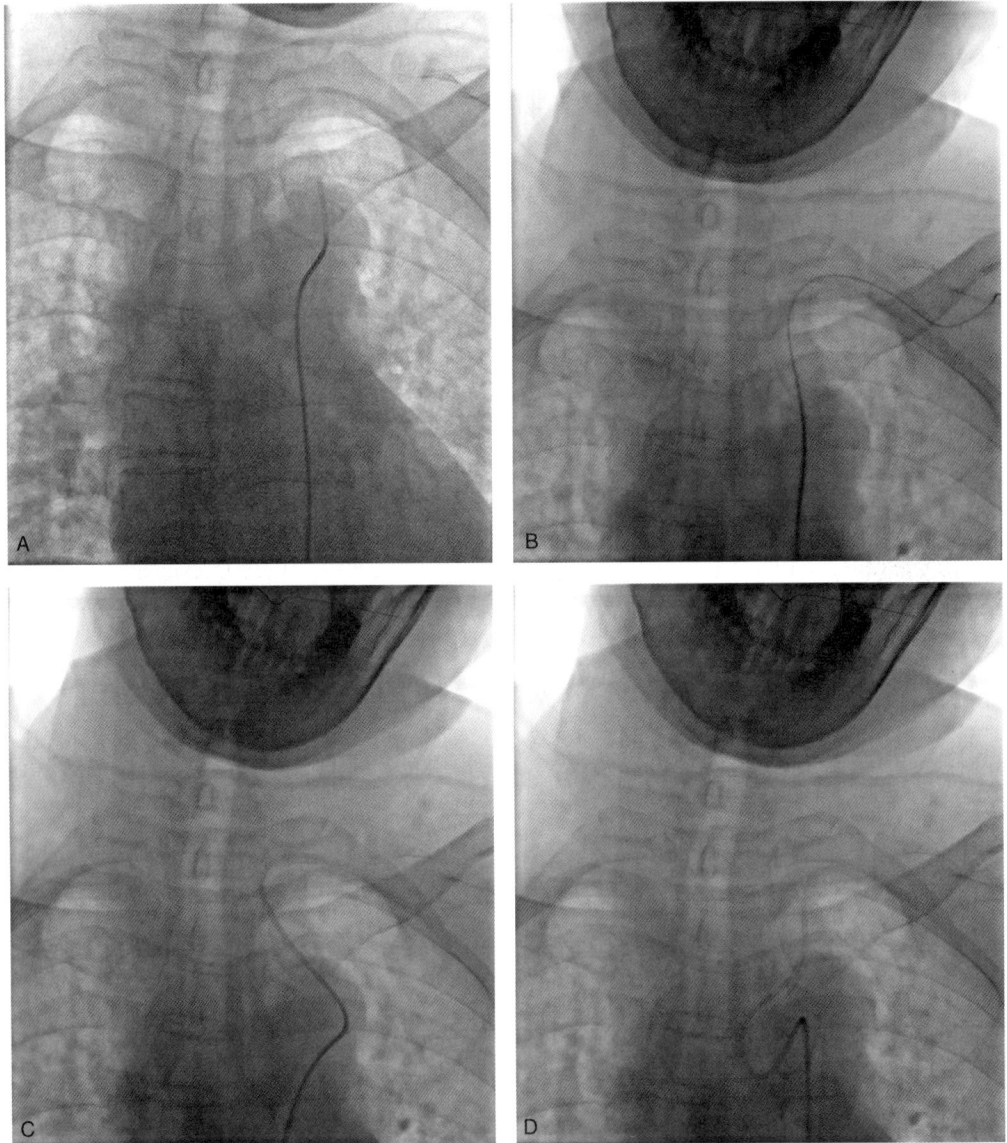

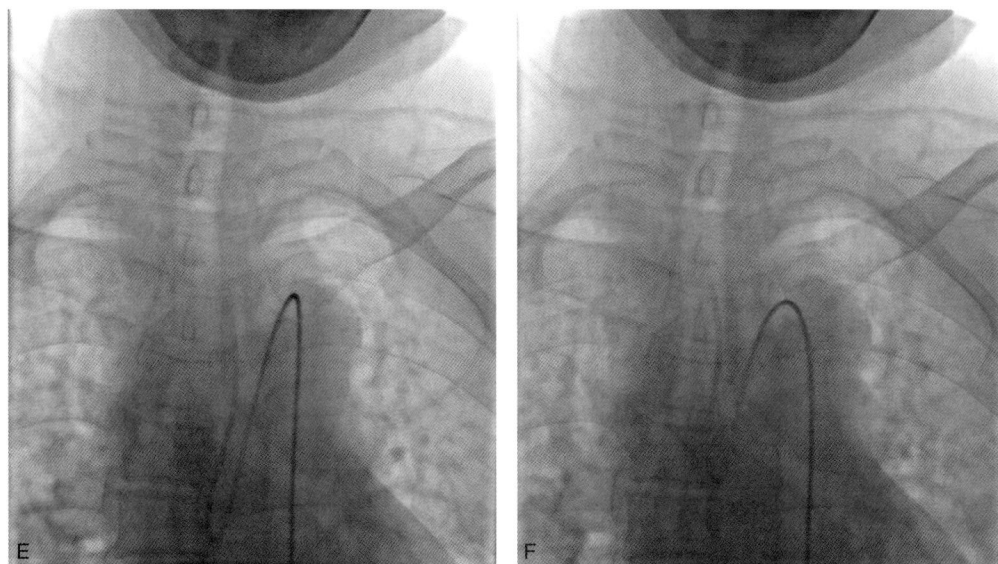

图 19-2-1　利用左锁骨下动脉进行 Simmons 导管成袢

将导管送至左锁骨下动脉开口(A),导丝引导将导管送入左锁骨下动脉(B、C),向前推送导管,于升主动脉
内成袢(D、E),回拉导管,选入靶血管(F)。

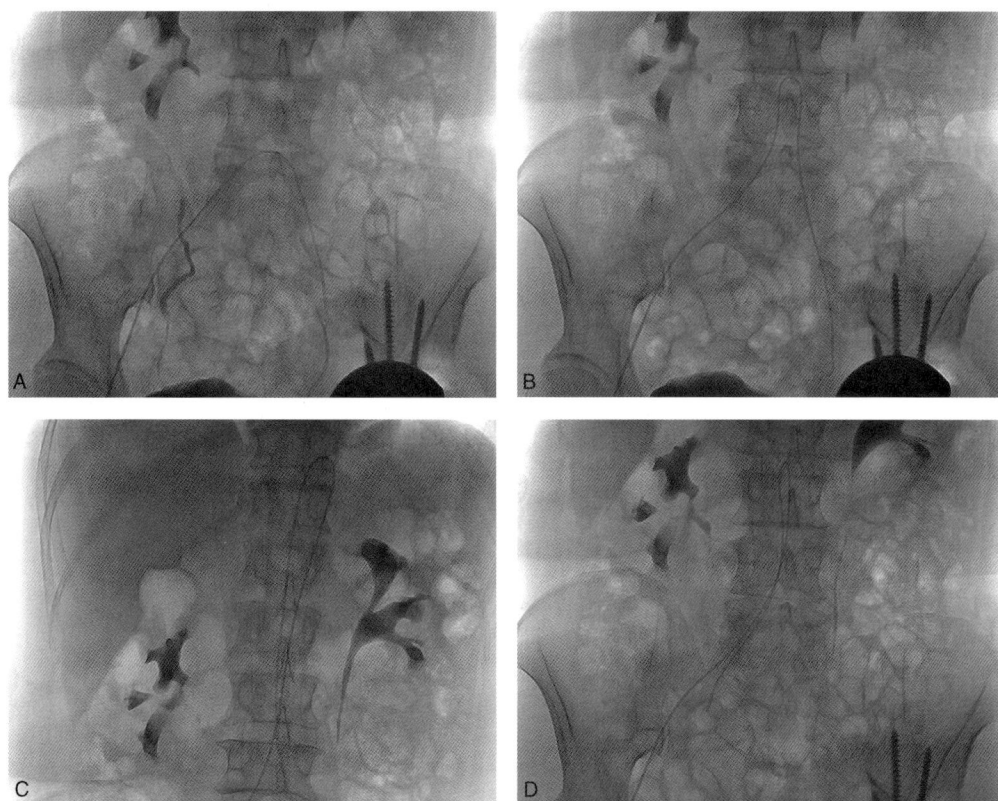

图 19-2-2　利用髂动脉进行 C2 导管成袢

A. 导管送入对侧髂动脉;B. 前推导管;C. 导管于腹主动脉下段成袢;D. 旋转并回拉导管,
选入同侧髂内动脉。

（2）持续盐水冲洗：导管尾端使用 Y 形阀、三通或多分支管，接肝素盐水持续滴注，可保证导管内无血液沉积。同时在撤出导丝后或导管腔内有血液时进行双冲。

（3）在手推造影、冲洗导管等时，尽量保持注射器直立。使用高压注射器造影前确保高压注射器内空气已排尽。

（4）导管直径相对于血管内径越粗，血栓形成的可能性越大，因此应选择能达到预期目标的最小型号的导管，并尽量减少导管在血管腔内留置的时间。

（六）常见血管造影的投照角度、造影参数

主要动脉造影的投照角度见表 19-2-1，造影参数表 19-2-2。注意投照角度及造影参数非一成不变，应根据操作中的实际情况调整。

表 19-2-1 主要动脉造影的投照角度

| 动脉造影 | 投照角度 |
| --- | --- |
| 主动脉弓 | 左前斜位 30° |
| 颈动脉颅外段 | 前后位，侧位，同侧前斜位 45° |
| 颈动脉颅内段 | 前后位，侧位 |
| 椎基底动脉系统 | 汤式位，侧位 |
| 右锁骨下动脉 | 右前斜位 |
| 肾动脉起始部 | 前后位 ±10° |
| 腹腔干 / 肠系膜上动脉起始部 | 侧位 |
| 髂动脉分叉部（包括子宫动脉） | 对侧前斜位 20°~30° |
| 股动脉分叉部 | 同侧前斜位 20°~30° |
| 小腿动脉三分叉部和胫动脉 | 解剖前后位，或同侧前斜位 20° 前后足部中立旋后 |

表 19-2-2 主要动脉造影的造影参数

| 动脉造影 | 给药速度 /(ml·s$^{-1}$) | 总剂量 /ml |
| --- | --- | --- |
| 主动脉弓 | 20 | 40 |
| 颈总动脉 | 3~5 | 5~10 |
| 椎动脉 | 2~4 | 2~4 |
| 颈总动脉 3D 成像 | 4 | 24 |
| 椎动脉 3D 成像 | 3 | 18 |
| 锁骨下动脉 / 肱动脉 | 5~10 | 10 |
| 腹主动脉 | 20 | 40 |

续表

| 动脉造影 | 给药速度 /(ml·s$^{-1}$) | 总剂量 /ml |
|---|---|---|
| 肾动脉、肠系膜动脉 | 3~5 | 5~10 |
| 髂动脉 | 10 | 10 |
| 腹股沟以下动脉 | 5~10 | 10 |
| 微导管 | 通常≤2 | |

#### (七) 常见并发症及处理

1. 碘对比剂相关的急性不良反应

(1) 对比剂诱导的急性肾损伤:危险因素包括存在基础肾脏疾病、糖尿病、脱水、使用肾毒性药物、年龄>60岁、长期高血压、心血管疾病、多发骨髓瘤、高渗性对比剂、短时间内使用较多量对比剂、近期曾使用过较多量对比剂。水化是目前公认的唯一可有效预防或减少该类损伤的方法:自造影前 6~12h 到造影后 12~24h 使用生理盐水 1ml/(kg·h);或造影前 1h 输注 1.25% 碳酸氢钠,速度为 3ml/(kg·h),造影后以 1ml/(kg·h) 的速度继续输注 6h。

(2) 对比剂的过敏样反应:最常见的是皮肤反应,也可能出现心血管、呼吸和胃肠道系统反应。见表 19-2-3。

表 19-2-3　对比剂过敏样反应的分度、临床表现及处理原则

| 分度 | 临床表现 | 处理 |
|---|---|---|
| 轻度 | 局限性荨麻疹 / 瘙痒,局限性皮肤水肿,局限性咽喉发痒或刺痒感,鼻充血,喷嚏 / 结膜炎 / 流涕 | 需严密观察,通常不需治疗 |
| 中度 | 弥漫性荨麻疹 / 瘙痒,弥漫性红斑(生命体征稳定),颜面部水肿但无呼吸困难,咽喉部发紧或声音嘶哑但无呼吸困难,哮鸣 / 支气管痉挛但无缺氧或轻度缺氧 | 在严密监护的基础上进行积极的对症药物治疗 |
| 重度 | 弥漫性水肿或颜面部水肿伴呼吸困难,弥漫性红斑伴低血压,喉头水肿伴喘鸣和 / 或缺氧,哮鸣 / 支气管痉挛伴显著缺氧,过敏性休克 | 大多需要肾上腺素治疗,若表现为无应答或无脉,需按照正规心肺复苏流程进行 |

为减少对比剂过敏反应的发生,建议使用低渗或等渗非离子型对比剂。

2. 暂时性血管痉挛　常为导管或高压注射对比剂刺激所致。注意血管腔内操作应轻柔,导管导丝前送勿太深。出现血管痉挛后可暂时停止操作,经导管给予适当利多卡因溶液或舒血管药物。

3. 血管损伤、夹层　主要原因是推送导管导丝时动作过于粗暴,使用端孔导管造影时开口对准血管壁并高流速注入对比剂,若局部血管壁脆弱或存在动脉粥样硬化溃疡时更易发生。预防的方法主要是操作中要注意动作柔顺,尽量顺血管的走行,遇有阻力时切勿强行推送,造影时注意导管头端勿顶壁。

4. 血管栓塞　预防方法如前述。

5. 入路相关并发症　见本章第一节相关内容。

### 三、常见动脉血管插管技术概览

常见血管造影技术要点见表19-2-4。需注意人体血管解剖多有变异,掌握基本技术原理,因地制宜,方能完成预定的任务。

表 19-2-4　常见动脉血管插管技术

| 动脉名称 | 常用导管 | 探查位置 |
| --- | --- | --- |
| 脑血管 | 猪尾导管,H1导管,椎动脉导管,Simmons导管 | 先行主动脉弓造影了解主动脉弓及弓上三分支形态,指导定位超选 |
| 上肢动脉 | H1导管 | 锁骨下动脉直接延续 |
| 支气管动脉 | Cobra导管,RLG导管,MIK导管 | $T_{5\sim6}$椎体水平胸主动脉前侧壁或后侧壁(少数),病理状态下尤其注意异位起源的支气管动脉 |
| 肋间动脉 | Cobra导管,RLG导管 | 胸主动脉侧后壁,需注意$T_{5\sim12}$平面是否发出根髓大动脉 |
| 腹腔干 | RH导管,Yashiro导管,Cobra导管,RLG导管 | 腹主动脉前壁相当于$T_{12}$椎体下缘至$L_1$椎体上缘 |
| 肠系膜上动脉 | RH导管,Yashiro导管,Cobra导管,RLG导管 | 腹腔干下方约1cm |
| 肠系膜下动脉 | RH导管,RIM导管,Cobra导管 | $L_3$椎体平面腹主动脉前壁或稍偏左前壁 |
| 膈动脉 | RH导管,Cobra导管 | $T_{12}$椎体平面、腹腔干上方 |
| 肾动脉 | Cobra导管,Yashiro导管,Simmons-Ⅰ导管 | $L_{1\sim2}$椎体平面腹主动脉侧壁 |
| 腰动脉 | Cobra导管,RLG导管 | $L_{1\sim4}$椎体平面腹主动脉侧后壁 |
| 盆腔及子宫动脉 | Cobra导管,H1导管 | 超选同侧血管时需利用对侧髂动脉成袢 |
| 下肢动脉 | Cobra导管,H1导管 | 髂外动脉的直接延续 |

### 四、常见静脉血管插管技术

#### (一)肾上腺静脉插管

肾上腺静脉插管及采血常用于某些内分泌疾病(如原发性醛固酮增多症、嗜铬细胞瘤、肾上腺库欣病、雄激素过多症候群等)的诊断。右肾上腺静脉常于右肾静脉上方汇入下腔静脉,左肾上腺静脉常与左膈下静脉汇合后汇入左肾静脉。通常经股静脉入路,使用Cobra导管在$T_{12}$椎体平面附近寻找右肾上腺静脉。左肾上腺静脉则需先插管至左肾静脉(常开口于下腔静脉左侧壁),再旋转导管头向上寻找左肾上腺静脉(左侧精索静脉插管与此类似,插入左肾静脉远端后,导管头向下寻找左侧精索静脉开口)。

#### (二)肝静脉插管

1. 股静脉入路　通常用于诊断。使用Cobra导管在膈下水平沿下腔静脉右侧壁寻找肝静脉开口。在$L_{2\sim3}$水平可寻找副肝静脉开口。

2. 颈静脉入路　常用于治疗性介入操作(如肝静脉球囊扩张成形、TIPS等)。穿刺右侧颈内静脉,使用 Cobra 导管在膈下水平沿下腔静脉右侧壁寻找肝静脉开口。

3. 经皮肝穿刺入路 肝静脉闭塞时可选用此入路。穿刺流程与经皮胆道引流术类似(见第二十二章第五节)。刺中肝静脉的标志是经穿刺针注射对比剂时可见向第二肝门走行的管道影。

(三)门静脉插管

常用的入路包括经皮肝穿刺入路、经颈静脉及肝静脉入路、经脾穿刺入路。见相关章节。

## 五、常见的血管造影异常征象

1. 动静脉畸形 供血动脉迂曲增粗,局部异常的血管丛,引流静脉早期显影、增粗、迂曲,互相纠缠形成畸形、迂曲的血管团。合并异常血管丛破裂出血时可见对比剂外溢。局部可能合并动脉瘤。血管畸形邻近的动脉可因盗血现象而显影浅淡。

2. 动脉瘤 病变血管扩张,瘤体超过正常血管管径的 1.5 倍。瘤体也可呈圆形或椭圆形,突出血管腔外,宽颈或窄颈与载瘤动脉相连。破裂动脉瘤可表现为对比剂外溢,瘤体结构模糊。

3. 动脉硬化 动脉异常迂曲和伸长,节段性扩张和/或不规则狭窄。

4. 血管狭窄、闭塞 可单发或多发,病变范围局限或弥散。急性血管闭塞(如急性栓塞)表现为血管突然截断,缺乏侧支循环,远端分支显影差;慢性狭窄或闭塞的血管远端可能出现梭形或瘤样扩张,周围可能出现部分侧支循环。

5. 出血 直接征象为对比剂外溢,出血动脉相对迂曲、扩张。间接征象包括局部血管密集,粗细不均、血管壁毛糙;局部小静脉及毛细血管迂曲扩张;肿瘤性出血可见肿瘤染色及肿瘤血管;畸形血管团、血管瘤。

6. 肿瘤性病变 肿瘤染色,肿瘤供血动脉扩张、迂曲,周围血管包绕("手抱球"征),有时肿瘤染色团内可见小片状血管湖,局部可见血管瘘。周围血管推压、变形、移位。

7. 动脉夹层 典型征象为双腔改变,真腔较小、血流快、显影浓,假腔较大、血流慢、显影淡。颅内动脉夹层双腔征较少见,常见动脉不规则狭窄、偏心性动脉瘤样扩张并近端或远端狭窄血管。

8. 血栓、栓塞 血管腔局部充盈缺损、管腔狭窄甚至闭塞。急性血栓栓塞缺乏侧支循环,远端分支稀疏、显影不佳。

另外,尚有一些征象不能被误认为异常:①层流现象,水溶性对比剂比血液比重大,注射后不能充满整个血管腔,而是沉积于其背侧或优先流入背侧分支,靶血管显影不完全,形成类似充盈缺损的假象;②假性异常染色,造影导管插入靶血管后,因二者管径相当造成物理性阻塞,或因靶血管痉挛,局部血流速度明显减慢或暂时停滞,或局部静脉回流不良,注射的对比剂易在局部滞留,造成靶器官持续染色,易被误认为肿瘤染色或对比剂外溢;③假性充盈缺损,粗大静脉造影时,对比剂不能与血流充分混合(如静脉近心段狭窄或闭塞时),或有粗大的静脉汇入腔静脉时局部有不含对比剂的血流,易误认为局部充盈缺损;④甩鞭现象,高压注射对比剂时导管固定不良从靶血管弹出,造成靶血管显影欠佳。

## 六、相关知识测试题

1. 下列**不属于**血管造影术适应证的是
   - A. 常规筛查血管性疾病
   - B. 辅助血管性疾病的诊断及治疗方案制订
   - C. 部分血管性疾病治疗后随访
   - D. 原发性肝癌的 TACE 或 HAIC 疗法
   - E. 辅助血管性疾病的治疗方案制订

2. 血管造影术的禁忌证**不包括**
   - A. 碘过敏
   - B. 呼吸系统疾病
   - C. 严重的心、肝、肾功能不全
   - D. 未被控制的全身感染、穿刺部位感染
   - E. 穿刺部位感染

3. 关于碘对比剂相关的急性不良反应,下列说法**错误**的是
   - A. 使用对比剂前详细了解患者的病情,识别危险因素,做好应急预案
   - B. 目前一般使用高渗或等渗非离子型对比剂,安全性好
   - C. 常见的不良反应包括对比剂诱导的急性肾损伤、过敏反应
   - D. 水化可以预防或减少对比剂诱导的急性肾损伤
   - E. 目前一般使用等渗或低渗非离子型对比剂,安全性好

4. 关于碘对比剂相关的过敏样反应,下列说法**不恰当**的是
   - A. 可分为轻度、中度、重度三级
   - B. 轻度过敏样反应需严密观察,一般不需特殊处理
   - C. 中度过敏样反应需在严密监护基础上给予对症支持药物治疗
   - D. 重度过敏样反应需尽快进行有效的抗过敏治疗,静脉注射肾上腺素 1mg
   - E. 应有对比剂不良反应的应急及抢救预案

5. 下列关于导管导丝使用的说法,**不合适**的是
   - A. 仔细阅读术前影像学检查
   - B. 根据血管解剖特点选用合适的导管
   - C. 为防止血栓形成,应尽量减少导管在血管内的停留时间,选入靶血管后立即快速向前推送
   - D. 多角度投照以尽量减少假象的干扰
   - E. 应熟悉各种导管的特点及使用技巧

**答案:**1. A　2. B　3. B　4. D　5. C

(李　刚　彭畅立)

## 推荐阅读资料

[1]陈韵岱,陈纪言,傅国胜,等.碘对比剂血管造影应用相关不良反应中国专家共识.中国介入心脏病

学杂志 , 2014, 22 (6): 341-348.

［2］李彦豪 , 何晓峰 , 陈勇 . 实用临床介入诊疗学图解 . 3 版 . 北京 : 科学出版社 , 2021.

［3］余建明 . 医学影像技术学 : X 线造影检查技术卷 . 北京 : 人民卫生出版社 , 2011.

［4］MOORE W S. Vascular and endovascular surgery: a comprehensive review. 9th ed. New York: Elsevier, 2018.

# 第二十章

## 动脉介入技术

### 第一节　外周动脉栓塞术

#### 一、概述

外周动脉是指除主动脉和冠状动脉之外的全身其他主要血管,包括头颈部动脉、上肢动脉、下肢动脉、内脏动脉等。外周动脉栓塞术是经动脉导管将栓塞物在影像设备监控下注入病变器官的供应血管,使之发生闭塞,中断血供,以期达到控制出血、治疗肿瘤和血管性病变及消除患病器官功能的目的,其临床应用广泛,既可应用于外周动脉血管破裂出血、动静脉畸形、动静脉瘘、动脉瘤等栓塞治疗,也可用于肿瘤栓塞治疗、脾功能亢进等治疗。

#### 二、栓塞材料

栓塞材料是用于经导管注入并达到血管栓塞的物质,也可以称作栓塞剂。栓塞剂可为固体、液态物质和一些药物,依据不同标准可以进行多种分类。其中影响栓塞剂选择最重要的因素之一是所期望达到的栓塞持续时间,可以分为短期栓塞剂,如自体血栓;中期栓塞剂,如吸收性明胶海绵颗粒;长期性或永久性栓塞剂,如弹簧圈、可脱落球囊、医用胶等。影响栓塞剂选择的另一因素是所需阻塞的血管水平,按照栓塞血管直径的大小,可分为适用于毛细血管、小动脉水平的阻塞或用于更近端血管水平的阻塞的大、中、小型栓塞剂。常用的栓塞材料如下。

1. 明胶海绵　临时栓塞剂,注入血管内造成继发性血栓形成。闭塞血管时间从几周到几个月。明胶海绵可消毒,无抗原性,可按需要制成 3 种形态:①明胶海绵浆(极细小,易开通);②明胶海绵条(可经 0.035inch 内腔的微导管注入,较粗大);③明胶海绵粒(可经 0.035inch 内腔的微导管注入,较粗大,但比明胶海绵条细小)。明胶海绵易得、价廉,广泛应用于栓塞中、小血管,如栓塞肿瘤、血管性疾病和控制出血等。

2. 液态栓塞剂　包括无水乙醇、鱼肝油酸钠、组织胶和碘油等,其共同特点是易通过导管甚至微导管注入,但其栓塞机制不同。

无水乙醇具有强烈的蛋白凝固作用,可造成注入部位血管内皮细胞和中层肌坏死,血液有形成分蛋白凝固和细胞崩解成泥样阻塞毛细血管,并继发局部广泛血管血栓形成,造成靶器官的缺血坏死。其栓塞能力与到达靶血管内的瞬间浓度有关。

鱼肝油酸钠作为血管硬化剂其作用机制和使用方法与无水乙醇类似,作用稍弱。

氰基丙烯酸异丁酯（N-butyl-2-cyanoacrylate，NBCA）是一种组织黏合剂，为液态，与离子性液体如血液、盐水等接触后，会发生快速聚合反应，形成固体，常用于动静脉畸形、小动脉瘤等的治疗，亦用于静脉曲张的栓塞治疗。Onyx 胶由次乙烯醇异分子聚合物（ethylene-vinyl alcohol copolymers，EVOH）、二甲基亚砜（dimethyl sulfoxide，DMSO）和钽粉混合而成，是一种非黏性栓塞剂，Onyx18（6%）和 Onyx34（8%）可用于出血、脑动静脉畸形等病变栓塞。

碘油常与其他药物混合注入肿瘤供血动脉，可造成局部广泛的血管栓塞。碘油与化疗药物混合称为碘油化疗乳剂。其中碘油携带化疗药物选择性滞留于肿瘤的作用称为导向或靶向作用，可使药物大部分进入肿瘤并延长药物作用的时间。

3. 大型栓塞剂 包括金属弹簧圈类和可脱离球囊等。通常此类栓塞物能通过细小的导管内径，出导管后膨胀或盘曲成形，栓塞较导管直径大得多的血管或血管瘤腔。弹簧圈主要用于栓塞较大血管的主干，多不造成栓塞远端的缺血性梗死，常用于动静脉瘘、动脉瘤、血流再分布、大血管出血和静脉曲张等的治疗。可脱球囊通常用于较大直径血管和动静脉瘘的栓塞。

4. 微小颗粒型栓塞剂 指用于毛细血管和小动脉末梢栓塞的直径为 50~700μm 的微粒、微球。根据其是否可被吸收而达到中短期或长期栓塞的效果，其中短期栓塞者，如明胶粉，可用于肿瘤和弥漫性胃出血的治疗；长期栓塞者，如聚乙烯醇（PVA）微粒，可用于动静脉畸形和恶性肿瘤的治疗。

## 三、适应证和禁忌证

### （一）适应证

1. 血管性病变 动脉瘤、动静脉畸形、动静脉瘘。

2. 出血治疗 外伤性盆腔和内脏出血、泌尿系统出血、消化道出血、严重鼻出血和颌面部出血、大咯血及术后内出血等。

3. 器官灭活 非外伤性患者实体脏器的栓塞治疗主要包括肿瘤、动脉瘤、脾功能亢进、肾脏疾病引起的顽固性高血压及异位妊娠等。

### （二）禁忌证

不同栓塞术所使用的栓塞方法不同，以及所使用的栓塞剂和栓塞程度不同，因而其禁忌证也有所不同。以下为栓塞术禁忌证的一般原则。

1. 难以恢复的肝、肾衰竭和恶病质。

2. 导管不能插入并固定于靶动脉处，在栓塞过程中随时有可能退出。

3. 导管不能选择性插管以避开重要的非靶血管，可能发生严重并发症。

## 四、常见的各类外周动脉栓塞术

### （一）颈外动脉栓塞术

1. 适应证 顽固性鼻出血、颜面部血管畸形、假性动脉瘤、颈内动脉海绵窦动静脉瘘、头颈部肿瘤术前预防性栓塞等。

2. 技术要点

（1）常规全脑血管造影，包括颈内动脉和颈外动脉。

（2）进一步超选择插管，充分评估病变区的血液供应及范围，选择合适的栓塞材料。

（3）常用的栓塞剂包括明胶海绵、PVA 颗粒、弹簧圈、组织胶等。

（4）强调出血部分的栓塞，进行颈外动脉分支栓塞时尽量保留完整的主干，保持至少一个主要供血动脉的远侧供血范围，以便提供侧支血流到其他黏膜并防止坏死。密切关注有无颈内动脉和颈外动脉交通支存在，选择合适直径规格的栓塞颗粒，避免颅内分支异位栓塞。使用弹簧圈栓塞时应该避免近端闭塞，允许根据需要适时进行重复栓塞。

鼻咽部纤维血管瘤行颈外动脉栓塞术见图 20-1-1。

3. 并发症

（1）常规的脑血管造影的风险。

（2）栓塞部位的感染。

（3）局部血管损伤导致皮肤或鼻腔黏膜有脱落的风险，特别易发生于栓塞颗粒过小或侧支循环被破坏的患者。

### (二) 支气管动脉栓塞术

1. 适应证

（1）急性大咯血，内科治疗无效。

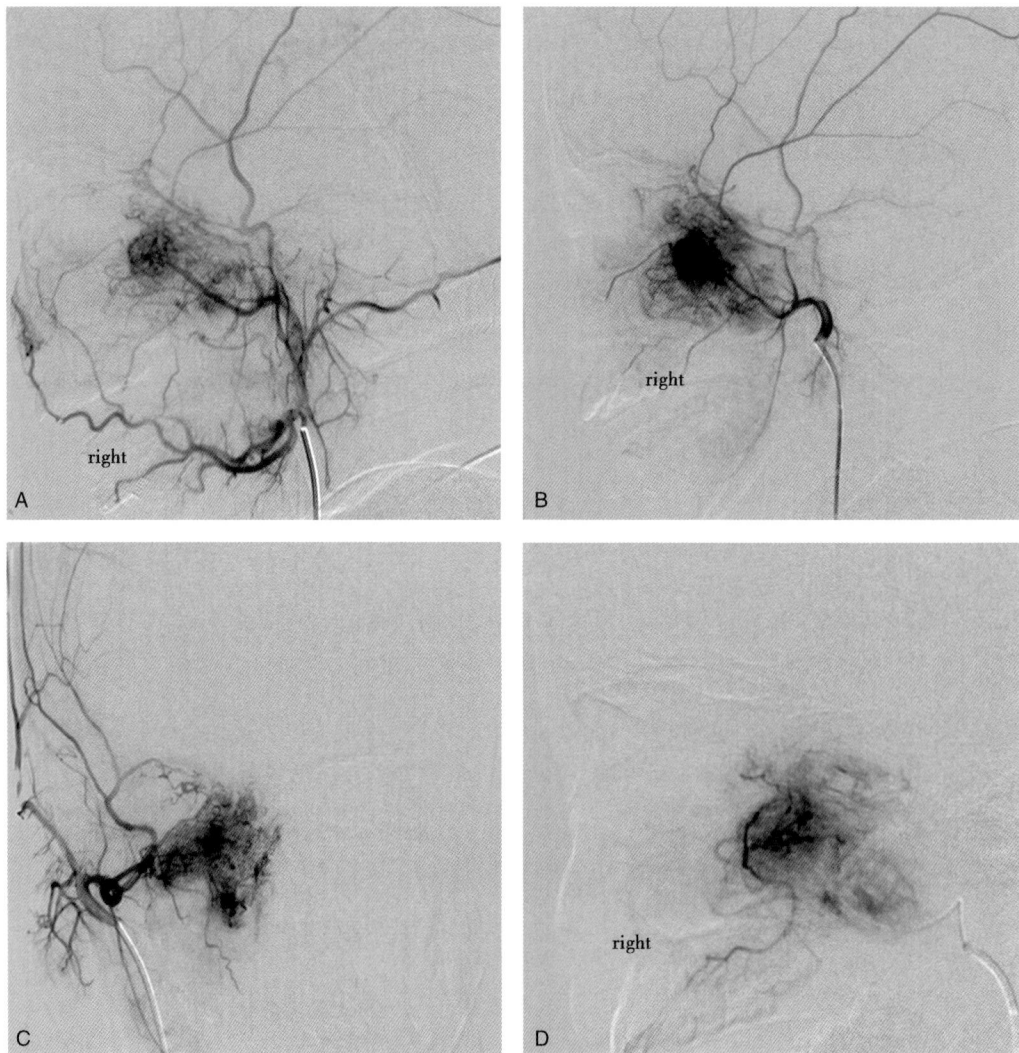

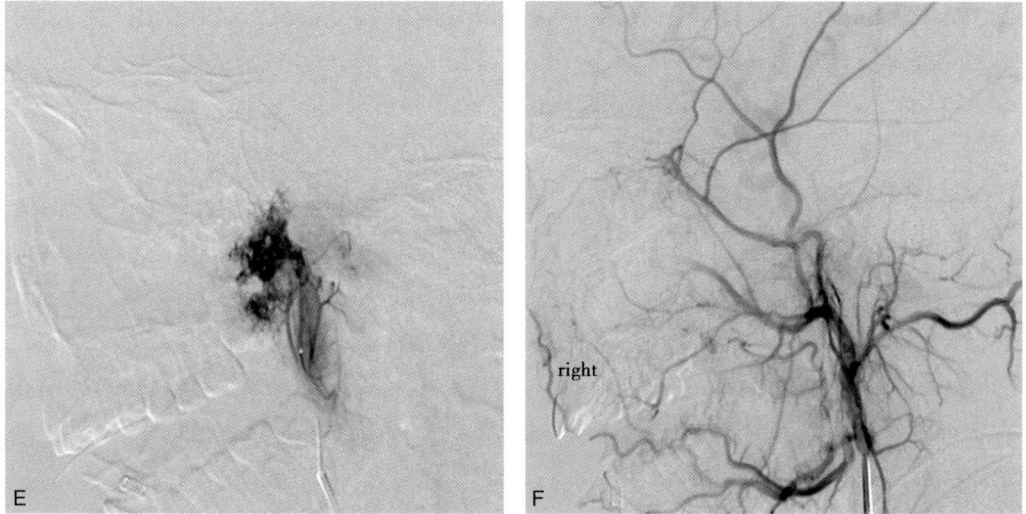

图 20-1-1 鼻咽部纤维血管瘤行颈外动脉栓塞术

A. 右颈外动脉造影示右上颌动脉增粗,颅底可见大量新生血管,排列紊乱,右咽升动脉亦参与供血,实质期可见明显肿瘤染色;B. 侧位右上颌动脉造影示肿瘤染色;C. 正位右上颌动脉造影示肿瘤染色;D. 微导管超选择送入右上颌动脉内注入 PVA 颗粒(300μm)行栓塞治疗;E. 微导管超选择送入右上颌动脉内注入 PVA 颗粒(300μm)行栓塞治疗;F. 复查右颈外动脉造影示肿瘤血管消失,供血动脉对比剂停滞。

(2)反复大咯血,肺部病变广泛或肺功能差,无法做肺切除术;需手术治疗,但暂时不具备手术条件,必须先控制出血。

(3)手术后咯血复发。

(4)长期、反复中小量咯血,药物治疗效果不好,对患者的生活质量及心理造成影响。

2. 介入治疗围手术期处理 术前仔细分析咯血的可能病因,排除非呼吸系统出血,常规 CT 可以明确病变特点和分部范围,推荐术前行支气管动脉 CTA,充分了解支气管动脉分布情况、起源位置及方位、形态改变及有无异位支气管动脉供血情况,同时排除肺血管源性出血。对于危重的大咯血患者,介入医生应与麻醉科及重症监护病房医生紧密合作,以保证患者在救治过程中的安全。在介入手术准备和手术中,保持呼吸道通畅,防止患者再次突发大出血而窒息非常重要。对可自主呼吸,脉搏血氧饱和度能维持在 95% 以上者,可仅给予面罩呼吸,保证术中呼吸正常。对自主呼吸不能维持供氧的患者,必须进行辅助呼吸,使脉搏血氧饱和度维持在 95% 以上。术中监测生命指征。

3. 技术要点 常规探查造影顺序如下。

(1)根据术前 CTA 资料寻找胸主动脉($T_{4~8}$ 水平)起源的支气管动脉分支。

(2)探查异常起源的支气管动脉,包括锁骨下动脉、甲状颈干、胸廓内动脉、两侧膈下动脉、心包膈动脉、腹腔动脉等。

(3)探查造影使用的导管,如 Cobra C2 导管、LG 导管、Yashiro 导管等。

(4)造影明确病变血管后,采用微导管系统深入靶血管进行栓塞。

(5)常用 PVA 和栓塞微球等颗粒型栓塞剂。明胶海绵颗粒可用,明胶海绵浆禁用,弹簧钢圈亦不主张使用。

　　PVA 直径为 200~700μm,其中直径 300~500μm 的颗粒在临床上应用最为广泛,对防止咯血短期内复发具有明显的优势,也有文献认为直径在 500μm 以上安全性更佳(支气管动脉常与脊髓动脉共干,直径为 500μm 以上误栓脊髓动脉风险小)。

　　因明胶海绵浆颗粒过小可能导致脊髓动脉栓塞,所以禁用。

　　弹簧圈也应避免使用,以避免无法进行再次栓塞。弹簧圈偶可用于转流技术,如胸廓内动脉中上段广泛的纤细病变胸膜支,微导管无法进入,则进行胸廓内动脉主干远段截流,按顺序先放置钢圈、再注入明胶海绵条,中断其向远端的血流,确定对比剂不再进入胸廓内动脉远端而反流入中上段的病变分支后,撤导管再注入 PVA 实现病变分支的栓塞,同时也保证了胸廓内动脉末梢分支不发生末梢性栓塞。

　　(6)肺癌合并大咯血者应同时行化疗灌注术以使肿瘤缩小,预防咯血复发。尽管国内外已有不少研究和文献报道载药微球栓塞在肺癌中的应用有很好的疗效,但目前仍缺乏循证医学高级别证据的文献和指南推荐。

　　(7)避免栓塞胸部重要脏器的供血末梢分支,如脊髓、食管和主动脉壁的营养动脉等。

　　(8)术后反应和并发症主要包括发热、胸闷、胸骨后灼烧感、肋间痛及吞咽困难等。对症处理,一般 1 周内缓解。

　　支气管动脉栓塞见图 20-1-2。

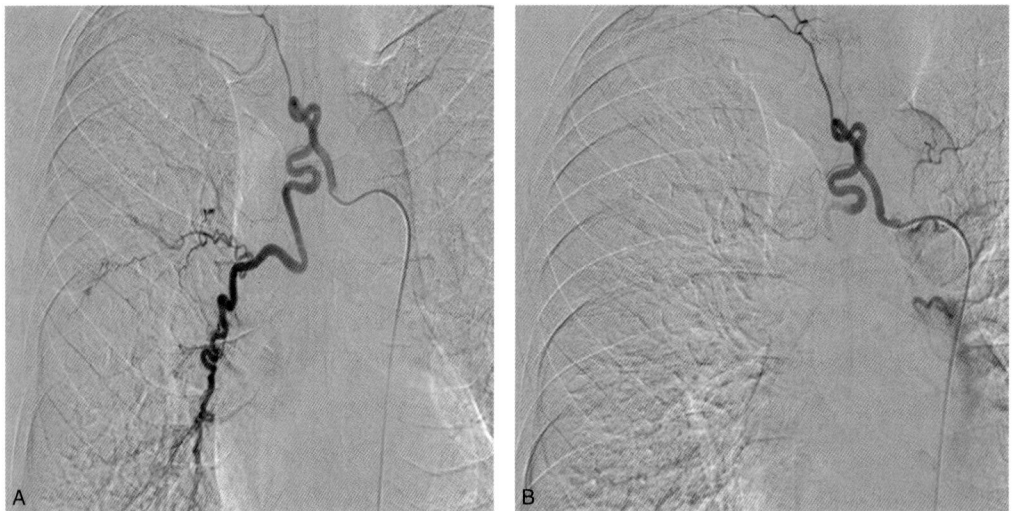

**图 20-1-2　支气管动脉栓塞术**

患者,男,73 岁。反复咯血 2 年。造影见右侧支气管动脉异常增粗,远端分支紊乱,未见明显动静脉瘘征象(A),顺入微导管至右侧支气管动脉中远段,避开肋间动脉,注入 PVA 颗粒(300μm)行栓塞治疗(B),复查造影示右侧支气管动脉远段已彻底栓塞。

### (三) 消化道出血的栓塞治疗

　　上消化道出血通常首选内镜下诊治。当出现出血量太大导致内镜不能明确出血部位、内镜治疗未能止血及医源性治疗后或患者自身血管变异导致解剖结构不清等因素,导致患者不能采用内镜下治疗的情况时,常采取栓塞治疗。对于下消化道出血,内镜治疗较困难时栓塞治疗可作为主要治疗方案。造影可用于明确出血部位,为外科手术做准备,但其最常用于确定出血部位并行止血治疗。总的原则是:由于上消化道侧支循环丰富,不易出现组织器官坏死的情况,因此对于上消化道出血,可以使栓塞血管的范围较广,以尽可能保证栓塞止血的效果。

1. 禁忌证

(1)绝对禁忌证

1)如果造影和栓塞可用于抢救患者,则无绝对禁忌证。

2)有对比剂导致的致命性过敏反应是重要的禁忌证。

(2)相对禁忌证:以下为相对禁忌证,有助于决定能否行造影。

1)肾功能不全。

2)对比剂过敏。

3)不能纠正的凝血功能障碍。

4)如果出血量很大,可能外科手术更合适而不是造影,因为造影控制出血的速度没有外科手术快。

2. 技术要点

(1)上消化道出血栓塞

1)超选择插管出血动脉(通常为胃十二指肠动脉或胃左动脉)。

2)对于胃左动脉出血,常用的栓塞技术为采用明胶海绵颗粒栓塞,通过血流将明胶海绵颗粒冲到远端分支。

3)对于胃十二指肠动脉出血,先将微导管超选至出血部位远端,用弹簧圈、明胶海绵或组织胶进行栓塞以防止其有供血至出血点。然后后退导管并进行栓塞,直至栓塞全胃十二指肠动脉开口处。在胃十二指肠动脉近开口处栓塞时需注意避免栓塞剂如弹簧圈或明胶海绵反流造成肝动脉的异位栓塞。

4)在栓塞完胃十二指肠动脉后,需行肠系膜上动脉造影以确定有无通过胰十二指肠动脉弓形成的侧支血管供应出血点。

5)需注意不能单纯采用弹簧圈栓塞动脉血管近端,否则可能导致栓塞不全,而很快形成侧支循环来供应出血点。

6)在栓塞完胃十二指肠动脉后,需行肠系膜上动脉造影以确定有无通过胰十二指肠动脉弓形成的侧支血管供应出血点。

7)如果内镜下确定了出血的部位,可以采用预防性栓塞(尽管造影时无对比剂外溢,但仍栓塞可疑的出血动脉),最常见的预防性栓塞部位是食管胃底交界处(胃左动脉)及十二指肠(胃十二指肠动脉)。

(2)下消化道出血栓塞

1)为避免下消化道出血栓塞引起缺血性并发症,需要行超选择性插管。先将 5Fr 导管置于目标血管主干的开口,然后采用 3Fr 微导管进行同轴插管。其微导管头端应尽可能接近对比剂外溢的位置。对于结肠出血,一般插管至肠壁内的直小动脉。

2)如果导管头端能够到达出血部位,可以经微导管填塞入 0.018inch 的微弹簧圈。通常只需要 1~2 枚微弹簧圈。

3)如果出血较为弥漫(如肠道血管发育不良导致的出血)或微导管头端只能接近但不能到达出血部位,则可采用 PVA 颗粒进行栓塞。需注意只能注射少量的 PVA 颗粒以避免过度栓塞。颗粒的大小应选择直径 300μm 以上,因为小的颗粒容易达到外周血管远端,更易引起消化道梗死。

4)须了解肠道血管弓解剖：结肠中动脉(肠系膜上动脉发出)-左结肠动脉(肠系膜下动脉发出)弓和直肠上动脉(肠系膜下动脉发出)-直肠中动脉(髂内动脉发出)弓。

消化道出血栓塞见图 20-1-3。

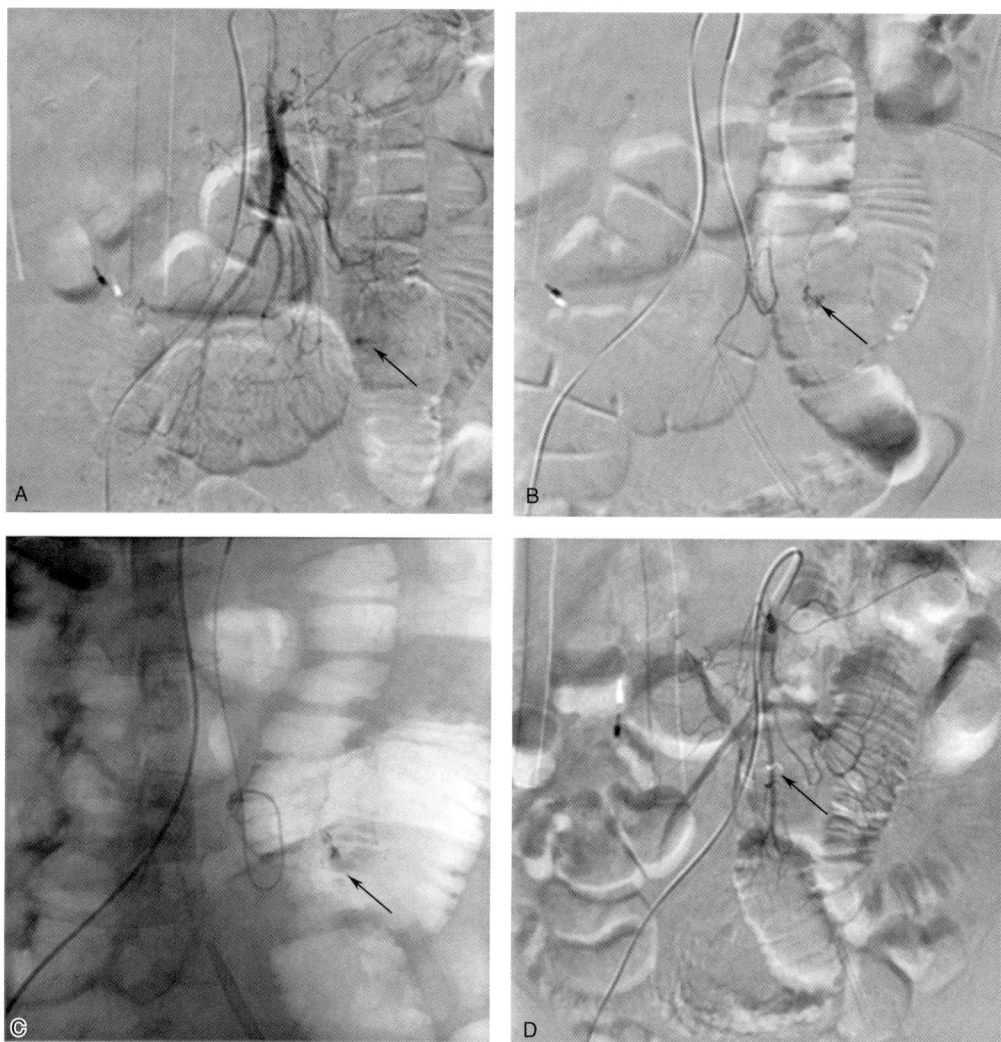

图 20-1-3　消化道出血栓塞术

患者,女,75 岁。部分空肠切除术后 1 周反复呕血、黑便。肠系膜上动脉造影(A)示空肠动脉分支远端可见小片状对比剂外溢(箭),微导管超选择造影(B)示空肠动脉出血分支(空肠吻合口区),微导管进一步超选择至出血动脉近段(C),对比剂外溢(箭),注入明胶海绵颗粒并放置 1 枚微弹簧圈(箭);复查肠系膜上动脉造影(D)示出血空肠动脉近段保留,对比剂外溢消失,未见异位栓塞征象。

### (四) 脾动脉栓塞术

1. 适应证　脾功能亢进、脾脏外伤、脾动脉病变如脾动脉瘤及假性动脉瘤、肝移植患者引起的脾脏盗血等。

2. 围手术期处理

(1)常规术前检查,明确肝功能、肾功能、凝血酶原时间、血常规及脾大程度。

(2)行脾动脉远端栓塞时术前 2d 预防性应用广谱抗生素。

(3)术后静脉输注广谱抗生素,预防感染。

(4)支持对症治疗,必要时可应用糖皮质激素改善患者症状。

(5)定期复查血常规、肝功能、肾功能、胸片、脾脏超声或 CT。

3. 技术要点

(1)脾动脉远段栓塞

1)脾脏为终末脏器,没有交通血管,脾脏的热缺血时间在数小时内。因此在进行脾动脉远端栓塞时,栓塞剂采用明胶海绵、PVA 颗粒及弹簧圈等,都可以达到脾脏实质坏死的效果。在栓塞时,需要注意抗生素的应用,常用的抗生素为庆大霉素,与栓塞剂混合后注射。

2)脾动脉远段栓塞的目标体积是 60%~70%,可以采用分次栓塞方法。一般间隔 2 周,主要观察指标为血小板,血小板计数超过 $50 \times 10^9$/L 即可停止栓塞,以减少并发症。

(2)脾动脉近段栓塞

1)脾动脉有三个弓,分别是胃左动脉 - 胃短动脉弓、胰背动脉 - 胰大动脉弓、胃网膜右 - 胃网膜左动脉弓,是保证脾动脉主干栓塞后脾脏不梗死的解剖学基础。脾动脉近段栓塞的最佳位置是"保三弓",因此,栓塞剂的部位应该位于胰背动脉 - 胰大动脉之间,用此方法可以"保三弓"。

2)在行近段脾动脉栓塞时需要"保三弓",以防脾梗死,但造影时通常无法发现这些脾动脉的侧支,因此在行近段脾动脉栓塞时可以选择在距离脾动脉起始部约 5cm 处进行。

3)栓塞材料有弹簧圈、血管塞等。

巨脾病脾功能亢进行脾动脉栓塞见图 20-1-4。脾动脉瘤栓塞术见图 20-1-5。

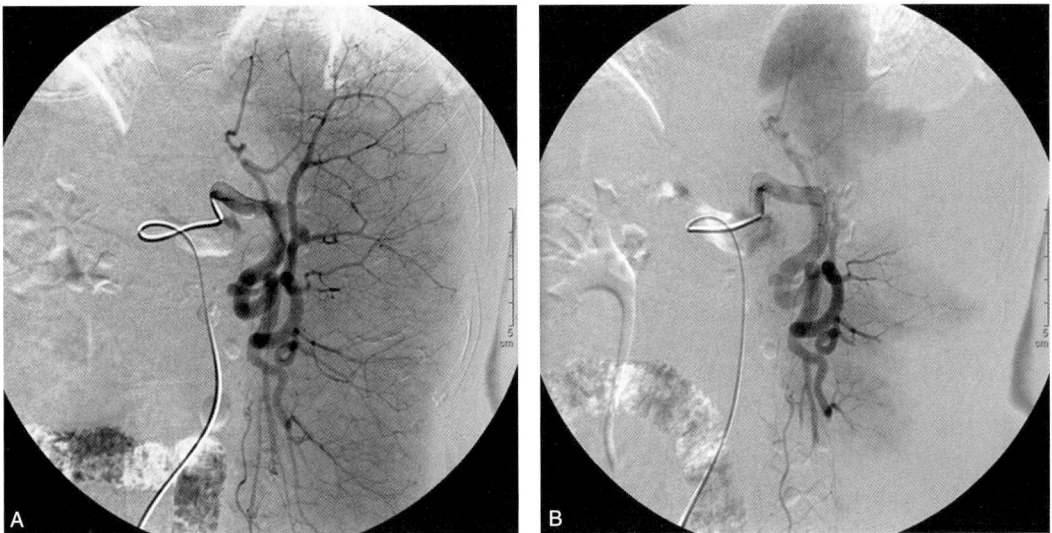

图 20-1-4　巨脾病脾功能亢进行脾动脉栓塞术

A. 栓塞前脾动脉造影示脾脏染色明显增多,脾内分支约 20 支;B. 注入明胶海绵颗粒(1 000μm)后复查,脾动脉栓塞范围约 70%。

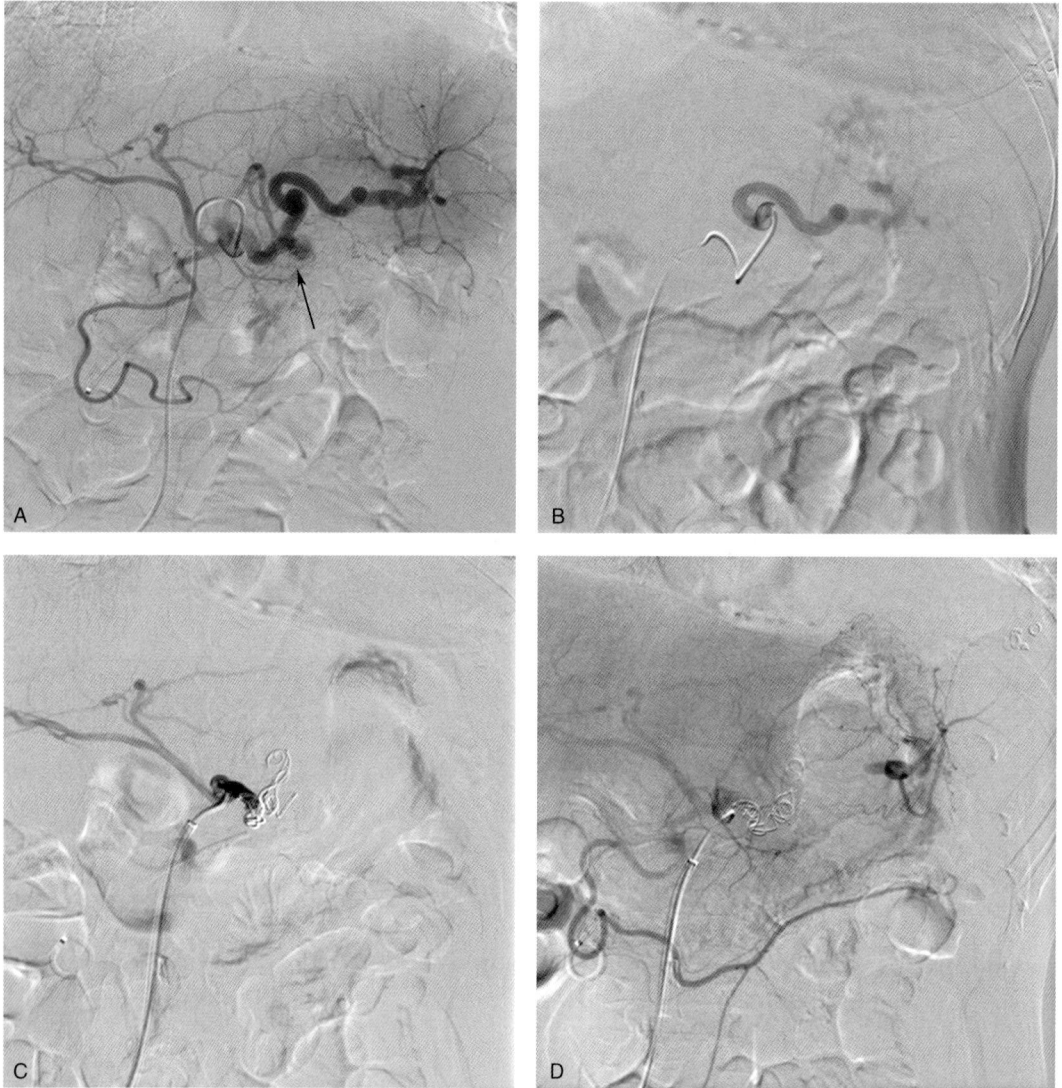

图 20-1-5　脾动脉瘤栓塞术

A. 腹腔干造影,箭示脾动脉近段假性动脉瘤;B. 导管送至脾动脉载瘤动脉以远;C. 置入弹簧钢圈行近段脾动脉主干栓塞;D. 腹腔干动脉复查造影,脾动脉瘤未见显示,脾动脉近中段血流停滞,脾门区及脾内分支通过胃左动脉 - 胃短动脉弓代偿供血。

4. 常见并发症及处理

(1)栓塞后综合征:部分脾动脉栓塞后几乎所有患者皆有一过性发热、左上腹疼痛和食欲不振。发热一般在 38℃ 左右,少数可达 39℃ 以上,持续 1~3 周,中度腹痛,对症处理即可。

(2)支气管肺炎和胸腔积液:多见于左侧,与脾动脉栓塞后疼痛限制左侧呼吸运动及反应性胸膜炎有关。经抗生素和对症治疗可以恢复。

(3)脾脓肿:为细菌感染所致。与脾动脉栓塞后脾静脉血流减慢、肠道细菌逆流入脾组织及无菌操作不严有关。控制栓塞范围、严格无菌操作及围手术期预防性应用抗生素可有效降低脾脓肿的发生率。一旦出现脾脓肿,应积极抗炎,尽早穿刺置管引流,或行外科手术治疗。

(4)脾破裂:栓塞后脾淤血、水肿,当有囊肿或脓肿形成时,可能出现脾破裂。一经发现需立即手术治疗。

## (五)创伤性大出血

创伤性大出血是临床常见的危急重症,出血多、易与骨折等伴发,手术困难,常因失血性休克危及患者生命。内科通过大量输血、补液纠正低血容量性休克,但往往难以纠正休克状况,且易引起酸碱失衡、弥散性血管内凝血及心、肝、肾等脏器急性衰竭。外科采用手术探查以明确出血部位,采用动脉结扎术或脏器切除术来控制出血,但存在创伤大、风险高、并发症多、盲目性强等缺点,而且部分患者因出血部位特殊(如颅底、盆腔等)或难以明确出血病灶,无法外科手术。动脉造影是诊断血管性疾病的"金标准",可以发现受损血管及出血部位,并根据造影结果进行栓塞治疗,可迅速有效地止血,取得良好的效果,最大限度地保护组织和脏器功能。

1. 血管损伤的 DSA 征象

(1)血管断裂:造影表现为血管闭塞、对比剂外渗、对比剂滞留、闭塞近端血管扩张、断端周边侧支循环增多、断端远侧血管可经侧支循环部分显示。

(2)血管挫伤:造影表现为血管内充盈缺损、继发血栓致血管闭塞、血管壁毛糙等。

(3)血管痉挛:造影表现为血管壁毛糙、管腔细小、血流变慢。

(4)血管受压:造影表现为血管推移移位、管腔细小,严重者血管闭塞。

(5)血栓形成:常继发于血管损伤尤其是钝性损伤、内膜破裂、血流缓慢,逐渐促使血栓形成,造影表现为充盈缺损、血管闭塞、近端血管扩张,侧支循环增多。

(6)假性动脉瘤:造影表现为囊状团块影与动脉相通,随动脉搏动而搏动。

(7)外伤性动静脉瘘:造影表现为动静脉直接沟通,静脉早期显影。

当造影时发现对比剂溢出、动脉截断、假性动脉瘤或动静脉瘘,是迅速经导管栓塞治疗的直接征象。

2. 技术要点

(1)创伤性出血,尤其是保守治疗失败的患者,身体状况一般较差,难以长时间配合检查治疗,手术医生必须于术前充分了解病史,备好器材,术中熟练操作,缩短治疗时间。

(2)造影检查应全面详细,特别是头颈部器官,容易双侧动脉供血,侧支循环(或潜在侧支)丰富。全面的双侧颈内动、颈外动脉及椎动脉造影检查,才能防止漏诊。为预防并发症的发生,应注意颅内外动脉间的危险吻合。

(3)术中必须选用超滑导丝,轻柔操作。一旦发生血管痉挛,可局部用药充分解痉后再治疗,应避免对痉挛动脉实施治疗。

(4)栓塞材料选择:常见的栓塞材料包括 PVA 颗粒、明胶海绵、弹簧圈等。应根据出血部位、性质、破裂动脉的管径而选用一种或两种栓塞材料,既能达到止血目的,又最大限度地保护组织器官的功能,避免并发症的发生。

## 五、相关知识测试题

1. 关于支气管动脉栓塞,**错误**的是

　　A. 常用栓塞材料为 PVA 颗粒、明胶海绵、弹簧钢圈

B. 需要根据病变位置探查异常起源的支气管动脉

C. 常规可以使用弹簧圈对支气管动脉主干进行栓塞

D. 适应证主要是急性大咯血及内科治疗无效者

E. 发热、胸闷、胸骨后灼烧感及胸痛是其术后常见并发症

2. 对于脾动脉栓塞描述**不确切**的是

　A. 将脾动脉主干完全栓塞达到治疗目的

　B. 可治疗不同原因导致的脾功能亢进

　C. 目前仍多采用明胶海绵颗粒作为栓塞材料

　D. 栓塞术后的不良反应主要包括发热、脾区疼痛和恶心、呕吐

　E. 脾脓肿形成、胸腔积液和肺炎等是主要并发症

3. 经动脉栓塞最严重的并发症是

　A. 异位栓塞导致器官梗死　　　　　　B. 疼痛

　C. 感染　　　　　　　　　　　　　　D. 栓塞后缺血

　E. 其他

4. 血管内栓塞治疗可控制体内多种原因引起的出血,但**不适用于**

　A. 外伤性脾破裂出血　　　　　　　　B. 经皮肾镜术后出血

　C. 肝癌破裂出血　　　　　　　　　　D. 外伤性十二指肠破裂出血

　E. 胃、十二指肠溃疡出血

5. 保守治疗无效的鼻外伤性出血可以选择

　A. 颈外动脉栓塞　　　　　　　　　　B. 支气管动脉栓塞

　C. 髂内动脉栓塞　　　　　　　　　　D. 颌内动脉栓塞

　E. 胸廓内动脉栓塞

**答案**:1. C　2. A　3. A　4. D　5. D

(梁　琪)

## 推荐阅读资料

［1］李麟荪,贺能树,邹英华.介入放射学:基础与方法.北京:人民卫生出版社,2005.

［2］李彦豪,何晓峰,陈勇.实用临床介入诊疗学图解.北京:科学出版社,2021.

# 第二节　主动脉腔内修复术

## 一、概述

主动脉腔内修复术主要是通过置入血管腔内覆膜支架覆盖或隔绝主动脉病变,使得主动脉病变内血栓形成并缩小,达到主动脉重塑的目的。1991 年,Parodi 等首次利用自制的管型人工血管内支架治疗腹主动脉瘤,1994 年,Duke 首次报道了胸主动脉瘤腔内修复术,经过短短数十年的腔内修复技术及材料不断更新发展,腔内修复术成为多数胸腹主动脉疾病的首选治疗方式。本节将重点介绍胸主动脉夹层及腹主动脉瘤腔内修复术,其他主动脉疾病

手术方式与操作流程与之类似。

## 二、操作规范流程

### (一) 适应证

胸主动脉瘤和腹主动脉瘤腔内修复术适应证,主要考虑其解剖条件。

(1) 无症状胸主动脉瘤和腹主动脉瘤直径>5.5cm 或随访观察期间胸主动脉瘤和腹主动脉瘤快速增大(6个月内动脉瘤直径增大>5mm)。

(2) 症状性胸主动脉瘤(无论大小)(症状包括局部压迫、破裂、感染等)必须行腔内修复术或外科干预。

(3) 多种合并症不能耐受外科手术。

(4) 近端及远端瘤颈(支架锚定区)适当的长度(至少1cm)且直径在支架大小可选择范围之内。

(5) 手术入路血管(髂、股动脉)管腔直径至少8mm。

(6) 胸主动脉夹层腔内修复术适应证:①夹层破裂出血;②主动脉周围或纵隔血肿进行性增大;③夹层主动脉直径快速增大;④主动脉重要分支严重缺血(即灌注不良综合征);⑤药物无法控制的疼痛。

### (二) 禁忌证

1. 无法纠正的凝血功能异常。

2. 解剖条件限制,不能安全有效地隔绝瘤腔或夹层破口,如入路血管和/或近远端锚定区严重迂曲、钙化或伴有严重狭窄;缺乏足够长的支架锚定区。

### (三) 术前准备

1. 患者检查及治疗准备  术前 CTA 检查是制订手术方案的基础,用于了解动脉瘤的解剖形态、与邻近血管(包括主动脉弓及腹主动脉分支动脉)的关系、入路血管的条件;完善薄层(层厚<3mm)主动脉全长 CTA、常规实验室血液检查(肝功能、肾功能、血常规、凝血功能等)。

胸主动脉腔内修复术(thoracic endovascular aortic repair,TEVAR)时,术前 CTA 测量:①瘤颈锚定区长度(夹层第一破口到左锁骨下动脉的距离)、直径;②夹层血管最大直径(真腔+假腔)及范围;③髂、股动脉直径及管壁情况。

腹主动脉腔内修复术时,术前 CTA 测量:①近端瘤颈(肾动脉到腹主动脉瘤近端距离)长度、直径;②肾动脉至腹主动脉分叉距离;③瘤体的内径及外径;④髂总动脉的直径及长度;⑤髂外动脉及股动脉直径。

根据测量参数大小决定选择支架相关情况。

2. 签署知情同意书。

3. 器材准备  常用器材包括血管鞘及穿刺套装(5~9Fr),Hunter Head 造影导管(90cm)、猪尾造影导管(90cm)、导丝(150cm)、血管缝合器,黄金标记血管造影导管,超长超硬支撑导丝(260cm),根据病变特征选择支架输送系统。

### (四) 技术要点

1. 术前全面评估患者情况,包括生命体征、重要脏器功能情况、其他合并症情况、家族遗传病史。

2. 患者取仰卧位。

3. 全身麻醉,但需做好外科手术准备(腹主动脉瘤腔内修复术目前行局部麻醉方式已得到认可,但仍需做好全身麻醉的准备)。

4. 常规消毒、铺无菌单。

5. 再次确认患者姓名、手术名称、手术部位、术前用药如预防性抗生素。

6. 建立股动脉及肱动脉入路。股动脉入路:采用预置血管闭合器的方式,股动脉最佳穿刺点位于腹股沟韧带以下股动脉分叉以上 1~2cm,穿刺成功后先将一根 0.035inch 短导引导丝送入髂动脉,置入 7Fr 血管鞘。随后预置 10Fr 的 Prostar 或 2 个 6Fr 的血管缝合器施行"预关闭"技术(图 20-2-1)。当使用血管缝合器时,第 1 个向内侧旋转 30°,第 2 个保留导丝,向外侧旋转 30°,这些器械在穿刺部位的近端和远端均放置了一根单股缝线。退出输送器材时取出这些缝线,标记好随后使用,然后置入 7Fr 血管鞘以止血。另一种选择是单独使用 10Fr Prostar。左侧肱动脉通路:采用经皮血管穿刺成功后留置 5Fr 血管鞘备用。

7. 上述步骤为胸主动脉腔内修复术及腹主动脉腔内修复术共有的步骤,下面分别讲述胸主动脉腔内修复术和腹主动脉腔内修复术。

(1)胸主动脉腔内修复术

1)全身肝素化后,经左侧肱动脉入路引入导丝及猪尾造影导管至夹层破口上方行胸主动脉造影,明确破口位置、破口与左锁骨下动脉距离、主动脉弓上血管变异情况、真假腔具体情况、夹层累及范围(如累及腹主动脉,则其分支由真假腔供血的情况),术中标记好左锁骨下动脉位置,保持该位置不变,经股动脉 7Fr 血管鞘引入导丝及血管造影导管(Centimeter Sizing Catheter)通过主动脉夹层真腔(这一步确保导丝导管走行在夹层真腔内最为重要一步)到达升主动脉。

2)交换超硬导丝,退出股动脉 7Fr 血管鞘,配合缝合器,经股动脉穿刺点送入支架输送系统,支架释放前控制性降压至 90mmHg 左右,透视下精准定位支架输送系统第 2 个标记点对准左锁骨下动脉左侧管壁(第 1、2 标记点间为支架裸露部分)并释放。

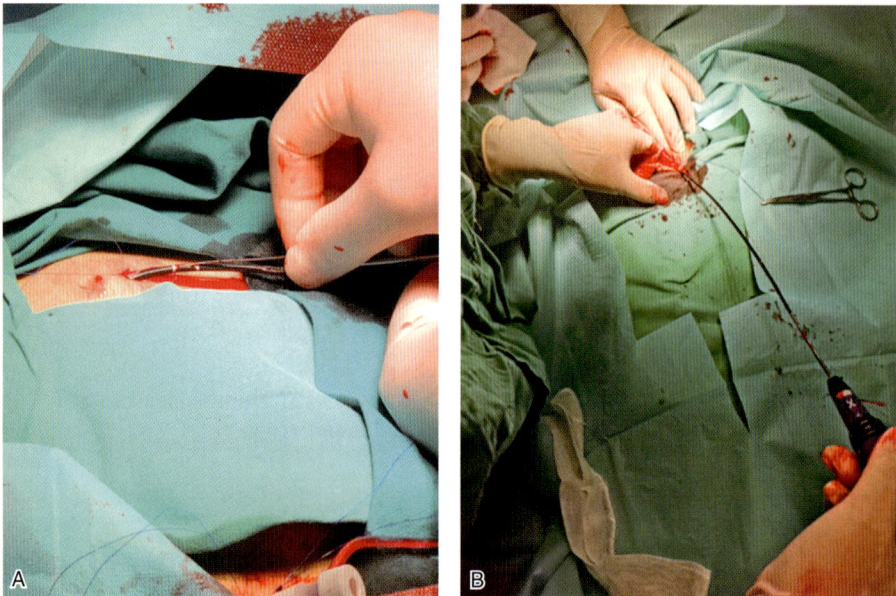

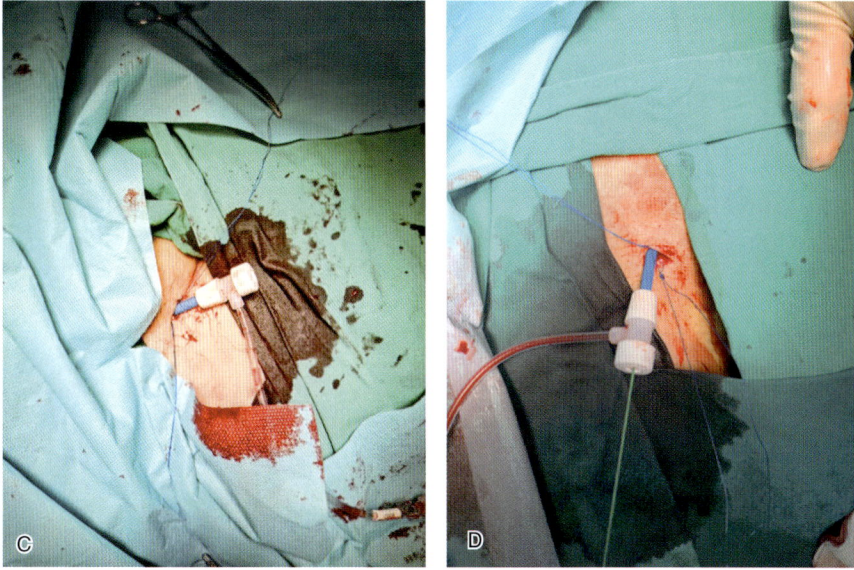

**图 20-2-1　经股动脉穿刺预置缝合器**
预置第 1 个缝合器后再次引入短导丝(A),通过短导丝引入第 2 个缝合器(B),
预置两个缝合器后置入血管鞘以止血(C、D)。

3)支架释放后经股动脉入路行主动脉造影,如果效果满意则缓慢退出支架输送系统。当输送系统退出股动脉时,保留导丝,边压迫止血,边拉紧单股缝线,直至打结推送器收紧预置线结(Proglide),止血之后,退出导丝,再用手按压,与此同时,使用鱼精蛋白中和肝素,如在两个 Proglide 缝合器缝线拉紧后仍存在持续性搏动性出血,可以经原导丝引入并释放第 3 个 Proglide 缝合器;如果仍存在持续性搏动性出血,则需开放手术缝合穿刺孔的方法。B 型主动脉夹层腔内修复术见图 20-2-2。

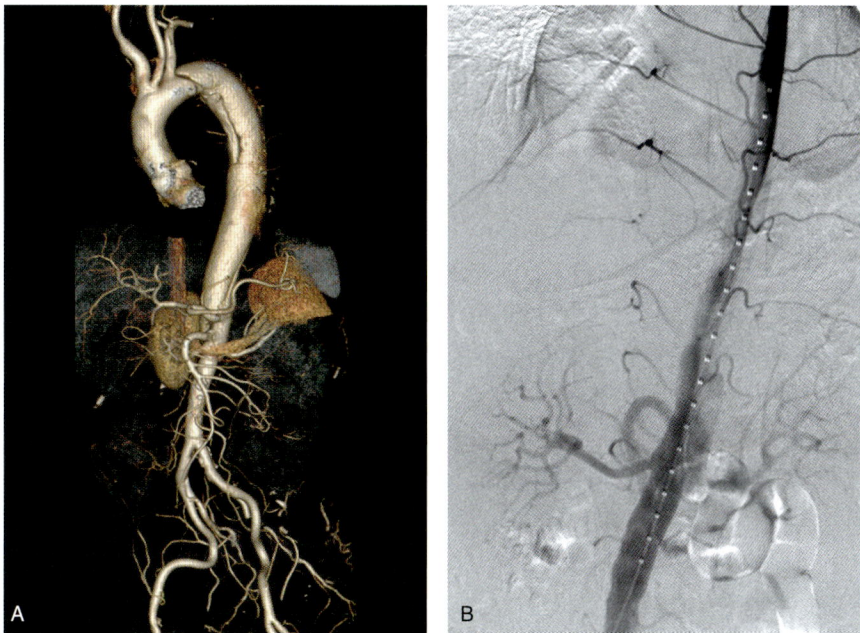

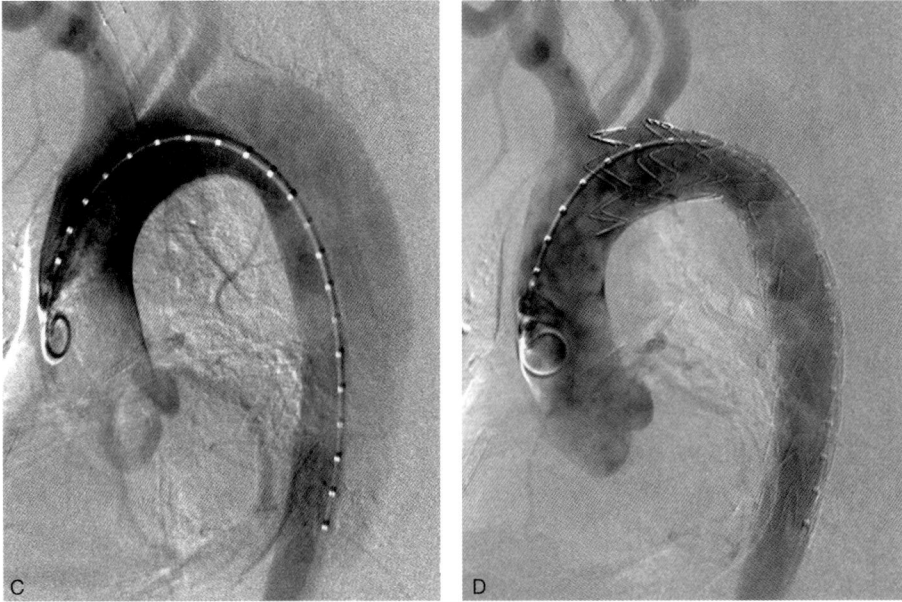

图 20-2-2 B 型主动脉夹层腔内修复术

A. 术前 CTA, 容积再现技术显示主动脉夹层真假腔形态、范围及主动脉弓血管情况;B. 主动脉夹层胸腹段主动脉造影显示腹主动脉及其分支情况(需结合术前 CT) 以明确造影导管是否位于真腔内;C. 主动脉弓造影示真假腔大小、形态、破口位置及锚定区长度等;D. 血管腔内支架置入后 DSA 造影显示破口隔绝良好。

(2)腹主动脉腔内修复术:分为分体式分叉型人工血管支架和一体式分叉型人工血管支架:

1)腹主动脉瘤分体式分叉型人工血管支架:全身肝素化,建立左侧肱动脉通路引入导丝及 H1 造影导管至腹主动脉瘤上方行腹主动脉造影,可结合测量软件再次精准测量腹主动脉瘤各个相关参数,选择合适尺寸的主体及分支支架入路血管。主体侧入路血管的选择要求:髂、股动脉无严重狭窄、钙化或过度迂曲,主体支架输送系统可顺利通过。

经股动脉穿刺置入 7Fr 血管鞘引入导丝及血管造影导管(Centimeter Sizing Catheter)至肾动脉上方,交换超硬导丝至胸主动脉,退出 7Fr 血管鞘,拉紧一侧缝合器避免股动脉穿刺点出血,沿超硬导丝将主体支架输送系统送至腹主动脉瘤近端瘤颈锚定区;再次造影确定肾动脉位置,应用 roadmap 或经肱动脉留置导管至肾动脉进行术中定位;术中控制性降压至 90mmHg 左右,将主体支架定位于肾动脉下方释放(主体支架及髂动脉肢体支架的直径应大于近端瘤颈锚定区血管内径 10%~20%),如近端瘤颈内径不足 1.5cm 或瘤颈成锥形(瘤颈远端比近端直径宽 4mm 或远端比近端在直径每厘米范围内增加 3mm),应将主体支架裸露部分跨越肾动脉,其覆膜部分标记点须位于肾动脉开口下方进行释放。

主体支架及同侧髂动脉肢体支架完全释放后,经左侧肱动脉通道引入 260cm 超硬交换导丝(超长超硬支撑导丝)并通过主体支架残端出口进入对侧股动脉。用鹅颈圈套出超硬交换导丝,形成肱 - 股通路;将覆盖对侧髂动脉分体支架沿超硬交换导丝送入主体支架残端开口处接驳释放,此步骤称为"接腿"。另外一种"接腿"方法:先使用穿刺对侧股动脉并置入 5Fr 血管鞘,引入 150cm 导丝及 H1 造影导管到主体支架残端开口处,并在动态透视下选择进入主体支架内(由于主体支架残端开口悬空于主动脉瘤腔,内部空间较大,导丝导管选择进入主体支架内难度较大),交换超硬导丝后,将分体支架沿超硬导丝送入主体支架残端开口进行接驳释放。

　　支架系统退出及止血同前述。腹主动脉瘤腔内修复术见图 20-2-3。

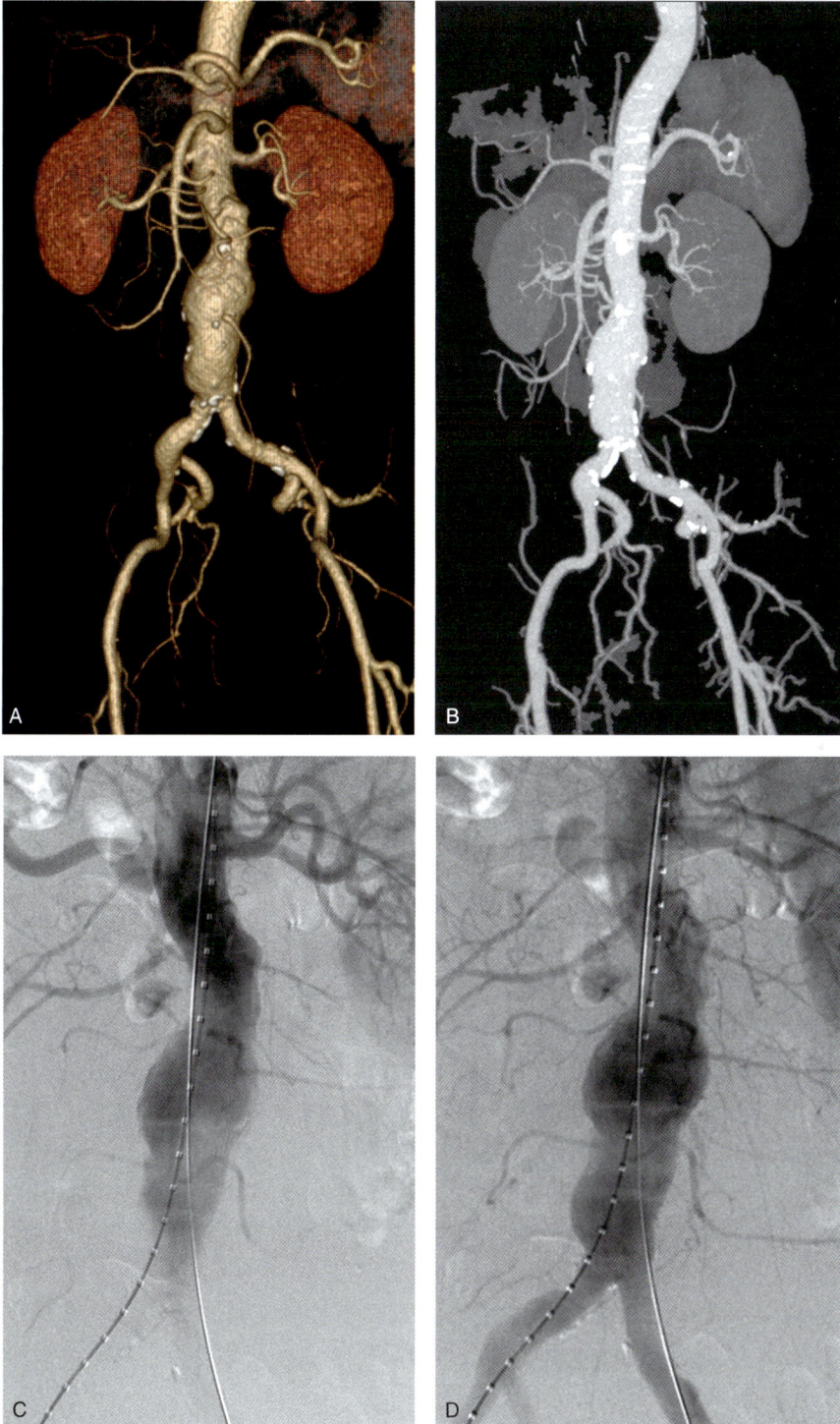

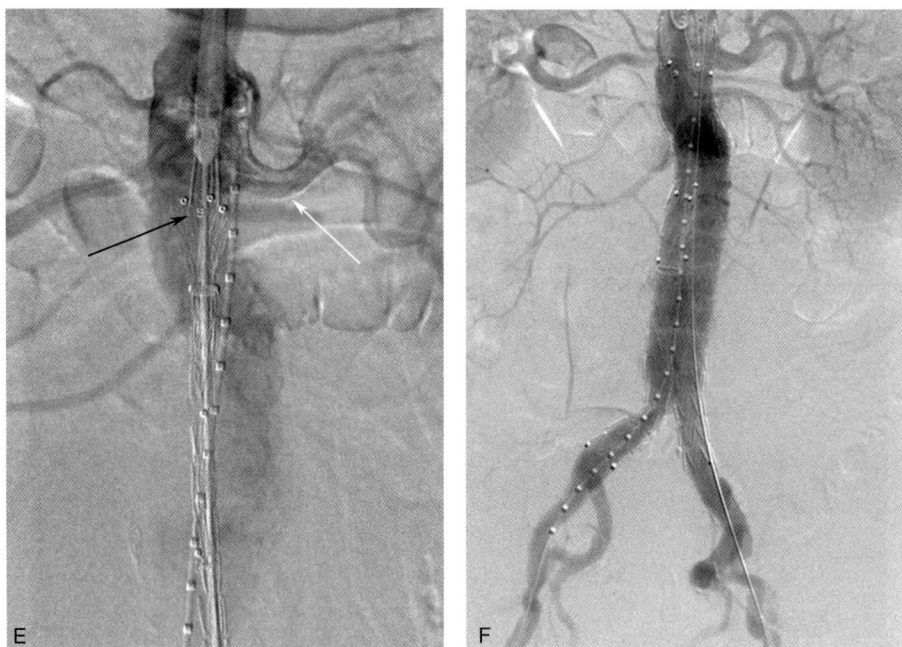

图 20-2-3　腹主动脉瘤腔内修复术

术前 CTA 三维重建（容积再现技术和最大密度投影）显示肾下型腹主动脉瘤（A、B）大小、形态、瘤颈长度、肾动脉位置、有无累及双侧髂动脉、双侧髂外动脉大小、形态。腹主动脉瘤腔内修复术：术中造影明确腹主动脉瘤大小形态、瘤颈长度、肾动脉位置、有无累及双侧髂动脉、双侧髂外动脉大小、形态（C、D）；术中再次造影（E）明确主体支架标记点（黑箭）与肾动脉位置（白箭）；血管腔内支架置入术后造影复查（F）双侧肾动脉显示通畅、瘤腔隔绝满意及双侧髂动脉显影良好。

2）腹主动脉瘤一体式分叉型人工血管支架：按照上述方法于双侧股动脉预置 2 个缝合器，结合术前 CTA 及术中腹主动脉造影情况，明确主体支架入路侧别和分支支架入路侧别。主体支架入路侧股动脉穿刺后留置 8Fr 血管鞘，分支支架侧股动脉穿刺后导入 9Fr 血管鞘，并引入 5Fr Cobra 导管至主体支架入路侧股动脉，同时从该侧血管鞘内置入鹅颈圈抓捕对侧导丝后将 Cobra 导管及导丝引至主体支架入路侧体外留置。随后经主体支架入路侧 8Fr 血管鞘内重新引入 150cm 导丝及 Hunter 造影导管至肾动脉上方，交换超硬导丝至胸主动脉，然后撤出 8Fr 血管鞘并扩张股动脉穿刺道至可通过支架输送系统。

将支架输送系统中的髂动脉肢体导丝通过 Cobra 导管送至分支支架侧体外并撤出导管，术者将支架输送系统沿超硬导丝导入，助手于对侧缓慢后撤髂动脉肢体导丝，同步配送支架输送系统进入主动脉，当对侧髂动脉肢体完全位于腹主动脉时（透视下清晰可见），旋转支架输送系统，将对侧髂动脉肢体导丝调至与对侧髂动脉肢体导丝一致，注意勿与支架输送系统缠绕；后撤支架输送系统最外面的套管，将对侧髂动脉支架弹开，术者和助手同时后撤输送系统和对侧髂动脉肢体导丝，将支架系统骑跨在腹主动脉分叉上，双侧髂动脉支架到位；后撤对侧髂动脉肢体导丝至体外，完全张开对侧髂动脉支架。将支架输送系统最中心的金属杆向上推送，完全释放腹主动脉支架，最后后撤输送系统最外面及中间的套管，释放同侧髂动脉支架。支架系统退出及止血同前述。

## （五）术后管理

（1）穿刺侧肢体伸直24h,绝对卧床休息24~48h。

（2）生命体征监护,严格控制患者血压为(130~140)/90mmHg。

（3）患者一般情况,如意识、胸腹部、四肢活动情况等。

（4）密切观察穿刺入路血管情况,如有无皮肤发绀、肿胀及敷料干燥。

## （六）常见并发症及处理

1. 内瘘　其定义为在置入血管腔内移植物后,腔内移植物以外仍有持续性的血流进入瘤腔内,为了更好地理解这一现象,根据内瘘原因及干预方式的不同,将内瘘分为四型,见表20-2-1。

表 20-2-1　内瘘分型

| 类型 | 别称 | 定义 | 内瘘方向 | 原因 | 干预方式 |
|---|---|---|---|---|---|
| Ⅰ型 | 覆膜相关型内瘘 | 由于血管腔内支架覆膜与主动脉瘤或夹层的近端或远端瘤颈贴合不良,导致不能有效隔绝动脉瘤腔或夹层破口 | 血流自支架型人工血管覆膜的近端或远端流入瘤腔 | ①支架尺寸不合适②支架扩张不充分③动脉瘤颈过短或扭曲成角过大④支架放置位置不当或移位⑤支架与血管之间有血栓 | 发生率3%~5%,需干预,可使用球囊扩张、置入主动脉Cuff或髂动脉延长段支架进行修复,也可采用胶体或弹簧圈封闭瘘口 |
| Ⅱ型 | 与覆膜无关的反流型内瘘 | 主动脉分支血管内的血流发生倒流 | 血流持续性地自瘤壁小动脉开口倒流入瘤腔 | 肠系膜下动脉、腰动脉、肋间动脉、副肾动脉、腹壁下动脉等分支血管逆行灌注动脉瘤 | 不需立即干预,可自行愈合,如对分支反流性内瘘病例,只有在动脉瘤增大情况下(直径>5mm)才考虑再次干预,可行分支血管栓塞、直接瘤内注射凝血酶、外科结扎 |
| Ⅲ型 | 纤维破裂型内瘘 | 支架型人工血管覆膜发生纤维破裂或两个支架的重叠部位结合不严导致的内瘘 | 管腔内的血流自覆膜的破裂口流入瘤腔 | 支架与覆膜连接破裂;环形与纵向支架丝分离;环形支架丝连接分离;支架组件连接分离;覆膜疲劳;支架移位变形 | Ⅲ型内瘘的出现为支架发生破裂的前兆,故必须立即处理;可根据具体情况采取加行内支架置入或外科手术置换,随着支架与覆膜的材料和工艺不断进步,该型内瘘正不断减少 |
| Ⅳ型 | 覆膜渗透型内瘘 | 覆膜的多孔性和术中抗凝状态所致 | 对比剂通过覆膜向瘤体内呈云雾状渗透 | 多在48h内自行封闭 | 不需特殊处理,瘤内张力:无明显内瘘,但瘤腔不断扩大,也称为Ⅴ型内瘘,血栓化内瘘或血栓传递压力可能是瘤内张力的原因之一,最好评估方法为MRA。如瘤腔不断扩大(直径>5mm),积极干预是必须的 |

2. 截瘫　发生率<5%,增加胸主动脉腔内修复术后脊髓缺血的风险有既往或同期行肾下型腹主动脉腔内修复术、胸主动脉覆盖面积广、肾功能不全、术中低血压(系统血压低于90mmHg),以及同时覆盖双侧髂内动脉和左锁骨下动脉而未进行重建。根据发生截瘫时间的不同分为即刻性神经功能障碍(发生于术后即刻)和迟发性神经功能障碍(发生于术后一段时间)。

脊髓损伤的因素:①脊髓缺血时间长、程度重;②主动脉修复后未能重建脊髓血运;③生化介导的脊髓再灌注损伤。一旦发生脊髓缺血损伤,应尽早积极干预处理,以缩短脊髓缺血时间(<30min),具体措施为维持平均血压>90mmHg,脑脊液引流(48~72h;维持适当脑脊液压力);应用类固醇药物。

3. 移植物置入后综合征　临床上表现为暂时性C反应蛋白(C-reactive protein,CRP)升高,非感染性发热(常见于术后第2日起,午后发热,体温一般不超过38.5℃),红细胞、白细胞及血小板轻度下降等。

可能原因:①与移植物的异物反应;②瘤腔内血栓形成后的吸收;③移植物对血细胞的机械破坏;④对比剂的影响等。

处理措施:短期内小剂量使用肾上腺糖皮质激素及抗炎镇痛类药物对症处理。

4. 术后新发主动脉损伤　包括主动脉破裂及逆行主动脉夹层[破口可位于升主动脉、主动脉弓(逆行A型夹层)或腹主动脉肾上型]。

原因:①血管腔内支架本身对血管壁的机械性损伤;②主动脉腔内导丝、导管操作对血管壁的损伤;③主动脉疾病本身的进展;④术后血压控制欠佳,血流动力学对血管壁的强烈冲击导致再发破口。据欧洲主动脉腔内修复术并发症注册研究显示:15%的逆行A型夹层发生在术中,21%发生在术后留院期,64%发生在术后随访期,提示主动脉新发损伤长期存在,且主动脉夹层比主动脉瘤术后发生新发破口的风险更大。

5. 入路血管并发症　多数是由于较大直径的血管鞘对粥样硬化动脉的损伤所致,发生率为5%~10%,随着输送系统及操作技术的不断改进,发生率在逐步下降。

6. 神经系统并发症　后果严重,可能由于在主动脉弓操作时,导管、导丝、球囊和血管支架干扰颈动脉开口所致,支架近端位于胸主动脉2区,即左锁骨下动脉的近端,与围手术期发生脑卒中相关。据报道,锚定区位于胸主动脉2区时脑卒中的发生率为14%;而锚定区位于左锁骨下动脉远端3、4区时脑卒中发生率仅为1%。

7. 双侧下肢动脉栓塞、缺血坏死　多与术中手术操作引发主动脉血管壁斑块脱落顺血流方向至双侧下肢动脉远端栓塞并导致远端肢体缺血坏死,后果严重,如处理不及时可能导致截肢。

### 三、操作注意事项

1. 支架大小应根据动脉瘤或夹层近端锚定区的大小(超过正常锚定区血管直径的10%~20%);为避免覆盖长段胸主动脉和腹主动脉导致截瘫,应尽量选择长度适当偏短的支架,目前可选择的支架长度有160mm、180mm、200mm。

2. 胸主动脉夹层腔内修复术　术中支架移植物误置入夹层假腔,将导致严重的临床后果,原因可能为夹层破口过大、术中夹层真假腔区分不清、术中支架输送系统释放时严重移位等。

　　防止支架误入假腔的措施：①如夹层破口过大，可考虑在夹层破口远端加入限制性裸支架以避免支架脱入假腔；②左侧肱动脉通路可构建肱股导轨，同时结合术前 CTA 腹主动脉分支血管由真假腔供血的情况及术中胸主动脉和腹主动脉造影，以确保导丝、导管走行于夹层真腔内；③支架输送系统释放前需反复确定支架标记点及左锁骨下动脉位置，释放过程中需双手协调并稳定操作以避免支架移位。

　　3. 主动脉腔内修复术　建议建立左侧肱动脉通路的原因：①有助于术中明确左锁骨下动脉具体位置，避免血管腔内支架覆盖左锁骨下动脉。如果覆盖左锁骨下动脉，可通过置入分支支架挽救左锁骨下动脉；②支架必须在夹层真腔内释放，当导丝、导管经股动脉入路进入夹层真腔困难时，左侧肱动脉通路可用于引导导丝进入入路侧股动脉，以确保支架沿夹层真腔内释放；③可用于入路血管过度迂曲时，经肱 - 股路径用超硬导丝建立通路以引导支架输送系统。

　　4. 胸主动脉腔内修复术中左锁骨下动脉重建　过去认为胸主动脉腔内修复术中血管腔内支架覆盖左锁骨下动脉通常不会对患者神经系统及左上肢供血造成影响，但是随着实验证据及临床研究的深入，证实不应将覆盖左锁骨下动脉作为常规，且近期随着带有分支支架的胸主动脉血管腔内支架在临床的应用，重建左锁骨下动脉技术有了进一步完善，如因特殊临床需求确定要覆盖左锁骨下动脉，术前应详细地进行影像学评估，了解双侧椎动脉优势情况、颅内后循环情况及基底动脉环的完整情况。

　　5. 胸主动脉夹层腔内修复术术中操作注意事项　胸主动脉夹层支架精准定位并释放是腔内修复术的重点，也是手术成功的关键，为准确定位并安全释放血管腔内支架，应采取如下措施。①术者必须熟知所选用的血管腔内支架的特性，如前端有无裸支架部分、前端有无倒刺固定装置、前端打开方式及能否再次调整位置，标记点所在部位和输送系统尺寸等；②支架输送系统直径均偏大，一般为 18~24Fr。为使其顺利上行至主动脉弓，超硬导丝前端软头必须位于升主动脉近端，以保证超硬导丝对支架输送系统的内在支撑力；③左锁骨下动脉位置及近端锚定区确定后，术者根据支架释放要求，双手稳定好支架输送系统，透视下缓慢释放支架前端。术中支架一旦发生定位移位。必须前送或后撤支架输送系统并重新定位释放位置，切不可双手矛盾运动或单手运动，以防支架提前释放。

　　6. 腹主动脉腔内修复术中操作注意事项　腔内移植物的分支支架支撑力较弱，如其相应髂动脉高度迂曲、狭窄，分支支架容易发生扭曲、狭窄甚至闭塞，从而导致一侧下肢动脉断流，临床典型表现为下肢动脉搏动减弱甚至消失、下肢疼痛加重、跛行甚至急性缺血综合征。解决措施为术中必须在髂动脉迂曲处放置支撑力更强支架（如 Wallstent）。

## 四、相关知识测试题

1. 主动脉腔内修复术后需要紧急处理的内瘘的类型是
   A. Ⅰ 和 Ⅱ 型　　　　　　　　　　　B. Ⅰ 和 Ⅲ 型
   C. Ⅱ 和 Ⅲ 型　　　　　　　　　　　D. Ⅲ 和 Ⅳ 型
   E. Ⅳ 和 Ⅴ 型

2. Stanford B 型主动脉夹层原发破口最常见的部位是
   A. 升主动脉
   B. 主动脉弓

C. 左锁骨下动脉近心端

D. 降主动脉起始段

E. 腹主动脉

3. 主动脉腔内修复术**不可能**用来治疗的疾病是

A. A 型主动脉夹层

B. B 型主动脉夹层

C. 胸主动脉穿透型溃疡

D. 胸主动脉假性动脉瘤

E. 胸主动脉真性动脉瘤

4. 主动脉夹层最为凶险的并发症为

A. 压迫脏器

B. 夹层破裂

C. 夹层累及分支动脉开口影响血供

D. 假腔内血栓形成

E. 主动脉急性水肿

5. 胸主动脉腔内修复术中预防脊髓缺血损伤的措施**不包括**

A. 选择适当长度的支架

B. 尽量缩短脊髓缺血时间

C. 术中诱发电位监测

D. 同时进行腹主动脉瘤腔内修复术

E. 术后行脑脊液引流

**答案:**1. B　2. D　3. A　4. B　5. D

(李海平　周春晖)

## 推荐阅读资料

［1］柯罗恩威尔.卢瑟福血管外科学.郭伟,符伟国,陈忠,译.7版.北京:北京大学医学出版社,2013.

［2］李彦豪,何晓峰,陈勇.实用临床介入诊疗学图解.北京:科学出版社,2021.

［3］徐克,滕皋军.Abrams 介入放射学.2版.北京:人民卫生出版社,2010.

［4］ERBEL R, ABOYANS V, BOILEAU C, et al. 2014 ESC guidelines on the diagnosis and treatment of aortic diseases. Kardiol Pol, 2014, 72 (12): 1169-1252.

<h1 align="center">第三节　外周动脉成形术</h1>

外周动脉疾病(peripheral arterial disease,PAD)指除主动脉和冠状动脉之外的全身其他主要血管,由于狭窄和前向血流减少或中断导致的缺血性疾病。以往 PAD 常被认为是下肢动脉疾病,事实上,PAD 经常累及颈动脉、椎动脉、上肢动脉、肠系膜动脉和肾动脉,主要病因为动脉粥样硬化,其他不常见的原因包括退行性变、外周压迫、肌纤维结构不良、外周血栓形成等。本节主要对临床常见的 PAD 疾病,如颈动脉狭窄(carotid artery stenosis,CAS)、肾动脉狭窄(renal artery stenosis,RAS)及下肢动脉硬化闭塞症(arteriosclerosis obliterans,ASO)

腔内成形术进行阐述。

## 一、颈动脉狭窄成形术

### (一) 概述

颈动脉粥样硬化所致管腔狭窄与脑卒中的发生密切相关,是缺血性卒中重要的危险因素,20%~25% 的卒中可能与之相关。早期颈动脉粥样硬化性狭窄因颅内血管代偿良好可无任何症状,但严重狭窄及溃疡性病变是导致卒中发生的高危病变,应当引起高度重视。随着微创介入技术的发展,颈动脉支架成形术(carotid artery stenting,CAS)是目前治疗颈动脉严重狭窄的一种有效的治疗方法。目前研究显示 CAS 效果接近或等同于颈动脉内膜剥脱术。

### (二) 操作规范流程

1. 适应证

(1)无症状血管管径狭窄程度大于 80%,有症状(短暂性脑缺血发作或脑卒中发作)血管管径狭窄程度大于 50%。

(2)血管管径狭窄程度小于 50%,但有溃疡性斑块形成。

(3)某些肌纤维发育不良,大动脉炎稳定期有局限性狭窄。

(4)放疗术后或内膜剥脱术后、支架术后再狭窄。

(5)由于颈部肿瘤压迫等导致的狭窄。

(6)急性动脉溶栓后残余狭窄。

2. 禁忌证

(1)3 个月内有颅内出血,2 周内有新鲜梗死。

(2)不能控制的高血压。

(3)对肝素、阿司匹林或其他抗血小板类药物有禁忌。

(4)对对比剂过敏。

(5)颈内动脉完全闭塞。

(6)伴有颅内动脉瘤。

(7)在 30d 以后预计有其他部位外科手术。

(8)2 周内曾发生心肌梗死。

(9)严重心、肝、肾疾病。

3. 术前准备

(1)详细询问病史,包括现病史、既往史和过敏史。了解有无胃溃疡病史、心肾疾病、糖尿病、高脂血症,并给予有效的治疗。

(2)实验室检查,特别是出凝血功能和风湿活动性的检查。

(3)相关影像学检查,包括颈部血管 CTA 及 MRA、头颅 CT、MRI 等。CTA 及 MRA 需要评估狭窄范围和水平、狭窄程度、狭窄区斑块的性质,有无硬性、软性或出血等情况。头颅 CT、MRI 用于除外 3 周内的新发脑梗死。

(4)局部脑血流评价(MRI 灌注、CT 灌注)。

(5)全脑血管造影:全脑血管造影建议与支架成形术分次进行,以便有充足的时间进行手术讨论和分析,与患者家属进行针对性的沟通并取得共识。

(6)术前 3~5d 口服抗血小板药物,目前常用氯吡格雷(波立维)75mg,可以加用阿司匹林 100mg,以防术中血栓栓塞并发症的发生。如需要急诊处理,可以术前口服氯吡格雷 300mg。

(7)术前 6h 禁食、禁水。

(8)术前 6h 内进行碘过敏试验。

(9)双侧腹股沟区备皮。

4. 操作步骤

(1)Seldinger 技术行股动脉穿刺,一般放置 8Fr 血管鞘。开始术中肝素抗凝,激活全血凝固时间(activated clotting time of whole blood,ACT)应该达 250~300s。必要时以猪尾导管以左侧斜位 35° 行主动脉造影。

(2)于 6~8Fr 导引导管后面接 Y 阀或止血阀并与加压肝素盐水连接,维持灌注,在 0.035inch 泥鳅导丝导引下将导引导管尖置于患侧颈总动脉,头端位置距离狭窄 3~5cm。过度迂曲的颈总动脉可以使用交换导丝将导引导管交换到位,而交换导丝应置于颈外动脉内。

(3)通过导引导管造影测量狭窄长度和直径,选择合适支架,并行患侧狭窄远端颅内动脉造影以备术后对照。

(4)通过导引导管将保护装置小心穿过狭窄并将其释放在狭窄远端 4~5cm 位置,撤出保护装置外套。预扩张可能导致栓塞及斑块破裂,但特殊情况下如需要预扩张,可选择较小球囊,扩张前静脉给予阿托品 0.5mg 以防心动过缓。

(5)常用自膨式支架,支架术后造影,一般不做后扩张。若残余狭窄超过 30% 可以酌情行支架内后扩张,后扩张球囊直径多为 5mm 及以下。

(6)最后撤出保护装置,行颈部及患侧颅内动脉造影,并与术前对比。

颈动脉支架置入术见图 20-3-1。椎动脉支架置入术见图 20-3-2。

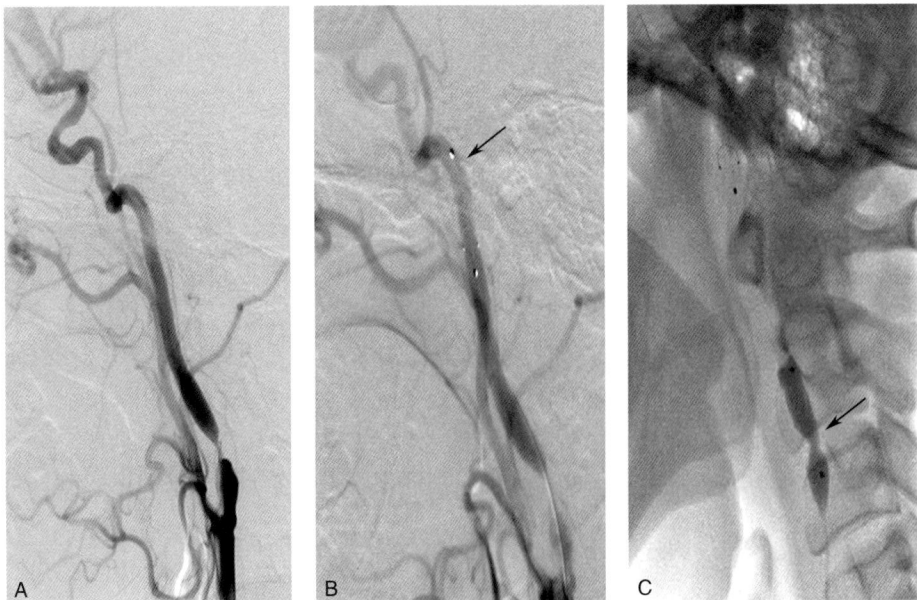

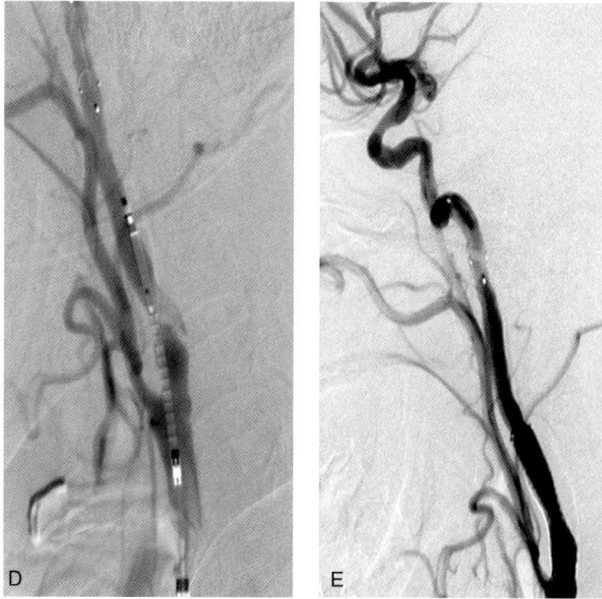

图 20-3-1　颈动脉支架置入术

A. 8Fr 导引导管左侧颈总动脉造影示左侧颈内动脉近段线状狭窄,狭窄程度超过 90%;B. 将前端脑保护装置送至狭窄段并将其释放在狭窄远端 5cm处,箭示脑保护装置;C. PTA 球囊导管扩张(5mm×20mm),箭示球囊腰迹;D. 复查造影,沿脑保护装置工作导丝置入自膨式裸支架(6~8mm 式裸支架Protege),支架中心位于狭窄段;E. 支架置入术后复查造影示左侧颈内动脉近段狭窄已解除,对比剂上行顺畅,支架位置形态良好。

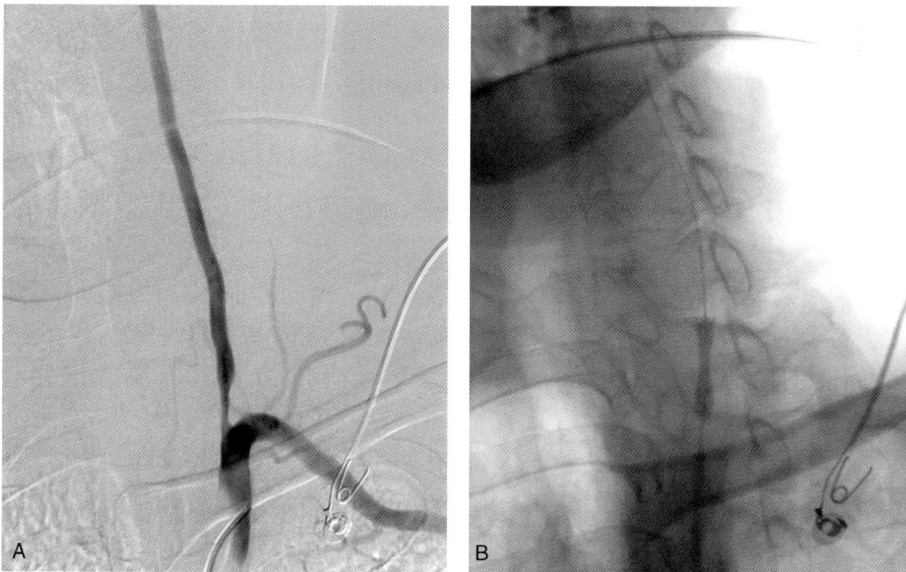

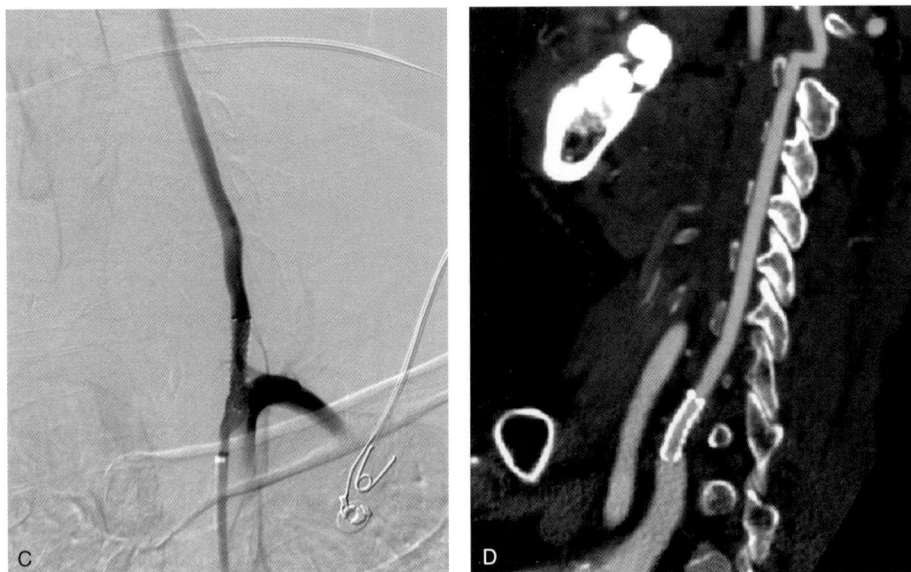

图 20-3-2 椎动脉支架置入术

A. 6Fr 长鞘左锁骨下动脉造影示左侧椎动脉起始段偏向性狭窄,狭窄程度约 80%;
B. 0.014inch 导丝通过狭窄段,沿导丝顺入球囊扩张式支架(5mm 狭窄段,GPS),透视下缓慢扩张球囊;C. 复查造影示左侧椎动脉起始段狭窄解除,支架位置形态良好;D. 术后 1 年随访头颈部 CTA 示左侧椎动脉支架通畅。

5. 围手术期及术后管理

(1)围手术期第 3 日抗血小板药物同术前,可考虑同时给低分子量肝素。3d 后维持术前抗血小板药物,氯吡格雷常用 3 个月,酌情减量,阿司匹林自术后开始常需终生服用。

(2)术后穿刺点可应用血管闭合装置或压迫止血。

(3)绝对卧床 4~6h,动态监测心电、血压并观察意识变化。

(4)控制血压,术后收缩压可维持在 100~140mmHg。颈动脉支架成形术后很多患者血压会自动降低,因此根据监测状况术后应减量或停用降压药物。出院后应继续对血压进行检测,如果发现又出现高血压状态,应恢复降压治疗以防止脑出血并发症。

(5)术后 1 个月、6 个月、12 个月及每年应复查,血管多普勒超声是常规的随访手段。

(三)并发症

1. 神经并发症 脑保护装置的使用已极大地减小了操作过程中的脑卒中危险。然而,在操作过程中仍有 2%~4% 可能发生神经并发症。在整个操作过程中应随时检查患者的神经系统状况,包括询问、检查患者的语言能力和病变对侧上下肢的运动能力,尤其是在放置长鞘或导引导管、跨过脑保护装置、预扩张、支架放置、后扩张和导引导管的移除等几个环节。不是所有的神经疾病都由栓塞引起,有时与血流动力学不稳定有关,或保护伞的阻塞引起脑缺血,此时应尽快完成操作。尤其重视充分抗凝,保持 ACT 250~300s,同时保持血流动力学的稳定。一旦完成操作、取出保护装置,大部分患者往往立即恢复正常。此时应进行前后位和侧位的脑血管造影并与术前造影对比。脑梗死表现为前后位或侧位图像上有部分脑血管无对比剂充盈。

如果大脑前、中动脉及其主要分支未堵塞,一般患者在数小时内会恢复正常。此时应注意观察血容量并保持一定的血压。发生在大脑中动脉 M1、M2 段和大脑前动脉 A1、A2 段栓塞的患者通常没有完全恢复的机会,应积极地进行机械干预,如应用亲水导丝通过阻塞段以恢复血流及取栓治疗,也可将微导管放于栓塞部位持续灌注尿激酶或其他溶栓药物。但栓塞物质的本质不是血栓性的,所以溶栓治疗的价值有限并可能引发出血并发症。

2. 颈内动脉痉挛　与颈总动脉不同,颈内动脉对导丝、保护装置或其他器械的操作敏感,可表现为血管的痉挛性狭窄,甚至可能在多个部位发生,造成远段颈内动脉的功能性闭塞。尤其是在对侧颈动脉闭塞的患者,严重的痉挛可能导致严重的神经症状。有时很难区别是碎屑还是痉挛引起的血流阻塞。此类患者在注射 0.1~0.2mg 硝酸甘油后应尽快完成操作。痉挛一般在操作装置撤出几分钟后自行消失。但在痉挛消失或至少有好转之前,不应该考虑完成治疗。应根据血流动力学状况,反复给予硝酸甘油、罂粟碱等扩血管药物。颈外动脉痉挛很少见且不需要治疗。

3. 支架置入后低血压　颈动脉支架治疗完成后持续低血压常见。对所有患者术后都应动态监测血压。术后低血压与自膨式支架持续压迫压力感受器有关。有时低血压可持续数日,并且可能是高血压患者治疗后引起的继发性低血压。对这种低血压的处理应保证充足的血容量和持续应用多巴胺等收缩血管药物。在对侧颈动脉闭塞或有颅内血管狭窄的病例,应使收缩压维持在 120~140mmHg 水平。此外需要排除其他造成低血压的原因,如腹膜后出血等。

4. 术后高灌注综合征　支架成形术后因血流增加引起的脑出血并发症发生率小于 0.5%,脑过度灌注综合征发生率约 0.9%。过度灌注是支架成形术后颅内动脉极度扩张超出自我调节范围。通常容易发生在慢性脑灌注不良的患者,但很少在治疗后 1h 内发生。常见于狭窄大于 90%、对侧颈动脉闭塞、术后严重高血压难以控制的患者。高灌注综合征患者首先主诉同侧头痛,进而出现神经症状、意识模糊、昏迷、死亡。诱发因素可能与抗凝过度和不可控制的高血压有关。3 周内有近期缺血事件发生的患者也容易发生该并发症。在没有缺血迹象下处理这种并发症首先应使用鱼精蛋白中和肝素的抗凝作用并立即进行 CT 检查除外出血。血管扩张剂应慎用,因其可加重症状。

5. 颈外动脉闭塞　颈内动脉支架置入很少引起颈外动脉闭塞。颈外动脉闭塞后由于对侧颈外动脉良好的侧支代偿很少引起相应的症状。但有些患者颈外动脉可以通过侧支经眼动脉参与大脑血液供应,因此应考虑到保持颈外动脉通畅的必要性。可应用冠状动脉球囊经支架网孔对颈外动脉进行扩张成形。

6. 颈动脉夹层　颈动脉夹层通常与血管迂曲和病变钙化有关。可能由于造影导管、鞘管或导引导管、放置远端保护装置、自膨式支架及输送系统的推动等原因引起。为防止夹层影响血流,通常需要在夹层血管的真腔内放置裸支架并覆盖裂口。

（四）操作注意事项

1. 狭窄段过度迂曲或高度狭窄,保护装置到位困难时,可以选择导丝交换的保护装置或使用小冠状动脉球囊行预扩张。

2. 术前心率在 50 次 /min 以下或伴有慢性心功能不全者,可以预先放置临时起搏器。

3. 对侧颈内动脉完全闭塞且其血流完全依赖于患侧,有条件者尽量选择全身麻醉。

4. 高度狭窄病变,狭窄远端无任何侧支循环者,扩张后要适当控制血压,收缩压维持在基础血压的 2/3,但如果同时还伴有其他血管狭窄,在同期手术中不能处理或不适合血管内治疗者,血压不能控制过低。

5. 保护装置的使用已经被大量的研究所证实,其能够降低栓子脱落所导致的栓塞并发症,在有条件的患者可以尽量使用。

## 二、肾动脉狭窄腔内治疗

### (一)概述

　　RAS患者常无特异的症状,很容易被误诊和漏诊,因此需要对可疑患者进行临床筛查。临床上对以下患者要高度警惕,进行进一步的检查。①肾血管性高血压:包括加速性高血压(控制良好的高血压突然恶化,在基础血压的基础上升高15%)、难治性高血压(三种降压药不能使血压降至正常)和恶性高血压(高血压伴靶器官损害如左心室肥厚、充血性心力衰竭、视力或神经病变、Ⅳ级眼底);②缺血性肾脏损害:包括老年人不能解释的肾功能突然恶化、抗高血压治疗后,尤其是应用血管紧张素转化酶抑制剂(Angiotensin converting enzyme inhibitor,ACEI)后肾功能恶化(用药2个月内血清肌酐上升>30%、老年人原因不明的肾衰竭);③心脏紊乱综合征:包括反复发作性肺水肿和不稳定性心绞痛;④不明原因低血钾:血钾<3.5mmol/L;⑤双肾大小不一致:B型超声测量双肾长径相差>1cm;⑥腹部连续性杂音。

　　对于出现有血流动力学意义(跨狭窄收缩期压差>20mmHg、平均压差>10mmHg)、狭窄程度超过60%的RAS,临床上应该积极采取血管重建、恢复血流的治疗,腔内治疗因其创伤小,已逐渐成为RAS的主要治疗手段之一。

### (二)操作规范流程

1. 适应证

(1)无症状的患者:双侧或单肾无症状的、有血流动力学意义的RAS,临床上无症状的单侧RAS腔内治疗的价值尚不清楚。

(2)高血压:有血流动力学意义的RAS,同时有急进性高血压、顽固性高血压、恶性高血压,不能解释的高血压和单侧小肾脏,不能耐受药物治疗的高血压。

(3)保护肾功能:双侧RAS和进展性的慢性肾脏疾病;存在一个有功能的肾,同时有单侧RAS;伴有慢性肾功能不全的单侧RAS;肾体积减小,尤其发生在使用降压药物治疗时;肾功能受损或急性肾衰竭继发于降压药物治疗,尤其使用ACEI时;监测中有血流动力学意义的RAS进展。

(4)心脏事件:合并RAS的不明原因、复发性充血性心力衰竭或不明原因的突发肺水肿;合并不稳定心绞痛、有血流动力学意义的RAS。

2. 相对禁忌证

(1)大动脉炎活动期。

(2)RAS病变没有弹性,PTA扩张不足50%,不能置入支架。

(3)RAS肾动脉正常管径不足4mm。

(4)RAS位于肾内分支,不应置入支架。

(5)合并肿瘤等生存时间有限的患者。

3. 术前准备

(1)询问病史,完善术前实验室检查与影像学检查,了解患者心、肝、肾等重要器官功能和凝血功能状态。

(2)术前3~7d口服阿司匹林和氯吡格雷抗血小板治疗。

(3)器械准备包括常规腹主动脉与肾动脉造影所用的鞘组、导管和导丝;肾动脉导引导管、扩张用球囊导管、交换导丝和肾动脉支架等。

(4)药物准备包括局部麻醉药、肝素、硝酸甘油及急救药品和溶栓药等。

4. 操作步骤

(1)入路：股动脉途径为常用途径，除非髂动脉或腹主动脉严重狭窄或闭塞、髂动脉严重扭曲、肾动脉严重成角。对不适合股动脉途径的患者选用肱动脉途径。

(2)肾动脉造影：投照体位为后前位，左前斜位 30°、右前斜位 30° 是常规的、必需的体位，因为有时斜位才能显露开口部的狭窄。

(3)肾动脉腔内治疗：肝素化（同"颈动脉狭窄成形术"）。推荐使用导引导管或导管鞘，以下以导引导管为例。使用 7Fr 肾动脉导引导管，对准肾动脉开口，配合导管送入导丝并通过狭窄，交换导丝通常选择长 180cm 的 0.035inch JRosen 导丝（前端软头约 3cm，支撑力较好）。如果狭窄严重，常规导丝不能通过狭窄，可以选用 0.014 inch 或 0.018 inch 导丝及导管。肾动脉开口与主动脉的夹角对于腔内治疗的成功与否至关重要。如果开口与主动脉平行，或略朝上，腔内器械一般比较容易进入肾动脉，如果开口朝下，角度比较大，腔内器械进入则非常困难。在这种情况下，可以采用肱动脉入路。在特殊情况下可以采用同轴技术，如角度比较大的肾动脉指引导管到入肾动脉开口困难，可以通过 7Fr 肾动脉指引导管送入 5Fr SIM 造影导管，通过该导管容易送入大角度的肾动脉，送入导引导丝后沿造影管送入导引导管到达肾动脉开口处后，退出造影导管。

(4)球囊扩张：对于狭窄程度>90% 的肾动脉开口病变，置入支架前建议球囊预扩张；对于狭窄程度为 70%~90% 的病变可以根据情况选择直接支架置入术。球囊扩张压力在 10 个大气压（atm）（1atm=1.013 25 × 10^5 Pa）以内，扩张时间常为即扩即松。

(5)释放支架技术：RAS 常用肾动脉专用球囊扩张支架，其大小可根据支架内球囊压力进行微调。支架术常用于肾动脉开口处病变，常为动脉硬化性病变，其相邻主动脉亦受累，为保证相邻主动脉病变不会影响支架通畅性，支架近端要伸入到主动脉内约 5mm。

肾动脉支架置入术见图 20-3-3。移植肾肾动脉支架置入术见图 20-3-4。

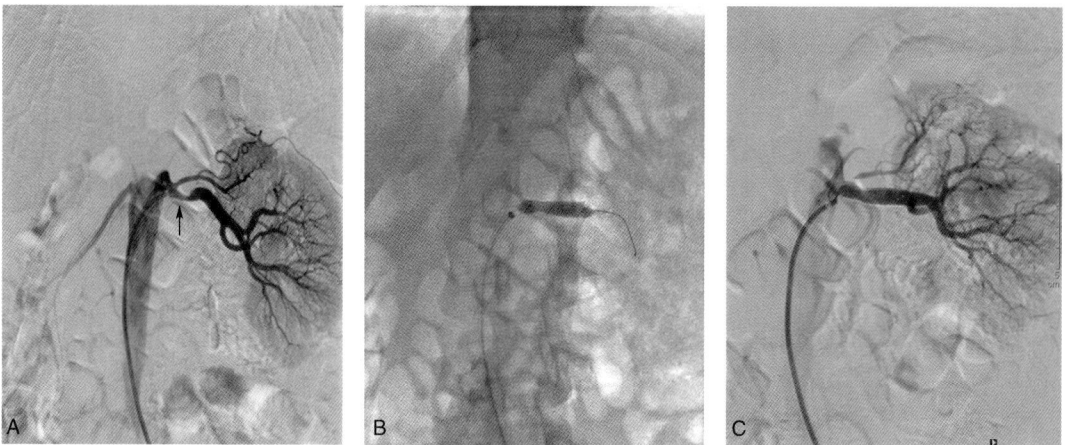

图 20-3-3 肾动脉支架置入术

A. 6Fr 长鞘行左肾动脉造影，箭示左肾主干近段重度狭窄，狭窄程度约 80%；B.经长鞘置入球囊扩张支架（5mm×18mm，EV3，GPS），透视下扩张球囊释放支架；C. 6Fr 长鞘复查造影示左肾动脉狭窄已解除，支架位置形态良好。

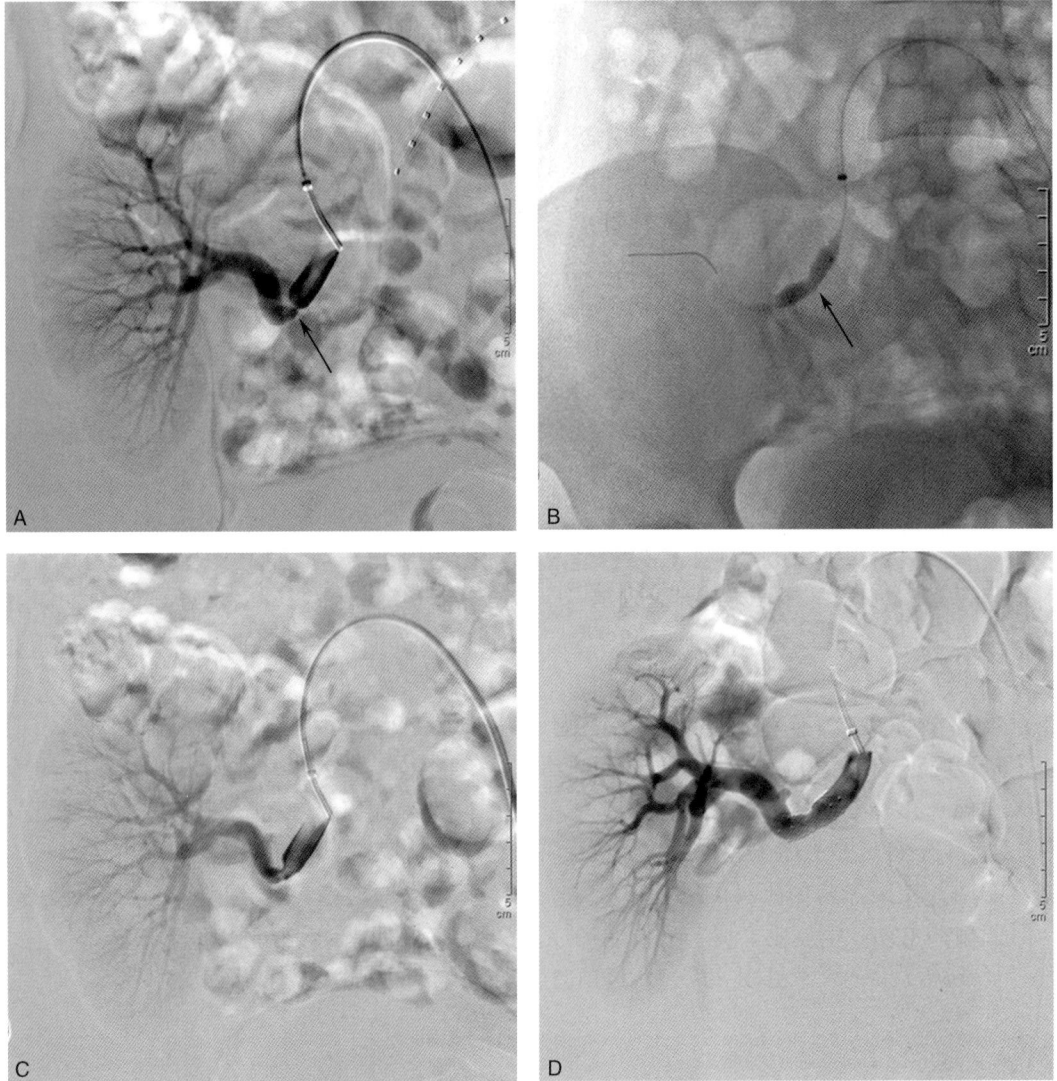

图 20-3-4　移植肾肾动脉支架置入术

A. 6Fr 长鞘行移植肾动脉造影,箭示移植肾动脉吻合口重度狭窄,狭窄程度约 90%;B. 经长鞘置入 PTA 球囊导管(5mm×20mm),透视下行球囊扩张术,箭示球囊腰迹;C. 复查造影示移植肾动脉吻合口残存狭窄,狭窄程度约 50%;D. 置入球囊扩张式支架(6mm×18mm,EV3,GPS)1 枚,复查造影显示吻合口狭窄已解除,支架位置形态良好。

5. 术后管理

(1)肾动脉支架置入术后继续终生应用阿司匹林 100mg/d,服用氯吡格雷 75mg/d 至少 1 个月。

(2)不主张常规应用肝素。

(3)心电、血压监测 12~24h,以防术后血压突然下降,特别是在年轻患者。

(4)术后根据肾功能情况给予生理盐水水化治疗 24h。

(5)出院前要每日监测肌酐和血压水平。

### （三）并发症

1. 急性肾动脉血栓　肾动脉球囊扩张术和支架置入术中出现急性肾动脉血栓的概率为1%，可导致动脉闭塞。一旦发生需立即行动脉溶栓治疗，常用药物为尿激酶。但急性血栓溶栓时间窗极窄，仅少数患者因之受益。

2. 动脉内膜撕脱及夹层　常见于大球囊扩张，发生率2%~4%，一旦发生立即停止操作并置入支架治疗。建议使用小球囊行预扩张，可有效降低该并发症发生率。

3. 肾动脉破裂出血　主要原因为导丝过硬或操作不当，常发生于肾动脉末梢支穿破出血，表现为患侧腰痛和肾被膜下血肿，常为超滑导丝所致。一旦发生应即刻行肾动脉造影，确定出血部位后予以栓塞治疗。肾动脉主干破裂少见，常因球囊过大或强行扩张造成。轻者可保守治疗，若大量出血血压下降甚至休克，应考虑开腹手术治疗。

## 三、下肢动脉硬化闭塞症腔内治疗

### （一）概述

下肢动脉硬化闭塞症（arteriosclerosis obliterans，ASO）指由于动脉硬化造成的下肢供血动脉内膜增厚、管腔狭窄或闭塞，病变肢体血液供应不足，引起下肢间歇性跛行、皮温降低、疼痛，甚至发生溃疡或坏死等临床表现的慢性进展性疾病，常为全身性动脉硬化血管病变在下肢动脉的表现，其发病与吸烟、糖尿病、高血压、高脂血症、高同型半胱氨酸血症及慢性肾功能不全等密切相关。

ASO的严重性与急性或慢性发病、狭窄或闭塞的部位、阻塞程度和侧支血供的代偿能力等有明显相关性。严重者可致截肢致残，较轻者无明显临床症状。其临床表现与狭窄或阻塞部位和程度相关。典型症状有间歇性跛行、静息痛等，而主要体征包括肢端皮温下降、皮肤菲薄、毛发脱落等营养障碍性改变，以及下肢动脉搏动减弱或消失、动脉收缩压下降、肢体溃疡、坏疽等。往往大部分病例早期没有间歇性跛行等典型的肢体缺血症状，有时仅表现为下肢轻度麻木不适。

### （二）操作规范流程

1. 适应证

（1）下肢出现静息痛和肢端组织缺血坏死等严重肢体缺血表现是介入手术的绝对适应证；间歇性跛行是相对介入治疗适应证，如间歇性跛行严重影响生活和工作或患者要求较高生活和工作质量，根据患者的意愿，可考虑介入手术。

（2）球囊扩张成形术的适应证主要包括髂动脉局限性、中心型狭窄；髋关节动脉狭窄或闭塞；长段股浅动脉狭窄；膝下动脉狭窄。

（3）支架置入的适应证主要包括髂股动脉、股腘动脉球囊导管成形术后残余狭窄>30%；髂股动脉球囊成形术发生急性闭塞（内膜撕脱）；髂动脉长段狭窄或闭塞；有钙化的病变；伴有溃疡或动脉瘤，需覆膜置入支架。

2. 禁忌证

（1）动脉炎活动期。

（2）缺血肢体坏死已丧失血管重建时机。

（3）重要器官功能衰竭，严重凝血功能障碍，患者情况难以耐受手术治疗。

（4）孕妇（不能承受X线者）。

(5)严重肾功能不全(已透析者除外)或对比剂过敏者不推荐腔内治疗。

3. 术前准备

(1)详细询问病史、进行必要的检查,了解患者药物过敏史、既往健康状况及现阶段的心、肺、肝、肾功能情况。

(2)术前检验血常规、凝血功能、肝功能、肾功能等。

(3)心电图、胸片检查,合并心、脑血管疾病者应进行进一步针对性检查和治疗。

(4)术前完善下肢动脉彩色多普勒超声,踝肱指数(ankle brachial index,ABI)测定及下肢 CTA 或 MRA。对病情进行 Fontaine 或 Rutherford 分级(表 20-3-1),按病变解剖特点分主髂动脉、股腘动脉及膝下动脉病变。

表 20-3-1 Fontaine 和 Rutherford 分级和分类

| Fontaine 分类 | | Rutherford 分类 | | |
| --- | --- | --- | --- | --- |
| 期别 | 临床表现 | 级别 | 类别 | 临床表现 |
| Ⅰ期 | 无症状 | 0 | 0 | 无症状 |
| Ⅱa 期 | 轻度间歇性跛行 | Ⅰ | 1 | 轻度间歇性跛行 |
| Ⅱb 期 | 中 - 重度间歇性跛行 | Ⅰ | 2 | 中度间歇性跛行 |
| Ⅲ期 | 静息痛 | Ⅰ | 3 | 重度间歇性跛行 |
| | | Ⅱ | 4 | 静息痛 |
| Ⅳ期 | 组织溃疡、坏疽 | Ⅲ | 5 | 轻微组织缺损 |
| | | Ⅳ | 6 | 组织溃疡、坏疽 |

(5)患者术前 3~5d 口服抗血小板药物。

(6)建立静脉通路,以便在应急情况下及时经静脉给药。

(7)术前 6h 内禁食、禁水。

4. 操作步骤

(1)主髂动脉病变:目前介入治疗已经被认为是治疗主髂动脉闭塞性病变的首选方法。介入治疗途径有同侧股动脉入路、对侧股动脉入路及肱动脉入路法。同侧股动脉入路适用于主动脉、髂总动脉和髂外动脉近、中段病变;对侧股动脉入路又称"翻山"技术,主要适用于髂总和 / 或髂外动脉全程病变;而肱动脉入路则适用于不适合股动脉入路及近肾动脉的腹主动脉闭塞的患者,常选择左肱动脉入路。

以"翻山"技术为例,主要操作步骤如下。

Seldinger 技术穿刺对侧股总动脉,沿导丝导入导管鞘,固定鞘管,导管鞘型号选择依赖于支架输送器和球囊,一般需要 6Fr 以上的翻山鞘;静脉小剂量肝素化,通常首次剂量为普通肝素 4 000~6 000U,根据操作时间追加肝素使 ACT 保持在 250~300s;应用导管(4Fr、5Fr 椎动脉导管或单弯导管)指引 0.035inch 超滑导丝通过髂动脉狭窄或闭塞段,远端进入股动脉真腔;造影确定病变部位、程度、长度;经导管交换为 0.035inch 加硬泥鳅导丝;选择合适的球囊行病变部位扩张,首次球囊扩张时间 30s,可重复扩张;造影检查 PTA 效果,以决定是否再次球囊扩张或支架置入;需置入支架者经加硬导丝放入支架输送系统并释放,支架应比髂动脉正常口径大 1~2mm,长度应超过病变段两端 5~10mm;造影检查支架置入后效果,必要时进行后扩张;再次造影确定支架后髂动脉形态、通畅性及下肢远端流出道通畅性;撤出导丝、导管及鞘组,局部压迫 15min 后加压包扎。

导丝顺利通过闭塞性病变的是介入治疗成功的关键,方法主要包括:①选择长鞘和合适的导引导管可以获得合理的支撑;②选择有效长度、操控性、支撑和通过能力强的导管、导丝,熟练操控导丝,并适当地导管跟进;③利用泥鳅导丝的钻缝能力,巧劲通过,这种手法适合用于软斑和未纤维化的血栓性病变;④利用成袢或 J 形头导丝强力通过,适用于有起始头的较硬的闭塞性血管病变;⑤对齐头闭塞的病变有时采用两种方法结合,先用导丝钻进闭塞段血管,再将导丝成袢向下强行通过,必要时采用内膜下成形技术。

选择合适的球囊和支架:①球囊长度以一次覆盖病变全程并超出 5mm 为宜;②一般髂总动脉病变球囊直径为 6~10mm,髂外动脉病变直径为 5~8mm,严重钙化病变应选择直径偏小的高压球囊;③髂动脉球囊扩张时,应缓慢增加压力,使用常规压力 4.5atm,避免手控扩张,在患者出现疼痛时,不管多大压力,一般应降低压力,停止操作。总体原则:对于短病变,更适合球囊扩张支架,其优点是定位准确,径向支撑力强;对于长病变,更适合自膨式支架,优点是支架顺应性好,更适合血管形态。覆膜支架治疗髂动脉病变,可以防止血管内膜增生,但对于髂内动脉通畅者应注意不应被覆膜支架覆盖。

髂动脉支架置入术见图 20-3-5。

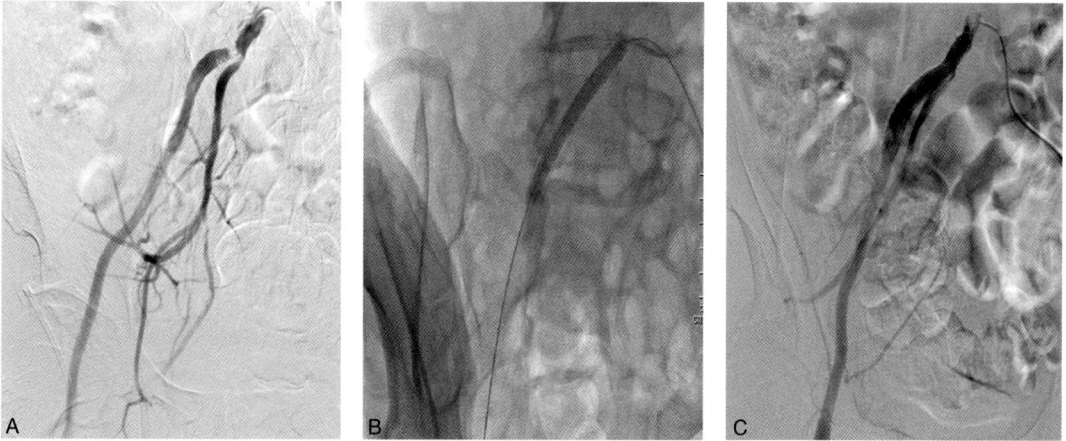

图 20-3-5　髂动脉支架置入术

A. 6Fr 翻山鞘造影示右侧髂外动脉起始部偏心性狭窄,狭窄程度超过 90%;B. 0.035inch 加硬导丝通过右侧髂外动脉狭窄段,沿导丝顺入 PTA 球囊导管(6mm×80mm)行球囊扩张术;C. 右侧髂总-髂外动脉置入 1 枚自膨式裸支架(8mm×60mm,Everflex),复查造影示右侧髂外动脉狭窄解除,支架位置形态良好,右侧髂内动脉、髂外动脉血流通畅。

(2)股腘动脉病变:对于股总动脉、股深动脉、股浅动脉近/中/远段及腘动脉病变都可以选择对侧逆行股总动脉穿刺入路,可以作为股腘动脉病变介入治疗的标准入路。其他入路包括同侧股总动脉顺行穿刺入路、同侧股浅动脉远端逆行穿刺入路、腘动脉逆行穿刺入路、胫前动脉入路、胫后入路及腓动脉入路等。

术前应评价是狭窄性病变还是闭塞性病变、是血栓性病变还是硬化闭塞性病变、是严重钙化性病变还是硬化较轻的病变，以及近端是否有粗大的分支、闭塞段是否有侧支存在、严重钙化的位置、原始病变的位置等。股浅动脉球囊扩张支架成形术更适用于慢性硬化闭塞性病变。对于一般的狭窄性病变通常应用 0.035inch 泥鳅导丝，对于完全闭塞性病变（completely total occlusion,CTO）需要有良好通过性能的导丝，通常使用 0.018inch 的 CTO 导丝。对于内膜下成形时，尤其内膜下导丝因严重钙化而无法通过时，0.035inch 加硬弯头 Terumo 导丝是最好选择。

导丝通过 CTO 病变的主要步骤：①突破纤维帽，纤维帽是慢性闭塞性病变起始部位表面坚硬的部分；②导丝、导管在血管腔或内膜下潜行；③导丝进入远端动脉腔。

球囊扩张术是股腘动脉病变介入治疗的基本技术，球囊导管直径和长度的选择依据参考血管的直径和病变程度。直径以大于参考血管直径 0.5~1mm 为宜，股腘动脉常用的球囊直径为 4~6mm，球囊充盈压力通常为 8~10atm，但在严重钙化的病例中，由于不能一次扩张成功，可以选择较短的高压球囊对残余狭窄部位再扩张，其充盈压力可高达 16~18atm。一次或分次扩张的范围应超出闭塞段约 5mm。每次球囊充盈加压的持续时间至少 30s。

对于球囊扩张后形成影响血流的夹层，以及残余狭窄超过 30% 或残余压力梯度超过 15mmHg 等可行股腘动脉支架置入。一般认为自膨式镍钛合金支架较球囊扩式支架有更好的远期通畅率，有时可用自膨式覆膜支架。

股动脉支架置入术见图 20-3-6。支架再闭塞行血栓抽吸治疗见图 20-3-7。

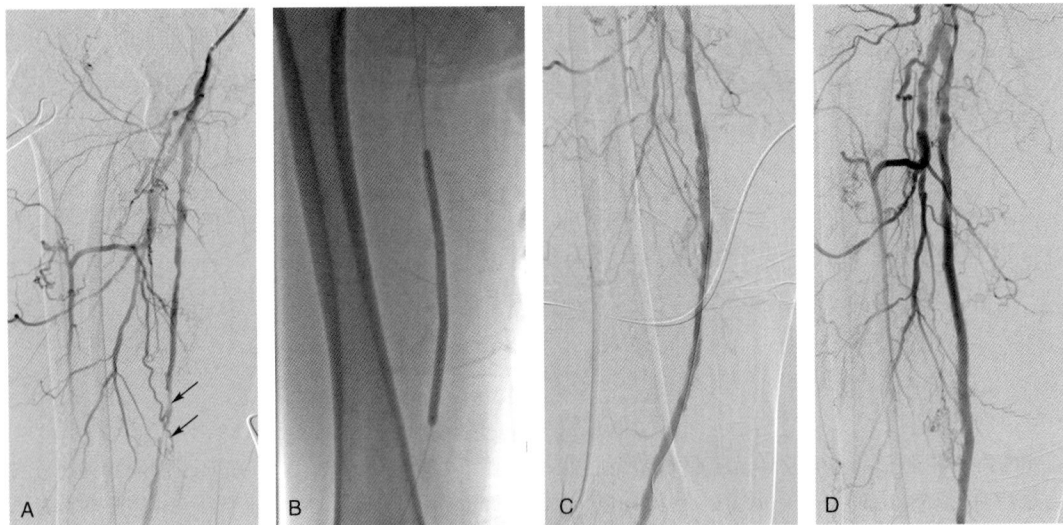

图 20-3-6　股动脉支架置入术

A. 右侧股总动脉 6Fr 鞘管造影示右侧股动脉中上段多发节段性狭窄，部分狭窄程度超过 70%，箭示局部重度狭窄；B. 沿导丝置入 PTA 球囊导管（5mm × 120mm）行球囊扩张术；C. 复查造影示左侧股动脉狭窄较前改善，但局部血管轮廓毛糙，可见局限性夹层形成；D. 右侧股动脉中段置入自膨式裸支架（5.5mm 中段置入自膨式裸支架 Supera），复查造影示右侧股动脉架位置、形态良好，对比剂下行顺畅。

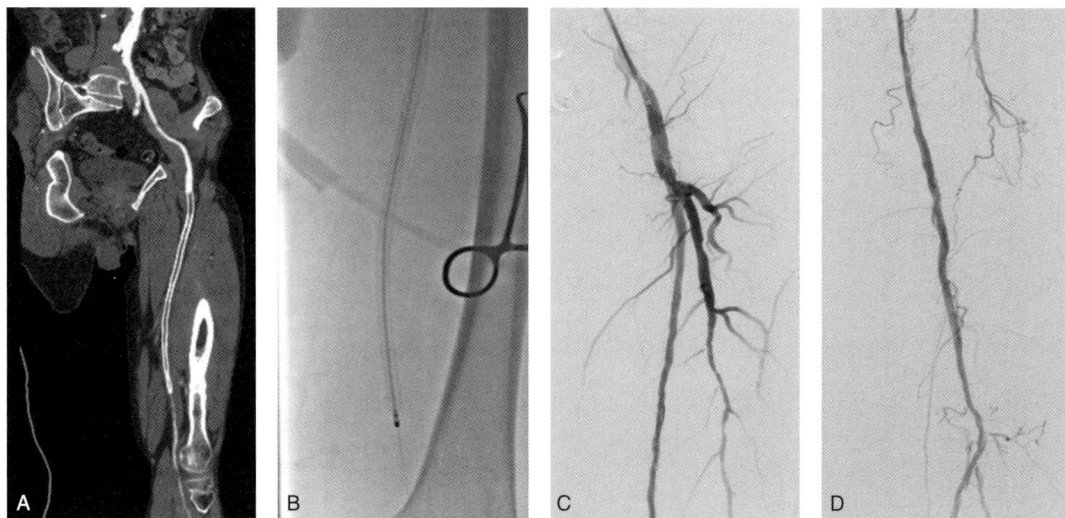

图 20-3-7　支架再闭塞行血栓抽吸治疗

患者,男,82 岁。左侧股浅动脉支架置入术后 9 个月,下肢发冷 1 月余。CTA 示左侧股浅动脉支架内闭塞(A);0.038inch 加硬导丝顺入通过支架闭塞段至左侧胭动脉,使用 Strub 系统从左侧股浅动脉支架近端至远端性机械性血栓抽吸,并辅以球囊扩张术(B);复查造影(C、D)显示左侧股浅动脉支架恢复通畅,造影下行顺畅。

　　(3)膝下动脉病变:膝下动脉病变是指胭动脉病变以下的胫腓干动脉、胫前动脉、胫后动脉和腓动脉中任何一支、两支或两支以上动脉管腔因各种原因变细甚至闭塞而引起小腿或足部缺血症状的一类病。其特点是血管细小、病变广泛、常伴随糖尿病和容易出现严重的肢体缺血。同侧股总动脉顺行穿刺入路是介入治疗膝下动脉病变最常用的途径。对于难以经近端通过导丝的病变,如果足背、胫后和腓动脉管腔好,可以尝试闭塞以远动脉逆行穿刺开通。

　　膝下动脉病变介入治疗过程中需要注意的要点:①获得良好的图像,4Fr 的长鞘始终位于胭动脉水平,经长鞘造影观察膝下动脉及其侧支情况;在保证图像质量的情况下对比剂浓度尽可能低,并在注射后使用肝素盐水冲洗,以减弱毛细血管的显影;多个 X 线投照角度区分膝下三条血管;对需要关注的部位应放大图像;必要时使用硝酸甘油及罂粟碱等血管扩张药。②对于狭窄性病变,0.014inch 的 BMW 导丝是首选,对于 CTO 病变必须使用 CTO 导丝,如 C18、Palot 和 PT2 等,配合 DEEP 球囊(Medtronic)和 Savy 球囊(Cordis)。③导丝通过膝下 CTO 是同样有经真腔和内膜下两种形式,闭塞病变特征、导丝的选择及术者的技巧是导丝能否通过真腔闭塞段的关键(图 20-3-8)。内膜下成形是膝下病变常遇到的情况,当导丝无法返回真腔时,需要穿刺足部动脉逆行操作完成导丝通过。

　　5. 疗效分析

　　(1)技术成功判断标准:导丝通过病变段血管并成功行经皮腔内球囊扩张术或置入支架,下肢狭窄或闭塞动脉经开通术后血管残余狭窄率<30%;对于膝以下 3 支动脉闭塞者,术后至少开通其中 1 条闭塞血管,且开通术后血管残余狭窄率<30%。

　　(2)疗效评价:治愈,即间歇性跛行、静息痛基本消失或溃疡坏疽完全;愈合;好转,即间歇性跛行、静息痛明显缓解,溃疡坏疽愈合 50% 以上;无效,即间歇性跛行、静息痛略有改善,但未达到好转标准,或较术前更差。

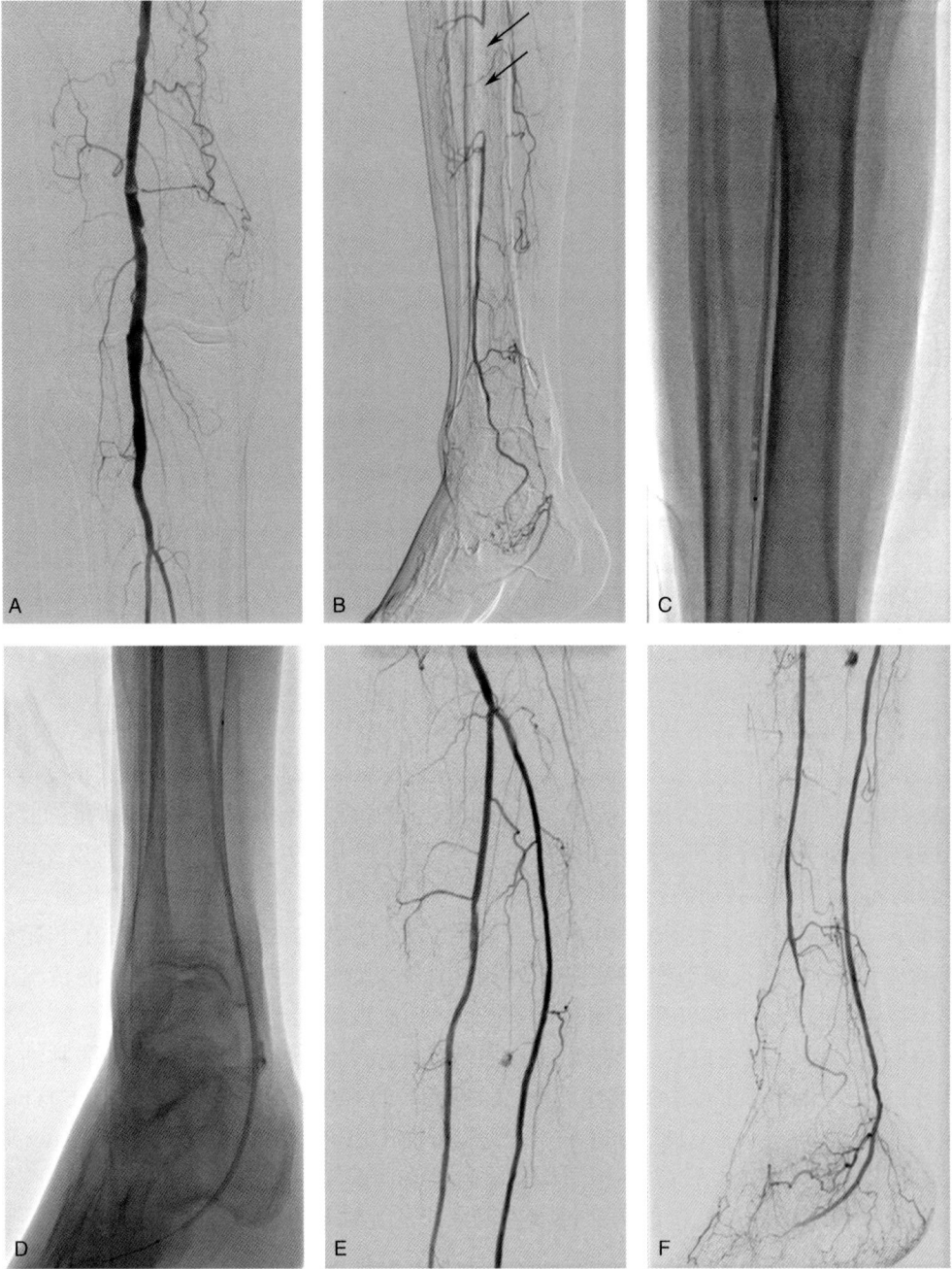

图 20-3-8 膝下动脉球囊扩张术

右侧股动脉造影（A）示右侧股动脉中下段、腘动脉和胫腓干轮廓尚可，右胫前动脉闭塞；右侧胫后动脉中远段闭塞（B），箭示右侧腓动脉中段局限性闭塞；右侧腓动脉闭塞段（C）球囊扩张（2.5mm×150mm）；右侧胫后动脉及足底外侧动脉（D）球囊扩张（2mm×200mm）；右侧腓动脉及胫后动脉闭塞段（E、F）已开通，血管形态良好，血流下行顺畅，足底分支显影较前明显改善。

6. 术后处理

（1）压迫止血仰卧 24h，止血装置止血仰卧 6h。

(2)术后当日进食水。

(3)术后应用阿司匹林 100mg/d,氯吡格雷 75mg/d。

(4)继续维持术前保守治疗方案,包括停止吸烟、控制血脂／血糖／血压、应用血管活性药物和规范的锻炼治疗等措施。

(5)术后 1、3、6、12 个月定期随访。

**(三) 并发症**

1. 穿刺部位并发症 包括出血、血肿、假性动脉瘤等,也可引起严重后果。局部出血和血肿表现为穿刺部位肿胀、皮下瘀斑,与高位穿刺、操作者技术不熟练而反复穿刺,或压迫不确切、未有效制动患肢及使用抗凝、溶栓药物等有关。预防措施包括避免穿刺点超过腹股沟韧带、正确压迫或使用血管缝合器,注意避免使用过量抗凝、溶栓药物。若血肿或皮下瘀斑范围较小,可自行吸收;若范围扩大或出现腹膜后出血,引起血流动力学不稳定,应予以手术缝合止血或采用覆膜支架进行封闭。

2. 假性动脉瘤 主要由于压迫穿刺点不佳所致。对于直径<3cm 者可重新压迫或超声引导下压迫,并可在瘤腔内注射凝血酶;直径≥3cm 且上述方法无效时,需手术或置入覆膜支架。精准穿刺、拔除鞘管后加以有效压迫是防止出现假性动脉瘤的良好方法。

3. 动脉夹层 在开通长段闭塞病变或球囊扩张时易将内膜撕起形成夹层,应选择合适的导管、导丝通过病变,并进行适当的球囊扩张。可选择较细的 4Fr 导管和 0.035inch 软滑导丝,先进导丝,再跟进导管,避免盲目导管前进,必要时以路径图指引;对于长段闭塞段或伴有较严重的钙化病变,常规方法难以通过,需应用内膜下成形技术,从病变血管的内膜下进入远端真腔;对于长段病变或相邻的多个短段病变,可选用 12~22cm 的长球囊扩张,避免用短球囊分次反复扩张。若出现夹层影响血流时,可置入支架。

4. 动脉穿孔 是较严重但少见的腔内治疗并发症,临床表现为肢体肿痛,血管造影表现为对比剂外溢,严重者出现血压下降;也可能为亚急性表现,术后数日发生。常见原因是操作不当,动作粗暴,或选择球囊直径过大,压力过高。出现穿孔时可导入球囊暂时阻断血流,并在相应位置用绷带加压包扎。若球囊扩张后出现的动脉裂口较大,出血严重,可用球囊控制近端血流,再置入支架行腔内修复或外科手术修复。

5. 动脉痉挛 由于导管、导丝的刺激可引起血管痉挛,膝下动脉管径较细,更易发生;操作时间过长会增加血管痉挛的发生率。若痉挛持续不缓解,可导致动脉急性血栓形成。应尽量减少对血管刺激,减少操作时间。出现动脉痉挛时,通过导管在动脉内注射硝酸甘油 10mg 或罂粟碱 30mg 有助于缓解。

6. 急性动脉血栓形成或动脉栓塞 穿刺点压迫不当,导管、导丝和球囊对动脉壁的损伤,动脉痉挛,附壁血栓或硬化斑块脱落,围手术期抗凝、抗血小板药物用量不足等均可引起急性动脉栓塞或血栓形成;表现为肢体疼痛、皮温降低、皮色苍白、远端动脉搏动减弱或消失。注意围手术期药物用量,术中给予全身肝素化并及时追加,发生动脉血栓形成时立即通过导管溶栓,多可取得良好效果。对于较大的动脉血栓,可行手术取栓。

7. 动脉再狭窄或闭塞 与球囊扩张不充分、支架贴壁不良或明显残余狭窄,平滑肌细胞过度增生、管壁弹性回缩及血管重塑、血栓形成等有关,常伴肢体缺血加重。合并糖尿病、肾功能减退或凝血功能亢进、停用抗血小板药物患者的危险性增高。对于防治再狭窄、闭塞,加强随访非常重要,对症状复发、ABI 下降、彩色多普勒超声提示血流减慢者,应尽早行抗凝、抗血小板药物治疗。

## 四、相关知识测试题

1. 外周血管疾病治疗的主要目的**不包括**

    A. 控制全身性的心血管危险因素

    B. 改善肢体功能状态和提高生活质量

    C. 维持血管长期通畅性

    D. 降低血管事件发病率和死亡率

    E. 治疗肾血管性高血压

2. CLI 典型临床表现**不包括**

    A. 溃疡、坏疽

    B. 持续 2 周以上静息痛

    C. ABI<50mmHg 或 TBI<30mmHg

    D. 严重间歇性跛行

    E. 缺血肢体远端动脉搏动消失

3. 目前膝下动脉病变腔内治疗的首选方案是

    A. 球囊扩张               B. 激光成形

    C. 斑块旋切               D. 支架置入

    E. 血管自支持器

4. 股腘动脉病变行支架置入术的适应证**不包括**

    A. 球囊扩张后狭窄段压力差持续存在

    B. 球囊扩张后侧支循环消失

    C. 残余狭窄超过 50%

    D. 影响血流的夹层

    E. 单处腘动脉狭窄

5. 腔内治疗膝下动脉病变最常用的入路方式是

    A. 对侧股总动脉逆行穿刺"翻山"入路

    B. 足部动脉入路

    C. 同侧股总动脉顺行穿刺入路

    D. 肱动脉入路

    E. 胫后动脉逆行穿刺入路

**答案：**1. C　2. D　3. A　4. B　5. C

（梁　琪）

## 推荐阅读资料

［1］杨镛, 王深明, 谷涌泉 . 实用外周血管介入治疗学 . 北京 : 科学出版社 , 2013.

［2］中华医学会外科学分会血管外科学组 . 下肢动脉硬化闭塞症诊治指南 . 中华普通外科学文献 ( 电子版 ), 2016, 10 (1): 1-18.

# 第四节　肿瘤局部灌注化疗术

## 一、概述

肿瘤局部灌注化疗指用血管介入技术,将导管超选至肿瘤供血动脉,进行肿瘤局部化疗药物灌注的技术。肿瘤局部灌注化疗的两大优势,一是明显增加肿瘤局部化疗药物浓度,提高疗效;二是大大降低了全身体循环的药物浓度,减少了不良反应和肿瘤耐药性。肿瘤局部灌注化疗术是部分中晚期恶性肿瘤的治疗方式之一,可控制肿瘤生长,减少手术切除的出血。

目前比较常用局部灌注化疗术的肿瘤包括肺癌、消化道恶性肿瘤(如直肠癌)、胰腺癌、肾脏及肾上腺肿瘤、骨恶性肿瘤、妇科恶性肿瘤等。尽管肿瘤的供血动脉不一、化疗药物的选择也各异,但基本的操作流程及治疗理念都相似,本节将主要以肺癌的灌注化疗为例进行讲述。

## 二、操作规范流程

### (一) 适应证

1. 中晚期不能手术的恶性肿瘤,或虽然可以手术切除,但有手术禁忌证或不愿手术者。
2. 手术切除前局部化疗。
3. 手术切除后胸内复发或转移。

### (二) 禁忌证

1. 绝对禁忌证

(1)不能纠正的凝血异常[血小板计数(PLT)<$50 \times 10^9$/L,国际标准化比值(INR)>1.5,服用抗凝药物等]。

(2)恶病质,预期寿命小于2周。

(3)化疗禁忌及化疗药物过敏。

2. 相对禁忌证　血管造影的禁忌,如肾功能不全、对比剂非特异性反应等。

### (三) 术前准备

1. 患者检查及治疗准备

(1)术前检查:增强CT或MRI等影像学检查(不同部位恶性肿瘤首选的影像学检查不同),明确肿瘤病变部位。其他常规检查,包括心电图、胸片、三大常规(血粪尿)、凝血功能、肝功能、肾功能、乙型肝炎五项、梅毒、艾滋病等。

(2)纠正凝血功能异常,建议术前输注新鲜冰冻血浆纠正INR异常、输注冷沉淀纠正纤维蛋白原异常、输注血小板纠正血小板下降,股动脉穿刺一般要求PLT>$50 \times 10^9$/L,INR<1.5。

(3)术前水化,一般术前2h开始,每小时1ml/kg。

(4)术前适当禁食。

2. 手术与麻醉镇静的知情同意。

3. 器材准备　①常规股动脉穿刺套件及微穿刺套件;②0.035inch超滑导丝;③4Fr/5Fr的Cobra导管、mik导管、Simmon导管等(不同部位肿瘤适用的导管不同);④微导管及配套的微导丝。

4. 化疗药物 如肺癌常用的肺癌灌注化疗药物阿霉素类、铂类、吉西他滨等。

（四）操作步骤

1. 患者取仰卧位。

2. 常规消毒、铺无菌单。

3. 再次确认患者姓名、手术名称、手术部位、术前用药如预防性抗生素，麻醉方式。

4. 局部麻醉（2% 利多卡因）及镇静（咪达唑仑 1mg，芬太尼 50μg）。

5. 常规监测生命体征。

6. 超声引导或盲法穿刺股动脉（首选右侧股动脉）并置入合适大小的鞘管。

7. 诊断性动脉造影

（1）支气管动脉 70%~80% 起源于 $T_5$ 上缘至 $T_6$ 下缘的降主动脉，左支气管动脉多单发于胸主动脉，起源于降主动脉前侧壁；右支气管动脉常与右侧第三肋间后动脉同干，称为肋间支气管动脉，可起源于降主动脉右侧、前侧或背侧。

（2）肺癌供血动脉（图 20-4-1）也可起源于该范围外的胸主动脉、腹主动脉分支，如邻近肋间动脉、内乳动脉、锁骨下动脉、甲状颈干等。

（3）肺癌供血动脉常细小，需要微导管超选，并避开脊髓动脉。

8. 化疗药物缓慢灌注，其间注意患者心电数据及其感受。

9. 拔除导管及导管鞘，腹股沟穿刺部位止血。

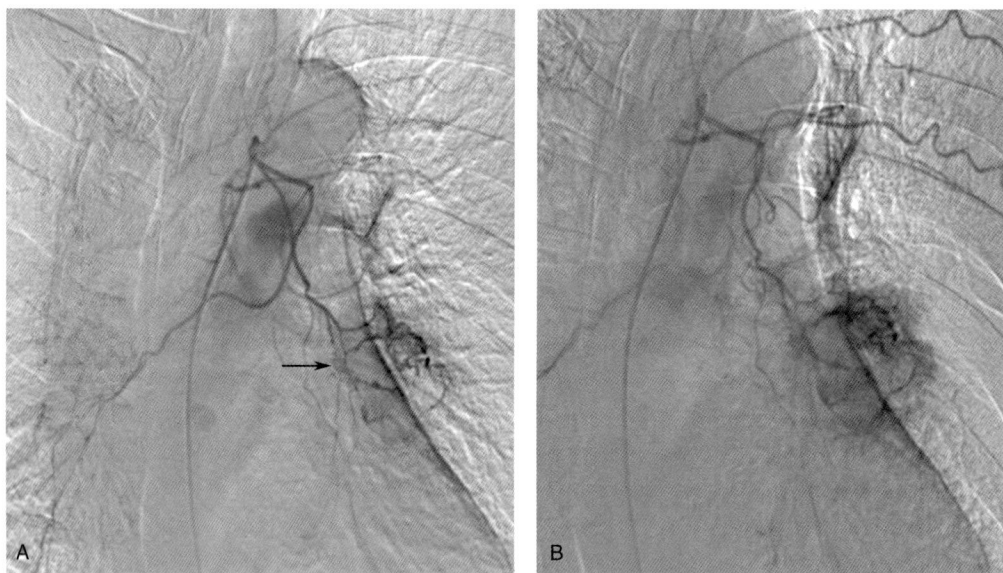

图 20-4-1 支气管动脉化疗

A. 导管超选至支气管动脉造影，左右支气管共干，肿瘤染色（箭指处为肿瘤染色）；
B. 微导管超选至肿瘤供血动脉内，进行精准的灌注化疗。

（五）术后管理

1. 卧床，股动脉穿刺下肢制动 8~12h，绝对卧床 24h。

2. 心电监护。

3. 全身支持，包括充分水化，必要时使用止吐剂。

4. 复查肝功能及血常规。

5. 定期影像学复查后制订下一步诊疗计划。

## 三、常见并发症及处理

1. 腹股沟股动脉穿刺点血肿或假性动脉瘤　血肿不需要特殊处理；假性动脉瘤一般需要超声引导下注射凝血酶。

2. 脊髓动脉注入化疗药物　需要对症处理，充分水化，降低对脊髓的损害。

## 四、操作注意事项

化疗药物毒性较大，要避免异位灌注，尤其是脊髓动脉。所以超选肿瘤供血动脉时要尽量超选至供血动脉近端，注药时要在透视下监视，避免导管移位。

## 五、相关知识测试题

1. 灌注化疗常选用的穿刺动脉是
   A. 颈动脉　　　　　　　　　B. 腘动脉　　　　　　　　　C. 股动脉
   D. 尺动脉　　　　　　　　　E. 肱动脉

2. 直肠癌灌注化疗选择的动脉是
   A. SMA　　　　　　　　　　B. 腹腔干　　　　　　　　　C. 髂内动脉
   D. IMA　　　　　　　　　　E. 髂外动脉

3. 肺癌灌注化疗选择的动脉是
   A. 肋间后动脉　　　　　　　B. 胸廓内动脉　　　　　　　C. 肺动脉
   D. 支气管动脉　　　　　　　E. 膈动脉

4. 对于非小细胞肺癌，常用的联合灌注化疗药物是
   A. 雷替曲赛 + 吉西他滨　　　　　　　B. 雷替曲赛 + 伊利替康
   C. 奈达铂 + 表柔比星　　　　　　　　D. 奈达铂 + 氟尿嘧啶
   E. 奥沙利铂 + 卡铂

5. 局部灌注化疗的优点**不包括**
   A. 动脉灌注提高了局部药物浓度，提高疗效
   B. 是早期肺癌不可缺少的有效治疗手段
   C. 外周药物浓度较静脉化疗减少，不良反应和肿瘤耐药性减少
   D. 间歇性阻断肿瘤供血动脉可抑制肿瘤的生长
   E. 是早期肺癌不可缺少的有效治疗手段

答案：1. C　2. D　3. D　4. A　5. B

（肖煜东　张子曙）

## 推荐阅读资料

[1] 克里希纳·坎达尔帕，林赛·马尚. 介入放射学操作手册. 施海滨，倪才方，译. 4版. 北京：人民卫生出版社，2018.

［2］YUAN Z, LI W T, YE X D, et al. Intra-arterial infusion chemotherapy for advanced non-small-cell lung cancer: preliminary experience on the safety, efficacy, and clinical outcomes. J Vasc Interv Radiol, 2013, 24 (10): 1521-8. e4.

# 第五节　肝动脉化疗栓塞术

## 一、概述

经导管动脉栓塞化疗（transcatheter arterial chemoembolization, TACE）是部分巴塞罗那临床肝癌分期 B 期及 C 期肝细胞癌（hepatocellular carcinoma, HCC）的主要治疗方法之一。肝脏实质由门静脉及肝动脉供血，其中门静脉供血 60%~80%，肝癌则几乎完全是肝动脉分支供血。因此，栓塞治疗在栓塞肝癌血管时，肝实质因有门静脉供血常仅为可逆性损伤。而超选择技术的出现，使 TACE 可以更精准地将栓塞化疗混合物注入肿瘤血管床。栓塞化疗混合物包括三种成分：①化疗药物；②碘油，可以起到栓塞作用，但通常不被认为是栓塞剂；③栓塞剂，包括载药微球、颗粒栓塞剂及明胶海绵，载药微球可搭载化疗药物，起到栓塞及缓释化疗药物的作用，延长化疗药物在肿瘤内的存留时间。

## 二、操作规范流程

### （一）适应证

1. 主要适应证　不可切除 HCC。

2. 次要适应证

（1）肝癌拟行肝移植的过渡治疗（等待肝源），以减慢肿瘤增大的速度，使患者经过等待期且仍符合肝移植体积标准。

（2）使患者降级为可切除或符合移植体积标准，如美国加州旧金山大学标准及米兰标准。

（3）外科术前门静脉栓塞术（介入栓塞术后 4~6 周残肝体积增大），常行辅助性 TACE 减慢肿瘤增大的速度。

### （二）禁忌证

1. 绝对禁忌证

（1）肝功能 Child-Pugh C 级。

（2）体力状态较差，如美国东部肿瘤协作组（Eastern Cooperative Oncology Group, ECOG）体力状况（performance status, PS）评分>2 分。

（3）凝血功能异常（PLT<$50 \times 10^9$/L, INR>1.5，无法停用抗凝药物等）。

（4）感染活动期。

（5）肝性脑病。

2. 相对禁忌证

（1）总胆红素过高，可考虑减轻黄疸的治疗，如经皮肝穿刺胆道引流（percutaneous transhepatic biliary drainage, PTBD）后 TACE。

（2）未行透析治疗的肾功能不全，可考虑使用等渗对比剂及术前水化。

(3)对比剂非特异性反应。

(4)门静脉癌栓及其他因素的门静脉阻塞,即使已经形成代偿仍可行 TACE。

### (三) 术前准备

1. 患者检查及治疗准备

(1)术前检查:超声、CT 或 MRI 等影像学检查,明确肿瘤病变部位。其他常规检查包括心电图、三大常规(血粪尿)、凝血功能、肝功能、肾功能、乙型肝炎五项、梅毒、艾滋病等。

(2)纠正凝血功能异常,建议术前输注新鲜冰冻血浆纠正 INR 异常、输注冷沉淀纠正纤维蛋白原异常、输注血小板纠正血小板下降。

(3)术前水化,一般术前 2h 开始,每小时 1ml/kg。

(4)预防性用药,但抗生素的应用有争议。

2. 手术与麻醉镇静的知情同意。

3. 器材准备 常规股动脉穿刺套件及微穿刺套件;0.035inch 超滑导丝;5Fr 的 RH、Cobra 等导管;微导管及配套的微导丝。

### (四) 操作步骤

1. 患者取仰卧位。

2. 常规消毒、铺无菌单。

3. 再次确认患者姓名、手术名称、手术部位,术前用药如预防性抗生素、麻醉方式。

4. 局部麻醉(2% 利多卡因)及镇静(咪达唑仑 1mg,芬太尼 50μg)。全身麻醉患者不需局部麻醉。

5. 常规监测生命体征。

6. 超声引导或盲穿穿刺股动脉(首选右侧股动脉)并置入合适大小的鞘管。

7. 诊断性动脉造影

(1)肠系膜上动脉造影排除副肝动脉或替代肝动脉。

(2)腹腔干造影观察肿瘤位置及血管情况。

(3)必要时其他动脉造影,如隔下动脉。

8. 微导管超选至肿瘤供血动脉,尽量减少不必要的肝损伤。

9. 为避免药物及栓塞剂反流至非靶血管,应在连续透视监视下灌注化疗药 / 碘油 / 栓塞剂等(图 20-5-1)。

10. 拔除导管及导管鞘,腹股沟穿刺部位止血。

### (五) 术后管理

1. 卧床,右下肢制动 8~12h,绝对卧床 24h。

2. 心电监护。

3. 全身支持,充分水化;疼痛控制,首选非甾体消炎药;给予止吐剂;使用抗生素。

4. 复查肝功能及血常规。

5. 定期影像学复查后制订下一步诊疗计划。

## 三、常见并发症及处理

1. 栓塞化疗后综合征 由腹痛、恶心及发热组成,不属于并发症,但发生率高,一般采用对症治疗,为自限性的治疗后症状。

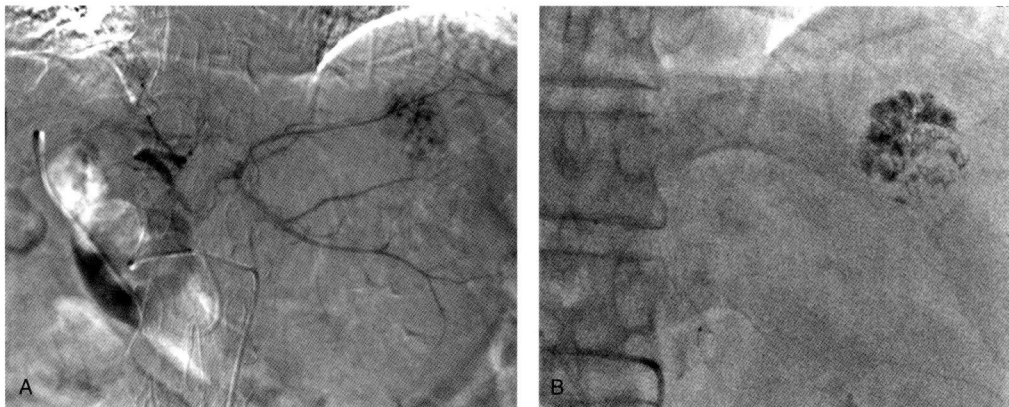

**图 20-5-1　动脉化疗栓塞**

A. 超选至肿瘤供血动脉,造影可见团片状肿瘤染色;B.注射足量超乳化碘油后,碘油沉积于肿瘤。

2. 肝衰竭、肝性脑病　与术前肝功能储备差有关,故对 Child-Pugh C 级患者一般不行 TACE。如发生肝衰竭、肝性脑病,干预措施可能为内科对症治疗。

3. 肝脓肿　较少见,常与 Oddi 括约肌功能异常有关,如胆道重建后,PTBD 内外引流术后。一旦发生肝脓肿,则治疗困难,须经皮穿刺引流并常需要长期使用抗生素。

4. 异位栓塞　肝内动脉有肝外支,如胆囊动脉、胃十二指肠动脉、胃右动脉等。如发生胃肠动脉栓塞应采取内科治疗,包括禁食、静脉营养及水化、使用质子泵抑制剂及胃黏膜保护剂,坏死穿孔时则需要外科手术。胆囊误栓较常见,多为自限性,多不需特殊处理。

5. 肾衰竭　对比剂肾病、化疗肾毒性及肿瘤溶解肾小管阻塞等都可引起。术前水化有助于减少发病率。

## 四、相关知识测试题

1. 腹腔干进行造影最常用的导管是

　　A. RS 导管　　　　　　　　B. Cobra 导管　　　　　　C. RIM 导管

　　D. RH 导管　　　　　　　　E. RS 导管

2. Child 评分为 9 分的患者可以进行的 TACE 是

　　A. 不适合做 TACE　　　　　B. B-TACE　　　　　　　C. C-TACE

　　D. D-TACE　　　　　　　　E. A-TACE

3. 有利于肝癌患者下一步消融的定位治疗是

　　A. C-TACE　　　　　　　　B. 灌注化疗　　　　　　　C. B-TACE

　　D. D-TACE　　　　　　　　E. 靶向联合免疫治疗

4. TACE 手术中,误栓到胆囊动脉后的术后处理是

　　A. 迅速外科手术,胆囊切除

　　B. 超选至胆囊供血动脉,尽量抽吸栓塞材料

　　C. 是一个自限过程,对症处理即可

　　D. 经肝胆囊穿刺引流

　　E. 是一个自限过程,对症处理即可

5. 肝癌组织由肝动脉供血的比例是

    A. 100%　　　　　　　　　B. 80%　　　　　　　　　C. 60%

    D. 30%　　　　　　　　　　E. 0

**答案:** 1. D　2. B　3. A　4. C　5. A

（肖煜东　张子曙）

## 推荐阅读资料

［1］克里希纳·坎达尔帕,林赛·马尚.介入放射学操作手册.施海滨,倪才方,译.4版.北京:人民卫生出版社,2018.

［2］Liver EAFTSOT. EASL clinical practice guidelines: management of hepatocellular carcinoma. J Hepatol, 2018, 69 (1): 182-236.

# 第六节　颅内动静脉畸形栓塞术

## 一、概述

颅内动静脉畸形是脑实质的一种先天性血管畸形,常呈锥形病变,底部位于皮层或平行于皮层表面,尖端指向脑室,由供血动脉、畸形血管团、引流静脉构成。其发病率低于颅内动脉瘤,为 0.005%~0.6%,多数患者无明显临床症状,其临床表现多为出血、癫痫、头痛等。治疗方式包括开颅手术、介入栓塞、放射治疗或以上几种的结合,治疗策略需要个性化制订。对于无症状患者或难以治疗的患者,往往倾向于保守治疗。

## 二、操作规范流程

（一）适应证

1. 开颅术前的栓塞。

2. 放射治疗前的栓塞。

3. 治疗性的栓塞。

4. 无法开颅手术的姑息性或靶向性栓塞治疗,减少动脉盗血或静脉高压;难治性头痛的姑息治疗;畸形血管团中的高风险病灶(相关动脉瘤)的栓塞。

（二）相对禁忌证

1. 血管解剖复杂(如供血动脉为供应重要功能部位且不可避免要闭塞或动脉迂曲细小微导管无法到达)。

2. 重度动脉粥样硬化或高血流量的血管疾病(如入路闭塞或重度狭窄)。

3. 凝血功能异常或肝素高反应性。

4. 细菌感染活动期(如菌血症)。

（三）治疗策略

对于颅内未破裂动静脉畸形,治疗策略有争议。故在进行栓塞前必须要有整体的规划策略。

1. 中大型动静脉畸形,一次性完全栓塞往往导致出血风险。

20-6-1

**颅内动静脉畸形栓塞术**

2. 优先栓塞畸形血管团出血高风险因素,包括流速较高的瘘口、动脉瘤或静脉流出道狭窄区域。

3. 入路选择动脉途径或静脉途径。

4. 微导管及微导丝的选择。

5. 栓塞剂的选择(ONYX、NBCA、弹簧圈)。

6. 栓塞目标血管选择及方法的选择(高压锅技术)。

7. 分期栓塞及其治疗后期策略(栓塞后开颅或放疗)。

(四) 操作步骤

1. 全身麻醉。

2. 右侧股动脉穿刺导入 6Fr 导引导管或导入更大径导管后,全身肝素化(70U/kg),同时准备好鱼精蛋白中和肝素,防止术中出血。

3. 根据 3D-DSA 图像选取良好的工作角度,清晰地显示出供血动脉及栓塞靶向目标。

4. 对各供血动脉进行微导管超选后造影,明确动脉畸形血管团的结构。

5. 了解畸形血管团的结构后,再次明确栓塞策略。

6. 微导管超选准备栓塞的供血动脉后,注入栓塞胶(ONYX、NBCA)或弹簧圈栓塞畸形血管团;可再次超选被栓塞的另外供血动脉,进行栓塞。

7. 栓塞完成后,于高倍率工作位及正侧位确认后,拔除微导管。

8. 全脑正侧位造影观察有无血管不显影或其他异常。

9. 回撤导引导管入颈动脉或椎动脉近端,造影排查夹层。

10. 穿刺点血管闭合器或待全身麻醉苏醒后拔除血管鞘进行加压包扎。

(五) 术后管理

1. 全身麻醉苏醒后安返病房,前 10h 每小时神经查体及观察腹股沟穿刺点情况。

2. 全面神经查体。

3. 术后控制血压,最大限度地减少术后出血风险。

4. 大多数患者可于术后第 2 日出院;对于术前栓塞的患者,应于医院接受观察至手术完成,对于需要多次栓塞的患者间隔时间至少 7d。

## 三、常见并发症及处理

1. 血管穿孔　若栓塞过程中患者血压、心率突然升高,应立即手动导引导管造影证实是否出现血管穿孔;同时切勿将导致穿孔的器械拉回(因为导致穿孔的微导管或微导丝可闭塞穿孔部位)。鱼精蛋白中和肝素(10mg 鱼精蛋白,1 000U 肝素)。迅速完成封堵,填塞释放弹簧圈封闭穿孔(或保持原有微导管不动,再用 1 根微导管入穿孔血管)。必要时闭塞载瘤动脉(预后取决于侧支代偿);一旦病情稳定应紧急行头部 CT 了解颅内情况,以决定下步治疗(脑室外引流或开颅手术等)方案。

2. 血栓栓塞　导引导管造影识别血栓形成的部位;将微导管置于血栓近端,注入替罗非班接触性溶栓,必要时可采用抽吸导管或取栓支架进行取栓。

3. 血管畸形团破裂出血　必须及时发现,若栓塞过程中患者血压、心率突然升高,应紧急行头部 CT,脱水降颅压,必要时脑室外引流,做好紧急开颅清除血肿准备。

4. 正常灌注压突破　术中及术后严格控制血压;脑室外引流并积极治疗高颅压,若内科治疗不佳,考虑开颅手术减轻高颅压。

5. 血管夹层　多位于颅外段,大部分患者术后抗血小板治疗后 3~6 个月可自愈。若受累严重导致缺血风险大,可支架覆盖夹层病变。

6. 粘管　反复多次尝试持续轻微牵拉微导管 2~5min,偶尔可安全撤出;若不能撤出,留置微导管于体内;必要时外科手术取出。

## 四、相关知识测试题

1. 脑动静脉畸形介入栓塞的手术适应证**不包括**

　　A. 开颅术前栓塞

　　B. 无法开颅手术的姑息性或靶向栓塞

　　C. 放疗前的栓塞

　　D. 细菌感染活动期

　　E. 脑动静脉畸形外科术后复发

2. 脑动静脉畸形介入手术过程中粘管的处理**不包括**

　　A. 反复多次尝试持续轻微牵拉微导管 2~5min

　　B. 直接用力拉出

　　C. 留置微导管于体内

　　D. 外科取出

　　E. 抓捕器取出

3. 脑动静脉畸形介入手术过程血管穿孔出血的应急处理**不包括**

　　A. 迅速完成封堵,填塞释放弹簧圈封闭穿孔

　　B. 鱼精蛋白中和肝素

　　C. 直接闭塞供血动脉

　　D. 不慌乱,勿将导致穿孔的器械拉回

　　E. 必要时闭塞载瘤动脉

4. 脑动静脉畸形常见的破裂出血的高风险因素不包括

　　A. 畸形团内高流量的动静脉瘘

　　B. 畸形团内的动脉瘤

　　C. 流出道端的静脉狭窄

　　D. 既往动静脉畸形有过出血

　　E. 畸形团供血动脉在 1 根以上

5. 脑动静脉畸形术前常规评估**不包括**

　　A. 腰穿

　　B. DSA

　　C. MRI 平扫＋增强

　　D. 详细的查体评估神经受损情况

　　E. CT 平扫

**答案:** 1. D　2. B　3. C　4. E　5. A

（廖伟华　曾飞跃）

推荐阅读资料

［1］凌峰.介入神经放射影像学.北京：人民卫生出版社,1999.
［2］刘新峰.脑血管病介入治疗学.北京：人民卫生出版社,2006.
［3］李彦豪,何晓峰,陈勇.实用临床介入诊疗学图解.3版.北京：科学出版社,2021.
［4］马克·R.哈里根,约翰·P.德维基斯.脑血管病和神经介入技术手册.王君,梁永平,译.北京：中国科学技术出版社,2019.

# 第七节　颅内动脉瘤栓塞术

## 一、概述

动脉瘤指血管壁局部向外膨胀扩张。根据外形大体上可分为囊状、梭形和夹层动脉瘤。其发生与局部血流动力学、炎症和遗传基因等多种因素相关。颅内动脉瘤流行病学显示未破裂动脉瘤的发病率约为 5%,年破裂率约为 1%。其破裂因素与动脉瘤的大小、部位、高血压等多种因素相关,由于其破裂后有较高的致死率及致残率,同时对于破裂有着不可预测性,故颅内动脉瘤有"颅内不定时炸弹"之称。

20-7-1

颅内动脉瘤栓塞术

## 二、操作规范流程

### （一）适应证

1. 动脉瘤性的蛛网膜下腔出血。
2. 未破裂动脉瘤。
3. 不适合开颅手术的患者,包括全身情况差的老年患者,需要长期抗凝的患者(如心房颤动),后循环动脉瘤,海绵窦段动脉瘤。

### （二）相对禁忌证

1. 血管解剖异常或扭曲严重,导管到位困难。
2. 凝血功能障碍或肝素过敏。
3. 细菌感染活动期。

### （三）术前准备

1. 签署手术同意书。
2. 建立静脉通路(2 条)。
3. 导尿(可在全身麻醉起效后执行)。
4. 术前 6h 禁食、不禁药。
5. 抗血小板治疗。若计划术中使用支架,必须口服阿司匹林及氯吡格雷,若有需要进行血小板功能检测。

### （四）操作步骤

1. 全身麻醉。
2. 右侧股动脉穿刺导入 6Fr 导引导管(必要时股动脉穿刺)或导入更大径导管后,全身肝素化(70U/kg)。
3. 根据 3D-DSA 选取良好的工作角度,保证清晰显示动脉瘤、载瘤动脉、导引导管。

4. 选取合适的微导管、微导丝，并根据动脉瘤所处的位置及形态、大小，对输送微导管进行塑形（J、C、S 或复合型），以便微导管顺利到达动脉瘤并稳定。

5. 微导管到位后（若需要支架辅助，需先使支架微导管到位），根据动脉瘤的大小、形态，选取合适的弹簧圈进行致密填塞，可根据实际情况决定是否使用支架、球囊或采用双微导管对动脉瘤进行栓塞。

6. 栓塞完成，高倍率工作位及正侧位确认后，移除微导管。

7. 全脑正侧位造影观察有无血管不显影或其他异常。

8. 回撤导引导管入颈动脉或椎动脉近端，造影排查夹层。

9. 采用血管闭合器拔除血管鞘或待全身麻醉苏醒后拔除血管鞘进行压迫包扎。

支架辅助颅内动脉瘤栓塞术见图 20-7-1。

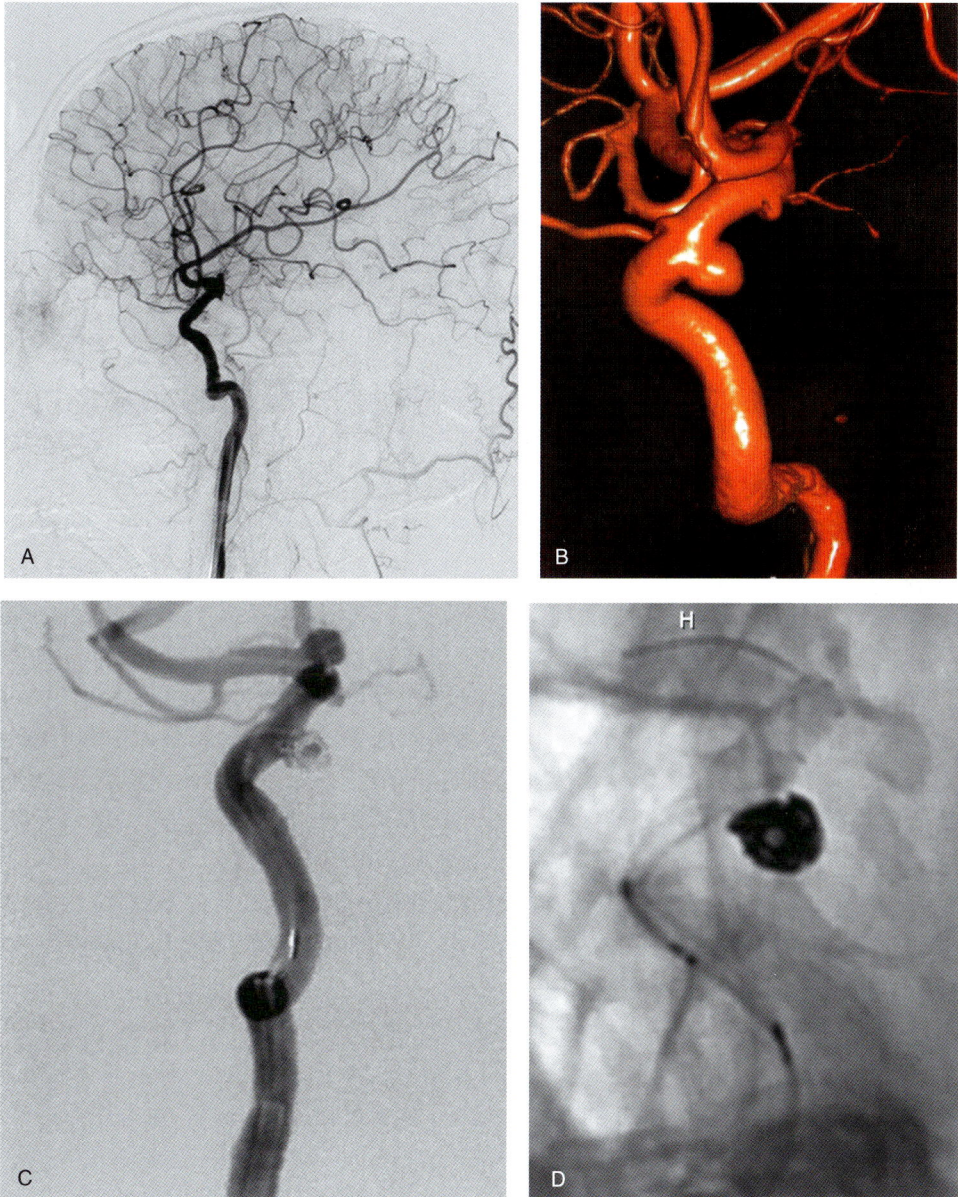

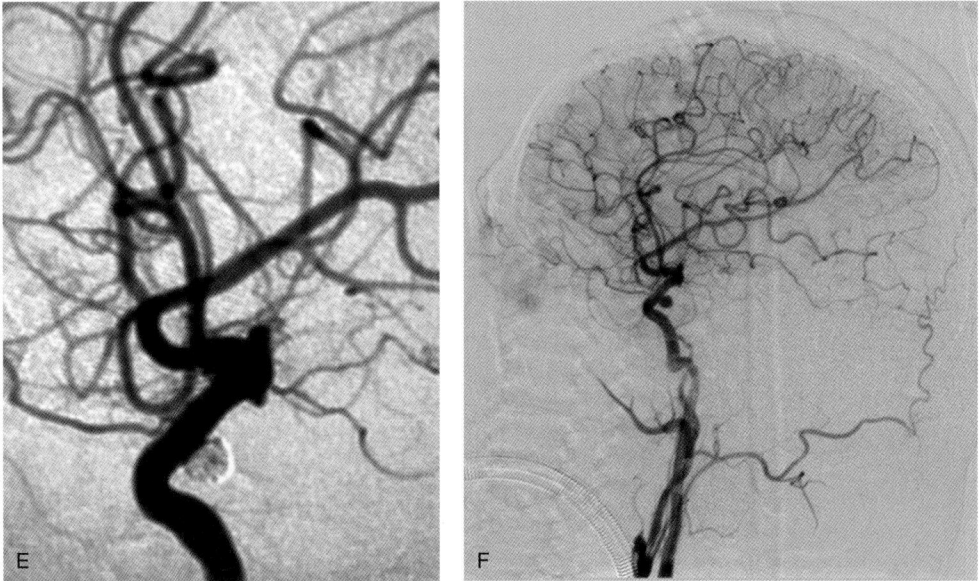

图 20-7-1 支架辅助颅内动脉瘤栓塞术

造影(A)见右侧颈内动脉眼段动脉瘤;动脉瘤三维重建显示更清晰(B);先置入支架覆盖瘤颈,再根据瘤体形态、大小填入弹簧圈(C);致密填塞后完全释放支架(D);复查造影(E、F)见动脉瘤已栓塞,载瘤动脉显影良好。

### (五)术后管理

1. 全身麻醉苏醒安返病房后,前 10h 每小时神经查体及观察腹股沟穿刺点情况。

2. 全面神经查体。

3. 多数未破裂动脉瘤患者可术后第 2 日出院。

4. 常规影像学随访。术后每年进行 MRA 随访,一些特殊的病例需要 DSA 随访。

## 三、常见并发症及处理

1. 动脉瘤破裂或血管穿孔 若栓塞过程中患者血压、心率突然升高,立即手动导引导管造影证实;同时切勿将导致穿孔的器械拉回(因为导致穿孔的微导管或微导丝可闭塞穿孔部位);若为前循环动脉瘤,助手应立即压迫患侧颈部颈内动脉;鱼精蛋白中和肝素(鱼精蛋白 10mg,肝素 1 000U);继续填塞释放弹簧圈封闭穿孔(或保持原有微导管不动,再加入 1 根微导管入瘤腔进行填塞);必要时闭塞载瘤动脉(预后取决于侧支代偿);病情一旦稳定应紧急行头部 CT 了解颅内情况,以决定下步治疗(脑室外引流等)方案。

2. 血栓栓塞 导引导管造影识别血栓形成的部位(瘤颈、近端载瘤动脉、远端分支);将微导管置于血栓近端,注入替罗非班接触性溶栓(但对于破裂动脉瘤要保证动脉瘤致密栓塞),必要时可采用抽吸导管或取栓支架进行取栓。

3. 弹簧圈逃逸或移位 一般使用抓捕器进行抓捕。

4. 弹簧圈解旋 识别为弹簧圈解旋后,停止对弹簧圈进一步拉长,对于解旋较短者,可采用支架贴壁捕获或球囊辅助技术将其置入瘤腔;对于解旋达 1~2m 者,可采用抓捕器抓获或将其带至颅外段(前循环送至颈外动脉,后循环送入腋动脉)。

5. 血管夹层 多位于颅外段,大部分患者术后可抗血小板治疗 3~6 个月后自愈,若受累严重导致缺血风险大,可使用支架覆盖夹层病变。

## 四、相关知识测试题

1. 脑动脉瘤的介入栓塞适应证**不包括**

    A. 不适合开颅的手术者         B. 海绵窦段动脉瘤

    C. 细菌感染活动期         D. 动脉瘤性的蛛网膜下腔出血

    E. 后循环动脉瘤

2. 下列关于支架辅助栓塞脑动脉瘤使用抗血小板的观点**错误**的是

    A. 不需要使用抗血小板治疗

    B. 使用阿司匹林和氯吡格雷或其他抗血小板治疗,必要时检测血小板抑制率

    C. 应急状况下可使用替罗非班等静脉抗血小板药物

    D. 必须使用抗血小板治疗

    E. 术前常规 3d 以上抗血小板治疗

3. 术中脑动脉瘤破裂出血的急诊处理不包括

    A. 中和肝素

    B. 判断破裂口,快速栓塞破裂口

    C. 直接闭塞载瘤动脉

    D. 若为前循环动脉瘤,压迫患侧颈动脉

    E. 必要时脱水、脑室外引流

4. 脑动脉瘤术前评估**不包括**

    A. CTA 或 DSA 了解动脉瘤的大小、形态、位置

    B. 常规 CT 判断动脉瘤是否发生破裂出血

    C. 判断脑动脉瘤是否为多发动脉瘤

    D. 常规行高分辨 MRI 了解动脉瘤壁的情况

    E. 若为多发动脉瘤,判断各个动脉瘤破裂出血的风险

5. 目前动脉瘤介入栓塞的方法**不包括**

    A. 单纯弹簧圈栓塞         B. 支架及弹簧圈栓塞

    C. 球囊辅助弹簧圈栓塞         D. 密网支架治疗

    E. 球囊栓塞治疗

**答案:** 1. C   2. A   3. C   4. D   5. E

（廖伟华 曾飞跃）

## 推荐阅读资料

［1］李彦豪,何晓峰,陈勇.实用临床介入诊疗学图解.3 版.北京:科学出版社,2021.

［2］凌峰.介入神经放射影像学.北京:人民卫生出版社,1999.

［3］刘新峰.脑血管病介入治疗学.北京:人民卫生出版社,2006.

［4］马克·R.哈里根,约翰·P.德维基斯.脑血管病和神经介入技术手册.王君,梁永平,译.北京:中国科学技术出版社,2019.

# 第八节 脑动脉狭窄成形术

## 一、概述

颅内动脉粥样硬化性病变是缺血性脑卒中最常见的原因之一。研究表明,在中国和其他亚洲国家人群,可能有超过 30% 的缺血性脑卒中由颅内动脉粥样硬化性病变引起。颅内动脉粥样硬化性狭窄后造成脑卒中的机制有:①低灌注;②狭窄部位的斑块破裂、出血或斑块增大而造成血栓形成,导致血管闭塞;③血栓脱落导致血管远端栓塞;④狭窄部位的穿支血管闭塞。动脉狭窄的程度与缺血性脑卒中的危险性相关。

有研究认为,颅内动脉狭窄度每提高 10%,缺血性脑血管病的风险会增加 26%。WASID 研究显示,尽管在规范抗血小板聚集等药物的治疗下,平均随访症状性颅内动脉严重狭窄(狭窄率为 70%~99%)患者 1.8 年,脑卒中的复发率仍超过 22.1%,狭窄区的缺血性脑卒中年发病率为 12%。SAMMPRIS 研究表明,颅内动脉严重狭窄的患者在正规的内科治疗下,1 年内脑卒中复发率也达 12.2%。近年来,随着血管内治疗手段的不断进步和材料学的发展,颅内支架治疗技术成功率越来越高,为颅内动脉狭窄的治疗带来了新的希望。

## 二、操作规范流程

### (一)适应证

1. 症状性颅内动脉狭窄大于 70%。
2. 临床反复发作与狭窄血管供血区域相一致的神经功能障碍(TIA 或脑卒中发作)。
3. 狭窄远端血管正常,后循环病变<20mm,前循环病变<15mm。
4. 术前 2 周内的影像学检查示责任血管病变区域侧支循环不良。DSA 示侧支循环评分<3 分;或经颅多普勒超声(transcranial Doppler,TCD)示靶血管收缩期血流速度峰值>200cm/s;或头颅 CT 灌注成像示病变血管责任区域低灌注(较对侧灌注减少 30% 以上);或头颅 MRI 示血流动力性缺血病灶;或头颅 CTA/MRA 示病变血管责任区域无明显的代偿血管分支;或 CTA 侧支循环分型评分<2 分。
5. 急性动脉溶栓后残余狭窄。

### (二)禁忌证

1. 梗死后遗留有严重的神经功能障碍。
2. 无症状狭窄。
3. 慢性完全闭塞。
4. 狭窄段极度成角。
5. 狭窄段血管正常管径<2mm。
6. 颅内动脉弥漫性狭窄。
7. 先天发育不良。
8. 烟雾病、动脉炎等少数不明原因的病变。
9. 脑梗死后 2 周内。

10. 2周内曾发生心肌梗死。

11. 严重全身系统性病变。

12. 预计生命周期少于2年。

### (三) 术前准备

**1. 患者检查及治疗准备**

(1)因颅内动脉介入治疗大多需要在全身麻醉状态下进行,必须包含麻醉的术前评估如下。①心血管系统:区别心脏病的类型、判断心功能、掌握心脏氧供需状况。明显影响心脏事件发生率的心血管因素有心功能、心肌缺血(心绞痛、心肌梗死)、高血压及治疗情况、心律失常等。②呼吸系统:肺部术后并发症是仅次于心血管并发症的围手术期死亡原因之一,术前应明确肺疾病的类型及严重程度,结合手术部位、持续时间等因素,对肺部并发症发生的可能性与危险性作出判断。麻醉前应了解患者有无呼吸系统疾病或与其他系统并存的疾病。

(2)全面病变评估:术前需要完成DSA检查全面评估病变,包括病变部位(非开口部、开口部)、分支是否受累(是否有需要保护的分支病变)、是否有血栓形成、狭窄率、病变长度、是否成角、斑块位置及性质、钙化分级、是否为夹层、前向血流分级、入路评估、侧支代偿分级等。

**2. 知情同意** 术前应充分告知患者及其家属与脑动脉狭窄成形术相关的医疗风险及获益,并要求其签署知情同意书。

**3. 器材准备**

(1)导引导管的选择:常用6Fr导引导管,如果入路血管较细,侧支循环较差可用5Fr导引导管。需根据入路迂曲情况选择。

(2)微导丝的选择:一般选用0.014inch的微导丝,不同的微导丝各具特点,理想的微导丝要有良好的操控性、示踪性、支撑力且头端柔软。

(3)球囊的选择:颅内病变应选择非顺应性球囊,Gateway球囊较常使用,球囊直径选择目标血管直径的80%(参考病变近端或远端正常血管较细一侧的直径),如果计算出拟选用的球囊直径为两个规格之间,一般选择较小的直径,稍高的充盈压。球囊充盈后直径不能超过病变血管的直径。根据病变长度选择球囊长度,尽可能选用短球囊。长病变如果血管较直,可选择与病变长度一致的球囊;如果病变弯曲成角,长的球囊扩张容易牵拉形成夹层或破裂,建议选择短球囊,分次扩张。

(4)支架的选择:对颅内狭窄病变常选择自膨式支架(Wingspan)或球囊扩张式支架(Apollo),也可选用辅助动脉瘤栓塞支架Neuroform和Enterprise。Wingspan支架的长度有3种规格,分别为9mm、15mm、20mm。支架应超越病变两端各3mm,因此支架长度应至少大于病变长度6mm。应注意支架释放后有一定的短缩率(2.5mm的支架为2.4%,4.5mm的支架为7.1%),需要计算在内。

**4. 术者准备** 核对患者信息,包括姓名、性别、年龄、主诉。复习CT与MRI等影像学资料,明确脑血管狭窄部位与类型。询问患者放化疗病史、过敏史、高血压,以及心、肺、脑疾病等病史,有无服用抗血小板药物、抗凝药物如阿司匹林、氯吡格雷等情况及有无出凝血异常疾病病史。确定患者已签署手术知情同意书。

### (四) 操作步骤

**1. 麻醉** 多选择全身麻醉,患者仰卧于造影床,麻醉过程中可进行常规消毒、铺巾,麻醉成功后开始手术。

2. 入路　常规选择股动脉入路,经股动脉穿刺置入 6Fr 动脉鞘。

3. 造影　常规脑血管造影,明确病变血管。选择最佳工作角度,放大造影,观察病变及远端血管,导引导管头端必须在视野内。再次分析评估病变,明确栓塞部位、血流代偿情况,确认手术方案并选择手术材料。

4. 材料准备　根据病变结构特点及路径迂曲程度选择合适的微导丝,在肝素盐水中充分浸泡。根据病变长度和血管直径选择合适的扩张球囊,注射器用肝素盐水从球囊导管尾端正口冲洗,至头端孔出水;压力泵抽取对比剂(对比剂与肝素盐水体积按 2:1 的比例)约10ml,接三通及球囊导管尾端侧口;负压抽出球囊导管内气体,同时泵内对比剂自然流入球囊导管,解除负压备用。肝素盐水从支架尾端冲洗,旋紧尾阀继续冲洗至橄榄头端孔和外鞘口出水,持续加压滴注。微导丝穿入球囊导管,其头端根据入路血管迂曲角度及病变形态塑弯,然后将微导丝头端完全拉入球囊导管,扭控子安装至微导丝的尾端。

5. 导丝通过病变　打开 Y 阀,将微导丝 + 球囊导管组合置入 6Fr 导引导管。确认进入后旋小 Y 阀开口,轻轻将微导丝送入约 10cm,之后将微导丝 + 球囊导管组合送入 6Fr 导引导管头端。微导丝露头后,在选择好的工作角度上生成路径图。在路径图指引下,旋转扭控子使微导丝通过病变至病变远端。一般颈内动脉末端及 Ml 病变送至 M2 段以远,V4 或 BA病变送至 P2 段以远血管平直处。造影确认微导丝在远端血管真腔内。

6. 球囊扩张　球囊到位后助手固定微导丝,注意整个系统顺直。右手推送球囊导管至病变狭窄处,导引导管造影,确认球囊定位准确。透视下缓慢旋转压力泵加压,球囊充盈呈柱状,停止透视、存图,保持压力 3s 后负压抽吸球囊。造影扩张后立即造影观察病变扩张情况、残余狭窄率,有无夹层和局部血栓形成,有无对比剂外渗,有无动脉痉挛,同时观察微导丝有无移位。球囊下撤至病变近端,再次造影观察。球囊下撤时注意需右手固定微导丝,避免因为球囊下撤引起微导丝前窜导致血管穿破出血。确认扩张成功后撤出球囊导管,适当旋开 Y 阀,透视下观察微导丝位置不移动,助手固定导引导管位置,交换动作撤出球囊导管。球囊导管头端露出后,助手旋紧 Y 阀,撤下球囊导管,肝素盐水纱布擦拭微导丝。

7. 支架到位　支架输送系统穿入微导丝尾端至 Y 阀处,助手固定微导丝,推送支架输送系统到位,越过病变处。适当旋开 Y 阀,旋开支架尾阀,轻推支架操纵杆至 3、4 标记点重合。之后整个系统轻微下撤,以释放张力,避免释放时支架移位。稳住操纵杆,轻撤支架释放系统外鞘管使 1、2 标记点重合(支架前端与支架释放系统外鞘前端重合),造影准确定位。透视下右手固定支架输送系统操纵杆,左手缓慢回撤外鞘,平稳释放支架。保持微导丝位置不变,支架输送系统撤至病变近端或导引导管内,观察支架释放后残余狭窄率,支架贴壁情况,远端血流情况,有无夹层和支架内局部血栓形成,有无对比剂外渗,有无动脉痉挛,同时观察导丝有无移位。支架置入的成功标准是残余狭窄率 ≤30%。透视下观察微导丝位置不移动,助手固定导引导管位置不动,交换动作撤出支架输送系统。支架输送系统头端露出后,助手旋紧 Y 阀,撤下支架输送系统,肝素盐水纱布擦拭微导丝。如遇支架输送装置撤出困难,可借用辅助导丝撤出。

8. 造影观察　5min 后再次造影,观察支架有无弹性回缩,有无急性血栓形成及动脉闭塞,有无对比剂外渗。如无异常,撤出微导丝再次造影观察。见图 20-8-1。

### (五) 术后管理

1. 术后常规立即行颅脑 CT 检查。如患者出现头痛、呕吐、烦躁、兴奋、谵妄等高灌注症状,或出现意识障碍、偏瘫、失语、感觉障碍等神经功能缺损症状,还需立即复查颅脑 CT。CT 可确诊脑出血,高灌注时可观察到水肿。如出现局灶性神经功能缺损的症状或体征,CT 检查阴性,但怀疑发生急性脑梗死时,推荐行颅脑 MRI 检查。DWI 可发现新发的颅内缺血病灶,MRA 可发现相关血管病变。

2. 密切监测心率、脉搏、血压、血氧饱和度等生命体征,密切观察神经系统症状、体征变化,观察穿刺点情况。术后 24h 常规复查肾功能、血常规和凝血功能。

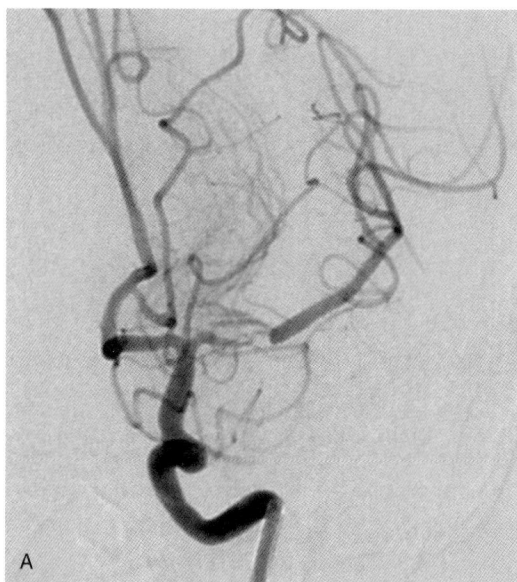

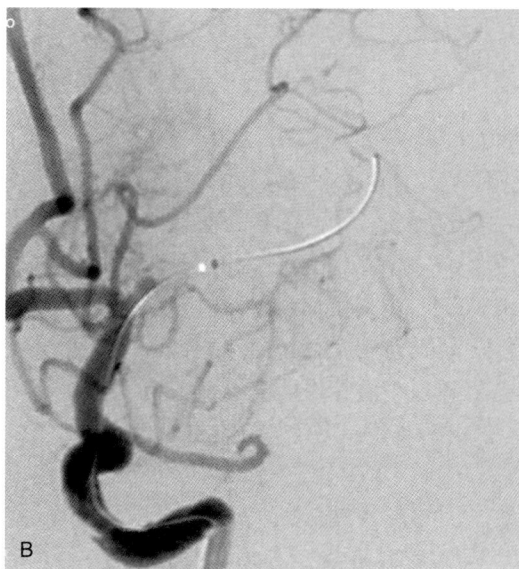

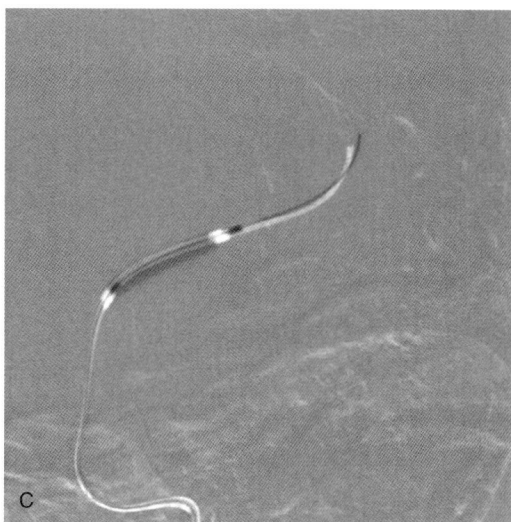

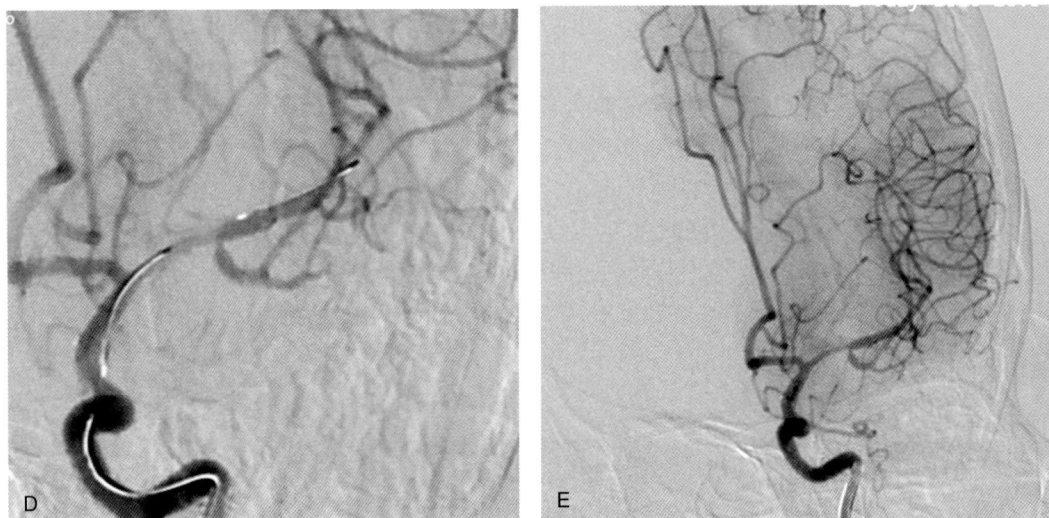

图 20-8-1 脑血管狭窄成形术

A. 造影示左侧大脑中动脉重度狭窄;B. 微导丝小心通过病变至病变远端;C. 球囊扩张大脑中动脉狭窄段;
D. 推送支架输送系统到位,越过病变处;E. 释放支架后再次造影,大脑中动脉狭窄明显改善。

3. 严格控制血压,如不合并其他血管狭窄,收缩压一般控制于 120mmHg 以下;如合并其他未处理的血管狭窄,过度控制血压有发生相应动脉供血范围低灌注的可能,应控制收缩压于 120~140mmHg。

4. 术后常规抗凝治疗,一般术后当日持续肝素化,800U 肝素静脉推注,每小时 1 次。24h 后给予低分子量肝素 0.4ml 皮下注射,每日 2 次,共 3~7d。

5. 鉴于颅内动脉狭窄患者较高的脑卒中复发率和颅内支架术后较高的并发症发生率,对所有术后患者均应加强随访。随访时间可定在术后 1、3、6 个月和以后每 6 个月随访 1 次。

### 三、常见并发症及处理

脑血管成形术的主要并发症包括出血性和缺血性两类。

1. 出血性并发症一旦发生死亡率高,发生原因有以下几种。

(1)高灌注:一般发生于支架术后数小时至 2 周,因远端灌注压升高而缺血区域扩张的血管暂时丧失了自动调节功能所致。患者表现为头痛、癫痫发作、脑水肿,严重者可出现脑实质或蛛网膜下腔出血。一旦发生严重的脑或蛛网膜下腔出血很难挽救。高灌注常发生于狭窄供血区没有建立较好的侧支循环,合并高血压,同时使用多种抗血小板药物合并抗凝治疗增加出血风险。术后可以通过 TCD 监测,一旦监测到靶血管血流速度明显高于术前和术中,就应该开始有效的治疗。灌注 CT 可见术后 CBF 和 CBV 升高,MTT、TTP 正常。CT 用于监测有无颅内出血。

(2)血管穿孔:多由于导丝头穿透动脉壁所致。因导丝头端输送太远,头端位置不合适,路径迂曲后撤球囊、支架输送系统时导丝"前窜"穿破远端血管。为预防血管穿孔,可采取如下措施:如果路径不是非常迂曲,只要提供足够支撑力即可,导丝头端不需输送太远;导丝头端应避免置于基底动脉尖、大脑中动脉分叉处等易穿出部位,尽量置于一段较为平直的血管内；交换动作时一定注意观察导丝头端位置保持不动。如能造影发现明确的出血点，可急诊用弹簧圈或 Onyx 胶栓塞。

（3）血管破裂、穿支撕裂：球囊、支架选择过大及快速扩张可导致血管破裂；严重钙化病变、反复球囊扩张也可致血管破裂；路径迂曲，导丝、球囊、支架送入时导致血管移位过大，可导致穿支撕裂出血；成角病变、球囊扩张、支架释放也可导致穿支撕裂出血；导丝进入穿支引起穿支痉挛、暴力牵拉也会拉断穿支引起出血。为预防出现血管破裂、穿支撕裂，需要熟练、精细、规范的操作，选择合适的术式。预扩球囊及球囊扩张支架直径应稍小于靶血管直径，压力泵缓慢加压。转动扭控子时导丝头端摆动不好，回撤时有阻力，透视下导丝位置远离路径图，提示导丝进入穿支，此时不可暴力牵拉导丝，否则可能拉断穿支。一旦血管破裂可立即充盈球囊进行封堵止血，必要时可考虑弹簧圈闭塞，也可选择开颅血管修补术或动脉夹闭术。

无论原因如何，一旦发现出血，需立即停用肝素并用鱼精蛋白中和，停用抗血小板药物，必要时输血。保持全身麻醉插管状态，严格控制血压在 110/70mmHg 以下，规范脑出血和蛛网膜下腔出血的治疗。

2. 缺血性并发症的发生率高，有以下几种。

（1）支架内血栓形成：血管内皮损伤引起血小板聚集、支架内血栓形成，可导致动脉闭塞。严格、有效的术前抗血小板聚集，术中全身肝素化可预防支架内血栓形成。根据血小板功能检查结果选择合理的抗血小板聚集药物方案，可预防因氯吡格雷抵抗或阿司匹林抵抗所致的急性或亚急性血栓形成。急性血栓形成可行急诊动脉溶栓术、机械再通术或注射血小板 Gpnb/nia 受体拮抗剂。

（2）血管痉挛：导管、导丝等材料的机械刺激所致。血管痉挛引起远端低血流状态，导致远端缺血事件发生。预防痉挛应常规术前泵入尼莫地平，术中需注意导引导管位置不要过高，一般颈内动脉颅内段及大脑中动脉 M1 段治疗，导引导管放置于 C2 段即可；后循环治疗，导引导管放置于 V2 段即可。如果出现导引导管处血管痉挛，需将导管回撤造影观察，尽量在较低位置完成手术。一般回撤导管、导丝，停止刺激后痉挛可迅速缓解。如出现不可恢复的血管痉挛，需应用球囊成形术或动脉注射钙离子通道阻滞剂。

（3）穿支动脉闭塞：支架释放后斑块被挤压移位，导致穿支狭窄或闭塞，即"雪犁效应（snowplowing）"。危险因素有血管狭窄程度重、偏心性狭窄、不稳定斑块、位于穿支开口处的斑块、反复球囊扩张、球囊扩张式支架等。预防措施有：严格筛选患者，病因为单纯穿支闭塞所致者，不适合介入治疗干预。如果既有穿支又有低灌注所致者需要充分权衡利弊。术前高分辨率 MRI 检查，明确斑块性质、位置、是否位于穿支开口处，DSA 病变分析可助于选择有适应证的患者。选择合适的材料，球囊扩张式支架稍小于靶血管直径，选用低命名压支架，球囊亚满意扩张。发生穿支动脉闭塞后可以用扩容、升高血压等方法治疗，谨慎使用动脉内溶栓。

（4）动脉夹层：单纯球囊扩张更容易发生动脉夹层，发生率可达 20%。预防动脉夹层，应注意选择稍小的球囊，缓慢、轻柔地充盈和排空。一旦发生动脉夹层，需要继续进行支架置入术，术后规范抗凝治疗。

（5）远期再狭窄：支架术后内膜过度增生出现>50% 的再狭窄，可引起缺血事件，也可无任何症状。危险因素包括残余狭窄率高、治疗前血管直径偏小、合并糖尿病。颈内动脉床突段的支架治疗再狭窄率较高,且多为症状性血管再狭窄。可应用 CTA、TCD、DSA 随访监测再狭窄,如果无临床症状,可继续随访观察,症状性狭窄综合评估后可使用球囊扩张或支架再次置入。

### 四、操作注意事项

1. 器械选择　球囊扩张式支架的准备和置入操作类似于单纯球囊扩张术。导引导管支撑力够即可,不一定要将支撑力放至很高。为避免微导丝引起的出血、内膜损伤、痉挛等,只要支撑力足够,微导丝不必走得太远,一般来讲导丝越近越安全。如椎动脉 V4段病变,导丝放于基底动脉,如果近端导丝几乎全伸直,就没有必要将导丝放在大脑后动脉。

对于重度狭窄、路径迂曲者可用微导丝 + 微导管技术,以加强对微导丝通过时的支撑。微导丝通过后可经微导管造影明确定位于远端血管真腔内。此时可选用通过性较好的微导丝带微导管通过,确认位置后再换用支撑性较好的微导丝以利于球囊和支架的到位。在输送支架过程中要随时观察微导丝和导引导管是否有回退,随时调整导丝和导引导管,避免由于微导丝、导引导管的运动而使手术失败。支架要完全覆盖病变全长,避免将支架末端置于斑块上。不能过度追求病变血管形态学的完美,因为狭窄血管的直径即便只获得较小的改善,也可以明显改善靶血管供血区的血流灌注。

2. 术式选择　目前颅内动脉狭窄常用的手术方式有球囊扩张式支架置入术、球囊预扩张 + 自膨式支架置入术、单纯球囊扩张术、球囊预扩张 + 球囊扩张式支架置入术、自膨式支架置入 + 球囊后扩张术、球囊预扩张 + 自膨式支架置入 + 球囊后扩张术等,临床最常用的是前两种。

单纯球囊扩张术对迂曲血管有较高的通过性,且无异物滞留在血管内,既不存在再狭窄的问题,也不存在长期服药的问题。但也存在一定的不足,包括动脉内膜损伤及夹层、急性血管闭塞、血管弹性回缩使管径无法得到有效扩张、再狭窄等。球囊扩张支架置入术克服了单纯球囊扩张的缺点,其安全性及疗效已得到初步肯定。优点是操作简单,适用于局限性、不成角、入路相对平直的病变。缺点是:①再狭率较高;②球囊扩张支架柔顺性相对较差,有时很难通过颅内迂曲血管到达狭窄部位;③球囊扩张时可能导致动脉破裂;④急性支架内血栓形成;⑤支架部位穿支动脉闭塞。球囊预扩张 + 自膨式支架置入术采用比目标血管直径略小的球囊完成亚满意扩张后,再置入比目标血管略粗的自膨式支架。优点为有较好的柔顺性,易达目标血管,支架涂有亲水层,减少了对血管内膜的损伤,预先的球囊亚满意扩张减少了血管的破裂。

对于一些长度小于 5mm 的局限的较短病变,一般使用单纯的球囊扩张,选择球囊一定小于血管的管径,以避免夹层的形成或血管的破裂。当一些短的病变经过球囊扩张后形成夹层,病变血管不是很弯曲时,选择球囊扩张式支架可能更好,因采用该类支架残余狭窄率较低,操作也更简单。采用自膨胀式支架的残余狭窄率比较高,因此再狭窄率也较高。但自膨胀式支架的优点在于比较柔软,对血管迂曲的患者更为合适。应根据不同的病例选择不同的材料和技术。

3. 严格把握手术指征　目前临床上对可进行颅内手术指征的把握较随意。一方面,掌握介入技术的医生会积极进行支架置入治疗,另一方面,部分没有掌握介入技术的医生可能对这一治疗方式存有排斥态度。对于颅内动脉狭窄介入治疗的探索必须严格把握适应证和禁忌证。目前可开展支架治疗的血管局限在颈内动脉颅内段、大脑中动脉 Ml 段(大部分在分叉前,个别达 M2~M3 段)、椎动脉颅内段和基底动脉,也有大脑后动脉 P1 段的个案报道。进行支架治疗时,于近心端血管置入支架较远心端的血管难度要小一些;小管腔动脉的狭窄在支架治疗后更容易形成再狭窄或闭塞,由于受材料的影响,目前一般不对直径<2mm 的血管行支架治疗;穿支少、非分叉、非成角的血管病变支架治疗可能效果更好。关于哪一支血管的支架治疗效果会更好,目前尚无临床证据证实。

活动性血管炎性病变不宜进行血管内支架治疗。动脉粥样硬化性狭窄是目前支架治疗的最常见病变,但对于稳定性斑块或非稳定斑块是否均应进行支架治疗,目前尚无研究结果,也可能因尚不能明确判断斑块的性质。有证据表明,症状性颅内动脉狭窄第 2 年的脑卒中发生率较第 1 年明显下降,因此,对于已经长时间存在的颅内动脉狭窄患者是否也需要进行支架治疗尚缺乏有力依据。45 岁以下的症状性颅内动脉狭窄,动脉粥样硬化证据不足,支架治疗时应严格掌握适应证。

## 五、相关知识测试题

1. 脑动脉狭窄成形术的手术指征**不包括**

   A. 症状性颅内动脉狭窄大于 70%

   B. 急性脑梗死

   C. 临床反复发作与狭窄血管供血区域相一致的神经功能障碍

   D. 术前 2 周内的影像学检查示责任血管病变区域侧支循环不良

   E. 急性动脉溶栓后残余狭窄

2. 下列脑动脉狭窄成形术手术操作**错误**的是

   A. 球囊充盈后直径应超过病变血管的直径,以利于充分扩张血管

   B. 如果计算出拟选用的球囊直径为两个规格之间,一般选择较小的直径

   C. 支架置入的成功标准是残余狭窄率 ≤50%

   D. 支架要完全覆盖病变全长

   E. 避免将支架末端置于斑块上

3. 脑动脉狭窄成形术后的管理,**错误**的是

   A. 术后常规立即行颅脑 CT 检查

   B. 如出现局灶性神经功能缺损的症状或体征,CT 检查阴性但怀疑发生急性脑梗死时,应行颅脑 MRI 检查

   C. 术后常规抗凝治疗

   D. 收缩压一般控制于 140mmHg

   E. 术后 24h 常规复查肾功能、血常规和凝血功能

4. 脑动脉狭窄成形术的常见并发症**不包括**

   A. 支架内血栓形成          B. 血管痉挛          C. 穿支动脉闭塞

   D. 血管夹层          E. 血管畸形

5. 脑动脉狭窄成形术中出现血管破裂,以下处理方案**错误**的是

   A. 控制血压          B. 立即充盈球囊进行封堵止血

C. 大剂量使用止血药　　　　　　　D. 弹簧圈闭塞

E. 开颅动脉夹闭术

**答案:** 1. B　2. A　3. D　4. E　5. C

(刘 凡　刘 飞)

## 推荐阅读资料

[1] 克里希纳·坎达尔帕,林赛·马尚.介入放射学操作手册.施海滨,倪才方,译.4版.北京:人民卫生出版社,2018.

[2] 王任直.尤曼斯神经外科学.北京:人民卫生出版社,2009.

# 第九节　急性卒中介入支架及取栓支架技术

## 一、概述

急性缺血性脑卒中(acute ischemic stroke,AIS)治疗的关键在于尽早开通阻塞血管、挽救缺血半暗带。标准静脉溶栓治疗目前仍然是缺血性脑卒中急性期最基本的治疗方法。多项指南推荐,对缺血性脑卒中发病 3h 内有适应证的患者给予静脉重组组织型纤溶酶原激活剂(recombinant tissue plasminogen activator,rtPA)治疗,但目前只有少于 25% 的脑卒中患者在 3h 内到达医院。患者到达医院的延迟和有限的治疗时间窗使得静脉 rtPA 在中国脑卒中患者中使用率仅为 1.61%。此外,静脉 rtPA 的血管再通率较低,特别是对于大血管阻塞的患者,血管再通成功率低于 30%,而且治疗效果并不令人满意,90d 死亡率和致残率达 21% 和 68%。

近年来急诊血管内治疗机械再通显示了良好的应用前景,一些新的血管内治疗器械(如 Solitaire/Trevo 等取栓器)相继应用于临床,显著提高了闭塞血管的开通率,为静脉溶栓禁忌或静脉溶栓无效的大动脉闭塞患者提供了一种新的治疗选择。目前认为对于有静脉溶栓禁忌证的患者,使用机械取栓是合理的。从症状出现到实现再灌注的时间越短,患者的临床转归越好,应尽量减少治疗前的延误。

## 二、操作规范流程

### (一)适应证

1. 年龄大于 18 岁。

2. 发病时间 3~8h(后循环可酌情延长至 24h),神经系统功能症状持续未缓解(NIHSS 评分>8 分),快速影像学检查证实大血管闭塞且无明确禁忌证的急性缺血性脑卒中。

3. 静脉溶栓禁忌证或静脉溶栓无效(静脉溶栓失败)的大动脉闭塞。

4. 影像学检查排除颅内出血,且无早期大面积脑梗死影像学改变(超过大脑半球的 1/3)。

### (二)禁忌证

1. 绝对禁忌证

(1)有出血性脑血管病史,活动性出血或已知有出血倾向病史。

(2)6 个月内有严重脑梗死或颅脑、脊柱手术史。

(3)严重心、肝、肾功能不全。

(4)难以控制的高血压(＞180/100mmHg)。

(5)有明确的对比剂过敏史。

(6)妊娠。

2. 相对禁忌证

(1)基于 CT 平扫提示存在中、大范围梗死核心,定义为在症状性颅内动脉闭塞区域出现广泛的早期缺血改变[Alberta 卒中项目早期 CT 评分(Alberta Stroke Program Early CT Score,ASPECTS)0~6 分],DWI 提示梗死区大于 50ml。

(2)其他途径确认存在中、大范围梗死核心,包括以下 3 种方式:①单相、多相或动态 CTA 或 CT 灌注(<8cm)示与对侧灌注相比(优先选择多相/动态 CTA),病灶侧无侧支循环或仅有微小侧支循环的区域大于 MCA 整个区域的 50%,或 CT 灌注示(＞8cm);②在责任 MCA 区域,CBV 减低且 CRF 明显减低区域的 ASPECTS 评分<6 分;③在责任 MCA 区域,CBV 减低且 CRF 明显减低的区域大于 1/3 MCA 供血区域。

(3)CTA/MRA 检查结束后 90min 内无法进行股动脉穿刺。

(4)脑卒中时伴发癫痫。

(5)3 个月内有脑卒中发作史。

(6)血管闭塞的病因不是动脉粥样硬化。

(7)患者存在可能影响神经和功能评估的精神或神经疾病病史。

(8)可疑的脓毒性栓子或细菌性心内膜炎。

(9)生存期预期小于 90d。

(10)已知颅内出血(intracranial hemorrhage,ICH)、蛛网膜下腔出血(subarachnoid hemorrhage,SAH)、动静脉畸形(arteriovenous malformation,AVM)或肿瘤病史。

(11)近 3 个月内有头颅外伤史。

(12)近 3 周内有胃肠或泌尿系统出血。

(13)近 2 周内进行过大的外科手术。

(14)近 1 周内有在不易压迫止血部位的动脉穿刺。

(15)近 3 个月内有脑梗死或心肌梗死,但不包括陈旧性腔隙性梗死而未遗留相关体征。

(16)最近 3 个月内存在增加出血风险的已知疾病,如严重肝脏疾病、溃疡性胃肠疾病。

(17)未能控制的高血压,定义为间隔至少 10min 的 3 次重复测量确认的收缩压>185mmHg 或舒张压 110mmHg。

(18)肾衰竭,定义为血清肌酐>2.0mg/dl(177mmol/L)或肾小球滤过率<30ml/min。

(19)PLT 低于 $100 \times 10^9$/L。

(20)血糖水平<2.8mmol/L 或>22.2mmol/L。

(21)患者正在接受口服抗凝药物治疗,如华法林,且 INR>1.5。

(22)在 48h 内使用过肝素且 APTT 超过实验室正常值上限。

(23)怀疑脑卒中病因为颅内动脉夹层。

(24)既往影像或临床判断提示颅内梗死为慢性病变。

(25)DSA 检查禁忌,严重对比剂过敏或碘对比剂绝对禁忌。

(26)妊娠或患者为育龄妇女且尿或血 β-人绒毛膜促性腺激素(β-HCG)阳性。

(27)临床症状迅速好转。

(28)患者无法合作。

**(三)术前准备**

1. 患者检查及治疗准备

(1)患者入院后立即行 CT 平扫检查,明确缺血部位及范围,有条件者完善 CTP、MRI(包含 DWI 序列),对介入治疗有明确指导意义。

(2)完善心电图、胸片、血常规、生化等检查,迅速排除心血管系统、呼吸系统重大疾病,如心肌梗死、严重心律失常、呼吸衰竭等。如有以上情况,应请相关科室及麻醉科会诊,共同评估麻醉及手术风险。

2. 知情同意 术前应充分告知患者及其家属与急性卒中介入支架及取栓术相关的医疗风险及获益,并嘱其签署知情同意书。

3. 器材准备 ① 6Fr Envoy 导引导管;② Neuron 070 导管或 6Fr Envoy-DA 导引导管(Cordis Neurovascular);③ 0.035inch 或 0.038inch 硬交换导丝,0.016inch Gold Tip 微导丝(Terumo);④ 1.8Fr Nautica 微导管(eV3/Covidien);⑤常规猎人头、猪尾导管,泥鳅导丝。

目前常用的自膨式支架包括:① Wingspan 支架(开环设计),它是唯一被美国食品药品监督管理局(FDA)批准可用于治疗颅内动脉粥样硬化性疾病的支架;② Enterprise 支架(闭环设计),用于颅内动脉瘤治疗,目前正进行卒中介入治疗的研究;③ Neuroform 支架(开环设计),用于颅内动脉瘤支架辅助栓塞治疗。通过将支架输送至颅内血管,并穿过血栓及栓子,然后快速释放支架,使血管立即再通。采用部分释放后可回收(Enterprise)或完全释放后可回收[Silitaire AB,Solitaire FR(eV3/Covidien)及 Trevo(Concentric Medical)]的自膨式支架被称为"Stentriever"或"stent-on-a-stick",该种技术可暂时恢复血流从而使血管再通,且可避免因永久置入支架而出现的潜在并发症,如支架内狭窄或长期抗血小板治疗相关的并发症。

4. 术者准备 核对患者信息,包括姓名、性别、年龄、主诉。复习 CT 和 MRI 等影像学资料,明确卒中部位。确定患者已签署手术知情同意书。

**(四)操作步骤**

1. 麻醉 多选择全身麻醉。患者仰卧于造影床,全身麻醉过程中进行常规消毒、铺巾,麻醉成功后开始手术。可配合患者也可选择局部麻醉。

2. 入路 常规选择股动脉入路,股动脉穿刺置入 6Fr 动脉鞘。

3. 造影 常规脑血管造影,明确病变血管。选择最佳工作角度,放大造影,观察病变及远端血管,导引导管头端必须在视野内。再次分析评估病变,明确栓塞部位、血流代偿情况,确认手术方案并选择手术材料。

4. 操作步骤

(1)Solitaire FR 支架:该支架既可被完全释放又可被完全回收,其闭环支架式的设计使其能与血栓更理想地结合,因此可被用于取出血栓、快速开通血流通道。Solitaire FR 支架有4 种尺寸,分别为 4mm×15mm、4mm×20mm、6mm×20mm 和 6mm×30mm。4mm 支架配套最小内径 0.021inch 微导管,而 6mm 支架配套内径 0.027inch 微导管。

股动脉穿刺后,立刻静脉给予肝素,将 8Fr 球囊导引导管送至颈内静脉近端。为了防止栓子向远端移行及增加取栓时的负压,推荐使用球囊导引导管,如 8Fr Merci(Stryker)或 8Fr Cello(Covidien)导引导管。Neuron 070 导管(Penumbra)或 6Fr Envoy-DA(远端入路)导管(Cordis Neurovascular)的远端柔顺且能提供有效的近端支撑力,因此可以使用这两种导管置于 ICA 远端。将球囊导引导管送至 ICA 颈段以远,根据预期会使用的取栓支架选择合适的微导管,利用 0.014inch 微导丝将微导管送入颅内。一旦微导丝通过闭塞处,则将 0.021inch 或 0.027inch 导管[如 the Rebar-18(eV3/Covidien)、Prowler Select Plus 021 或 Marksman 027 eV3/Covidien]穿过闭塞段直至血栓以远。此时导引导管和微导管双导管造影检查可以显示微导管头端与血栓的距离,并估算血栓长度。之后撤出微导丝,将 Solitaire 支架输送到位,并释放支架。支架需覆盖整个血管闭塞处才能通过支架的自膨性达到理想的血流恢复。

释放支架后等待至少 5~10min,随后通过导引导管的负压抽吸,将支架和微导管缓慢回拉。如果使用的是球囊导管,此时可以暂时打开球囊以阻断前向血流。使用 60ml 注射器在持续负压状态下将微导管和支架完全撤至体外。可以反复取栓直至完全取出血栓。取栓结束后再次行血管造影检查以证实血管再通。如果造影检查显示血管没有完全再通,可以重复使用该支架 3~4 次。需注意的是,在重复使用取栓支架时需清洗抽吸导管及支架内的血栓及碎片。

急性卒中支架取栓术见图 20-9-1。

(2)永久性自膨式支架治疗急性动脉闭塞:使用 8Fr 血管鞘于股动脉置管,给予肝素维持活化凝血时间,将 6Fr Envoy 导引管输送靶向动脉。Neuron 070 导管或 6F Envoy-DA 导引导管远端柔软,能提供良好的近段支撑,因此如果血管严重扭曲,可使用这两种导管来替代普通 Envoy 导管,以使导管能更好地到达动脉远端。如果需导引导管交换,可以利用柔软的诊断导管将 0.035inch 或 0.038inch 硬交换导丝送至动脉远端。当进行导管交换时,需注意保持导丝稳定。常规将 6Fr 导引导管送至动脉颈段远端,一旦导引导管到位,可通过 0.016inch Gold Tip 微导丝将 1.8Fr Nautica 微导管送入颅内血管。

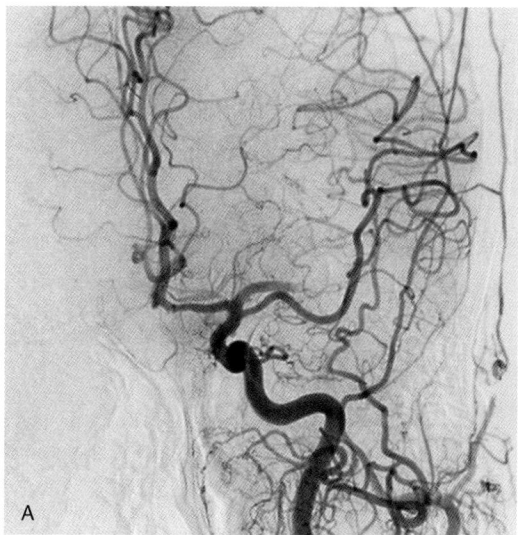

A

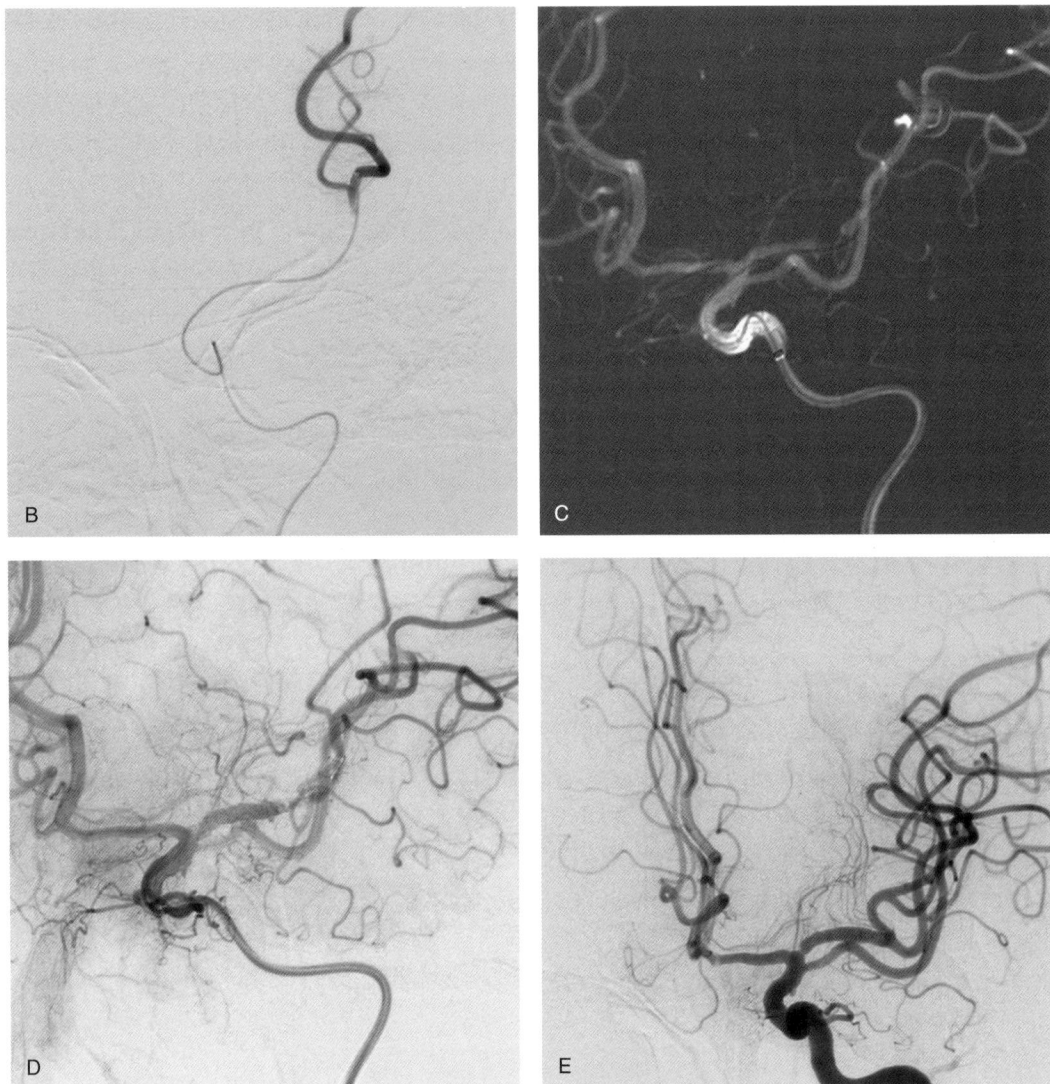

图 20-9-1　急性卒中支架取栓术

A. 造影示左侧大脑中动脉栓塞;B. 微导丝引导微导管通过栓塞处,造影观察远端血管情况;C. 路径图模式下将支架送至栓塞处;D. 释放支架,支架需覆盖整个血管闭塞处;E. 支架和微导管回拉后再次造影,大脑中动脉血流恢复,远端血管显影良好。

根据不同的情况,微导丝和微导管的选择各不相同。例如,2.3Fr Prowler Select Plus 和 2.5Fr Velocity 微导管适合输送取栓支架或 Enterprise 支架,而 Wingspan 支架一般需要将 0.014inch 交换导丝放至闭塞以远。Gold Tip 导丝通过病变部位,将 Nautica 微导管输送至预计的大脑中动脉上干。急性脑卒中再通术中,术者并不清楚闭塞处的血管情况,导丝和导管通过病变处时(闭塞点)需要依靠术者的视觉及手感,因此是手术中最危险的过程之一。推荐在输送微导管和导丝前先进行血管造影,通常将该血管造影转为路径图,通过路径图可以发现一些高危血管,如后交通动脉、脉络膜前后动脉。在路径图引导下操纵微导管和微导丝,避开此类高危血管,同时避开大脑前动脉开口,到达血管闭塞处,此时远端无血管影像。

行微导管超选造影检查的同时行导引导管造影检查,可确定微导管是否位于闭塞远端,并显示血栓的范围。在置入支架前通过测量对比剂未显影区域的长度来判断闭塞病变的长度。为确保支架能覆盖整个病变,支架两端需预留长度 2mm,鉴于 Wingspan 支架的最大长度为 20mm,所以只有当血栓长度为 16mm 才能考虑使用 Wingspan 支架。目前一些新型支架的长度更长,如 Enterprise 支架最长长度为 37mm。

患者满足目前正在进行的急性缺血性脑卒中支架辅助再通治疗研究(stent-assisted recanalization in acute ischemic stroke study,SARIS)的标准。PSARIS 研究中使用了 Wingspan 支架。Wingspan 支架适合直径为 2.5~4.5mm 的血管。支架除了需覆盖病变外,两端还需预留一定的长度。为了能增加支架对闭塞远端的径向支撑力,支架尺寸需根据闭塞近端母血管的直径进行选择。支架尺寸选择完成后,用 0.014inch 交换导丝(Transend-300 导丝、Synchro 2 导丝或 Balance Middleweight BMW 通用导丝)替换 Gold Tip 导丝,并利用导丝锚定在闭塞远端。随后在路径图引导下,利用交换技术将支架导管替换为 Nautica 微导管。为了减少栓子碎片的脱落,支架应放置于闭塞的远端,这样栓子碎片将会被固定在支架和血管壁之间。

在支架输送系统撤出后再次进行血管造影。如果支架贴壁不全或未充分膨胀,可在撤出交换导丝之前选用小尺寸球囊进行后扩。为防血管破裂,球囊扩张程度不能超过血管直径,同时采用缓慢扩张技术,即每 30s 球囊压力不超过 1atm。支架释放后撤出输送系统,随后对支架区域再次进行血管造影检查。只有当造影检查证实支架释放后血管再通满意才可撤出交换导丝。

(3)利用部分释放可回收自膨式支架:使用 6Fr 导引导管并放至右侧颈内动脉颈段(接近 $C_2$ 水平)。在路径图引导下,利用 0.016inch Gold Tip 微导丝将 Prowler Select Plus 微导管超选至右侧大脑中动脉,并穿过血管闭塞段。测量闭塞段长度并选择合适的支架,通过微导管将 Enterprise 支架送至狭窄处,同时半释放支架(支架远端 2/3 部分释放)。支架被释放的部分可作为临时搭桥,将血栓挤压至血管腔周围,并从结构上破坏血栓,从而恢复病变处及大脑中动脉远端。此时,半释放的 Enterprise 支架作为血管内搭桥而改善血流。在恢复血流 5~10min 后,并不完全回收支架,而是在导引导管近端负压抽吸下直接通过半释放的支架抽出导引导管,或完全释放支架。

如果将置入永久性支架,在介入前就应该立即给予双重抗血小板治疗。与 Wingspan 支架不同,在计划放置 Enterprise 支架时并不需要保留远端导丝,Ensterprise 支架的输送较 Wingspan 支架简单。同样地,当支架贴壁不佳时可使用球囊后扩,而支架内血栓形成可使用 Db/IHa 抑制剂。因为 Enterprise 支架的径向支撑力较 Wingspan 支架差,因此如果血栓致密坚硬,则更需要球囊后扩。

(五)术后管理

1. 手术结束即刻应评估 NIHSS 评分和血压情况。无论是否实现血管再通,在治疗完成后患者应进入 NICU 或卒中单元进行规范化综合治疗。术后至少 24h 进行心电、血压监护。术后即刻和 24h 复查头颅 CT,并行脑血管影像学检查(TCD、MRA、CTA 或 DSA)。应密切观察患者生命体征和神经系统体征的变化。治疗后最初 3h 内每 15min 观测 1 次生命体征,每 0.5h 进行 1 次神经系统评估,行 MRS 和 NIHSS 评分。一旦发现生命体征变化(如血压明显升高或降低等)、神经系统新发阳性体征或原有症状加重,应进行相应检查,明确病因后进行治疗。

2. 一般动脉溶栓术后 24h 内不使用抗血小板聚集药物。当随访 CT 未显示颅内出血时，接受了动脉溶栓治疗的患者在 24~48h 内开始使用抗血小板聚集药物。对使用血管内机械开通治疗的患者，在无禁忌时可及早应用抗凝或抗血小板聚集药物。可于术后开始给予持续抗血小板治疗。对需要行血管成形术的患者，可于术前或置入支架后即刻给予阿司匹林 300mg 及氯吡格雷 300mg 的负荷剂量口服或鼻饲，术后给予阿司匹林 100~300mg/d 及氯吡格雷 75mg/d 持续 1~3 个月，之后根据复查情况可考虑改为单药长期治疗。

3. 推荐血管内开通治疗前血压应控制在 180/100mmHg 以下；血管内开通治疗后，收缩压降至正常或比基础血压降低 20~30mmHg。使用气道支持、通气辅助和氧气吸入等措施使氧饱和度大于 94%。应使用退热药或物理降温的方法处理高体温(体温超过 38℃ )。应判读高体温的原因，并给予相应治疗，高温和低温均应进行纠正。

深静脉血栓的预防措施也应采用。在 48h 内，给予患者任何口服药物前，应进行吞咽评估。如低密度脂蛋白(low density lipoprotein，LDL)>100mg/dl(2.6mmol/L)，应使用他汀类药物治疗。

## 三、常见并发症及处理

1. 出血转化　是急性缺血性脑卒中溶栓或血管内治疗的主要并发症之一。原因可能与血管壁损伤、再灌注损伤、溶栓药物使用，以及联合抗血小板、抗凝治疗有关，出血多发生在溶栓后 36h 内。一般认为超时间窗、术前血压偏高(收缩压>180mmHg，舒张压>100mmHg)、颅脑 CT 已显示低密度改变的脑卒中患者接受溶栓或血管内治疗易发生出血转化。严格掌握适应证、围手术期有效的血压控制、减少溶栓药物使用剂量可以降低出血转化的发生率。一旦发生出血转化，可参考急性缺血性脑卒中脑出血转化处理原则。

2. 脑过度灌注损伤　脑过度灌注是指阻塞脑动脉再通后，缺血脑组织重新获得血液灌注，同侧脑血流量显著增加，从而导致脑水肿甚至颅内出血发生。围手术期有效的血压控制、充分的脑侧支循环评估可减少过度灌注损伤的发生率。癫痫发作及颅内出血被认为是严重过度灌注损伤的表现，一旦出现，应立即停止抗凝治疗。严重者可考虑脑室引流或外科治疗。

3. 血管再闭塞　阻塞脑动脉再通后再闭塞是急性缺血性脑卒中血管内治疗的常见并发症。再闭塞与临床症状恶化有关，早期再闭塞提示长期预后不良，原因可能与血栓分解或血管内皮损伤后脂质核心暴露使血小板被激活聚集、围手术期抗血小板药物使用不充分或抗血小板药物抵抗有关。溶栓联合抗血小板治疗可能会减少再闭塞的发生。有报道联合应用 GPUb/nia 抑制剂发现可减少再闭塞发生和治疗再闭塞，但尚缺乏相关随机对照研究证据，需谨慎使用。

4. 其他并发症　包括血管夹层、应激性溃疡、心血管并发症、穿刺点损伤、局部血肿形成、对比剂过敏、对比剂肾病等并发症，建议参照一般血管内治疗并发症的处理方案。

## 四、操作注意事项

1. 选择合适的病例是急性脑卒中介入治疗的关键。术后再灌注出血是介入治疗最常见的严重并发症，避免对具有较大梗死范围或基底节区(末端穿支区域)完全梗死的患者实施再通手术可规避此类风险。

2. 术中并发症包括血管穿孔。一旦出现血管穿孔需立刻终止血管再通,阻止血流,并诱导血栓形成。此时应立即中和抗凝药物、充盈近端球囊(如果使用球囊导管),同时使用辅助球囊闭塞血管穿孔段。通常经过上述处理能阻止进一步出血。如果经过上述处理,出血仍不停止,则需永久性闭塞出血血管。

3. 最远端或非受累区域栓塞既可以发生在支架置入术中,也可以发生在支架取栓术中。一旦出现这种医源性栓塞,则需采用其他方法进行血管再通,包括使用溶栓药物等。

## 五、相关知识测试题

1. 前循环栓塞行急性卒中介入支架取栓术的时间窗为

A. 4h　　　　　　　　B. 8h　　　　　　　　C. 12h

D. 24h　　　　　　　 E. 48h

2. 脑卒中患者入院后首选的检查项目是

A. CT 平扫　　　　　 B. MRI 平扫　　　　 C. CTP

D. DSA　　　　　　　E. DWI

3. 以下急性卒中介入支架取栓术后的管理,**错误**的是

A. 术后立即复查头 CT,24h 内复查

B. 术后至少 24h 心电、血压监护

C. 治疗后最初 3h 内每 15min 观测 1 次生命体征,每 0.5h 进行 1 次神经系统评估,行 MRS 和 NIHSS 评分

D. 术后行腰椎穿刺释放脑脊液

E. 无论是否实现血管再通,在治疗完成后患者应进入 NICU 或卒中单元进行规范化综合治疗

4. 以下**不是**急性卒中介入支架取栓术常见并发症的是

A. 脑出血　　　　　　B. 脑过度灌注损伤　　C. 血管再闭塞

D. 血管夹层　　　　　E. 癫痫发作

5. 急性卒中介入支架取栓术后出现转化出血,以下处理方案不正确的是

A. 控制血压　　　　　　　　　B. 适当镇静

C. 大量使用止血药物　　　　　 D. 适当减少溶栓药物使用剂量

E. 动态 CT 复查

答案:1. B　2. A　3. D　4. E　5. C

(廖伟华　刘　飞)

## 推荐阅读资料

[1] 费尔南多·冈萨雷斯,费利佩·阿尔布开克,卡梅伦·麦克杜格尔. 神经介入技术. 陈左权,张鸿祺,高亮,译. 上海:上海科学技术出版社,2017.

[2] 李晓青,刘新峰. 缺血性脑血管病介入治疗. 北京:人民卫生出版社,2006.

[3] 王任直. 尤曼斯神经外科学. 北京:人民卫生出版社,2009.

# 第十节　颈内动脉海绵窦瘘栓塞

## 一、概述

颈内动脉海绵窦瘘为颈内动脉海绵窦段直接与海绵窦产生的瘘,多为一个单孔,是一种高流量的瘘,通常症状明显(如突眼、球结膜充血水肿、眶周杂音等)且进展迅速。其往往与外伤或颈内动脉海绵窦动脉瘤破裂相关。这种直接颈内动脉海绵窦瘘与海绵窦区的硬脑膜动静脉瘘不同,硬脑膜动静脉瘘是由于硬脑膜动脉与海绵窦之间的多个小瘘口形成的,流量往往较低。

## 二、操作规范流程

### (一) 适应证

1. 影像学检查证实的颈内动脉海绵窦瘘。
2. 急性起病的典型症状(突眼、球结膜充血水肿、眶周杂音三联征)。
3. 高流量瘘的急症手术(迅速发展的视力下降、高眼压、颅内压增高)。

### (二) 相对禁忌证

1. 血管解剖复杂(如近端血管闭塞或血管路径迂曲不可能达到瘘口)。
2. 凝血功能异常或肝素高反应性。
3. 细菌感染活动期(如菌血症)。
4. 创伤后的瘘、休克血压或其他需要首先处理的疾病。

### (三) 治疗策略

1. 术前可行 CTA 和 DSA 明确瘘口的位置、大小及形态;颈内动脉海绵窦瘘可经动脉、静脉或两者联合入路治疗。
2. 直接弹簧圈填塞瘘口可能有效,尤其瘘口比较小者。
3. 支架辅助弹簧圈填塞瘘口通常是有效的,但有时需要在弹簧圈内注入液体栓塞剂来闭塞瘘口(需要在颈内动脉瘘口区放置球囊防止液体栓塞剂逃逸到颈内动脉造成误栓)。
4. 直接覆膜支架覆盖瘘口是一种快速简便的治疗方案。
5. 经典的可脱球囊栓塞瘘口是一种经济的治疗方案,但是往往易复发。
6. 对于严重损伤颈内动脉的瘘,颈内动脉闭塞可能是唯一的方案,但是必须进行颈内动脉闭塞试验以评估代偿,必要时需要行血管搭桥。

### (四) 操作步骤

1. 全身麻醉。
2. 右侧股动脉穿刺导入 6Fr 导引导管或导入更大径导管后,全身肝素化(70U/kg)。
3. 确定瘘口后,根据 3D-DSA 选取良好的工作角度,清晰显示瘘口及颈内动脉。
4. 经瘘口将微导管置于海绵窦内(必要时留置 2 根,一深一浅)。
5. 选取合适大小的弹簧圈对瘘口进行填塞,同时导引导管造影确定瘘的变化,直至瘘不再显影。
(1)若要注入液体性栓塞剂,需要在颈内动脉瘘口区留置球囊防止液体栓塞剂逃逸到颈内动脉,其优势在于可减轻占位效应,加强致密性。

(2)若选用支架辅助弹簧圈,需要术前使用抗血小板治疗,其优势在于可防止弹簧圈进入颈内动脉。

(3)若使用覆膜支架,可不使用弹簧圈填塞。

(4)若使用可脱球囊栓塞,可使用 1~3 枚球囊依次栓塞,导引导管造影至瘘口不显影。

6. 栓塞完成,高倍率工作位及正侧位确认后,拔除微导管。

7. 全脑正侧位造影观察有无血管不显影或其他异常。

8. 回撤导引导管入颈动脉或椎动脉近端,造影排查夹层。

9. 使用穿刺点血管闭合器或待全身麻醉苏醒后拔除血管鞘进行压迫包扎。

颈内动脉海绵窦瘘栓塞见图 20-10-1。

**(五) 术后管理**

1. 全身麻醉苏醒返回病房后,前 10h 每小时神经功能查体并观察腹股沟穿刺点情况。

2. 全面神经功能查体。

3. 术后常见症状为头痛,多由于血栓形成导致的刺激和炎症,可适量使用激素对症处理。

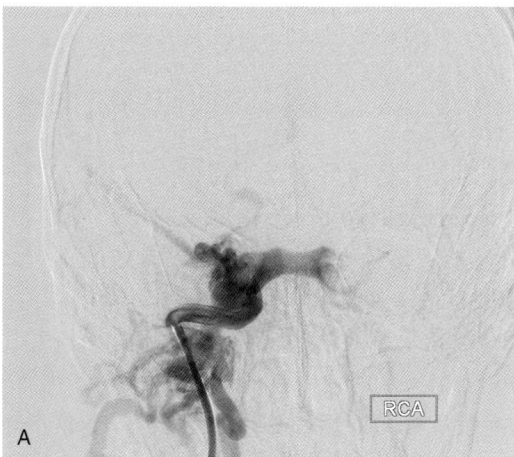

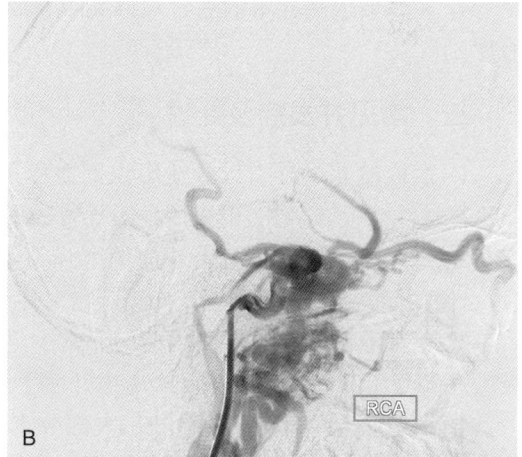

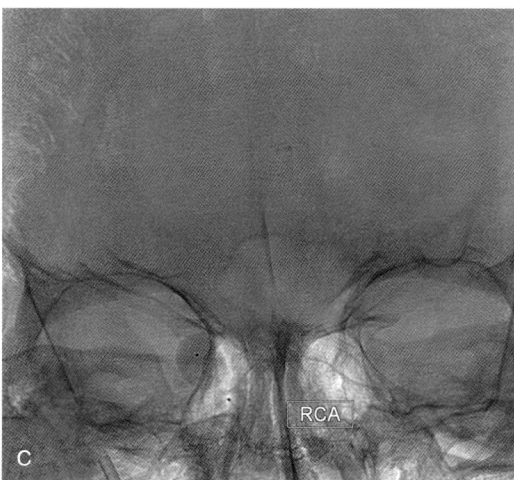

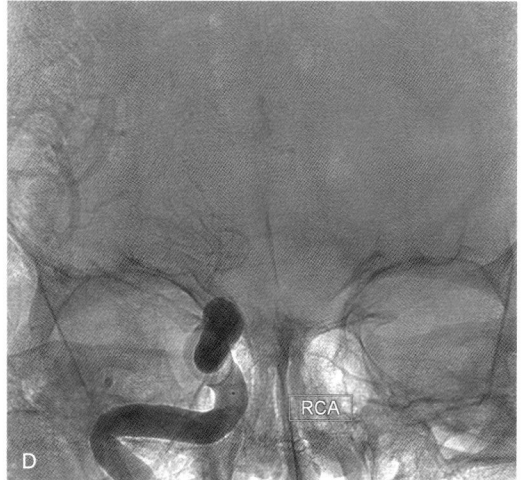

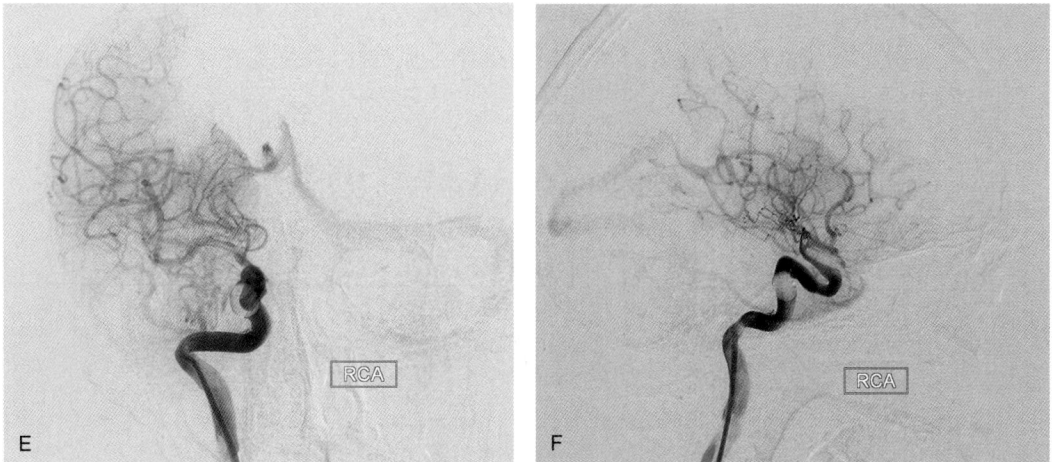

**图 20-10-1 颈内动脉海绵窦瘘栓塞术**

造影（A、B）见右侧颈内动脉海绵窦瘘,将球囊置于瘘口处（C）,充盈球囊（D）,造影（E、F）
见瘘口完全闭塞,予以释放球囊。

4. 大多数成功栓塞的患者术后突眼、球结膜充血、颅内杂音可立即消失;内科对症支持治疗。

## 三、常见并发症及处理

1. 血栓栓塞 导引导管造影识别血栓形成的部位;将微导管置于血栓近端,注入替罗非班接触性溶栓,必要时可采用抽吸导管或取栓支架进行取栓。

2. 海绵窦区综合征 由于海绵窦弹簧圈及其他液体栓塞剂或血栓形成导致的占位效应,可使用激素、脱水剂及营养神经药物对症处理,大部分患者数月后好转。

3. 正常灌注压突破导致出血 非常少见。术中及术后严格控制血压;脑室外引流并积极治疗高颅压,若内科治疗不佳,考虑开颅手术进行减压。

4. 血管夹层 多位于颅外段,大部分术后抗血小板治疗后 3~6 个月自愈,若受累严重导致缺血风险大,可使用支架覆盖夹层病变。

## 四、相关知识测试题

1. 颈内动脉海绵窦瘘的介入手术适应证**不包括**

    A. 急性起病的典型症状（突眼、球结膜充血水肿、眶周杂音三联征）

    B. 高流量瘘的急症手术（迅速发展的视力下降、高眼压、颅内压增高）

    C. 创伤后的瘘、休克血压或其他需要首先解决的疾病

    D. 影像学检查证实的颈内动脉海绵窦瘘

    E. 瘘导致的皮层静脉逆流

2. 颈内动脉海绵窦瘘的介入治疗策略包括

    A. 直接覆膜支架覆盖瘘口        B. 可脱球囊栓塞瘘口

    C. 支架辅助弹簧圈填塞瘘口     D. 抗血小板治疗

    E. 弹簧圈及胶栓塞瘘口

3. 介入栓塞术后出现海绵窦综合征的处理**不包括**脱水剂的是

 A. 营养神经药物　　　B. 外科开颅手术　　　C. 高压氧治疗

 D. 激素　　　　　　　E. 脱水剂

4. 颈内动脉海绵窦瘘术前评估**不包括**

 A. 术前 DSA 或 CTA 评估判断瘘口位置、形态、大小

 B. CT 或 MRI 评估颅内是否出血、水肿及其他脑实质内病变

 C. CTA 及 DSA 评估弓上血管及颅内血管情况

 D. 仔细查体，了解患者突眼、球结膜充血水肿、眶周杂音等神经受损情况；

 E. 术前常规行颈内动脉球囊闭塞试验

5. 颈内动脉海绵窦瘘介入手术路径的**不包括**

 A. 股动脉途径　　　　　　　　　B. 股静脉途径

 C. 股动静脉联合途径　　　　　　D. 直接穿刺瘘口位置栓塞

 E. 肱动脉途径

**答案:**1. C　2. D　3. B　4. E　5. D

（廖伟华　曾飞跃）

## 推荐阅读资料

［1］李彦豪, 何晓峰, 陈勇. 实用临床介入诊疗学图解. 3 版. 北京: 科学出版社, 2021.

［2］凌峰. 介入神经放射影像学. 北京: 人民卫生出版社, 1999.

［3］刘新峰. 脑血管病介入治疗学. 北京: 人民卫生出版社, 2006.

［4］马克·R. 哈里根, 约翰·P. 德维基斯. 脑血管病和神经介入技术手册. 王君, 梁永平, 译. 北京: 中国科学技术出版社, 2019.

# 第二十一章

## 静脉介入技术

## 第一节　透析导管的处理

### 一、概述

血液透析需要能够提供 300~400ml/min 的快速体外血液进入血管的通路,每次 3~4h,每周 3 次。当需要立即进行血液透析(如急性肾损伤、血液透析通路血栓形成、中毒)时,最常使用大口径非隧道双腔导管。如果使用导管进行血液透析的持续时间可能超过 1~2 周,则应改用隧道式血液透析导管。隧道式血液透析导管还可用于需要进行血液透析但尚无功能性永久性血液透析血管通路的终末期肾脏疾病患者。理想情况下,当需要永久性血液透析通路时,应建立动静脉瘘或人工血管(arteriovenous graft/autogenous arteriovenous fistulas,AVG/AVF)。一旦可以可靠地使用 AVG/AVF(可连续进行三次透析),就可以取出血液透析导管。隧道式血液透析导管是某些患者长期使用的合理选择,如多次 AVG/AVF 通路失败,预期寿命有限或解剖结构无法建立 AVG/AVF 的患者。

### 二、操作规范流程

#### (一) 适应证

1. 急性肾衰竭。

2. 需要急性血液透析治疗但没有永久血管通路的慢性肾脏病(chronic kidney disease,CKD)(5 期)。

(1)长期(隧道式)导管作为临时性的血管通路。

(2)心脏衰竭、上肢严重缺血、弥漫性皮肤病。

(3)恶性肿瘤。

3. AVG/AVF 失功。

4. 腹膜透析管功能不良或感染。

#### (二) 禁忌证

1. 绝对禁忌证　①败血症;②无法纠正的凝血功能异常。

2. 相对禁忌证　①凝血功能异常;②电解质异常;③端坐呼吸。

### (三) 术前准备

1. 基本情况

(1) 重点评估患者的当前状况及近期病史；患者签署知情同意书。

(2) 轻度或中度镇静；禁食 6h，禁水 2h。

(3) 更换或拔除导管时不需要镇静。

(4) 国际标准化比值 (INR)<1.5。

(5) 停服抗血小板药 5d。

(6) 全身性抗生素不作为常规使用。

2. 插管部位的选择

(1) 首选右侧颈内静脉，尽量避免使用锁骨下静脉。AVG/AVF 对侧颈静脉。

(2) 股静脉插管感染率高、限制患者活动。

3. 选择血液透析导管的标准

(1) 非隧道式血液透析导管仅供住院患者短期使用（少于 1 周）。若血液透析治疗需 1 周以上，则使用隧道式血液透析导管。

(2) 导管性能：隧道式导管血流速度维持在 350ml/min 以上。股静脉导管需达到 300ml/min 的血流速度。

(3) 导管长度：临时导管的末端应位于上腔静脉和右心房汇合处。隧道式导管尖端应位于右心房。股静脉导管的尖端应位于下腔静脉。

### (四) 操作步骤（以隧道式血液透析导管的插入为例）

1. 使用"中心静脉导管护理组套"。

2. 垫高患者肩背部，嘱其头偏向一侧，充分暴露颈内静脉。

3. 插入隧道式血液透析导管时通常采用轻度或中度镇静。

4. 超声引导穿刺，穿刺点应尽量靠近颈根部。

5. 使用 21G 穿刺针和微穿刺鞘组件。

6. 使用 0.018inch 导丝测量静脉切开点与右心房之间的血管内距离以确定导管长度。

7. 通过血液透析导管长度确定导管出口位置和皮下通道长度。

8. 确定导管出口位置及皮下通道路线，使用 21G 微穿刺针沿皮下通道预期路线麻醉。

9. 在颈根部静脉切开点及前胸壁导管出口部位的皮肤上切一小口（长度小于 1cm）。

10. 使隧道器与血液透析导管相连，将隧道器插入导管出口部位并插入静脉切开点以建立皮下通道。经由静脉切开点抽回隧道器和血液透析导管，涤纶套位于皮下通道内。

11. 血液透析导管的两个腔内都应用无菌生理盐水填满并封住，确保两个弹簧夹均为关闭状态。

12. 在透视观察下将 0.038inch 硬导丝插入静脉切开点的扩张管，导丝尖端应位于右心房与上腔静脉交界处并将其固定（图 21-1-1）。

13. 随后用血管扩张管扩张静脉切开点，将扩张管的尖端向中心静脉内推入 2~3cm。

14. 在透视下将可撕脱导管鞘缓慢通过静脉切开点进入中心静脉。随后将导丝和内扩张管同时从可撕脱导管鞘中拔出，立即夹紧鞘以预防出血和气体栓塞（嘱患者做动作以便维持胸内正压），然后快速将血液透析导管穿过导管鞘。

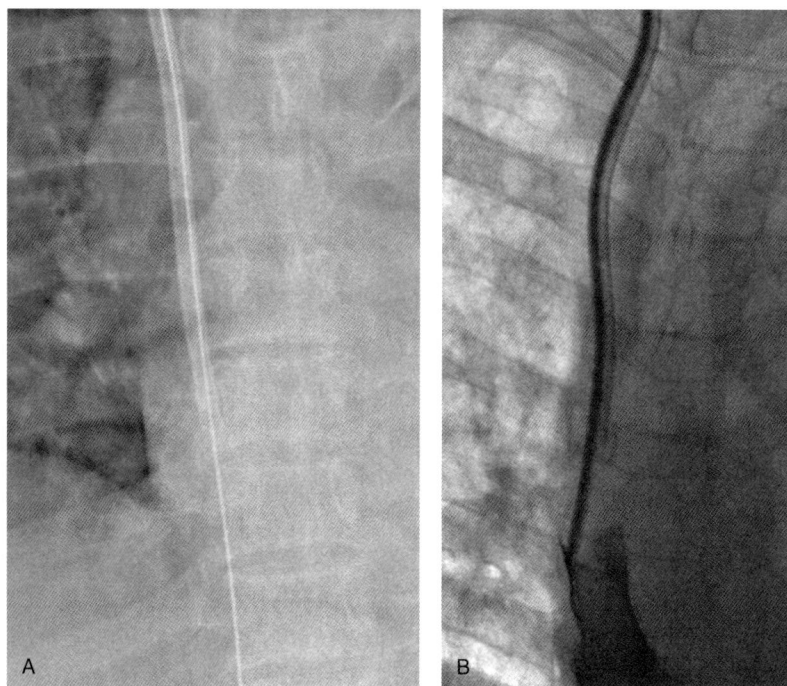

**图 21-1-1 经颈静脉插入导丝并固定**

A.经颈静脉穿刺后,经导丝引入长期管;B.长期管置入后,"冒烟"显示通畅。
长期管尖端一般置于右心房与上腔静脉交界处。

15. 调整导管头端,动脉(红色)腔的末端孔应居中,静脉(蓝色)腔的末端孔应位于侧面。

16. 通过透视检查确定导管头端的位置并查明导管路径是否有扭结。

17. 记录导管头端最终位置。

18. 用 4-0 可吸收缝线缝合颈静脉切开点或组织胶止血,用 2-0 不可吸收缝线将导管翼与皮肤缝合。

19. 将无菌纱布绷带覆盖于导管出口部位,插管结束后使用半封闭敷料 6~12h。

**(五) 术后管理**

1. 验证导管尖端的位置。

2. 为患者提供书面说明,描述导管特征和导管的正确护理。

3. 监测血液透析导管,并应尽量减少使用时间。

## 三、常见并发症及处理

1. 错位 重新定位或更换导管。

2. 气胸 如出现症状,可以用胸腔引流管进行治疗。

3. 血胸 延迟 CT 扫描明确出血位置。

4. 穿刺点血肿 给予局部压迫。

5. 静脉穿孔 给予手术或球囊压迫。

6. 空气栓塞 患者左侧卧位防止因卵圆孔未闭引起的反向栓塞。

7. 伤口裂开或感染　移除现有导管,重新置管。

8. 导管相关性静脉血栓形成　移除现有导管,在其他部位进行抗凝治疗。

## 四、相关知识测试题

1. 透析导管的适应证包括

A. AVG/AVF 失功

B. 急性肾衰竭

C. 覆膜透析管功能不良或感染

D. 需要急性血液透析治疗但没有永久血管通路的 CKD(5 期)

E. 右心功能不全

2. 以下属于透析导管置入绝对禁忌证的是

A. 凝血功能异常　　　　B. 败血症　　　　C. 端坐呼吸

D. 电解质异常　　　　　E. 透析

3. 透析导管插管的常规首选部位是

A. 股静脉　　　　　　　B. 锁骨下静脉　　　C. 颈静脉

D. 腘静脉　　　　　　　E. 颈内静脉

4. 以下属于透析导管置入后相关并发症的是

A. 血气胸　　　　　　　B. 导管错位　　　　C. 急性心肌梗死

D. 空气栓塞　　　　　　E. 导管内血栓形成

5. 导管相关性静脉血栓形成时,以下处理正确的是

A. 导管内溶栓　　　　　　　　B. 移除现有导管,在其他部位抗凝治疗

C. 更换导管　　　　　　　　　D. 向导管内推注液体明确是否通畅

E. 继续使用该导管

答案:1. ABCD　2. B　3. D　4. ABCD　5. B

（吴　静*）

## 推荐阅读资料

[1] 克里希纳·坎达尔帕,林赛·马尚.介入放射学操作手册.施海滨,倪才方,译.4版.北京:人民卫生出版社,2018.

[2] LOK C E,HUBER T S,LEE T,et al. KDOQI clinical practice guideline for vascular access:2019 update. Am J Kidney Dis,2020,75(4 Suppl 2):S1-S164.

# 第二节　溶栓与抗凝术

## 一、概述

急性下肢深静脉血栓(deep vein thrombosis,DVT)可能引发致命性肺栓塞(pulmonary embolism,PE),抗凝治疗是预防其发生的首选治疗方法。但抗凝药物不能消融血栓,可能导致血栓后综合征(post-thrombotic syndrome,PTS),严重影响患者的远期生活质量,而经导管

直接溶栓(catheter-directed thrombolysis,CDT)够消除血栓,迅速缓解 DVT,防止出现 PTS。本节将介绍 CDT。

## 二、操作规范流程

### (一) 适应证

1. 受累肢体出现严重血液循环障碍。

2. 下腔静脉存在大量血栓形成。

3. 血栓延伸到肾脏水平下腔静脉和 / 或肾静脉内。

4. 经抗凝治疗后,病情进展或无明显改善。

5. 缓解或预防远期 PTS 的发生。

### (二) 禁忌证

1. 活动性内出血。

2. 近期(3 个月)消化道出血。

3. 近期( <6 个月)发生过脑卒中。

4. 颅内或椎管内出血、肿瘤、血管畸形或动脉瘤。

5. 严重肝功能障碍。

6. 严重的血小板减少症或其他出血倾向。

7. 妊娠。

8. 严重的未控制的高血压。

9. 近期( <10d)进行过大手术、创伤、心肺复苏、剖宫产、碎石或其他有创性治疗。

10. 近期(3 个月)接受过眼科手术或出血性视网膜病变。

11. 细菌性心内膜炎或急性细菌性化脓性血栓性静脉炎。

12. 中重度肾功能不全。

13. 不能进行镇静处理或不能坚持手术所需体位。

14. 年龄>70 岁,可能具有较高的出血并发症的风险。

### (三) 术前准备

1. 患者检查及治疗准备

(1)术前检查:超声、CT、MRI 或血管造影等影像学检查,评估血栓的程度和范围;其他常规检查包括血常规、凝血功能、肝功能、肾功能、血生化等。

(2)纠正凝血功能异常,建议术前输注新鲜冰冻血浆纠正 INR 异常、输注冷沉淀纠正纤维蛋白原异常、输注血小板纠正血小板下降。

(3)对比剂过敏者,术前使用类固醇和抗组胺药物。

2. 知情同意。

3. 器材准备。

### (四) 操作步骤

1. 患者取仰卧位。

2. 常规消毒、铺无菌单。

3. 再次确认患者姓名、手术名称、手术部位、术前用药、麻醉方式。

4. 麻醉

（1）局部麻醉（2% 利多卡因）及镇静（咪达唑仑 1mg，芬太尼 50μg）。

（2）全身麻醉。

5. 常规监测生命体征。

6. 透视或超声引导下行血管穿刺，常见穿刺部位为腘静脉、胫后静脉。

7. 置入导管，经 0.018inch 的导丝逐级扩张，并在 0.035inch 超滑导丝配合下经髂静脉系统送入（4Fr 或 5Fr）造影导管。

8. 静脉造影确定血栓程度与范围，决定治疗方法，见图 21-2-1。

9. 选择灌注溶栓（图 21-2-2、图 21-2-3）

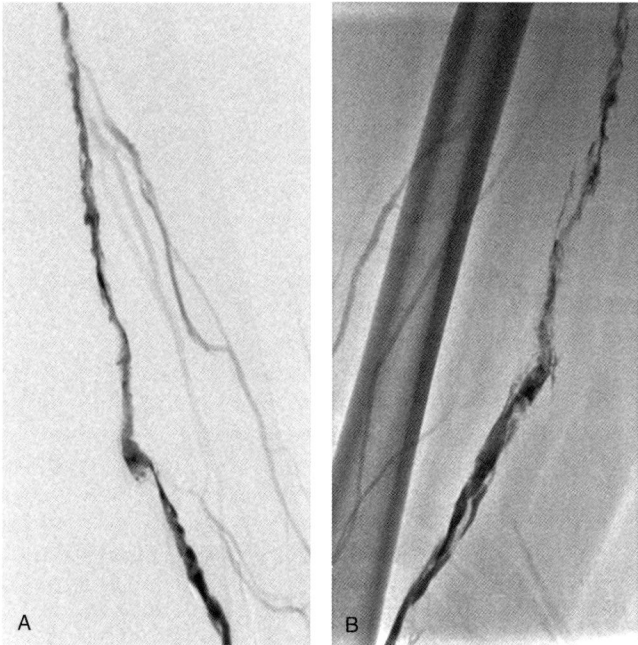

图 21-2-1　腘静脉穿刺后造影
下肢深静脉狭窄，内多发血栓，并侧支形成（A、B）。

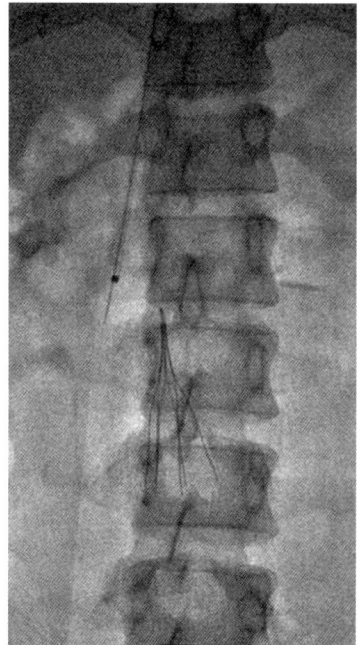

图 21-2-2　经颈静脉穿刺后，将滤器放置在下腔静脉内，置入位置在肾静脉下方

（1）多侧孔灌注导管有侧孔段的长度应与静脉内血栓长度一致。

（2）将导管送入血栓部位后开始灌入溶栓药物，其间抬高患肢。溶栓药物和剂量：重组组织型纤维蛋白酶原激活剂（rt-PA）0.5~1.0mg/h；尿激酶（urokinase，UK）120 000~180 000U/h；瑞替普酶（reteplase，r-PA）0.50~0.75U/h；替奈普酶（teneplase，TNK）0.25~0.50mg/h。

（3）同时经导管鞘泵入亚治疗肝素（300~600U/h），保持 PTT 低于 60s。

（4）每 8h 抽取外周血监测血细胞比容 / 血红蛋白浓度及 PTT，监测纤维蛋白原水平，以及评估患者是否存在先兆性出血症状。

（5）经过 6~18h 的溶栓后，重复进行静脉造影。

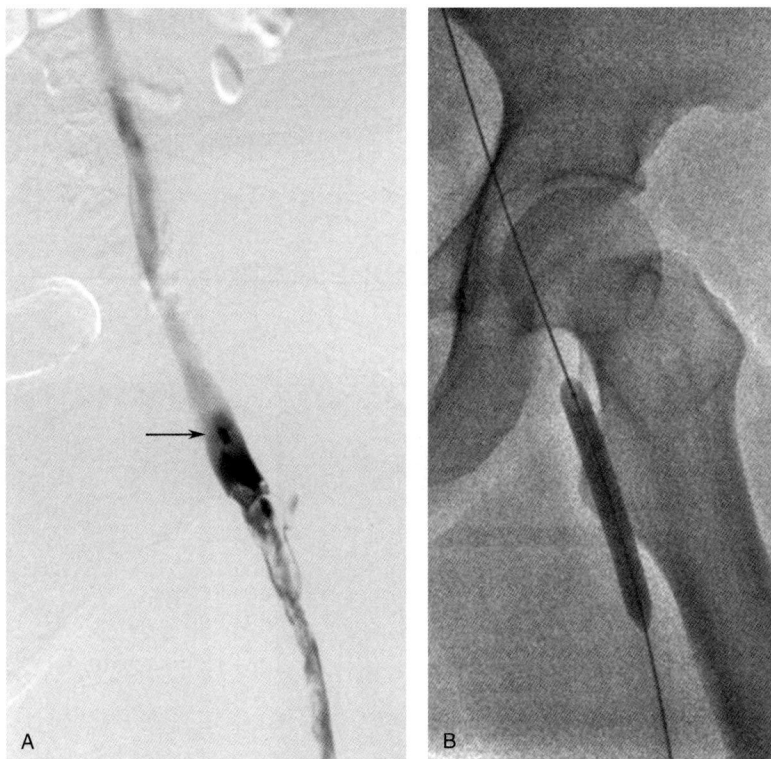

图 21-2-3　溶栓过程

A. 置入溶栓导管(箭指导管尖端);B. 静脉狭窄段球囊扩张至"腰征"消失。

10. 选择单次药物机械导管接触溶栓

(1)单次药物机械导管接触溶栓的两个重要因素为溶栓药有效治疗剂量的释放和弥散,单个疗程中通常需要使用 5~25mg 的 rt-PA。

(2)多侧孔溶栓导管系统为隔绝式溶栓,在导丝的配合下将导管推进并超出血栓远端。将导管头端及近心端的球囊扩张,两个球囊将使静脉内形成血栓的部位被完全"隔绝",再将溶栓药物稀释至 10ml,经注射器向导管内注入,药物从侧孔向血栓内弥散,反复振动弯曲导丝,使药物从导管向血栓内逐渐浸渍和弥散,溶解血栓,最后经导管将溶解的碎栓通过侧孔吸出。该段血栓清除后,移动导管至其他血栓形成部位,进行相同操作。

(3)高能脉冲式溶栓:使用 Xpeedior 导管或 DVX 装置,在血栓内前后往复运动,并利用其导管前端喷射口,将溶栓药物以高压脉冲方式喷射至血栓内。该过程持续 20~30min 后,再转换到抽吸模式将残余血栓吸出。

(4)由于单次药物器械导管直接溶栓(pharmacomechanical catheter-directed thrombolysis,PCDT)机械性清除血栓的效果优于 CDT,因此大多数医师在 PCDT 期间将患者抗凝水平维持在治疗剂量水平。

11. 清除残留血栓。经导管初步溶栓后,行静脉造影。如果造影见有绝大部分(>90%)血栓溶解且血流通畅(目测)、无静脉狭窄或阻塞,可以停止治疗。如果仍然存在残余血栓,可用以下措施将其清除。

(1)球囊挤压血栓:在导丝引导下将标准的血管成形术球囊导管(股静脉使用 6~10mm

导管,股静脉主干或髂静脉使用 10~12mm 导管)送入血栓。在血栓内充盈球囊然后降压,重复操作,根据需要调整球囊在血栓的位置。在导丝配合下撤出球囊导管。

(2)抽吸血栓:导丝引导下送入 7~8Fr 导管并使导管头端到达血栓的头侧,导管与大容量注射器(30~60ml)连接后,将导管经血栓缓慢撤出时用力抽吸注射器,视情况可重复以上操作,之后撤出导管。

(3)血栓吸引清除:可以使用机械碎栓器械中的抽吸模式进行血栓清除。

12. 经上述治疗后,重复进行静脉造影以评估血栓清除及血流通畅情况。如果仍然有明显的残余阻塞血栓存在,则将多侧孔导管留置于血栓内部,进行与上述 CDT 同样的操作。直至造影观察到血栓近完全( >90%)溶解,或临床上出现明显的出血倾向,或连续两次静脉造影均未见血栓有明显溶解时,可以停止溶栓药物的注入。尽可能使灌注溶栓的时间缩短,以避免出血的发生。治疗单侧 DVT 不超过 24h,双侧 DVT 不超过 36h。

13. 所有血栓清除后,重复静脉造影,出现静脉狭窄或阻塞时,可采用球囊血管成形术和支架置入术。

14. 最后再行静脉造影(图 21-2-4),撤出导管鞘并压迫止血。

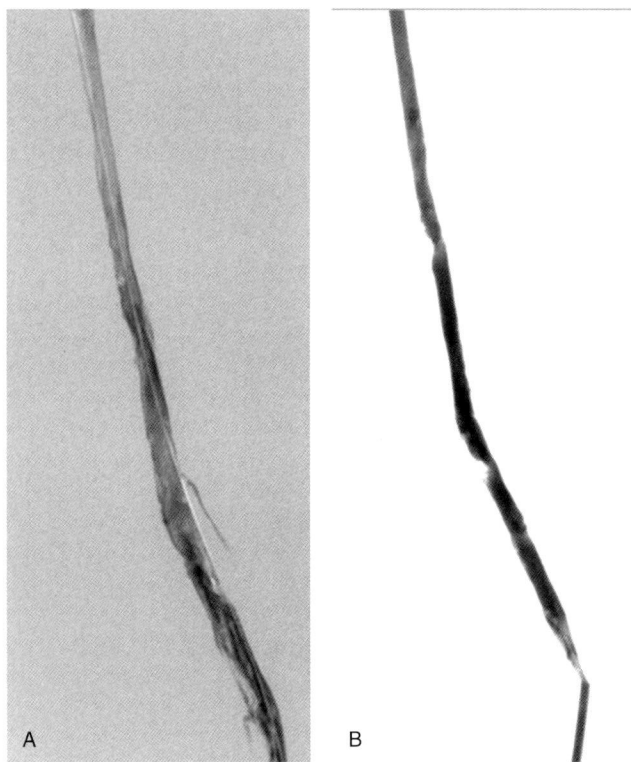

图 21-2-4 再次造影,静脉狭窄明显好转(A、B)

(五) 术后管理

1. 穿刺点止血后立即抗凝治疗,可用普通肝素或低分子量肝素。

2. 卧床休息,患肢制动至少 4h,之后尽量下床活动。

3. 撤出导管鞘后立即华法林抗凝,使 INR 为 2.0~3.0,后继续用肝素,直到 INR 连续 2d

超过 2.0(与肿瘤相关的 DVT 患者,首选低分子量肝素)。

4. 任何时间内都可取出下腔静脉滤器,取出后仍可继续抗凝治疗。

5. 穿高于膝的压力为 30~40mmHg 的弹力袜。

6. 术后随访,动态监测 INR 的水平并调整抗凝药剂量。

## 三、常见并发症及处理

1. 大出血时,应进行输血或外科手术。

2. 肺动脉栓塞。

3. 如果在静脉通路部位发生严重出血则应停止给药,如果增加鞘管尺寸或压缩可有效止血,应仔细重复评估通路,以较低剂量重新使用溶栓药物。

4. 如果在远处发生严重的出血,或患者有生命危险时,应终止给予溶栓药。

5. 如果发生严重出血,还应停止肝素的输注,可酌情给予鱼精蛋白和 / 或冷沉淀。

## 四、相关知识测试题

1. 经导管溶栓常用溶栓药物包括

    A. 尿激酶     B. 瑞替普酶     C. 替奈普酶

    D. 阿替普酶     E. 以上都是

2. 关于灌注终点的判断,说法正确的是

    A. 绝大部分(>90%)血栓溶解     B. 血流通畅(目测)

    C. 无静脉狭窄或阻塞     D. 以上都对

    E. 以上都错

3. 选择灌注溶栓时,抽取外周血以监测 PTT 的间隔时间是

    A. 4h     B. 8h     C. 12h

    D. 24h     E. 48h

4. 经导管溶栓常见的穿刺部位是

    A. 股静脉     B. 髂静脉     C. 胫静脉、胫后静脉

    D. 胫前静脉     E. 颈内静脉

5. 关于经导管溶栓术后管理,以下说法**错误**的是

    A. 术后患肢制动至少 12h

    B. 撤出导管鞘后立即华法林抗凝

    C. 动态监测 INR 的水平并调整抗凝药剂量

    D. 穿高于膝的压力为 30~40mmHg 的弹力袜

    E. 可使用超声复查

**答案:**1. D   2. D   3. B   4. C   5. A

(吴 静* 张子曙)

推荐阅读资料

[1] 克里希纳·坎达尔帕,林赛·马尚.介入放射学操作手册.施海滨,倪才方,译.4 版.北京:人民卫生出版社,2018.

［2］ORTEL T L, NEUMANN I, AGENO W, et al. American Society of Hematology 2020 guidelines for management of venous thromboembolism: treatment of deep vein thrombosis and pulmonary embolism. Blood Adv, 2020, 4 (19): 4693-738.

# 第三节　下腔静脉滤器置入术

## 一、概述

血栓栓塞性疾病仍然是引起发病和死亡的可能原因。在下腔静脉（inferior vena cava，IVC）中放置滤器是防止因 DVT 引起严重 PE 的重要方法。但治疗和预防深静脉血栓形成及 PE 的主要手段在于药物。腔静脉滤器有 3 种基本分类：①永久性滤器；②可选择性滤器，包括可回收滤器和可转换滤器；③临时性滤器。本节介绍 IVC 滤器置入术。

## 二、操作规范流程

### （一）适应证

1. 绝对适应证　存在 DVT 或 PE，有下列条件之一者：①抗凝禁忌证；②抗凝血后再发PE；③抗凝相关并发症。

2. 相对适应证　① IVC 或髂股静脉游离浮动血栓；② PE 和心功能不全；③严重创伤、脊髓损伤或截瘫患者的预防；④术前预防（DVT）；⑤抗凝治疗依从性差；⑥ DVT 溶栓过程中的保护。

### （二）禁忌证

绝对禁忌是无法进入 IVC。相对禁忌证包括：①凝血功能紊乱；② IVC 全血栓形成；③菌血症、败血症或两者兼而有之；④ IVC 直径小于 15mm。

### （三）术前准备

1. 患者签署知情同意。

2. 实验室检查　INR<3.0；PLT>30 × $10^9$/L。

3. 评估腹部断层影像及可用的静脉入路。

4. 患者禁食、禁饮 4~6h。

### （四）操作步骤

1. 用氯己定或聚维酮碘溶液清洁入路处皮肤。使用超声波装置（带无菌盖）在皮肤选择静脉穿刺点。给予利多卡因 5ml 局部麻醉。做一小的（长度≤1cm）水平皮肤切口。

2. 在超声引导下，使用微穿刺或 18G 穿刺针，穿刺静脉前壁，抽取静脉血以确定定位是否正确。在透视检查中评估导丝的路径，以确保合适的静脉路径。如果使用微穿刺套，则转换为 0.035inch 导丝。

3. 将 0.035inch 或 0.038inch 导丝送入 IVC，放置导引鞘后将导管推进髂静脉。

4. 取出导丝，通过注入少量对比剂确定导管尖端在腔内的位置。用猪尾导管或徒手注射法进行造影。

（1）确保 IVC 的通畅。

（2）测量 IVC 的大小。

(3) 定位肾静脉。

(4) 确保无左 IVC 存在。

5. 如果静脉造影结果无特殊,用导管交换套件中的导引鞘(7Fr 用于颈静脉入路,8.5Fr 用于股静脉入路;必要时预扩张)。将导引鞘推送至预释放区。

6. 根据不同的厂家指导释放滤器。回撤导引鞘至滤器下数厘米(股静脉入路)或在滤器上方(颈静脉入路)。根据 IVC 和深静脉的情况,推荐腔静脉滤器置入位置如下。

(1) 正常 IVC:滤器顶部应正好或稍高于低位肾静脉汇入 IVC 位置的下缘。

(2) IVC 内血栓形成:①血栓未累及肾静脉,在血栓上方、肾静脉水平下方的 IVC 内尽可能低的位置置入滤器;②血栓延及或直接源于肾静脉,使用较短的滤器,在肾静脉水平上方腔静脉内置入,或在肾静脉上方或肝段水平置入;③血栓延及已置入滤器的上方时,应在血栓上方再次置入 1 枚滤器。

(3) 双 IVC:于双侧肾静脉水平下方各置入 1 枚滤器。

(4) 环主动脉左肾静脉:①如果滤器置于两个静脉开口之间,需要栓塞闭合环路,如果存在较大的动脉后环路,置入滤器的脚应低于环路组成开口水平的下方;②在肾静脉上方置入 1 枚滤器。

(5) 主动脉后方左肾静脉:①如果有充足的空间,在左肾静脉开口的下方置入滤器;②如果左肾静脉开口位置特别低,在右肾静脉开口前定点位置入滤器;③在双侧髂静脉各置入 1 枚滤器。

(6) 大 IVC:① Vena Tech LP 已被欧洲批准用于最大直径为 35mm 的 IVC 使用;② Bird Nest 滤器已被批准用于最大直径为 40mm 的 IVC 使用;③于双侧髂总静脉各置入 1 枚滤器。

7. 更次通过导引鞘行静脉造影。

**(五) 术后管理**

1. 永久性滤器

(1) 术后即时监测下肢静脉血栓情况。

(2) 告知患者及陪护人员注意观察肢体水肿情况。

(3) 术后第一时间使用药物预防静脉血栓栓塞。

(4) 定期(每 3~5 年)拍摄腹部平片监测滤器位置及有无倾斜、断裂或移位。

2. 可回收滤器

(1) 同永久性滤器。

(2) 在滤器可回收时间窗之内随访,追踪和常规随访评估抗凝状态及是否仍需要置入滤器。

## 三、常见并发症及处理

1. 再发肺栓塞(PE)

(1) 评估 IVC 位置及通畅性。

(2) 如果患者可行抗凝治疗,则开始抗凝。

(3) 如果患者不能行抗凝治疗,根据不同情况,进行如下处理。

1) 如滤器显著损坏,张开不完全,位置异常或移位,则置入第 2 枚滤器。对于可回收滤器,也可考虑取出。

2)寻找 PE 栓子来源。如果栓子来源于下肢或血栓经滤器脱落,则置入第 2 枚滤器。如果第 1 枚滤器无法捕获栓子,第 2 枚滤器可置于原滤器的上方或下方,如果首枚滤器已捕获栓子,第 2 枚滤器一般置入第 1 枚滤器的上方(必要时在肾静脉水平上方的 IVC)。如果栓子来源于上肢的血栓,考虑置入上腔静脉滤器。如果未能发现栓子来源,但推测最可能源自下肢深静脉血栓,则置入第 2 枚下腔静脉滤器。

2. 滤器闭塞或腔静脉血栓形成

(1)如果患者无症状,除抗凝治疗外,不需其他治疗。

(2)如果患者有症状,详细记录闭塞水平。

1)利用可行的成像方法评估深静脉血栓情况。

2)如果无明确的下肢 DVT,使用 CT、MRI 或静脉造影显示 IVC。

3)如果患者不再有抗凝治疗禁忌,行溶栓或长时间的抗凝治疗。

4)如果患者有抗凝治疗禁忌,考虑机械取栓,目的只是恢复血流而不是完全清除滤器上的血栓。

5)如果血栓延至滤器上方,则置入第 2 枚滤器。

6)如果置有滤器的 IVC 慢性闭塞,则可以通过血管成形术或置入支架恢复通畅性,可经滤器置入支架或将滤器推至支架旁边。如无法再预防 PE 的发生,则需要对患者进行长期抗凝治疗。

3. 怀疑滤器移位　对照既往的影像资料,明确滤器已经发生移位。

1)如果滤器停留位置仍可以继续使患者免于发生 PE,不需行任何处理,继续随访,行影像学随访 1~3 个月。如果滤器继续移动,考虑再次置入第 2 枚滤器。

2)如果滤器已经移位进入髂总静脉,而又需要预防 PE 的发生,则置入第 2 枚滤器。如果第 1 枚滤器为可回收滤器,则考虑回收滤器。

3)如果滤器移位至心脏或肺循环,此时滤器移位可导致大块栓子形成。对于移位至心脏的滤器,需取出心脏内的滤器,重新置入滤器。对于移位至肺循环的滤器,如患者无症状,则不一定要移除移位至肺动脉的滤器。

4. 滤器折断

(1)如果滤器折断影响滤器功能,则需要置入第 2 枚滤器。如是可回收滤器,则回收取出,再次置入滤器。

(2)对于无症状的患者,可考虑进行相应的处理。

(3)如果滤器的片段移位至邻近的组织,除非患者有症状,否则不需处理。

(4)如果滤器片段移位至心脏,需评估患者有无心律失常、穿孔或胸痛。对于有症状的患者,需要紧急取出滤器。

(5)如果折断片段停滞于肺动脉,且穿破肺动脉分支,则需要外科手术修复。

5. 滤器组件穿破 IVC

(1)大部分患者无症状,可继续进行随访。

(2)如果患者出现症状,则进行如下处理。

1)明确穿透组件的确切位置。

2)如果是可回收滤器,则回收滤器。

3) 必要时行外科探查并取出穿出血管外的滤器组件。

## 四、相关知识测试题

1. **不属于** IVC 滤器置入术的绝对适应证的是

   A. 抗凝禁忌证

   B. 抗凝血后再发 PE

   C. IVC 或髂股静脉游离浮动血栓

   D. 抗凝相关并发症

   E. 抗凝治疗失败

2. 关于 IVC 滤器置入术禁忌证,以下**错误**的是

   A. 凝血功能紊乱

   B. 菌血症、败血症或两者兼而有之

   C. IVC 直径小于 30mm

   D. 败血症

   E. 对滤器过敏

3. 关于推荐腔静脉滤器置入位置,以下**错误**的是

   A. 正常 IVC:滤器顶部应稍微高于低位肾静脉汇入 IVC 位置的下缘

   B. 血栓延及已置入滤器的上方:在血栓上方不需再次置入滤器

   C. 双 IVC:于双侧肾静脉水平下方各置入 1 枚滤器

   D. 主动脉后方左肾静脉:在双侧髂静脉各置入 1 枚滤器

   E. 血栓蔓延至肾静脉水平:滤器放置在肾静脉以上水平

4. 关于永久性滤器术后管理,以下说法**错误**的是

   A. 术后即时监测下肢静脉血栓情况

   B. 告知患者及陪护人员注意观察肢体水肿情况

   C. 若无抗凝禁忌,则可在滤器置入术后立刻进行

   D. 定期拍摄腹部平片(每 3~5 年)监测滤器位置及有无倾斜、断裂或移位

   E. 术后不需使用药物预防静脉血栓栓塞

5. 如果滤器片段栓入心脏,以下措施**错误**的是

   A. 评估患者有无心律失常、穿孔或胸痛

   B. 某些片段可以通过经皮途径取出

   C. 所有片段均需要行外科手术取出

   D. 行断层成像确定片段的位置

   E. 积极对症处理

**答案:**1. C  2. C  3. B  4. C  5. C

(吴 静* 张子曙)

## 推荐阅读资料

[1] 克里希纳·坎达尔帕,林赛·马尚.介入放射学操作手册.施海滨,倪才方,译.4 版.北京:人民卫生出版社,2018.

［2］ DOE C, RYU R K. Anatomic and technical considerations: inferior vena cava filter placement. Semin Intervent Radiol, 2016, 33 (2): 88-92.

# 第四节 慢性静脉病变成形术

## 一、概述

慢性静脉病变种类繁多,包括上腔静脉梗阻、透析通路及继发于中心静脉导管的锁骨下及头臂静脉狭窄、胸廓出口综合征、髂股静脉/下腔静脉梗阻、巴德-基亚里综合征(又称"布加综合征")等。静脉狭窄性病变往往累及静脉全层,且手术技术多样,包括单纯性球囊扩张血管成形术、超高压(ultrahigh-pressure, UHP)球囊血管成形术、切割球囊血管(percutaneous cutting balloon, PCD)成形术、支架置入等。

## 二、操作规范流程

### (一) 适应证

1. 良恶性上腔静脉梗阻。

2. 继发于内置中心静脉导管的锁骨下及头臂静脉狭窄。

3. 胸廓出口综合征,继发锁骨下静脉狭窄。

4. 髂股静脉/下腔静脉梗阻。

5. 血液透析通路相关的静脉狭窄。

6. 布加综合征。

7. 门静脉狭窄或梗阻。

### (二) 禁忌证

1. INR $>$ 1.5, PLT $<$ 50 $\times$ 10$^9$/L。

2. 对比剂过敏。

3. 生命体征不稳定。

4. 穿刺路径感染。

5. 预计生存期<1个月。

### (三) 术前准备(以锁骨下静脉及上腔静脉为例,其他部位亦与之类似)

1. 回顾病史

(1)既往有无中心静脉导管置入。

(2)举重或负重的上肢锻炼。

(3)既往胸廓内手术史。

(4)恶性疾病。

2. 术前检查 胸部CT、上肢静脉超声检查,明确梗阻部位与类型。其他常规检查包括心电图、血常规、凝血功能、肝功能、肾功能、血生化(如果患者的静脉狭窄附近存在其他血管或结构,则在应用切割球囊之前行CT扫描,确保邻近结构不会受到损伤)。

3. 麻醉 如果患者有喉头水肿或呼吸短促而不能仰卧接受手术,需进行气管插管及全身麻醉。

4. 器材准备　超声诊断仪、血管穿刺鞘、造影导管、较长的支撑鞘（如40cm）、导丝（包括普通超滑导丝、加硬超滑导丝、加硬非超滑支撑导丝如Amplatz导丝等）、球囊及支架。

5. 取得患者及家属的知情同意。

**（四）操作步骤（以上肢静脉狭窄及中心静脉狭窄为例）**

1. 患者取仰卧位。

2. 常规消毒、铺无菌单。

3. 再次确认患者姓名、手术名称、手术部位、术前用药如预防性抗生素、麻醉方式。

4. 局部麻醉（2%利多卡因）及镇静（咪达唑仑1mg，芬太尼50μg），或全身麻醉。

5. 常规监测生命体征。

6. 经颈或患肢行静脉全程超声造影（图21-4-1），确定狭窄或闭塞的部位，并测量其长度，确定正常静脉的直径。为方便记忆，可将锁骨下静脉直径记为12mm，头臂静脉直径记为14mm，上腔静脉直径记为16mm。

7. 采用可交换穿刺导管鞘7Fr 25~40cm（根据需用球囊及支架选取导管鞘大小）；除颈静脉及上肢静脉入路，亦可考虑股静脉途径。

8. 通过狭窄。在长导管鞘支撑下使5Fr单弯导管及超滑导丝通过病变部位，将交换导丝的头端置于上腔静脉或下腔静脉，不能置于右心房或右心室，因其可致右束支传导阻滞等心律失常。

9. 交换导丝。交换Amplatz导丝或其他非超滑加硬导丝。

10. 球囊扩张（图21-4-2）。扩张之前应肝素化。由于狭窄的高弹性（静脉壁多为全层受累），更倾向于用高压球囊（爆破压10atm以上），长时间扩张（扩张时间30s以上），球囊要覆盖狭窄两端至少1cm，以免滑过局限性狭窄处。选择球囊和支架的直径是基于相邻正常血管的最大直径，最好大于正常血管直径2mm。在大球囊无法通过时可以通过小球囊预先扩张，如5mm球囊。恶性病变不宜用大球囊扩张，因其可引发破裂出血。

11. 对于恶性狭窄及反复扩张不能纠正的良性狭窄可选择支架置入［非弹性狭窄（单纯PTA后狭窄段扩张改善>50%）不建议置入支架；有弹性回缩的狭窄（PTA后狭窄改善<50%）需要置入支架］。选取适当大小支架（方法同球囊选择），DSA路径图下确定支架中心位于狭窄中心。锁骨下静脉及头臂静脉最好应用自膨式支架，上腔静脉可使用自膨式支架或大的球囊扩张支架（图21-4-3）。放置支架后，对良性病变可考虑选用同直径的球囊扩张支架，恶性病变一般不进行扩张。

12. 对于头静脉穿刺者进行荷包缝合并拔鞘；对于颈静脉穿刺者可嘱患者半坐卧位拔出导管鞘并按压后包扎。

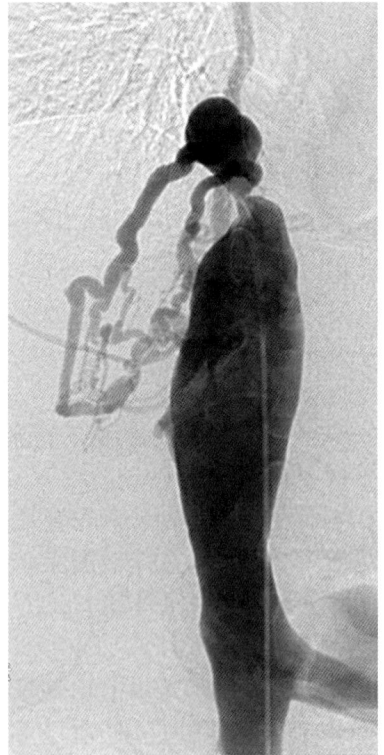

图21-4-1　下腔静脉阻塞型布加综合征患者，造影显示下腔静脉阻塞，多发侧支形成

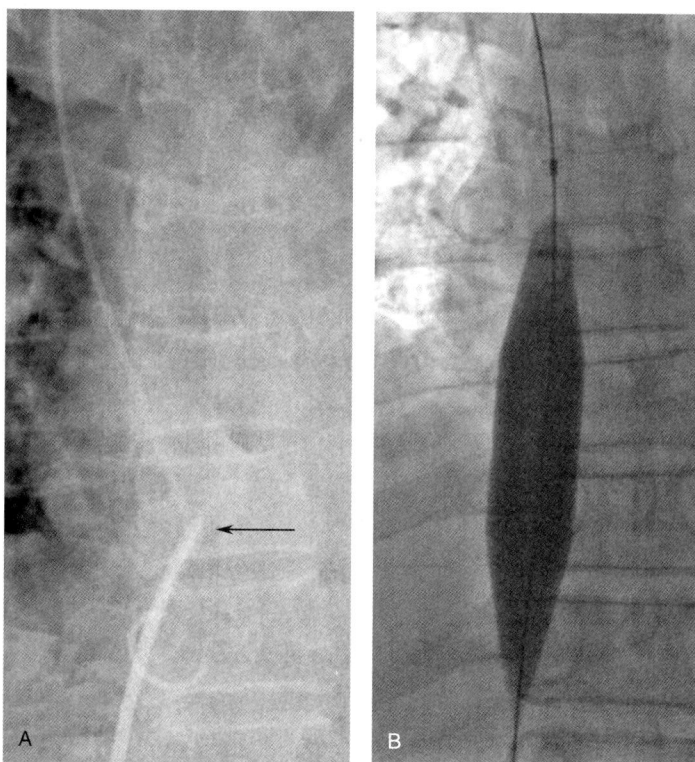

图 21-4-2 利用心房穿刺鞘行阻塞段硬开通（箭所指处为鞘尖端位置），球囊扩张至"腰征"消失（A、B）

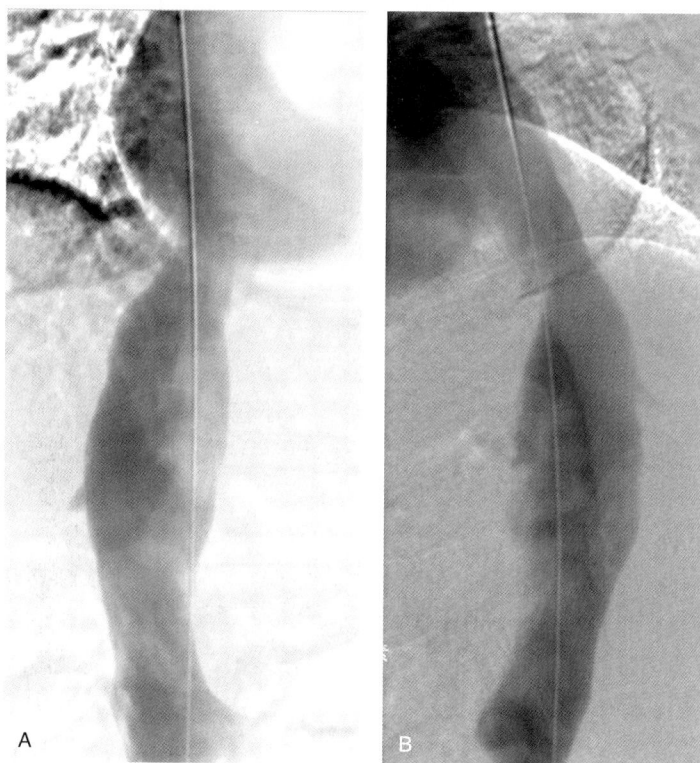

图 21-4-3 扩张后再次造影，正侧位片示阻塞段通畅（A、B）

## (五) 术后管理

1. 生命体征监护。

2. 复查血常规。

3. 抗凝治疗(透析通路维护者可不给予抗凝)。

## 三、常见并发症及处理

1. 静脉破裂出血 对于静脉破裂出血,如出血量不大可先观察;亦可用弹簧圈等栓塞出血点;以球囊轻贴壁以暂时阻断血流,有时亦可止血。如出血不止可置入支架,选用 Wallstent 等网格较细密的非覆膜支架,可起到导引血流的作用;亦可使用覆膜支架覆盖。

2. 穿刺点出血 应给予局部按压。

3. 血管成形部位血栓形成 应立即进行溶栓治疗,再次血管成形。

## 四、操作注意事项

1. 恶性肿瘤引起的静脉狭窄不应球囊扩张,等比扩张可引起血管及肿瘤破裂,可使用自膨式支架进行扩张。

2. 中心静脉球囊及支架大小选择:锁骨下静脉为 12mm,头臂静脉为 14mm,上腔静脉为 16mm。

3. 选择自膨式支架时,尽量选择编织支架,如 Wallstent 等闭环支架,而不选择 z-stent 等开环支架,因后者可能引起断裂。

4. 胸廓出口综合征行锁骨下静脉狭窄开通及溶栓治疗后不能置入支架,而应该联合外科去除狭窄的原因。

## 五、相关知识测试题

1. 锁骨下静脉狭窄需要放入支架,应选择的是
   A. 14mm,6cm    B. 12mm,4cm    C. 12mm,6cm
   D. 16mm,6cm    E. 16mm,4cm

2. 急性上腔静脉阻塞综合征的介入治疗主要为
   A. PTA    B. 溶栓治疗    C. 支架置入
   D. 搭桥    E. 降压药物治疗

3. 胸廓出口综合征引起静脉狭窄及血栓的治疗**不包括**
   A. PTA    B. 溶栓治疗    C. 支架置入
   D. 外科减压    E. 以上都是

4. 下腔静脉型布加综合征一般首选的介入治疗为
   A. 球囊扩张    B. 支架置入    C. TIPS
   D. DIPS    E. 栓塞治疗

5. 下列关于球囊扩张说法**错误**的是
   A. 球囊或要覆盖两端至少 1cm
   B. 球囊的直径一般大于相邻正常血管的最大直径 2cm
   C. 单纯 PTA 后狭窄段扩张改善<50% 建议置入支架

D. 静脉狭窄扩张一般选用顺应性球囊

E. 重度狭窄建议逐级球囊扩张

**答案:**1. C　2. C　3. C　4. A　5. B

（马　聪　张子曙）

## 推荐阅读资料

[1] 克里希纳·坎达尔帕,林赛·马尚. 介入放射学操作手册. 施海滨,倪才方,译. 4 版. 北京:人民卫生出版社,2018.

[2] Liver EAFTSOT. EASL clinical practice guidelines: vascular diseases of the liver. J Hepatol, 2016, 64 (1): 179-202.

[3] STRAKA C, YING J, KONG F M, et al. Review of evolving etiologies, implications and treatment strategies for the superior vena cava syndrome. Springerplus, 2016, 5: 229.

# 第五节　精索／盆腔静脉曲张硬化与栓塞术

## 一、概述

　　睾丸的精索静脉曲张在普通人群中的发病率为 10%~15%,而在男性不育症患者中的发病率达 30%~40%。可能机制是精索静脉瓣膜发育不良及功能不全,或左肾静脉受压(胡桃夹综合征),致精索静脉回流受阻,精索静脉丛迂曲扩张所致。单侧发病居多,流行病学统计显示 95% 的患者为左侧发病。根据临床查体及超声检查可诊断,阴囊触诊时可有蚯蚓样团块感觉,超声检查亦可见"蠕虫袋"征。初次发病的单侧精索静脉曲张可能因同侧肾脏或腹膜后肿瘤的压迫所致,需进一步 CT 及 MRI 等检查排除。

　　外科手术或血管腔内介入治疗技术的临床疗效相似。介入手术成功率高,安全性好。文献报道,未经治疗的精索静脉曲张患者介入栓塞技术成功率约 100%,30%~35% 的不孕症夫妇将会正常妊娠。介入治疗患者耐受性好,可第 2 日出院,而显微外科术后患者平均 6d 后才能正常活动。

## 二、操作规范流程

### (一) 适应证

1. 精索静脉曲张伴阴囊疼痛和水肿。

2. 精索静脉曲张并不育。

3. 精索静脉曲张外科治疗后复发或治疗 3 个月精液检查未见好转。

4. 严重精索静脉曲张、睾丸萎缩的青少年。

### (二) 禁忌证

1. 严重的凝血功能异常且难以纠正。

2. 严重的对比剂过敏。

### (三) 术前准备

1. 术前检查　术前行超声、CT 或 MRI 等影像学检查,以明确梗阻部位与类型。青少年患者术前及术后 2~3 个月都应行阴囊超声检查,以评估曲张的精索静脉内血栓形成情况。其他常规检查包括心电图、血常规、凝血功能、肝功能、肾功能、血生化。

2. 睾丸保护 手术中尽量减少直接 X 线照射睾丸。随着数字 X 线透视设备的发展与普及,几乎整个操作过程都可以用点片或间断透视监视。在此基础上,尽量用脉冲(低剂量)透视,以进一步减少术野的辐射量。目前,睾丸屏蔽已经较少使用。

3. 取得患者及其家属的知情同意。

4. 术前耗材准备 超声诊断仪、血管鞘(包括短鞘、长鞘及异形鞘如肾动脉鞘等)、造影导管(如 Simmon-1、Cobra 等)及微导管、弹簧圈、明胶海绵、十四烷硫酸钠(sodium tetradecyl sulfate,STS)、聚桂醇等。

### (四) 操作步骤

1. 确认患者姓名、手术名称、手术部位、术前用药如预防性抗生素、麻醉方式。

2. 患者取仰卧位,常规消毒、铺无菌单;局部麻醉(2% 利多卡因)及镇静(咪达唑仑 1mg,芬太尼 50μg)。全身麻醉一般较少使用。

3. 常规监测生命体征。

4. 入路及导管选择:超声引导下可选择从右侧股静脉或右侧颈内静脉穿刺入路。

(1)股静脉穿刺入路:左侧精索静脉曲张推荐经 7Fr Gonadal 导管(Cordis)引入 4Fr 或 5Fr 造影导管,亦可用 ansel 鞘或肾动脉导引导管代替。如果存在难以跨过的静脉瓣,或迂曲的侧支吻合静脉导致难以插管,可以选择微导管(如 2.8Fr)。

右精索静脉曲张采用 Simmons-1(“Cobra”或“牧羊勾”导管)导管比较容易进入右侧性腺静脉(ISV)。

(2)右侧颈内静脉穿刺入路:最常用多用途导管(multipurpose catheter,MPA)。

5. 造影(图 21-5-1、图 21-5-2) 选择至 ISV 出口处(左侧为近肾静脉处,右侧 ISV 多汇入下腔静脉,少数入右肾静脉)嘱患者做瓦尔萨尔瓦动作,同时缓慢注入对比剂并观察是否有对比剂经功能不全的瓣膜反流入 ISV。导管超选择至 ISV 内,缓慢地注入对比剂。如瓣膜功能不全,可见血流逆流,即沿 ISV 向下流至睾丸方向,瓦尔萨尔瓦动作时,该征象更加明显。有时亦可见其他侧支吻合静脉血管。瓦尔萨尔瓦动作的另一作用是确保靶血管造影时最大程度扩张,显示其最大直径,从而选择合适的弹簧圈,减小弹簧圈移位的风险。测量静脉的宽度,同时应该观察所有侧支吻合的部位。

6. 主干栓塞 方法多种多样,各有优势。在美国,弹簧圈和硬化剂联合栓塞已成为标准的栓塞技术。在我国,可使用弹簧圈联合其他硬化剂。

7. 侧支吻合静脉的处理 侧支是术后复发的首要因素,最大限度地栓塞侧支可降低复发率。精索静脉主干栓塞后,造影时有较高的压力,故再次造影(图 21-5-3)常可以显示之前未显示的侧支静脉。造影方法:沿精索静脉自远端向肾静脉方向每隔 3~5cm 置 1 枚弹簧圈。每放置 1 枚弹簧圈都应造影以观察有无之前未显示的侧支血管。侧支栓塞常需要微导管,并以微弹簧圈将其栓塞。

### (五) 术后处理

1. 移除导管及导管鞘,穿刺点压迫止血。

2. 监测生命体征至少 4h。

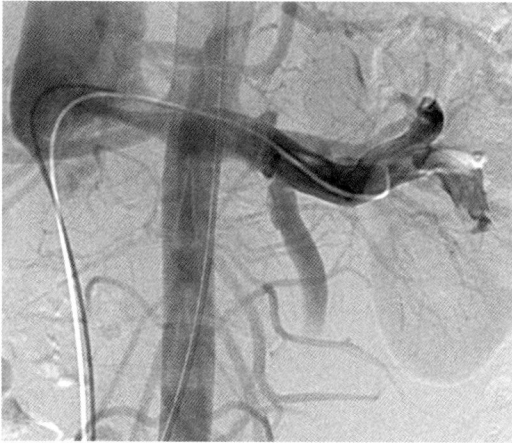

图 21-5-1 左肾静脉造影
可见左侧精索静脉明显扩张。

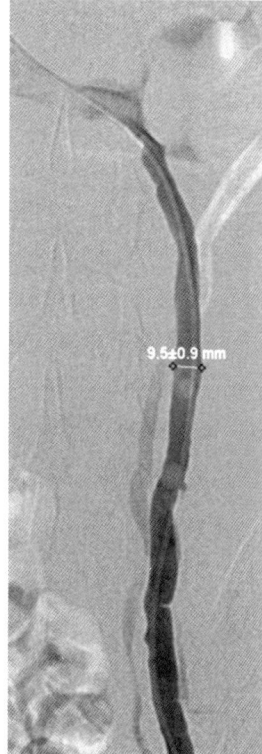

图 21-5-2 微导管超选至精索静脉
内再次造影,并测量扩张静脉管径

3. 10% 的患者会出现背痛,常持续 24~48h,用非甾体抗炎药(non-steroidal anti-inflammatory drugs,NSAIDs)或其他非麻醉性镇痛药对症处理。

4. 应用弹簧圈和 STS 泡沫栓技术,约 10% 的患者可出现轻度的阴囊肿胀和不适,口服 NSAIDs 并热敷,24~48h 内症状多会消失。

5. 超声检查随访。对于重度精索静脉曲张的青少年患者,特别要注意观察静脉内血栓形成情况和程度。

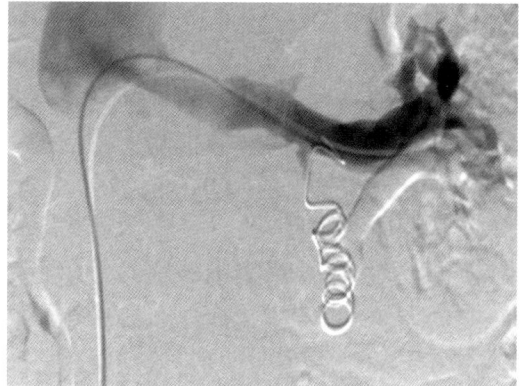

图 21-5-3 精索静脉近端弹簧圈栓塞,左肾静脉内再次造影示扩张精索静脉未见反流显影

## 三、常见并发症及处理

1. 弹簧圈移位或进入中心静脉循环。

2. 静脉穿孔 通常为自限性,当发生静脉痉挛时或持续血管内操作时可能出现。出现静脉痉挛应立即停止操作,等待 5~10min,痉挛多自发缓解。

3. 盆腔静脉炎 常由泡沫栓塞剂反流至盆腔蔓状静脉丛引起,多为自限性。症状严重者可以用 NSAIDs 等对症处理。

## 四、操作注意事项

1. 一般不需导丝引导下进行操作,但操作中遇到阻力时,导丝的使用可以避免血管痉挛。

2. 弹簧圈位置　栓塞远端应该达腹股沟管的水平,蔓状静脉丛开口部开始,即第 1 枚弹簧圈放置在耻骨上支水平。最后 1 枚弹簧圈位于 ISV 汇入左肾静脉处下方 2~3cm 位置。置入最后 1 枚弹簧圈时应格外注意,以防弹簧圈在头侧突向肾静脉内。弹簧圈过小可能移位至中心静脉系统达肺动脉内。

3. 弹簧圈选择及使用技巧　常以 0.035inch 的弹簧圈先行栓塞,经微导管则可使用 0.018inch 的弹簧圈。选择的弹簧圈的直径应大于要栓塞靶血管的 20%~50%。多个弹簧圈栓塞可使蔓状静脉丛血流变慢或闭塞,后可进行 STS 栓塞,可以用其他硬化剂代替,如聚桂醇泡沫等。运用硬化剂时嘱患者做瓦尔萨尔瓦动作。之后间隔 3~5cm 再次置入弹簧圈。

4. 聚桂醇泡沫制作方法　按 3∶1 的比例将空气与聚桂醇经三通反复混合即可。

## 五、相关知识测试题

1. 精索静脉曲张栓塞的适应证**不包括**

　　A. 精索静脉曲张伴阴囊疼痛和水肿

　　B. 精索静脉曲张并精子质量异常

　　C. 精索静脉曲张外科微创治疗后复发

　　D. 中年患者突发右侧精索静脉曲张 1 个月,伴腰痛

　　E. 精索静脉造影示明显反流

2. 精索静脉曲张介入栓塞术前的检查**不包括**

　　A. 超声检查　　　　　　B. 立位腹部平片　　　　　C. CT 及 MRI 等

　　D. CTA　　　　　　　　E. 以上都是

3. 关于栓塞治疗,**错误**的是

　　A. 弹簧圈栓塞可以间隔栓塞,其间用 STS 等硬化剂栓塞

　　B. 栓塞远端应该达蔓状静脉丛开口部,即第 1 枚弹簧圈放置在骶髂关节水平

　　C. 最后 1 枚弹簧圈位于 ISV 汇入左肾静脉处下方 2~3cm 位置

　　D. 弹簧圈过小可能移位至中心静脉系统达肺动脉内

　　E. 精索静脉曲张介入治疗可使用可控弹簧圈

4. 曲张精索静脉常用的栓塞材料是

　　A. 组织胶　　　B. 明胶海绵　　　C. 弹簧圈　　　D. DEB　　　E. 酒精

5. 精索静脉曲张栓塞后能有效防止的异常是

　　A. 精索静脉内血流通畅

　　B. 精索静脉内动静脉瘘

　　C. 精索静脉内静脉瓣功能不全

　　D. 精索静脉内血流倒灌

　　E. 精索静脉内血栓

**答案:** 1. D　2. B　3. B　4. C　5. D

(马　聪　张子曙)

推荐阅读资料

HALPERN J, MITTAL S, PEREIRA K, et al. Percutaneous embolization of varicocele: technique, indications, relative contraindications, and complications. Asian J Androl, 2016, 18 (2): 234-238.

# 第六节　门静脉栓塞术

## 一、概述

　　肝癌及肠癌肝转移患者常需要行肝切除术,当手术后剩余肝脏组织体积过小,肝脏功能失代偿,可能发生术后肝衰竭。故术前应该评估肝切除后剩余肝体积的大小。门静脉栓塞术(portal vein embolization,PVE)主要栓塞将被切除肝叶的门静脉,使非肿瘤肝叶增生,肿瘤肝叶切除术后,因非肿瘤肝叶增生,可使原先不能直接手术切除的肝癌患者获得手术切除的机会。肝癌切除术前 PVE 最早出现于 1986 年,目前,在欧美及日本已经成为常用技术。PVE 扩大了手术切除指征,降低了术后肝衰竭风险,增加了手术安全性而得到外科认可,同时,其安全性好,患者耐受性好,有较高的临床推广意义。因 PVE 手术需要等待残肝生长,在等待过程中,序贯联合经导管动脉栓塞以控制肿瘤生长,亦有较好临床效果。

　　PVE 的原理:①血流增加。门静脉栓塞后,门静脉血流重新分布,完全流入未栓塞侧,文献报道未栓塞侧门静脉血流速度明显增快,术后 14d 流速仍显著高于基线,且肝脏增生速度与血流流速成正相关;②促肝细胞生长物质由门静脉提供。诱导复制的生物分子包括肿瘤坏死因子 $\alpha$(tumor necrosis factor-$\alpha$,TNF-$\alpha$)、库普弗细胞产生的白细胞介素 -6(interleukin-6)、星形细胞产生的肝细胞生长因子(hepatocyte growth factor,HGF)、血管内皮细胞生长因子、血小板源性生长因子、热休克蛋白 70(heat shock protein 70,HSP-70)、肝外促肝细胞增殖的因子均由门静脉血入肝;③栓塞侧门静脉周围炎症是一个非常重要的肝细胞复制信号。

## 二、操作规范流程

### (一)适应证

　　1. 有原发或转移性肝脏病变,在除外下列情况时,适合行肝切除术:

　　(1)代偿性肝硬化,残余肝体积(future liver remnant,FLR)/ 总肝体积(total liver volume,TLV)<40%。

　　(2)行全身化疗或合并脂肪肝,FLR/TLV<30%。

　　(3)残余肝正常,FLR/TLV<20%。

　　此标准参照 2010 年肝癌治疗准则会议(AHPBA/SSO/SSAT sponsored consensus conference on multidisciplinary treatment of hepatocellular carcinoma)。

　　2. 糖尿病患者没有基础性肝脏疾病,有可能从 PVE 获益,因为这类患者肝切除术后肝叶增生的能力常较弱。

　　3. 行复杂性肝切除术同时行肝外手术,尤其是胰腺切除术。对于后者,研究已表明肝细胞再生的程度与胰腺切除的范围成反比。

（二）禁忌证

1. 绝对禁忌证

（1）有明显临床症状的门静脉高压。

（2）有广泛的门静脉浸润,影响导管的安全性操作和栓塞材料的置入。

（3）完全性肝叶门静脉闭塞。

2. 相对禁忌证

（1）肝外转移性病变,包括肝门区淋巴结病变。

（2）肿瘤浸润残余肝（如果采用分步肝切除术或在对残余肝的病变区行消融治疗等侵袭性治疗,仍可行门静脉栓塞治疗）。

（3）肿瘤妨碍门静脉系统的安全入路（根据肿瘤位置调整入路）。

（4）残余肝胆管扩张（需要在 PVE 前行胆管减压）。

（5）未纠正的凝血功能异常。

（6）轻度的门静脉高压。

（7）肾功能不全。

（三）术前准备

1. 回顾之前的影像检查,评估肝脏体积

（1）在行肝切除术前,行 CT 增强扫描并行三维容积图像重建。

（2）软件测 FLR：在每个横断面上勾画肝脏边界,计算肝体积。

非标准化残肝体积百分比（FLR%）：FLR%=1–［（TLV– 肿瘤体积）–（切除肝体积 – 肿瘤体积）］/（TLV– 肿瘤体积）。但此公式并不准确,原因为：①在肝硬化时,肝脏右叶常发生萎缩；②在门静脉栓塞后,肝脏右叶会进一步萎缩。因此,全肝体积的评估会受到很大的影响。由于上述原因,应采用标准化全肝体积的概念,也就是计算出该患者在健康状态下的肝脏体积。

估计总肝体积（total estimated liver volume,TELV）的计算：TELV=–794.41+1 267.28 × BSA（BSA 为体表面积）

标准化残余肝体积 sFLR= FRL/TELV。

2. 术前检查,取得患者及家属的知情同意。

3. 一般不需预防性使用抗生素。但对于将被切除的肝区有胆道梗阻和 / 或残余肝有胆管引流管的患者,需要预防性使用抗生素。

4. 可以静脉内联合使用芬太尼和咪达唑仑行中等程度的镇静,而对于有多发性并存疾病或不配合手术的患者,推荐全身麻醉。

5. 在手术前行超声检查验证门静脉的通畅性并了解拟进入门静脉部位有无变异。

6. 手术材料的准备。

（四）操作步骤

1. 入路 最常见的是超声引导下经皮经肝门静脉穿刺。根据穿刺肝与栓塞肝是否在同一侧又可分为同侧穿刺和对侧穿刺。入路的选择主要取决于栓塞剂的种类和区域、肿瘤位置和操作者技术熟练程度等。其他少见入路包括经回结肠静脉插管、经颈静脉入路。

虽然 PVE 可以促进任何一个肝叶组织肥大,但临床上常选择栓塞门静脉左支,因为在行肝左叶切除后残余肝体积一般足够大,不太可能发生术后肝衰竭,并且即使行扩大性左半肝切除(不包括肝右后叶,即第 6、第 7 肝段)进行根治性治疗的患者,残余肝体积大约占总肝脏体积的 35%(一般 20% 以上即可)。因而,本节将主要集中于对门静脉右支的栓塞路径。

2. 穿刺及造影　局部麻醉,在超声引导下用 22G 细针穿刺第 6 段(或其他入路)门静脉分支,置鞘,引入猪尾导管,显示门静脉。对于肝癌患者,肝内无门静脉供血区通常是肿瘤区域。

3. 超选及栓塞　以 Simons 或其他导管超选至右侧门静脉主干近分叉处,以 PVA 及明胶海绵进行栓塞,填充满意后再以弹簧圈栓塞。换回猪尾导管,在门静脉主干造影。换直头导管进行第 6 段门静脉的栓塞,并以弹簧圈封闭穿刺道,栓塞整个载瘤肝组织。在临床(如肝硬化患者)一般在行肝右叶穿刺及栓塞。

4. 栓塞剂选择　包括但不限于纤维蛋白胶、α- 氰基丙烯酸正丁酯(N-butyl 2-cyanoacrylate,NBCA)与碘化油混合乳剂、明胶海绵、凝血酶、金属弹簧圈、其他颗粒(如 PVA 颗粒)及无水乙醇。颗粒型栓塞剂的选择取决于术者判断,主要基于栓塞程度、外科手术方式、特殊手术途径及导管的选择、术者对所用栓塞材料的熟悉程度等。

单发巨块型肝癌栓塞治疗见图 21-6-1~图 21-6-3。

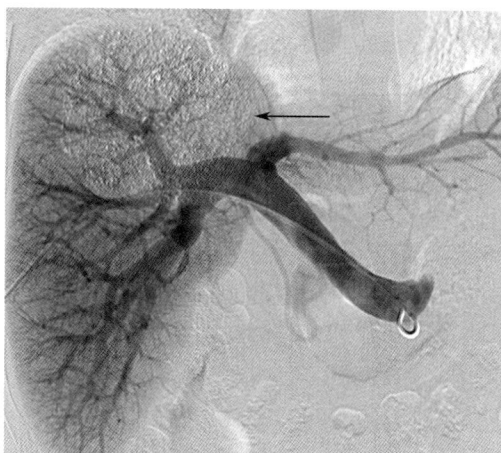

图 21-6-1　单发巨块型肝癌患者 c-TACE
经皮门静脉穿刺造影,箭指处为碘油沉积。

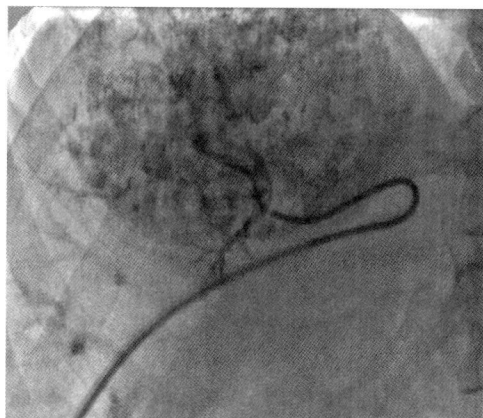

图 21-6-2　超选至一支门静脉进行栓塞

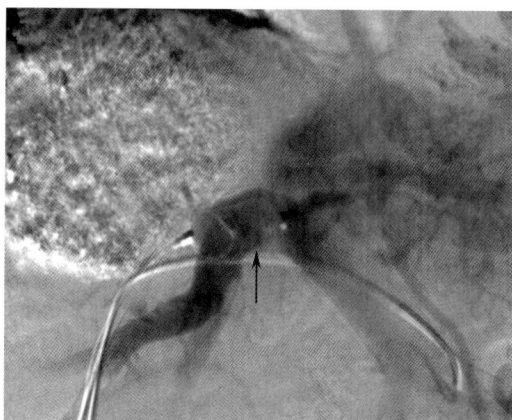

图 21-6-3　门静脉多支栓塞后再次造影
肝脏内血管显影明显减少。箭指处为栓塞血管。

(五) 术后处理

1. 患者对 PVE 耐受性较好,除有明显的并发症,一般术后当日就可出院。因为 PVE 仅导致细胞凋亡而不是坏死(参考 TACE),故患者一般不会发生栓塞后综合征。

2. 充分水化直至患者进食基本正常。

3. 如果需要,可使用氯丙嗪及对乙酰氨基酚等缓解疼痛、恶心及发热。

4. 患者一旦能正常进食且不需使用镇痛剂止痛就可出院(尽管 PVE 术后疼痛常不典型)。

5. 术后 3~4 周行腹部 CT 检查,了解肝细胞肥大程度(degree of hypertrophy,DH)。复查终点为术后 6 周,如果在第一次随访 CT 检查时,FLR/TELV 仍不足以保证手术切除的安全,可以增加等待时间,因为尽管肝细胞增生较慢,但是一直在持续进行。

DH 也可作为术后过程预测的指标,决定受累及的肝最终是否进行切除。计算方法为:DH=FLR/TELV(PVE 术后)−FLR/TEL(PVE 术前)。

## 三、相关知识

PVE 可以联合经导管动脉栓塞化疗术(TACE)等其他介入技术。

对于已行门静脉栓塞治疗但因多种原因不再适合手术治疗的患者,化疗栓塞仍是一种可选的治疗手段。同时,为了减少肝坏死的风险,应调整化疗栓塞的方案。化疗栓塞治疗时,勿使血流完全停滞,且尽量限制或避免使用颗粒型栓塞剂。

对于原发性肝细胞癌患者,也有学者主张在 PVE 前行 TACE 治疗,在 PVE 前 1~3 周采用较温和的栓塞 / 化疗栓塞治疗来控制肿瘤生长,闭塞肝硬化和肝癌患者的肝动脉 - 门静脉瘘,从而增强 PVE 的效果。同时,患者化疗栓塞后再进行 PVE,患者也能较好地耐受。应在 PVE 前 3~4 周行化疗栓塞。较单纯 PVE 治疗,这种 PVE 和化疗检塞联合的方法可增加 FLR%。

在化疗栓塞术后,介入医师应明确供应肝靶段区的肝动脉通畅情况,避免肝动脉和门静脉向肝血流均闭塞而致肝实质坏死。

## 四、常见并发症及处理

1. 不同途径 PVE 相关并发症发生率为 8.9%~14.9%。

2. 多数 PVE 相关并发症和其他经皮经肝途径的介入操作相似,主要有肝包膜下血肿、胆道出血、气胸、假性动脉瘤形成、动静脉瘘、肝动脉 - 门静脉瘘、败血症等。

3. 其他少见但较特异的 PVE 相关并发症有非靶区栓塞、门静脉血栓形成和门静脉高压。

## 五、操作注意事项

1. 建议穿刺入路首选同侧。同侧穿刺的优点是避免剩余肝组织因穿刺插管而损伤,同时方便导管进入 S4 门静脉分支,但因肝右叶门静脉分支插管有锐角而常需要采用"U"形导管,且有穿刺经过肿瘤组织而发生肿瘤转移的危险。对侧穿刺(一般穿刺第 3 段)的优势是无锐角便于门静脉分支插管及栓塞剂的注入且无栓塞剂异位风险,缺点是损伤了 FLR 甚至造成不可外科手术的危险。

2. 避免损伤 FLR,尽量患侧穿刺,如需要健侧穿刺,则尽量穿刺末梢门静脉,以减少损伤。PVA 栓塞后不应行高压造影,以免 PVA 被冲入健侧门静脉。

3. 随访时间常规为 6 周,但可以进行 2~3 周的中期复查。因 PVE 后前 2~3 周残肝生长慢,如预期残肝不达标,则应延长随访时间或行其他处理。

## 六、相关知识测试题

1. PVE 可以用于

    A. 肝门区胆管癌

    B. 肝癌最大径 10cm,门静脉右支癌栓

    C. 肠癌术后肝转移,S4、S6 受侵

    D. 右肝血管瘤,最大径达 13cm

    E. 肝多发囊肿

2. 患者有原发或转移性肝脏病变,适合直接行肝切除术的是

    A. 代偿性肝硬化,残余肝体积(FLR)/ 总肝体积(TLV)=36%

    B. 行全身化疗或合并脂肪肝,FLR/TLV=35%

    C. 残余肝正常,FLR/TLV=18%

    D. 已发生门静脉侵犯或肝外转移

    E. 以上均不可直接切除

3. **不能**行 PVE 的有

    A. 肝硬化,CT 可见胃底静脉曲张    B. 右肝肿瘤巨大,无同侧穿刺路径

    C. PLT<46×10$^9$/L,INR1.34    D. 透析患者

    E. 糖尿病患者

4. 门静脉栓塞常用的通路**不包括**

    A. 经皮经肝穿刺入路    B. 经皮经脾穿刺入路

    C. 经股静脉穿刺入路    D. 经 TIPS 入路

    E. 以上选项都可以

5. PVE 常用的栓塞材料**不包括**

    A. PVA    B. 白球颗粒    C. 明胶海绵

    D. 血管塞    E. 酒精

**答案:**1. C　2. B　3. A　4. C　5. E

(马　聪　张子曙)

---

### 推荐阅读资料

HUANG S Y, ALOIA T A. Portal vein embolization: state-of-the-art technique and options to improve liver hypertrophy. Visc Med, 2017, 33 (6): 419-25.

# 第七节　经颈静脉肝内门体分流术

## 一、概述

经颈静脉肝内门体分流术(transjugular intrahepatic portosystemic shunt,TIPS)是一种通过经皮途径在肝静脉和肝内静脉分支之间建立通道降低门静脉压力的方法。穿刺道的建

立是 TIPS 中最难的操作之一,目前主流的建立方法包括盲穿、超声引导、$CO_2$ 门静脉造影($CO_2$ splenoportography,$CO_2$-SP)、锥形束 CT(cone beam CT,CBCT)、gunsight 及球囊标记等方法。

## 二、操作规范流程

### (一) 适应证

1. 已被对照性临床研究证实

(1)预防再次曲张静脉出血。

(2)顽固性肝硬化腹水。

2. 经非对照性临床研究证实

(1)难治性急性曲张静脉出血。

(2)门静脉高压性胃肠病。

(3)布加综合征。

(4)胃曲张静脉出血。

(5)顽固性肝硬化胸腔积液。

(6)肝 - 肾综合征(1 型或 2 型)。

(7)肝 - 肺综合征。

### (二) 禁忌证

1. 绝对禁忌证

(1)严重或快速进展的肝衰竭。

(2)严重或无法纠正的肝性脑病。

(3)心力衰竭。

2. 相对禁忌证

(1)有血管造影的禁忌。

(2)下列情况可能会增加 TIPS 手术难度:①胆道梗阻;②肝或胰腺恶性肿瘤;③门静脉系统(门静脉、脾静脉、肠系膜静脉)血栓形成;④下腔静脉或肝静脉血栓形成;⑤多囊肝。

### (三) 术前准备

1. 患者检查及治疗准备

(1)术前检查:超声、CT 或 MRI 等影像学检查,评估门静脉的通畅性及肝脏血管的情况,同时注意肝实质。其他常规检查包括心电图、三大常规(血、粪、尿)、凝血功能、肝功能、肾功能、乙型肝炎五项、梅毒、艾滋病等。

(2)术前预防性静脉内使用抗生素,如头孢唑林、头孢曲松等。

(3)TIPS 一般采用全身麻醉,患者术前 6~8h 禁食。

(4)对于急性出血患者拟行 TIPS,需要在手术开始前充分补充血容量,保证血流动力学的稳定。

2. 手术与麻醉的知情同意。

3. 器材准备

(1)TIPS 套装,目前主要包括 Ring Set 套件、RUPS 100 套件、Rosch-Uchida 套件、Haskal 套件等。具体的套件使用由手术者的经验决定。

(2) 金属支架, 主要包括 Wallstent 支架 (裸支架)、Fluency 支架及 Viatorr 支架。研究表明, 覆膜支架效果优于裸支架。

(3) 球囊成形导管, 直径 8~10mm。

(4) 需要准备的导管, 如 5Fr Cobra 导管、MPA、猪尾导管、RIM、SOS 导管、微导管等。

(5) 引导进入门静脉的导丝, 如 180cm 的加硬泥鳅导丝、Amplats 导丝、Bentsen 导丝等。

(6) 门静脉侧支栓塞材料, 如弹簧圈、无水乙醇、组织胶等。

**(四) 手术步骤**

1. 最佳的手术入路是右侧颈内静脉, 也可以选择左侧颈内静脉, 亦可经颈外静脉、经股静脉、经肝脏、经腔静脉途径。超声引导下穿刺右侧颈静脉, 导丝送达右心房。

2. 将 9Fr/10Fr, 长 40cm 的 TIPS 鞘送到右心房, 记录心房压。如果右心房平均压力超过 10mmHg, 考虑减少所有不必要的输液量。

3. 用带弧度的 MPA 导管选择进入合适的肝静脉, 利用 Amplatz 导丝将鞘管及穿刺针置换入合适的肝静脉。

4. 建立分流道的方法见本节概述部分。

5. 如果穿刺进入合适的门静脉分支, 送加强超滑导丝由门静脉主干进入脾静脉或肠系膜静脉。

6. 在移除穿刺针前, 将穿刺针和其周围血管鞘一起向前送入肝实质 (最好送入门静脉), 以便后续导管和球囊的进入。

7. 将加硬超滑导丝交换成 180cm 的 Amplatz 导丝。

8. 沿 Amplatz 导丝送金标猪尾导管至脾静脉近脾门处, 将 10Fr 长鞘头段置于肝静脉 / 下腔静脉交界处, 在右前斜位 30° 行肝静脉 / 门静脉同时造影。

9. 利用金标猪尾导管计算支架长度, 方法如下: 左侧 TIPS= 测量长度 +0 ; 经典 TIPS= 测量长度 +1 ; C 型 TIPS= 测量长度 +2。

10. 经长鞘和金标猪尾导管测压, 得到门静脉和右心房压差。

11. 经 Amplatz 导丝送入门静脉系统, 并送入 8mm 球囊行肝实质穿刺道扩张。

12. 扩张后, 将 10Fr 长鞘送入门静脉系统。

13. 采用适合的导管行侧支血管栓塞, 常规方法是用弹簧圈减流, 然后注入无水乙醇栓塞侧支血管。所有侧支血管必须栓塞, 以防止 TIPS 后复发性出血, 也可以增加 TIPS 支架的血流, 减少 TIPS 闭塞的可能; 侧支血管的栓塞需要在 TIPS 支架置入前完成。

14. 置入 Viatorr 支架, 将 10Fr 长鞘头段伸入门静脉约 4cm。

15. 将 Viatorr 支架沿 Amplatz 导丝送至长鞘头段, 不要出鞘。

16. 保持支架位置不动, 退长鞘至肝实质穿刺道门静脉端 (此时 Viatorr 裸支架部分打开); 同时回拉 Viatorr 支架直至遇到阻力。

17. 通过长鞘侧管注入碘对比剂, 显示肝实质穿刺道 / 门静脉交界处, 以此作为 Viatorr 支架释放的定位依据。

18. 透视监视下, 主刀医生右手拉住 Viatorr 支架, 保持拉力, 同时左手回拉 10Fr 长鞘至右心房 / 下腔静脉交界处; 第一助手用左手拉直 Viatorr 支架的导管, 右手逆时针螺旋松解支架释放拉线, 持续均匀拉线, 释放支架的覆膜部分。

19. 沿 Amplatz 导丝将 8mm 球囊送入, 行常规 Viatorr 释放后扩张。

20. 沿 Amplatz 导丝将金标猪尾导管送至脾静脉行 TIPS 后造影。

21. 造影后行门静脉和右心房测压,压差必须在 12mmHg 以下。

22. 通过建立好的通道,用弹簧圈及乙醇等栓塞剂处理曲张的静脉血管。

23. 小心移除所有导管及器材,颈内静脉止血包扎。

TIPS 过程见图 21-7-1~ 图 21-7-4。

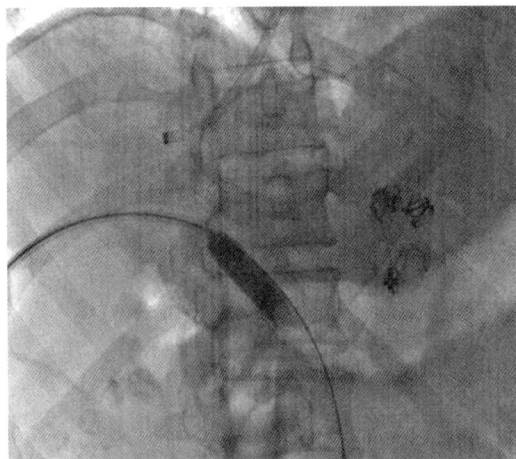

图 21-7-1　经颈静脉引入 TIPS 穿刺鞘进入肝右静脉

在球囊引导下开通门静脉 - 肝静脉分流道(该患者行门静脉溶栓 +BATO 后再次行 TIPS)。

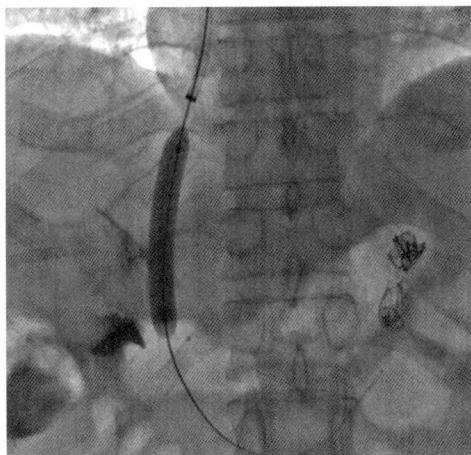

图 21-7-2　球囊扩张分流道

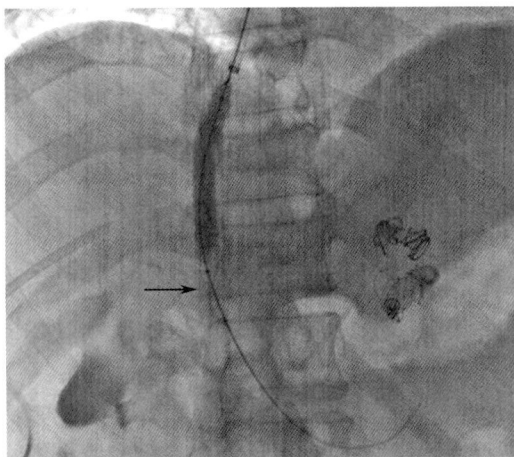

图 21-7-3　分流道支架置入后再次球囊扩张

箭指支架裸端。

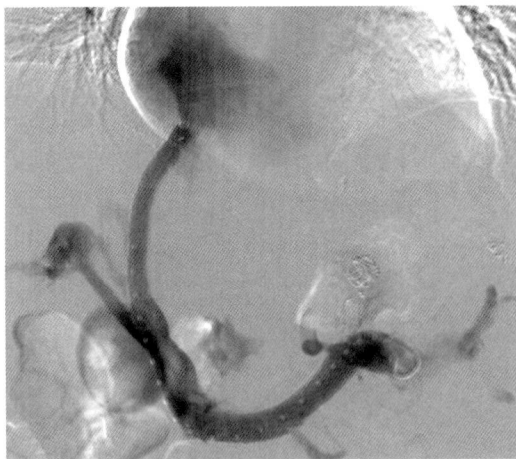

图 21-7-4　TIPS 支架置入后再次造影

可见分流道通畅。

### (五) 术后管理

1. 卧床休息。

2. 心电监护。

3. 全身支持。

（1）利尿：如 TIPS 后平均右心房压力>10mmHg，建议隔夜利尿>1L。

（2）疼痛控制。

（3）抗生素。

4. 复查肝功能、血常规、血氨水平，密切关注患者意识。

5. 出院后定期复查支架通畅情况。

## 三、常见并发症及处理

1. 肝性脑病　一线治疗为口服乳果糖，开始剂量为 30ml，一日两次或三次，保持平均每日排便 2~3 次。利福昔明是一种不可吸收的口服抗生素，一般剂量为 200mg，一日两次或三次。如果这些治疗效果仍欠佳，则可能需要通过介入途径缩小支架内直径。

2. 分流道狭窄或血栓形成　支架内血栓形成常继发于已有的狭窄或闭塞，可以通过溶栓治疗清除血栓或球囊扩张。如果闭塞的分流道无法开通，可考虑建立新的分流道。

3. 腹腔出血　在 TIPS 穿刺过程中，损伤肝动脉、肝外门静脉及操作引起肠系膜血管壁撕裂及穿破肝包膜均可造成腹腔出血。腹腔穿刺及腹部超声有助于腹腔出血的诊断，必要时行腹部 CTA 明确出血来源，对于术中反复穿刺后血压下降迅速者，建议即刻行肝动脉造影排除肝动脉损伤，明确肝动脉损伤导致的腹腔出血可采取肝动脉栓塞止血。门静脉或肝静脉的损伤一般保守治疗多可好转。

4. 胆道出血　TIPS 操作过程中胆道损伤十分常见，但通常很少造成严重后果。动脉 - 胆道瘘时应及时找到出血动脉并栓塞。

## 四、操作注意事项

1. 门静脉 - 肝静脉分流道的建立是 TIPS 中最难的步骤之一，术者应结合经验与患者实际情况，选择最好的穿刺方法。

2. TIPS 支架一般选择覆膜支架，其效果优于裸支架。

3. 通常认为预防胃底静脉曲张破裂出血所需的压力要低于 12mmHg。顽固性腹水患者术后最佳门静脉和腔静脉压差尚不清楚，推荐降至 8mmHg 以下。

4. TIPS 中联合曲张静脉栓塞较单独 TIPS 降低了胃和食管曲张静脉再出血发生率。

## 五、相关知识测试题

1. TIPS 手术的绝对禁忌证包括

   A. 胆道梗阻　　　　　　　　　B. 严重的肝性脑病　　　　　C. 肝脏恶性肿瘤

   D. 布加综合征　　　　　　　　E. 门静脉高压症

2. TIPS 手术的目标 PSPG 一般要**低于**

   A. 20mmHg　　　　　　　　　B. 17mmHg　　　　　　　　C. 14mmHg

   D. 12mmHg　　　　　　　　　E. 10mmHg

3. TIPS 中最关键的步骤是

   A. 颈静脉穿刺　　　　　　　　　　　　B. 门静脉 - 肝静脉分流道的建立

   C. 支架释放　　　　　　　　　　　　　D. 测间接门静脉压力

   E. TIPS 分流道的扩张

4. 开通 TIPS 分流道的常规方法**不包括**

    A. 门静脉造影          B. 球囊标记          C. 血管内超声

    D. 盲穿          E. 肝动脉内微导丝引导

5. TIPS 支架释放原则是

    A. 放十扩八          B. 放九扩七          C. 放十扩十

    D. 放八扩八          E. 放八扩十

**答案:**1. B    2. D    3. B    4. C    5. A

（肖煜东　张子曙）

## 推荐阅读资料

［1］克里希纳·坎达尔帕, 林赛·马尚. 介入放射学操作手册. 施海滨, 倪才方, 译. 4 版. 北京: 人民卫生出版社, 2018.

［2］TRIPATHI D, STANLEY A J, HAYES P C, et al. Transjugular intrahepatic portosystemic stent-shunt in the management of portal hypertension. Gut, 2020, 69 (7): 1173-1192.

# 第二十二章

# 非血管介入技术

## 第一节　经皮胸部病变活检术

### 一、概述

经皮穿刺活检是影像设备引导下完成的活检操作。随着分子诊断技术与肿瘤靶向治疗技术的发展,经皮穿刺活检的使用日益增多,由最初的病理诊断需要,扩展至肿瘤与病原体的分子诊断。经皮穿刺活检在胸部疾病(包括肺、胸壁和纵隔病变)诊断中发挥重要的作用。

### 二、操作规范流程

#### (一) 适应证

1. 需明确性质的孤立性结节(包括实性、部分实性及非实性结节)或肿块、多发结节或肿块、肺实变等。

2. 对已确诊的肺癌或肺外恶性肿瘤伴发肺结节进行病理诊断,明确分期。

3. 已知恶性病变进一步组织学或分子分型。

4. 恶性肿瘤治疗后进展或复发后组织学或分子病理学类型再评估。

5. 其他如支气管镜检失败或阴性的肺门肿块、未确诊的纵隔肿块、怀疑恶性的纵隔淋巴结等。

6. 经标准治疗无效的感染性病变。

7. 胸膜肿块病变,或性质不明局灶性胸膜增厚。

8. 胸壁肿块病变与溶骨性肋骨病变。

#### (二) 禁忌证

1. 严重心、肺功能不全。

2. 不可纠正的凝血功能障碍,国际标准化比值(INR)>1.5,血小板计数(PLT)低于 $50 \times 10^9$/L。

3. 解剖学或功能上的孤立肺。

4. 严重性肺气肿、肺大疱。

5. 难以控制的顽固性咳嗽。

6. 肺动脉高压。

7. 可疑动静脉畸形、血管瘤、肺隔离症。

8. 可疑棘球蚴病。

9. 机械正压通气(呼吸机)。

(三) 术前准备

1. 术前评估及治疗准备

(1)收集患者病史、用药史、过敏史等,体格检查,重点了解患者心功能、肺功能、配合能力(如屏气、制动能力)。

(2)术前需进行胸部增强 CT 或增强 MRI 检查明确病灶部位、形态、大小、与周围脏器、血管和神经的关系,设计穿刺入路。其他检查包括血常规、凝血功能检查、感染筛查、心电图、血生化、血型检查等。对于合并基础肺疾病(慢性阻塞性肺疾病、肺气肿等),推荐行肺功能检查评估患者的氧合能力和肺功能储备。

(3)术前停用抗凝和抗血小板药物,并复查血常规、凝血功能,具体如下。①术前 1 周将华法林改为低分子量肝素,术前 24h 停用低分子量肝素;②阿司匹林和氯吡格雷术前至少停药 7d;③复查 PLT>$50×10^9$/L,INR<1.5 可行活检操作。对使用抗血管生成类药物的患者进行活检时,建议按照药物体内清除半衰期酌情停药,如贝伐珠单抗,建议术前停用 6 周。

2. 知情同意及术前健康宣教 对患者进行心理疏导,减轻患者焦虑、紧张情绪。

3. 活检针选择 活检针主要包括两种,一种为用于细胞学检查的细针抽吸(fine-needle aspiration,FNA)活检针,管径较小,为 20~25G;另一种为获取组织学检查的针穿活检(core needle biopsy,CNB)活检针,管径通常为 14~20G。两者在诊断敏感性与并发症方面无显著差异,但 CNB 能获得组织学标本,能满足病理诊断及分子检测的需要,通常首选 CNB 活检针。若病灶较小,邻近大血管、心脏,或病灶内存在明显血管,则考虑选择 FNA 活检针,此时需要病理学医生参与,评估快速现场评估(rapid on site evaluation,ROSE)取得的组织是否能满足诊断需要。目前弹簧激发的 Tru-Cut 型活检针及同轴穿刺系统已得到广泛应用。同轴穿刺系统由一外套管针和一具有斜切割槽的内芯穿刺针组成。操作时只需要一次穿刺胸膜,活检针经过外套管多次切取组织。穿刺针管径通常选用 18G 和 20G,已有研究证实管径较小的 20G 切割针能够对组织进行病理诊断与分子检测。胸壁病灶可考虑选用 16G 穿刺针。

4. 术前应常规建立静脉通路,并给予心电监护。

5. 引导方式

(1)CT 引导:应用广泛,其优点为具有很高的空间分辨率和密度分辨率,有助于设计安全的穿刺路径,避开叶间裂、肺大疱、血管,可降低出血与气胸风险,同时早期发现并发症。

(2)超声:用于对胸壁病灶或邻近胸壁的浅表病灶活检,可实时监控穿刺针进针过程、角度和深度,能准确定位针尖位置,避免损伤邻近结构。

(3)MRI:MRI 近实时成像,无辐射,使用呼吸门控技术可以在较短的扫描时间内采集图像,在明确胸部血管和引导纵隔、肺门及胸壁肿物活检中有独特优势。但术中相关耗材及设备需磁兼容处理,费用较高,操作耗时较长。MRI 引导下穿刺活检可在有条件的单位开展。

(四) 操作步骤(以 CT 引导为例)

1. 穿刺路径与患者体位选择 根据术前增强 CT 设计穿刺路径,在避开骨骼、血管、气管等重要解剖结构的前提下,选择最短的穿刺路径。为便于患者体位固定,通常采用仰卧位与俯卧位,必要时采用侧卧位或斜卧位,但需要辅以枕垫协助体位固定。

2. 指导呼吸　通常建议自然呼吸状态下穿刺,避免深呼吸与剧烈咳嗽;当病灶靠近膈顶,可考虑屏气状态下逐步进针,需要训练患者屏气程度。

3. 体表标记与 CT 引导定位　采用栅形定位贴纸或自制标记物固定于病灶对应的体表;采用 1~3mm 薄层扫描,选择进针层面与进针点,确定进针角度与深度;利用标记笔标记设定穿刺点。

4. 常规消毒、铺无菌单。

5. 再次确认患者姓名、手术名称、手术部位、术前用药情况和麻醉方式。

6. 麻醉　1%~2% 利多卡因溶液逐层浸润麻醉,根据患者反应、麻醉效果及进针深度,适时调整麻醉剂量。

7. 穿刺及获取标本　建议采用分步进针法,根据 CT 定位,先将穿刺针穿刺至壁层胸膜外进行局部麻醉,再将穿刺针置于肺组织内,扫描确认。如进针路径正确,则可将穿刺针直接穿刺到病灶。需根据病灶的性质来选择活检取材的部位,病灶体积较大时,应避开中央缺血坏死区域;空洞性病变应在实性组织部位取材。CT 引导肺穿刺活检术分步进针见图 22-1-1。

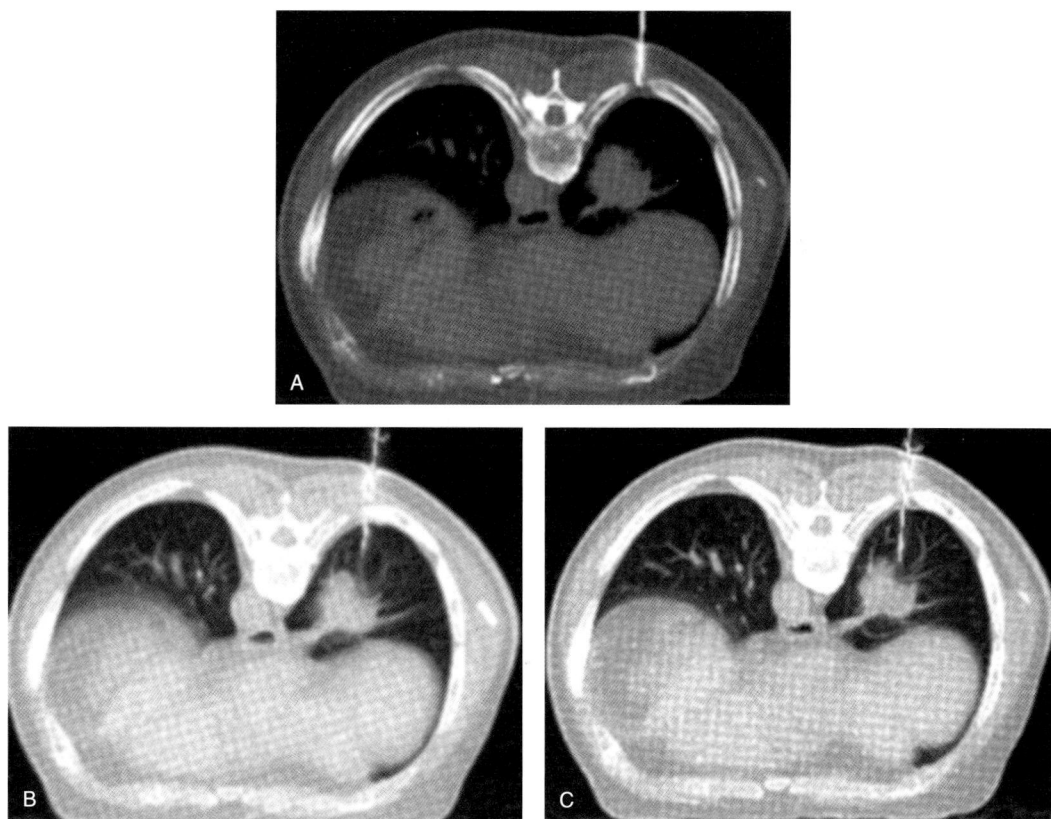

图 22-1-1　CT 引导肺穿刺活检术分步进针
A.同轴针进入胸腔前 CT 扫描确认穿刺路径;B.同轴针进入肺实质内后再次
扫描确认穿刺针与血管等结构的关系;C.穿刺针到达病灶。

### (五) 术后管理

1. 术后即刻行全胸部 CT 扫描,观察有无气胸、出血等并发症,必要时立即进行处理。如果无气胸、出血等症状,由轮椅或平车推送至观察区。

2. 监测患者生命体征、血氧饱和度等,嘱患者尽可能避免任何增加胸腔压力的活动,如咳嗽、说话等。多数需要引流处理的气胸发生在穿刺术后 1h 内,如患者出现胸闷、胸痛症状,需及时复查胸片或胸部 CT 检查。2h 后无症状者可解除观察,嘱患者 3d 内避免剧烈活动。部分患者术后出现迟发性气胸(24h 以上),如出现胸痛、呼吸困难等症状,需就近急诊处理。

3. 用于细胞学检查的标本离体后应尽快涂片,涂片轻柔均匀,待涂膜周边稍干而中央尚未干时马上固定(潮干固定),以防细胞蜕变,用 95% 乙醇固定至少 15min;液基涂片样本需马上放入消化液或保存液中送实验室,按照操作规程进一步处理。用于组织病理学检查的标本取得后应立即放入 10% 甲醛溶液中固定;若新鲜组织用于分子检测,将所取组织放入液氮中速冻或 RNA 保存液中保存。

## 三、常见并发症处理

1. 气胸　是经皮胸部穿刺活检最常见并发症,发生率为 2.4%~60.0%。影响气胸发生率的因素包括患者体型、肺气肿或慢性阻塞性肺疾病、病灶大小及其与胸膜的距离、穿刺针与胸膜的角度、多次经胸膜穿刺或跨肺间裂或肺大疱穿刺等。气胸多在术后 1h 内发生,少量气胸、无症状和稳定性气胸不需特殊治疗。气胸超过 30% 或气胸范围持续增大或患者出现严重临床症状,应置管抽吸或行胸腔闭式引流。

2. 出血　是第二常见并发症,主要症状为咯血、胸痛。文献报道出血发生率为 5.0%~16.9%,咯血发生率为 1.25%~7%。出血通常具有自限性。导致肺内出血风险提高的因素包括病灶距胸膜的距离远、活检次数多、活检针类型(切割针活检)、病灶本身的性质如富血管病变与空腔性病变、凝血功能障碍、肺动脉高压等。少量咯血、肺实质内出血、针道出血及少量血胸等不需特殊处理。咯血量较大时,建议患者患侧卧位(穿刺侧朝下),防止血被吸入健侧支气管,安抚患者,鼓励其咳出血液,保持气道通畅,必要时行气管插管,可用止血药物、输血等处理。血胸量大时则推荐胸腔置管引流。出血量大、持续出血时,应及时采用介入手段或外科干预。

3. 胸膜反应　是指胸膜腔穿刺过程中患者出现连续咳嗽、头晕、胸闷、面色苍白、大汗,甚至晕厥等一系列表现。导致胸膜反应发生的可能因素包括患者情绪紧张、反复穿刺、麻醉不充分等。如发生胸膜反应,建议停止操作,予仰卧吸氧,严重时如出现血压进行性下降,甚至休克、晕厥,应及时给予肾上腺素或葡萄糖溶液对症处理,并注意保暖,监测生命体征。

## 四、操作注意事项

1. 避免局部麻醉时导致气胸。局部麻醉建议麻醉至壁层胸膜,可减轻疼痛,使患者更好地配合活检。不同患者胸壁厚度差异较大,如果注射器针头刺破脏层胸膜,将导致气胸。因此,建议麻醉前测量胸壁厚度,防止进针过深刺破脏层胸膜。

2. 为避免穿刺导致肋间动脉损伤,应尽量紧贴下一肋骨的上缘进针。

3. 采用弹簧激发活检枪时,需谨慎设定弹射切割的深度。尤其穿刺路径病灶的后方有大血管、心脏等重要组织器官时,需确认未激发状态时针尖至危险点的距离,建议设定切割深度时保留 5mm 以上的安全距离,防止弹射切割时损伤重要器官导致严重并发症。如不能保证安全距离,建议采用 FNA。

4. 经叶间裂穿刺是导致气胸与胸腔内出血的重要原因,应尽量采取变换患者体位的方法,使穿刺路径避开叶间裂。

5. 当目标病灶靠近肺门、纵隔,尤其是肺动脉弓时,仅通过 CT 轴位扫描可能会误判病灶与血管等结构的位置关系,从而造成误伤。此时,需确认上下层面的解剖关系,建议三维重建下引导分步进针。

6. 当病灶较小或为磨玻璃样病变时,如果发生穿刺道或肺泡内出血,可能掩盖病灶。因此,建议选用 20G 的穿刺针,根据取材情况,尽量行单次穿刺取材。

## 五、相关知识测试题

1. 下列为经皮肺穿刺活检绝对禁忌证的是

    A. 穿刺路径上有明显的感染性病变　　　B. 肺大疱

    C. 机械通气　　　D. 严重肺动脉高压

    E. 胸腔积液

2. 肺癌患者经贝伐珠单抗联合化疗后出现进展,需要再次活检明确分子诊断,建议停用贝伐珠单抗行活检的时间是

    A. 1 周　　　B. 2 周　　　C. 4 周

    D. 6 周　　　E. 8 周

3. 下列关于经皮肺穿刺活检操作**不准确**的是

    A. 在确保能避开骨骼、血管等重要器官的前提下选择最短路径

    B. 建议采用同轴穿刺技术

    C. 采用分步进针法

    D. 尽量争取穿刺一步到位

    E. 患者出现胸膜反应症状时,立即停止穿刺

4. 下列关于经皮肺穿刺活检局部麻醉的描述**不准确**的是

    A. 通常采用 1%~2% 利多卡因 5ml 进行局部麻醉

    B. 当胸壁较厚或麻醉效果差时可适当增加利多卡因用量

    C. 麻醉至胸膜层

    D. 麻醉至病灶位置

    E. 注射麻醉药物需注意进针深度,防治脏层胸膜损伤导致气胸

5. 下列关于肺活检方式的选择描述**不准确**的是

    A. 肺切割活检时通常选 18~20G 活检针

    B. 拟行分子分型检测时需要行切割活检

    C. 活检针管径越粗越能获得阳性结果

    D. 采用抽吸式活检时,建议采用 ROSE

    E. 胸壁病灶活检时,可选用 16G 活检针

**答案:**1. D　2. D　3. D　4. D　5. C

(石亮荣)

## 推荐阅读资料

[1] 克里希纳·坎达尔帕,林赛·马尚.介入放射学操作手册.施海滨,倪才方,译.4版.北京:人民卫生出版社,2018.

[2] 中国抗癌协会肿瘤介入学专业委员会,中国抗癌协会肿瘤介入学专业委员会胸部肿瘤诊疗专家委员会.胸部肿瘤经皮穿刺活检中国专家共识(2020版).中华医学杂志,2021,101(3):185-198.

# 第二节　经皮穿刺抽液、体外引流和囊肿硬化术

## 一、经皮穿刺抽液、体外引流术

### (一)概述

经皮穿刺抽液、体外引流术是指在影像设备引导下,通过穿刺针、导丝、导管等介入器材,经皮穿入人体内液体潴留处如囊肿、脓肿或浆膜腔积液等,并进行液体抽吸或置入引流管进行体外引流的一种介入治疗技术。

### (二)操作规范流程

1. 适应证

(1)正常人体管道阻塞引起液体大量聚集,如胆道、泌尿道梗阻。

(2)实质性脏器内的巨大囊肿引起症状,如巨大肝、肾囊肿。

(3)实质性脏器或胸腹腔内的脓肿经内科治疗后疗效欠佳,如肝脓肿。

(4)其他浆膜腔积液,如中等量以上心包积液引起压迫症状等。

2. 禁忌证

(1)无法纠正的严重凝血功能障碍。

(2)多器官功能衰竭。

(3)囊腔与血管、胆管等交通。

3. 术前准备

(1)患者检查及治疗准备

1)术前检查:完善常规实验室检查,如血常规、肝功能、肾功能、凝血常规以及心电图、胸片等;完善病变脏器的影像学检查,如超声、CT或MRI等。

2)囊肿穿刺抽液引流术通常术前不需预防性使用抗生素,临床怀疑脓肿或确诊脓肿患者术前应常规应用抗生素。

3)术前禁食2~4h,术前15~30min肌内注射解痉镇静药。

(2)评估与知情同意:治疗前充分评估患者病情,严格掌握治疗适应证;充分告知患者及家属治疗过程、风险及预后等,并签署手术同意书。

(3)器材准备:常用17~23G带针芯的穿刺针,配套导丝,扩张器。如为穿刺引流还需准备引流管、引流袋、三通阀等。脓液穿刺引流还需准备标本瓶、生化管等,必要时根据情况提前准备抗生素进行脓腔灌洗。

4. 操作步骤

(1)为便于患者体位固定,通常采用仰卧位或俯卧位,为便于引流,必要时采用侧卧位或

斜卧位,需要辅以枕垫协助体位固定。

(2)常规消毒、铺无菌单。

(3)再次确认患者姓名、手术名称、手术部位、麻醉方式等。

(4)麻醉:通常采用局部麻醉(2% 利多卡因)。

(5)监测生命体征:除心包积液穿刺引流外,通常不需要监测生命体征。

(6)引导设备:超声探查液体敏感性高,且可实现实时引导,因此以超声引导下进行穿刺最为常用。

(7)穿刺路径选择:根据不同脏器及不同部位病变,尽量选择穿刺路径短及可避开大血管、神经及重要脏器的穿刺路径进针。

(8)选择合适的穿刺针,经预定路径进针到位后拔出针芯,如为囊肿或积液等可见液体经针管溢出,如为脓液可抽吸出脓液证实穿刺到位,如未见液体流出亦可在少量抽吸后注入少许稀释的对比剂在透视下或 CT 扫描下确认针尖位置。

(9)引入相应细导丝,退出套管针,在导丝引导下引入扩张器套件并逐渐扩大穿刺道,经导丝引入导管,取少许组织作病理学检查、细菌培养或生化检测。必要时经导丝引入引流管,退出导丝,末端进入合适位置后拔出引流管鞘芯,通过外引流管冲洗脓腔,吸尽脓液,造影证实引流管的侧孔段全部在引流区,在体表缝扎或用固定盘固定引流管,妥善连接三通阀及引流袋。

5. 术后管理

(1)卧床:肝脏病变穿刺引流术后建议常规卧床 2~4h;若为肾盂脓肿或肾脏巨大囊肿引流需卧床 6~8h。必要时予以腹带加压。

(2)生命体征监护:对于体表病变的抽液和引流通常不需要生命体征监护,对于肾脏、心包病变的抽液和体外引流常规行生命体征监护。

(3)实验室检查:术后常规予以止血、脓肿穿刺引流抗感染 3d 复查肝功能、肾功能、血常规,必要时积极抽血复查红细胞沉降率、降钙素原、C 反应蛋白等炎性指标。

(4)引流管理:术后应每日观察引流管体外长度及固定处稳定情况,观察引流量及引流物形状并记录;定期冲洗引流管,以防堵塞。引流期间嘱患者勿牵拉引流管,以防脱出。行脓肿引流时每日引流少于 10ml 且患者的发热、白细胞升高等临床症状明显好转时可拔除引流管。

(5)疗效评价:术后 1 个月定期影像学复查评估抽液或引流是否充分,有无未引流的脓腔分隔及是否需要采取新的引流路径,以 CT 或 MRI 复查为宜。

(三) 常见并发症及处理

1. 胸腹壁血肿　多由于损伤胸腹壁的血管如肋间动脉、腰动脉等。如非持续性出血可予以加压包扎并持续观察血肿变化情况。若出现血压、血红蛋白下降,生命体征不稳定,应当及时行血管造影 + 动脉栓塞治疗。

2. 感染　多由于病菌经引流管感染囊腔或脓肿周围组织。围手术期若发现患者有发热或发热加重等应定期复查血常规、肝功能、肾功能及 C 反应蛋白等炎性指标,并及时经验性使用抗生素,采用物理降温、口服布洛芬等退热药。必要时抽血行血培养及药物敏感试验。

3. 引流管堵塞或脱出　多由于固定不够稳妥或暴力牵拉。留置引流管时,侧孔段应尽量置于引流区的最低处,冲洗引流管需慎重,应避免加压冲洗。引流期间,嘱患者避免牵拉引流管,以防脱出。利用丝线行皮肤缝合固定在短期内固定效果较好,如缝线失去固定作用,应重新设法固定导管。现市场存在多种 Molnar 改良的固定盘,是解决长期固定引流管的较好器械之一。

### (四)操作注意事项

1. 扩张器前端较细,后端变粗,主要用于对皮肤穿刺点至病变路径的软组织进行预扩张,目的是使引流管容易进入引流区域。若穿刺针较粗可以直接抽液或穿刺针与引流管内径差异不大时可不需扩张器;亦可用引流管相应直径的导管鞘芯代替扩张器。

2. 应根据引流液黏稠度来选择不同管径的引流导管。稀薄的引流液(如囊液、尿液等)宜用较细的引流管,稠厚的脓液或血肿等应使用较粗的引流管。猪尾状头端常用多个侧孔,并能有效防止引流导管游走滑脱。若脓腔内脓液稠厚,可使用双腔引流管以便于冲洗引流。

3. 为防止脓液经穿刺口向体内扩散,选择的引流管道中应包含 1cm 以上的脓肿壁与脏器表面之间的正常组织,还应使引流途径最短,两者均需兼顾。

4. 蜂窝织炎是不能被引流的感染,需要与脓肿鉴别。术前应明确感染类型,增强 CT 和 MRI 检查有助于鉴别。

5. 在冲洗导管或做脓腔造影时,一般低压注射,但注入的量必须小于抽出的量,以防止败血症的发生。

6. 既往肝包虫囊肿被视为经皮肝穿刺引流术的禁忌证,因可能并发过敏性休克和/或包虫子囊在腹腔内播散的风险。现大多数学者认为技术得当时经皮穿刺引流可用于肝包虫囊肿,尤其适用于囊肿位置或患者情况欠佳、不能外科手术者。强烈建议配备麻醉科团队以防严重并发症的发生。

7. 心包穿刺引流术应嘱患者术中切勿咳嗽及深呼吸。抽液引流时第 1 次不宜超过 100~200ml,第 2 次逐渐引流增到 300~500ml。引流速度要慢,过快或过多可使大量血液回流引起肺水肿。

## 二、经皮穿刺囊肿硬化术

### (一)概述

囊肿是指由外层囊壁包裹内部液体或其他成分的囊样结构病变,根据病因可分为先天性(单纯性、多囊性)、感染性(包虫囊肿、阿米巴囊肿)等,常发生于肝、肾、脾、子宫附件等脏器。大多数囊肿不需治疗,当病灶产生明显占位效应和压迫症状时才需进行干预。传统的治疗方式为外科手术切除。近年来,影像设备引导下穿刺抽液硬化疗法已成为囊肿性病变的常规治疗方式之一。囊肿硬化治疗的主要目标是改善囊肿所致的临床症状,保留脏器功能。硬化治疗是指通过注射化疗药物刺激,使人体局部形成纤维结缔组织,病变硬化萎缩,从而达到去除病变或治疗疾病的目的。

### (二)操作规范流程

1. 适应证

(1)有明显肿块压迫症状。

(2)直径>5cm 的肝、肾、卵巢囊肿及体表囊肿。

2. 禁忌证

(1)全身感染或囊肿合并感染。

(2)对硬化剂如聚桂醇、无水乙醇过敏。

(3)有严重的不以囊肿为主要病变的肝、肾基础疾病。

(4)有输尿管相通的肾盂源性囊肿,与肝内胆管相通的肝囊肿。

3. 术前准备

(1)患者检查及治疗准备

1)术前检查:完善常规检查,如血常规、肝功能、肾功能、凝血常规、心电图、胸片等;完善病变脏器的影像学检查,如超声、CT 或 MRI 等。

2)如存在大量腹腔积液,应在术前行腹水穿刺引流。

3)通常不需术前预防性使用抗生素,尤其是使用无水乙醇行硬化治疗时,术前部分头孢类抗生素预防感染可能产生双硫仑反应。

(2)评估与知情同意:治疗前充分评估患者病情,严格掌握治疗适应证;充分告知治疗过程、风险及预后等,并签署手术同意书。

(3)器材准备:体表囊肿通常采用 4.5~5G 头皮针,深部脏器囊肿通常选用 18~20G PTCH 或软管 EV 针;2ml、5ml 及 10ml 注射器;三通阀。根据病变特点部位选用聚桂醇、无水乙醇等硬化剂。

4. 操作步骤

(1)患者取仰卧位。

(2)常规消毒、铺无菌单。

(3)麻醉:通常采用局部麻醉(2% 利多卡因)。

(4)经皮穿刺:体表囊肿可不需引导设备,在直视下完成穿刺。肝、肾等实质性脏器的囊肿常规采用超声引导。根据不同脏器及不同部位囊肿,尽量选择穿刺路径短、无大血管、神经及重要脏器的穿刺路径进针。

(5)穿刺进针到位后拔出针芯,尽量抽完囊肿内液体。

(6)硬化剂的制备:通常仅聚桂醇需现制现用,方法为将聚桂醇原液与空气按照一定比例(1:3~1:10,常用 1:3)配比,用 Tessari 法经三通阀连接两个一次性注射器冲吸 20 次以上。其他硬化剂多可直接使用。无水乙醇是肝囊肿、肾囊肿的常用硬化剂。

(7)硬化剂注射:采用聚桂醇囊内保留法。治疗剂量方面,通常聚桂醇空气硬化剂不超过囊液的 1/10,单次治疗聚桂醇总用量不超过 60ml,可分多次应用。硬化治疗结束后指导患者进行体位翻转,促进硬化剂在囊壁的均匀分布。无水乙醇的用量通常为囊液的 10%~30%,一次性用量不超过 100ml。

(8)对于巨大囊肿(直径>10cm)可行囊肿经皮造瘘引流术,放置外引流管可方便持续引流及重复治疗。

5. 术后管理

(1)卧床:体表囊肿硬化术后不需卧床,肝、肾、心包等脏器囊肿硬化术后绝对卧床 4~6h。

(2)生命体征监护:根据病情变化调整检测频次。

(3)实验室检查:术后 3d 复查肝功能、肾功能、血常规,如患者有术后发热,应积极抽血复查红细胞沉降率、降钙素原、C 反应蛋白等炎性指标。

（4）疗程：通常直径 5cm 以内的囊肿仅需单次治疗，5~10cm 的囊肿需 2 次以上，治疗间隔时间为 1 周。

（5）疗效评价：术后 3、6、12 个月定期影像学复查评估囊肿大小变化情况，建议以 CT 或 MRI 复查。临床疗效的主要评价指标为临床症状改善或消失。目前囊肿硬化治疗尚无统一的疗效评价标准，一般对实体瘤疗效评估方法改良后进行疗效评价：囊肿消失定义为痊愈；症状明显改善且囊肿体积缩小 3/4 以上定义为部分治愈；症状有所改善且囊肿体积缩小大于 1/2 定义为病情改善；症状无明显改善且囊肿体积缩小<1/4 或增大则定义为治疗无效。

### （三）常见并发症及处理

1. 发热　术后 1 周内可出现低于 38℃的低热，多为囊壁破坏后部分坏死组织吸收引起的炎性反应发热，对于低热可采用物理降温、口服布洛芬等退热药，体温过高（39℃以上）需要进行干预。

2. 醉酒样反应　以无水乙醇作为硬化剂者常出现醉酒样反应，主要症状为眩晕、嗜睡、全身乏力、全身皮肤潮红、恶心、呕吐甚至休克。围手术期注意头孢类抗生素的使用，术中应控制无水乙醇使用量。术后加强保肝等对症治疗。聚桂醇等硬化剂无此反应。

3. 术后疼痛　术后轻度疼痛多为硬化剂对囊肿刺激所致，不需处理；硬化剂沿穿刺针道刺激脏器包膜或腹腔其他脏器亦可引起疼痛，常在 3d 内逐渐自行缓解，疼痛明显时予以镇痛处理；疼痛程度加重或时间延长需警惕出血和感染。

### （四）操作注意事项

1. 适用于囊肿的硬化剂种类繁多，如无水乙醇、聚桂醇、平阳霉素或博来霉素等。无水乙醇硬化疗法具有较高并发症和后遗症（过敏反应、中毒反应、神经功能障碍等）发生率，且易引起剧烈疼痛，应由有经验的介入科医师在全身麻醉下使用，儿童禁用。硬化剂以聚桂醇及平阳霉素较为简便安全。

穿刺时应尽量减少穿过脏器实质，尤其应避免损伤脏器内的血管及其他结构，如动脉、胆管、神经。

2. 对于体表囊肿，可直视下穿刺，最好以对冲模式行两点穿刺注射硬化剂，有利于硬化剂与囊壁充分接触。

3. 泡沫硬化剂制备以 $CO_2$ 更为合适。最为常用且安全的配置方法为 Tessari 法。使用一个三通阀连接 2 个 5ml 注射器（分别装 1ml 聚桂醇原液和 4ml 空气或 $CO_2$），互相快速推注 20 次以上。适当调小开关可提高泡沫硬化剂质量。

4. 对于较大囊肿，可选择小剂量、多点注射，每周治疗 2 次为一个疗程，每次治疗间隔 1 周左右。

## 三、相关知识测试题

1. 下列属于经皮穿刺囊肿硬化术的禁忌证的是

　　A. 全身感染或囊肿合并感染

　　B. 对硬化剂如聚桂醇、无水乙醇过敏

　　C. 有严重的不以囊肿为主要病变的肝、肾基础疾病

　　D. 有输尿管相通的肾盂源性囊肿，与肝内胆管相通的肝囊肿

E. 肺部恶性肿瘤

2. 下列属于现配现用的硬化剂为

　　A. 聚桂醇空气硬化剂　　　　　B. 无水乙醇　　　　　　　C. 平阳霉素

　　D. 博来霉素　　　　　　　　　E. 十四烷基硫酸钠

3. 关于聚桂醇泡沫硬化剂的说法**错误**的是

　　A. 聚桂醇泡沫硬化剂制备气体以 $CO_2$ 更为合适,不需现配现用

　　B. 最为常用且安全的配置方法为 Tessari 法

　　C. 聚桂醇较无水乙醇更为安全

　　D. 聚桂醇泡沫硬化剂术后不会出现醉酒样反应

　　E. 聚桂醇泡沫硬化剂较原液效果更为温和

4. 下列属于经皮穿刺囊肿硬化术的说法**错误**的是

　　A. 对于较大囊肿,可选择小剂量、多点注射,多次治疗

　　B. 通常 5cm 以内的囊肿仅需单次治疗,5~10cm 的囊肿需治疗 2 次以上

　　C. 对于巨大囊肿(直径>10cm)可行囊肿经皮造瘘引流术

　　D. 肾脏巨大囊肿硬化术后不需要常规心电监护

　　E. 囊肿硬化治疗需常规送囊液细胞学及生化检查,尤其是卵巢囊肿

5. 下列关于肝脓肿穿刺引流的说法**不正确**的是

　　A. 适用于已液化的直径 ≥ 3cm 的经抗感染治疗无效的肝脓肿

　　B. 变换穿刺方向时,须将穿刺针退至皮下再行穿刺,否则易造成脏器切割伤

　　C. 留置引流管后应再次注入少量对比剂造影明确侧孔全部置入脓腔

　　D. 因术中脓腔已冲洗干净,术后不需要使用抗生素

　　E. 彩超引导穿刺引流能最大程度避免肝内血管损伤

**答案:**1. ABCD　2. A　3. A　4. D　5. D

（石亮荣　王天明）

## 推荐阅读资料

［1］克里希纳·坎达尔帕,林赛·马尚.介入放射学操作手册.施海滨,倪才方,译.4版.北京:人民卫生出版社,2018.

［2］李彦豪,何晓峰,陈勇.实用临床介入诊疗学图解.3版.北京:科学出版社,2021.

［3］徐克,滕皋军.介入放射学.2版.北京:人民卫生出版社,2010.

［4］WALLACE M J, CHIN K W, FLETCHER T B, et al. Quality improvement guidelines for percutaneous drainage/aspiration of abscess and fluid collections. J Vasc Interv Radiol, 2010, 21 (4): 431-435.

# 第三节　经皮穿刺造瘘术

经皮穿刺造瘘术是通过穿刺皮肤后将引流管引入目标脏器,经引流管将脏器内液体引流出体外的介入治疗手段,主要包括经皮肾盂穿刺造瘘术(percutaneous pyelostomy,PCN)、经皮穿刺耻骨上膀胱造瘘术、经皮穿刺胃造瘘术和经皮穿刺胃空肠造瘘术。因其不同部位穿刺造瘘术适应证、技术操作有较大差异,本节主要讲述经皮肾盂穿刺造瘘术与胃/胃空肠

造瘘术。

# 一、经皮肾盂穿刺造瘘术

## (一) 概述

PCN 是一种经皮穿刺后自肾盏进入集合系统内进行尿液、脓液引流的治疗手段。利用建立的通道亦可进行后续激光碎石术等治疗。

## (二) 操作规范流程

### 1. 适应证

(1)缓解或解除多种原因所致的上尿路梗阻或肾盂积脓等感染性病变。

(2)输尿管瘘或输尿管狭窄术前引流,外伤所致肾盂或输尿管瘘。

(3)药物输注治疗输尿管肿瘤。

(4)为诊断和治疗肾脏集合系统疾病(如肾盂或近段输尿管取石、成形)建立通道。

### 2. 禁忌证

(1)严重凝血功能障碍。

(2)对比剂过敏。

(3)大量腹水为相对禁忌证。

### 3. 术前准备

(1)患者检查及治疗准备

1)术前检查:心电图及常规实验室检查如血常规、凝血常规、肝功能、肾功能等;完善超声、CT 或静脉肾盂造影等影像学检查,若该操作在 DSA 引导下进行,则术前需要完善超声引导穿刺定位。

2)预防性抗生素的使用:行肾盂穿刺造瘘术前 2h 经静脉预防性应用广谱抗生素,直至引流通畅、无发热且白细胞正常。术前 1d 开始使用止血药物,如维生素 $K_1$。

(2)知情同意:因 PCN 后发生出血、败血症的概率较高,术前应充分告知患者。

(3)器材准备:常用器材包括 21G 穿刺针、0.018inch 导丝、扩张器、套管针、引流管。如需进行碎石、灌注化疗等治疗还需碎石器械或灌注泵。

### 4. 操作步骤

(1)患者常规取俯卧位。

(2)消毒、铺无菌单。

(3)再次确认患者个人及手术信息,如姓名、手术名称及部位、术前用药如预防性抗生素的使用。

(4)麻醉:单纯 PCN 可选择局部麻醉(2% 利多卡因);拟同步行经皮肾镜碎石术(percutaneous nephrolithotomy,PNL)者需采用硬膜外麻醉或全身麻醉。

(5)常规监测生命体征。

(6)超声联合透视引导下行肾盂穿刺。彩色多普勒超声定位较为直观且能实时监督,对于肾功能较差的患者或对比剂过敏不能使用者更为合适,但超声难以引导全过程,集合系统仅轻度扩张的情况下透视引导更有利于完成置管。操作前先完成静脉肾盂造影显示双侧肾盂形态及位置,高度重视解剖变异。若不能较好显影可在彩色多普勒超声引导下先以细针穿刺后注入对比剂来显示肾盂形态等。

(7)静脉肾盂造影或细针穿刺造影后显示肾盏、肾盂形态,对其形态仔细观察后根据病变部位及治疗目的选择特定肾盏,常见穿刺部位为腋后线第12肋下方或根据彩色多普勒超声定位入路。

(8)常规采用 Seldinger 穿刺法,穿刺路径选择后组肾盏并尽可能短。

(9)穿刺到位后拔出针芯可见尿液溢出,若为肾盂脓肿造瘘可用注射器进行抽吸,抽出脓液提示针尖已到位。

(10)确定针尖进入目标肾盏后,退出针芯,经穿刺针引入相应短导丝,导丝位置不宜过深,约置于肾盂输尿管移行处下缘。

(11)保留导丝并稳定导丝末端位置,小心退出穿刺针。

(12)沿导丝依次引入扩张器套件,必要时以刀片在皮肤切一小口。

(13)经导丝缓慢引入引流管套件,透视下观察引流管尖端到达肾盂时退出同轴导入鞘,可见引流管尖端呈一圆袢,完全退出引流管内软芯。

(14)自引流管抽取适量尿液送尿常规检查或脓液送细菌培养等。

(15)将引流管末端放于肾盂内或输尿管上段,内外固定稳妥后,自导管末端接引流管袋。

5. 术后管理

(1)卧床:常规绝对卧床 6~8h。

(2)生命体征监护:常规监测生命体征,开始时每间隔 30min 监测 1 次,随后改为间隔 60min 监测 1 次,病情稳定改为每间隔 6h 监测 1 次,持续至少 24h,并根据病情变化调整监测频次。

(3)复查血常规、肝功能:术后第 2 日、第 4 日复查实验室指标,如血常规、尿常规及肾功能等。

(4)引流管管理:引流管在最初的 9 周内常可引起细菌尿等感染性疾病,择期更换引流管时应结合使用抗生素。每隔 3 个月更换一次引流管。

**(三)常见并发症及处理**

1. 出血 肾穿刺后数小时通常会有少量血尿,通常 24h 内尿液转清。当持续出现大量血尿时,应注意穿刺是否损伤肾动脉或形成肾动静脉瘘。当患者血压下降、血红蛋白持续减低时应及时行 DSA 检查,必要时行肾动脉栓塞。

2. 泌尿系统感染 应常规术后使用抗生素预防感染。穿刺后注入对比剂前应适当抽吸尿液或脓液减压且严格控制对比剂用量,不得超过抽出的脓液量。术后腹膜后感染或脓肿不多见。对于已发生的泌尿系统感染应行尿液细菌培养及药物敏感试验并根据结果针对性使用抗生素。

3. 引流管脱落或堵塞 引流管脱落主要是因固定不牢靠或暴力操作牵拉所致。术中应妥善缝合引流管周围皮肤以固定稳妥。引流管堵塞多由于血凝块堵塞或脓液沉淀物黏附所致,术中观察引流管中出血量,必要时予以维生素 $K_1$ 等止血或手术干预。高流速的液体冲洗是阻塞导管的最好开通方法。对于慢性阻塞的导管应尽早更换,更换时应沿导管引入鞘管后拉直导管明确尖端位于集合系统后可撤出导管。

4. 邻近脏器损伤 多发生于特殊体型或伴其他疾病的患者如极度肥胖或严重脊柱后弯畸形、高位肾伴肝脾肿大、肾血管瘤或错构瘤。术前应完善影像学检查,充分评估肾脏及邻近脏器解剖,并在彩色多普勒超声引导下定位穿刺。

**（四）操作注意事项**

1. 肾脏为腹膜后脏器,于第 12 肋上方穿刺可能损伤胸膜,因而被禁用;穿刺后组肾盏不宜损伤进入前组肾盏的通道,反之亦然;穿刺通道应根据病变部位和治疗目的确定,由 Brodel 切线处肾实质肾盏 - 漏斗结合处进入集合系统,此时进针方向与人体矢状面成 20°~30°。

2. 若行 PCN 的目的仅为引流,肾脏后部的任何位置均可作为穿刺目标,通常优先选择肾脏下极的后部肾脏。若 PCN 后需置入输尿管支架,考虑后续操作的角度问题,选择肾脏中部指向后方的肾盏穿刺为宜。

3. 若第 1 次穿刺不成功或非最佳位置,再次穿刺时应保留前次穿刺针,使用新的穿刺针,穿刺到位进行减压后再行拔针,以避免集合系统通过穿刺点渗尿导致感染或败血症。

## 二、经皮穿刺胃 / 胃空肠造瘘术

### （一）概述

经皮穿刺胃造瘘术（percutaneous gastrostomy,PG）是一种经皮胃穿刺置入胃饲管的介入治疗技术。经皮穿刺胃空肠造瘘术（percutaneous gastrojejunostomy,PGJ）是在经皮胃穿刺置入胃饲管的基础上将饲管送入空肠内进行空肠营养。

### （二）操作规范流程

1. 适应证

（1）胃麻痹或胃排空差、具有胃食管反流高风险患者采用 PGJ。

（2）成人和儿童需要长期肠内营养者,包括继发于头颈部肿瘤的食管梗阻或中枢神经系统疾病和各种肌病引起的吞咽困难。

（3）吞咽时易引起呼吸道吸入性感染的晚期神经疾病如多发性硬化。

（4）纵隔或肺部恶性肿瘤压迫、食管晚期肿瘤导致食管严重梗阻。

（5）食管穿孔或食管气管瘘无法进食。

（6）需要长期行胃肠道减压。

2. 禁忌证

（1）绝对禁忌证:缺乏安全的穿刺路径如胃大部分切除术后残胃胃腔小、间位横结肠位于胃前方。

（2）相对禁忌证:①严重凝血功能障碍;②腹水;③胃静脉曲张;④胃癌。

3. 术前准备

（1）患者检查及治疗准备

1）术前检查:常规实验室检查如心电图、血常规、凝血功能、肝功能、肾功能等;完善腹部 CT、消化道碘剂造影等影像学检查,建议术前数小时完成影像学检查,有利于观察胃肠道位置及确定穿刺路径。术前置入胃管,术前一晚禁食、禁饮并注射适量对比剂以便术中显示结肠;术前 2~3h 负压吸引抽吸胃液。术前 15min 静脉推注 10mg 山莨菪碱抑制胃肠道蠕动。

2）通常术前不需预防性使用抗生素。

(2)知情同意。

(3)器材准备:常用器材为 PG 套件,其内器材包括 18G 穿刺针、猪尾状饲管、扩张器套件、超硬导丝、外固定盘等。

4. 操作步骤

(1)患者取仰卧位。

(2)常规消毒、铺无菌单。

(3)再次核对患者姓名、手术名称、手术部位、麻醉方式。

(4)通常采用局部麻醉(2% 利多卡因),小儿术前 30min 按需使用静脉镇静药。

(5)常规监测生命体征。

(6)可经口插管至胃腔内然后注入 800~1 000ml 气体,经口插管有难度时可经皮细针穿刺入胃腔后注入适量气体或液体进行胃扩张。

(7)透视腹部确定胃泡位置及充盈程度、穿刺路径。皮肤穿刺点必须在肋缘下,合适的穿刺点位于上腹部中线左侧,正对胃泡中点前方。

(8)透视下进针。进针入胃腔后可感受落空感并有气体逸出,拔出针芯注入少量对比剂确认位置。

(9)从针管内将固定器引入胃腔,退出穿刺针后将固定器的丝线提拉、打结后予以固定胃壁使其紧贴腹壁。

(10)同法在邻近 2cm 处再行一处胃壁固定;通过两固定点固定胃壁且紧贴腹壁。

(11)在两固定点间按上述方法再进行穿刺,用扩张套件对穿刺道进行扩张后,经导丝引入可撕脱导引鞘,通过导引鞘置入胃造瘘管。透视下调整造瘘管头端位置,根据需要可将其置入十二指肠或空肠上段。

5. 术后管理

(1)卧床:常规绝对卧床 6~8h。

(2)生命体征监护:常规监测生命体征并根据病情变化调整监测频次,术后严密观察腹部症状和体征;术后第 3 日患者情况稳定时可撤除监护装置。

(3)注射广谱抗生素 3d。

(4)术后第 2 日即可经造瘘管注射胃肠营养液或流质食物;每次注射后应以生理盐水冲管以保持管道通畅。

(5)复查血常规、肝功能:术后第 2 日、第 4 日复查血常规、尿常规及肾功能。

(6)造瘘口常在 1~2 周后粘连形成瘘管。

(三) 常见并发症及处理

1. 胃肠道出血　术中胃肠道出血多由于穿刺到胃肠道血管,术后出血可能为造瘘管等损伤胃肠道黏膜或血管。出现黑便时应及时使用止血药物,若出现血红蛋白、血压持续减低应警惕消化道大出血可能。

2. 腹膜炎　多由于经导管注入营养液时压力增高导致营养液漏出或胃肠道内容物经瘘口漏入腹腔内所致,同时应警惕饲管移位。出现腹膜炎症状后积极以抗生素抗感染多能治愈,部分可导致败血症等。

3. 胃肠饲管脱出　常发生在术后 1 个月内,主要由操作不当引起。若发现胃肠饲管脱出或松动,应在瘘管封闭之前及时更换造瘘管。

4. 瘘口感染 多见于基础疾病较多、营养较差患者,瘘口愈合慢且胃肠道内容物或腹水经瘘口外漏,积极抗感染治疗并通过加强静脉营养促进伤口愈合或更换较粗口径饲管可防止外漏。

### (四) 操作注意事项

1. 术前完善如 CT、消化道碘水造影等影像学检查,注意避开横结肠。经皮穿刺时应定位于胃腔中部,避开胃大弯和胃小弯以免损伤邻近其他脏器。

2. 适当膨胀的胃壁会产生一定的反作用力可促进穿刺针、扩张器等进入胃腔。行胃壁腹壁固定时,可采用单点、两点、四点固定法,四点固定常采用十字形固定。

3. 其他脏器穿刺造瘘如经皮穿刺耻骨上膀胱造瘘前应明确脏器情况,主要禁忌为膀胱空虚无法充盈、膀胱痉挛、膀胱内血凝块或出血性疾病。术前应进行影像学检查明确有无肠管异位、腹腔粘连等。

4. 经皮穿刺耻骨上膀胱造瘘后尿液引流不宜过多过快,否则有引起低血压和膀胱内出血的风险,尤其是尿潴留>500ml 的老年人或心功能不全者。

## 五、相关知识测试题

1. 经皮穿刺胃造瘘术的术前准备**不准确**的是

    A. 常规术前预防性应用广谱抗生素

    B. 术前肌内注射山莨菪碱抑制胃肠蠕动

    C. 术前需要完善腹部 CT、消化道造影等检查,了解胃及邻近脏器解剖

    D. 术前应充分告知,取得知情同意

    E. 术前尽量胃肠减压

2. 经皮穿刺胃空肠造瘘术的最主要适应证为

    A. 胃麻痹或胃排空差和具有胃食管反流高风险患者采用胃空肠造瘘术

    B. 食管穿孔或食管气管瘘无法进食

    C. 纵隔或肺部恶性肿瘤压迫、食管晚期肿瘤导致食管严重梗阻

    D. 头颈部肿瘤阻塞食管引起的吞咽困难

    E. 腹腔肿瘤所致空肠远端外压性梗阻

3. 经皮穿刺胃空肠造瘘术的常见并发症**不包括**

    A. 腹膜炎         B. 胃肠道出血         C. 吸入性肺炎

    D. 饲管移位或脱出         E. 瘘口感染

4. 经皮穿刺耻骨上膀胱造瘘术后处理的说法**错误**的是

    A. 术后多饮水,注意尿液颜色、尿量等

    B. 不要暴力拉扯造瘘管以防脱出

    C. 穿刺后隔日更换尿管,一次性引流尿液不宜超过 500~600ml

    D. 造瘘管如需长期留置,首次更换时间为术后第 3 周,此后每月更换

    E. 术后不需常规抗感染治疗

5. 下列经皮穿刺耻骨上膀胱造瘘术后引流说法正确的是

    A. 术后膀胱痉挛的主要原因为引流过多、过快

    B. 一次引流量不宜超过 500ml

C. 引流导致的低血压多见于老年人或心功能不全者

D. 术后膀胱内出血可能为引流过快过、过多或引流管损伤膀胱

E. 长期留置的造瘘管，不需更换引流袋

**答案:** 1. A　2. B　3. C　4. C　5. A

（王天明）

## 推荐阅读资料

［1］克里希纳·坎达尔帕，林赛·马尚. 介入放射学操作手册. 施海滨，倪才方，译. 4 版. 北京：人民卫生出版社，2018.

［2］李彦豪，何晓峰，陈勇. 实用临床介入诊疗学图解. 3 版. 北京：科学出版社，2021.

［3］郭启勇. 介入放射学. 3 版. 北京：人民卫生出版社，2018.

［4］WALLACE M J, CHIN K W, FLETCHER T B, et al. Quality improvement guidelines for percutaneous drainage/aspiration of abscess and fluid collections. J Vasc Interv Radiol, 2010, 21 (4): 431-435.

# 第四节　非血管管腔成形术

## 一、概述

非血管管腔是指体内的气道、消化道、胆管、尿路及输卵管等非血管组织的中空管腔。这些管腔由于外伤、肿瘤、放射损伤或手术瘢痕等原因，如发生狭窄或阻塞，在过去只有行外科手术扩张或再通。随着医学和科技的发展，各种球囊导管和支架相继问世，管腔成形术在治疗血管狭窄性病变获得成功后，逐渐用于非血管管腔的狭窄阻塞性病变，将这些狭窄或阻塞的管腔扩大，使之畅通无阻，称为"成形术"，分为球囊成形术和支架成形术。

## 二、操作规范流程

### （一）适应证及禁忌证

非血管管腔成形术适应证比较广泛，凡影响器官功能的非血管管腔狭窄，预计可通过本术式解除者，均可考虑首选或备选，但受制于医疗器械及材料的发展，具体到不同部位、不同疾病也有诸多细节。表 22-4-1 为非血管管腔成形术常见疾病适应证及禁忌证。

表 22-4-1　非血管管腔成形术常见疾病适应证及禁忌证

| 成形术 | 适应证 | 禁忌证 |
| --- | --- | --- |
| 气道成形术 | 恶性肿瘤侵袭导致的气管狭窄；外伤或医源性气管狭窄长度超过 2 个气管环以上；结核或炎症侵袭导致的气管狭窄无手术适应证；淋巴结肿大压迫导致的气管狭窄；气管软化；食管气管瘘（覆膜支架可封堵瘘口） | 狭窄距声门 5cm 以内；有手术适应证的良性狭窄 |

| 成形术 | 适应证 | 禁忌证 |
|---|---|---|
| 消化道成形术 | 肿瘤引起的食管狭窄或食管气管瘘、无手术指征；手术或物理、化学损伤导致的食管狭窄；纵隔肿瘤压迫食管导致的吞咽困难；恶性肿瘤浸润导致的胃、十二指肠、结直肠管腔狭窄或闭塞；胃、肠术后吻合口瘢痕挛缩导致的狭窄 | 急性炎症水肿期；部分高位食管癌和颈部肿瘤导致的吞咽障碍；可行球囊成形术的良性病变不宜行支架成形术 |
| 胆道成形术 | 恶性肿瘤侵犯或压迫导致的胆管狭窄闭塞；手术或炎症导致的良性狭窄（球囊成形术失败或无效时才考虑支架成形术） | 肝衰竭；胆管广泛狭窄；明显出血倾向；大量腹水 |
| 尿道成形术 | 各种良恶性病变导致的尿潴留、尿道梗阻无手术适应证 | 以中叶增生为主、向膀胱内突出明显者；膀胱结石；膀胱肿瘤；尿道前列腺部长度 <2.5cm |
| 输卵管再通术 | 输卵管间质部、峡部及壶腹部的阻塞 | 壶腹部远端、伞端阻塞；间质部严重闭塞；结核性输卵管阻塞及盆部炎症；碘过敏；发热、月经期 |

注：严重恶病质、严重心力衰竭、不可纠正的凝血功能紊乱等为普遍禁忌证。

### （二）术前准备

1. 患者检查及治疗准备

（1）术前检查：充分利用 CT、MRI、消化道造影等各种影像学手段明确狭窄部位的功能、长度、周围情况等。完善其他常规检验检查，包括三大常规、凝血功能、肝功能、肾功能、输血前四项（乙型肝炎、丙型肝炎、梅毒、艾滋病四项检查）、心电图、胸片等。

（2）食管成形术可术前 10min 肌内注射山莨菪碱减少口腔分泌及术中迷走反射，有义齿者取出义齿；胃、十二指肠成形术前建议行胃镜检查了解食管、胃底及胃内情况；结肠、直肠成形术可术前行灌肠造影检查了解肠内情况，术前肠道准备 3d。

（3）必要时术前禁食、镇静。

2. 知情同意。

3. 器材准备　用于非血管管腔成形术的器材主要为球囊和支架，适用于不同器官的产品类型较多，应根据疾病及狭窄部位选择相应产品与型号。

（1）球囊：球囊的结构多为双腔，由超薄塑料球囊与导管组成。导管的中孔能通过导丝及注入对比剂等，壁内孔与球囊相通。球囊导管的规格用导管的长度（cm）和直径（Fr）及球囊膨胀后的直径和长度（mm×mm）表示。球囊有效段的两端有 2 个标记点，可在透视下显影，帮助定位。工作时通过与球囊相通的壁内孔，注入填充剂（一般为稀释 1/2 的对比剂）可使球囊膨胀。普通球囊可耐受 4~10atm。

非血管管腔成形术所用到的球囊，根据其性能、用途和大小可大致分为以下种类。

1）非顺应性球囊：是目前最常使用的球囊，其材质为聚乙烯、聚对苯二甲酸乙二醇酯、尼龙和聚氨酯，其优点是膨胀力强、耐高压，当其膨胀到额定爆破压力时，继续加压球囊直径不会增大，而会使球囊破裂。可用于血管及非血管管腔狭窄成形术。

2）切割球囊：是在非顺应性球囊的表面纵向安装 3~4 个刀片，非工作状态时刀片被球囊塑料膜掩藏,工作时刀片将首先被打开接触组织,将组织切割 3~4 个小口,而后扩张成形。切割球囊可用于坚韧性狭窄、股动脉以下血管狭窄和支架置入术后再狭窄的治疗。

3)高压球囊:可耐受 15~20atm 而不破裂,膨胀力较普通球囊大,适用于以纤维结缔组织为主的坚韧性狭窄的扩张。

4)大球囊:是指直径大于 15mm 的球囊导管,主要用于大血管和其他管腔的扩张成形术。而用于治疗贲门失弛缓症的球囊直径可达 35~45mm。

另外,为了配合使球囊通过狭窄段到达预定位置,通常需要各种类型的造影导管及超长、超滑和超硬导丝。由于术中经常需交换导管,导管鞘是必需的,一般应选择较球囊导管直径至少大 1Fr 的导管鞘,以利于球囊扩张成形后球囊导管的撤出。

(2)支架:目前常用的支架主要如下。

1)网状内支架:由医用不锈钢丝、金属钽丝编织或镍钛合金管状物激光镂刻而成。此种支架为常用支架,具有支撑力及柔顺性较好、输送释放系统管径小、释放较方便等优点,可用于血管内、胆道、食管等多个部位。因为咳嗽易造成镂刻型支架断裂,所以气管支架一般选用编织型。

2)"Z"形支架:由不锈钢丝分节连接而成,输送系统及支架内径较大。其优点是支撑力强,但柔顺性稍差。主要用于气道和食管等的成形。

3)覆膜支架:是在网状或"Z"形支架上覆以聚四氟乙烯或聚酯薄膜而制成,可用于食管气管瘘及部分血管管腔的腔内隔绝术。

4)螺旋支架:其中无网眼,由单条温度记忆金属卷绕而成。其优点是支撑力强,柔顺性较好,适于管道无分支部位的支撑。主要用于胆道狭窄和前列腺肥大引起的尿道狭窄等部位的成形。

5)涂层支架:即表面涂有可修饰支架表面特征以改善其生物和物理学特性的涂层,可有效减少术后再狭窄的发生率。涂层材料可使用铬、钛、金、铂及陶瓷、多聚体基质等,也有使用药物如抗血栓制剂、肝素、水蛭素和磷酸胆碱等。目前临床上使用的涂层支架多涂有抗再狭窄药物(如西罗莫司)的多聚体基质,故称为药物涂层支架。

6)可回收支架:亦称临时支架,可用于良性非血管管腔狭窄病变和恶性非血管管腔狭窄病变进行有效治疗前。可回收支架的取出时机以 1~4 周为宜,过早可能未达理想疗效,过晚可能增大取出难度甚至不能取出。

7)塑料支架:亦称内涵管,由塑料管制成,具有支撑力强、可取出、价格便宜等优点,常带有防滑装置;缺点是内径小、易阻塞、易滑脱。因其管径恒定,需较大的入路方能置入。常用的有胆道内涵管和鼻泪管支架,在临床上应用逐渐减少。

8)粒子支架:在支架上加载放射性粒子,可应用到恶性肿瘤引起的食管、胆道、气管等狭窄。粒子支架在减轻梗阻的同时,通过近距离放疗抑制肿瘤,可达到治疗目的。

除以上介绍的支架外,尚有某些特殊支架,如防反流支架,是在支架尾端连有瓣膜,置入贲门部可允许食物进入胃内并减少胃内容物反流。

(三)操作步骤

不同器官与部位不同疾病管腔成形术操作细节存在差异,本节介绍非血管管腔成形术的一般方法及技巧。

1. 取合适体位,消毒、铺无菌单。

---

2. 再次确认患者姓名、手术名称、手术部位、术前用药、麻醉方式。

3. 选择合适的入路。优先选用的入路应具有安全、操作简便、便于通过狭窄段和引入球囊导管等优点(表 22-4-2)。

表 22-4-2　入路选择

| 部位 | 优先入路 | 候选入路 |
| --- | --- | --- |
| 上消化道 | 经口 | 经皮、胃穿刺 |
| 下消化道 | 经肛门 | |
| 气管支气管 | 经口 | 经鼻 |
| 胆道 | 经皮肝穿刺 | 经口、十二指肠乳头 |
| 尿道 | 经尿道口 | 经皮、肾穿刺 |

4. 麻醉方式根据部位、入路和患者对手术的配合程度决定,经自然腔道时通常予以适度镇静,对不能配合的患者应选择全身麻醉。

5. 常规监测生命体征。

6. 术中造影再次明确管腔狭窄的情况,包括狭窄的性质、部位、程度、长度及其两端的情况。可设置体表或体内标志帮助定位。

7. 导丝通过狭窄段是关键。对管腔不完全性阻塞的患者,在透视下应用各种导管、导丝通过狭窄处多不困难。对完全性闭塞者可运用钻挤法通过。其技术要点为:导管接近闭塞端后,用导丝探寻潜在的腔隙,并逐步旋转推进。阻塞端前的锥形尖部及嵌入部多为潜在腔隙或探寻的目标位置,探寻过程中必须保持导丝处于直行状态。难以通过闭塞部时应适当提高钻挤的力度。导丝越过狭窄段后,应正位、侧位透视确定其未穿出管腔壁形成假道,再引入导管,造影进一步证实。然后引入较硬的交换导丝,撤出导管。

8. 成形

(1)球囊扩张:根据狭窄的长度和其正常段的直径选定球囊导管。通常要求球囊直径与狭窄段两端的正常管径相当或稍大 1~2mm,球囊的长度应超过狭窄长度 1~2cm。通过导丝引入球囊导管。球囊的中点与狭窄段的中点吻合后即可开始扩张术。用注射器抽取稀释的对比剂,先行排气处理。方法为负压抽吸球囊,然后将注射器竖起并减压,使对比剂流入导管内置换出其内的空气,然后在透视下缓慢将对比剂注入球囊,可显示狭窄段对球囊的压迹(蜂腰征)。如位置正确可继续加压注入至压迹消失。一般每次扩张持续 15~30s,必要时可重复 2 次或 3 次。撤出球囊导管前应用注射器将其抽瘪,以利于通过导管鞘。再行造影观察疗效。

(2)支架置入:在导丝通过阻塞段后,引入导管,越过阻塞段,造影了解阻塞远端的情况。可引入测量导管,骑跨阻塞段,同时造影可较好地显示阻塞的位置、长度和程度,并了解阻塞段远端、近端情况。确定阻塞的程度和长度,并做标记定位。如造影显示狭窄严重,预计支架不能通过时,可先用适当大小的球囊导管行预扩张。根据具体情况选择合适的支架,导丝引入支架,根据定位标记确定支架处于合适位置后,根据放送系统的操作方式,在严密的透视监视下逐步释放支架。大多数情况下,支架一旦开始释放则不能再次有效调整位置,如强行调整,可能出现反向移位或组织损伤等并发症。所以应尽可能做到一步到位。

支架释放成功后,应在透视下撤出放送系统。观察支架释放后的位置和膨胀是否满意。随后进行造影复查。

非血管管腔成形术见图 22-4-1~ 图 22-4-3。

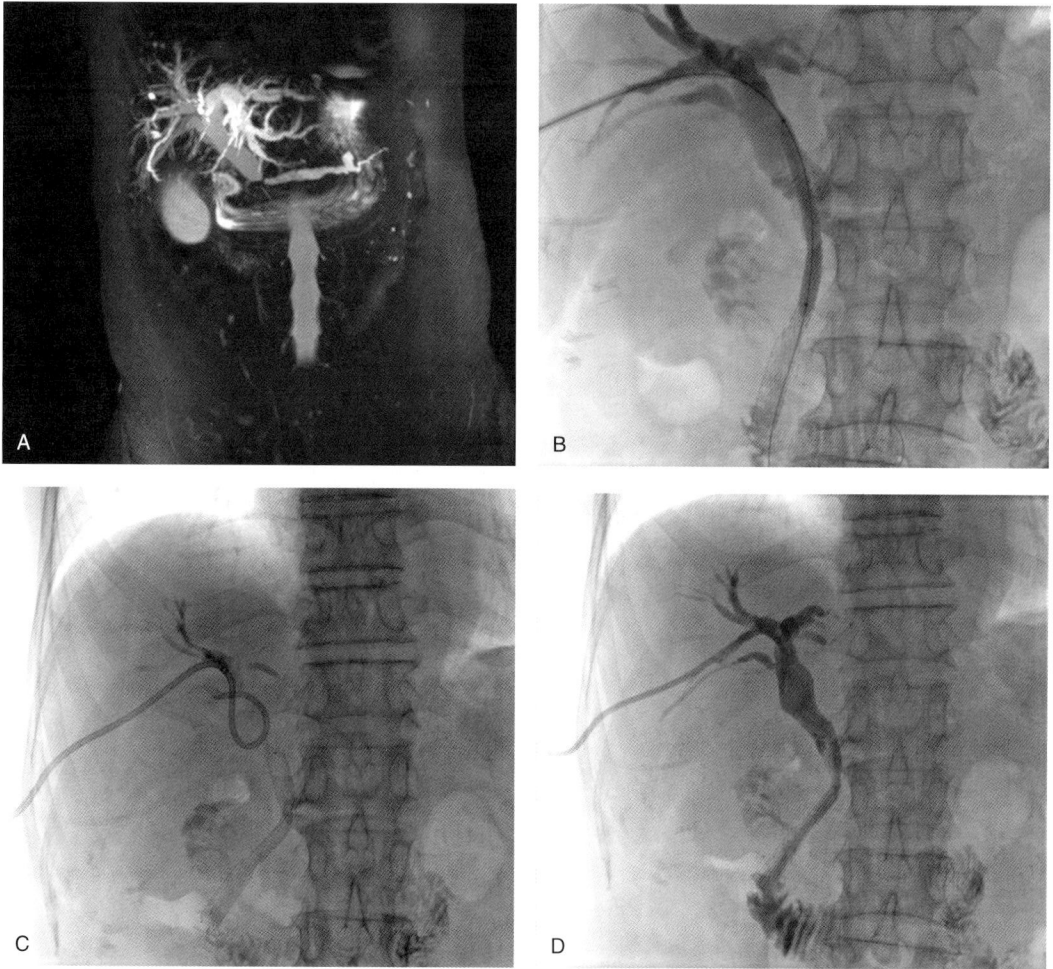

图 22-4-1　胆总管狭窄成形术

A. 术前 MRCP 示胆总管下段狭窄,肝内外胆管明显扩张;B. 置入支架,并使球囊扩张;C. 支架置入术后,透视下显示其位置可,释放满意;D.注入对比剂,显示支架置入后胆总管通畅。

### (四) 术后管理

非血管管腔成形术患者术后处理亦因部位、疾病种类不同而不同。食管狭窄成形术后患者可适当禁食,可在术后 2~3d 先进流质饮食,后逐渐改为半流质饮食、软食,防止呕吐,餐后可适当多饮水。气管成形术后患者如出现不适症状对症处理即可。胃、十二指肠、结直肠成形术后的患者重点观察术后有无感染、出血表现,可适当予以抗炎、止血等对症处理。胆道支架成形术后患者应密切观察患者的症状、体征,特别是黄疸有无减退,置入引流管的患者应重视引流管的引流量、颜色,经常检查有无阻塞。前列腺段尿道支架成形术后患者常规抗感染 3d。

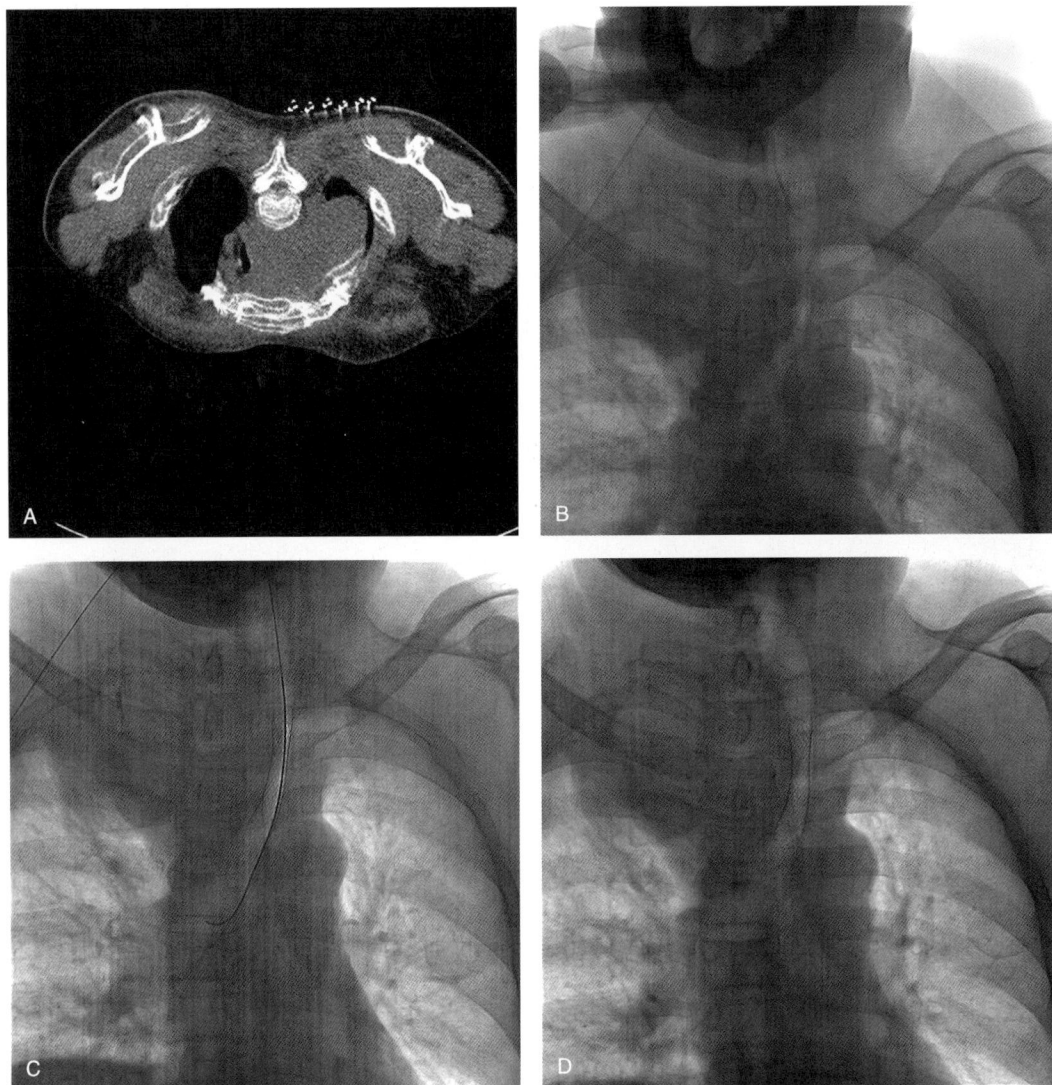

图 22-4-2　气管狭窄成形术

A. CT 示纵隔肿物压迫气管使其狭窄;B. 透视下见气管狭窄段;C. 经导丝置入气管支架;
D. 支架置入后,透视下见气管狭窄段明显扩张。

### 三、常见并发症及处理

1. 管腔破裂　选择的球囊直径过大或局部病理组织过于脆弱,在充填球囊时可能导致管腔破裂,也可能术后延迟发生。如发生在食管可造成出血、纵隔脓肿和食管气管瘘等。

2. 球囊破裂　在进行球囊扩张时,注射压力超过产品的额定爆破压即有可能导致球囊破裂。但极少产生严重后果,破碎的塑料膜造成管腔栓塞的情况也极少发生。

3. 管腔再狭窄　成形的管腔再狭窄是主要的远期并发症。某些情况下,球囊成形术失败可采用支架成形术作为补救方法。恶性狭窄支架置入术后再狭窄的主要原因是肿瘤进展,有效控制肿瘤是延长管腔通畅时间主要方法。

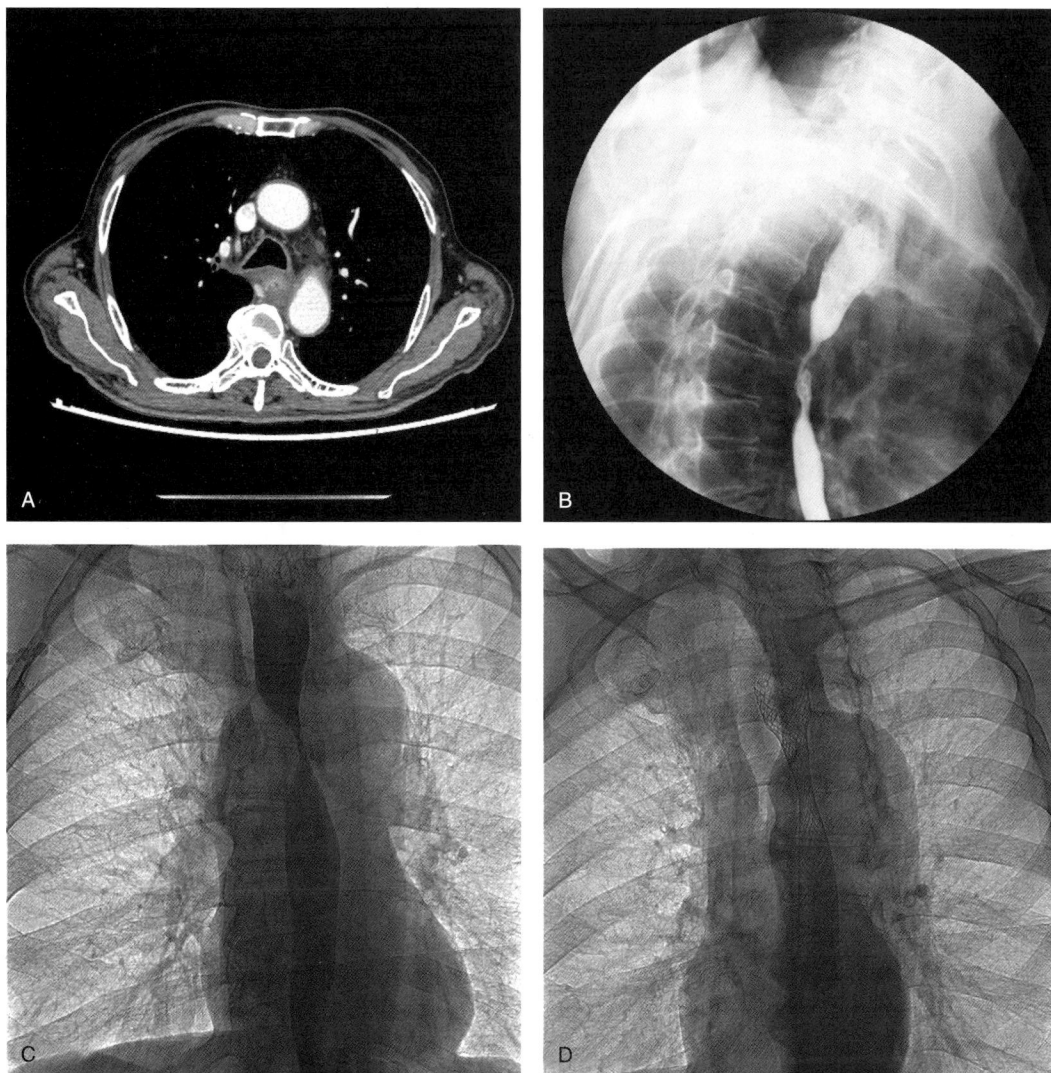

**图 22-4-3　食管狭窄成形术**
A. 术前 CT 示食管明显狭窄；B. 术前上消化道造影示食管狭窄段；
C. 术中透视下示食管狭窄段；D. 支架置入后食管狭窄较前改善。

4. 支架异位置放　即指支架置放和膨胀后，其位置不在理想位置。临床工作中因各种原因而造成异位置放难以完全避免。一旦发生支架异位置放，支架可能不仅起不到支撑管腔的作用，还可能从原位脱逸，变成体内异物，应立即采取补救措施进行处理。对于仅不能有效支撑狭窄管腔但未脱逸者，应在原基础上追加支架，以完全支撑。追加的支架与原支架应有一定长度的重叠，以便稳定对接。对于脱逸的支架可视情况处理。若支架脱逸后不影响脏器功能并处于稳定状态，则可暂时不予处理，如脱入胃肠道的支架，患者无特殊不适，应进行长期的随访，部分可经肛门自行排出。

5. 支架脱逸　支架脱逸主要发生于消化道支架置入术后数日或数月。其主要原因可能为：①所选择的支架直径偏小，不能稳定于狭窄处；②术后患者发生剧烈呕吐或腹泻；③患者为功能性病变造成的暂时性管腔狭窄，术后随着局部痉挛的解除，置入的支架难以固定。

6. 支架断裂 支架断裂在非血管管腔成形术中较为少见。少数支架本身存在质量问题或货运过程中损坏为其可能原因。

## 四、操作注意事项

1. 引起支架异位置放的常见原因及注意事项

(1)定位不准:在支架置放前必须对需放置支架的部位准确定位,定位错误、置放支架时定位标志的移动和判断的失误,均可导致异位置放。

(2)支架释放不当:主要原因为术者经验不足,所以技术不熟练者和未经专门培训者不宜单独操作支架释放。

(3)不熟悉操作器材:部分外鞘式支架的前标记点会随支架释放后撤,有时术者专注于前点是否后撤而忽略了后点的移位,导致支架异位置放。

(4)在紧急情况下易异位置放:如患者出现因支气管狭窄而几乎窒息等紧急情况时,导致术者情急之中异位置放支架。这种情况术前因做好评估,不具备简单局部麻醉条件的患者最好在静脉深镇静或全身麻醉下进行支架释放,当不具备上述条件时,术者应沉着冷静,确认支架到位后方可迅速释放。

2. 根据定位标记确定支架位置的方法 包括体表定位法、透视下骨性解剖标志定位法、屏画线定位法、造影定位法、路径图定位法。几种定位法各有其优、缺点,临床应根据放置支架部位的解剖特点、位置、周围解剖特点和临床要求选择。可采用两种定位法相互参照确认支架到位后全程透视监视下逐步释放支架。

3. 支架置放成功后,先固定外套管,后退内导管,将支架恢复释放前的组合状况,在放送系统较粗大时可减少对组织的损伤。

4. 选择支架尺寸一般要求为支架释放后,能完全覆盖所需支撑区域,且释放后支架的中心在阻塞段的中心,包括正常部位两端0.5~2cm。选用支架的直径与目标管腔正常段的内径相同或稍大1~2mm。

## 五、相关知识测试题

1. 常用的球囊填充剂为

    A. 空气             B. 生理盐水             C. 浓对比剂

    D. 稀释1/2的对比剂          E. 稀释1/3的对比剂

2. 可回收支架的适宜取出时机一般为

    A. 1周内             B. 1~4周             C. 2个月内

    D. 3个月内           E. 6个月内

3. 普通球囊和高压球囊可耐受的压力分别为

    A. 4~8atm,5~15atm        B. 4~8atm,15~20atm        C. 4~10atm,5~15atm

    D. 4~10atm,15~20atm      E. 4~15atm,10~20atm

4. 内涵管又称

    A. 网状内支架          B. 可回收支架          C. 塑料支架

    D. 螺旋支架           E. 金属支架

5. 下列**不属于**气道成形术禁忌证的是

A. 狭窄距声门 5cm 以内      B. 有手术适应证的良性狭窄

C. 选项 A 和 B 均是      D. 淋巴结肿大压迫导致的气管狭窄

E. 以上均不是

**答案:** 1. D   2. B   3. D   4. C   5. D

（陈常勇 肖巨雄）

## 推荐阅读资料

［1］李彦豪, 何晓峰, 陈勇. 实用临床介入诊疗学图解. 3 版. 北京: 科学出版社, 2021.

［2］李麟荪, 滕皋军. 介入放射学: 临床与并发症. 北京: 人民卫生出版社, 2010.

［3］郭启勇. 介入放射学. 3 版. 北京: 人民卫生出版社, 2018.

［4］WANG Y, LU J, GUO J H, et al. A novel tracheobronchial stent loaded with $^{125}$I seeds in patients with malignant airway obstruction compared to a conventional stent: a prospective randomized controlled study. EBio Medicine, 2018,33:269-275.

［5］ZHU H D, GUO J H, MAO A W, et al. Conventional stents versus stents loaded with (125) iodine seeds for the treatment of unresectable oesophageal cancer: a multicentre, randomised phase 3 trial. Lancet Oncol, 2014, 15 (6) : 612-619.

# 第五节 经皮胆道引流术

## 一、概述

阻塞性黄疸是由于良恶性病变导致肝外胆管或肝内胆管阻塞所致的黄疸。经内镜逆行胆胰管造影(endoscopic retrograde cholangiopancreatography, ERCP)是梗阻性黄疸的首选治疗手段, 但经皮胆道引流术(percutaneous transhepatic biliary drainage, PTBD)对于梗阻性黄疸的治疗仍发挥重要作用, 尤其对于不适合 ERCP 或 ERCP 治疗失败的患者, PTBD 可获得非常高的成功率。

## 二、操作规范流程

### (一) 适应证

1. 恶性梗阻性黄疸。

2. 良性梗阻性黄疸。

3. 胆道感染。

4. 为胆道疾病治疗, 如经皮肿瘤活组织检查、光动力治疗及近距离放疗等, 提供治疗通道。

5. 胆瘘。

### (二) 禁忌证

1. 绝对禁忌证

(1) INR>1.5, PLT<$50 \times 10^9$/L。

(2) 抗凝治疗。

(3) 溶栓治疗。

2. 相对禁忌证

(1) 大量腹水。

(2) 对比剂过敏。

(3) 生命体征不稳定,但与胆道感染相关,引流后生命体征可能得到改善者除外。

(4) 穿刺路径感染。

(5) 预计生存期<1 个月。

(6) 抗血小板治疗。

（三）术前准备

1. 患者检查及治疗准备

(1) 术前检查:进行超声、CT 或 MRI 等影像学检查,明确梗阻部位与类型。其他常规检查,包括心电图、血常规、凝血功能、肝功能、肾功能、血生化,特别是血淀粉酶等。

(2) 纠正凝血功能异常:建议术前输注新鲜冰冻血浆纠正 INR 异常、输注冷沉淀纠正纤维蛋白原异常、输注血小板纠正血小板下降。

(3) 如存在腹水,术前行腹水引流。

(4) 预防性使用抗生素:行胆道穿刺引流前 1h 经静脉预防性应用广谱抗生素。

2. 签署知情同意书。

3. 器材准备 常用器材包括 21G 或 22G 胆道穿刺针、与穿刺针配套的 0.018inch 导丝、与穿刺针配套的同轴导入鞘、0.035inch 超滑导丝及加硬导丝、4Fr 或 5Fr 造影导管(如 40cm 长的 KMP 导管)、胆道外引流 / 内外引流管。

(四) 操作步骤

1. 患者取仰卧位。

2. 常规消毒、铺无菌单。

3. 再次确认患者姓名、手术名称、手术部位、术前用药如预防性抗生素的使用,麻醉方式。

4. 局部麻醉(2% 利多卡因)及镇静(咪达唑仑 1mg,芬太尼 50μg)。不能配合手术者建议采用全身麻醉。

5. 常规监测生命体征。

6. 透视或超声引导下行胆道穿刺。常见穿刺部位为右侧入路和剑突下入路。右侧入路经右侧腋中线,最佳目标胆管为 S6 段胆管;剑突下入路常规采用超声引导,目标胆管为 S3 段胆管。需要避开肝实质病变,如肿瘤、囊肿、脓肿等。实现最大肝脏体积的胆管引流。

7. 以右侧入路胆道内外引流为例,嘱患者平静呼吸,透视下沿肋骨上缘进针行肝实质随机穿刺,大致穿刺方向为右侧心膈角区域。

8. 拔出针芯,针尾通过连接管连接 10ml 注射器,其内抽取对半稀释的对比剂。

9. 在透视引导下缓慢退针的同时推注稀释的对比剂,直至针尖进入胆道。

10. 针尖进入目标胆管后,注入适量对比剂充盈胆道,不要过度充盈,防止胆源性菌血症的发生,目标胆管为 2 级、3 级分支胆管。

11. 经穿刺针引入 0.018inch 的短导丝。

12. 沿导丝引入同轴导入鞘。

13. 经导入鞘抽取 3~5ml 胆汁送细菌培养。

14. 经同轴导入鞘送入 0.035inch 导丝至十二指肠内;如果通过梗阻段胆管困难,可采用弯头导管(如 KMP 导管),在导丝引导下通过梗阻段。

15. 拔除同轴导入鞘,沿导丝引入内外引流管后成袢。

16. 经胆道引流管行胆道造影,确认导管位置。

17. 常规外固定导管,术后常规连接引流袋至少 24h。

经皮穿刺胆道内外引流术 DSA 影像见图 22-5-1。

### (五) 术后管理

1. 卧床 绝对卧床 4~6h。

2. 生命体征监护 生命体征监测频次为每 30min 监测 1 次,共 2 次;其后每 60min 监测 1 次,共 2 次;再后每 6h 监测 1 次,共 4 次;并根据病情变化调整监测频次。

3. 复查血常规。

4. 复查肝功能 术后每日复查肝功能,连续 3d,其后每 2~3d 复查 1 次。如出现黄疸下降不佳或不降反升,常提示引流不充分,需要在透视下调整引流管位置。

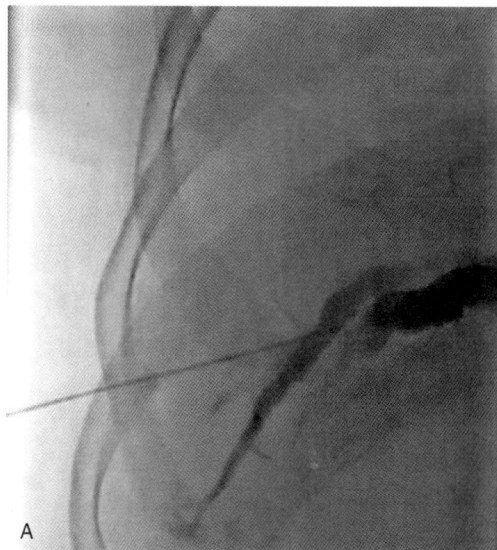

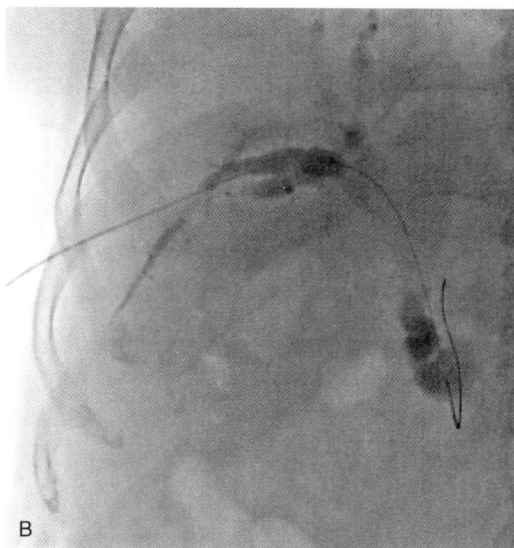

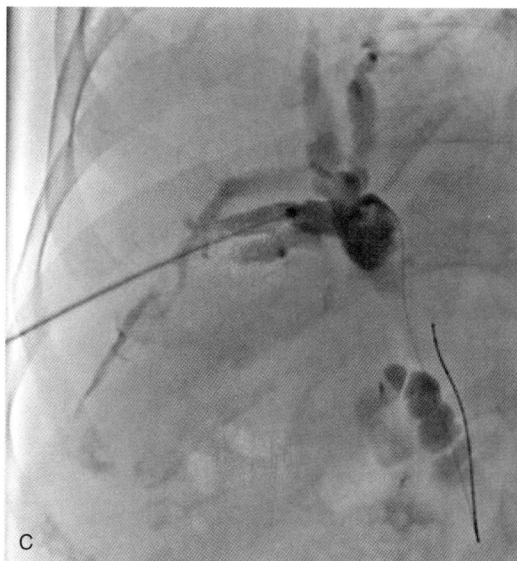

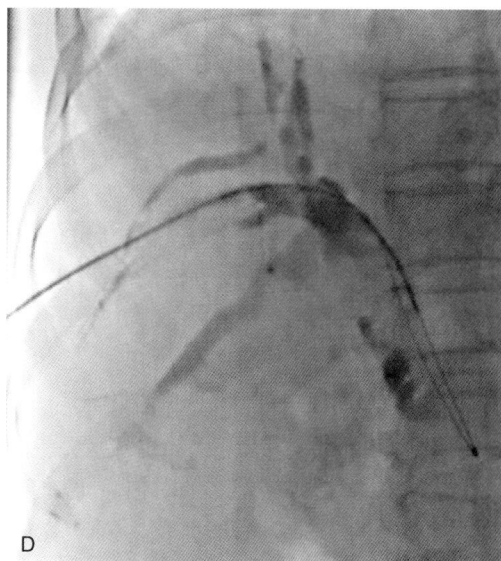

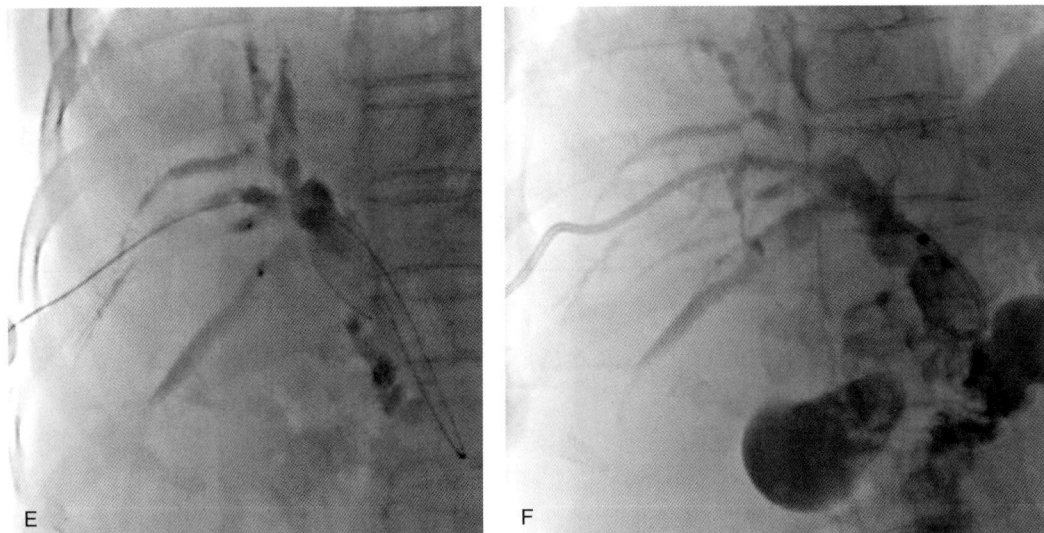

图 22-5-1　经皮穿刺胆道内外引流术 DSA 影像

A. 右侧入路经皮穿刺,目标胆管为 S6 段 3 级胆管;B. 穿刺成功后经穿刺针引入 0.018inch 的短导丝;C. 引入同轴导入鞘;D. 利用 KMP 导管协同 0.035inch 导丝通过梗阻段胆总管,导丝进入十二指肠;E. 撤出 KMP 导管;F. 沿导丝引入内外引流管后成襻。

5. 引流管管理　引流管护理常规。每日用 10ml 生理盐水轻轻冲洗 10~15s,不要抽吸;为减轻患者不适,术后 24h 可以去除外引流袋,采取内引流。如果出现发热、寒战、腹痛等症状,嘱患者连接外引流袋;引流管周围出现漏液、红肿、疼痛或引流管位置发生变化时,需考虑造影评估;如需长期保留外引流管,建议每 3 个月更换导管。

## 三、常见并发症及处理

1. 出血　出血来源于肋间动脉、肝动脉及门静脉等的损伤。源于门静脉损伤的出血常可在 12~24h 内自行止血,如出血由肋间动脉或肝动脉损伤引起,则需行血管造影诊断及栓塞治疗穿刺时,选择下位肋骨的上缘进针,避免穿刺肝门部胆道,有助于减少出血。临床工作中,胸腔出血是最严重的并发症,由于胸腔负压的作用,常引起致命性出血,为导致 PTBD 患者死亡的主要并发症。

2. 感染　主要包括全身感染、化脓性胆管炎、肝脓肿、脓胸、穿刺通道感染等。胆道穿刺成功后,注入对比剂行胆道造影时,应尽可能控制其用量。对存在胆道感染者,大量对比剂注入引起的胆道压力增高可使细菌逆行入血,造成菌血症。应先放置胆道引流管,通畅引流使胆道压力下降后再行胆道造影。对无法置管引流的胆道,介入器械的进入及注入对比剂均有导致胆道感染的可能,应尽量避免。围手术期应用抗生素有助于避免感染。

3. 胆瘘　引流管周围胆汁或腹水漏出(包括胆汁性腹膜炎)是较常见并发症,尤易发生于右侧穿刺时。如更换更粗的引流管后仍不能解决问题,可考虑缝合引流管周围皮肤或使用密封造瘘袋;置入支架后及时拔管也是合理选择。

4. 胰腺炎或高淀粉酶血症　对于壶腹部位的肿瘤,应尽量减少应用导管及导丝在壶腹部位操作,尽可能避免在胰管内注入大量对比剂,以免发生胰腺炎及高淀粉酶血症。与 ERCP 相比,PTBD 及支架置入引起胰腺炎和高淀粉酶血症的风险较小,如行内外引流时发生此类情况,可将内外引流改为外引流。

## 四、操作注意事项

1. 反复穿刺胆道不成功的处理方式如下。①复习 CT/MRI 资料,了解目标胆管位置;②肝门区穿刺,因为肝门区胆管较粗,可提高穿刺成功率;③剑突下超声引导穿刺。

2. 为避免肝门区域肝动脉损伤,胆道引流常规位于 2 级胆管以上的胆管。因此,当针尖位于中央胆管时,需要经穿刺针注入对比剂充填胆管,然后在透视引导下穿刺 2 级胆管以上的胆管,称为双针法。

3. 当梗阻部位位于肝门区域时,胆道引流管头端需位于胆总管内,不要超越 Oddi 括约肌。

4. 穿刺针刺入肝静脉、门静脉及淋巴管的情况较为多见,通过观察对比剂的流动方向及流速较易判断前两种情况,而淋巴管充盈对比剂时表现为细小的呈串珠样管道,逆肝流动。

5. 胆管穿刺为盲穿,常需要多次穿刺,每次退针至肝脏薄膜下约 1cm 处,不要退出肝被膜,避免肝被膜多次穿刺,增加出血风险。

6. 术前常规检测血淀粉酶,如果异常,需采用胆道外引流,勿置入胆道内外引流管,避免术后胰腺炎加重。

7. 胆管引流术后可能出现寒战、发热,为菌血症所致,处理方法为静脉推注抗生素和肌内注射哌替啶。经静脉给予抗生素需持续 3~5d。

## 五、相关知识测试题

1. 梗阻胆道经皮引流术前抗生素使用时间是
   A. 术前 4h                 B. 术前 3h                C. 术前 2h
   D. 术前 1h                 E. 术后 4h

2. PTBD 引流管置入时,应该穿刺胆管的部位是
   A. 1 级胆管              B. 3 级胆管             C. 胆管肝门汇合部
   D. 胆总管                  E. 胆囊管

3. 需置入胆道外引流管的情况是
   A. 血淀粉酶轻度升高,患者无腹痛症状
   B. 常规置入外引流
   C. 胆总管下端梗阻,无发热,血淀粉酶正常
   D. 胆管盐患者,胆道无梗阻
   E. 恶性肿瘤

4. 肝门胆管癌患者,PTBD 引流管头端应位于
   A. 十二指肠            B. Oddi 括约肌近端,梗阻远端的胆总管内
   C. 右侧肝内胆管       D. 左侧肝内胆管         E. 胆总管上段

5. PTBD 引流管置入术后出现寒战、发热,处理方式为
   A. 抗生素治疗           B. 抗生素 + 哌替啶         C. 酒精擦浴

D. 观察　　　　　　　　　E. 冲洗引流管

答案:1. D　2. A　3. B　4. B　5. B

(石亮荣)

推荐阅读资料

[1] 克里希纳·坎达尔帕,林赛·马尚.介入放射学操作手册.施海滨,倪才方,译.4版.北京:人民卫生出版社,2018.
[2] 李彦豪,何晓峰,陈勇.实用临床介入诊疗学图解.3版.北京:科学出版社,2021.

# 第六节　肿瘤消融术

## 一、概述

肿瘤消融术是指在影像设备,如超声、CT、磁共振及 DSA 等的引导下,对肿瘤直接应用物理或化学治疗,以消灭或彻底破坏肿瘤为目的,使其整个肿瘤包括其外周 0.5~2cm 的正常组织完全凝固坏死、失去活性的一种微创治疗技术。其具有微创、恢复快,安全、并发症少,适形、效果可靠,可重复、费用低等优点。目前,常用的肿瘤消融手段包括射频消融(radiofrequency ablation,RFA)、微波消融(microwave ablation,MWA)、冷冻消融(cryoablation)、激光消融(laser ablation)、不可逆电穿孔(irreversible electroporation,IRE)、超声消融(ultrasound ablation,UA)等。

## 二、肺肿瘤消融术

### (一) 操作规范流程

1. 适应证

(1)根治性消融(curative ablation)适应证:指通过热消融治疗,使局部肿瘤组织完全坏死,有可能达到治愈效果。

1)原发性周围型肺癌:①患者因心、肺功能差或高龄不能耐受手术切除;②其他局部治疗复发后的单发病灶(如适形放疗后);③原发性肺癌术后或放疗后肺内单发转移;④单肺(各种原因导致一侧肺缺如);⑤多原发肺癌,且双肺肿瘤数量 ≤ 3 个。肿瘤最大径 ≤ 3cm,且无其他部位的转移病灶。

2)肺部转移瘤:原发病能够得到有效治疗,可进行肺转移瘤的消融治疗。单侧肺病灶数目 ≤ 3 个(双侧肺 ≤ 5 个),多发转移瘤的最大直径 ≤ 3cm,单侧单发转移瘤的最大直径 ≤ 5cm,且无其他部位的转移。对于双侧肺肿瘤,不建议双侧同时进行消融治疗。

(2)姑息性消融(palliative ablation)的适应证:治疗的目的为最大限度减轻肿瘤负荷、缓解肿瘤引起的症状和改善患者生活质量,对于达不到治愈性消融条件的患者,其适应证可以较治愈性消融适当放宽。如肿瘤最大径>5cm 或单侧肺病灶数目>3 个(双侧肺>5 个),可以进行多针、多点或多次治疗,或与其他治疗方法联合应用。如肿瘤侵犯肋骨或脊柱椎体引起的难治性疼痛,对肿瘤局部骨侵犯处进行消融,即可达到止痛效果。

2. 禁忌证

(1)病灶周围感染性及放射性炎症没有很好控制,穿刺部位皮肤感染、破溃。

(2)严重的肺纤维化。

(3)有严重出血倾向、PLT<$50 \times 10^9$/L和凝血功能严重紊乱(如INR>1.5)。抗凝治疗和/或抗血小板药物应在经皮消融前至少停用5~7d。

(4)消融病灶同侧恶性胸腔积液没有很好控制。

(5)肝、肾、心、肺、脑功能严重不全;严重贫血、脱水及营养代谢严重紊乱,无法在短期内纠正或改善;严重全身感染、高热(>38.5℃)。

(6)有广泛肺外转移,预期生存期<3个月。

(7)美国东部肿瘤协作组(Eastern Cooperative Oncology Group,ECOG)评分>3分。

(8)置入心脏起搏器的患者不建议使用RFA及不可逆电穿孔。

3. 术前准备

(1)患者评估及影像学检查:复习患者病史及近期的影像学检查资料,评估患者消融治疗的适应证。消融术前讨论记录。胸部增强CT(2周内)为消融治疗前评估的关键影像学检查,通过CT观察肿瘤的大小、位置及其与邻近重要脏器、血管、气管或支气管的关系。完善相关分期检查(如骨扫描、MRI检查),有条件者可行PET/CT检查排除或发现远处转移,对怀疑转移的纵隔淋巴结可行病理活检。对于能达到治愈性消融的患者建议消融前行PET/CT检查以便准确分期。

(2)完善各项检查:实验室检查包括血常规、尿常规、便常规、凝血功能、肝功能、肾功能、血糖、肿瘤标记物、血型等,其他包括心电图、肺功能、心脏彩色多普勒超声(高龄患者可选)等。

(3)病理检查:对于原发性肺癌,治疗前行经皮病灶穿刺活检或纤维支气管镜活检以明确诊断。当转移病灶不典型时建议消融治疗前对病灶进行活检。

(4)药品及监护设备准备:术前应准备麻醉、镇痛、镇咳、止血、扩血管、升压、降压、抢救等药物及设备。

(5)患者准备:①患者和/或家属(被委托人)签署手术知情同意书;②局部麻醉前4h禁食,全身麻醉前12h禁食、4h禁水;③手术区必要时备皮;④术前建立静脉通路;⑤术前口服止咳药;⑥患者术前教育,能够配合消融手术治疗。

4. 操作步骤

(1)体位:患者体位选择要便于术者操作,还要兼顾到穿刺路径的选择。穿刺路径尽量避开骨骼、肺大疱和其他重要结构。

(2)监测生命体征:连接心电监护仪,术中监测心率、呼吸、血压和血氧饱和度,同时要观察患者的疼痛、咳嗽、咯血等情况。

(3)消毒与麻醉:碘酒消毒,铺无菌巾;穿刺点处用1%~2%利多卡因局部浸润麻醉,直至胸膜。对于不能配合、肿瘤贴近胸膜可能引起剧烈疼痛的患者,可采用全身麻醉。

(4)定位与穿刺:选择合适的消融设备,一般外周带用氩氦刀,中心带可用RFA或MWA。以下以RFA为例,CT引导下将电极针按照设计路径穿刺入靶肿瘤,再次扫描确认电极处于预定位置后,进行消融。

(5)消融:根据消融治疗仪的类型、电极的型号、肿瘤大小及其与周围组织结构的关系设置治疗参数。在安全的前提下尽量完全消融肿瘤,消融范围应包括靶肿瘤及瘤周 0.5~1.0cm 组织,即所谓的"消融区"。肺部消融后一般不进行针道消融,以免引起胸膜瘘等并发症。其他部位,如肝癌热消融结束时,拔出消融针可进行针道消融,以减少肿瘤种植和出血。

(6)术后扫描:消融后立即进行全肺 CT 扫描,评价消融范围,并观察是否有并发症的发生(图 22-6-1)。

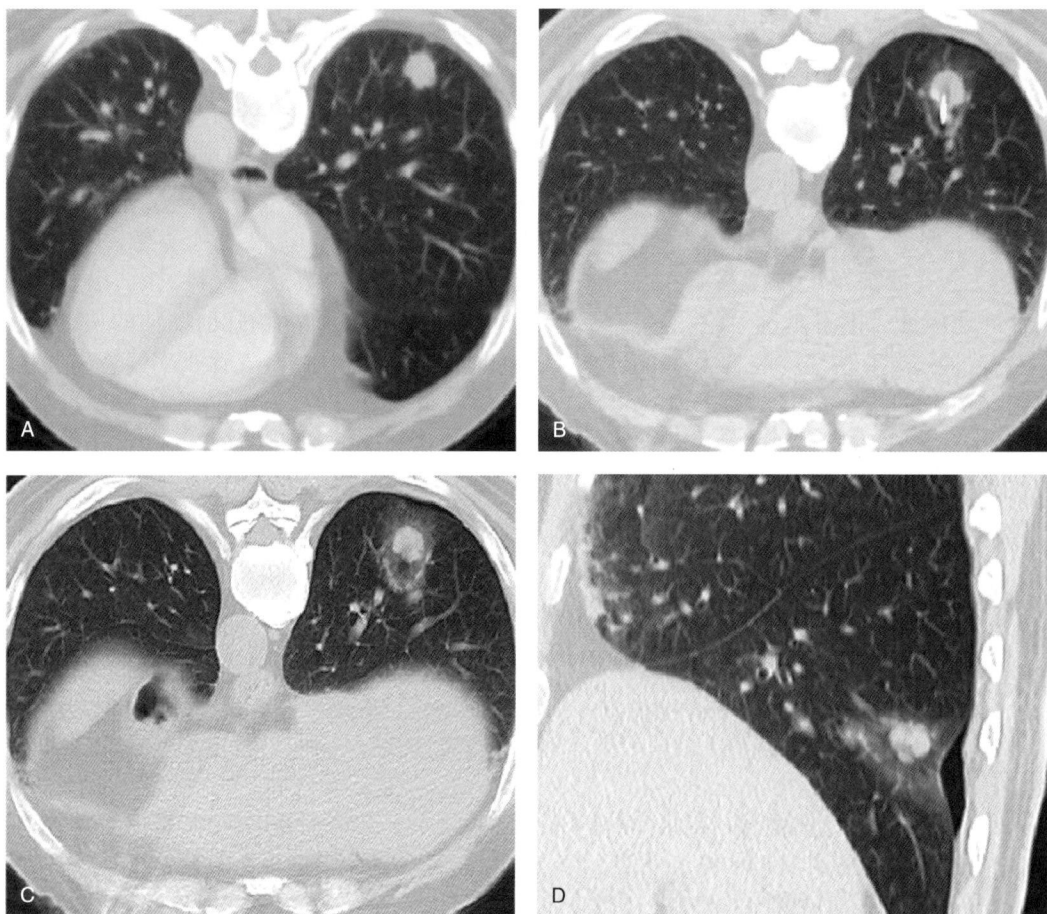

图 22-6-1　肺癌消融

A. 穿刺前 CT 扫描显示右肺下叶后基底段结节;B. 消融电极穿刺肺内结节;C. 消融后 CT 轴位示结节周围可见"晕"征;D. 消融后 CT 矢状位示结节周围亦可见"晕"征。

5. 术后管理

(1)术后监护:患者回病房后,继续采用多功能心电监护仪监护其心电、血压、呼吸、血氧饱和度,每 30min 记录 1 次,尤其是呼吸情况,注意是否出现气促、胸闷,以观察有无出现血胸、气胸。

(2)穿刺点护理:患者穿刺处术毕以无菌纱布覆盖,注意保持其清洁干燥,并观察穿刺处有无渗血。

(3)嘱患者术后卧床休息 1d,术后 3d 内勿淋浴或盆浴,以免引起切口感染,1 周内避免剧烈活动及咳嗽等,咳嗽剧烈时应给予止咳药物。

### (二) 常见并发症及处理

消融治疗肺部肿瘤的并发症分为两种:穿刺相关并发症(如肺内出血、血胸、气胸、心脏压塞、空气栓塞等)和消融相关并发症(如胸痛、胸膜反应、咳嗽、皮肤灼伤、支气管胸膜瘘等)。

1. 疼痛　如患者在局部麻醉条件下手术,术中一般均有不同程度的疼痛,如果疼痛剧烈,可以加大阿片类止痛药物的用量,同时可以给予适量镇静剂。手术后疼痛一般为轻度,可持续数日,也有患者持续 1~2 周,很少出现中度以上的疼痛,可以用非甾体类药物止痛。

2. 消融综合征　约 2/3 患者可能发生,是由于坏死物质吸收和炎性因子释放所致。主要症状为低热、乏力、全身不适、恶心、呕吐等,一般持续 3~5d,少数可能会持续 2 周左右。对症处理即可,必要时除给予非甾体类药物外,可以适量短时应用小剂量糖皮质激素,同时加强支持治疗。

3. 气胸　最常见,少量气胸可不予处置,中等至大量气胸可行胸腔穿刺抽气或放置胸腔闭式引流装置。

4. 胸腔积液　消融后经常可以见到少量胸腔积液,与消融过程中高温刺激胸膜有关。一般观察或保守处理即可。如果出现中等到大量胸腔积液,需要行穿刺抽吸或胸腔闭式引流。消融时尽量远离胸膜。

5. 出血　术中出现咯血后立即消融有利于止血。由于消融本身可以使血液凝固,随着消融治疗的进行出血会逐渐停止,因此在消融治疗过程中大出血的发生率并不高。术后血痰多具有自限性,可持续 3~5d,保守治疗无效者,可行介入栓塞治疗或开胸探查。

6. 感染　术前 30~60min 可以预防性应用抗生素,24h 内再用一次。在下列情况下消融手术后预防性应用抗生素可以适当延长到 48~72h,包括年龄>70 岁、长期慢性阻塞性肺气肿、糖尿病控制欠佳、肿瘤最大径>4cm、单侧肺肿瘤数量>3 个、免疫力低下等。若消融手术后 5d 体温仍然>38.5℃,首先要考虑肺部感染,要根据痰液、血液或脓液培养的结果调整抗生素。如果发生肺部或胸腔脓肿可以置管引流并冲洗。

7. 支气管胸膜瘘　为术后严重并发症,外带选用冷冻消融有助于减少其发生。一旦发生,可进行介入、支气管镜及外科治疗。

### (三) 随访

1. 术后前 1、3、6 个月,复查胸部增强 CT。以后每 3 个月复查胸部增强 CT 或 PET/CT 和肿瘤标志物。主要观察局部病灶是否完全消融、肺内有无新发病灶、肺外转移及并发症等。在前期,病灶可能在影像上有所增大。

2. 胸部增强 CT 是目前评价消融效果的标准方法,有条件者可使用 PET/CT,PET/CT 和增强 CT 两者相结合可以更准确地判断消融后的疗效。

## 三、肝肿瘤消融术

### (一) 操作规范流程

1. 适应证

(1) 完全消融(complete ablation)

1) 原发性肝癌:单发肿瘤,最大径 ≤5cm;多发(数目 ≤3 个)肿瘤,最大径 ≤3cm。

2) 肝脏转移瘤:原发病灶已得到有效控制、无肝外其他部位转移或肝外转移灶稳定、肝内病灶预期能完全消融。

(2)姑息消融(palliative ablation):目的在于最大限度降低肿瘤负荷、缓解肿瘤引起的症状和改善患者生活质量,延长生存期。

1)原发性肝癌:无消融治疗禁忌证、无法完全消融,可联合其他疗法综合治疗。

2)肝脏转移瘤:存在肝外其他部位转移时可在全身治疗的同时行肝内病灶消融。

2. 禁忌证

(1)肿瘤弥漫分布。

(2)侵犯邻近空腔脏器。

(3)肝功能 Child-Pugh C 级,经保肝治疗无法改善。

(4)无法纠正的凝血功能障碍及严重血常规异常,有严重出血倾向。

(5)合并活动性感染,尤其是胆道系统感染等,而 Oddi 括约肌功能异常,如 PTBD 内外引流后为相对禁忌。

(6)顽固性大量腹水、恶病质。

(7)心、脑、肺、肾等重要器官功能衰竭。

(8)ECOG 分级>2 级。

(9)意识障碍或不能配合治疗。

3. 术前准备

(1)患者检查及治疗准备

1)术前检查:测量血压,完成心电图、肺功能、血常规、凝血功能、肝功能、肾功能、肿瘤标志物等检查,肝脏 CT/MRI 等评价肿瘤范围。

2)局部麻醉前 4h 禁食、禁水,全身麻醉前 12h 禁食、4h 禁水。

3)建立静脉通路。

4)准备麻醉、镇静、镇痛、止吐、止血等常规药品及急救药品。

(2)知情同意:告知手术过程、风险及预后可能,充分知情同意,签署知情同意书。

(3)器材准备:常用器材包括监护仪(备电极片)、氧气装置、穿刺定位器、胸腔穿刺包、微波消融针、治疗仪,留置针(优选 20G)、利多卡因、林格 / 无菌生理盐水 500ml(网套备用)、络合碘、输液架、平车或轮椅。

4. 操作步骤

(1)体位选择:根据术前影像学资料及术中影像所见确定;必要时进行呼吸屏气训练。

(2)穿刺路径选择:应根据病灶位置,以最短穿刺路径、安全、患者舒适为原则。

(3)常规监测生命体征及血氧饱和度。

(4)麻醉方案应视情况选择局部麻醉、静脉镇痛、静脉麻醉、硬膜外麻醉和气管麻醉等镇痛麻醉方式。

(5)体表穿刺点定位,常规消毒、铺无菌单。

(6)穿刺电极针在影像引导下穿刺入靶肿瘤,尽量经正常肝组织再到肿瘤,再次影像学检查确认肿瘤在电极针消融范围内,开始消融;术中监测或估计消融范围,肝癌消融安全边界为肿瘤旁开 5mm,转移瘤则为 10mm。

(7)RFA 或 MWA 时,在确认消融完成后边充分消融针道边缓慢撤出消融针(注意避免皮肤烫伤),以避免针道转移。

（8）影像学复查，观察病灶消融范围及有无出血、气胸等并发症（图 22-6-2）。

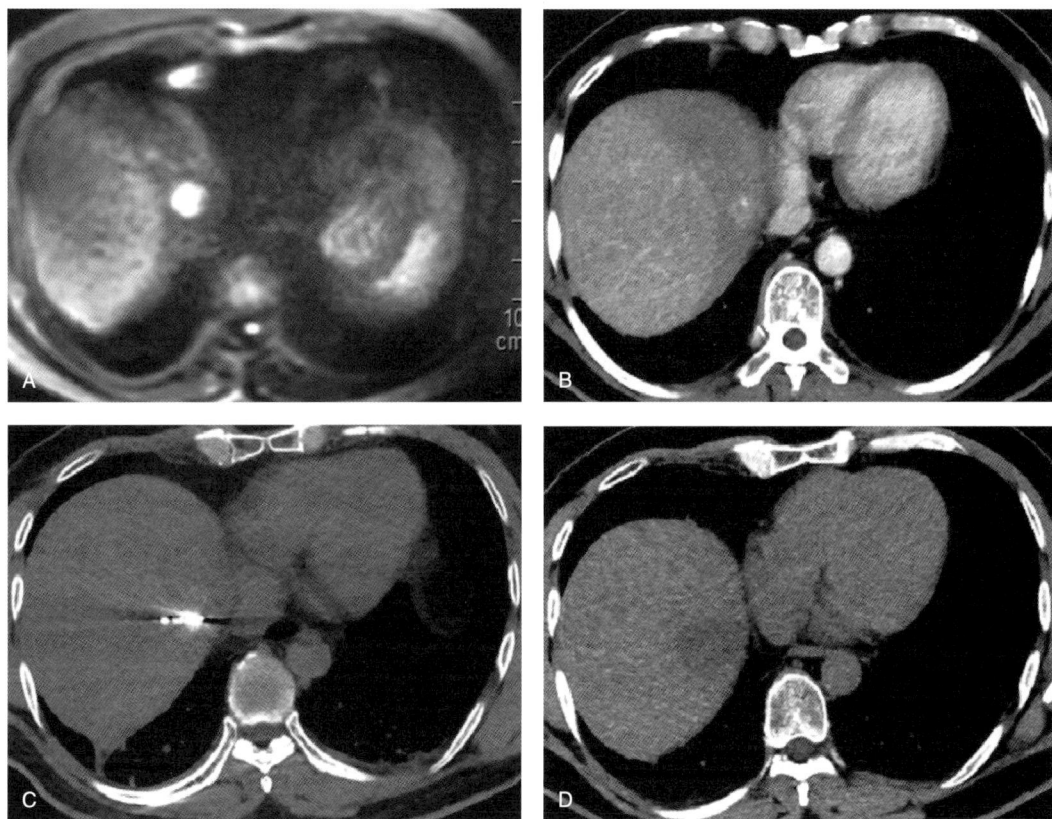

图 22-6-2　肝细胞癌消融

A. 术前磁共振 DWI 序列示右肝 S8 段高信号结节；B. 穿刺前 CT 平扫可见右肝 S8 段稍高密度结节（术前
　 碘化油栓塞定位）；C. 消融电极穿刺右肝结节；D. 消融治疗后 CT 扫描复查显示低密度消融区域。

5. 术后管理

（1）术后无菌纱布覆盖皮肤穿刺点，卧床 6h 以上、心电监护 12~24h，必要时可延长。

（2）术后常规禁食、禁水 4h，肿瘤邻近胃肠道者应适当延长时间。

（3）术后 3d 内复查血常规、肝功能、肾功能等实验室检查。

（4）予适当补液、保肝、对症治疗，必要时应用抗生素。

（5）发热控制：不到 1/3 的患者会出现发热症状，一般持续 1~3d 后逐渐缓解。

（6）肝功能保护：肿瘤细胞和正常肝组织坏死，均会造成转氨酶升高，可能出现恶心、呕
吐、食欲不振等症状，一般持续 1~5d，然后逐渐缓解，可适当采用保肝药帮助肝功能恢复。

（7）疼痛管理：术后疼痛多为轻度，很少出现中度以上疼痛，中度、重度疼痛在排除急腹
症、出血等情况后应给予充分镇痛。

（二）常见并发症及处理

1. 疼痛　术前予以镇痛药物。术中疼痛，需彻底麻醉或镇痛，或降低消融功率，疼痛稍
缓解再升高消融功率。

2. 消融后综合征　指消融后一过性出现的低热、乏力、全身不适、恶心、呕吐等表现，多

呈自限性,可持续 2~7d,一般不需特别处理,必要时对症处理。

3. 胆心反射　手术操作或热能刺激胆道系统而兴奋迷走神经导致心率减慢、血压下降,严重者可致心律失常,甚至心搏骤停等现象。应立即停止治疗并加强镇静、镇痛,必要时予相应紧急处理。

4. 胆汁瘤　消融损伤胆管或肝动脉分支(即胆管供血动脉)时可形成胆汁瘤,继发细菌感染即为肝脓肿。无症状者不需处理,胆汁瘤持续增大须穿刺抽吸 / 置管引流。

5. 肝脓肿　应在引流的同时应用抗生素。操作时严格无菌操作;对存在感染危险因素(糖尿病,有胆道、胰腺手术史,尤其胆肠吻合、十二指肠乳头切开术、胆管支架置入术等)患者应该预防性应用抗生素;消融体积较大者应根据实验室结果合理应用抗生素。

6. 肝功能衰竭　由单次消融体积过大、感染、大量出血、二级以上门静脉和 / 或胆管分支损伤等所致。应积极保肝、营养支持,及时处理并发症(抗感染、脓肿引流、止血、扩容、胆管引流等)。

7. 出血　由肝包膜 / 肝实质撕裂,肿瘤破裂、血管损伤等所致。对少量出血保守治疗即可。对动脉活动性出血、大量出血,应及时行动脉栓塞止血,必要时手术探查。

8. 胆管损伤　由热损伤胆管和 / 或胆囊所致。轻微胆管扩张不需处理;中度、重度梗阻性黄疸应置管引流或行胆道成形术;胆囊穿孔时须切除胆囊。

9. 肝动脉 - 门静脉 / 肝静脉瘘　由穿刺损伤肝动脉、门静脉 / 肝静脉分支所致。分流量小者不需治疗;分流量大者可以采用介入治疗封堵瘘口。

10. 膈肌损伤　由热损伤膈肌所致。出现气胸或胸腔积液时,处理方法同“气胸”及“胸腔积液”。

11. 胃肠道损伤　由热损伤胃肠道所致。胃肠道穿孔者须胃肠减压、禁食、禁水并及时手术治疗。消融时制作人工腹水、球囊阻隔等手段可以减少其发生。

12. 皮肤烫伤　轻度皮肤烫伤局部保持清洁干燥、预防感染,也可局部应用烫伤膏;中重度皮肤烫伤按烧伤处理,必要时清创、植皮。

13. 少见并发症　肋间动脉、肋间神经损伤等。

(三) 随访

1. 建议术后前 3 个月每个月进行肝脏增强 CT/MRI 及肿瘤标志物检查;如结果阴性则间隔 3 个月重复上述检查。

2. 如任何一次复查出现肿瘤残余 / 局部肿瘤进展 / 新发肿瘤中的任何一种或多种情况,有消融适应证可再次消融后继续按上述方案随访;如无再次消融指征,则采取其他疗法综合治疗。

## 四、操作注意事项

1. 穿刺部位护理　肿瘤消融术时需要进行穿刺,首先要观察穿刺部位有无渗液、渗血,并保持穿刺点清洁干燥,术后 2d 内不能洗澡,可行擦身,防止水污染伤口。如穿刺部位出现红肿,或脓液渗出,应按医嘱给予抗炎、换药等处理,避免感染加重。

2. 疼痛的护理　由于 MWA 治疗肿瘤组织发生凝固坏死,以达到治疗目的,同时其热效应,也可致肝包膜、胸膜灼伤刺激引起胀痛,术后 2d 内疼痛较明显,持续 3~5d。疼痛较剧烈者,在排除胸、腹腔内出血等并发症时,可遵循医嘱适当给予止痛剂,如哌替啶、吗啡等。

3. 观察体温变化　患者消融术后第1日,可出现发热,体温波动在37.5~38.5℃,一般2d后逐渐恢复正常,可给予物理降温、药物对症处理。对高热患者,应注意有无感染,发热超过1周者,可能有继发感染可能。对于发热患者,应及时更换汗湿衣物,注意保暖,并做好皮肤护理、基础护理。

4. 溶瘤综合征　易诱发高钾血症及肾功能衰竭。对于巨大肿瘤的分期消融,术前、术后水化有助减少发生及减轻严重程度。

5. 其他　消融包膜表面肿块需要影像学引导,避免血管损伤。此外,建议避免对血管复杂部位进行RFA。

## 五、相关知识测试题

1. 肺癌消融最常见的即时并发症为

  A. 出血      B. 发热      C. 肺脓肿

  D. 气胸      E. 胸腔积液

2. 肿瘤消融后出血造影术中最有效的处理方法是

  A. 明胶海绵颗粒栓塞出血动脉

  B. 钢圈栓塞出血动脉

  C. 选项A或B

  D. 钢圈栓塞肝固有动脉

  E. 钢圈栓塞门静脉分支

3. 单发原发性肝癌完全性消融,较理想的病灶大小为

  A. ≤5cm      B. ≤6cm      C. ≤7cm

  D. ≤8cm      E. ≤9cm

4. 肝癌消融术后局部复发最常见的原因是

  A. 安全边缘不足    B. 肝功能衰竭    C. 肝内转移

  D. 病毒复制活跃    E. 淋巴结转移

5. 肝脏肿瘤消融的安全边缘至少为

  A. 5mm      B. 10mm      C. 15mm

  D. 20mm      E. 25mm

**答案:**1. D　2. C　3. A　4. A　5. A

(张声旺　容鹏飞)

## 推荐阅读资料

[1] 范毓,杨希.肿瘤消融术常用设备及基本用法.医学信息,2015,(23): 296.

[2] 国家肿瘤微创治疗产业技术创新战略联盟专家委员会,中国医师协会介入消融治疗专家工作指导委员会,北京医师协会介入医师分会.影像引导肝脏肿瘤热消融治疗技术临床规范化应用专家共识.中华医学杂志,2017, 97 (31): 2420-2424.

[3] 胡守紫,徐云侠,陈汝洁,等.CT引导射频消融术治疗肺癌11例的护理.蚌埠医学院学报,2011, 36 (12): 1404-1406.

[4] 刘宝东,叶欣,范卫君,等.影像引导射频消融治疗肺部肿瘤专家共识(2018年版).中国肺癌杂

志, 2018, 21 (2): 16-28.

[5] 叶欣, 范卫君, 王徽, 等. 热消融治疗原发性和转移性肺部肿瘤专家共识 (2017 年版). 中国肺癌杂志, 2017, 20 (4): 433-445.

[6] 中国抗癌协会肝癌专业委员会. 肝癌射频消融治疗规范的专家共识. 临床肝胆病杂志, 2011, 27 (3): 236-238.

# 第七节 经皮椎体成形术

## 一、概述

经皮椎体成形术 (percutaneous vertebroplasty, PVP) 是指经皮穿刺建立通路后, 将骨水泥注入椎体以增加椎体强度及其稳定性、缓解疼痛、防止塌陷甚至部分恢复椎体高度的一种脊椎微创介入技术。PVP 最早于 1984 年在法国率先开展, 近年来 PVP 被广泛应用于脊椎血管瘤、骨髓瘤、溶骨性转移瘤尤其是骨质疏松性椎体压缩性骨折伴有顽固性疼痛的病例。目前, PVP 的适应证已扩大至椎体以外如髂骨、骶骨等部位的溶骨性病变, 疗效显著。

## 二、操作规范流程

### (一) 适应证

1. 椎体压缩性骨折

(1) 椎体不稳定的压缩性骨折。

(2) 骨质疏松性椎体压缩性骨折, 疼痛且经药物治疗无效。

(3) 多发性骨质疏松性椎体压缩性骨折导致的后凸畸形影响脏器功能和生活质量。

2. 椎体病变 主要包括椎体恶性肿瘤、血管瘤及其他部分椎体良性肿瘤。椎体良性肿瘤的适应证主要为肿瘤导致的椎体骨折塌陷而引起的疼痛。而椎体恶性肿瘤通过 PVP 治疗除使椎体重新获得稳定性外, 还可视需要同时进行肿瘤活组织检查明确诊断。

(1) 椎体血管瘤: 通过 PVP 治疗以期增加椎体强度、止痛和栓塞静脉血窦。椎体血管瘤根据临床和影像学表现又分为: ①无侵袭性影像学表现、有疼痛症状 (PVP 的选择性适应证); ②具有侵袭性影像学表现、无临床症状 (PVP 的最佳适应证); ③既有侵袭性影像学表现、有临床症状, 可向椎体内注射无水乙醇代替聚甲基丙烯酸甲酯 (PMMA); ④具有侵袭性影像学表现、有脊髓神经压迫症状 (PVP 仅是外科手术前为了减少术中出血的手段)。

(2) 椎体恶性肿瘤: 主要针对溶骨性恶性肿瘤, 最常见为骨髓瘤和转移瘤。患者常有背部的剧烈疼痛并严重影响生活。导致患者局部剧烈疼痛、活动受限的无椎管内结构受侵犯的椎体恶性肿瘤为最佳适应证, 对伴椎体压缩性骨折的患者, 椎体高度要求至少为正常高度的 1/3。由于椎体恶性肿瘤极易发生压缩性骨折的特点, 即使患者无症状, 仍可以选择 PVP 治疗, 增加脊椎的强度及稳定性, 并有利于进一步的治疗。

### (二) 禁忌证

1. 绝对禁忌证

(1) 椎体感染性病变。

(2) 无症状的稳定骨折。

(3) 药物治疗后症状明显改善。

(4) 严重恶病质者、严重心力衰竭、不可纠正的凝血功能紊乱。

2. 相对禁忌证

(1) 椎体塌陷程度超过 75%。

(2) 椎体骨折线累及椎体后缘或椎体后缘广泛骨质破坏。

(3) 压迫综合征引起的根性疼痛明显，且超过椎体引起的疼痛。

(4) 骨折块引起明显的椎管压迫。

### (三) 术前准备

1. 患者检查及治疗准备

(1) 术前检查：X 线、CT 及 MRI 等影像学检查明确病变部位、性质。完善其他常规检验检查，包括三大常规、凝血功能、肝功能、肾功能、输血前四项(乙型肝炎、丙型肝炎、梅毒、艾滋病)、心电图、胸片等。

(2) 术前给予镇静剂，术前 30min 预防性使用抗生素。

2. 知情同意。

3. 器材准备　常用器材包括 11~13G 带芯骨穿刺活检针、专用骨水泥注射器、外科不锈钢锤、骨水泥。目前 PVP 普遍使用的成形材料为低黏稠度注射用骨水泥，即 PMMA。常见市售 PMMA 为白色粉末及调配液组成，粉液调配后其聚合过程分三个时相：①稀薄阶段，粉液调配后 2min 内呈稀薄液态；②黏稠阶段，2min 后 PMMA 逐渐呈团状，可持续 3~6min，要在此阶段内将 PMMA 注入椎体内，否则将阻力增大，注入困难；③硬化阶段，7~10min 后，PMMA 变硬、固定。另还需准备导向设备即 C 型臂 X 线机。

### (四) 操作步骤

1. 颈椎病变患者取仰卧位，从前侧方进针；胸椎和腰椎病变患者取俯卧位，胸椎病变患者经椎弓根或胸肋关节间进针，腰椎病变患者经椎弓根穿刺(颈椎解剖结构复杂，临床应用较少，以下重点讲述胸椎和腰椎 PVP 操作要点)。

2. 再次确认患者姓名、手术名称、手术部位等，术前用药如镇静剂、抗生素等。

3. 常规监测生命体征。

4. X 线(或 CT)引导下定位，确定穿刺点及穿刺角度等，进行标记。

5. 消毒、铺无菌单。

6. 局部麻醉(2% 利多卡因)。

7. 穿刺，反复透视下双向定位进针，直至针尖到达椎体前 1/3 处。

8. 视需要可取活检；若病灶为椎体血管瘤可行椎静脉造影。

9. 调配 PMMA。

10. PMMA 调配后 3min 开始侧位透视下注入椎体，于 3~5min 内在密切观察下快速、均匀地完成注射；若发现明显渗漏则立即停止注射。

11. 拔针。拔针前先插入针芯将残留于穿刺针管内的 PMMA 推入椎体内，旋转退针。

12. 穿刺点局部压迫 3~5min。

13. 正侧位摄片观察骨水泥分布情况。见图 22-7-1。

（五）术后管理

1. 卧床 4~6h。

2. 术后 6h 内监测生命体征。

3. 视情况应用抗炎、止痛药物。

4. 术后 1~3d 复查 CT 观察骨水泥分布情况。

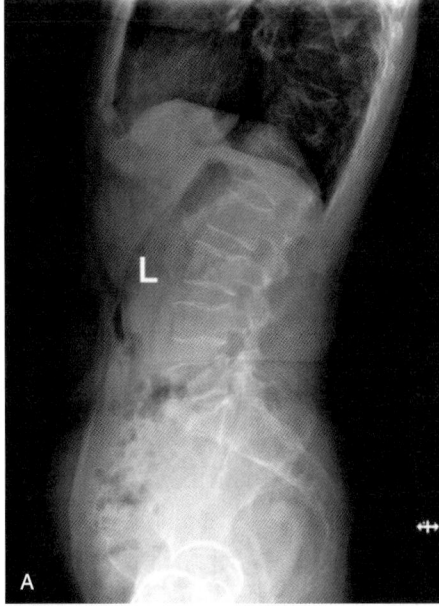

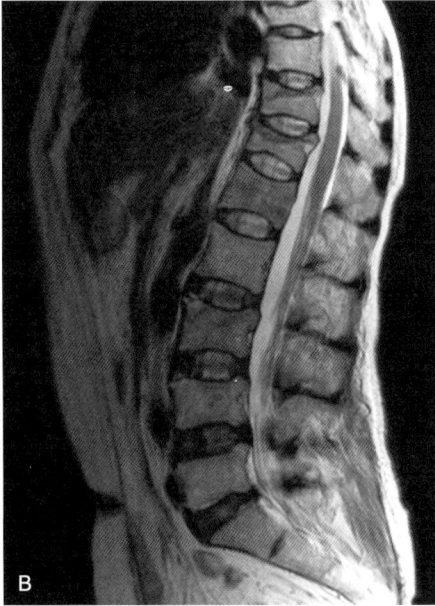

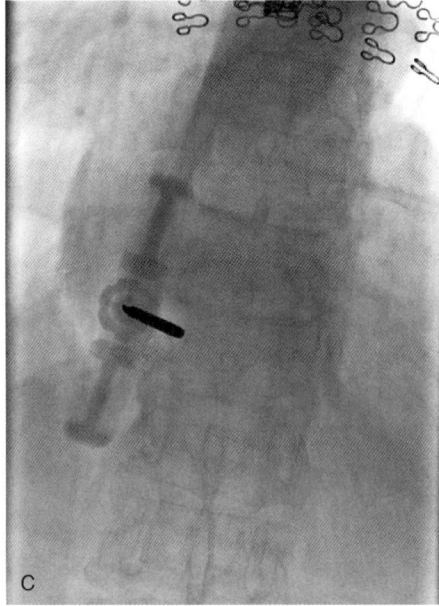

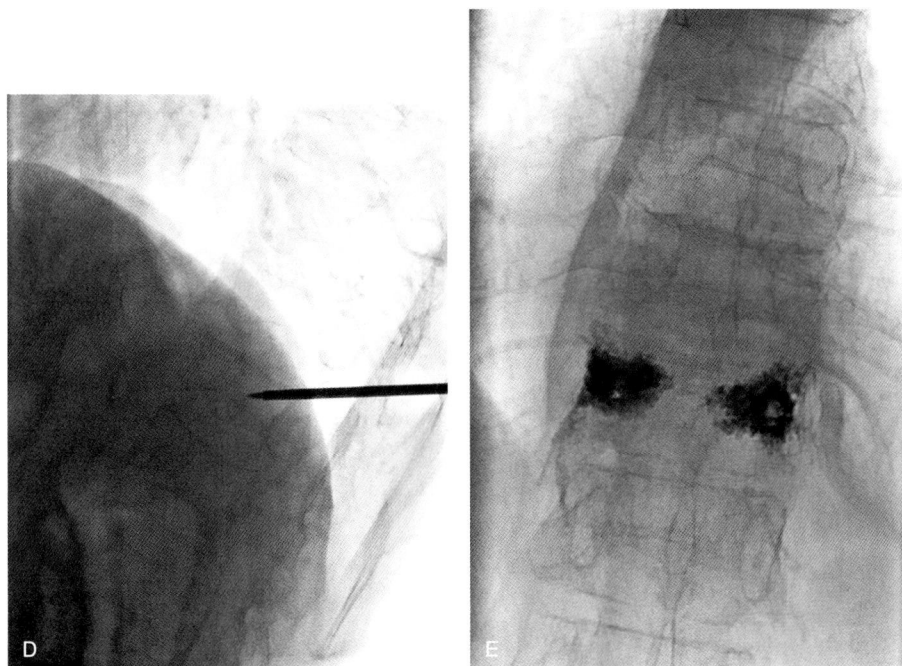

**图 22-7-1　经皮椎体成形术**

术前 X 线（A）检查示 $T_{12}$ 椎体压缩性骨折；术前 MRI（B）示 $T_{12}$ 椎体压缩性骨折；术中透视（C、D）下反复双向定位穿刺进针；将 PMMA 在透视（E）下均匀地于规定时间内完成注射后，观察其分布。

## 三、常见并发症及处理

PVP 并发症的发生率较低，与患者疾病种类、身体状况及 PMMA 的注射有密切关系。骨质疏松性压缩性骨折的并发症的发生率为 1%~3%，而海绵状血管瘤则为 2%~5%、转移性肿瘤少于 10%。

1. 穿刺点血肿　通过仰卧、压迫、冷敷，一般短时间内可自行吸收。对骨质疏松及血管瘤等易出血的患者，应避免反复多针穿刺，拔针后适当延长压迫时间，术后仰卧 3h。经椎体旁入路比经椎弓根入路更易造成周围软组织损伤出血，从而形成血肿。

2. 椎管内血肿　常见原因为穿刺针与矢状面角度过大，穿刺针穿过椎弓根内侧骨皮质并通过硬脊膜外间隙进入椎体，损伤硬脊膜静脉丛导致出血。严重者可致急性进行性脊髓压迫，需急诊外科手术减压。

3. 椎弓根断裂　穿刺点、穿刺路径选择不当、反复穿刺及部分患者椎弓根本身发育细小，都是导致椎弓根断裂的因素，因此，术前 CT 检查十分必要。

4. 骨水泥渗漏　穿刺道、椎旁软组织、椎管内及椎间盘可发生骨水泥渗漏。穿刺道及椎间盘渗漏多无长期症状，一般给予对症治疗即可。对于经椎体骨质不连续区发生的椎旁软组织渗漏可先对症治疗，待形成纤维骨痂后再行 PVP 加固，而若渗入椎管，则有可能急性压迫椎管导致瘫痪。骨水泥渗漏是 PVP 发生率极低但也是最严重的并发症之一。

5. 肺动脉栓塞　关键在于早期发现，若患者症状不明显，可进行吸氧、抗凝等内科治疗，严重者可行急诊取栓手术。

此外,肋骨骨折、气胸、脊柱感染、一过性发热、骨水泥过敏等,亦是 PVP 可能的并发症,但发生率极低。总之,减少 PVP 并发症的关键在于预防,熟悉脊柱的解剖结构、影像引导下的定位穿刺及精准把控适应证都至关重要;术者须熟悉 PVP 器械及骨水泥的性能,全程采用高清透视系统,并严格执行无菌操作。

## 四、操作注意事项

1. 胸椎穿刺点宜选择在椎弓根体表投影外侧 1~2cm,不宜太远,否则发生气胸的概率增加。

2. 经椎弓根穿刺时,应避免损伤椎弓根内侧骨皮质,以防骨水泥渗入椎管。

3. PMMA 注入量为颈椎 1~2.5ml、胸椎 3~5.5ml、腰椎 4~7ml,关键是将其充分填入破坏、碎裂或腔隙区域。PMMA 注入量增加会增加术后 PMMA 渗漏概率。

4. PMMA 渗漏的其他原因可能有:①注射完后拔针速度过快,骨水泥未凝固;②拔针时没有插入针芯,针管内残留骨水泥;③穿刺次数过多,骨水泥沿穿刺通道渗漏。

5. 骨水泥应在呈团状时进行注射,过稀时不但容易渗漏,而且易随静脉回流扩散,引起肺栓塞。

6. 注射骨水泥过程中应密切监视,发现骨水泥随静脉迅速扩散时应立即停止注射,待其黏度增加或骨水泥栓塞该静脉后再行注射;发现有硬膜外渗漏或椎间孔渗漏时应立即停止;椎体后壁破坏,骨水泥将达椎体后缘时即应停止。

7. PMMA 聚合时间随环境温度升高而缩短,不同厂家生产的 PMMA 的聚合过程也可能有所不同。

## 五、相关知识测试题

1. PMMA 调配后注入椎体应在

　　A. 稀薄阶段　　　　　　　　B. 黏稠阶段　　　　　　　　C. 硬化阶段

　　D. 任何阶段　　　　　　　　E. 固化阶段

2. PVP 应术后复查 CT 观察骨水泥分布情况的时间是

　　A. 即刻　　　　　　　　　　B. 1~3d　　　　　　　　　　C. 3~7d

　　D. 1 周后　　　　　　　　　E. 1 个月后

3. 穿刺时针尖的理想位置是位于椎体

　　A. 前 1/3　　　　　　　　　B. 中 1/3　　　　　　　　　C. 后 1/3

　　D. 位于椎体内即可　　　　　E. 椎体正中

4. 下列**不属于** PVP 适应证的是

　　A. 具有侵袭性影像学表现但无临床症状的血管瘤

　　B. 椎体恶性肿瘤导致的局部剧烈疼痛、活动受限需要卧床休息,且无椎管内结构受侵犯

　　C. 不稳定的压缩性椎体骨折

　　D. 无症状的稳定性椎体骨折

　　E. 以上均不是

5. 关于 PPMA 常用注射剂量,下列正确的是

　　A. 颈椎 1~2.5ml、胸椎 3~5.5ml、腰椎 4~7ml

B. 颈椎 1.5~3ml、胸椎 4~6ml、腰椎 4~7ml

C. 颈椎 1~2.5ml、胸椎 3~5.5ml、腰椎 5~8ml

D. 颈椎 1.5~3ml、胸椎 4~6ml、腰椎 5~8ml

E. 颈椎 1.5~2.5ml、胸椎 4~6ml、腰椎 5~8ml

**答案:** 1. B　2. B　3. A　4. D　5. A

（石亮荣　肖巨雄）

## 推荐阅读资料

［1］郭启勇.介入放射学.3 版.北京:人民卫生出版社,2018.

［2］李麟荪,滕皋军.介入放射学:临床与并发症.北京:人民卫生出版社,2010.

［3］李彦豪,何晓峰,陈勇.实用临床介入诊疗学图解.3 版.北京:科学出版社,2021.

［4］滕皋军,何仕诚,邓钢.经皮椎体成形术.南京:江苏科学技术出版社,2005.